Hagers Handbuch

der Pharmazeutischen Praxis
5., vollständig neubearbeitete Auflage

Folgewerk

Herausgeber Folgewerk
W. Blaschek, F. von Bruchhausen, S. Ebel, E. Hackenthal,
U. Holzgrabe, K. Keller, H. Schneemann, E. Teuscher, G. Wurm

Herausgeber Hauptwerk
F. von Bruchhausen, G. Dannhardt, S. Ebel, A. W. Frahm,
E. Hackenthal, R. Hänsel, U. Holzgrabe, K. Keller, E. Nürnberg,
H. Rimpler, G. Schneider, P. Surmann, H. U. Wolf, G. Wurm

Wissenschaftlicher Beirat
R. Braun, S. Ebel, G. Franz, P. Fuchs, H. Gebler, G. Hanke,
G. Harnischfeger, H. Sucker

Springer-Verlag Berlin Heidelberg GmbH

H. Schneemann   G. Wurm (Hrsg.)

Waren und Dienste

Folgeband 1

Bearbeitet von

R. Batty, A. Berg, J. Cope, K. Danner, S. Dhillon, P. Elias,
W. Feldheim, R. Großklaus, R. Grüttner, G. Gündermann, H. Haindl,
H.-J. Hapke, H. Hehenberger, P. E. Heide, G. Heil, J. Keul,
R. Kilian, U. Kirschner, A. Klaus, F. Klingauf, A. Kostrewski,
I. Krämer, A. Liersch, N. P. Lüpke, G. Mould, H. Müller,
A. Obermayer, D. Paar, U. Quast, A. Quilling, A. Rabitz,
F. v. Rheinbaben, R. S. Roß, J. E. Schmitz, H. Schütz, E. Telser,
E. J. Verspohl, J. Wachsmuth, U. Wahrburg, Ch. Ward, E. Wisker,
G. Wurm

Mit 247 Abbildungen und 252 Tabellen

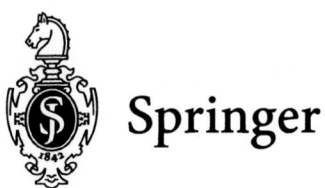

Dr. Hubert Schneemann
Regierungspharmaziedirektor
Universitätsklinikum Essen
– Apotheke –
Hufelandstraße 55
45122 Essen

Pharmaziedirektorin Gisela Wurm
Franziusstraße 2
45136 Essen

ISBN 978-3-642-63370-6

CIP-Titelaufnahme der Deutschen Bibliothek
Hagers Handbuch der pharmazeutischen Praxis / Hrsg. F. von Bruchhausen ... – 5., vollst. neubearb.
Aufl. – Berlin; Heidelberg ; New York ; London ; Paris ; Tokyo ; Hong Kong ; Barcelona ; Budapest
: Springer.
ISBN 978-3-642-63370-6   ISBN 978-3-642-57831-1 (eBook)
DOI 10.1007/978-3-642-57831-1
NE: Bruchhausen, Franz v. [Hrsg.); Hager, Hermann [Begr.]; Handbuch der pharmazeutischen
Praxis
Folgewerk / Hrsg. W. Blaschek ... – 5. vollst. neubearb. Aufl.
Folgebd. 1. Waren und Dienste / H. Schneemann ; G. Wurm (Hrsg.). Bearb. von R. Batty ... – 1995
ISBN 978-3-642-63370-6
NE: Schneemann, Hubert [Hrsg.]; Batty, Ros

Dieses Werk ist urheberrechtlich geschützt. Die dadurch begründeten Rechte, insbesondere die der Übersetzung, des Nachdrucks, des Vortrags, der Entnahme von Abbildungen und Tabellen, der Funksendung, der Mikroverfilmung oder der Vervielfältigung auf anderen Wegen und der Speicherung in Datenverarbeitungsanlagen, bleiben, auch bei nur auszugsweiser Verwertung, vorbehalten. Eine Vervielfältigung dieses Werkes oder von Teilen dieses Werkes ist auch im Einzelfall nur in den Grenzen der gesetzlichen Bestimmungen des Urheberrechtsgesetzes der Bundesrepublik Deutschland vom 9. September 1965 in der jeweils geltenden Fassung zulässig. Sie ist grundsätzlich vergütungspflichtig. Zuwiderhandlungen unterliegen den Strafbestimmungen des Urheberrechtsgesetzes.

© Springer-Verlag Berlin Heidelberg 1995
Ursprünglich erschienen bei Springer-Verlag Berlin Heidelberg New York 1995
Softcover reprint of the hardcover 5th edition 1995

Die Wiedergabe von Gebrauchsnamen, Warenbezeichnungen usw. in diesem Werk berechtigt auch ohne besondere Kennzeichnung nicht zu der Annahme, daß solche Namen im Sinne der Warenzeichen- und Markenschutzgesetzgebung als frei zu betrachten wären und daher von jedermann benutzt werden dürften.

Produkthaftung: Für Angaben über Dosierungsanweisungen und Applikationsformen kann vom Verlag keine Gewähr übernommen werden. Derartige Angaben müssen vom jeweiligen Anwender im Einzelfall anhand anderer Literaturstellen auf ihre Richtigkeit überprüft werden.

Herstellung: Bernd Reichenthaler, Heidelberg
Satz: Mitterweger Werksatz GmbH, Plankstadt
SPIN: 10079679   14/3133-543210 – Gedruckt auf säurefreiem Papier

Vorwort

Hagers Handbuch der Pharmazeutischen Praxis erfüllt seit 120 Jahren den Anspruch eines Nachschlagewerkes für den Berufsalltag des Apothekers in der Offizin, im Krankenhaus, in Industrie und Verwaltung.

Jahrzehntelang galt „der Hager" als Bibel des Pharmazeuten. Seine Exegesen waren unangefochten. Doch die Pharmazie basiert auf naturwissenschaftlichen Disziplinen, auf Wissen statt auf Glauben. So läßt sich die Fortschreibung dieses Meisterbuches am deutlichsten an einer gewissen Begrenzung erkennen: Die rasante Weiterentwicklung der *Waren* einerseits und ihre Kurzlebigkeit andererseits sowie das Entstehen neuer Arbeitsrichtungen, mit anderen Worten moderner *Dienste,* verlangt das Setzen von Schwerpunkten. Sie werden fundiert geboten.

Ein Team von Fachautoren erläutert aktuelle Daten und Erkenntnisse für den Praktiker. Durch die übersichtliche Form des dargebotenen Stoffes soll er in der Lage sein, sich rasch zu orientieren. Literaturangaben begründen den jeweiligen Artikel und ermöglichen gegebenenfalls ein tieferes Eindringen in die Problematik. Literaturhinweise gab es in den ersten Hager-Ausgaben nicht – auch das ein deutlicher Schritt vom credo zur scientia.

Der vorliegende Band „Waren und Dienste" verzichtet auf den Hager-historischen Namen Ergänzungsband. Er heißt Folgeband und das ist bereits ein Programm. Die Aktualisierung der Themen des gleichnamigen Bandes der 5. Auflage erfolgte in den Kapiteln, die sich mit Analytik befassen, wie sie das kleine klinische Labor vornimmt oder wie sie im toxikologischen Vorfeld ausgeübt wird. Auch die Impfschemata werden mit neueren Impfempfehlungen auf den derzeitigen Stand gebracht.

Die „Natürlichen Mineralwässer und Heilwässer II" erweitern die Zahl der Tafelwässer und bieten geologische Erklärungen für die variierenden Zusammensetzungen. Ebenso wird das Kapitel Pflanzenschutz um „Rechtliche Grundlagen" ergänzt, die im ersten Band fehlen mußten, weil sich im sich konstituierenden Europa noch zu viel im Fluß befand. Desgleichen ließen gesetzliche Fortschreibungen den Beitrag „Medizinprodukte" notwendig werden. Sie haben besondere Bedeutung für den Spitalapotheker, den Krankenhausbelieferer sowie den Home-care-Betreiber.

Die Beschreibung der Tierarzneimittel bezog sich zunächst auf Nutztiere. Sie wurde um solche für Heimtiere fortgeführt. Ein Indiz für die Verlagerung der Beratertätigkeit eines Apothekers aus dem landwirtschaftlichen Umfeld in die städtische Freizeitgesellschaft. Hier läßt sich gleichzeitig die Notwendigkeit zur Information über Lichtschutz und Lichtschutzmittel subsumieren. Der Hang zum do-it-your-self hat in dieser Verschiebung ebenfalls seinen Grund. Dem tragen die „Technischen Hilfsmittel und Rezepturen" Rechnung.

Die Aufnahme der Kapitel „Abfallvermeidung, Verpackungsverordnung, Entsorgung", „Ökolytik" und „Arbeitssicherheit in der Apotheke" sind eine Folge der Entwicklung zur Massengesellschaft, in die eine Apotheke eingebunden ist. Sie ist als Arbeitsstätte, als Ort des Warenumschlags betroffen und gleichermaßen als Auskunftsstelle für ratsuchende Kunden.

Die Beraterfunktionen des Apothekers betreffen in besonderer Weise die „Ernährung und Diätetika" für die Patienten. Nahrungsmittel interagieren gegebenenfalls mit der Arzneimitteleinnahme. Ihre Zusammensetzungen sind darüber hinaus ein wichtiges Feld der Gesundheitserziehung. Im Krankenhaus werden auf diesen Erkenntnissen basierend die „Infusionslösungen" bilanziert. Ebenfalls in der Klinik werden Gesichtspunkte des „Therapeutischen Drug monitoring" vermehrt berücksichtigt. Das Kapitel gleichen Names stellt im vorliegenden Band einen Weg in die Zukunft vor.

So schlägt dieses Buch einen weiten Bogen zwischen den verschiedenen Wissensgebieten und Anwendungen in der und für die pharmazeutische Praxis.

Unser besonderer Dank gilt den Autoren, auf deren Mitarbeit dieser Sammelband beruht. Sie erstellten ihre Beiträge oft neben anstrengenden anderweitigen Verpflichtungen und blieben für alle Anfragen und Probleme, die sich ergaben, offen. Der Hager-Redaktion des Springer-Verlages mit Herrn DR. WIECZOREK und Herrn DR. REUSS danken wir für das Verständnis. Insbesondere möchten wir die stets freundliche und rasche Hilfe von Frau ANTJE MOSER hervorheben und ebenso für die Erfahrung der technischen Abteilung, vertreten durch Herrn BERND REICHENTHALER, danken.

Januar 1995   GISELA WURM
                                                    HUBERT SCHNEEMANN

Inhaltsverzeichnis

Kapitel 1
Ernährung und Diätetika
A. BERG, P. ELIAS, W. FELDHEIM,
R. GROSSKLAUS, R. GRÜTTNER, J. KEUL,
E. J. VERSPOHL, U. WAHRBURG, E. WISKER

1	**Grundlagen der Ernährung**	3
	W. FELDHEIM, E. WISKER	
2	**Chemie und Stoffwechsel der Nahrungsbestandteile**	4
	W. FELDHEIM, E. WISKER	
2.1	Protein	4
2.1.1	Funktion der Proteine im Organismus	4
2.1.2	Einteilung der Proteine	4
2.1.3	Aminosäuren – Bausteine der Proteine	5
2.1.4	Physiologische Aminosäuren	5
2.1.5	Proteinverdauung	7
2.1.6	Ausscheidung stickstoffhaltiger Verbindungen mit dem Stuhl	8
2.1.7	Proteinumsatz	8
2.1.8	Proteinbedarf	9
2.1.9	Nahrungsprotein	9
2.1.10	Biologische Wertigkeit	9
2.1.11	Proteinmangel	11
2.2	Lipide	11
2.2.1	Einteilung der Lipide	11
2.2.2	Funktion der Fette im Organismus	11
2.2.3	Chemischer Aufbau der Lipide	11
2.2.4	Verdauung und Resorption der Lipide	13
2.2.5	Transport der Lipide im Blut	13
2.2.6	Fettspeicher im Organismus	15
2.2.7	Essentielle Fettsäuren	15
2.3	Kohlenhydrate	16
2.3.1	Einteilung der Kohlenhydrate	16
2.3.2	Verwertbare Kohlenhydrate	17
	Verdauung der Kohlenhydrate	17
	Funktion der Kohlenhydrate im Organismus	17
	Bedarf an Kohlenhydraten	19
	Aufnahme von Kohlenhydraten mit der Nahrung	19
2.3.3	Nicht verwertbare Kohlenhydrate – Ballaststoffe	20
2.4	Energie	22
2.4.1	Bestimmung der Energie der Nahrung	22
2.4.2	Energieumsatz des Menschen	23
	Grundumsatz	23
	Leistungsumsatz	23
2.4.3	Bestimmung des Energieverbrauchs	24
2.4.4	Energiegewinnung im Stoffwechsel	24
2.4.5	Körperspeicher für Energie	25
2.5	Wasser	26
2.5.1	Wasseraufnahme und -abgabe	26
2.5.2	Wasserbedarf	27
2.6	Vitamine	27
2.6.1	Zerstörbarkeit von Vitaminen	27
2.6.2	Bestimmung der Vitaminaufnahme	28
2.6.3	Funktionsbestimmung der Vitamine	28
2.6.4	Ursachen von Vitamindefiziten	29
2.6.5	Fettlösliche Vitamine	29
	Vitamin A	29
	Vitamin D	31
	Vitamin E	32
	Vitamin K	33
2.6.6	Wasserlösliche Vitamine	33
	Thiamin	33
	Riboflavin	35
	Vitamin B6	35
	Niacin	36
	Folat	36
	Vitamin B12	37
	Pantothensäure	38
	Biotin	38
	Vitamin C	39
2.7	Mineralstoffe	40
2.7.1	Makroelemente	40
	Natrium	40
	Chlorid	40
	Kalium	41
	Calcium	41
	Phosphor	42
	Magnesium	43
2.7.2	Mikroelemente – Spurenelemente	44
	Eisen	44
	Zink	46
	Iod	47
	Fluorid	47
	Kupfer	48
	Molybdän	49
	Cobalt	49
	Chrom	49
	Mangan	49
	Selen	49
2.8	Empfehlungen für die Nährstoffzufuhr	50
2.8.1	Grundnährstoffe	50
	Nährstoffdichte	51
	Literatur	51
2.9	Ernährung und Nährstoffbedarf des Sportlers	52
	A. BERG, J. KEUL	
2.9.1	Problemstellung	52

2.9.2	Energiebedarf des Leistungssportlers	52		novellierten Zusatzstoff-Zulassungsverordnung	93
2.9.3	Kohlenhydratangebot im Sport	54		Liste A, Anlage 7. In der BRD zugelassene Süßstoffe	93
2.9.4	Eiweißbedarf des Leistungssportlers	54		Liste B, Anlage 7. Lebensmittel, denen Süßstoffe zugesetzt werden dürfen	93
2.9.5	Allgemeiner Bedarf des Leistungssportlers an Mikronährstoffen	55			
2.9.6	Schlußfolgerung	59			
Literatur		60		Liste C, Anlage 2. Zuckeraustauschstoffe	93
2.10	Zusammensetzung der Lebensmittel in Tabellenform. W. FELDHEIM, E. WISKER	62		Liste D, Anlage 2. Lebensmittel, für welche Zuckeraustauschstoffe zugelassen sind	93
3	**Lebensmittelzusatzstoffe** P. ELIAS	**69**	3.4.3	Polyole	94
			3.4.4	Intensive Süßstoffe	95
3.1	Grundlagen	69	3.5	Aromastoffe	98
3.1.1	Begriffsbestimmung	69	3.5.1	Aromatisierung	98
3.1.2	Klassifizierung	70	3.5.2	Zulassungsanforderungen der Aromenverordnung	99
3.1.3	Gesundheitliche Bewertung	70			
3.1.4	Zulassung und Inverkehrbringen	71		Liste 1, Anlage 1. Bezeichnungen und Begriffsbestimmungen	99
3.2	Lebensmittelfarbstoffe	71			
3.2.1	Färbung	71		Liste 2, Anlage 2. Höchstmengen an Schwermetallen und bestimmten Stoffen in Aromen	99
3.2.2	Zulassungsanforderungen nach Zusatzstoff-Verkehrsverordnung und Zusatzstoff-Zulassungsverordnung	72			
	Liste A, Anlage 6. In der BRD zum Färben von Lebensmitteln zugelassene Stoffe	72		Liste 3, Anlage 3. Für die Verwendung zur Herstellung von Aromen verbotene Stoffe	99
	Liste B, Anlage 6. Lebensmittel, denen Farbstoffe der Liste A zugesetzt werden dürfen	72		Liste 4, Anlage 4. Höchstmengen natürlicher Stoffe in verzehrfertigen, aromatisierten Lebensmitteln, die als solche in Aromen oder in Lebensmitteln nicht verwendet werden dürfen	99
	Liste C, Anlage 6. Für Farbstoffe zugelassene Lösemittel und Trägerstoffe	73			
3.2.3	Azofarbstoffe	73		Liste 5, Anlage 5. In der BRD zugelassene Zusatzstoffe (Aromastoffe, geschmacksbeeinflussende Stoffe, Lösemittel, Trägerstoffe)	100
3.2.4	Andere synthetische, organische Farbstoffe	75			
3.2.5	Naturfarbstoffe	76			
	Carotinoide	76		Liste 6, Anlage 6. Lebensmittel, denen Aromastoffe der Liste 5 zugesetzt werden dürfen	100
	Xanthophylle	78			
	Andere Naturfarbstoffe	79		EU-Richtlinien: Aromastoffe	100
	Weitere zugelassene Farbstoffe anorganischer und organischer Natur	80	3.5.3	Toxikologische Bewertung	101
			3.5.4	Aromastoffe für Lebensmittel	101
3.3	Konservierungsstoffe	82	Literatur		103
3.3.1	Konservierung	82			
3.3.2	Zulassungsanforderungen nach Zusatzstoff-Zulassungsverordnung	84	**4**	**Ernährung und Krankheiten**	**105**
			4.1	Ernährungsabhängige Krankheiten R. GROSSKLAUS	105
	Liste A, Anlage 3. In der BRD zugelassene Konservierungsstoffe	84			
			4.1.1	Stoffwechselkrankheiten	105
	Liste B, Anlage 3. Lebensmittel, denen Konservierungsstoffe der Liste A zugesetzt werden dürfen	84		Übergewicht/Fettsucht	105
				Diabetes mellitus	107
				Hyperlipoproteinämien	108
	Liste C, Anlage 4. Schwefeldioxid und Schwefeldioxid entwickelnde Stoffe	85		Hypertonie	110
				Gicht	111
	Liste D, Anlage 4. Lebensmittel, denen Schwefeldioxid oder Schwefeldioxid entwickelnde Stoffe zugesetzt werden dürfen	85	4.1.2	Konsequenzen ernährungsabhängiger Stoffwechselstörungen: Arteriosklerose	112
				Koronare Herzkrankheiten (KHK)	112
3.3.3	Konservierungsstoffe im engeren Sinn	86		Zerebrovaskuläre Erkrankungen, Apoplexie	113
3.3.4	Fruchtbehandlungsmittel	91	4.1.3	Erkrankungen des Kauapparates und der Verdauungsorgane	114
3.3.5	Kaltsterilisierhilfsmittel	92			
3.4	Süßstoffe	92		Zahnkaries	114
3.4.1	Süßung	92		Leberzirrhose	115
3.4.2	Zulassungsanforderungen nach der			Cholelithiasis	116
				Pankreatitis	116

	Divertikulose und Divertikulitis	117
	Zöliakie	117
	Lactoseintoleranz	118
	Chronisch-entzündliche Darmerkrankungen	119
4.1.4	Mangelkrankheiten	119
	Anämien, Eisen-, Folsäure-, Vitamin B12-Mangel	119
	Iodmangelerkrankungen, Struma	120
	Protein-Energie-Mangelzustände	121
	Tumorerkrankungen	121
	HIV-Infektion und AIDS	121
	Eßstörungen, Bulima und Anorexia nervosa	122
4.1.5	Alkoholbedingte Gesundheitsstörungen	122
4.1.6	Bösartige Neubildungen, Karzinome	123
4.1.7	Osteoporose und Osteomalazie	125
4.1.8	Lebensmittelallergien	126
4.1.9	Lebensmittelinfektionen und Lebensmittelintoxikationen	128
Literatur		131
4.2.	Klinische Diäten und Diätetika	134
U. Wahrburg		
4.2.1	Allgemeine Vorbemerkungen	134
	Leichte Vollkost	134
	Hinweise für die Verwendung von Fetten mittelkettiger Triglyceride (MCT)	134
4.2.2	Erkrankungen der Speiseröhre, des Magens und des Zwölffingerdarms	135
	Refluxösophagitis	135
	Gastritis	136
	Ulcus ventriculi und Ulcus duodeni	136
	Zustand nach Magenresektion	137
4.2.3	Erkrankungen des Dünndarms	137
	Akute Enteritis	137
	Enteritis regionalis, Morbus Crohn	138
	Gluteninduzierte Enteropathie, einheimische Sprue, Zöliakie	139
	Lactasemangelsyndrom	142
	Kurzdarmsyndrom	143
4.2.4	Erkrankungen des Dickdarms	143
	Obstipation	143
	Irritables Kolon	144
	Divertikulose	146
	Colitis ulcerosa	146
4.2.5	Erkrankungen des exokrinen Pankreas	146
	Akute Pankreatitis	146
	Chronische Pankreatitis und exokrine Pankreasinsuffizienz	147
	Zustand nach Prankreatektomie	148
4.2.6	Erkrankungen der Leber und der Gallenwege	148
	Akute Hepatitis	148
	Leberzirrhose	148
	Fettleber	150
	Erkrankungen der Gallenwege	150
3.2.7	Erkrankungen der Niere	150
	Akute Glomerulonephritis	150
	Nephrotisches Syndrom	151
	Chronische Niereninsuffizienz	151
	Ernährung bei Hämodialyse	153
	Nephrolithiasis	154
4.2.8	Kardiovaskuläre Erkrankungen	155
	Arteriosklerose und Herzinfarkt	155
	Hypertonie	155
4.2.9	Stoffwechselkrankheiten	157
	Diabetes mellitus	157
	Fettstoffwechselstörungen	161
	Hyperurikämie und Gicht	165
	Phenylketonurie	166
	Cystische Fibrose, Mukoviszidose	167
	Homocystinurie	167
	Ahornsirupkrankheit	168
4.2.10	Tumorerkrankungen	168
4.2.11	Perioperative Ernährung	169
4.2.12	Nahrungsmittelallergien	170
	Literatur	170
4.3	Alternative Diäten und Ernährungsempfehlungen	172
R. Grüttner		
4.3.1	Grundlagen	172
4.3.2	Vegetarismus	173
4.3.3	Makrobiotik	173
4.3.4	Vollwerternährung	174
4.3.5	Anthroposophische Ernährung	175
4.3.6	Schnitzer-Kost	175
4.3.7	Bircher-Benner-Kost	175
4.3.8	Schroth-Kur	176
4.3.9	May'sche Trennkost	176
4.3.10	Waerlandkost	176
4.3.11	Fasten	176
4.3.12	Beratungsempfehlungen	177
4.3.13	Der ökologische Landbau	177
4.3.14	Halbsynthetische Nahrungsstoffe als Fettersatz	177
4.3.15	Nahrungsmittel-Trends	178
Literatur		179
5	**Interaktionen zwischen Nahrungsmitteln und Arzneistoffen**	**179**
E. J. Verspohl		
5.1	Grundlagen	179
	Zeitliche Aufnahme von Arzneimitteln und Nahrung	179
	Mechanismen der Interaktionen	180
	Wirksamkeitsmodifikation durch Genußmittel	181
	Einfluß von Mikronährstoffen/ Spurenelementen als Übersicht	182
5.2	Tabellarische Zusammenstellung der Wechselwirkungen zwischen Arzneistoffen und Nahrungsmitteln	183
Literatur		189

Kapitel 2

Infusionslösungen

J. E. Schmitz, I. Krämer, P. E. Heide, H. Hehenberger

1	**Erhaltung der Homöostase**	**193**
J. E. Schmitz		
1.1	Flüssigkeits- und Elektrolytstatus	193
1.1.1	Physiologie des Wasser-Natrium-Status	193
1.1.2	Elektrolytstatus	197

1.1.3 Perioperative Elektrolyt- und Flüssigkeitssubstitution 204
1.2. Säure-Basen-Status 208
1.2.1 Regulationsmechanismen 209
1.2.2 Störungen 211
1.3 Volumenersatzmittel 214
1.3.1 Pathophysiologie des Volumenmangels und des hämorrhagischen Schocks . . 214
1.3.2 Homologe kolloidale Volumenersatzlösungen 217
1.3.3 Heterologe kolloidale Volumenersatzmittel 221
Literatur 228

2 Parenterale Lösungen zur Chemotherapie 231
I. KRÄMER
2.1 Grundprinzipien der Chemotherapie maligner Tumoren 231
2.1.1 Zytostatikazubereitung 232
2.2 Sicherheit für zubereitendes und applizierendes Personal 233
2.2.1 Unterweisung 233
2.2.2 Gefahren im Umgang mit Zytostatika 233
2.2.3 Überwachungsuntersuchungen im Umgang mit Zytostatika 235
2.2.4 Arbeitsmedizinische Vorsorgemaßnahmen 238
2.2.5 Räume 239
2.2.6 Sicherheitswerkbänke 239
2.2.7 Schutzkleidung 243
2.2.8 Technische Hilfsmittel und Arbeitstechniken 245
2.2.9 Sicherheitsvorkehrungen bei der Applikation 249
2.2.10 Verschüttungen 249
2.3 Sicherheit für den Patienten 250
2.3.1 Anforderung 250
2.3.2 Paravasation 251
2.4 Sicherheit für das Produkt 254
2.4.1 Qualitätssicherung 254
2.4.2. Aseptische Herstellung 254
2.4.3 Stabilität und Kompatibilitiät 257
2.4.4 Monographien 258
2.5 Sicherheit für die Umwelt 269
2.5.1 Zytostatika-Abfall 269
2.5.2 Entsorgungskonzepte 269
Literatur 270

3 Mischinfusionen zur parenteralen Ernährung 270
3.1 Herstellung von Mischinfusionen . . . 270
P. E. HEIDE
3.1.1 Befüllsysteme 274
3.1.2 Mischbeutel 285
3.2 Prüfung von Mischinfusionen 286
H. HEHENBERGER
3.2.1 Partikelfreiheit und Kompatibilität . . 287
3.2.2 Stabilitätsrichtlinien für die Herstellung 294
Literatur 295

Kapitel 3
Natürliche Mineralwässer und Heilwässer
A. RABITZ

1 Klassifikation der Mineral- und Heilwässer 301
2 Genese 301
3 Regionale Verbreitung 303
4 Zusammensetzung einzelner Wässer . 305
4.1 Analysen von Mineral- und Heilwässern 306
4.1.1 Wässer mit weniger als 1000 mg Mineralstoffen/l (kg) 307
4.1.2 Chloridwässer und Wässer mit Chlorid-Vormacht 307
4.1.3 Sulfat-Wässer und Wässer mit Sulfat-Vormacht 307
4.1.4 Hydrogencarbonat-Wässer und Wässer mit Hydrogencarbonat-Vormacht . . . 307
4.1.5 Vergleichende Übersicht von Mineral- und Heilwässern 308

5 Allgemeine Indikationen 313
Verteilung der Mineralbrunnen in Deutschland 313
Literatur 314

Kapitel 4
Diagnostische Möglichkeiten des kleinen Labors
R. S. ROSS, D. PAAR

1 Einführung 319
2 Blutbildveränderungen 319
2.1 Grundlagen 319
2.2 Analytik 320
2.3 Bewertung 321
2.3.1 Rotes Blutbild 321
2.3.2 Weißes Blutbild 322
2.3.3 Thrombocyten 323

3 Hämostasestörungen 324
3.1 Grundlagen 324
3.2 Analytik 326
3.2.1 Suchteste der primären Hämostase . . 326
3.2.2 Suchteste der sekundären Hämostase 326
3.3 Bewertung 328
3.3.1 Rumpel-Leede-Stautest 328
3.3.2 Blutungszeit 328
3.3.3 Thrombocytenzahl 328
3.3.4 Thrombocytenmorphologie 328
3.3.5 Aktivierte partielle Thromboplastinzeit (aPTT) 328
3.3.6 Thromboplastinzeit (TPZ), Quick-Test, Prothrombinzeit (PTZ) . . 329
3.3.7 Thrombinzeit (TZ) 330
3.3.8 Fibrinogen 330
3.3.9 Antithrombin III (AT III) 331

4	**Störungen des Eiweißhaushaltes**	**331**
4.1	Grundlagen	331
4.2	Analytik	332
4.3	Bewertung	333

5	**Störungen des Fettstoffwechsels**	**334**
5.1	Grundlagen	334
5.2	Analytik	335
5.3	Bewertung	336
5.3.1	Cholesterin	336
5.3.2	Triglyceride	337

6	**Störungen des Säure-Basen-Haushalts**	**338**
6.1	Grundlagen	338
6.2	Analytik	339
6.3	Bewertung	340

7	**Störungen des Wasser- und Elektrolythaushaltes**	**342**
7.1	Grundlagen	342
7.2	Analytik	344
7.3	Bewertung	345
7.3.1	Natrium	345
7.3.2	Kalium	346
7.3.3	Calcium	346
7.3.4	Magnesium	347
7.3.5	Chlorid	347

8	**Diagnostik der diabetischen Stoffwechselstörung**	**347**
8.1	Grundlagen	347
8.2	Analytik	348
8.3	Bewertung	349

9	**Diagnostik des Myocardinfarktes**	**350**
9.1	Grundlagen	350
9.2	Analytik	351
9.3	Bewertung	352
9.3.1	Creatin-Kinase (CK) und Creatin-Kinase-MB (CK-MB)	352
9.3.2	Lactat-Dehydrogenase (LDH) und $LDH_{1/2}$ (α-Hydroxybutyrat-Dehydrogenase, α-HBDB)	354
9.3.3	Myoglobin	354

10	**Diagnostik von Lebererkrankungen**	**354**
10.1	Grundlagen	354
10.2	Analytik	356
10.2.1	Parameter der Zellintegrität (GPT, GOT, GLDH)	356
10.2.2	Parameter der Exkretionsleistung (Gesamtbilirubin, direktes Bilirubin, AP, GGT)	356
10.2.3	Parameter der Synthese- und Entgiftungsleistung (PCHE, Ammoniak)	357
10.3	Bewertung	357
10.3.1	Parameter der hepatozellulären Integrität	357
10.3.2	Parameter der hepatischen biliären Exkretionsleistung	359
10.3.3	Parameter der Synthese- und Entgiftungsleistung	360

11	**Diagnostik der akuten Pankreatitis**	**361**
11.1	Grundlagen	361
11.2	Analytik	362
11.3	Bewertung	362
11.3.1	α-Amylase	362
11.3.2	Lipase	363

12	**Diagnostik von Nierenerkrankungen**	**363**
12.1	Grundlagen	363
12.2	Analytik	365
12.3	Bewertung	366
12.3.1	Creatinin	366
12.3.2	Harnstoff	367
12.3.3	Qualitative Harnuntersuchungen und Harnsediment	368
Literatur		369

Kapitel 5
Therapeutisches Drug monitoring
R. Batty, J. Cope, S. Dhillon, R. Kilian, A. Kostrewski, G. Mould, Ch. Ward

1	**Allgemeine Grundlagen**	**377**
1.1	Reaktionsgeschwindigkeiten	377
1.2	Pharmakokinetische Modelle	377
1.3	Pharmakokinetische Parameter	378
1.4	Pharmakokinetische Anwendung	380
1.5	Übungen	384
Literatur		386

2	**Aminoglykoside**	**386**
2.1	Gentamicin	386
2.2	Amikacin	396
2.3	Netilmicin	396
2.4	Tobramycin	396
2.5	Übungen	397
Literatur		400

3	**Vancomycin**	**401**
3.1	Beziehung zwischen Serumkonzentration und Wirkung	401
3.2	Klinische Pharmakokinetik	402
3.3	Pharmakokinetik und Dosierung beeinflussende Faktoren	403
3.4	Dosierung	404
3.5	Übungen	407
Literatur		410

4	**Theophyllin**	**412**
4.1	Beziehung zwischen Serumkonzentration und Wirkung	412
4.2	Klinische Pharmakokinetik	412
4.3	Pharmakokinetik und Dosierung beeinflussende Faktoren	414
4.4	TDM-Richtlinien	415
4.5	Übungen	418
Literatur		423

5	**Digoxin**	**424**
5.1	Beziehung zwischen Serumkonzentration und Wirkung	424
5.2	Klinische Pharmakokinetik	424
5.3	Pharmakokinetik und Dosierung beeinflussende Faktoren	425

5.4	TDM-Richtlinien	426
5.5	Übungen	427
Literatur		430

6	**Antiepileptika**	**430**
6.1	Phenytoin	430
6.2	Valproinsäure	441
6.3	Phenobarbital	444
6.4	Carbamazepin	445
6.5	Primidon	449
6.6	Lamotrigin	450
6.7	Oxcarbazepin	450
6.8	Vigabatrin	450
Literatur		450

Kapitel 6
Klinisch-toxikologische Vorfelddiagnostik
H. SCHÜTZ

1	**Bedeutung und Strategie der klinisch-toxikologischen Analytik**	**455**
1.1	Wozu klinisch-toxikologische Analytik?	455
1.2	Erkennung und Nachweis von klinisch-toxikologisch relevanten Giftstoffen	456
2	**Das Untersuchungsmaterial**	**462**
2.1	Art und Menge des Untersuchungsmaterials	462
2.2	Anzahl der Proben	464
2.3	Verfälschungs- und Manipulationsmöglichkeiten	464
2.4	Verwahrung und Transport	464
3	**Einfache Screeningverfahren**	**465**
3.1	Streifentests	465
3.2	TBPE-Test	467
4	**Immunchemische Screeningverfahren**	**469**
4.1	Stellenwert der Immunoassays	469
4.2	Klinisch-toxikologisch besonders relevante Tests	470
4.3	Einsatz spezifischer Untersuchungsmaterialien	471
4.4	Interpretation der Ergebnisse und Störmöglichkeiten	472
4.5	Speziell zu beachtende Kriterien	481
5	**Dünnschichtchromatographische Screeningverfahren**	**484**
5.1	Grundlagen	484
5.2	Vom R_f-Wert zum korrigierten R_f-Wert	484
5.3	Konzept des korrigierten R_f-Wertes	485
6	**Weitere Verfahren zum Giftstoffnachweis**	**492**
6.1	Gaschromatographie	492
6.2	Hochdruckflüssigkeitschromatographie	493
6.3	UV-Vis Spektroskopie	493
6.4	Infrarotspektroskopie	493
6.5	Massenspektroskopie	493

6.6	Elektrochemische Verfahren (Polarographie/Voltammetrie)	494
7	**Schnelltests auf Giftstoffe mit besonderer toxikologischer Relevanz**	**494**
7.1	Fujiwara-Test auf chlorierte Kohlenwasserstoffe	494
7.2	Cyanid-Test mit Gasprüfröhrchen nach *von Clamann*	495
7.3	Ethanol-Test	496
7.4	Carboxy-Hämoglobin-Test	498
7.5	Paracetamol-Test	500
7.6	Paraquat-Test	501
7.7	Phenothiazin-Test	501
7.8	Salicylat-Test	503
8	**Spezielle Verfahren zum Nachweis und zur Differenzierung von Wirkstoffklassen**	**503**
8.1	DC-Screening von Benzodiazepinen in Harn, Blut und Mageninhalt	503
8.2	DC-Screening von Opiaten in Harn, Blut und Mageninhalt	507
9	**Erkennen von Giftwirkungen mit speziellen Methoden**	**509**
9.1	Cholinesterase	509
9.2	Methämoglobin	509
9.3	Osmolalität und osmotische Lücke	510
9.4	Prothrombinzeit	511
10	**Qualitätskontrolle**	**511**
Literatur		512

Kapitel 7
Neuere Impfempfehlungen – Impfschemata
K. DANNER, U. QUAST

1	**Neuere Impfempfehlungen in der Humanmedizin**	**517**
	U. QUAST	
1.1	Aktuelle Impfempfehlungen	517
1.1.1	Bundesrepublik Deutschland	517
1.1.2	Österreich	517
1.1.3	Schweiz	518
1.2	Basisimpfungen	519
1.2.1	Haemophilus influenza Typ b (Hib)	519
1.2.2	Aktuelle Empfehlungen zur Pertussis-Impfung	520
1.2.3	Aktuelle Empfehlungen zur Impfung gegen Masern, Mumps und Röteln	521
1.3	Reise- und Sonderimpfungen	521
1.3.1	Hepatitis A	521
1.3.2	Japan-Encephalitis (JE)	522
1.3.3	Neueres zur FSME-Impfung	522
1.3.4	Impfungen für Asylbewerber in Gemeinschaftsunterkünften	522
1.4	Allgemeines	522
1.4.1	Impfreaktionen	522
1.4.2	Kontraindikationen	523
1.4.3	Impfungen bei HIV-Infizierten	523
1.4.4	Impfabstände	523

1.4.5	Vorgehen nach Aweichungen von empfohlenen Impfschemata 524		Styptika 549	
1.4.6	Dokumentation von durchgeführten Impfungen 525	2.1.8	Atem- und lungenwirksame Arzneimittel 549	
Literatur 525		2.1.9	Diuretika 550	
			Osmotische Stoffe 550	
			Tubulär angreifende Stoffe 550	
2	**Schutzimpfungen bei Haustieren – Neure Entwicklungen** 525	2.1.10	Uteruswirksame Arzneimittel 551	
		2.1.11	Antiallergika 551	
	K. Danner	2.1.12	Dermatika 552	
2.1	Allgemeine rechtliche Grundlagen .. 525		Arzneimittel zur Wundbehandlung .. 552	
2.2	Aktualisierungen spezieller Impfungen und Impfstoffe 526		Antimykotika 553	
			Mittel zur Juckreizstillung 553	
2.2.1	Impfungen/Impfverbote im Rahmen der staatlichen Tierseuchenbekämpfung 527	2.1.13	Narkotika, Hypnotika, Sedativa 553	
			Anästhetika 553	
			Psychopharmaka 554	
2.3	Besonderheiten bei einzelnen Tierspezies 529		Mittel zur Euthanasie 554	
		2.2	Arzneimittel für Kleinnager, Kaninchen und Frettchen 554	
2.4	Trends 529		Behandlungsprinzipien 554	
Literatur 529		2.2.1	Chemotherapeutika 555	
			Unverträglichkeiten der Chemotherapeutika 557	
Kapitel 8		2.2.2	Magen-Darm-Arzneimittel 557	
Arzneimittel zur Behandlung von Heimtierkrankheiten		2.2.3	Vitamine 558	
		2.2.4	Antiparasitika 558	
H.-J. Hapke, A. Klaus, E. Telser		2.2.5	Dermatika 559	
		2.2.6	Hormone und Mittel mit hormonaler Wirkung 560	
1	**Allgemeine Grundlagen** 533			
1.1	Einleitung 533	2.2.7	Pharmaka mit Wirkung auf Herz und Kreislauf 560	
1.2	Rechtsvorschriften 533			
1.3	Tierärtliche Besonderheiten der Arzneimittel-Empfindlichkeit 535	2.2.8	Schmerzmittel 561	
		2.2.9	Narkotika, Anästhetika, Psychopharmaka 561	
2	**Spezielle Therapeutika** 536	2.2.10	Weitere Arzneimittel 562	
2.1	Arzneimittel für Hund und Katze ... 536	2.2.11	Therapie von Vergiftungen 562	
2.1.1	Chemotherapeutika 536	2.3	Arzneimittel für Ziervögel 563	
2.1.2	Arzneimittel bei Stoffwechselstörungen 539	2.3.1	Besonderheiten bei der Behandlung von Ziervögeln 563	
	Vitamine 539	2.3.2	Chemotherapeutika 564	
	Antidiabetika 540	2.3.3	Magen-Darm-Arzneimittel 566	
	Antirachitika 541	2.3.4	Vitamine und Mineralstoffe 567	
2.1.3	Antiparasitika 541	2.3.5	Antiparasitika 568	
	Antiektoparasitika 541	2.3.6	Antimykotika 570	
	Anthelminthika 543	2.3.7	Hormone und Mittel mit hormonaler Wirkung 571	
2.1.4	Hormone und Mittel mit hormonaler Wirkung 543			
	Arzneimittel zur Beeinflussung der Fertilität 543	2.3.8	Pharmaka mit Wirkung auf Herz und Kreislauf 571	
		2.3.9	Sedativa und Narkotika 572	
	Corticosteroide 544	2.3.10	Weitere Arzneimittel 573	
	Hormone des Hypophysenvorderlappens 545	2.3.11	Therapie von Vergiftungen 573	
		2.3.12	Unverträglichkeiten und Nebenwirkungen 573	
	Hormone des Hypophysenhinterlappens 545			
		2.4	Arzneimittel für Reptilien 574	
	Prostaglandine und Derivate 545	2.4.1	Besonderheiten bei der Behandlung von Reptilien 574	
2.1.5	Schmerzmittel 545			
2.1.6	Pharmaka mit Wirkung auf Herz und Kreislauf 546	2.4.2	Chemotherapeutika, Antibiotika ... 574	
		2.4.3	Antimykotika 575	
	Positiv inotrop wirkende Stoffe 546	2.4.4	Antiprotozoika 575	
	Antiarrhythmika 547	2.4.5	Anthelminthika 576	
	Periphere Kreislaufmittel 547	2.4.6	Antiektoparasitika 576	
	Blutersatzflüssigkeiten 547	2.4.7	Weitere Arzneimittel 576	
2.1.7	Magen-Darm-Arzneimittel 548	2.4.8	Anästhetika 577	
	Emetika und Antiemetika 548	2.5	Arzneimittel für Zierfische 577	
	Laxantien 548	2.5.1	Besonderheiten bei der Behandlung von Zierfischen 577	
	Spasmolytika 548			

2.5.2	Allgemeine präventive und wasserhygienische Möglichkeiten	578		Kapitel 10	
2.5.3	Vitamine	579		**Ökolytik**	
2.5.4	Desinfektions- und Antiektoparasitenmittel	579		G. Heil	
2.5.5	Chemotherapeutika	581	1	Entwicklungstendenzen der Umweltanalytik	599
2.5.6	Anästhetika	582			
Literatur		583	2	Analytische Verfahrenstechniken der Ökolytik	600
			2.1	Teststäbchen zur pH-Messung	600

Kapitel 9
Rechtliche Grundlagen im Pflanzenschutz
F. Klingauf, G. Gündermann

2.2	Teststäbchen für Kationen und Anionen	601
2.3	Visuelle Kolorimetrie	601
2.4	Instrumentell-photometrische Verfahren	603
2.5	Aufschlußsysteme	604
1	**Einführung**	587
2.6	Entsorgung	605
2.7	Qualitätssicherung	605
2	**Sachkunde im Pflanzenschutz**	587
2.8	Titrimetrische Verfahren	606
2.1	Sachkunde nach der Pflanzenschutz-Sachkundeverordnung	587
2.9	Teströhrchen-Verfahren zur Bestimmung leichtflüchtiger Komponenten	606
2.2	Sachkenntnis nach der Chemikalien-Verbotsverordnung	587
2.10	Elektrochemische Verfahren	607
2.11	Biologische Verfahren	607
2.3	Aufbewahrung und Lagerung von Pflanzenschutzmitteln	588
3	**Chemische Bewertungskriterien für Wasser**	608
2.4	Abgabe von Pflanzenschutzmitteln	588
3.1	Sinnenbefund	609
2.5	Anwendung von Pflanzenschutzmitteln	588
3.2	Elektrische Leitfähigkeit	610
			3.3	pH-Wert	610
3	**Prinzipien des Pflanzenschutzes**	589
3.4	Kalkaggressivität	611
3.1	Integrierter Pflanzenschutz	589
3.5	Säure-Basen-Kapazität	612
3.2	Pflanzenquarantäne	589
3.6	Wasserhärte	612
3.3	Acker- und pflanzenbauliche Verfahren	590
3.7	Oxidierbarkeit	614
3.8	Tenside, Detergentien	618
3.4	Anbau resistenter Pflanzen	590
3.9	Phenole	619
3.5	Physikalische Verfahren	590
3.10	Kohlenwasserstoffe, Mineralöle	620
			3.11	Halogenkohlenwasserstoffe	621
4	**Rat und Auskunft**	591
3.12	Einzelparameter	621
4.1	Institutionen auf Landesebene	591
3.13	Pestizide	635
4.2	Institutionen auf Bundesebene	591
3.14	Biologische Tests; Toxizitätsprüfung	636
5	**Gesetzliche Grundlagen für die Prüfung und Zulassung von Pflanzenschutzmitteln in der BRD**	592
4	**Analyse**	638
4.1	Probenahme	639
4.2	Probenregistrierung	640
5.1	Wichtige Rechtsgrundlagen zum Pflanzenschutz im Überblick	593
4.3	Probenlagerung	641
4.4	Parameterwahl	641
5.2	Auswirkungen der Europäischen Union auf den Pflanzenschutz in der Bundesrepublik Deutschland	594
4.5	Aufarbeitung der Wasserproben	643
4.6	Plausibilitätskontrolle	644
4.7	Analysenprotokoll	645
5.3	Zulassung von Pflanzenschutzmitteln in der EU	594
5	**Bewertung der Analysenergebnisse**	645
5.1	Regelmotive zur Bewertung von Analysenergebnissen	646
5.4	Ökologischer Landbau in der EU und einige gesetzliche Regelungen	595
5.2	Interpretation von Trinkwasseranalysen	650
5.5	Rechtsgrundlagen für die den Pflanzenschutz tangierenden Bioprodukte in der EU	596
6	**Gesetzliche Regelungen, Richtlinien**	650
6.1	Trinkwasserverordnung	650
Literatur		596
6.2	EG-Richtlinie Trinkwasser	651
6.3	WHO-Leitlinien	651
6.4	EG-Richtlinie Oberflächengewässer	651
6.5	DVGB-Oberflächenwasserrichtlinie	651
6.6	Mineral- und Tafelwasserverordnung	651
6.7	EG-Badegewässer-Richtlinie	651
6.8	Badewasser-Norm DIN 19643	652
6.9	Abwasserabgabengesetz	652

6.10	Wasserhaushaltsgesetz	652	6	**Entsorgung von Batterien**	698
6.11	Indirekteinleiter-Verordnungen der Bundesländer	652	7	**Abfälle aus dem Krankenhaus**	700
6.12	Richtwerte für Grund- und Sickerwasserkontaminationen	652	7.1	Sammlung	702
6.13	Grenz- und Richtwerte für Böden, Klärschlamm und Abfall	653	7.2	Transport und endgültige Behandlung	703
			7.3	EG-Regelungen	704
7	**Bodenanalysen**	654	8	**Entsorgung von Sonderabfällen**	704
7.1	Probenahme zur Ermittlung der Nährstoffgehalte	655	8.1	Halogenkohlenwasserstoffe	704
7.2	Probenahme zur Ermittlung lokaler Belastungen und bei Altlastverdacht .	656	8.2	Laborabfälle.	705
			8.3	Sammellogistik	705
7.3	Probenvorbereitung zur Analyse nichtflüchtiger Stoffe	656	8.4	Kennzeichnung der Sammelbehältnisse...................	707
7.4	Ermittlung der Bodennährstoffe....	656	8.5	Abfälle unbekannter Zusammensetzung	708
7.5	Schadstoffe in Böden bei Altlastverdacht................	658	8.6	Vorbehandlung von Sonderabfällen..	708
7.6	Bewertung...................	661	8.7	Chemische Stoffe im Abwasser.....	710
Literatur.......................		661	8.8	Laborabfälle und Hausmüll	710
			8.9	Vermeidung von Sonderabfällen im Labor....................	.711
Kapitel 11			8.10	Sonderabfälle in der pharmazeutischen Industrie	712
Abfallvermeidung, Verpackungsverordnung, Entsorgung			Literatur.......................		713
J. WACHSMUTH					
			Kapitel 12		
1	**Allgemeine Grundlagen**	667	**Arbeitssicherheit in der Apotheke**		
1.1	Wandel der Zielvorstellung	667	A. LIERSCH		
1.2	Grundzüge der Abfallwirtschaft	667			
1.3	Grenzen der Abfallverwertung.....	669	1	**Rechtliche Grundlagen**..........	719
			1.1	Vorschriften zum Arbeitsschutz	719
2	**Rechtliche Grundlagen**..........	670	1.2	Auswirkungen von EG-Richtlinien auf das deutsche Arbeitsschutzrecht .	721
2.1	Abfallarten	672			
2.2	Entsorgung und behördliche Überwachung.................	674	2	**Aufsichtsorganisationen**	721
			2.1	Gewerbeaufsichtsämter, Ämter für Arbeitsschutz..............	722
3	**Verpackungsverordnung**	675	2.2	Technische Aufsichtsdienste der Berufsgenossenschaften	724
3.1	Abfallwirtschaftliche Ziele	676			
3.2	Anwendungsbereich	676	2.3	Technische Überwachungsorganisationen	725
3.3	Begriffsbestimmungen	677			
3.4	Rücknahmepflichten für Transportverpackungen	678	3	**Gesetzliche Unfallversicherung**	728
3.5	Rücknahmepflichten für Umverpackungen	678	3.1	Aufgaben der gesetzlichen Unfallversicherung...................	728
3.6	Rücknahmepflichten für Verkaufsverpackungen	679	3.2	Mitgliedschaft und versicherte Personen....................	731
3.7	Pfanderhebungspflicht	682	3.3	Unfallanzeige, Anzeige einer Berufskrankheit	734
3.8	Beauftragung Dritter	682			
3.9	Ordnungswidrigkeiten	683			
3.10	Wertstoffverwertung	684	4	**Innerbetriebliche Arbeitsschutzorganisation**.................	734
4	**Umweltverträgliche Gestaltung von Arzneimittelverpackungen**	685	4.1	Erste Hilfe...................	735
			4.2	Brandschutz..................	736
4.1	Mehrwegsysteme...............	686	4.3	Sicherheitstechnische Anforderungen an Betriebsräume	739
4.2	Wiederverwertung.............	690			
4.3	Problemstoffe.................	691	4.4	Spezielle sicherheitstechnische Anforderungen an Betriebsräume...	742
5	**Arzneimittel und Abfall**	691	4.5	Sicherheitstechnische Anforderungen an Betriebsmittel...............	748
5.1	Entsorgung von Altmedikamenten ..	691			
5.2	Zytostatikaabfälle	694	4.6	Arbeitsmedizinische Vorsorgeuntersuchungen	753
5.3	Fluorchlorkohlenwasserstoffe......	696			

4.7	Grundausstattung an Arbeitsschutz- und Unfallverhütungsvorschriften in der Apotheke	754	2.5.7	Batterieprojektierung	783
			2.6	Detachiermittel	785
			2.7	Dichtstoffe	785
			2.8	Entkalkungsmittel	785
5	**Umgang mit Gefahrstoffen**	754	2.9	Entfärber	785
5.1	Ermittlung von Gefahrstoffen	755	2.10	Fensterputzmittel, Windschutz- scheibenreiniger	785
5.2	Überwachungspflicht	756			
5.3	Schutzmaßnahmen	756	2.11	Fleckenentfernung, Fleckenmittel, Detachiermittel	786
5.4	Beschäftigungsbeschränkungen	756			
5.5	Betriebsanweisungen – Information der Beschäftigten	757	2.11.1	Fleckenwässer	787
			2.11.2	Fleckmilch	787
Literatur		757	2.11.3	Fleckpasten	787
			2.11.4	Fleckseifen	787
			2.11.5	Entfärber	788

Kapitel 13
Lichtschutz und Lichtschutzmittel
N.-P. LÜPKE

1	**Grundlagen des Lichtschutzes und der Lichtschutzmittel**	761
1.1	Licht	761
1.1.1	Sonnenlicht	761
1.1.2	Künstliche Lichtquellen	761
1.2	Hautreaktionen	761
1.2.1	Chemische Folgereaktionen	761
1.3	Lichtschutz	763
1.3.1	Natürlicher Lichtschutz	763
1.3.2	Lichtschutzsubstanzen	763
1.3.3	Lichtschutzfaktor	763
2	**Sonnenschutzmittel**	764
2.1	Zusammensetzung der Sonnenschutz- präparate	765
2.1.1	Positivliste der UV-Filter	765
2.1.2	Weitere Inhaltsstoffe	766
2.1.3	Anwendungsformen	766
2.1.4	Anwendungshinweise	767
3	**Formulierungen in Tabellenform**	767
Literatur		770

2.11.6	Spezielle Fleckentfärbung	788
2.11.7	Hinweise für einzelne Anschmutzungen	789
2.12	Frostschutzmittel für Autokühler	792
2.13	Fußboden-Reinigungs- und Pflegemittel	792
2.14	Glasätztinten	794
2.15	Grillreiniger	794
2.16	Holzbehandlungsmittel zum Abbeizen und Färben	794
2.17	Holzschutz und Holzschutzmittel	795
2.17.1	Verfahren der Holzschutz- behandlung	796
2.17.2	Veredlung und Schutzanstriche	796
2.17.3	Behandlung von Antiquitäten	796
2.18	Kerzen	799
2.19	Kitte und Dichtstoffe	800
2.19.1	Klassifizierung	800
2.19.2	Ölkitte	800
2.19.3	Harzkitte	801
2.19.4	Polyurethan-Dichtungsmassen	801
2.19.5	Andere überwiegend technisch genutzte Dichtungsmassen	802
2.20	Klebungsarten und Klebstoffe	802
2.20.1	Klassifizierungen der Klebungen	802
2.20.2	Klebstofftypen	803
2.21	Korrekturflüssigkeiten	808
2.22	Korrosionsschutz	808
2.23	Lacke	808
2.23.1	Klassifizierung	808
2.23.2	Bindemittel	808
2.23.3	Lösemittel und neue Lacksysteme	813
2.23.4	Weitere Lackbestandteile	813
2.23.5	Lackrezepturen	814
2.24	Löthilfsmittel	815
2.25	Luftverbesserer	816
2.26	Metallputzmittel	816
2.27	Möbellacke	818
2.28	Möbelpflegemittel	818
2.29	Ostereierfarben aus Naturstoffen	819
2.30	Putzmittel	820
2.31	Polstermöbelreinigung	820
2.32	Rauch und Räucherpulver, Luftverbesserer	820
2.33	Reinigungsmittel	821
2.34	Rostschutzmittel, Korrosionsschutz, Rostentferner, Rostumwandler	821
2.35	Scheuermittel	822
2.36	Selbstverteidigungssprays	823
2.37	Silberlegierungen und ihre Pflege	823
2.38	Spülmittel	825

Kapitel 14
Technische Hilfsmittel und Rezepturen
G. WURM

1	**Einleitung**	775
1.1	Vorwort	775
2	**Produktgruppen in alphabetischer Reihenfolge**	776
2.1	Abflußreiniger	776
2.2	Anzündprodukte	776
2.3	Ätztinten	776
2.4	Backofen- und Grillreiniger	777
2.5	Batterien	777
2.5.1	Elektrochemische Stromerzeugung	777
2.5.2	Charakteristika der Batterien	778
2.5.3	Systematik der elektrochemischen Systeme	780
2.5.4	Äußere Form der Gerätebatterien	780
2.5.5	Klassifizierung	781
2.5.6	Wichtige Batterietypen, Anwendung und Vergleich	782

2.39	Stempelfarben	826
2.40	Teppichreinigung	826
2.41	Textilreiniger	827
2.42	Tinten, Tuschen, Stempelfarben	827
2.42.1	Ätztinten	828
2.43	Tränengas	829
2.44	Tuschen	829
2.45	Waschmittel	829
2.45.1	Faserarten	830
2.45.2	Schmutzarten	830
2.45.3	Waschmittelinhaltsstoffe	831
	Tenside	831
	Builder	833
	Bleichmittel	834
2.45.4	Haushaltswaschmittel	835
2.45.5	Vorbehandlungsmittel	838
2.45.6	Nachbehandlungsmittel	838
2.46	Wäschezeichentinten	839
2.47	WC-Reiniger und Desodorantien	840
2.48	Windschutzscheibenreiniger	840
2.49	Ω mnibus	840

Kapitel 15
Desinfektionsmittel und -verfahren
F. v. RHEINBABEN, U. KIRSCHNER

1	**Allgemeine Grundlagen**	847
1.1	Pilze, Bakterien, Viren, unkonventionelle Agenzien	847
1.2	Resistenz von Mikroorganismen und Viren	855
1.3	Resistenz bakterieller Sporen	857
1.4	Resistenz unkonventioneller Agenzien	859
2	**Physikalische und chemische Desinfektionsverfahren**	860
2.1	Physikalische Verfahren	860
2.2	Physikalisch-chemische Kombinationsverfahren	864
2.3	Chemische Verfahren	865
3	**Desinfektionswirkstoffe, Hilfsstoffe und komplexe Desinfektionsmittel**	867
3.1	Wirkungsweise	867
3.2	Wirkstoffe	868
3.3	Hilfsstoffe und Formulierungshilfen	890
3.4	Komplexe Desinfektionsmittel	891
4	**Festlegung der Anwendungsparameter von Desinfektionsmitteln**	892
4.1	Prüfung bakterizider und fungizider Wirksamkeit	893
4.2	Prüfung der viruziden Wirksamkeit	896
4.3	Listungen, Zertifikate, Richtlinien	905
5	**Desinfektionsmittel und -verfahren in der Praxis**	908
5.1	Desinfektion/Antiseptik am Menschen	908
5.2	Instrumentendesinfektion und Instrumentendesinfektionsmittel	911
5.3	Flächendesinfektion	914
5.4	Dosieranlagen, Dosierhilfen	916
Literatur		917

Kapitel 16
Medizinprodukte
A. QUILLING

1	**Theoretische Grundlagen der Medizinprodukte**	927
1.1	Rechtliche Bestimmungen – Medizinproduktegesetz	927
1.2	Klassifizierung nach der Medizingeräteverordnung und der EU-Richtlinie	930
1.3	Rechtsverordnung	931
1.4	Übergangsregelungen nach dem Arzneimittelgesetz	931
1.5	Medizinprodukte in der Apotheke	933
1.6	Normen	934
1.7	Beispielhafte Auflistung der Medizinprodukte	934
2	**Geräte zur parenteralen Applikation**	
2.1	Physikalische Grundlagen der Infusionstechnik	935
2.2	Produkte der Infusionstechnik	944
2.2.1	Infusionsgeräte und Zubehör	944
2.2.2	Katheter und Kanülen	948
2.2.3	Geräte zur Schwerkraft- und druckgestützten Infusion	953
2.2.4	Infusionspumpen	954
2.2.5	Vernetzung der Infusionstechnik	965
2.3	Risiken der Infusionstechnik	965
Literatur		972
3	**Fertigprodukte des Verbandstoffmarktes**	973
3.1	Grundlagen	973
3.2	Wundversorgung	974
3.3	Produkte zur Wundreinigung	975
3.4	Wundauflagen	976
3.5	Wundverschluß	986
3.6	Produkte zur Fixierung	988
3.7	Binden und Bandagen	995
3.8	Steifverbände	999
3.9	Saug- und Polstermaterial	1002
3.10	Spezielle Verbandmittel	1005
3.11	Verbandstoffe mit Arzneimitteln	1008
4	**Medizinische und Medizintechnische Erzeugnisse**	1009
4.1	Medizinische Textilien und Hygieneprodukte	1009
4.1.1	Medizinische Textilien im OP	1009
4.1.2	Medizinische Textilien zur Hygiene und Pflege	1011
4.2	Nichttextile Produkte zur Hygiene und Pflege	1012
4.3	Nichttextile Stoffe und Zubereitungen zur medizinischen Anwendung	1013
4.3.1	Pflegemittel, Gewebekleber, Knochenzement, Zahnwerkstoffe	1013
4.3.2	Implantate	1015
4.3.3	Aktive und Nichtaktive Medizinprodukte	1016

4.3.4 Mittel zur Empfängnisregelung
und zum Schutz vor Infektionen 1017
4.3.5 Informationstechnik für
Medizinprodukte. 1017
4.3.6 Sonstige Produkte 1017
Literatur 1018

Autorenverzeichnis

Ros Batty
Clinical Pharmacy Unit
Northwick Park Hospital
Watford Road
GB-Harrow HA1 3UJ

Prof. Dr. Alois Berg
Klinikum der Albert-Ludwigs-Universität
Freiburg
Abteilung Sport- und Leistungsmedizin
Hugstetterstraße 55
D-79106 Freiburg

Judy Cope
Pharmacy Department
Whittington Hospital
Highgate Hill
GB-London N19 5NF

Prof. Dr. habil. Kurt Danner
Hoechst Veterinär GmbH
PGE Biologika
Rheingaustraße 190
D-65203 Wiesbaden

Dr. Soraya Dhillon
Centre of Pharmacy Practice
The School of Pharmacy
29/39 Brunswick Square
GB-London WC1N 1AX

Prof. Dr. Peter Elias
Bertha-von-Suttner-Straße 3 a
D-76139 Karlsruhe

Prof. Dr. W. Feldheim
Institut für Humanernährung
Christian-Albrechts-Universität Kiel
Düsternbrookerweg 17–19
D-24105 Kiel

Prof. Dr. Rolf Grossklaus
Bundesinstitut für gesundheitlichen
Verbraucherschutz und Veterinärmedizin
Leiter der Fachgruppe Ernährungsmedizin
Thielallee 88–92
D-14195 Berlin

Prof. Dr. Rolf Grüttner
Universitäts-Kinderpoliklinik Hamburg
Martinistraße 52
D-20251 Hamburg

Dr. jur. Gerhard Gündermann
Vizepräsident der Biologischen
Bundesanstalt für Land- und Forstwirtschaft
Messeweg 11/12
D-38104 Braunschweig

Dr. Hans Haindl
Hauptstraße 39
D-30974 Wenningsen

Prof. Dr. Hans-Jürgen Hapke
Tierärztliche Hochschule Hannover
Institut für Pharmakologie, Toxikologie und
Pharmazie
Bünteweg 17
D-30559 Hannover

Dr. Helmut Hehenberger
Apotheke des Zentralklinikums
Stenglinstraße
D-86156 Augsburg

Dr. Peter Edgar Heide
Universitätsklinik Tübingen
Apotheke
Röntgenweg 9
D-72076 Tübingen

Prof. Dr. Günter Heil
FH Aachen, FB Chemieingenieurwesen
Worringer Weg 1
D-52074 Aachen

Prof. Dr. Josef Keul
Klinikum der Albert-Ludwigs-Universität
Freiburg
Abteilung Sport- und Leistungsmedizin
Hugstetterstraße 55
D-79106 Freiburg

Dr. Rüdiger Kilian
Apotheke des Städtischen Krankenhauses
Jägerhausstraße 26
D-74074 Heilbronn

Dr. Ulrich Kirschner
Fresenius AG
Borkenberg 14
D-61440 Oberursel/Ts.

Anamaria Klaus
Tierärztliche Hochschule Hannover
Institut für Pharmakologie, Toxikologie und
Pharmazie
Bünteweg 17
D-30559 Hannover

Prof. Dr. FRED KLINGAUF
Präsident der Biol. Bundesanstalt
für Land- und Forstwirtschaft
Messeweg 11/12
D-39104 Braunschweig

ANDY KOSTREWSKI
Centre of Pharmacy Practice
The School of Pharmacy
29/39 Brunswick Square
GB-London WC1N 1AX

Dr. IRENE KRÄMER
Apotheke des Klinikums der
Johannes-Gutenberg-Universität Mainz
Langenbeckstraße 1
D-55131 Mainz

Dipl.-Ing. ALFRED LIERSCH
Berufsgenossenschaft für
Gesundheitsdienst und
Wohlfahrtspflege
Rüttenscheider Straße 56
D-45130 Essen

Prof. Dr. NIELS PETER LÜPKE
Fachgebiet Pharmakologie und
Toxikologie der Universität Osnabrück
Albrechtstraße 28
D-49069 Osnabrück

Dr. GRAHAM MOULD
Biochemistry Department
St. Luke's Hospital
Warren Road
GB-Guildford, Surrey GU1 3NT

Prof. Dr. HERMANN MÜLLER
Abt. für Anaesthesie und Intensivmedizin
Städtisches Krankenhaus Kemperhof
Koblenzer Straße 115–155
D-56073 Koblenz

Dr.-Ing. ANTON OBERMAYER
Institut für Anaesthesie der
Universität Erlangen-Nürnberg
Maximiliansplatz
D-91054 Erlangen

Prof. Dr. DIETRICH PAAR
Universität Essen
Abteilung für Klinische Chemie
und Laboratoriumsdiagnostik
Hufelandstraße 55
D-45122 Essen

Dr. med. UTE QUAST
Am Vogelherd 14
D-35043 Marburg

Oberstapotheker i. R. ADOLF QUILLING
Großen-Busch-Straße 30
D-53229 Bonn

Dr. ALBRECHT RABITZ
Feldburgweg 16
D-47918 Tönisvorst

Dr. FRIEDRICH von RHEINBABEN
Benrather Marktplatz 6
D-40597 Düsseldorf

Dr. R. STEFAN ROSS
Universität Essen
Abteilung für Klinische Chemie
und Laboratoriumsdiagnostik
Hufelandstraße 55
D-45122 Essen

Prof. Dr. JÜRGEN E. SCHMITZ
Klinikum der Landeshauptstadt Wiesbaden
Anästhesiologie und Intensivmedizin
Ludwig-Erhard-Straße 100
D-65199 Wiesbaden

Prof. Dr. HARALD SCHÜTZ
Institut für Rechtsmedizin
der Universität Gießen
Frankfurter Straße 58
D-35392 Gießen

ECKEHARDT TELSER
Tierärztliche Hochschule Hannover
Institut für Pharmakologie, Toxikologie und
Pharmazie
Bünteweg 17
D-30559 Hannover

Prof. Dr. EUGEN J. VERSPOHL
Institut für Pharmazeutische Chemie
(Pharmakologie)
der Westfälischen Wilhelms-Universität Münster
Hittdorfstraße 58–62
D-48149 Münster

Dr. JÜRGEN WACHSMUTH
Stachelbergweg 66
D-89075 Ulm

Dr. URSEL WAHRBURG
Dipl.-Ökotrophologin
Institut für Arterioskleroseforschung
der Universität Münster
Domagkstraße 3
D-48149 Münster

CHRISTINE WARD
Clinical Pharmacy Unit
Northwick Park Hospital
Watford Road
GB-Harrow HA1 3UJ

Priv.Doz. Dr. ELISABETH WISKER
Dipl.-Ökotrophologin, Apothekerin
Institut für Humanernährung
Christian-Albrechts-Universität Klinik
Düsternbrookerweg 17–19
D-24105 Kiel

Pharmaziedirektorin GISELA WURM
Franziusstraße 2
D-45136 Essen

Abkürzungsverzeichnis

AAS	Atomabsorptionsspektroskopie	d	Dublett
Abb.	Abbildung	dän.	dänisch
Abk.	Abkürzung	DC	Dünnschichtchromatographie, Dünnschichtchromatogramm
abs.	absolut		
AChE	Acetylcholinesterase	DCCC	Tröpfchengegenstromverteilung
Ac$_2$O	Acetanhydrid	DCF	Denomination commune française
Akt.	Aktivität	dest.	destillatus (destilliert)
alkal.	alkalisch	dgl.	dergleichen, desgleichen
allg.	allgemein	d.h.	das heißt
AMG	Arzneimittelgesetz	dil.	dilutus (verdünnt)
Anm.	Anmerkung	Diss.	Dissoziation
anorg.	anorganisch	diss.	dissoziiert
Ant.	Antagonist	div.	diverse
ant.	antagonistisch	D/L	Konfigurationsbezeichnungen
anschl.	anschließend	DLM	Dosis letalis minimum
Anw.	Anwendung	DMF	Dimethylformamid
Appl.	Applikation	DMSO	Dimethylsulfoxid
appl.	appliziert	Dos.	Dosierung, Dosis
ApBetrO	Apothekenbetriebsordnung	dt.	deutsch
aq.	wasserhaltig, mit Wasser solvatisiert	ED	mittlere Einzeldosis
ASK	Arzneimittel-Stoffkatalog	EG-Nr.	Stoffe und Zusatzstoffe nach Zusatzstoff-Zulassungsverordnung
asymm.	asymmetrisch		
Aufl.	Auflage	Eig.	Eigenschaft
auss.	ausschließlich	einschl.	einschließlich
bakt.	bakteriell	Elh.	Elementarhilfe
BAN	British Aprroved Names	Elim.	Elimination
bas.	basicum (Basisch)	elim.	eliminieren, eliminiert
Bd.	Band	engl.	englisch
Beh.	Behandlung	entspr.	entspricht, entsprechend
belg.	belgisch	entw.	entweder
ber.	berechnet	Erkr.	Erkrankung
Best.	Bestimmung	Errb.	Erregbarkeit
best.	bestimmt	Erythr.	Erythrocyten
betr.	betrifft, betreffen, betreffend	Est.	Erstarrungstemperatur
Bez.	Bezeichnung	et al.	et alii
bez.	bezogen	etc.	et cetera
biol.	biologisch	Eth	Diethylether
Biotr.	Biotranformation	EtOH	Ethanol
Biov.	Bioverfügbarkeit	evtl.	eventuell
BRS	Biologische Referenz-Substanz	Exp.	Experiment
Btm	Betäubungsmittel	exp.	experimentell
BuOH	Butanol	Extr.	Extractum (Extrakt)
bzgl.	bezüglich	EZ	Esterzahl
Bzl.	Benzen (Benzol)	Fbg.	Färbung
bzw.	beziehungsweise	FIA	Fließinjektionsanalyse
ca.	circa, ungefähr	finn.	finnisch
CAS	Chemical Abstracts Services	Fl.	Flüssigkeit
CCD	Gegenstromverteilung	fl.	flüssig
CD	Circulardichroismus	Flor.	Flores (Blüten)
ChE	Cholinesterase	FM	Fließmittel
chem.	chemisch	Fol.	Folia (Blätter)
chron.	chronisch	Fp.	Flammpunkt
conc.	concisus (geschnitten)	Fruct.	Fructus (Früchte)
Cort.	Cortex (Rinde)	frz.	französisch
crist.	cristallisatus (kristallin)	FT	Fourier Transformation
CRS	Chemische Referenz-Substanz	GC	Gaschromatographie

gem.	geminal	LD_{min}	minimale Letaldosis
ges.	gesättigt	LD_{50}	Letaldosis (50 %)
Gew.	Gewicht	Leuk.	Leukocyten
GFC	Gelfiltrationschromatographie	Lign.	Lignum (Holz)
ggf.	gegebenenfalls	ll	leicht löslich
GKl.	Giftklasse/Giftklassifizierung	LM	Lösungsmittel
Gl.	Gleichung	LPLC	Niederdruckflüssigkeitschromatographie
Glyc.	Glycerol 85 %		
GPC	Gelpermeationschromatographie	Lsg.	Lösung
grch.	griechisch	m	Multiplett
HAc	Essigsäure	m	meta
H. I.	Hämolytischer Index	männl.	männlich
HN	Hager Nr.	MAK	Maximale Arbeitsplatzkonzentration
holl.	holländisch	max	maximal
hom.	homöopathisch	med.	medizinisch
HPLC	Hochdruckflüssigkeitschromatographie	MeOH	Methanol
Hrsg.	Herausgeber	Metab.	Metabolisierung
HWZ	Halbwertszeit	metab.	metabolisiert
hygr.	hygroskopisch	MHK	Minimale Hemmkonzentration
i	iso	min.	minutus (zerkleinert)
i.a.	intraarteriell	MPLC	Mitteldruckflüssigkeitschromatographie
i.c.	intracutan		
IC	Ionenchromatographie	MS	Massenspektrum, Massenspektrometrie
ICT_{50}	Produkt aus Konzentration und Zeit, das in 50 % aller Fälle zur Kampfunfähigkeit führt		
		Mus.	Muskulatur
		Nachw.	Nachweis
IE	Internat. Einheit	nat.	natürlich
i.m.	intramuskulär	n.B.	nach Bedarf
Ind.	Indikator	Nd.	Niederschlag
Indk.	Indikation	NFN	Nordiska Farmakopenämnden
indiv.	Individuell	NIR	Nahes Infrarot
Inf.	Infusion	nmiH	nicht mehr im Handel
inhal.	inhalativ/inhalatorisch	NMR	Kernmagnetische Resonanz
Inj.	Injektion	norw.	norwegisch
Inkomp.	Inkompatibilitäten	o	ortho
INN	International Nonproprietary Name (Internationaler Freiname)	o.a.	oder anderes auch, oben angegeben(e)
		OHZ	Hydroxylzahl
Int.	Intensität	opt.	optisch
Inter.	Interaktion	ORD	Optische Rotationsdispersion
IP	Isoelektrischer Punkt	org.	organisch
i.p.	intraperitoneal	Ox.	Oxidation
IR	Infrarot	p	para
irr.	irreversibel	p.a.	pro analysi
isl.	isländisch	PAH	Polycyclische Aromatische Kohlenwasserstoffe
it.	italienisch		
i.v.	intravenös	par.	parenteral
IZ	Iodzahl	p.c.	percutan
jug.	jugoslawisch	PEG	Polyethylenglycol (Macrogol)
KG	Körpergewicht	Pet	Petrolether
KIndK	Kontraindikation	pH	negativer dekadischer Logarithmus der Hydroniumionenkonzentration
Komb.	Kombination		
Kom	Kommentar	phad.	pharmakodynamisch
Konj.	Konjugation	phak.	pharmakokinetisch
konst.	konstant	pI_{50}	negativer Logarithmus derjenigen Konzentration eines Hemmstoffs, die zu einer 50 %igen Hemmung führt
Konz.	Konzentration		
konz.	konzentriert		
korr.	korrigiert	p.o.	per os
krist.	kristallisiert, kristallin	pol.	polnisch
l	löslich	port.	portugiesisch
LC_{Lo}	niedrigste in der Literatur angegebene tödliche Konzentration	POZ	Peroxidzahl
		ppm	Teile je Million Teile (parts per million)
LCt_{50}	Produkt aus Konzentration und Zeit, das in 50 % aller Fälle zum Tod führt		
		prim.	primär
		Pro.	Prophylaxe
LD_{Lo}	niedrigste in der Literatur angegebene tödliche Dosis	PrOH	Propanol

pul.	praktisch unlöslich	synth.	synthetisch
pulv.	pulveratus (pulverisiert)	Sz	Substanz
pur.	purus (rein)	SZ	Säurezahl
PSC	Präparative Schichtchromatographie	t	Triplett
q	Quartett	T	Teil(e)
qual.	qualitativ	Tab.	Tabelle
quant.	quantitativ	TD	mittlere Tagesdosis
quart.	quartär	Temp.	Temperatur
R	Reagenzien/Lösung europäisch (DAB 9)	tert.	tertiär
		tgl.	täglich
Rad.	Radix (Wurzel)	ther.	therapeutisch
RCCC	Rotating locular counter current chromatography	ther. M.	therapeutische Maßnahmen
		THF	Tetrahydrofuran
reag.	reagierend	tierexp.	tierexperimentell
Red.	Reduktion	Titr.	Titration
regelm.	regelmäßig	titr.	titratus (eingestellt)
rel.	relativ	TMS	Tetramethylsilan
res.	resistent	Tol.	Toluen (Toluol)
Rf	Retentionsfaktor	tox.	toxisch, toxikologisch
Rg.	Reagenz	Toxk.	Toxikokinetik
Rhiz.	Rhizoma (Rhizom)	Tr.	Tropfen
Rkt.	Reaktion	tsch.	tschechisch
RN	Reagenzien/Lösung national (DAB 9)	türk.	türkisch
R. S.	Konfigurationsbezeichnung nach CIP	UA	Unverseifbare Anteile
R_{st}	R_{st}-Wert (Standard)	u. a.	und andere, unter anderem
rum.	rumänisch	Übpf.	Überempfindlichkeit
russ.	russisch	ung.	ungarisch
RV	Urtitersubstanz (DAB 9)	Ungt.	Unguentum (Salbe)
s	Singulett	unk.	unkompliziert
s.	siehe	USAN	United States Adopted Names
S.	Seite	usw.	und so weiter
s. a.	siehe auch	u. U.	unter Umständen
SC	Säulenchromatographie	UV	ultraviolett
s. c.	subcutan	UW	unerwünschte Wirkungen
schwed.	schwedisch	Vak.	Vakuum
Sdt.	Siedetemperatur	Verb.	Verbindung
sek.	sekundär	verd.	verdünnt
Sem.	Semen (Samen)	Verg.	Vergiftung
SL	Systemnummer der Stoffliste	Verm.	Verminderung
sl	schwer löslich	Vert.	Verteiler
sll	sehr leicht löslich	Verw.	Verwendung
Smt.	Schmelztemperatur	vet.	veterinärmedizinisch
SmtEut	eutektische Schmelztemperatur	vgl.	vergleiche
s. o.	siehe oben	VgS.	Vergiftungssymptom(e)
sog.	sogenannt	Vis	sichtbares Licht
Sol.	Solutio (Lösung)	Vol.	Volumen
sol.	solutus (gelöst)	vomed.	volksmedizinisch
span.	spanisch	Vork.	Vorkommen
Spec.	Species (Teemischung)	Vorschr.	Vorschrift
spez.	spezifisch	VVol.	Verteilungsvolumen
ssl	sehr schwer löslich	weibl.	weiblich
ssp.	Subspecies	WHO	Weltgesundheitsorganisation
Stip.	Stipites (Stiele)	WKM	Wirkmechanismen
Stoffw.	Stoffwechsel	wl	wenig löslich
s. u.	siehe unten	Wst.	Wirkstoff
Subl.	Sublimation	z. B.	zum Beispiel
subl.	sublimatus (sublimiert)	Zers.	Zersetzung
subt.	subtilis (fein)	zit.	zitiert
Supp.	Suppositorium (Zäpfchen)	ZNS	Zentralnervensystem
Sym.	Symptom	z. T.	zum Teil
symp.	symptomatisch	Zul.-Nr.	Zulassungsnummer
symm.	symmetrisch	Zus.	Zusammensetzung
Synth.	Synthese	zus.	zusammen

Standardliteratur und verbindliche Kürzel

AB-DDR	Minister für Gesundheitswesen der DDR (1987). Arzneibuch der DDR, 2. Ausgabe, Akademie-Verlag Berlin	BVetC53	British Veterinary Codex (1953)
		CF 49	Codex Français = Pharmacopoea Gallica = Pharmacopée Française VII (1949)
Ana	Florey K (Hrsg. Bd. 1–20) bzw. Brittain HG (Hrsg. Bd. 21–22) (1972–1993) Analytical Profiles of Drugs Substances, Bd. 1–22, 1. Aufl., Academic Press, New York London	CF 65	s. PF VIII
		CFT	Benigni R, Capra C, Cattorini PE (1962) Piante Medicinali, Chimica, Farmacologia e Terapia. Inverni & Della Beffa, Mailand
APr	Dinnendahl V, Fricke U (1982) Arzneistoffprofile, Bd. 1–6, 1 Aufl. mit Ergänzungslieferungen, Govi-Verlag GmbH Pharmazeutischer Verlag, Frankfurt/Main Eschborn	ChinPIX	The Pharmacopoeia Commission of PRC (1988) Pharmacopeia of the People's Medical Publishing House, Beijing
		CRC	Duke IA (1986) CRC-Handbook of Medicinal Herbs, 3. Print, CRC-Press, Boca Raton
Arg66	Famacopea Argentina 1966		
Arg78	Farmacopea Nacional Argentina, Edicion 6, 1978	CsL 2	Pharmacopoea Bohemoslovenica II (1954) und Nachtrag
BAz	Bundesanzeiger, herausgegeben vom Bundesminister der Justiz	CsL 3	Pharmacopoea Bohemoslovenica III (1970) und Nachtrag (1976)
Belg VI	Pharmacopée Belge VI (1982), J. Duculot-Gembloux	DAB 6	Deutsches Arzneibuch 6. Ausgabe (1926) und Nachträge, R. v. Deckers Verlag, G. Schenck, Berlin
Belg IV	Pharmacopée Belge IV (1930) und Nachträge bis 1953, F. & N. Dantinne, Strée	DAB 7	Deutsches Arzeneibuch 7. Ausgabe (1968) und Nachträge, Deutscher Apotheker-Verlag, Stuttgart, Govi-Verlag GmbH, Frankfurt/Main
Belg V	Pharmacopée Belge V (1962–1968), Bd. 1–3 und Nachträge		
BP 80	British Pharmacopoeia (1980) und Nachträge, Herr Majesty's Stationary Office, London	DAB 7-DDR	Ministerium für Gesundheitswesen (1964) Deutsches Arzneibuch DDR, 7. Ausgabe, Akademie-Verlag, Berlin
BHP 83	British Herbal Medicine Association (1983) British Herbal Pharmacopoeia, Megaron Press, Bournemouth	DAB 8	Deutsches Arzneibuch 8. Ausgabe (1978) und Nachträge, Deutscher Apotheker Verlag, Stuttgart, Govi-Verlag GmbH, Frankfurt/Main
BHP 90	British Herbal Medicine Association (1990) British Herbal Pharmacopoeia		
BP 93	British Pharmacopoeia (1993), Her Majesty's Stationary Office, London	DAB 9	Deutsches Arzneibuch 9. Ausgabe (1986) Wissenschaftliche Verlagsgesellschaft, Stuttgart, Govi-Verlag GmbH, Frankfurt/Main
BP 68	British Pharmacopoeia XI (1968) und Nachtrag 1971, The Pharmaceutical Press, London		
BP 88	British Pharmacopoeia XLI (1988), Her Majesty's Stationary Office, London	DAB 9 N 1	1. Nachtrag 1989 zum Deutschen Arzneibuch 9. Ausgabe 1986, Wissenschaftliche Verlagsgesellschaft, Stuttgart, Govi-Verlag GmbH, Frankfurt/Main
BPC 73 [68, 63, 59, 54, 48, 34]	British Pharmaceutical Codex X (1973) [IX (1986), VIII (1963), VII (1959), VI (1954), V (1949), IV (1934)]	DAB 9 N 2	2. Nachtrag 1990 zum Deutschen Arzneibuch 9. Ausgabe 1986, Wissenschaftliche Verlagsgesellschaft, Stuttgart, Govi-Verlag GmbH, Frankfurt/Main
BPC 79	The Pharmaceutical Codex (1979), The Pharmaceutical Press, London	DAB 10	Deutsches Arzneibuch 10. Ausgabe (1991) Deutscher Apotheker Verlag, Govi-Verlag GmbH, Frankfurt/Main
BPVet	British Pharmacopoeia (Veterinary) und Nachträge (1977)		
Brasil 1	Farmacopeia dos Estados Unidos do Brasil (1926)	DAC 79	Arbeitsgemeinschaft der Berufsvertretungen Deutscher Apotheker (Hrsg.) 1979) Deutscher Arzneimittel-Codex (und Ergänzungslieferun-
Brasil 2	Farmacopeia dos Estados Unidos do Brasil (1959)		
Brasil 3	Framacopeia dos Estados Unidos do Brasil (1976)		

	gen), Govi-Verlag, Pharmazeutischer Verlag, Frankfurt/Main, Deutscher Apotheker Verlag, Stuttgart
DAC 86	Bundesvereinigung Deutscher Apothekerverbände (1986), Deutscher Arzneimittel-Codex, Bd. 1–2, und Neues Rezeptur-Formularium (NRF), Bd. 3, mit Ergänzungen, Deutscher Apotheker Verlag, Stuttgart, Govi-Verlag Pharmazeutischer Verlag GmbH, Frankfurt/Main
Dan IX	Pharmacopoea Danica IX (1948) und Nachträge
Disp Dan	Dispensatorium Danicum (1963) und alle Nachträge bis 1973 Hrsg. von Danmark, Farmakopekommissionen, Kopenhagen Busck
EB 6	Ergänzungsbuch zum Deutschen Arzneibuch, 6. Ausg. (1941), Dr. Hans Hösel, Deutscher Apotheker Verlag, Berlin
Egypt 84	Egyptian Pharmacopoeia 1984
FEu	Tutin TG, Heywood VH, Burgers NA, Valentine DH, Waleters SM, Webb DA (Hrsg.) (1964–1980) Flora Europaea Vol. I–V, At the University Press, Cambridge
FN Belg V	The Belgian National Formulary V (1977)
FNRr	Formulaire Nationale de France I (1974) und Ergänzungsband (1976)
GHo	Treibs W (Hrsg.), Gildemeister E, Hoffmann F (1956–1968) Die ätherischen Öle Bd. 1–8, 4. Aufl., Akademie Verlag, Berlin
HAB 1	Homöopathisches Arzneibuch, 1. Ausgabe (1978), 1.–4. Nachtrag (1985), Deutscher Apotheker Verlag, Stuttgart, Govi-Verlag, Frankfurt/Main
HAB 34	Homöopathisches Arzneibuch (1934), Verlag Dr. Willmar Schwabe, Berlin
Hag	List PH, Hörhammer L (Hrsg.) (1977) Hagers Handbuch der Pharmazeutischen Praxis, 4. Aufl., Bd. 1–8, Springer-Verlag, Berlin Heidelberg New York
Heg	Conert HJ, Jäger EJ, Kadereit JW, Schultze-Motel W, Wagenitz G, Weber HE (Hrsg.) (1964–1992) Gustav Hegi Illustrierte Flora von Mitteleuropa, Bände I–VI, 2. u. 3. Aufl., Paul Parey, Berlin Hamburg
Helv V	Pharmacopoea Helvetica V (1933) und Nachträge
Helv VI	Pharmacopoea Helvetica VI (1971) und Nachträge, Eidgenössische Drucksachen- und Materialzentrale, Bern
Helv VII	Pharmacopoea Helvetica VII (1987), Eidgenössische Drucksachen- und Materialzentrale, Bern
Hgn	Hegnauer R (1962–1992) Chemotaxonomie der Pflanzen, Bd. I–X, Birkhäuser Verlag, Basel Stuttgart
Hisp IX	Farmacopea Official Espanola IX (1954)
Hop	Hoppe HA (1975–1987) Drogenkunde Vol. 1–3, 8. Aufl., W. de Gruyter Verlag, Berlin New York
HPUS 78	Homoeopathic Pharmacopeia of the United States VIII (1978) mit Supplement A (1982)
Hung VII	Lang B (Hrsg.) (1986) Pharmacopea Hungarica VII, Akademiai kiado, Budapest
IndP 55	Pharmacopoeia of India I (1955)
IndP 66	Ministry of Health (1966) Pharmacopoeia of India II, The manager of publications, Delhi
IndP 85	Ministry of Health & Family Welfare (1985), Pharmacopoeia of India III, Publications & Information Directorate (CSIR), New Dehli
IndPC 53	Mukerji B (1953) The Indian Pharmaceutical Codex, Council of Scientific & Industrial Research, New Delhi
Ital 6	Farmacopea Ufficiale del Regno d'Italia VI (1940), Istituto poligrafico dello stato, Rom
Ital 7	Farmacopea Ufficiale della Republica Italiana VII (1965), Istituto poligrafico dello stato P.V., Rom
Ital 8	Farmacopea Ufficiale della Republica Italiana VIII (1972), Bd. 1–3, Istituto poligrafico dello stato P.V., Rom
Iatl 9	Farmacopea Ufficiale della Republica Italiane IX (1985), Istituto poligrafico zecca dello stato, Rom
Jap XI	The Pharmacopeia of Japan 11th Edition (1986) The Society of Japanese Pharmacopoeia, Jakuji Nippo, Ltd., Tokyo
Jug IV	Pharmacopoea Jugoslavica IV (1984)
Kar 58	Karrer W (1958) Konstitution und Vorkommen der organischen Pflanzenstoffe – exclusive Alkaloide, Birkhäuser Verlag, Basel Stuttgart
Kar 81	Karrer W, Huerlimann H, Cherbuliez E (1981–1985) Konstitution und Vorkommen der organischen Pflanzenstoffe exclusive Alkaloide, Erg.-Band, Teile 1 und 2, Birkhäuser Verlag, Basel Stuttgart
Kir	Kirk RE, Othmer DF (1978–1984) Encyclopedia of Chemical Technology, Bd. 1–25, 3. Aufl., Interscience Publ. (John Wiley & Sons Inc.), New York
Kle 82	Kleemann A, Engel J (1982) Pharmazeutische Wirkstoffe: Synthesen, Patente, Anwendungen, 2. Aufl., Georg Thieme Verlag, Stuttgart New York

Kle 87	Kleemann A, Engel J (1987) Pharmazeutische Wirkstoffe: Synthesen, Patente, Anwendungen, Ergänzungsband 1982–1987, 1. Aufl., Georg Thieme Verlag, Stuttgart New York	MB	MB Formulary (1959) Apotekarsocietetens Förlag, Stockholm
		MC	De Stevens G (Hrsg.) (1963–1985) Medicinal Chemistry Vol. 1–20, Academic Press, New York London
Kol	Kolthoff IM, Elving PJ (Hrsg.) (1959–1980). Treatise in Analytical Chemistry, Interscience Publishers Inc., New York	Mex P 52	Farmacopea Nacional de los Estados Unidos Mexicanos (1952)
		MI 10	Windholz M (Hrsg.) (1983) The Merck Index, 10. Aufl., Merck & Co, Inc., Rahway New Jersey
Kom 8	Böhme H, Hartke K (Hrsg.) (1981) Deutsches Arzneibuch 8. Ausgabe 1978 Kommentar, Wissenschaftliche Verlagsgesellschaft mbH, Stuttgart, Govi-Verlag GmbH, Frankfurt	MI 11	Budavari S, The Merck Index (1989) 11. Auflage, Merck & Co. Inc., Rahway New Jersey
		Ned 5	Nederlandse Pharmacopee V (1926)
Kom 9	Hartke K, Mutschler E (Hrsg.) (1987–1990) DAB 9-Kommentar: Deutsches Arzneibuch, 9. Ausgabe 1986 mit wissenschaftlichen Erläuterungen, Bd. 1–3, und 1. Nachtrag 1989, Bd. 4, Wissenschaftliche Verlagsgesellschaft mbH, Stuttgart, Govi-Verlag GmbH, Frankfurt	Ned 6	Nederlandse Pharmacopee VI (1958), Staatsdrukkerij – en uitgeverijbedrijf, 's-Gravenhage
		Ned 7	Nederlandse Farmocopee VII (1971), Staatsuitgeverij, 's-Gravenhage
		Ned 9	Nederlandse Farmacopee IX (1983–87), staatsuitgeverij/'s-gravenhage
Kom 10	Hartke K, Hartke M, Mutschler E, Rücker G, Wichtl M (Hrsg.) (1993) DAB 10-Kommentar: Wissenschaftliche Erläuterungen zum Deutschen Arzneibuch, 10. Ausgabe 1991, Bd. 1–2, Wissenschaftliche Verlagsgesellschaft mbH, Stuttgart, Govi-Verlag GmbH, Frankfurt	NF XIV [XIII, XII, XI, X]	American Pharmaceutical Association (1975) [(1970, (1965), (1960), (1955)] National Formulary XIV [XIII, XII, XI, X]
		NF XV ff.	vereinigt mit USP XX ff., s. dort
		Nord 63	Pharmacopoea Nordica, Editio Danica III (1963), Nyt Nordisk Forlag Arnold Buschk, Kopenhagen
LBö	Landolt-Börnstein (1961–1986) Zahlenwert und Funktionen aus Naturwissenschaften und Technik (Gruppe 1: Vol. 1–9, Gruppe 2: Vol. 1–17. Gruppe 3: Vol. 1–22, Gruppe 4: Vol. 1–5, Gruppe 5: Vol. 1–4, Gruppe 6: Vol. 1–2), Springer-Verlag, Berlin Heidelberg New York	Nord IV	Pharmacopoea Nordica, Editio Danica, IV (1975), Udgivet i medfor af lov om apothekervaesenet, Kopenhagen, und Ergänzungsbände
		Norv V	Pharmacopoea Novegica V (1939)
		ÖAB 9	Österreichisches Arzneibuch 9. Ausgabe (1960), Bd. 1–2, Österreichische Staatsdruckerei, Wien
LHi	Fiedler HP (1979) Lexikon der Hilfsstoffe, 3. Aufl., Editio Cantor, Aulendorf	ÖAB 81	Österreichisches Arzneibuch (1981), Bd. 1–2, Österreichische Staatsdruckerei, Wien
MAK	Henschler D bzw. Greim H (Hrsg.) (1972) Gesundheitsschädliche Arbeitsstoffe, Toxikologisch-arbeitsmedizinische Begründung von MAK-Werten mit Ergänzungslieferungen, VCH Verlagsgesellschaft, Weinheim	ÖAB 90	Österreichisches Arneibuch (1990) und 1. Nachtrag, Verlag der Österreichischen Staatsdruckerei, Wien
		Pen	Penso G (1983) Index plantarium medicinalium totius mundi eorumque synonymorum, O. E. M. F., Mailand
Man	Manske RHF, Rodrigo RGA, Brossi A (Hrsg.) (1950–1988) The Alkaloids Vol. 1–33, Academic Press, San Diego New York Berkeley Boston London Sydney Tokyo Toronto	PF VIII	Pharmacopée Française = Codex Français VIII (1965)
		PF IX	Pharmacopée Française IX (1973)
Mar 28	Reynolds JEF (Hrsg.) Martindale (1982) The Extra Pharmacopoeia, 28. Edition, The Pharmaceutical Press, London	PF X	La Commission Nationale de Pharmacopée (1988), Pharmacopée Française X.L' Adrapharm, Paris, und Supplements
		PhEur	Europäisches Arzneibuch, 2. Ausgabe
Mar 29	Reynolds JEF (Hrsg.) Martindale (1989) The Extra Pharmacopoeia, 29. Edition, The Pharmaceutical Press, London	PI Ed I/1	Pharmacopoea Internationalis I (1955), Internationales Arzneibuch, Bd. 1, Wissenschaftliche Verlagsgesellschaft mbH, Stuttgart
Mar 30	Reynolds JEF (Hrsg.) Martindale (1993) The Extra Pharmacopoeia, 30. Edition, The Pharmaceutical Press, London	PI Ed I/2	Pharmacopoea Internationalis I (1957), Internationales Arzneibuch, Bd. 2, Wissenschaftliche Verlagsgesellschaft mbH, Stuttgart

PI Ed II	Pharmacopoea Internationalis II (1967)	TurkP	Türk Farmakopesi (1974)
PI 1	WHO (1979) Pharmacopoea Internationalis, Vol. 1, Berger-Levrault, Frankreich	Ull	Bartholome E, Bickert E, Hellmann H (Hrsg.) (1972–84) Ullmanns Enzyklopädie der technischen Chemie Bd. 1–25, 4. Aufl., Verlag Chemie, Weinheim
PI 2	WHO (1981) Pharmacopoea Internationalis, Vol. 2, Presses Centrales, Schweiz	USD 60	United States Dispensatory (1960)
		USP XIX	United States Pharmacopeial Convention (1975), The United States Pharmacopeia USP XIX
PI 3	WHO (1988) Pharmacopoea Internationalis, Vol. 3, Presses Centrales, Schweiz	USP XVIII [XVII, XVI, XI]	United States Pharmacopeial Convention (1970) [(1965), (1950), (1935–1939)] The Pharmacopeia of the United States of America USP XVIII [XVII, XVI, XI]
PI 4	WHO (1994) Pharmacopoea Internationalis, Vol. 4, Atar, Schweiz		
Pol IV	Farmakopea Polska IV (1965)		
Portug 35	Pharmacopeia Portuguesa (1935)		
Portug 46	Farmacopeia Portuguesa VI (1946) und Ergänzungsbände 1961 und 1967	USP XX	Unites States Pharmacopeial Convention (1980), The United States Pharmacopeia USP – XXNF XV
Pro	Rous JR (Hrsg.) (1976–1988) Drugs of the Future Vol. 1–13, JR Prous S. A. Publishers, Bracelona	USP XXI	United States Pharmacopeial Convention (1985), The United States Pharmacopeia USP XXI – NF XVI
RoD	Roth L, Daunderer M (Hrsg.) (1985) Giftliste, Gifte, Krebserzeugende gesundheitsschädliche und reizende Stoffe mit Ergänzungslieferungen, Bd. 1–5, Ecomed-Verlag, München	USP XXII	United States Pharmacopeial Convention (1989), The United States Pharmacopeia USP XXII – NF XVII
		Wst	Weast RC, Selby SM (1987/88) CRC-Handbook of Chemistry and Physics, 68. Ed., The Chemical Rubber Co., Cleveland Ohio
Rom IX	Farmacopeea Romana, Editia A, IX-A (1976), Editura medicala		
Ross 9	Gosudarstwiennaja Farmakopoea IX SSSR, Nationale Pharmakopöe Nr. 9 der UdSSR	Zan	Zander R, Encke F, Buchheim G, Seybold S (1984), Handwörterbuch der Pflanzennamen, 13. Aufl., Eugen Ulmer, Stuttgart
Ross 10	Gosudarstwiennaja Farmakopoea X SSSR, Nationale Pharmakopöe Nr. 10 der UdSSR		
SG	Bundesamt für das Gesundheitswesen, Schweizer Giftliste, Ausg. 1987, Eidgenössische Drucksachen- und Materialzentrale, Bern	Zem	Herz W, Griesebach H, Kirby GW, Tamm Ch (Hrsg.) (1938–1989) Zechmeister L, Fortschritte der Chemie organischer Naturstoffe, Bände 1–54, Springer-Verlag, Heidelberg
Sevc 46	Svenska Farmakopen XI (1946)		

Physikalische Größen

Größe	Zeichen	Größe	Zeichen
Absorption		Fläche	A
– spezifische	$A_{1\,cm}^{1\%}$	Frequenz	f, ν
Absorption, Koeffizient		Geschwindigkeit	v
– dekadischer	$\alpha\,(\lambda)$	Geschwindigkeitsgefälle	D
– molarer dekadischer	$\varkappa\,(\lambda)$	Geschwindigkeitskonstante	k
Absorptionsvermögen	A, D_i	Gleichgewichtskonstante	K
Aktivität	a	Impuls	p
Aktivitätseffizient	f	Kapazität	C
Arbeit	w, W	Kraft	F
Avogadro-Konstante	L, N_A	Kopplungskonstante	J
Beschleunigung	a	Ladungszahl	z
Boltzmann-Konstante	R	Länge	l
Brechzahl	n	Leistung	P
Chemische Verschiebung	δ	Lichtgeschwindigkeit	c_o
Chemisches Potential	μ	magn. Flußdichte	B
Dichte	ρ	Masse	m
– relative	d	Massengehalt	ω
Dielektrizitätskonstante (Permittivität)	ε	Massenkonzentration	β
Dielektrizitätszahl (Permittivitätszahl)	ε_r	Molalität	b
Diffusionskoeffizient	D	molare Leitfähigkeit	Λ
Druck	p	Molmasse	M
elektr. Dipolmoment	p_e	Oberflächenkonzentration	Γ
elektr. Leitfähigkeit	γ	Oberflächenspannung	σ, γ
elektr. Feldkonstante	ε_o	Osmotischer Druck	Π
elektr. Feldstärke	E	Periodendauer	T
elektr. Ladung	Q	Plancksche Konstante	h
elektr. Oberflächenpotential	χ	relative Atommasse	A_r
elektr. Potential		relative Molekülmasse	M_r
– äußeres	ψ	Schubmodul	G
– inneres	V, Φ	Schubspannung	τ
elektr. Spannung	U	Stoffmenge	n
elektr. Widerstand	R	Stoffmengenkonzentration	c
elektrochem. Durchtrittsfaktor	α	stöchiometr. Faktor	ν
elektrochem. Potiential	μ	Stromstärke	I
elektromot. Kraft	E	Temperatur	
elektrokin. Potential (Zetapotential)	ς	– Celsius-T.	t
Energie	w, W	– thermodynamische	T
– innere	U	Überführungszahl	t
– freie	A	Überspannung	η
– kinetische	E_{kin}	Viskosität	
– potentielle	E_{pot}	– dynamische	η
Enthalpie		– kinematische	ν
– freie	H	Volumen	V
– spezifische	G	Volumenkonzentration	σ
Entropie		Wellenlänge	λ
– molare	S	Wellenzahl	$\tilde{\nu}$
Fallbeschleunigung	g_u	Winkelgeschwindigkeit	ω
Faraday-Konstante	F	Zeit	t

Kapitel 9

Rechtliche Grundlagen im Pflanzenschutz

F. Klingauf, G. Gündermann

1 Einführung

Rechtliche Vorschriften regeln und schützen das gemeinschaftliche Leben, sie sind grundsätzlich jedermann zugänglich. Die Kenntnis berufsspezifischer Vorschriften ist in manchen Arbeitsgebieten eine wichtige Voraussetzung. Der Apotheker besitzt kraft Gesetzes den Sachkundenachweis für die Abgabe von Pflanzenschutzmitteln. Er kann Pflanzenschutzmittel in seinem Warensortiment führen und vertreiben. Soweit der Apotheker von dem ihm eingeräumten Recht Gebrauch macht, werden besondere Kenntnisse im Bereich des Pflanzenschutzes insbesondere auch der juristischen Grundlagen vorausgesetzt. Die folgenden Ausführungen dienen hierfür zur Orientierung.

2 Sachkunde im Pflanzenschutz

2.1 Sachkunde nach der Pflanzenschutz-Sachkundeverordnung

Der Umgang mit Pflanzenschutzmitteln erfordert besondere Sorgfalt. Pflanzenschutzmittel sind Stoffe mit biozider Wirkung, die bei Gebrauch bestimmungsgemäß in die Umwelt gelangen. Die Sorgfaltspflicht ist notwendig, um mögliche Umweltbelastungen zu minimieren. Seit dem 1. 7. 1988 müssen Verkäufer sowie gewerbs- und berufsmäßige Anwender der Agrar- und Forstwirtschaft bestimmte persönliche Anforderungen erfüllen und die erforderliche Sachkunde besitzen. Näheres dazu ist in der Pflanzenschutz-Sachkundeverordnung vom 28. 7. 1987 (BGBl. I S. 1752) geregelt. Diese Verordnung enthält Vorschriften zum Sachkundenachweis für die Abgabe und die Anwendung von Pflanzenschutzmitteln und Forderungen zur Sachkundeprüfung.
Als Sachkundenachweis für die Anwendung von Pflanzenschutzmitteln gelten unter anderem bestandene Abschlußprüfungen in den Berufen Landwirt, Gärtner, Winzer, Forstwirt oder ein abgeschlossenes Hochschul- bzw. Fachhochschulstudium im Bereich der Agrar-, Gartenbau- oder Forstwissenschaften. Der Nachweis der erforderlichen fachlichen Kenntnisse für die Abgabe von Pflanzenschutzmitteln im Einzelhandel wird ferner erbracht durch die Approbation als Apotheker und die Erlaubnis zur Ausübung der Tätigkeit unter der Berufsbezeichnung pharmazeutisch-technischer Assistent. Eine Übersicht über die gemäß § 2 Pflanzenschutz-Sachkundeverordnung erforderlichen fachlichen Kenntnisse und Fertigkeiten gibt Tabelle 9.1.

Tabelle 9.1 Sachkundeprüfung: Erforderliche Kenntnisse und Fertigkeiten guter fachlicher Praxis im Pflanzenschutz

Kenntnisse:
- Integrierter Pflanzenschutz,
- Schadursachen bei Pflanzen und Pflanzenerzeugnissen,
- indirekte und direkte Pflanzenschutzmaßnahmen,
- Eigenschaften von Pflanzenschutzmitteln,
- Verfahren der Ausbringung von Pflanzenschutzmitteln und Umgang mit Pflanzenschutzgeräten,
- Schutzmaßnahmen zur Vermeidung gesundheitlicher Gefahren (insbesondere Verwenden von Schutzkleidung oder Atemschutz), Sofortmaßnahmen bei Unfällen,
- Verhüten schädlicher Auswirkungen von Pflanzenschutzmaßnahmen auf Mensch, Tier und Naturhaushalt,
- Aufbewahren und Lagern von Pflanzenschutzmitteln,
- sachgerechtes Beseitigen von Pflanzenschutzmittelresten und -behältnissen,
- Rechtsvorschriften (insbesondere aus dem Pflanzenschutz-, Arbeitsschutz-, Lebensmittel-, Wasser-, Umweltschutz und Naturschutzrecht).

Fertigkeiten (nur für Anwender und Ausbilder):
- sachgemäßer Umgang mit Pflanzenschutzmitteln,
- Verwenden und Warten von Pflanzenschutzgeräten.

Soweit sich der Sachkundenachweis nicht aus einem erfolgreich abgeschlossenen Studium oder einer anderen Ausbildung ergibt, ist ein Sachkundenachweis zu erbringen. Entsprechende Prüfungen vermitteln die Pflanzenschutzdienste der Länder. Die Sachkundeprüfung für Abgebende und Anwender umfaßt einen fachtheoretischen und für Anwender einen zusätzlichen fachpraktischen Teil. Die Prüfung im fachtheoretischen Teil wird schriftlich und mündlich abgelegt. Die Leistungen werden bewertet. Weitere Einzelheiten sind von den Bundesländern in besonderen Sachkundeverordnungen und entsprechenden Verwaltungsvorschriften geregelt.
Die zuständige Behörde kann auch eine bestandene Prüfung nach § 5 Abs. 2 der Verordnung über Verbote und Beschränkungen des Inverkehrbringens gefährlicher Stoffe, Zubereitungen und Erzeugnisse nach dem Chemikaliengesetz (Chemikalien-Verbotsverordnung, – ChemVerbotsV –) vom 14. 10. 1993 (BGBl. I S. 1720) als Nachweis der erforderlichen fachlichen Kenntnisse für die Abgabe von Pflanzenschutzmitteln anerkennen, wenn die in Tabelle 1 aufgeführten Kenntnisse Gegenstand der Prüfung gewesen sind.

2.2 Sachkenntnis nach der Chemikalien-Verbotsverordnung (ChemVerbotsV)

Wer sehr giftige und giftige Stoffe und Zubereitungen, die in der ChemVerbotsV besonders aufgeführt sind, in den Verkehr bringt, bedarf der Erlaubnis der zuständigen Behörde. Die Erlaubnis erhält, wer seine Sachkenntnis nach § 5 Abs. 2

ChemVerbotsV durch eine Prüfung nachgewiesen hat. Die Sachkenntnisprüfung umfaßt Kenntnisse über die einschlägigen Vorschriften und über die wesentlichen Eigenschaften der gefährlichen Stoffe und Zubereitungen sowie über die mit ihrer Verwendung verbundenen Gefahren. Die bestandene Prüfung nach Pflanzenschutz-Sachkundeverordnung kann als Nachweis der Sachkenntnis für die Abgabe sehr giftiger oder giftiger Pflanzenschutzmittel anerkannt werden.

Die erforderliche Sachkenntnis nach § 5 Abs. 1 ChemVerbotsV hat nachgewiesen, wer beispielsweise die Approbation als Apotheker besitzt, die Berechtigung hat, die Berufsbezeichnung Apothekerassistent oder Pharmazie-Ingenieur zu führen oder die Erlaubnis zur Ausübung der Tätigkeit unter der Berufsbezeichnung pharmazeutisch-technischer Assistent oder Apothekerassistent besitzt oder die Prüfung zum anerkannten Abschluß geprüfter Schädlingsbekämpfer/geprüfte Schädlingsbekämpferin bestanden hat.

Keiner Erlaubnis für das Inverkehrbringen sehr giftiger oder giftiger Stoffe und Zubereitungen nach der Gefahrstoffverordnung bedürfen unter anderem Apotheken sowie Hersteller, Einführer und Händler zur Weitergabe an Wiederverkäufer, gewerbliche Verbraucher oder an öffentliche Forschungs-, Untersuchungs- oder Lehranstalten.

2.3 Aufbewahrung und Lagerung von Pflanzenschutzmitteln

Pflanzenschutzmittel sind Gefahrstoffe. Der allgemeine Umgang mit Gefahrstoffen, der auch die Aufbewahrung und Lagerung umfaßt, ist in der Verordnung zum Schutz vor gefährlichen Stoffen (Gefahrstoffverordnung – GefStoffV –) vom 26. 10. 1993 (BGBl. I S. 1782), in der Fassung vom 10. 11. 1993 (BGBl. I S. 1870) geregelt. Pflanzenschutzmittel dürfen nur so aufbewahrt werden, daß die menschliche Gesundheit und die Umwelt nicht beeinträchtigt werden. Pflanzenschutzmittel sind deshalb übersichtlich geordnet und nicht in unmittelbarer Nähe von Arznei-, Lebens- und Futtermitteln aufzubewahren oder zu lagern. Sehr giftige (T+) und giftige (T) Pflanzenschutzmittel müssen unter Verschluß oder so aufbewahrt oder gelagert werden, daß nur sachkundige Personen Zugang haben.

2.4 Abgabe von Pflanzenschutzmitteln

Die Abgabe von Pflanzenschutzmitteln unterliegt strengen Bestimmungen, die wesentlich dazu beitragen, die Gefahren beim Umgang mit Pflanzenschutzmitteln zu vermindern. Mit Ausnahme der Wachstumsregler, die für die Anwendung an abgeschnittenen Zierpflanzen bestimmt sind, dürfen Pflanzenschutzmittel im Einzelhandel nicht durch Automaten oder durch andere Formen der Selbstbedienung in den Verkehr gebracht werden. Über die Abgabe sehr giftiger und giftiger Pflanzenschutzmittel müssen Aufzeichnungen geführt werden, die folgende Angaben umfassen:

– Art und Menge der abgegebenen Pflanzenschutzmittel
– Datum der Abgabe
– Verwendungszweck
– Name und Anschrift des Erwerbers
– Name des Abgebenden
– Unterschrift des Erwerbers als Bestätigung über den Empfang der Pflanzenschutzmittel.

Pflanzenschutzmittel dürfen nur durch qualifiziertes Verkaufspersonal verkauft werden. Mit der Abgabe beauftragte Personen müssen deshalb zuverlässig sein, das 18. Lebensjahr vollendet haben und mindestens jährlich über die zu beachtenden Vorschriften belehrt werden. Die Belehrung ist schriftlich zu bestätigen. Die erforderlichen fachlichen Kenntnisse sind der zuständigen Behörde auf Verlangen nachzuweisen (§ 22 Abs. 3 Pflanzenschutzgesetz – PflSchG –). In der Werbung und im direkten Gespräch mit den Kunden dürfen die Pflanzenschutzmittel nicht für andere Pflanzen oder Pflanzenerzeugnisse, nicht in größerer Menge, nicht in höherer Konzentration, nicht zu anderer Zeit und nicht mit kürzeren Wartezeiten empfohlen werden, als sich aus der Gebrauchsanleitung ergibt (§ 21 PflSchG). Darüber hinaus ist bei der Abgabe von Pflanzenschutzmitteln, die als sehr giftig, giftig, ätzend, brandfördernd oder mindergiftig und durch den R-Satz R 40 (Irreversibler Schaden möglich) gekennzeichnet sind, zu beachten:

– Name und Anschrift des Erwerbers müssen bekannt sein oder der Erwerber muß sich ausweisen,
– es dürfen keine Anhaltspunkte für eine unerlaubte Weiterveräußerung oder Weiterverwendung vorliegen,
– der Erwerber muß mindestens 18 Jahre alt sein,
– der Erwerber ist über die Gefahren, die notwendigen Vorsichtsmaßnahmen beim bestimmungsgemäßen Gebrauch und beim unbeabsichtigten Verschütten sowie über eine ordnungsgemäße Entsorgung zu unterrichten,
– bestimmte für die Begasung vorgesehene Stoffe dürfen nur an Personen abgegeben werden, die die erforderliche Erlaubnis vorlegen.

Die Überwachung des Verkehrs mit Pflanzenschutzmitteln ist Aufgabe der nach Landesrecht zuständigen Behörden, zum Beispiel der Pflanzenschutzämter.

2.5 Anwendung von Pflanzenschutzmitteln

Jeder Anwender von Pflanzenschutzmitteln muß sachkundig sein. Rechtfertigen im Einzelfall Tatsachen die Annahme, daß der Anwender nicht sachkundig ist, kann die zuständige Behörde den Nachweis der Sachkunde durch eine Prüfung verlangen oder die Anwendung von Pflanzenschutzmitteln ganz oder teilweise untersagen. Auch Kleingärtner und Hausgartenbesitzer müssen sachkundig sein, was in Kleingartenvereinen durch Weitergabe schriftlicher Informationen und durch Veranstaltungen gefördert wird. Bei nicht organisierten Haus- und Kleingärtnern trägt das Verkaufsgespräch zur Sachkunde bei, ebenso wie Informationen durch Fachzeitschriften, Kataloge von Vertreibern von solchen Pflanzenschutzmitteln, die für den Haus- und Kleingärtner angeboten werden, Fachbücher und zahlreiche Informationsmaterialien der Bundesländer und des Bundes. Bundesweit verbreitet werden zum Beispiel zahlreiche Schriften des Auswertungs- und Informationsdienstes für Ernährung, Landwirtschaft und Forsten (AID) e. V.[7]

Bei der Anwendung von Pflanzenschutzmitteln ist die Gebrauchsanleitung unbedingt zu beachten. Der Arbeitgeber darf Jugendliche mit Gefahrstoffen grundsätzlich nicht beschäftigen. Ausnahmen sind möglich, wenn der Umgang mit diesen zum Erreichen des Ausbildungszieles erforderlich ist, die Jugendlichen mindestens 16 Jahre alt sind und durch einen Fachkundigen beaufsichtigt werden. Der Arbeitgeber darf werdende oder stillende Mütter mit sehr giftigen, giftigen, mindergiftigen oder in sonstiger Weise den Menschen chronisch schädigenden Gefahrstoffen nicht beschäftigen. Er hat eine Betriebsanweisung zu erstellen, in der die beim Umgang mit Gefahrstoffen auftretenden Gefahren für Mensch und Umwelt festgestellt sowie die erforderlichen Schutzmaßnahmen und Verhaltensregeln festgelegt werden. Die Betriebsanweisung hat Anweisungen über das Verhalten im Gefahrfall und die Erste Hilfe zu treffen. Arbeitnehmer dürfen beim Umgang mit sehr giftigen, giftigen, krebserregenden, fruchtschädigenden oder erbgutverändernden Mitteln nicht essen, rauchen und trinken. Den Arbeitnehmern sind Waschräume und Räume mit getrennter Aufbewahrungsmöglichkeit für Straßen- und Arbeitskleidung einzurichten (§ 22 GefStoffV). Der Arbeitgeber hat die Arbeits- und Schutzkleidung zu reinigen, gegebenenfalls zu entsorgen und zu ersetzen.

Pflanzenschutzmittel können in verschiedenen Formen (flüssig, fest und gasförmig) und Verfahren (Streichen, Stäuben, Spritzen, Begasen usw.) ausgebracht werden. Die Geräte hierfür müssen geeignet sein und einwandfrei funktionieren (§ 24 PflSchG). Die Geräte sind sachgerecht einzusetzen, zu warten und zu pflegen.

3 Prinzipien des Pflanzenschutzes

3.1 Integrierter Pflanzenschutz

Weltweit werden die Ernteverluste durch Schädlinge, Krankheiten und Unkräuter auf über 30 % geschätzt. Ohne Pflanzenschutzmaßnahmen (chemische und mechanische) liegt die Verlustrate je nach Kultur bis zur Ernte zwischen etwa 30 und 80 %. Weitere Verluste entstehen im Lager, die im Mittel auf mehr als 10 % der eingelagerten Vorräte geschätzt werden. Etwa 40 % der Verluste beruhen global auf Schädlingsbefall, rund 34 % entfallen auf Krankheiten, der Rest von etwa 26 % auf Unkräuter. In warmen Klimaten spielen tierische Schaderreger eine größere Rolle als in gemäßigten Klimazonen, in denen Unkräuter und Krankheitserreger unter den biotischen Schadursachen den ersten Platz einnehmen.

Einen wesentlichen Beitrag zum Pflanzenschutz leisten vorbeugende Maßnahmen. Diese werden durch direkte Bekämpfungsverfahren ergänzt. Ziel des integrierten Pflanzenschutzes ist die nachhaltige Sicherung der Ernteerträge und der Produktqualität durch angepaßte Nutzung aller Verfahren des Pflanzenschutzes (→ Bd. 1. 321). Dabei wird besonderer Wert auf die Stärkung der Widerstandskraft der Pflanzen und auf andere vorbeugende Maßnahmen gelegt. Direkte Bekämpfungsverfahren sind erst bei Überschreiten einer Schadensschwelle anzuwenden. Das ist die Befallsdichte, bei der die Schäden zu erwarten sind, die gleich hoch sind wie die Kosten einer Bekämpfungsmaßnahme. Die Erforschung von Schadensschwellen und ihre praktische Nutzung hat wesentlich zur Verminderung der Anwendung von chemischen Pflanzenschutzmitteln in den letzten Jahren beigetragen. Beispiele für Schadensschwellen von Unkräutern gibt Tabelle 9.2.

Tabelle 9.2 Schadensschwellen für Unkräuter im Getreide[5]

Unkraut	Schadensschwelle: Pflanzen/m²
Windhalm	20
Ackerfuchsschwanz	30
beide Ungräser zusammen	20 bis 30
dikotyle Unkräuter	40 oder 5 % Deckungsgrad
Klettenlabkraut	0,5

3.2 Pflanzenquarantäne

Aufgabe der Quarantäne ist es, die Einschleppung oder Verschleppung von Schaderregern zu vermeiden sowie die Ausbreitung eingedrungener Erreger im Lande zu verhindern. Eingeführte Waren können bereits im exportierenden Land ein Pflanzengesundheitszeugnis aufgrund internationaler Abkommen erhalten. An der Grenze werden durch die amtliche Pflanzenbeschau die Warensendungen überprüft und bei Beanstandungen zurückgewiesen oder unter amtlicher Aufsicht entseucht oder vernichtet. Auch die Durchfuhr unterliegt strengen Auflagen. Mit dem Fortfall der nationalen Grenzen in der EU entfällt auch die Pflanzenbeschau an den Grenzen zwischen den EU-Staaten. Um dennoch der Verschleppung von Schadorganismen innerhalb der EU zu begegnen, müssen alle Betriebe, die pflanzenpaßpflichtige Waren erzeugen, registriert und auf Befall mit Quarantäne-Organismen überprüft werden (Art. 6 Abs. 4 der Richtlinie 91/683/EWG vom 19. 12. 1991). Die Befallsfreiheit wird durch den Pflanzenpaß bescheinigt. Für Waren, die nur regional gehandelt werden, erleichtern Ausnahmeregelungen den Verkehr (Art. 6 Abs. 6 der Richtlinie).

3.3 Acker- und pflanzenbauliche Verfahren

Diese Verfahren werden auch als Kulturverfahren bezeichnet und umfassen die vielfältigen Vorbeugemaßnahmen, die auch heute noch praktiziert werden. Dazu zählen alle Verfahren des Acker- und Pflanzenbaues, die die Widerstandskraft der Kulturpflanze stärken oder den Infektions- bzw. den Befallsdruck durch Krankheitserreger bzw. Schädlinge mindern. Im globalen Sinn sind die unterschiedlichen Klimaansprüche der Schaderreger und ihre Verbreitung sowie die Auswahl der angebauten Kulturpflanzen von grundlegender Bedeutung für den Befall. Bei der Einführung von neuen Kulturpflanzen – wie etwa zur Zeit für rohstoffliefernde Pflanzen (nachwachsende Rohstoffe) diskutiert – ist deshalb die geographische Verbreitung der Schaderreger zu berücksichtigen. Im regionalen Sinn besteht die Forderung nach einem standortgerechten Anbau zur Förderung gesunder Kulturpflanzenbestände. Zum Beispiel sind die Niederlande wegen des späten und oft geringen Auftretens der Grünen Pfirsichblattlaus als Vektor für Virosen ein Zentrum des europäischen Saatkartoffelbaus. Im Kulturpflanzenbestand hängt die Gesundheit der Pflanzen auch von mikroklimatischen Bedingungen ab. Rascher Reihenschluß der Kulturpflanzen, Mulchen oder Untersaaten hemmen die Entwicklung von Unkräutern.
Entscheidenden Einfluß auf den Schaderreger-Befall haben gesundes Saat- oder Pflanzgut und die Fruchtfolge. Eine optimale Pflanzenernährung stärkt die Widerstandskraft. Große Bedeutung kommt der Hygiene als befallsverhütender Maßnahme zu. Das Unterpflügen von befallenen Pflanzenteilen bzw. Ernterückständen gehört zu den wirksamen Pflanzenschutzmaßnahmen und kann beispielsweise den Befall durch Maiszünsler, der in den Stoppeln überwintert, um 99 % senken.

3.4 Anbau resistenter Pflanzen

Eindrucksvolles Beispiel für die Wirksamkeit der Resistenz ist die Rettung des deutschen Weinbaus nach der Einschleppung der Reblaus. In Asien haben gegen Reiszikaden und Reisstengelbohrer resistente Reissorten wesentlich zum Anstieg der Ernteerträge in den letzten Jahrzehnten beigetragen. Die Ermittlung der Resistenzeigenschaften gehört zum Standardverfahren der deutschen Sortenprüfung. An der stetigen Zunahme der Resistenzausprägung neuer Sorten gegenüber wichtigen Pflanzenkrankheiten ist der Erfolg dieses Vorgehens nachweisbar (Tabelle 9.3). Heute bemühen sich die Züchter verstärkt um die Hebung der Erregerrassen unspezifischen Resistenz oder sogenannten horizontalen Resistenz. Diese Resistenz ist zwar schwächer als die rassenspezifische, vertikale Resistenz, dafür aber wird sie durch neue Erregerrassen nicht so schwer durchbrochen. Die Resistenz der anerkannten Sorten wird in den Beschreibenden Sortenlisten des Bundessortenamtes ausgewiesen[4].

Tabelle 9.3 Anfälligkeit von Weizensorten gegenüber verschiedenen Pilzerkrankungen in Abhängigkeit vom Zeitpunkt der Zulassung[4], abnehmende Werte bedeuten verringerten Befall bzw. erhöhte Resistenz

Erreger	Jahr der Zulassung		
	vor 1979	1980–84	nach 1985
Mehltau	6.3	4.7	3.9
Spelzenbräune	4.6	4.6	4.5
Ährenfusarium	5.0	5.2	4.8
Septoria tritici	5.8	5.1	4.6
Gelbrost	5.2	5.2	4.5
Schwarzrost	5.0	5.1	4.8
Braunrost	5.6	4.8	4.1
Gaeumannomyces graminis	5.0	4.8	4.9
Pseudocercosporella herpotrichoides	5.2	5.0	4.8
$\bar{x}$	5.3	4.9	4.5

3.5 Physikalische Verfahren

Das Absammeln und Vernichten von Schädlingen gehört zu den einfachsten Verfahren. Oft scheitert die Durchführung am Mangel an Arbeitskräften oder an den Kosten. Als sich der Kartoffelkäfer nach dem Zweiten Weltkrieg in Deutschland vom Westen her ausbreitete, wurden die Felder durch Schulkinder systematisch abgesucht. Der Reisende erlebt solche Einsätze noch in Ägypten, wo in den Monaten Juni und Juli Schulkinder die ungefähr 1 cm breiten und 2 bis 3 cm langen Eigelege der Ägyptischen Baumwolleule, *Spodoptera littoralis*, an den Baumwollblättern absammeln (sogenanntes „hand picking").
Zu den physikalischen Verfahren gehören der Fang von Schädlingen mit Fallen (Ratten, Wühlmäuse), das Fernhalten von Vögeln durch Netze, das Anlegen von Leimringen zum Fang der am

Stamm hochwandernden flugunfähigen Frostspanner-Weibchen und das Abfangen der am Stamm abwärts kriechenden und Verstecke suchenden Larven der Apfelwickler (Obstmade) mittels Wellpappemanschetten. Rasch verbreitet haben sich seit einigen Jahren Kulturschutznetze. Diese können vorwiegend Möhren, Zwiebel und auch Kohl vor Gemüsefliegen schützen, die ihre Eier, angelockt vom Pflanzenduft, in Pflanzennähe in die Erde ablegen. Die Netze halten aber auch weitere Schädlinge fern, zum Beispiel Kohlweißlinge und Blattwespen an Kohl. Allerdings können die Netzabdeckungen auch den Pilzbefall durch Erhöhung der Luftfeuchte fördern. Arbeitsaufwendiger als Netze sind Pappscheiben, die in Erdhöhe um die Kohlpflanze wie ein Kragen gelegt werden, um die Eiablage der Kohlfliegen in unmittelbarer Pflanzennähe zu verhindern. Soweit Eier weiter entfernt von den Pflanzen abgelegt werden, ist dies für die zu schützenden jungen Kohlpflanzen keine Gefahr, denn nur wenige Larven finden den weiten Weg zu den Wurzeln.

In Gärtnereien ist zur Bodenentseuchung eine Dämpfung der Erde üblich. Temperaturen von 90 °C zerstören bei ausreichender Feuchte in 20 Minuten nahezu alle Pathogene, Schädlinge und Unkrautsamen. Zur Unkrautbekämpfung wurden Abflammgeräte entwickelt. Diese Technik hat sich jedoch bisher nicht überzeugend durchsetzen können. Zu den physikalischen Verfahren gehören ferner das Abfeuern von Schreckschüssen zur Vogelabwehr, die unter Glas und bei Zimmerpflanzen gebräuchlichen gelben oder andersfarbigen Leimtafeln, die je nach Färbung bestimmte Schädlinge anlocken, sowie die Bestrahlung von Vorräten mit γ- oder Infrarotstrahlen.

Biologische und chemische Verfahren (siehe ds. Hdb. Bd. 1, S. 321 ff.)

4 Rat und Auskunft

4.1 Institutionen auf Landesebene

Die Durchführung des Pflanzenschutzgesetzes in den Ländern einschließlich der Überwachung der Einhaltung der Vorschriften sowie der nach diesem Gesetz erlassenen Rechtsverordnungen und erteilten Auflagen obliegt den nach Landesrecht zuständigen Behörden, wie z. B. den Pflanzenschutzämtern, Landesanstalten für Pflanzenschutz, Landwirtschaftskammern, landwirtschaftlichen und forstwirtschaftlichen Versuchsanstalten.

Die Aufgaben des Pflanzenschutzes auf Landesebene sind:

1. die Überwachung der Pflanzenbestände sowie der Vorräte von Pflanzen und Pflanzenerzeugnissen auf das Auftreten von Schadorganismen,
2. die Überwachung des Versandes, der Einfuhr, Durchfuhr und Ausfuhr von Pflanzen und Pflanzenerzeugnissen im Rahmen des Pflanzenschutzes sowie die Ausstellung von Pflanzengesundheitszeugnissen,
3. die Beratung, Aufklärung und Schulung auf dem Gebiet des Pflanzenschutzes einschließlich der Durchführung des Warndienstes,
4. die Berichterstattung über das Auftreten und die Verbreitung von Schadorganismen,
5. die Prüfung von Pflanzenschutzmitteln, Pflanzenschutzgeräten und Verfahren des Pflanzenschutzes,
6. die Durchführung der für die Aufgaben nach den Nummern 1 bis 5 erforderlichen Untersuchungen und Versuche.

Der Pflanzenschutzdienst ist entweder in die landwirtschaftliche Verwaltung der Bundesländer integriert oder aber Teilbereich von selbständigen Landwirtschaftskammern. Bei der Beratung stützt sich der amtliche Dienst der Länder auf Ergebnisse eigener Versuche und Untersuchungen sowie auf die neuesten anerkannten Ergebnisse der Wissenschaft. Die Ämter unterhalten einen Warndienst, der den Praktiker über das Auftreten von Schadorganismen informiert und Hinweise auf geeignete Maßnahmen zur Vorbeuge und Abwehr gibt. Dazu dienen telefonische Auskünfte, schriftliche Warndiensthinweise, Informationen über Btx und Rundfunkmeldungen.

Landesuntersuchungsanstalten. Sie prüfen Nahrungs- und Futtermittel sowie Trinkwasser auf Rückstände von Pflanzenschutzmitteln.

4.2 Institutionen auf Bundesebene

Der Pflanzenschutz und die angrenzenden Bereiche unterstehen auf Bundesebene dem Bundesministerium für Ernährung, Landwirtschaft und Forsten.

Biologische Bundesanstalt für Land- und Forstwirtschaft. Die BBA ist eine selbständige Bundesoberbehörde und Forschungsanstalt im Geschäftsbereich des Bundesministeriums für Ernährung, Landwirtschaft und Forsten. Sie nimmt Hoheitsaufgaben wahr und führt Forschungen durch, die ihr nach dem Pflanzenschutzgesetz, nach dem Gentechnikgesetz und nach dem Chemikaliengesetz übertragen sind. Eine wichtige Hoheitsaufgabe ist die Prüfung und Entscheidung über die Zulassung von Pflanzenschutzmitteln.

Die Aufgaben der BBA nach § 33 Abs. 2 und 3 des Pflanzenschutzgesetzes sind:

1. die Unterrichtung und Beratung der Bundesregierung auf dem Gebiet des Pflanzenschutzes,
2. Forschung im Rahmen des Zwecks dieses Gesetzes, einschließlich bibliothekarischer und dokumentarischer Erfassung, Auswertung und Bereitstellung von Informationen,
3. Mitwirkung bei der Überwachung zugelassener Pflanzenschutzmittel,

4. Mitwirkung bei der Überwachung der Pflanzenschutzgeräte der in die Pflanzenschutzgeräteliste eingetragenen Gerätetypen,
5. die Prüfung von Pflanzenschutzgeräten,
6. die Prüfung und die Entwicklung von Verfahren des Pflanzenschutzes,
7. die Prüfung von Pflanzen auf ihre Widerstandsfähigkeit gegen Schadorganismen,
8. die Untersuchung von Bienen auf Schäden durch zugelassene Pflanzenschutzmittel,
9. Mitwirkung bei der Bewertung von Stoffen nach dem Chemikaliengesetz.

Die Kannprüfungen der BBA erfassen ggf.:

- Pflanzenschutzmittel, die nicht der Zulassung bedürfen,
- Pflanzenstärkungsmittel und andere Stoffe, die zur Anwendung im Pflanzenbau bestimmt, aber keine Pflanzenschutzmittel sind,
- Geräte und Einrichtungen, die im Pflanzenschutz benutzt werden, aber keine Pflanzenschutzgeräte sind.

Sitz des Präsidenten und der Hauptverwaltung der Biologischen Bundesanstalt ist Braunschweig. Außer dem 1898 gegründeten Stammsitz in Berlin-Dahlem und der Außenstelle in Kleinmachnow liegen weitere Institute in Münster, Darmstadt, Dossenheim bei Heidelberg und in Bernkastel-Kues.

Bundesinstitut für gesundheitlichen Verbraucherschutz und Veterinärmedizin und Umweltbundesamt. Beide beteiligen sich an der Zulassung von Pflanzenschutzmitteln mit zentralen Erfassungs- und Bewertungsstellen (s. 5.1).

Bundesanstalt für Züchtungsforschung an Kulturpflanzen. Sie wurde 1992 mit Hauptsitz in Quedlinburg gegründet und ist zusammen mit den Fachbereichen der Hochschulen und Universitäten zuständig für grundlegende und angewandte Forschungen mit unterschiedlichen Schwerpunkten auf den Gebieten des Pflanzenschutzes.

Deutsche Phytomedizinische Gesellschaft. Wissenschaftliche Vereinigung mit Sitz in Mainz.

Deutsche Gesellschaft für allgemeine und angewandte Entomologie. Wissenschaftliche Gesellschaft mit Teilbereichen der Agrarentomologie und Schädlingskunde.

Pflanzenschutzmittelhersteller. Die Pflanzenschutzmittel herstellende Industrie ist überwiegend im Industrieverband Agrar (IVA), Frankfurt, organisiert.

Deutsche Gesellschaft für technische Zusammenarbeit. Die GTZ, Eschborn, fördert auch Projekte des Pflanzenschutzdienstes in den Entwicklungsländern.

5 Gesetzliche Grundlagen für die Prüfung und Zulassung von Pflanzenschutzmitteln in der BRD

In der Bundesrepublik Deutschland ist die Zulassung von Pflanzenschutzmitteln im Gesetz zum Schutz der Kulturpflanzen (Pflanzenschutzgesetz – PflSchG –) vom 15. 9. 1986 (BGBl. I S. 1505), in der Fassung vom 25. 11. 1993 (BGBl. I S. 1917) geregelt. Weitere wichtige Bestimmungen sind in der Verordnung über Pflanzenschutzmittel und Pflanzenschutzgeräte (Pflanzenschutzmittelverordnung) vom 28. 7. 1987 (BGBl. I S. 1754), in der Fassung vom 20. 2. 1993 (BGBl. I S. 278) festgelegt.
Die Verordnung über die Anwendungsverbote für Pflanzenschutzmittel (Pflanzenschutz-Anwendungsverordnung) vom 10. 11. 1992 (BGBl. I S. 1887), in der Fassung vom 22. 8.1991 (BGBl. I S. 1455) umfaßt vollständige Anwendungsverbote für in der Bundesrepublik Deutschland nicht zugelassene Pflanzenschutzmittel, die einen der in der Verordnung genannten Wirkstoff, zum Beispiel Quecksilber, enthalten. Darüber hinaus regelt die Verordnung eingeschränkte Anwendungsverbote für in der Bundesrepublik Deutschland zugelassene Pflanzenschutzmittel, die nur in den bei der Zulassung ausgewiesenen Anwendungsgebieten angewandt werden dürfen. Zum Beispiel ist die Anwendung von Chlorpyralid nur gegen die Ackerkratzdistel außerhalb von Wasserschutzgebieten und Heilquellenschutzgebieten im Futter- und Zuckerrübenanbau zulässig. Schließlich werden Anwendungsbeschränkungen in der Verordnung erlassen, und zwar zum einen Verbote für ganz bestimmte Anwendungen (zum Beispiel von Luftfahrzeugen aus), zum anderen Verbote der Anwendung in Wasser- und Heilquellenschutzgebieten. Zur Zeit ist die Anwendung von rund 70 Pflanzenschutzmittelwirkstoffen in Wasser- und Heilquellenschutzgebieten verboten.
Der Schutz der Verbraucher ist durch die Verordnung über Höchstmengen an Pflanzenschutz- und sonstigen Mitteln sowie anderen Schädlingsbekämpfungsmitteln in oder auf Lebensmitteln und Tabakerzeugnissen (Pflanzenschutzmittel-Höchstmengenverordnung – RHmV –) vom 24. 6. 1982 (BGBl. I S. 745), in der Fassung vom 1. 9. 1992 (BGBl. I S. 1605) und durch die Regelungen des Lebensmittel- und Bedarfsgegenständegesetzes (LMG) vom 8. 7. 1993 (BGBl. I S. 1169), in der Fassung vom 17. 12. 1993 (BGBl. I S. 2288) gewährleistet. Für Rückstände von Pflanzenschutzmitteln in oder auf Lebensmitteln sind Höchstmengen festgesetzt. Diese werden unter Berücksichtigung des Vorsorgegedankens auf der Grundlage der experimentell abgeleiteten duldbaren täglichen Aufnahme (DTA-Wert; englisch ADI = acceptable daily intake) für Rückstände von Pflanzenschutzmittelwirkstoffen festgelegt[3]. Die Höchstmengen werden grundsätzlich so niedrig

wie möglich festgesetzt. Soweit es die Erfordernisse des praktischen Pflanzenschutzes erlauben, unterscheidet die Höchstmenge den Wert, der mit dem Schutz der menschlichen Gesundheit verträglich ist. Für Trinkwasser gilt pauschal ein Grenzwert von 0,0001 mg/l für jeden Einzelwirkstoff und 0,0005 mg/l für die Summe der Wirkstoffe.

Die Biologische Bundesanstalt für Land- und Forstwirtschaft läßt auf Antrag ein Pflanzenschutzmittel gemäß § 15 PflSchG zu, wenn der Antrag formal und inhaltlich § 12 PflSchG entspricht (→ Bd. 1. 322).

Die Biologische Bundesanstalt für Land- und Forstwirtschaft entscheidet über das Vorliegen der Zulassungsvoraussetzungen hinsichtlich der Gesundheit im Einvernehmen mit dem Bundesinstitut für gesundheitlichen Verbraucherschutz und Veterinärmedizin, hinsichtlich der Vermeidung von Schäden durch die Belastung des Wassers, der Luft sowie durch Abfälle des Pflanzenschutzmittels im Einvernehmen mit dem Umweltbundesamt. Die Mitwirkung beider Behörden ist vorgesehen, um die Überprüfung der Auswirkungen der Pflanzenschutzmittel besonders intensiv abzusichern. Vor der Entscheidung über die Zulassung ist ein vom Bundesminister für Ernährung, Landwirtschaft und Forsten eingesetzter Sachverständigenausschuß zu hören. Dieser Ausschuß setzt sich aus Fachleuten der Bereiche Pflanzenschutz, Gesundheitsschutz, Umwelt-, Natur- und Verbraucherschutz zusammen.

Den Nachweis der gesetzlichen Anforderungen muß der Antragsteller führen. Der Katalog der Prüfungen ist umfangreich (Tabelle 9.4). Die Daten müssen von anerkannten Laboratorien erarbeitet werden. Die Nachweise zur Wirksamkeit erbringen überwiegend die Pflanzenschutzdienste der Länder. Zur Erhöhung der Anwendungssicherheit kann die Biologische Bundesanstalt für Land- und Forstwirtschaft Auflagen mit der Zulassung verbinden, zum Beispiel eine Wasserabstandsauflage. Ausdrücklich festgesetzte Anwendungsbestimmungen als förmlich herausgehobener Teil der Gebrauchsanleitung sind mit einem Hinweis auf die Androhung von Geldbuße bis zu 50 000,- DM bei Verstößen zu versehen. Die Gebrauchsanleitung gibt Auskünfte über besondere Gefahren (Risiken, R-Sätze) und Sicherheitsratschläge (S-Sätze). Im übrigen sind Mindestangaben auf den Behältnissen und abgabefertigen Packungen sowie der Gebrauchsanleitung erforderlich. Packungen für den Haus- und Kleingarten unterliegen besonderen Anforderungen, zum Beispiel hinsichtlich Packungsgröße und Anwendungssicherheit.

Auf Freilandflächen dürfen Pflanzenschutzmittel grundsätzlich nur angewendet werden, soweit diese landwirtschaftlich, forstwirtschaftlich oder gärtnerisch genutzt werden. Die gärtnerische Nutzung umfaßt auch öffentliche und private Grünanlagen, Sportanlagen mit überwiegender Begrünung, sonstige Außenanlagen, Friedhöfe, Haus- und Kleingärten. Grundsätzlich dürfen Pflanzenschutzmittel nicht auf Feldrainen, Böschungen, Wegen und Wegrändern, Hofflächen, Straßenrändern sowie auf nicht bewirtschafteten Flächen angewandt werden. Ausnahmegenehmigungen können auf Antrag durch die zuständige Behörde in besonders begründeten Fällen erteilt werden. Keine Ausnahmegenehmigung wird in der Regel für die Anwendung von Pflanzenschutzmitteln auf Hof- und Betriebsflächen sowie auf Wegen erteilt. Unmittelbar an und in Gewässern dürfen ebenfalls grundsätzlich keine Pflanzenschutzmittel angewendet werden. Ausnahmegenehmigungen werden sehr restriktiv gehandhabt. Seit 1986 fiel die Zahl der zugelassenen Pflanzenschutzmittel in der BRD von 1700 auf 900 Präparate (Anfang 1994).

5.1 Wichtige Rechtsgrundlagen zum Pflanzenschutz im Überblick

Das Pflanzenschutzgesetz regelt größtenteils die umfangreiche und verhältnismäßig vielschichtige Materie des Pflanzenschutzes. Pflanzenschutzrechtliche Vorschriften finden sich auch in vielen anderen Gesetzen und Rechtsverordnungen.

Persönliche Anforderungen für Verkäufer, Verkaufspersonal und Anwender

– Pflanzenschutz-Sachkundeverordnung vom 28. 7. 1987 (BGBl. I S. 1752)
– Chemikalienverbotsverordnung (ChemVerbotsV) vom 14. 10. 1993 (BGBl. I S. 1720)

Aufbewahrung und Lagerung von Pflanzenschutzmitteln

– Gefahrstoffverordnung (GefStoffV) vom 26. 10. 1993 (BGBl. I S. 1782), in der Fassung vom 10. 11. 1993 (BGBl. I S. 1870)

Verwendung geeigneter und einwandfrei funktionierender Pflanzenschutzgeräte

– Verordnung über Pflanzenschutzmittel und Pflanzenschutzgeräte (Pflanzenschutzmittelverordnung) vom 28. 7. 1987 (BGBl. I S. 1754) in der Fassung vom 26. 2. 1993 (BGBl. I S. 278)

Anwenderschutz

– Verordnung über Anwendungsverbote für Pflanzenschutzmittel (Pflanzenschutz-Anwendungsverordnung)

Tabelle 9.4 Prüfbereiche im Zulassungsverfahren

* chemisch-physikalische Eigenschaften einschließlich Analytik und Deponie/Entsorgung
* Prüfung auf Wirksamkeit
* Rückstandsverhalten sowie Verbleib in/auf Pflanzen (Erntegut)
* Toxikologie für Mensch und Tier
* Verbleib und Verhalten in Boden, Wasser, Luft
* Abfall
* Auswirkungen auf den Naturhaushalt
  • Bioakkumulation
  • Aktivität der Bodenmikroflora
  • Bodenfauna
  • aquatische Biozönose
  • terrestrische Wirbeltiere
  • Honigbiene
  • sonstige Nutzorganismen

vom 10.11.1992 (BGBl. I S. 1887), in der Fassung vom 3.8.1993 (BGBl. I S. 1455)
- Gefahrstoffverordnung (GefStoffV) vom 26.10.1993 (BGBl. I S. 1782), in der Fassung vom 10.11.1993 (BGBl. I S. 2049)

Schutz des Verbrauchers
- Lebensmittel- und Bedarfsgegenständegesetz (LMG) vom 8.7.1993 (BGBl. I S. 1169), in der Fassung vom 17.12.1993 (BGBl. I S. 2288)
- Rückstands-Höchstmengenverordnung (RHmV) vom 24.6.1982 (BGBl. I S. 745), in der Fassung vom 1.9.1992 (BGBl. I S. 1605)

Schutz des Wassers
- Gesetz zur Ordnung des Wasserhaushaltes (Wasserhaushaltsgesetz – WHG –) vom 23.9.1986 (BGBl. I S. 1529), in der Fassung vom 26.8.1992 (BGBl. I S. 1564)
- Trinkwasserverordnung (TrinkV) vom 5.12.1990 (BGBl. I S. 2612), in der Fassung vom 23.1.1991 (BGBl. I S. 227)
- Verordnung über Anwendungsverbote für Pflanzenschutzmittel (Pflanzenschutz-Anwendungsverordnung) vom 10.11.1992 (BGBl. I S. 1887), in der Fassung vom 3.8.1993 (BGBl. I S. 1455)
- jeweilige landesrechtliche Wassergesetze

Schutz der Bienen
- Verordnung über die Anwendung bienengefährlicher Pflanzenschutzmittel (Bienenschutzverordnung) vom 22.7.1992 (BGBl. I S. 1410)

Natur- und Artenschutz
- Gesetz über Naturschutz und Landschaftspflege (Bundesnaturschutzgesetz – BNatSchG –) vom 20.12.1976 (BGBl. I S. 3574), in der Fassung vom 6.8.1993 (BGBl. I S. 1458)
- Verordnung zum Schutz wildlebender Tier- und Pflanzenarten (Bundesartenschutzverordnung) vom 18.9.1989 (BGBl. I S. 1677)
- Tierschutzgesetz vom 17.2.1993 (BGBl. I S. 254), in der Fassung vom 27.4.1993 (BGBl. I S. 512)
- Ländernaturschutzgesetz

Beseitigung von Pflanzenschutzmittelresten und -behältnissen
- Gesetz über die Vermeidung und Entsorgung von Abfällen (Abfallgesetz – AbfG –) vom 27.8.1986 (BGBl. I S. 1410), in der Fassung vom 13.8.1993 (BGBl. I S. 1489)

Freisetzen und Inverkehrbringen von gentechnisch veränderten Organismen
- Gesetz zur Regelung von Fragen der Gentechnik (Gentechnikgesetz – GenTG –) vom 16.12.1993 (BGBl. I S. 2066)
- Verordnung über die Zentrale Kommission für die Biologische Sicherheit (ZKBSV-Verordnung – ZKBSV –) vom 30.10.1990 (BGBl. I S. 2418), in der Fassung vom 26.2.1993 (BGBl. I S. 278)
- Verordnung über die Sicherheitsstufen und Sicherheitsmaßnahmen bei gentechnischen Arbeiten in gentechnischen Anlagen (Gentechnik-Sicherheitsverordnung – GenTSV –) vom 24.10.1990 (BGBl. I S. 2340)
- Verordnung über Anhörungsverfahren nach dem Gentechnikgesetz (GenTAnhV) vom 24.10.1990 (BGBl. I S. 2375)
- Verordnung über Antrags- und Anmeldeunterlagen und über Genehmigungs- und Anmeldeverfahren nach dem Gentechnikgesetz (Gentechnik-Verfahrensverordnung – GenTVfV –) vom 24.10.1990 (BGBl. I S. 2378)

Anzeige- und bekämpfungspflichtige Pflanzenkrankheiten - beispielhaft:
- Verordnung zur Bekämpfung der Feuerbrandkrankheit (Feuerbrandverordnung) vom 20.12.1985 (BGBl. I S. 2551), in der Fassung vom 10.11.1992 (BGBl. I S. 1887)
- Kartoffelschutzverordnung vom 10.11.1992 (BGBl. I S. 1887)

5.2 Auswirkungen der Europäischen Union (EU) auf den Pflanzenschutz in der Bundesrepublik Deutschland

Eine Vielzahl von rechtlichen Regelungen der Europäischen Union im Bereich des Pflanzenschutzes ist bereits in nationales Recht umgesetzt worden. Beispielsweise sind mit der Gefahrstoffverordnung 18 Richtlinien der Europäischen Union und mit der Chemikalienverbotsverordnung 12 Richtlinien umgesetzt worden. Die Richtlinie 79/117/EWG vom 21.12.1978 über das Verbot des Inverkehrbringens und der Anwendung von Pflanzenschutzmitteln, die bestimmte Wirkstoffe enthalten, ist durch die Pflanzenschutz-Anwendungsverordnung in deutsches Recht transferiert worden.

5.2.1 Zulassung von Pflanzenschutzmitteln in der EU

Die Richtlinie 91/414/EWG vom 15.7.1993 über das Inverkehrbringen von Pflanzenschutzmitteln ist bisher nicht umgesetzt. Ein Gesetzesentwurf liegt vor. Diese Richtlinie hat die Harmonisierung der Zulassungs- und Anwendungsvorschriften für Pflanzenschutzmittel der Staaten der EU zum Ziel[8]. Trotz der Harmonisierung verbleibt die Zulassung eines Pflanzenschutzmittels wie bisher im Verantwortungsbereich der einzelnen Mitgliedsstaaten. Die BBA bleibt deshalb Zulassungsbehörde. Art. 3 der Richtlinie enthält die allgemeine Pflicht, daß Pflanzenschutzmittel nur in Verkehr gebracht oder angewendet werden dürfen, wenn sie – ausgenommen zu Forschungszwecken – amtlich zugelassen sind. Die Einführung von nicht in der Bundesrepublik Deutschland zugelassenen Pflanzenschutzmitteln ist nach wie vor eine Ordnungswidrigkeit.
Die Zulassung gemäß Art. 4 und 7 der Richtlinie entspricht inhaltlich praktisch dem geltenden Pflanzenschutzgesetz. Der Verfahrensablauf ist jedoch geändert, und es erfolgt eine sogenannte „Indikationszulassung". Das Pflanzenschutzmittel wird nur zugelassen, wenn

- seine Wirkstoffe in Anhang I enthalten sind und die dort festgestellten Bedingungen eingehalten werden und
- die Zulassungsbedingungen unter Anwendung der einheitlichen Grundsätze

erfüllt sind.

Abgesehen von einer möglichen vorläufigen Zulassung ist zukünftig erst nach Eintragung eines Wirkstoffes in Anhang I die Zulassung eines Pflanzenschutzmittels durch einen Mitgliedsstaat möglich. Die einheitliche Bewertung der Zulassungsunterlagen durch die Mitgliedsstaaten soll durch die einheitlichen Grundsätze gewährleistet werden. Die Zulassung wird zeitlich, höchstens auf 10 Jahre, befristet und ist jederzeit überprüfbar. Wirkstoffe werden gemäß Art. 6 von der Kommission in Anhang I – sogenannte Positivliste – aufgenommen, nachdem im ständigen Ausschuß für Pflanzenschutz über einen Vorschlag der Kommission beraten und positiv abgestimmt worden ist. Für die Prüfung des Wirkstoffes sind die in Anhang II vorgesehenen Unterlagen vorzulegen. Ein wichtiger Prüfbereich ist damit aus der nationalen Verantwortung herausgelöst. Der Antrag auf Aufnahme in Anhang I ist in einem Mitgliedsstaat einzureichen.

Für die alten, bisher in den Verkehr gebrachten Wirkstoffe wurde ein gemeinsames Prüfungs- und Bewertungsverfahren durch die Verordnung (EWG) Nr. 3600/92 vom 11.12.1992 festgelegt. Von 1994 an werden über 10 Jahre hinweg ca. 700 alte Wirkstoffe zu bearbeiten sein. Die Bundesrepublik Deutschland ist in der ersten Stufe dieses in der Verordnung niedergelegten Arbeitsprogrammes für 12 Wirkstoffe berichterstattendes Mitglied und an der Bewertung von weiteren 78 Wirkstoffen beteiligt. An der Prüfung, Bewertung und Ausarbeitung der Berichte und Entscheidungsvorschläge werden die BBA, das BGVV, das UBA und die entsprechenden Bundesministerien (BML, BMG und BMU) beteiligt sein. Die BBA wurde als die nationale Behörde benannt, die nach Art. 3 der Verordnung das Arbeitsprogramm für die alten Wirkstoffe koordiniert.

Die sogenannte „Indikationszulassung" des Pflanzenschutzmittels bedeutet, daß die Anwendung von Pflanzenschutzmitteln nur noch in den Kulturen und gegen die jeweiligen Schädlinge bzw. Schadorganismen zulässig ist, für die die Zulassung von der BBA erteilt wurde. Bislang gibt es in der Bundesrepublik Deutschland nur die Verkehrszulassung. Die bisher mögliche flexible Anwendung von Pflanzenschutzmitteln aufgrund eigener Erfahrungen oder Empfehlungen des amtlichen Dienstes wird daher in Zukunft nicht mehr möglich sein. Pflanzenschutzmittel werden mit der Indikationszulassung zunehmend nur für Anwendungsgebiete zur Verfügung gestellt, die wirtschaftlichen Erfolg versprechen. Ein sachgerechter Pflanzenschutz in Kulturen mit geringer Anbaufläche (zum Beispiel Paprika, Möhren) oder geringem wirtschaftlichen Potential dürfte schwieriger werden.

5.2.2 Ökologischer Landbau in der EU und einige gesetzliche Regelungen

Durch die Europäische Union sind auch der ökologische Landbau und die Kennzeichnung der entsprechenden Produkte geregelt worden. Das umfangreiche und zwischenzeitlich immer wieder fortgeschriebene Regelwerk findet sich in der Verordnung (EWG) Nr. 2092/91 vom 24.6.1991 sowie in den dazu ergangenen Änderungs- und Ergänzungsverordnungen (Verordnung (EWG) Nr. 2608/93 vom 23.9.1993; Verordnung (EWG) Nr. 1593/93 vom 24.6.1993; Verordnung (EWG) Nr. 207/93 vom 29.1.1993; Verordnung (EWG) Nr. 3713/92 vom 22.12.1992; Verordnung (EWG) Nr. 3457/92 vom 30.11.1992).

Ökologischer Landbau im Sinne der Verordnung ist stark vereinfacht eine Agrarproduktion, bei der auf die Anwendung chemisch-synthetischer Pflanzenschutzmittel und Düngemittel weitgehend verzichtet wird und bei der spezielle Anbauverfahren anzuwenden sind. Die Anbauverfahren, die in der Verordnung beschrieben sind, sehen zum Beispiel den Anbau von Gründüngungspflanzen, weitgestellte Fruchtfolgen, Verwendung von Kompost und auch die Verwendung von biodynamischen Zubereitungen aus Gesteinsmehl, Wirtschaftsdünger oder Pflanzen vor.

In Anhang II der Verordnung sind die Düngemittel und die Bodenverbesserer sowie die Pflanzenschutzmittel aufgeführt, die im ökologischen Landbau verwendet werden dürfen. Die Pflanzenschutzmittel (Pyrethrine, Metaldehyd, Schwefel, Kaliseife, *Bacillus thuringiensis*, Granuloseviren, pflanzliche und tierische Öle, Paraffinöl, Pheromone, *Metharhizium anisopliae*, Derris, Quassia, Bordeauxbrühe, Burgunderbrühe, Natriumhydrogencarbonat, Natriumsilikat usw.) bedürfen jedoch der Zulassung nach dem Pflanzenschutzgesetz. Im Regelfall kommt auch der ökologische Landbau nicht ohne „Chemie" aus. Mit diesen Regelungen der EU soll jedoch dem Interesse des Verbrauchers Rechnung getragen werden, der immer mehr nach Agrarerzeugnissen aus ökologischem Landbau nachfragt.

Da Qualitätsunterschiede zwischen Produkten aus ökologischem Landbau und anderem Landbau oft nicht meßbar sind, kommt dem Kontrollverfahren während des Anbaus besondere Bedeutung zu. In der Verordnung wird bestimmt, daß die EU-Mitgliedsstaaten geeignete Kontrollstellen entweder in staatlicher Hand oder als staatlich zugelassene private Kontrollstellen einrichten. Die Mindestkontrollmaßnahmen sind in Anhang III der Verordnung zusammengefaßt. Beispielsweise muß der Erzeuger der Kontrollstelle jedes Jahr die Anbauplanung vorlegen und eine Betriebsbuchführung besitzen, mit der die Kontrollstelle Ursprung, Art und Menge aller zugekauften Betriebsstoffe nachprüfen kann. Aus der Betriebsbuchführung müssen auch Art, Menge und Abnehmer aller verkauften Agrarerzeugnisse hervorgehen. Die Kontrollstelle führt unangemeldete Inspektionsbesichtigungen sowie mindestens einmal im Jahr eine vollständige Besichtigung der Betriebseinheit durch. Die Betriebseinheiten „Verarbeitung und Verpackung" der Produkte des ökologischen Landbaus unterliegen ähnlichen Kontrollen.

In der Bundesrepublik Deutschland ist der Bereich „Bioprodukte" hinreichend geschützt. Konkrete Fälle von tatsächlicher Irreführung sowie Unlauterkeit können insbesondere aufgrund der Rechtsgrundlagen des § 17 Lebensmittel- und Bedarfsgegenständegesetzes sowie der §§ 3 und 4 des Gesetzes gegen den unlauteren Wettbewerb (UWG) vom 7. 6. 1909 (RGL S. 499), in der Fassung vom 17. 12. 1990 (BGBl. I S. 2840) geahndet werden (→ Kap. 4.3.13).

5.2.3 Rechtsgrundlagen für die den Pflanzenschutz tangierenden Bioprodukte in der EU

Die Kommission der EU hat eine Richtlinie des Rates über das Inverkehrbringen von Biozidprodukten (93/C 239/03) vorgeschlagen. Biozide sind gemäß diesem Entwurf eine stark differenzierte Gruppe von Erzeugnissen, die Holzschutzmittel, Rodentizide, Insektizide, Antifouling-Anstrichmittel, Biozide für den Oberflächenbereich und den Wasserbereich, Desinfektionsmittel, Begasungsmittel, Konservierungsmittel zur Anwendung in Technik und Haushalt, als Schutzmittel für Kunstwerke usw. umfassen. Ca. 70 % der Wirkstoffe dieser Biozide sind Wirkstoffe von Pflanzenschutzmitteln. Das Prüfverfahren soll weitgehend dem von Pflanzenschutzmitteln gemäß der Richtlinie 91/414/EWG entsprechen. In der Bundesrepublik Deutschland ist die Anmeldung und Prüfung der Wirkstoffe der Biozide bisher in verschiedenen Gesetzen geregelt (zum Beispiel Gesetz zum Schutz vor gefährlichen Stoffen (Chemikaliengesetz – ChemG – vom 16. 9. 1980 (BGBl. I S. 1718), in der Fassung vom 5. 6. 1991 (BGBl. I S. 1218); Gesetz zur Verhütung und Bekämpfung übertragbarer Krankheiten beim Menschen, (Bundesseuchengesetz) vom 18. 12. 1979 (BGBl. I S. 2262), in der Fassung vom 27. 12. 1993 (BGBl. I S. 2378)). Es ist zu erwarten, daß die Biozidrichtlinie nach dem Inkrafttreten in nationales Recht umgesetzt wird und eine Zulassung der Biozide ähnlich der Zulassung von Pflanzenschutzmitteln erfolgt.

Literatur

1. Brasse D (1990): Nachrichtenbl. Deut. Pflanzenschutzd. (Braunschweig) 42: 81–86
2. Brasse D, Rothert H (1992): Mitt. Biol. Bundesanst. Land-Forstwirtsch. Berlin-Dahlem 284: 113–118
3. Bundesgesundheitsamt (1993): Bundesgesundheitsblatt 36: 247–252
4. Bundessortenamt (1979–1986): Beschreibende Sortenliste, Getreide, Mais, Ölfrüchte, Leguminosen, Hackfrüchte, Verlag Alfred Strothe, Frankfurt
5. Heitefuß R (1987): Pflanzenschutz – Grundlagen der praktischen Phytomedizin, 2. Auflage, Georg Thieme Verlag, Stuttgart, New York
6. Industrieverband Agrar e. V. (1992/93): Jahresbericht, Frankfurt am Main
7. Martin J (1991): Auswertungs- und Informationsdienst für Ernährung, Landwirtschaft und Forsten (AID) e. V., Bonn, Nr. 1118
8. Petzold R (1991): Gesunde Pflanzen 43: 350–354 u. 380–382

Kapitel 10

Ökolytik

G. Heil

1 Entwicklungstendenzen der Umweltanalytik

Die chemische Umweltanalytik mit Wasser-, Boden- und Luftuntersuchungen hat in den letzten 15 Jahren erheblich an Bedeutung zugenommen. Alle Anzeichen deuten darauf hin, daß das Interesse an Umweltanalytik weiter ansteigen wird. Je nach Art der analytischen Fragestellung lassen sich sechs Analysengruppen mit unterschiedlicher Charakteristik definieren:
Gruppe 1 beinhaltet die Nullpegelanalysen. Dabei wird im Rahmen der Spurenanalytik die Grundbelastung nichtkontaminierter Medien wie Wasser, Boden und Luft durch Schadstoffe ermittelt. Die gemessenen Schwellenwerte können allerdings je nach geologischen und petrographischen Gegebenheiten sehr unterschiedlich ausfallen. In der Regel sind diese Hintergrundwerte jedoch niedrig, Ansprüche an die Analysentechnik dementsprechend hoch bis sehr hoch.
In Analysen der Gruppe 2 geht es darum, eine Belastung der Medien durch emittierte Schadstoffe aus Quellen der unmittelbaren oder weiteren Umgebung zu erfassen. Hier ist eine Kontamination deutlich erkennbar. Der Belastungsgrad kann sich vom Bereich der Schwellenwerte bis hin zu sehr hohen Kontaminationen erstrecken. Es handelt sich in Gruppe 2 um typische Immissionsanalysen.
In Gruppe 3 stehen Emissionsanalysen. Dabei werden Schadstoffe in Abwasser oder Abluft gemessen. Die Konzentrationen liegen typischerweise 10–100mal höher als bei den Immissionsanalysen.
In Gruppe 4 sind Störfallanalysen zusammengefaßt. Aufgabe ist die Identifizierung und Kontrolle zur Beweissicherung bei umweltbezogenen Schadensfällen (Unfälle; Störfälle). Die Konzentrationsbereiche liegen hier zumeist höher als in Gruppe 3. Im Vordergrund steht das Erkennen von Schadstoffen neben der Quantifizierung zur Abschätzung des Schadpotentials bei gleichzeitig extrem kurzem Zeitbedarf.
Gruppe 5 enthält Analysen im Zusammenhang mit der Bewertung von Altlasten. Charakteristisch ist der flächendeckende Analysenumfang mit einer sehr großen Zahl von Einzelparametern. Der Konzentrationsbereich erstreckt sich vom Spurengebiet mit Nanogrammen/kg bis in den Bereich der Hauptkomponenten mit Massenanteilen von mehreren Prozenten. Hier spielt die Analysengeschwindigkeit keine wesentliche Rolle. Gefragt sind umfassende Übersichtsanalysen, bei denen kein Parameter ausgelassen ist. Häufig ist in diesen Programmen die Röntgenfluoreszenzanalyse ein Bestandteil, weil sie alle Elemente von Natrium bis Uran aufspürt.
In Gruppe 6 sind schließlich Analysen zusammengefaßt, die als umwelttechnisch orientiert zu charakterisieren sind. Dabei geht es darum, wie eine festgestellte Kontamination vermindert oder beseitigt werden kann. So kann beispielsweise untersucht werden, ob und inwieweit ein biologischer Abbau geeignet ist zur Entfernung von Schadstoffen aus Abwasser oder Abluft.

Fertiganalysensysteme. Mit den Fertiganalysensystemen ist es heute möglich geworden, typische Immissions- und Emissionsanalysen, aber auch Störfallanalysen, vorzugsweise im Trinkwasser-, Abwasser- und Klärschlammbereich durch einen breiten Anwenderkreis auch ohne komplett ausgestattetes klassisches Umweltlabor aussagekräftig zu erstellen (s. Anhang S. 663). Entscheidend für den Siegeszug der Fertiganalysen-Systeme ist die wesentliche Arbeits- und Zeitersparnis bei einfachster Handhabung. Dabei stehen die klassischen Anforderungen an die Analytik, nämlich Genauigkeit, Reproduzierbarkeit und Richtigkeit nicht zurück. Man wird allerdings in den Fällen, wo die schnelle Aussage ganz im Vordergrund steht, hinsichtlich der Analysengenauigkeit Kompromisse eingehen. Bei den Fertiganalysen-Systemen wird ein Großteil der Arbeiten im Umfeld, wie Standardisierung, Eichung und die Zubereitung der Reagentien vom Hersteller im voraus unter kontrollierten Bedingungen erledigt. Damit bleibt für den Anwender nur noch ein Minimum an analytischer Arbeit. Dies ist der Grund, weshalb Analysen-Fertigsysteme auch von vielen Umweltlaboratorien, die amtliche Analysen erstellen, benutzt werden zu analytischen Arbeiten, wenn dies möglich ist.
Der Teil der Analysen, der der gesetzlich vorgegebenen Umweltüberwachung dient, z. B. nach dem Abwasserabgabengesetz, kommt allerdings für die Analysen-Fertigsysteme nicht in Betracht, weil dort die Analysenmethoden in den Verordnungen festgeschrieben sind. Für diese Anwendungen müssen die Analysen der DIN bzw. Deutschen Einheitsverfahren eingesetzt werden. Im Gegensatz dazu lassen sich für die Selbstüberwachung von Abwasseranlagen Fertiganalysen-Systeme heranziehen, wenn der Hersteller die Eignung dafür nachweist, was in der sogenannten Selbstüberwachungsverordnung[1] im einzelnen geregelt ist. Diese Analysensysteme werden im amtlichen Sprachgebrauch auch als „Alternativverfahren" oder „nicht normalrelevante Verfahren" bezeichnet.
Der Parameterkatalog der Fertig-Systeme ist bei praktisch allen Herstellern recht umfassend. Es wird aber nach wie vor analytische Aufgaben geben, zu deren Lösung die Fertig-Systeme wenig beitragen können und die nur in hochgerüsteten speziellen Umweltlaboratorien in sinnvoller Weise bearbeitet werden können. Dazu gehören Schwermetalle im Spurenbereich (< 0,01 mg/l), Schwermetallspuren in komplexer Matrix (z. B. industriellem Abwasser), organisch gebundener Kohlenstoff, organisch gebundenes Halogen, Kohlenwasserstoffe, leicht flüchtige Halogenkohlenwasserstoffe, polychlorierte Biphenyle (PCB) in niedrigen Konzentrationen, nur um einige zu nennen.
Die einfache Handhabung der Analysen-Fertigsysteme trägt wesentlich zu einer Verdichtung umweltanalytischer Daten bei. Damit sind die

Voraussetzungen geschaffen, Vermeidungs- und Reparaturstrategien angepaßt und schnell zu realisieren.

Allerdings können aus der weiten Verbreitung der Fertig-Systeme auch Nachteile erwachsen: Die reine Handhabung der Analysensysteme erfordert im Prinzip keine chemischen oder gar umweltanalytischen Kenntnisse. Zur Bewertung der Ergebnisse, der kritischen Interpretation der Daten und zur Beurteilung, ob ein bestimmtes Analysenverfahren für eine komplex zusammengesetzte Probe überhaupt eingesetzt werden kann, ist chemischanalytischer Sachverstand nach wie vor erforderlich. Werden umweltanalytische Daten von Laien erstellt und ohne kritische Reflexion weitergegeben, so führt dies häufig zu Irritationen. Die Fertiganalysen-Systeme ersetzen daher nicht den Analytiker, aber sie machen ihm das Leben im Labor leichter.

Die Möglichkeit aussagekräftige Umweltanalytik mit Fertig-Systemen zu betreiben, fällt zusammen mit einem stark gestiegenen Bedarf an ökologisch orientierter Information von Privatleuten. Dabei interessieren häufig Fragen zur Qualität von Trinkwasser, Teichwasser und Abwasser, sowie zum Nährstoff- und Schadstoffgehalt von Gartenboden. Das einfache Arbeiten mit den Fertiganalysen-Systemen motiviert, Analysen auch dort zu machen, wo man bislang noch keine Information hatte, weil ein Informationsbedarf noch nicht erkennbar war. Erkenntnisse, wo Schadstoffe erstmals angetroffen wurden, die nun zu Gegenmaßnahmen führen, rechtfertigen den Einsatz in bislang unverdächtigen Bereichen. Analysen, die keine Belastung anzeigen, sind nicht leer. Sie geben dem Analytiker und Auftraggeber Sicherheit, die er auf keine andere Weise erhält. Damit wird umweltorientierte Information, somit ein Mehr an Sicherheit geschaffen. Die Analytik, die sich der Fertiganalysen-Systeme für den Umweltbereich bedient, soll im folgenden als Ökolytik bezeichnet werden. Sie umfaßt neben der reichen Analysentechnik auch die Aufarbeitung der Daten, die Protokollierung und die Bewertung aus ökologischer Sicht.

2 Analytische Verfahrenstechniken der Ökolytik

Wenn man Ökolytik als Analysenstrategie definiert, die zum Ziel hat, Immissions-, Emissions- und Störfallanalysen im Umweltbereich auf einem praxisrelevanten Niveau von einem großen Anwenderkreis mit einer instrumentellen Ausstattung von unter 15 TDM und geringem Arbeits- und Zeitaufwand durchzuführen, so kommen nur bestimmte Techniken in Betracht. Ausgeschlossen bleiben die instrumentellen Verfahren der Gas- und Flüssigkeitschromatographie (nicht jedoch der Dünnschichtchromatographie), der Atomabsorptionsspektralphotometrie (AAS), der Infrarot-Spektralphotometrie (IR) und der Massenspektrometrie (MS) sowie weitere aufwendige apparative Methoden. Der größte Teil der umweltanalytischen Verfahren, die für die Ökolytik geeignet sind, ist der Spektralphotometrie zuzurechnen. Daneben spielen Titrationsverfahren und elektrochemische Methoden eine Rolle. Diese Analysenmethoden zeichnen sich durch ein besonders günstiges Preis-Leistungs-Verhältnis aus. Für die orientierende Schnellkontrolle, ein wichtiges Gebiet der Umweltanalytik, finden nach wie vor die einfachen Verfahren der visuellen Kolorimetrie mit Farbvergleich von Teststreifen oder Farblösungen vielfältige Anwendung. Auch mikrobiologische Untersuchungen, insbesondere zur Beurteilung von Wasserproben, werden heute in vereinfachter Form im Rahmen ökolytischer Aufgabenstellungen angewandt. Eine Einführung in dieses spezielle Gebiet gibt Wittig[2].

2.1 Teststäbchen zur pH-Messung

Die Teststreifenverfahren haben in den letzten Jahren speziell auf dem Gebiet der medizinischen Diagnostik eine beachtliche Weiterentwicklung erfahren. Dafür hat sich die Bezeichnung „Trockenchemie" eingebürgert (→ Bd. 1)[4]. Die Auswertung dieser Systeme erfolgt nicht mehr visuell, sondern optoelektronisch durch Reflexionsspektroskopie.

Ursprünglich wurden die Teststäbchen zur pH-Kontrolle von Wasserproben entwickelt[3,5].

Nichtblutende pH-Testpapiere sind das Ergebnis einer interessanten Weiterentwicklung: Im Unterschied zu den herkömmlichen Indikatorpapieren werden Farbstoffe verwendet, die irreversibel auf der Trägercellulose verankert werden. Sie können auch in alkalischen Lösungen nicht mehr ausgelaugt werden. Damit ergeben sich eine Reihe von Vorteilen: Die pH-Messung kann auch in sehr schwach gepufferten Lösungen vorgenommen werden, da nun der Papierstreifen ohne Gefahr der Auslaugung so lange in das Testwasser eingetaucht werden kann, bis die Farbreaktion vollständig ist. Weiterhin wird die Untersuchungslösung nicht durch den Indikatorfarbstoff verunreinigt; sie steht für weitere Analysen zur Verfügung. Meßbereiche und Abstufungen sind ähnlich wie bei den klassischen pH-Papieren ausgebildet.

Bei der Anwendung von pH-Papieren müssen bestimmte Fehlerquellen ausgeschaltet werden. Der am häufigsten auftretende Fehler ist der Säure-Basen-Fehler. Farbindikatorsysteme zur pH-Messung bestehen aus schwachen Säuren oder Basen. Insofern können sie selbst auf eine Wasserprobe einwirken und den pH-Wert verändern. Diese Gefahr ist bei Teststäbchen sehr groß, weil das Volumen des aufgesaugten Probewassers klein ist im Vergleich zur Konzentration der Indikatoren in der Farbzone. Bei wenig gepufferten Wässern, wie Oberflächenwasser, Regenwasser oder Ionenaustauscherwasser kann es daher zu systematischen Fehlern kommen, die sich meistens in zu niedrigen pH-Werten von bis zu einer Einheit auswirken. Für solche Proben sollte daher eine pH-Messung mit klassischen pH-Indikatorpapieren unterbleiben. Anwendbar in diesen Fällen sind nichtblutende Indikatorstäbchen oder Messung mit einer pH-Elektrode. In sehr stark salzhaltigen Lösungen werden pH-Indikatorfarbstoffe ebenfalls verändert, so daß die Zuordnung mit der Vergleichsskala nicht mehr fehlerfrei möglich ist. Dadurch kommt der sogenannte Salzfehler zustande. Ähnliche Fehler können auftreten in Lösungen, die Alkohol, Eiweiß oder Alkaloide enthalten. Die Gründe liegen in einer lösungsmittelabhängigen Verschiebung des Säure-Base-Gleichgewichtes oder der Bildung von Verbindungen zwischen Eiweiß bzw. Alkaloiden und dem Indikator. Dies geht einher mit einer Verschiebung der Farbcharakteristik, die dann fälschlicherweise dem pH-Wert zugerechnet wird. Im Falle der Ökolytik sind diese Fehler relativ selten; Salzfehler können jedoch bisweilen auftreten.

2.2 Teststäbchen für Kationen und Anionen

Ausgehend von den Erfahrungen mit pH-Testpapieren wurden Teststäbchen für viele chemische Stoffe, vorwiegend Ionen, entwickelt. Man unterscheidet Testpapiere für den qualitativen Nachweis und solche für die halbquantitative Bestimmung. Bei den qualitativen Teststäbchen liegen die Nachweisgrenzen im Bereich von 10–20 mg/l, bei einigen wenigen Ionen, z. B. Fe^{2+} oder Cr (VI) deutlich niedriger, um 2 mg/l. Andere Komponenten wie Kalium werden dagegen weitaus unempfindlicher angezeigt. Dort liegt die Nachweisgrenze bei ca. 200 mg/l. Die im allgemeinen zu geringe Empfindlichkeit der qualitativen Testpapiere läßt den Einsatz im Rahmen der Ökolytik nicht sinnvoll erscheinen. Die Erfassungsgrenzen liegen in der Regel weit oberhalb der gesetzlichen Grenz- und Schwellenwerte für Umweltschadstoffe. Dagegen können die qualitativen Testpapiere zur Kontrolle von Konzentraten, galvanischen Badlösungen oder für metallurgische Identifizierungen mit Erfolg herangezogen werden.
Teststäbchen für die halbquantitative Bestimmung sind für eine große Reihe von Metallionen und Anionen entwickelt worden (s. Anhang, S. 663). Die Nachweisgrenzen liegen hier in der Regel zwischen 1 und 10 mg/l. Während zur Bestimmung von Schwermetallen, wie Kupfer, Nickel und Kobalt die Meßempfindlichkeit für ökolytische Zwecke zumeist nicht ausreicht, können bestimmte Anionen recht gut erfaßt werden. Hier ist Nitrat an erster Stelle zu nennen. Der Grenzwert nach der Trinkwasserverordnung, TrinkwV,[6] beträgt 50 mg/l NO_3^-, erfaßbar sind bereits 10 mg/l. Die folgende Aufstellung gibt eine Übersicht über Teststäbchen, die zur Zeit käuflich erhältlich sind und die zu Vorkontrollen in der Umweltanalytik für Wasser- und Bodenuntersuchungen herangezogen werden können.

Tabelle 10.1 Mit Teststäbchen erfaßbare Parameter

Bestimmbarer Stoff	Meßbereich
Aluminium (Al^{3+})	5– 500 mg/l
Ammonium (NH_4^+)	10– 400 mg/l
Chromat (CrO_4^{2-})	5– 400 mg/l
Fluorid (F^-)	2– 100 mg/l
Eisen (Fe^{2+}/Fe^{3+})	2–1000 mg/l
Wasserhärte	0– 25 °dH
Kalium (K^+)	200–1500 mg/l
Kobalt (Co^{2+})	10–1000 mg/l
Kupfer (Cu^{2+})	10–1000 mg/l
Nickel (Ni^{2+})	10–1000 mg/l
Nitrat (NO_3^-)	10– 500 mg/l
Nitrit (NO_2^-)	1– 50 mg/l
Sulfit (SO_3^{2-})	10–1000 mg/l
Zinn (Sn^{2+})	10– 500 mg/l

Neben der klassischen Art der Auswertung von Teststäbchen, nämlich dem visuellen Farbvergleich mit einer Vergleichsskala, werden heute auch elektronische Farblesesysteme, z. B. das Reflectoquant-System von Merck[7] herangezogen. Diese Technik wurde ursprünglich für die Bestimmung des Blutzuckers in der medizinischen Diagnostik entwickelt. Sie ist heute in verfeinerter Form für eine Reihe von umweltrelevanten Parametern, u. a. Aluminium, Calcium, Chlor, Chromat, Kobalt, Eisen, Gesamthärte, Kalium, Kupfer, Mangan, Molybdän, Nickel, Nitrat, Nitrit, pH, Phosphat, Sulfit, Zink und Zinn erhältlich. Die Farbtiefe der Anzeigeschicht wird reflexionsspektrometrisch gemessen und die zugehörige Konzentration über eine LCD-Anzeige ausgegeben. Das Gerät kann darüber hinaus bis zu 50 Konzentrationswerte speichern.
Für die praktische Anwendung ist wichtig zu wissen, mit welchen Störungen und Querempfindlichkeiten beim Einsatz der Teststäbchen zu rechnen ist. Die Hersteller machen darüber Angaben und weisen in einzelnen Fällen auch darauf hin, wie Störungen durch geeignete Vorbehandlung der Probe beseitigt werden können. Wenn Unklarheiten zur Analytik bestehen, die durch die schriftlichen Unterlagen des Herstellers nicht beseitigt werden können, wird üblicherweise kostenlose telefonische Beratung gewährt oder sogar eine eingehende Überprüfung der Störungen im Anwendungslabor vorgenommen.

2.3 Visuelle Kolorimetrie

Die Verfahren der visuellen Kolorimetrie sind im Bereich der Umweltanalytik weit verbreitet und erfüllen für große Teile der Ökolytik die Anforderungen in befriedigender Weise. Hervorzuheben ist hier das günstige Preis-Leistungs-Verhältnis. In manchen Einsatzbereichen, wie z. B. der Schwimmbadwasserkontrolle, stellen die visuellkolorimetrischen Verfahren die eigentlichen klassischen Analysenmethoden dar.
Grundlage ist, daß der zu bestimmende Stoff als solcher oder nach einer definierten chemischen Umwandlung mit einem Reagenzsystem eine

Farbreaktion liefert, deren Intensität ein Maß für die Konzentration darstellt. Nicht jede Farbreaktion eignet sich dafür. Es sind bestimmte Anforderungen zu erfüllen: Die Farbintensität muß im gewählten Konzentrationsbereich ausreichend stark sein (Empfindlichkeit). Sie muß eine deutliche Konzentrationsabhängigkeit aufweisen, die im Idealfalle als Proportionalität des spektralen Absorptionsmaßes (früher als Extinktion bezeichnet) zur Konzentration besteht (Differenzierbarkeit). Die erzeugte gefärbte Verbindung muß zumindest über eine ausreichend lange Zeit stabil sein, damit ein Farbvergleich richtig vorgenommen werden kann (Stabilität). Und schließlich ist von wesentlicher Bedeutung, daß die Farbreaktion nur von dem zu bestimmenden Stoff und nicht von Begleitkomponenten erzeugt wird. Auch darf die Farbreaktion nicht durch Begleitstoffe gestört werden in dem Sinne, daß sie weniger intensiv ausfällt oder die Farbcharakteristik, das heißt das Farbspektrum, beeinflußt wird (Selektivität).

Da bei den kolorimetrischen Verfahren mit größeren Probenvolumina gearbeitet wird, als bei den Teststäbchenverfahren und mit den Reagentien Hilfsstoffe, Komplexbildner und Konditionierungsmittel nach Belieben zudosiert werden können, läßt sich die Forderung nach hoher Selektivität bei gleichzeitig hoher Empfindlichkeit hier viel besser erfüllen. Zur Ermittlung spezieller Inhaltsstoffe, wie z. B. Cadmium oder Blei können in der Probenaufarbeitung spezielle Techniken, wie z. B. Extraktionsschritte zur Anreicherung oder Trennung, eingebaut werden.

Die meisten kolorimetrischen Verfahren der Fertig-Analysen-Systeme verwenden die Chemie der DIN-Methoden[8], die auch als Deutsche Einheitsverfahren zur Wasser-, Abwasser- und Schlammuntersuchung bekannt sind. (s. Anhang, S. 663). Diese genormten Verfahren sind bindend vorgeschrieben, wenn amtliche Analysen anstehen. Durch die weitgehende Nutzung der den DIN-Verfahren zugrunde liegenden Farbreaktionen ist die Charakteristik der Fertig-Analysensysteme in bezug auf Empfindlichkeit, Störeinflüsse und Farbstabilität weitgehend identisch. In vielen offiziell durchgeführten Vergleichsuntersuchungen konnte die Gleichwertigkeit der Fertig-Systeme und der DIN-Methoden auch statistisch belegt werden, z. B.[9,10].

Einige der kolorimetrischen Verfahren der Fertig-Systeme sind den klassischen DIN-Methoden nicht nur im Arbeits- und Zeitaufwand, sondern auch hinsichtlich Empfindlichkeit und Reproduzierbarkeit deutlich überlegen. Für die Schwermetalle wird praktisch ausschließlich die Atomabsorptionsspektralphotometrie (AAS) eingesetzt und für die Anionen die Ionenchromatographie (IC) in vermehrten Maß herangezogen. Der hohe Entwicklungsstand der kolorimetrischen Fertig-Systeme zeigt sich nicht nur in den Kerneigenschaften Selektivität, Empfindlichkeit und analytische Richtigkeit, sondern auch in der leichten Handhabbarkeit und der Haltbarkeit der Reagenzzubereitungen. Dazu werden alle Möglichkeiten der Konfektionierung von Reagenzien einschließlich der Gefriertrocknung ausgenutzt. In einigen Fällen werden wenig haltbare Reagenzkomponenten, wie z. B. elementares Brom unmittelbar vor der Bestimmung „in situ" aus dauerhaft haltbaren Substanzen erzeugt.

Die eigentliche analytische Arbeit beschränkt sich bei den Fertig-Systemen auf das Einfüllen der Wasserprobe in eine Meßkammer, die Zugabe von flüssigen oder festen Reagenzien, das Mischen und die visuelle Zuordnung der Farbintensität zu einer Vergleichsskala.

Farbvergleich. Während die Dosierung und Mischung bei fast allen auf dem Markt befindlichen Systemen in gleicher Weise erfolgt, werden zum Farbvergleich sehr unterschiedliche Konstruktionen angeboten: Üblich sind küvettenähnliche Gefäße mit zugeordneter Farbvergleichsskala, das ganze in einer Einheit zusammengefaßt (Komparatoren). Die in der Küvette erzeugte Farbe kann der unmittelbar benachbarten Farbskala gut zugeordnet werden. Bei allen Komparatoren besteht die Möglichkeit, eine Eigenfärbung der Probe zu berücksichtigen. Dazu wird eine weitere Küvette mit Probenlösung jedoch ohne Reagenzzusatz hinter der Farbvergleichsskala gehalten (Kompensationsprinzip). Komparatoren lassen sich auch gut zu Messungen im Gelände verwenden, weil sie sehr einfach zu bedienen sind[11].

Andere Meßanordnungen beruhen auf dem Farbvergleich zwischen Reaktionslösung und einer Farbscheibe, die entweder einzelne Vergleichsfelder oder eine stufenlose Vergleichsfläche aufweist. Die Komparatorscheibe wird in eine Position gebracht, bei der Farbgleichheit zwischen Meßlösung und Vergleichsfeld besteht. Der gesuchte Konzentrationswert kann dann an einer Skala abgelesen werden.

Farbskalenschiebekomparator. Daher sitzt die Probelösung, einmal ohne und einmal mit Reagenzien in einem lichtundurchlässigen Block, unter dem eine lineare Farbskala verschoben werden kann. Unter der Probe ohne Reagenzien sind Farbvergleichsfelder angebracht, während unter der Probe mit Reagentien weiße Felder liegen. Durch Verschieben der Farbskala wird auch hier Farbgleichheit hergestellt. Der Konzentrationswert kann ähnlich wie bei den Drehscheibenkomparatoren an einer Skala abgelesen werden, Zwischenwerte lassen sich abschätzen.

Meßbereich. Der Meßbereich der visuell-kolorimetrischen Fertig-Systeme überstreicht das für die Ökolytik interessante Konzentrationsgebiet. Damit ist es in den meisten Fällen möglich zu kontrollieren, ob Grenzwerte z. B. im Abwasserbereich eingehalten sind. Eine wesentliche Ausweitung des analytischen Meßbereiches bis hin zu sehr niedrigen Konzentrationen, wie sie vor allem für Grundwasser, Oberflächenwasser und Trinkwasser von Bedeutung sind, wurde durch die Einführung langküvettiger Systeme, z. B. HE-System von Macherey-Nagel[5] erreicht. Die optische Schichtdicke, die bei normalen kolorimetrischen

Verfahren auf 1–5 cm begrenzt ist, wurde hier auf nahezu 20 cm erweitert. Damit lassen sich Konzentrationen erfassen, die selbst mit der lichtelektrischen Photometrie ohne vorgeschaltete Anreicherung nicht mehr ohne weiteres zugänglich ist. Noch meßbar sind mit dem HE-System 0,002 mg/l Cyanid, 0,04 mg/l Kupfer, 0,005 mg/l Nitrit und 0,01 mg/l Phosphat. Beim Arbeiten mit diesem System sind allerdings hohe Anforderungen an die Reinheit der Reagentien und die Sauberkeit des Arbeitsplatzes zu stellen, wie dies für die Spurenanalytik obligatorisch ist.

Für manche Fragestellungen der Praxis, z. B. der Reinheit eines Fischgewässers, müssen mehrere Analysenparameter bestimmt werden, um eine verwertbare Aussage zu erhalten. So sind für Fischgewässer kritisch: pH-Wert, Carbonathärte, Sauerstoffgehalt, daneben Ammonium, Nitrit und Phosphat. Einzelne Hersteller der Analysen-Fertig-Systeme liefern Kombinationen der wichtigen visuell-kolorimetrischen Tests als komplette Analysenkoffer. Dazu gehören Fischkoffer, Baustoffkoffer, Schwimmbad-Testkits, Wasserlabor für Aquaristik und Teichwirtschaft und andere Arrangements, die nach persönlichen Anforderungen ergänzend bestückt werden können. Diese Koffer, auch als Kompaktlabor bezeichnet, enthalten neben den eigentlichen Testsätzen auch alle zusätzlich benötigten Geräte, wie Thermometer, Trichter, Filter, Probenahmegefäße und anderes Zubehör.

2.4 Instrumentell-photometrische Verfahren

Instrumentell-photometrischen Verfahren liegen dieselben Farbreaktionen zugrunde wie den visuell-kolorimetrischen. Der Unterschied besteht nur darin, daß die Farbintensität objektiv in einem Photometer gemessen wird. Damit sind alle subjektiv bedingten Fehler ausgeschaltet. Die Präzision der Verfahren ist gegenüber den visuellen wesentlich erhöht. Sie stellen den wichtigsten Teil aller Analysen-Fertig-Systeme dar. Die Palette der für die Fertig-Systeme angebotenen Photometer reicht vom einfachen Mini-Kolorimeter mit Zeigeranzeige bis zum Vielzweck-Gerät mit integriertem Datenspeicher. Technischer Stand ist die Ausstattung mit Interferenzfilter, Halogenlampe; Wellenlängenbereich 340–800 nm, integriertem Methodenspeicher mit Nullwerten (Nullabgleich nicht mehr erforderlich), Referenzstrahltechnik mit Mikroprozessorsteuerung, automatische Küvettenkontrolle mit der Zuordnung von Faktoren und Meßbereichen, Aufnahme von Rund- und Rechteckküvetten, Meßprogramme mit Ausgabe von Absorption oder Konzentration über lineare und nichtlineare Eichkurven, Meßwertspeicher mit Aufnahme von Methode, Datum, Uhrzeit, Einheit und Probennummer, Schnittstelle für Drucker und PC, sowie eingebautem Akku. Ein solches Photometer erfüllt alle Voraussetzungen für die seriöse Umweltanalytik. Damit können einzelne Proben vor Ort, aber auch größere Serien im Labor zuverlässig gemessen werden. Der Preis liegt bei ca. 5000,– DM.

Auch Photometer mit UV-Bereich (Wellenlängenbereich 200–1000 nm) mit der Möglichkeit Spektren und zeitabhängige Extinktionen aufzunehmen, zu speichern und zu drucken, sowie eigene Verfahren abzuspeichern, werden von den Fertiganalysenherstellern angeboten, allerdings zu einem höheren Preis.

Rechteck-Küvetten-System. Die klassische photometrische Analyse mit Rechteck-Küvetten beinhaltet folgende Einzelschritte:

– Eindosieren der Probe in einen Meßkolben
– Zugabe der Reagenzienlösungen
– Auffüllen bis zur Marke mit Wasser
– Mischen
– Umfüllen in Rechteckküvette
– Messen im Photometer nach vorgegebenem Programm und Einhaltung der Wartezeit.

Moderne Rechteck-Küvetten-Systeme verzichten auf den Meßkolben. Bei ihnen werden die Wasserprobe und die Reagenzien nacheinander in die Küvette dosiert. Nach Mischen und Einhaltung der vorgegebenen Wartezeit wird im Photometer gemessen.

Rund-Küvetten-System. Für eine große Zahl umweltrelevanter Parameter wurden Rundküvettenteste entwickelt. Es handelt sich um Eintopfverfahren, bei denen das Reaktionsgefäß identisch ist mit der Küvette, in der die optische Messung vorgenommen wird. Damit reduziert sich die Zahl der Arbeitsschritte beträchtlich und die Fehlermöglichkeiten werden weiter eingeschränkt. Kontakte zu ätzenden oder giftigen Stoffen sind so gut wie ausgeschlossen. Die Küvette enthält bereits das erforderliche Reagenz in präziser Dosierung. Um eventuelle optische Ungleichmäßigkeiten oder Verschmutzungen der Rundküvette auszugleichen, werden in manchen Systemen die Rundküvetten während der Messung gedreht und mehrfach gemessen[12]. Verwertet wird dann der vom Systemrechner automatisch errechnete Mittelwert. Ein Vorteil der Fertig-Analysen-Systeme gegenüber den DIN-Verfahren ist bei den Rundküvetten-Methoden besonders ausgeprägt, nämlich der des geringen Chemikalieneinsatzes. So enthält beispielsweise ein CSB-Testsatz eines Küvettentest-Herstellers nur 4–8 % der Chemikalien, die für die Durchführung einer DIN-Analyse benötigt werden. Folgende Einzelschritte werden bei der Durchführung eines Küvettentests durchlaufen:

– Probe in Rundküvette dosieren
– eventuell zusätzliche Reagenzien zugeben
– Mischen
– Messen in Photometer nach vorgegebenem Programm.

Für die genaue Dosierung von festen Reagenzien, die wesentlich haltbarer als flüssige Zubereitungen sind, haben die Hersteller interessante Techniken entwickelt: Entweder werden die Stoffe in gefriergetrockneter Form genau dosiert in Kunststoffkapseln geliefert oder sie sind ebenfalls präzise dosiert im Innern einer Schraubkappe deponiert. Nach Aufschrauben der Kappe auf das Teströhrchen wird beim Auflösen des Reagenzes lediglich geschüttelt. Bei dieser Art von Feststoffdosierung ist ein Kontakt mit ätzenden oder giftigen Stoffen nicht gegeben.

AccuVac-System. Eine interessante Entwicklung, die das Rundküvettensystem mit der Probenahme vereint, ist das AccuVac-System von Hach[13]. Die dabei verwendeten Reagenzampullen bestehen aus optischem Glas und werden direkt als Küvette eingesetzt. Sie enthalten die erforderlichen Reagenzien in leicht löslicher Form und sind unter Vakuum abgeschmolzen. Zur Analyse wird die Spitze in die Untersuchungslösung eingetaucht und abgebrochen. Dabei strömt Wasser in die Ampulle, löst die Reagenzien, und die Farbreaktion läuft ab. Anschließend wird die Ampulle in den Lichtschacht des Photometers gestellt und die Absorption gemessen. Nach Umrechnung im Photometer wird das Ergebnis direkt als Massenkonzentration in mg/l ausgegeben. Das System ist derzeit für 20 unterschiedliche Parameter in verschiedenen Meßbereichen erhältlich, u. a. für Chlor, Eisen, Kupfer, Ozon, Phosphat, Sauerstoff, Nitrit, Nitrat und Sulfat. Da die Dosierung von Probe und Reagenzien hier entfällt und Verunreinigungen nahezu ausgeschlossen sind, wird die Handhabung vereinfacht. Fehlereinflüsse werden damit weiter zurückgedrängt.

Weil sich das Rundküvettenverfahren für die praktische Durchführung der Analysen als vorteilhaft erwiesen haben, geht die Entwicklung dahin, möglichst alle Parameter mit dieser Technik zu bestimmen. Für die Stoffe, zu deren Analytik komplizierte Verfahrensstufen erforderlich sind, wie z. B. Extraktionen zur Detergentienanalyse, werden in absehbarer Zeit allerdings keine Rundküvettenteste bereitstehen. Bei allen Vorteilen, die das Rundküvetten-System gegenüber der klassischen Arbeitsmethodik aufweist, darf nicht übersehen werden, daß aufgrund der geringeren Lichtweglänge in den Rundküvetten gegenüber den Rechteckküvetten, wo Durchmesser bis zu 50 mm verfügbar sind, die Nachweisgrenze in Rundküvettensystemen höher liegt. Beispielsweise kann Ammonium im Rechtecksystem bis zu 0,01 mg/l erfaßt werden. Im Rundküvetten-System liegt die untere Bestimmungsgrenze bei 0,2 mg/l. Die Entscheidung, welches System eingesetzt werden kann, verlangt daher eine sorgfältige Definition der analytischen Aufgabenstellung. Eine Cyanidbestimmung in Trinkwasser, wo der Grenzwert nach der Trinkwasserverordnung 0,05 mg/l beträgt, läßt sich noch mit einem Rundküvettensystem mit einem Meßbereich von 0,01 mg/l–0,4 mg/l durchführen. Hingegen ist Nickel (Grenzwert nach TrinkwV: 0,05 mg/l) nur noch mit einem Rechteckküvettentest (untere Bestimmungsgrenze: 0,01 mg/l) sinnvoll erfaßbar. Der Rundküvettentest hat für Nickel eine untere Bestimmungsgrenze von 0,1 mg/l und ist damit zur Kontrolle von Trinkwasser nicht ausreichend empfindlich. Im Abwasserbereich, wo der Grenzwert nach der Allgemeinen Rahmen-Verwaltungsvorschrift über Mindestanforderungen[14] 0,5 mg/l Nickel beträgt, ist eine Analyse dagegen sinnvoll möglich.

2.5 Aufschlußsysteme

Die photometrische Bestimmung von Schwermetallen erfaßt in der Regel nur freie, nicht komplexierte Ionen. Bei Gegenwart von Komplexbildnern, wie sie u. a. auch in Abwässern auftreten, werden die Schwermetalle nur partiell oder gar nicht erfaßt. Zu den Komplexbildnern zählen Hydroxycarbonsäuren, wie Weinsäure, Citronensäure und Milchsäure, dann Aminosäuren und schließlich Aminocarbonsäuren wie Ethylendiamintetraessigsäure (EDTA) und Nitrilotriessigsäure (NTA).

Ist mit der Anwesenheit dieser Stoffe zu rechnen, was durch einen Komplexbildner-Screening-Test geprüft werden kann, der in manchen angebotenen Analysen-Systemen enthalten ist, müssen diese Stoffe vor der eigentlichen Analytik vollständig beseitigt werden. Dies geschieht am besten durch einen oxydativen Aufschluß der Wasserprobe. Dazu werden von den Herstellern der Fertig-Systeme Aufschlußeinheiten angeboten (s. Anhang, S. 663). Sie enthalten Druckaufschlußgefäße aus Teflon, Mikrowellenofen, Aufschlußreagentien und weiteres Zubehör. Alternativ sind drucklose Aufschlußeinheiten in Form von Thermoblocks erhältlich, bei denen jedoch die Aufschlußzeiten länger ausfallen und die Umsetzung nicht stets mit 100 %iger Ausbeute abläuft. Daher ist der Mikrowellenaufschluß als Methode der Wahl für die Wasserproben anzusehen.

Bei der Schwermetallanalyse von organisch stark belasteten Wässern ist es zweckmäßig, stets einen Aufschluß vorzuschalten. Auf diese Weise können schwer zu übersehende Beeinflussungen der photometrischen Analytik durch organische Komponenten von vornherein vermieden werden. Obligatorisch ist der Aufschluß zur Bestimmung des Gesamt-Stickstoffs und des Gesamt-Phosphates sowie für die Klärschlammuntersuchung. Die letztere kann auch im Thermoblock mit einem drucklosen System erfolgen. Auch hierfür werden in den Analysen-Fertig-Systemen alle erforderlichen Gerätschaften, Chemikalien und Hilfsmittel bereitgestellt.

Durch die Ausstattung der photometrischen Fertig-Systeme mit Aufschlußeinheiten ist es möglich geworden, die analytische Richtigkeit wesentlich zu verbessern. Sie unterscheiden sich in dieser Hinsicht nicht mehr wesentlich von den DIN-Verfahren. Weiterhin wurde damit der Einsatzbereich der Fertig-Systeme beträchtlich erweitert.

Ausgeschlossen für die Fertig-Systeme und auch durch die angebotenen Aufschluß-Einrichtungen nicht aufbereitbar bleiben Abwässer mit extrem hoher organischer Belastung (CSB > 10 000 mg/l) und hohen Salzkonzentrationen, wenn Schwermetalle gemessen werden sollen, die in sehr niedrigen Konzentrationsbereichen vorliegen. Solche Aufgabenstellungen sind jedoch in der Umweltanalytik selten anzutreffen und damit auch nicht Gegenstand der Ökolytik.

2.6 Entsorgung

Die Hersteller der Fertig-Analysensysteme nehmen alle Abfälle, sowohl aus Rundküvetten als auch aus Rechteckküvetten und Komparatoren zurück. Bei den Abfällen aus den Rechteckküvetten-Tests wird eine getrennte Abgabe organischer, saurer und basischer Rückstände in für Gefahrgüter zugelassenen Behältnissen angeboten. Die Rücknahme ist gut organisiert, die Chemikalien werden in den Werken in modernen Abwasser- und Schlammaufbereitungsanlagen nach dem Stand der Technik behandelt und dort wo es sinnvoll ist, zurückgewonnen. Dadurch, daß die Abfallaufbereitung an zentralen Stellen mit moderner Technik erfolgt, lassen sich die Verfahren effizient gestalten. Die Rücknahmequittung wird als Entsorgungsnachweis anerkannt.

2.7 Qualitätssicherung

Als die ersten Analysen-Fertigsysteme angeboten wurden, waren sie in weiten Fachkreisen als qualitativ minderwertig verpönt und wurden häufig als „Bauchladenchemie" abqualifiziert. Dies hat sich grundlegend geändert. Durch konsequente Qualitätssicherung bei der Herstellung, moderner Kontrolle, sowie der häufig durchgeführten Vergleichbarkeitsüberprüfung mit den Referenzverfahren der DIN[8] ist allgemein ein hoher Stand erreicht worden.
Bei der Anwendung der Analysen-Fertigsysteme können auch vom Anwender, wie bei jeder Methode, Fehler gemacht werden. Es ist Aufgabe der Hersteller, die Systeme so zu gestalten, daß Fehlermöglichkeiten gering bleiben. Dem trägt die einfache Anwendungsprozedur und die klare Gebrauchsanweisung Rechnung. Wenn Fehler auftreten können, müssen sie vom Analytiker durch Anwendung zusätzlicher Tests erkannt und behoben werden. Moderne Analysen-Fertig-Systeme sind in aller Regel mit zusätzlichen Sicherungsbarrieren ausgestattet. Zur analytischen Qualitätssicherung werden seitens mancher, aber noch nicht aller Hersteller mehrere „Sicherungsbarrieren" in die Systeme integriert. Es ist zu erwarten, daß die bei einigen Anbietern bereits hoch entwickelte „Qualitätsphilosophie" zunehmend etabliert wird. In modernen Analysen-Fertig-Systemen sind folgende qualitätsrelevante Maßnahmen eingebaut:

– Konsequente Qualitätskontrolle mit Dokumentation bei der Herstellung der Reagenziensätze.
– Ausgabe von Qualitätszertifikaten für einzelne Küvettentestverfahren mit der Angabe statistischer Kenndaten, u. a. des Variationskoeffizienten.
– Die Testsätze sind mit Verfallsdaten versehen, innerhalb derer eine einwandfreie Funktion garantiert wird.
– Bestandteile der Fertig-Systeme sind u. a. Standard-Lösungen mit einer definierten Konzentration eines entsprechenden Inhaltsstoffes. Die Konzentration liegt etwa in der Mitte des jeweiligen Meßbereiches und hat einen eng tolerierten Vertrauensbereich, welcher zu jedem Standard angegeben wird. An Stelle der Wasserprobe wird die Standardlösung eingesetzt und die Analyse wie üblich durchgeführt. Liegt der ermittelte Meßwert im Vertrauensbereich, so sind alle Einzelkomponenten des analytischen Systems in Ordnung. Bedienungsfehler sind ausgeschlossen. Werden Abweichungen festgestellt, so muß der Fehler systematisch gesucht werden.
– Weitere Bestandteile der Küvetten-Systeme sind Aufstock-Lösungen, mit denen die Wiederfindungsrate von definiert zugesetzten Standards geprüft werden kann. Damit lassen sich Matrixeinflüsse erkennen und z.B. durch ein Aufschlußverfahren ausschalten.
– Zur Dokumentation der Qualitätssicherung seitens des Analytikers werden bei modernen Küvettentest-Verfahren Kontrollkarten ausgegeben, in die die Ergebnisse der Kontrollanalysen eingetragen werden. Es werden Standardkontrollkarten und – für Doppelbestimmungen – Spannweitenkontrollkarten verwendet, in denen die Vertrauensbereiche der jeweiligen analytischen Methoden markiert sind. Dazu kommen Wiederfindungskontrollkarten für die Ergebnisse der Aufstockversuche.
– Ein Hersteller bietet für seine Kunden die kostenlose Teilnahme an Ringversuchen als Serviceleistung an. Der Anwender kann damit extern und unabhängig sein Analysensystem überprüfen lassen. Die Teilnahme am Ringversuch wird bestätigt und stellt für den Analytiker ein qualitätsbescheinigendes Dokument dar.
– Weitere Hersteller von Analysen-Fertigsystemen ermöglichen ihren Kunden Vergleichsanalysen mit den offiziellen DIN-Verfahren an eingeschickten Proben gegen Gebühr. Dazu stehen zertifizierte DIN-Laboratorien bereit. Durch diese Vergleichsanalysen erhält der Anwender die Bestätigung, daß sein analytisches System für seine Proben Vergleichbarkeit mit den DIN-Analysen aufweist, d. h. im Rahmen der zugelassenen Fehlergrenzen die gleichen Ergebnisse erbringt wie amtliche Analysen.
– Bei unvorhergesehenen Störungen der Analytik bieten die Hersteller der Küvettentest-Verfahren dem Anwender analytische Hilfe, denn auch sie sind daran interessiert eventuelle Beeinflussungen zu kennen und durch eine Weiterentwicklung der analytischen Prozedur auszuschalten. Auch liegt ihnen daran, den Einsatzbereich der Testverfahren auszuweiten, was wiederum dem Analytiker zugute kommt.
– Namhafte Hersteller der Testverfahren veranstalten Seminare in Form von Grund- und Aufbaukursen, in denen fachgerechtes Arbeiten

mit den von ihnen entwickelten Methoden gelehrt wird. Dazu werden alle für die Analytik relevanten Arbeiten wie Probenahme, Probenaufbereitung, Verhalten bei Störungen, Dokumentation, Kontrolle und Ergebnisinterpretation im Hinblick auf die gesetzlichen Vorgaben erläutert.

Die wesentlichen Kriterien der photometrischen Küvettenteste in Verbindung mit einem modernen Photometer werden in der folgenden Auflistung nochmals zusammengefaßt dargestellt. Beim Kauf eines analytischen Systems sollte Wert darauf gelegt werden, daß diese Vorgaben eingehalten sind; sie entsprechen dem Stand der Technik:

– einfache Handhabung möglichst in Form von Rundküvettensystemen
– geringer Zeitaufwand für die Analytik
– ausgebaute Parameterpalette mit Meßbereichen, die zusätzliche Verdünnungsschritte möglichst überflüssig machen
– Verfügbarkeit von Screening-Tests für Komplexbildner
– Verfügbarkeit von Aufschlußsystemen für die Analytik komplexbelasteter Medien
– hohe Meßgenauigkeit und Vergleichbarkeit mit DIN-Methoden, zertifiziert durch eine unabhängige Stelle
– umfassendes Qualitätssicherungssystem mit Kontrollstandards, Aufstocklösungen und Kontrollkarten
– kompetente Fachbetreuung, Lehrseminare, Ringanalysen
– maximale Arbeitssicherheit
– komplette Entsorgung, Umweltverträglichkeit
– vertretbare Kosten
– Ausbau- und Entwicklungsfähigkeit
– moderne Datenspeicherung, -verarbeitung und Dokumentation.

2.8 Titrimetrische Verfahren

Einige Hersteller von Analysen-Fertigsystemen bieten für bestimmte Parameter Titrationsverfahren in miniaturisierter Form an. Sie werden zur Analyse der Acidität und Alkalität, von Calcium, Carbonathärte, Gesamthärte, Chlorid, Kohlensäure, Sauerstoff und Sulfit benutzt. Eigentliche Spurenanalytik kann damit nicht durchgeführt werden.
Grundlage sind klassische acidimetrische, komplexometrische und iodometrische Titrationsverfahren mit den dort üblichen Farbindikatoren. An Stelle der herkömmlichen Büretten werden graduierte Kunststoffspritzen verwendet, auf denen das Analysenergebnis nach Beendigung der Titration direkt abgelesen werden kann. Auf dem Markt sind auch sogenannte Digitaltitratoren, bei denen die Maßlösung aus einer Kolbenbürette mit Digitalanzeige herausgedrückt wird. Bei den titrimetrischen Verfahren wird vorausgesetzt, daß die Titration mit einem vorgegebenen definierten Volumen durchgeführt wird. Üblich sind Kunststoffbecher mit Volumenmarkierung. Die Meßbereiche sind auf die praktischen Belange der Umweltanalytik ausgerichtet. Genauigkeit, Mobilität, Lagerstabilität und günstiger Preis machen sie zu wichtigen Komponenten der Ausstattung für ein ökolytisches Labor. Ob die einfachen Titrationsverfahren für die Analytik im Einzelfall geeignet sind, hängt von der Zusammensetzung des Wassers ab. In wenig belasteten Trinkwässern, Grundwässern und Oberflächenwässern wird man meistens damit zurechtkommen. In Abwässern, die Komplexbildner enthalten oder auch in Leitungswasser mit gelösten Schwermetallen, z. B. Kupfer, können erhebliche Störungen auftreten, die sich u. a. am schlechten Farbumschlag am Endpunkt oder völlig abwegigen Analysenergebnissen zu erkennen geben. In manchen Fällen kann ein vorgeschalteter Aufschluß die Störung beseitigen, in anderen die Zugabe eines Maskierungsreagenzes. Die Hersteller der Analysen-Fertig-Systeme geben hierzu weitere Informationen.
In einfachster Form werden Titrationstestsätze für Aquaristik und Teichwirtschaft angeboten, wobei dort die Tropfen des Titrationsreagenzes bis zum Farbumschlag gezählt werden (s. Anhang, S. 663). Die Reagenzlösungen sind so eingestellt, daß zwischen Tropfenzahl und Meßwert eine einfache Beziehung besteht. Bei der Gesamthärtebestimmung entspricht z. B. jeweils ein Tropfen einem Deutschen Härtegrad. Dies ist zwar weniger exakt, als die Titration mit einer Spritze, reicht jedoch für die dort geforderte Genauigkeit aus.
Eine Variante stellt das Tablettenzählverfahren dar, bei dem zu der Analysenlösung Tabletten gegeben werden, die Reagenz und Indikator enthalten. Jede zugefügte Tablette entspricht einer bestimmten Konzentration und die Gesamtzahl der verbrauchten Tabletten bis zum Äquivalenzpunkt dem Gesamtgehalt des Analyten in der Probe.

2.9 Teströhrchen-Verfahren zur Bestimmung leichtflüchtiger Komponenten

Die halbquantitative Bestimmung von Gasen und flüchtigen Stoffen in Luft wird seit langem mit Gasspürröhrchen vorgenommen (s. Anhang, S. 663). Dies sind Glasröhrchen, in denen sich spezielle Reagenziengemische befinden, die auf einem körnigen Trägermaterial aufgebracht sind. Die zu bestimmende Gaskomponente bildet mit den Reagenzien ein gefärbtes Produkt. Wenn nun über eine Handpumpe ein definiertes Luftvolumen durch das Röhrchen gesaugt wird, so bildet sich eine farbige Zone aus, deren Länge ein Maß für die Konzentration der zu bestimmenden Komponente darstellt. Üblicherweise sind diese Gasspürröhrchen mit einer Skala versehen, an Hand derer die Konzentration des gemessenen Gases direkt abgelesen werden kann. Diese Spürröhrchen sind für eine sehr große Zahl unterschiedlichster gasförmiger Stoffe in vielen Konzentrationsbereichen verfügbar[15] (s. Kap. 6, S. 511). Ihre Empfindlichkeit ermöglicht es zu überprüfen, ob z. B. MAK-Werte

in einem Raum für einen bestimmten Stoff eingehalten sind. Die Meßbereiche erstrecken sich teilweise bis zu sehr niedrigen Konzentrationen.
Aufbauend auf diesen Spürröhrchen wurden in den letzten Jahren halbquantitative Meßverfahren für flüchtige Stoffe, gelöst in Wasser, ausgearbeitet[16]. Grundlage ist das Prinzip der Gleichgewichtseinstellung eines Stoffes in einem 2-Phasen-System, bestehend aus einer Gas- und einer Wasserphase. Der Stoff verteilt sich in den beiden Phasen so, daß das Konzentrationsverhältnis bei konstanter Temperatur und konstantem Druck stets gleich bleibt. Es wird durch die Henrysche Konstante beschrieben.
Wird nun durch das zu prüfende Wasser ein Luftstrom gesaugt und anschließend in ein geeignetes Gasspürröhrchen geführt, so wird die flüchtige Komponente dort ein Signal erzeugen und zwar als Länge einer charakteristisch gefärbten Zone. Zwischen der Konzentration der flüchtigen Komponente im Wasser und der Länge der Farbzone bzw. der Konzentration der Komponente in der Strömungsluft gibt es eine einfache lineare Beziehung der Form:

$$Y = A \times B (X + C)^{16}$$

mit Y: Konzentration des Stoffes in Wasser in mg/l
A: gerätespezifische Konstante
B: stoffspezifische Konstante
X: am Gasspürröhrchen abzulesender Wert in ppm
C: systemspezifische Konstante.

Nach geeigneter Validierung des Systems lassen sich eine Reihe unterschiedlicher flüchtiger Stoffe in Konzentrationsbereichen bestimmen, die für die Ökolytik interessant sind. Erfaßbar sind z. B. Aromaten (Benzol, Toluol, Xylol) in Konzentrationen bis zu 0,2 mg/l. Benzinkohlenwasserstoffe bis zu 0,5 mg/l, Chlorkohlenwasserstoffe, u. a. Perchlorethylen bis zu 0,01 mg/l, organische flüchtige Säuren, wie z. B. Essigsäure bis zu 0,5 mg/l und Ammoniak, Cyanide und Sulfide. Für die anorganischen Komponenten in Wasser ist das Verfahren weniger interessant, weil hierfür ausgezeichnete photometrische Testmethoden existieren. In komplexer Matrix, z. B. als Altlastkomponente in Böden, wo viele Störmöglichkeiten gegeben sind, wird man sich aber mit Vorzug dieser Methode auch bei den anorganischen Stoffen bedienen, denn durch die Verlagerung auf das gasförmige Medium wird eine Vielzahl störender Komponenten ausgeblendet.
Zur Abschätzung der Belastung flüchtiger organischer Stoffe in Abwasser, Grundwasser, Oberflächenwasser und gegebenenfalls verunreinigtem Trinkwasser ist die Methode in ihrer Einfachheit konkurrenzlos. Sie ermöglicht eine Abschätzung von Schadstoffen mit einfachsten Mitteln, wo als Alternative bisher nur die Gaschromatographie mit Head-space-Technik und dem ihr eigenen hohen instrumentellen Aufwand zur Verfügung steht. Das Luft-Extraktionsverfahren stellt damit eine wichtige Bereicherung der „nicht normrelevanten" Verfahren bzw. der Betriebsverfahren dar. Sein Einsatz in der Ökolytik ermöglicht eine sehr wichtige Erweiterung der mit den Analysen-Fertig-Systemen erfaßbaren Parameterpalette. Die dort gegebene Charakteristik, nämlich schnelle, kostengünstige, einfache analytische Prozedur trifft auch für das Luft-Extraktionsverfahren in vollem Umfang zu.

2.10 Elektrochemische Verfahren

Elektrochemische Verfahren lassen sich im Rahmen der Ökolytik wie in der klassischen Analytik einsetzen zur Bestimmung

– der elektrischen Leitfähigkeit
– des pH-Wertes
– der Fluoridkonzentration
   sowie
– der Sauerstoffkonzentration.

Während für den pH-Wert und Fluorid auch visuell-kolorimetrische und photometrische und für den Sauerstoffgehalt maßanalytische Verfahren zur Verfügung stehen, kann die elektrische Leitfähigkeit ausschließlich elektromechanisch mittels Elektrode bestimmt werden.
Ein Digital-Leitfähigkeitsmeßgerät ist für ein ökolytisches Labor dann von Nutzen, wenn große Probenzahlen abzuarbeiten sind und häufig Qualitätskontrollen und Bilanzierungen anstehen. Der Preis liegt bei ca. 900,– DM.
Jedes ökolytische Labor sollte heute mit einem leistungsfähigen pH-Meßgerät mit pH-Elektrode ausgerüstet sein. Gute Geräte sind bereits für ca. 600,– DM erhältlich. Neben der Gewinnung direkter umweltrelevanter Meßwerte dienen sie dazu, im Labor die Analytik anderer Parameter zu überwachen, denn dort ist in vielen Fällen die Einhaltung eines vorgegebenen pH-Bereiches wichtig zur Erlangung präziser Ergebnisse.
Fluorid-Elektroden mit Meßeinheit werden ausschließlich für die Fluorid-Analytik in Präzisionsausführung verwendet. Aufgrund ihres hohen Anschaffungspreises sprengen sie den Rahmen der üblichen Analysen-Fertig-Systeme.
Sauerstoffmeßgeräte mit Elektrode sind erforderlich für die häufige Untersuchung von Fischgewässern, insbesondere zur Kontrolle vor Ort bei Fischsterben. Auch für detaillierte limnologische Analysen sowie zur Untersuchung der biologischen Abbaubarkeit von Substraten in Kontakt mit Belebtschlamm sind sie unersetzlich. Die Anschaffungskosten betragen etwa 1500,– DM.

2.11 Biologische Verfahren

Biologische Verfahren zur Ermittlung der Toxizität und der biologischen Abbaubarkeit von Wasserinhaltsstoffen sind als Norm-Methoden schon seit längerer Zeit fester Bestandteil der Umweltanalytik. Die zur Bestimmung der Toxizität entwickelten Tests auf der Basis von Fischen, Wasserflöhen, Algen und Bakterien haben sich zur Kontrolle von Abwasser gut bewährt. Sie sind aus der Praxis nicht mehr wegzudenken, denn diese Verfahren vermitteln ein integrales Bild einer aus vielen Einzelkomponenten zusammengesetzten ökotoxischen Wirkung, das auf der Grundlage unseres derzeitigen Wissens über die konkreten Zusammenhänge zwischen Stoffkonzentration und biologischer Wirkung sowie aus den Resultaten einer noch so umfangreichen chemischen Analyse nicht zu konstruieren ist.

Eine Vielzahl neuer Testverfahren wurde in den letzten Jahren entwickelt, die an Stelle des Versuchs am lebenden Tier Vorgänge auf zellulärer und molekularer Ebene verwenden (s. Anhang, S. 663). Damit wird die Anzahl der Tierversuche reduziert und gleichzeitig die Möglichkeit geschaffen, eine Automatisierung in der Gewässer- und Abwasserüberwachung einzuführen[17]. Derzeit verfügbar für die Wasseranalytik sind eine Reihe von biochemischen Verfahren, wie Enzymhemmtests und Enzymaktivitätstests. Zu den bekannten und gut ausgearbeiteten Tests gehört der Cholinesterase-Hemmtest, der als Screening-Test zur Bestimmung von Organophosphat- und Carbamat-Pestiziden in Wasser dient. Bei den Enzymaktivitätstests ist die Interpretation der Ergebnisse wesentlich schwieriger und erfordert eine große Erfahrung.

Eine große Bedeutung haben immunochemische Tests für Umweltchemikalien erlangt. Testkits zur Bestimmung von Pflanzenschutzmitteln, z. B. der Triazine, sind bereits erhältlich[18]. Weiterhin lassen sich eine Reihe von Fungiziden und sehr viele Insektizide immunochemisch ermitteln. Trotzdem sind diese Tests im Rahmen der üblichen Wasseranalytik noch wenig verbreitet. Einer der Gründe dafür ist die hohe Empfindlichkeit, die dazu führt, daß man überall Spuren der Stoffe finden kann, was dann in der Interpretation der Resultate eine Verunsicherung hervorruft. Weiterhin sind die Resultate in der Regel stark matrixabhängig und nicht völlig selektiv. Immerhin konnte gezeigt werden, daß immunochemische Verfahren im Vergleich zur klassischen chemischen Analyse mit HPLC oder GC/MS im Falle der Triazinherbizide im Trinkwasser befriedigende Übereinstimmung ergeben haben[19,20]. Als rasche und wenig aufwendige Screening-Verfahren können sie insbesondere in Form des heterogenen Enzymimmunoassay ELISA (enzyme-linked immunosorbent assay) die klassische chemische Analytik ergänzen. Ein Einsatz in der Ökolytik wird möglich sein, wenn man sich der Methodik intensiv annimmt und die Störmöglichkeiten kennt. Man wird auf diesem Gebiet weitere interessante Entwicklungen erwarten können, die auch für die Umweltanalytik des Apothekenlabors Fortschritte bringen und weitere Anwendungsbereiche erschließen werden.

Aus dem Bereich der biologischen Tests sind derzeit ohne Schwierigkeiten für die Ökolytik anwendbar die Toxizitätstests, wie Daphnientest, Fischtest, Algentest und Leuchtbakterientest, aber auch enzymatische Tests, wie z. B. der Urease-Agar-Diffusionstest von Neufang, Falkenhausen und Schweisfurth[21].

3 Chemische Bewertungskriterien für Wasser

Die Bewertungskriterien für Wasser lassen sich grundsätzlich in fünf verschiedene Gruppen einteilen:

1. *Sinnenbefund*: Färbung, Trübung, Geruch, Geschmack.
2. *Summenparameter*: Es handelt sich um Meßgrößen, deren Signal in direkter Proportionalität abhängig ist von der Konzentration vorhandener Verbindungen, wobei völlig unselektiv die Gesamtheit weitgehend aller Stoffe, wenn auch mit unterschiedlicher Ansprechempfindlichkeit für die Einzelkomponenten erfaßt wird. Dazu gehört z. B. die elektrische Leitfähigkeit, die alle gelösten Elektrolyte anzeigt, der CSB (chemischer Sauerstoffbedarf) als Maß für die Gesamtbelastung an organischen Stoffen oder der TOC (gesamter organischer Kohlenstoffgehalt), der ebenfalls auf alle organischen Verbindungen anspricht. Für die meisten Belange der Trinkwasser- und Abwasserbehandlung ist der Gesamtgehalt der organischen Belastung von großem Interesse, weniger jedoch welche Einzelkomponenten diese Belastung verursachen. Ausgenommen sind natürlich Einzelstoffe von erheblicher Toxizität, wie z. B. Pestizide, die auch gesetzlich als einzelne Spezies limitiert werden[6].
3. *Gruppenparameter*: Gruppenparameter erfassen alle Stoffe innerhalb einer Gruppe, wie z. B. Phenole oder anionische Tenside. Das gruppenspezifische Ansprechverhalten ist durch die jeweilige Bestimmungsmethode analysentechnisch festgelegt. Völlig gruppenselektiv sind diese Bestimmungen nicht. Kennt man die analytisch aktive funktionelle Gruppe als Molekül des zu erfassenden Stoffes, so läßt sich in der Regel vorhersagen, ob eine bestimmte Substanz als Angehörige einer Gruppe erfaßt wird oder nicht. Gruppenbestimmungen sind immer dann sinnvoll, wenn eine große Zahl chemisch und physikalisch weitgehend gleichartiger, aber individuell unterschiedlicher Spezies vorhanden sind und erfaßt werden müssen. So ist es beispielsweise üblich, den Kohlenwasserstoffgehalt eines Wassers lediglich als Gruppensumme zu erfassen und anzugeben. Die vielen Einzelkomponenten z. B. eines Mineralöles getrennt zu analysieren wäre höchst aufwendig und für die Bewertung der Wasserqualität im üblichen Sinn auch völlig überflüssig.
4. *Einzelparameter*: Hierunter fallen alle als diskrete einzelne Verbindungen oder Ionensorten erfaßbare Spezies, insbesondere anorganischer Natur. Dazu gehören die Parameter der klassischen Wasseranalyse wie Chlorid, Sulfat, Calcium, Eisen, Magnesium usw., aber auch organische Stoffe, die aufgrund ihres Verhaltens separat bestimmt werden, wie z. B. Tetrachlorkohlenstoff. Wichtigstes Kriterium bei der Bestimmung der Einzelparameter ist neben der

Empfindlichkeit die Selektivität. Während anorganische Analysen in vielen Fällen durch die Wahl geeigneter Reagenzien selektiv gestaltet werden können, ist dies bei der Erfassung organischer Stoffe nur möglich durch die Anwendung chromatographischer Verfahren (GC, HPLC).

5. *Wirkparameter:* Hierunter fallen alle Parameter, bei denen das Meßsignal nicht direkt proportional zur Konzentration der erfaßten Inhaltsstoffe steht. Es betrifft vor allem die biologischen Tests zur Toxizität und zur biologischen Abbaubarkeit.

3.1 Sinnenbefund

Färbung, Trübung, Geruch und Geschmack haben, auch wenn sie im wesentlichen nur subjektiv ermittelt werden können, für die Erstbewertung von Wasserproben jedweder Herkunft eine hervorragende Bedeutung. Diese Kriterien sollten unmittelbar nach dem Eingang einer Probe ohne jede Verzögerung geprüft werden. Diese Merkmale können sich bei der Aufbewahrung sehr schnell ändern. Aus dem Sinnenbefund ergeben sich wichtige Hinweise für das weitere Vorgehen bei der Analyse. Auch kann z. B. über den Geruch schnell und in empfindlicher Weise auf die Abwesenheit bestimmter Komponenten, wie z. B. Schwefelwasserstoff geschlossen werden[22].

Geschmacksproben wird man nur in Sonderfällen vornehmen: Wenn Trinkwasser speziell auf die Anwesenheit von Geschmacksstoffen, wie z. B. Mineralölspuren kontrolliert werden soll.

Färbung und Trübung, sowie eventuell abgelagertes Sediment beurteilt man in einer klaren, farblosen Glasflasche. Wenn das Wasser in Kunststoffflaschen angeliefert wurde, so schüttet man zuvor in ein sauberes klares Glasgefäß um.

Zur Erfassung des Geruchs müssen kalte Wasserproben auf Raumtemperatur erwärmt werden. Dies geschieht am besten durch Stehenlassen für etwa eine Stunde. Beschleunigtes Erwärmen im Wasserbad ist nicht empfehlenswert, weil dabei flüchtige Stoffe ausgetragen werden können. Etwa 100 ml der Wasserprobe werden in einen 250 ml Weithals-Erlenmeyerkolben gefüllt. Vor der Geruchsprobe wird der Kolbeninhalt geschwenkt. Mit der Nase zieht man aus dem Luftraum des Erlenmeyerkolbens langsam die Luft an. Es ist darauf zu achten, daß die Geruchsprüfung in einer geruchsneutralen Umgebung erfolgt.

Bei Unsicherheit hinsichtlich des Geruchs einer Wasserprobe ist es zu empfehlen, das Ergebnis durch weitere Personen bestätigen zu lassen. Man differenziert nach Art und Stärke des Geruchs.

Geruchsschwellenwert. Um die Stärke eines Geruchseindrucks zu quantifizieren und vergleichen zu können, bedient man sich des Geruchsschwellenwertes (GSW). Man versteht darunter das Verdünnungsverhältnis mit dem man ein geruchbehaftetes Wasser mit absolut geruchfreiem Wasser verdünnen muß, so daß der Geruch der Mischung gerade nicht mehr wahrnehmbar ist. Bezeichnet man das Volumen der Probelösung mit Vp und das der Verdünnungslösung mit Vv, so errechnet sich der Geruchsschwellenwert wie folgt:

GSW = (Vp + Vv)/Vp

Man arbeitet mit jeweils einem Gesamtvolumen von 200 ml. Einzelheiten zur Durchführung entnehme man der einschlägigen Literatur[22].

Beurteilung: Sauberes Trinkwasser, Grundwasser und Oberflächenwasser ist weitgehend klar, farblos und ohne Geruch. Eine bräunlich-gelbige Trübung oder bräunliches Sediment weist auf Eisenhydroxid hin, das häufig als Korrosionsprodukt von Eisenrohrleitungen in das Wasser gelangt. Weiße, opaleszierende Trübung kann durch Zinkkorrosion in verzinkten Rohrleitungen bedingt sein. Eine Kupferkorrosion kann zu einer geringen Blaufärbung führen. Sie ist meist so schwach, daß man sie nur in dicker Schicht erkennen kann. An der Eintropfstelle von Wasserhähnen finden sich in Waschbecken Blaufärbungen, wenn eine Kupferkorrosion in den Leitungen stattfindet.

Grundwässer enthalten häufig vom Pumpensumpf aufgewühltes Sediment in brauner bis rotbrauner Farbe. Oberflächenwasser kann nach starken Niederschlägen durch feine tonartige Trübstoffe gelblich-ockerartig gefärbt sein.

Schwarzfärbung, einhergehend mit dem Geruch nach Schwefelwasserstoff findet man immer dann, wenn organisch hoch belastete Wässer unter Luftausschluß faulen und gleichzeitig Spuren von Eisenverbindungen vorhanden sind. Deponiesickerwässer mit Hausmülldeponien, Friedhofssickerwässer und Tiefenwässer von Teichen mit Faulschlammbildung zeigen dieses Verhalten.

Bei Chlorung des Wassers wird man den typischen Chlorgeruch feststellen können. Trinkwässer, die aus mitunter stark belasteten Oberflächenwässern aufbereitet wurden, können bei Durchbruch der Filter oder anderen Störungen der Aufbereitung einen fischigen, algigen Geruch annehmen, der besonders stark in Erscheinung tritt, wenn man mit starkem Strahl ein größeres Gefäß füllt. Häufig wird dieser Geruch von den Verbrauchern als „Chlorgeruch" beanstandet. In diesen Fällen ist mit einer erhöhten organischen Belastung ($KMnO_4$-Verbrauch und CSB) sowie dem Auftreten von Ammonium zu rechnen.

Grundwasser, das bei der Entnahme farblos und klar war, und nach sich wenigen Stunden Standzeit ockergelb eintrübt, enthält Eisen in Form von Fe^{2+} und nahezu keinen Sauerstoff. Ist Mangan vorhanden, dann ist die Trübung mehr dunkelbraun gefärbt.

Muffiger oder fauliger Geruch von Grundwasser weist auf eine Abwasser- oder Deponiesickerwasserbeeinflussung hin. Mit Jauche oder Silagesaft verunreinigtes Wasser riecht in frischen Proben noch in sehr hohen Verdünnungen charakteristisch nach diesen Stoffen.

Spezielle Verunreinigungen, wie z. B. organische Lösungsmittel, Mineralöl, Phenole und Schwefelwasserstoff wird man leicht am Geruch wahrnehmen können, auch wenn die Konzentrationen so gering sind, daß einfache chemische Nachweise noch nicht ansprechen.

In Abwässern sind Färbung, Trübung und Geruch in vielen Spielarten möglich. Ungeklärtes, frisches kommunales Abwasser riecht in der Regel schwach nach Waschmittelduftstoffen. Es ist grau und trübe. In biologischen Kläranlagen gereinigtes kommunales Abwasser ist üblicherweise leicht gelblich und besitzt einen etwas muffigen Geruch. Artfremde Verunreinigungen durch Lösungsmittel lassen sich zumeist auch in Abwässern über den Geruch feststellen.

Bunte Farben sind in Wasser und Abwasser seltene Ausnahmen und weisen auf den Zulauf von Farbstoffen hin. Manchmal findet man grün fluoreszierende Abwässer und Oberflächenwässer, bedingt durch den Gehalt an Fluorescein-Natrium (Uranin). Dieses wird von Tiefbauämtern zur Kontrolle des Leitungsverlaufs von Abwasserleitungen benutzt.

Bei der Untersuchung von Teichwasser kann der Sinnenbefund sehr hilfreich sein, wenn man beim genaueren Hinsehen lebende Wassertiere, wie z. B. Wasserflöhe, Wasserasseln, Insektenlarven und ähnliche Individuen entdeckt, die auch noch nach Stunden am Leben sind. In solchen Fällen ist die Vergiftung eines Wassers durch eingetragene Chemikalien, die vielleicht als Ursache eines Fischsterbens vermutet werden, auszuschließen.

Grenz- und Richtwerte: In der Trinkwasserverordnung (TrinkwV) sind Färbung, Trübung und Geruchsschwellenwert jeweils begrenzt, letzterer auf 2 bei 12 °C und 3 bei 25 °C[6].

3.2 Elektrische Leitfähigkeit

Die elektrische Leitfähigkeit (→ Bd. 2) ist neben dem pH-Wert der in Wasserproben am häufigsten gemessene Parameter. Als Leitfähigkeit bezeichnet man den reziproken Wert des elektrischen Widerstandes. Die Leitfähigkeit ist ein sehr gutes Maß für den Gesamtgehalt eines Wassers an gelösten Salzen. Zwischen der Leitfähigkeit χ und dem Mineralstoffgehalt S natürlicher Wässer besteht eine einfache Beziehung der Form:

$$S = F \cdot \varkappa_{25}$$

F ist ein Faktor, der je nach Wassertyp zwischen 0,8 und 0,95 liegt. χ ist die elektrische Leitfähigkeit bei 25 °C in µS/cm. Für allgemeine Abschätzungen kann man von F = 0,85 ausgehen. Da Leitfähigkeitsmessungen im Labor, aber auch an der Probenahmestelle zumeist nicht bei 25 °C durchgeführt werden, rechnet man mit folgender Formel auf 25 °C um:

$$\varkappa_{25} = \frac{\varkappa_\delta}{1 + 0{,}0196\,(\delta - 25)} \qquad \delta = \text{Meßtemperatur in °C}$$

Hohe elektrische Leitfähigkeiten von > 700 µS/cm findet man bei harten Grund- und Trinkwässern, bei stark salzhaltigen Oberflächenwässern (z. B. bei Beeinflussung durch Sümpfungswässer) und in kommunalen und industriellen Abwässern, aber auch in salzreichen Thermal- und Mineralwässern.

Extrem hohe Leitfähigkeiten von > 5000 µS/cm treten bei salzhaltigen Tiefgrundwässern aus dem Steinkohlebergbau auf. In Niederschlagswässern liegen die Leitfähigkeiten praktisch immer unter 150 µS/cm. Oberflächenwässer und daraus aufbereitete Trinkwässer (z. B. aus Talsperren) haben Leitfähigkeiten von weniger als 300 µS/cm.

Wirkung: Wässer mit hohen Leitfähigkeiten, d. h. hohen Salzgehalten können Korrosionen an metallischen Werkstoffen hervorrufen. Insbesondere Chloride wirken korrosionsbeschleunigend. Neben der Werkstoffschädigung kann es zu einer Wasserverunreinigung durch die Korrosionsprodukte kommen. Hohe Salzgehalte sind auch für Betonbaustoffe schädlich.

Grenz- und Richtwerte: Trinkwasserverordnung (TrinkwV): 2000 µS/cm als Höchstwert, EG-Trinkwasserrichtlinie: 400 µS/cm als Richtwert. Im Abwasser nicht begrenzt.

Bedeutung als Anlaysenparameter: Gute Unterscheidungsmöglichkeit zwischen einzelnen Wasserarten.

Tabelle 10.2 Elektrische Leitfähigkeiten verschiedener Wasserarten

Art des Wassers	Übliche elektrische Leitfähigkeit
Niederschlagswasser	50– 150 µS/cm
Oberflächenwasser	100– 300 µS/cm
Grundwasser	200– 1000 µS/cm
Abwasser	> 600–10000 µS/cm
Thermalwasser	> 1200 µS/cm

Beim Auftreten von Sickerwasser unbekannter Herkunft kann häufig über die Leitfähigkeit mit ziemlicher Sicherheit auf die Herkunft geschlossen werden.

Leitfähigkeitsmessungen sind gut zur Analysenkontrolle geeignet. Probenverwechslungen können aufgedeckt werden. Ein hoher Salzgehalt muß mit einer entsprechenden Leitfähigkeit korrelieren und umgekehrt. Bei Wassermischungen z. B. aus salzreichem Abwasser und salzarmem Oberflächenwasser kann über die Leitfähigkeiten das Mischungsverhältnis abgeschätzt werden. Diese Meßgröße ändert sich auch nach längerem Stehen nicht wesentlich, wenn keine Ausfällungen eintreten. Die Messung selbst dauert nur wenige Minuten einschließlich der Eichung. Sie ist immer erforderlich, wenn umfangreiche Wasseranalysen mit Bilanzierungen durchzuführen sind.

3.3 pH-Wert

Der pH-Wert ist von allen Parametern die am häufigsten gemessene Größe im Bereich Trinkwasser und Abwasser. Von den üblichen Wasserinhaltsstoffen haben die Kohlensäure, d. h. gelöstes Kohlendioxid sowie Calcium- und Magnesiumhydrogencarbonat den größten Einfluß auf den pH-Wert. Organische Stoffe und Neutralsalze sind hingegen ohne Einfluß. Im Niederschlagswasser, das wegen seiner geringen Pufferkapazität pH-

Änderungen leicht erleidet, können geringe Konzentrationen an Mineralsäuren wie Schwefelsäure, Salzsäure und Salpetersäure den pH-Wert stark absenken. Dabei werden pH-Werte bis zu 3,0 gemessen (saurer Regen). Unbelastetes Regenwasser weist infolge des gelösten Kohlendioxids einen pH-Wert von ca. 5,6 auf.
Wirkung: In Trinkwasserleitungen ist die Korrosion von Zink und Kupfer bei pH-Werten < 6,8 verstärkt möglich. Angriff auf Betonwerkstoffe ist bei einem pH < 6,5 in zunehmendem Maß möglich. Oberflächenwasser mit pH-Werten < 6,0 kann aus Sedimenten Schwermetalle freisetzen. Die Wirkung des sauren Regens ist im Boden ähnlich, wenn dieser keine ausreichende Pufferkapazität durch einen natürlichen Gehalt an Calciumcarbonat besitzt.
In Oberflächengewässern mit Fischbesatz besteht bei pH-Werten unter 5 und über 9 Gefahr für Fische. Verschiedene Fischarten weisen etwas unterschiedliche pH-Toleranzbereiche auf[23].
In weichen und kohlendioxidhaltigen Oberflächenwässern werden bei der Aufbereitung zu Trinkwasser pH-Werte bis zu 9,5 eingestellt, damit das Kalk-Kohlensäure-Gleichgewicht eingehalten werden kann.
In stark verkrauteten Oberflächengewässern können nach starker Sonneneinstrahlung durch assimilatorischen CO_2-Entzug pH-Werte von bis zu 10–11 auftreten:

$Ca(HCO_3)_2 \rightarrow CaCO_3 + CO_2 + H_2O$
$Ca(HCO_3)_2 \rightarrow Ca(OH)_2 + 2\ CO_2$

Nicht selten wird dadurch Fischsterben verursacht. Dabei kann aufgrund des pH-abhängigen Gleichgewichtes zwischen Ammoniak und Ammonium-Ionen, falls vorhanden, eine zusätzliche toxische Wirkung auftreten.
Die Gleichgewichtseinstellung zwischen Ammoniumionen (NH_4^+; nicht fischtoxisch) und Ammoniak (NH_3; stark fischgiftig) wird in erster Linie durch den pH-Wert bestimmt. Bei einem pH-Wert von 9,25 liegen 50 % des vorhandenen Ammoniums als freies Ammoniak vor. Bei einer Temperatur von 20 °C ist oberhalb von pH = 12 nur noch Ammoniak und unterhalb von 7 nur noch das Ammonium-Ion im Gleichgewicht vorhanden.
Grenz- und Richtwerte: 6,5–9,5 (TrinkwV); 6,5–8,5 (EG-Trinkwasserrichtlinie); 6,5–9,5 (Mineral- und Tafelwasser-VO); 6,5–7,8 (Badewasser in Becken); 6–9 (EG-Badewasser-VO); 6,5–10 (Abwasser von Indirekteinleitern); 6,5–8,5 (Abwasser von Direkteinleitern).
Bedeutung als Analysenparameter: Wichtiges allgemeines Beschaffenheitskriterium. Parameter zur Abschätzung der Korrosionsgefährdung in Trinkwasser und Abwasser. Prüfung von Grund- und Brunnenwasser auf die Notwendigkeit einer Entsäuerung bei Aufbereitung zu Trinkwasser, Kontrolle von Abwassereinleitungen und Abwasserneutralisationsanlagen, Kontrolle von Fischgewässern und Oberflächengewässern mit Fischbesatz für Routine und insbesondere bei Fischsterben, Prüfung von Niederschlagswasser bei Verdacht von saurem Regen. Der pH-Wert muß darüber hinaus in vielen Fällen bei der Analytik anderer umweltrelevanter Stoffe kontrolliert und gegebenenfalls eingestellt werden. Elektronische Geräte mit pH-Elektroden stellen für die Ökolytik die geeignete Ausstattung dar. Für die schnelle Untersuchung von klaren Wässern sind die visuellkolorimetrischen Verfahren ebenfalls gut geeignet. Bei sehr gering gepufferten Wässern (Niederschlagswässer und Oberflächenwässer) ist darauf zu achten, daß durch die Indikatorlösung der pH-Wert des zu messenden Wassers nicht selbst beeinflußt wird. Dies ist durch ein kleines Verhältnis von Indikatorlösung zu Probenlösung zu realisieren und wird z. B. bei dem HE-System von Macherey-Nagel berücksichtigt.
Der pH-Wert muß in Wasserproben möglichst unmittelbar nach der Probenahme oder nach dem Probeneingang ermittelt werden. Er ändert sich beim Stehen durch Ausgasung von Kohlendioxid oder Ausfällung von Calciumcarbonat meist schnell.

3.4 Kalkaggressivität

Unter der Kalkaggressivität eines Wassers wird dessen angreifende Wirkung gegenüber Calciumcarbonat ($CaCO_3$) verstanden. Die Innenwandungen von Trinkwasserleitungen überziehen sich wenige Wochen nach Inbetriebnahme mit einer Kalk-Rost-Schutzschicht, die im wesentlichen aus Calciumcarbonat und Eisenhydroxid $Fe(OH)_3$ besteht. Sie schützt das darunter liegende Metall vor weiterem Angriff. Ein richtig aufbereitetes Trinkwasser vermag den Kalk der Kalk-Rost-Schutzschicht nicht zu lösen, es führt aber auch nicht zur Abscheidung von Kalk; es befindet sich im Kalk-Kohlensäure-Gleichgewicht. Kalkabscheidendes Wasser ist zwar nicht aggressiv, führt jedoch in den Rohrleitungen zu Inkrustationen, was bis zum völligen Zuwachsen gehen kann. Das Kalk-Kohlensäure-Gleichgewicht wird durch die umkehrbare Reaktion zwischen Calciumcarbonat und gelöstem Kohlendioxid zu löslichem Calciumhydrogencarbonat bestimmt.

$Ca(HCO_3)_2 \rightleftarrows CaCO_3 + CO_2 + H_2O$

Im Gleichgewicht ist die Geschwindigkeit der Abscheidung von Calciumcarbonat gleich der Auflösung zu Hydrogencarbonat. Damit tritt kein Stoffumsatz ein. Kalkaggressives Wasser löst Calciumcarbonat im Sinne des unteren Pfeiles auf. Dabei wird Kohlensäure verbraucht; der pH-Wert steigt an. Kalkabscheidendes Wasser setzt Calciumcarbonat und CO_2 im Sinne des oberen Pfeiles frei, der pH-Wert sinkt. Befindet sich das Wasser im Gleichgewicht, so bleibt der pH-Wert konstant.
Auf der Grundlage einer pH-Messung vor und nach Zugabe von feinst gepulvertem Calciumcarbonat zu einer Wasserprobe beruht ein einfaches Verfahren zur Ermittlung der Kalkaggressivität, der sogenannte pH-Schnelltest. Die Messung wird mittels einer pH-Elektrode möglichst am Ort der Probenahme durchgeführt. Eine genaue Arbeitsvorschrift findet sich in den deutschen Einheitsverfahren[8] oder bei Quentin[22].

Für orientierende Untersuchungen geht man folgendermaßen vor: Man leitet mit einem Gummischlauch das zu untersuchende Wasser etwa 5 Minuten in möglichst gleichmäßiger Schüttung in ein großvolumiges Reagenzglas und läßt es überlaufen. Das Schlauchende muß bis auf den Boden reichen. Dann stellt man eine pH-Elektrode in das Reagenzglas und ermittelt den pH-Wert (pH-Wert A). Man fügt ca. 5 g Calciumcarbonat (reinst, gefällt) hinzu, so daß der pH-Elektrodenkopf direkt im Schlamm steht. Nach zwei Minuten wird der sich neu einstellende pH-Wert (pH-Wert B) abgelesen.
Beurteilung: Steigt der pH-Wert nach der $CaCO_3$-Zugabe, so ist das Wasser kalkaggressiv, sinkt er ab, so liegt ein kalkabscheidendes Wasser vor. Ist der Betrag der Differenz pH A–pH B kleiner als 0,04, so liegt das Wasser im Kalk-Kohlensäure-Gleichgewicht.
Grenz- und Richtwerte: Die TrinkwV verlangt, daß der pH-Wert der Calciumcarbonatsättigung in den Bereichen 6,5–8,0 (für metallische und zementhaltige Werkstoffe) und 6,5–9,5 (für Faserzementwerkstoffe) nicht vom pH-Wert des Wassers unterschritten werden darf.

3.5 Säure-Basen-Kapazität

Unter der Säure- bzw. Basenkapazität eines Wassers versteht man die Stoffmenge an H^+-Ionen bzw. OH^--Ionen, die erforderlich ist, um einen Liter Wasser auf einen definierten pH-Wert einzustellen. Vereinbarungsgemäß gelten die pH-Werte 4,3 und/oder 8,2 als Zielpunkte.
Beurteilung: Säure- und Basenkapazität werden im wesentlichen bestimmt durch den Gehalt des Wassers an schwachen Säuren und Basen, wie Kohlensäure, Huminsäuren, Metallhydroxide sowie puffernd wirkenden Bestandteilen, z.B. Phosphaten.
Die Säure- und Basenkapazität sollte immer dann gemessen werden, wenn abnorme pH-Werte ($< 6,5$ und $> 9,5$) festgestellt wurden. Dies gilt für alle Arten von Wasser mit Ausnahme von Niederschlagswasser. Dieses weist häufig pH-Werte von $< 5,0$ auf, wobei die Basenkapazität wegen fehlender Pufferung sehr niedrig liegt. Die korrosive Wirkung eines Wassers mit niedrigem pH-Wert kommt dann besonders stark zur Geltung, wenn eine starke Basenkapazität vorliegt, d.h. wenn zur Neutralisation des Wassers eine erhebliche Menge an Base benötigt würde.
Die Säurekapazität eines Oberflächengewässers ist ein wesentliches Kriterium für die Eignung als Fischgewässer. Eine hohe Säurekapazität, gleichzusetzen mit einer hohen Carbonhärte, d.h. großer Pufferwirkung, begünstigt das Leben von Fischen. Sie gilt daher als Maß für die Fruchtbarkeit eines Fischgewässers. Ausführliche Hinweise dazu findet man bei Heering[23]. Die Bestimmung der Säure- und Basenkapazität wird nach den Deutschen Einheitsverfahren durch Titration von jeweils 100 ml Wasserprobe mit Salzsäure bzw. Natronlauge vorgenommen. Die pH-Endpunkte der Titration, 4,3 bzw. 8,2, werden durch eine pH-Elektrode gemessen. Es können auch die klassischen pH-Indikatoren Methylorange (Umschlagspunkt: pH = 4,3) und Phenolphthalein (Umschlagspunkt: pH = 8,2) verwendet werden. Die Berechnung erfolgt nach folgender Formel:

Säurekapazität $K_{S\,4,3}$ = $\dfrac{C(HCl) \cdot V(HCl)}{v(Probe)}$;
Einheit: mol/l

Basenkapazität $K_{B\,8,2}$ = $\dfrac{C(NaOH) \cdot V(NaOH)}{v(Probe)}$;
Einheit: mol/l

C = Stoffmengenkonzentration der Säure oder Lauge in mol/l
v = Verbrauch der Säure oder Lauge bis zum pH-Wert 4,3 oder 8,2 in ml
V = Volumen der Wasserprobe (gewöhnlich 100 ml) in ml

Die Hersteller von Fertiganalysen-Systemen liefern komplette Titrationsbestecke mit allen erforderlichen Maßlösungen, Indikatoren und Titrationsspritzen für die Bestimmung. Die Ergebnisse können direkt an der in nmol/l eingeteilten Titrationsspritze abgelesen werden, eine Umrechnung erübrigt sich.

3.6 Wasserhärte

Die Wasserhärte ist ein direktes Maß für den Gehalt an gelösten Erdalkalien, Calcium- und Magnesiumverbindungen. Strontium und Barium spielen in üblichen Wässern keine Rolle. Man unterscheidet zwischen Gesamt- und Carbonathärte. Als Carbonathärte wird der Anteil an Ca- und Mg-Salzen verstanden, zu dem äquivalent Hydrogencarbonat als Anion enthalten ist. Die Nichtcarbonathärte entspricht dem Anteil zu dem äquivalent andere Anionen, wie Chlorid, Sulfat, Nitrat vorliegen.
Härtebildner finden sich in allen natürlichen Wässern mit Ausnahme von Niederschlagswässern. Oberflächenwässer weisen in der Regel eine geringe Härte auf, es sei denn sie sind durch Abwässer verunreinigt. Grundwasser aus Urgesteinsformationen ist weich. Im Einzugsgebiet von Kalk-, Gips- und Dolomitböden treten hohe Wasserhärten von bis zu 30 Grad deutscher Härte (°dH) auf.
Der Atlas zur Trinkwasserqualität der Bundesrepublik Deutschland führt sechs Härteklassen auf:

Tabelle 10.3 Einteilung eines Wassers in Härteklassen

Klasse	Härtebereich (mmol/l)	Härtegrade (°dH)	Charakteristik
1	bis 1	bis 5,6	sehr weich
2	1–2	5,6–11,2	weich
3	2–3	11,2–16,8	mittelhart
4	3–4	16,8–22,4	hart
5	4–5	22,4–28,1	sehr hart
6	> 5	> 28,1	äußerst hart

Im Waschmittelgesetz (Gesetz über die Umweltverträglichkeit von Wasch- und Reinigungsmitteln vom 20. 08. 1975) und im ersten Gesetz zur Änderung des Waschmittelgesetzes vom 19. 12. 1986[24,25] sind vier Härtestufen angegeben, nach denen die Waschmitteldosierung vorgenommen werden soll. Sie umfaßt die Härtegrade < 7,3 (Härtestufe 1), 7,3–14,0 (Härtestufe 2), 14,0–21,3 (Härtestufe 3) und > 21,3 (Härtestufe 4).
Hartes Wasser führt in Rohrleitungen beim Erwärmen zu Steinablagerungen und Verkrustungen. Besonders stark zeigt sich dies in Durchlauferhitzern und Kaffeemaschinen. Sie müssen daher regelmäßig durch Einsatz milder Säuren, z. B. Weinsäure oder Citronensäure entkalkt werden.
Sehr weiches Wasser kann wegen der unzureichenden Bildung einer Kalk-Rost-Schutzschicht, speziell in wenig durchflossenen Endsträngen zu Korrosion führen. Bekannt ist das „braune Wasser", das insbesondere nach längeren Standzeiten aus dem Zapfhahn fließt. Abhilfe schafft in diesen Fällen die Installation einer Phosphat-Silikat-Schleuse, vor deren Einbau jedoch mehrere sorgfältige Wasseranalysen erstellt werden sollten. Auch sollte die Maßnahme von einem unabhängigen Fachmann beurteilt werden.
In manchen Haushaltungen findet man Teilenthärtungsanlagen. Sie können dort gerechtfertigt sein, wo eine extrem hohe Wasserhärte herrscht. In Bereichen mittlerer oder geringer Härte sind sie für den reinen Haushaltsbereich überflüssig. Enthärtungsanlagen müssen regelmäßig gewartet werden. Bei der Enthärtung von Trinkwasser über Ionenaustauscher ist zu berücksichtigen, daß für die entfernten Erdalkalien Calcium und Magnesium äquivalent Natrium eingetauscht wird. Dies muß bei Personen, die auf natriumarme Diät eingestellt sind, im Diätplan berücksichtigt werden.
In der Teichwirtschaft ist ein hartes Wasser mit hoher Carbonathärte, gleichbedeutend mit einem hohen Säurebindungsvermögen, ertragsgünstig. Weiche Wässer eignen sich nicht für die Fischzucht.
Angabe der Härtewerte: Für die Angabe der Härte gibt es eine Reihe verschiedener Größen. Üblich ist die Angabe in mmol/l Erdalkaliionen (gesetzl. SI-Einheit) und Deutsche Härtegrade (°d). 1 Grad Deutscher Härte entspricht 10 mg/l CaO oder 0,179 mmol/l Erdalkaliionen. Daneben werden französische und englische Härtegrade benutzt. In den USA wird die Härte in ppm $CaCO_3$ angegeben.
Die Umrechnung erfolgt nach folgender Tabelle:

Grenz- und Richtwerte: (TrinkwV) Ca: 400 mg/l, entsprechend 10 mmol/l, Mg: 50 mg/l, entsprechend 2,05 mmol/l.
Nach einer Enthärtung des Trinkwassers darf der Gehalt an Calcium nicht unter 60 mg/l, berechnet als Ca, liegen (TrinkwV; § 5, Abs. 3).
Bedeutung als Analysenparameter: Wichtiger Parameter zur Charakterisierung der allgemeinen Beschaffenheit. Kontrolle der Wasserhärte im Haushalt zur angepaßten Dosierung von Waschmitteln. In manchen Wassernetzen unterliegt die Härte wegen der Versorgung aus unterschiedlichen Brunnen erheblichen Schwankungen. Prüfung der Funktion von Enthärtungsanlagen. Kontrolle von Fischgewässern. Die Härte ist gut geeignet zur Unterscheidung von Oberflächenwasser und Grundwasser, z. B. beim Auftreten von Sickerwasser unbekannter Herkunft. Oberflächenwasser weist nur eine geringe Härte auf von bis zu 5°d, während Grundwässer, besonders in kalkreichen Gegenden Härtegrade von meist über 10°d haben.
Analytik: Zur Bestimmung der Härte stehen Titrationsverfahren auf der Basis der Komplexometrie in Fertigtest-Ausführung zur Verfügung. Titriert wird mit Lösungen von Ethylendiamintetraessigsäure-Na-Salz unter Verwendung von Farbindikatoren. Die Durchführung ist einfach, problemlos und schnell. Berechnungsfehler sind ausgeschlossen, da die Ergebnisse sowohl in mmol/l Erdalkaliionen als auch in Deutschen Härtegraden direkt auf den Titrationsspritzen abzulesen sind.
Bei der Gegenwart von Schwermetallionen in erhöhter Konzentration, z. B. Kupfer, kann der Indikatorumschlag verschleppt werden. Bei unklarem Endpunkt und abnormen Verbrauchswerten sollte man daher auf Kupfer, Eisen und Zink prüfen. Bei Gegenwart dieser Stoffe kann die Störung durch Zugabe spezieller Komplexbildner beseitigt werden. Eisen kann mittels Triethanolamin maskiert werden. Kupfer und Zink lassen sich mit Ammoniak und Kaliumcyanid komplexieren. Genaue Angaben zur Vorgehensweise findet man dazu in den Gebrauchsanleitungen der Schnelltestverfahren.
Neben der titrimetrischen Wasserhärtebestimmung sind in Form von Fertiganalysensystemen auch photometrische Verfahren verfügbar. Grundlage ist dabei, daß Calcium und Magnesium gleichermaßen mit einem organischen Komplexbildner zu einem intensiv gefärbten Metallkomplex reagieren und die Farbintensität photometrisch ausgewertet wird. Es stehen Verfahren zur Verfü-

Tabelle 10.4 Umrechnung von Einheiten für die Wasserhärte

	Erdalkali mmol/l	Deutscher Härtegrad	Englischer Härtegrad	Französischer Härtegrad	USA-Härtegrad
Erdalkali mmol/l	1,00	5,61	6,98	10,00	100
Deutscher Härtegrad	0,178	1,00	1,25	1,79	17,85
Englischer Härtegrad	0,143	0,80	1,00	1,43	14,30
Französischer Härtegrad	0,100	0,56	0,70	1,00	10,00
USA-Härtegrad	0,01	0,056	0,07	0,10	1,00

gung mit einem Meßbereich von 1–20°dH und mit einem Bereich von 0,02–0,6°dH (Resthärte). Das letztere Verfahren ist geeignet, geringe Resthärten nach Enthärtungsanlagen zu ermitteln.

3.7 Oxidierbarkeit

Die organische Belastung eines Wassers, sei es Trinkwasser, Grundwasser, Oberflächenwasser oder Abwasser ist eines der wichtigsten Beschaffenheitsmerkmale. Sie über Einzelbestimmungen aller enthaltenen Komponenten zu quantifizieren, ist praktisch nicht machbar, aber in der üblichen Wasseranalytik auch nicht erforderlich. Die Bestimmung von Einzelkomponenten bleibt hoch wirksam und gesetzlich begrenzten Stoffen, wie z. B. bestimmten Pestiziden, vorbehalten. Die organische Belastung wird üblicherweise über Summenparameter ermittelt. Es handelt sich um Meßgrößen, deren Signal in direkter Proportionalität abhängig ist von der Konzentration organischer Verbindungen, wobei in gewollter Weise völlig unselektiv die Gesamtheit aller organischer Stoffe, wenn auch mit unterschiedlicher Ansprechempfindlichkeit für die Einzelkomponenten, erfaßt wird. Damit ist eine pauschale analytische Aussage über die gesamte organische Belastung eines Wassers möglich. Als summarische Wirkungs- und Stoffkenngrößen zur Angabe der organischen Belastung werden folgende Parameter herangezogen:

Chemischer Sauerstoffbedarf (CSB); im Englischen als Chemical Oxygen Demand (COD) bezeichnet. Unter dem CSB versteht man die als Sauerstoffäquivalent angegebene volumenbezogene Masse an Oxydationsmittel, die erforderlich ist, um die in einem Wasser enthaltenen Stoffe zu Kohlendioxid und Wasser zu oxidieren. Als Oxydationsmittel wird heute nahezu ausschließlich Kaliumdichromat in schwefelsaurer Lösung benutzt. Im Trinkwasserbereich findet auch noch der Kaliumpermanganatverbrauch Anwendung.

Biochemischer Sauerstoffbedarf (BSB); im Englischen als Biochemical Oxygen Demand (BOD) bezeichnet. Der BSB stellt die volumenbezogene Masse an Sauerstoff dar, die zum mikrobiellen Abbau organischer Stoffe im Wasser durch aerobe Mikroorganismen bei optimaler Versorgung durch Nährsalze und Sauerstoff unter physiologischen Bedingungen verbraucht wird.

Gesamter organisch gebundener Kohlenstoff (TOC)
Der TOC bezeichnet die Summe des organisch gebundenen Kohlenstoffs in gelösten und ungelösten organischen Verbindungen. Er wird erfaßt durch Totaloxidation der organischen Verbindungen zu CO_2 und H_2O mit nachfolgender selektiver Bestimmung des freigesetzten Kohlendioxids. Werden lediglich die gelösten organischen Substanzen umgesetzt, so ermittelt man den DOC (Dissolved Organic Carbon).

3.7.1 Chemischer Sauerstoffbedarf CSB

Die Grundlage der CSB-Bestimmung beruht auf der Oxidation der organischen Stoffe durch Dichromat in schwefelsaurer Lösung über 2 h bei 148°C. Die Oxidation verläuft bei fast allen organischen Verbindungen vollständig zu CO_2 und H_2O. Ausgenommen sind Pyridinderivate sowie quarternäre Stickstoffverbindungen, die jedoch in üblichen Wässern nicht vorkommen. Für eine Substanz der Formel $C_aH_bO_c$ lautet die Oxidationsgleichung, formuliert mit Sauerstoff als Oxidationsmittel:

$$C_aH_bO_c + \left(a + \frac{b}{4} - \frac{c}{2}\right) O_2 \rightarrow a\, CO_2 + \frac{b}{2} H_2O$$

Die Methodik der CSB-Bestimmung ist heute in verschiedenen DIN-Normen festgelegt, die streng eingehalten werden müssen, wenn es darum geht, gerichtsfeste Werte zu ermitteln. Allein für Wasseruntersuchungen sind 6 Normen für die CSB-Bestimmung verfügbar; sie unterscheiden sich im Konzentrationsbereich sowie im Chloridgehalt. Daneben existiert eine CSB-Norm für die Untersuchung von Schlämmen und Sedimenten.

Um die Oxidation der Organika möglichst vollständig zu erzwingen, werden als Katalysator Silberionen in Form von Silbersulfat zugesetzt. Bei Gegenwart oxidierbarer anorganischer Stoffe können diese ebenfalls oxidiert werden und damit organische Substanz vortäuschen. Dazu gehören z. B. Bromid, Wasserstoffperoxid, Schwefelwasserstoff, Sulfit und Schwefeldioxid, Nitrit und Eisen (II). Die Konzentration derartiger Stoffe ist in den meisten Wässern üblicherweise sehr gering; treten sie auf, müssen sie separat erfaßt und bei der Berechnung des CSB-Wertes zur Korrektur berücksichtigt werden. Eine besondere Störung verursacht Chlorid, das unter den Bedingungen der CSB-Oxidation partiell zu Chlor oxidiert wird:

$$Cr_2O_7^{2-} + 6\,Cl^- + 14\,H^+ \rightarrow 2\,Cr^{3+} + 3\,Cl_2 + 7\,H_2O$$

Das freigesetzte Chlor kann möglicherweise vorhandenes Ammonium zu Sauerstoff oxidieren, wobei erneut Chlorid freigesetzt wird, was letztlich zu einem erhöhten CSB führt:

$$2\,NH_4^+ + 3\,Cl_2 \rightarrow N_2 + 6\,Cl^- + 8\,H^+$$

Da Chlorid in praktisch allen Wässern zum Teil in erheblichen Konzentrationen vorkommt und eine rechnerische Berücksichtigung wegen der nicht einheitlichen Stöchiometrie nicht möglich ist, wird Chlorid a) bei niederen und mittleren Konzentrationen maskiert, oder b) bei hohen Konzentrationen vor der CSB-Bestimmung eliminiert. Bei Massenkonzentrationen von bis zu 1,0 g/l Chlorid oder < 0,3 g/l Chlorid bei CSB im Bereich 5–50 ml/l wird durch einen Zusatz von Quecksilber(II)sulfat ($HgSO_4$) Chlorid als nichtdissoziiertes $HgCl_2$ abgefangen, das weder mit Schwefelsäure noch mit Dichromat zu reagieren in der Lage ist. Liegen höhere Chlorid-Konzentrationen

vor, so reicht der Zusatz von Quecksilbersulfat nicht mehr aus. In diesem Fall muß Chlorid durch starke Schwefelsäure als flüchtiger Chlorwasserstoff in einer speziellen Apparatur ausgetrieben werden. Dieses Verfahren sprengt die Möglichkeiten der Ökolytik. Zur Durchführung sei auf die betreffende DIN-Norm verwiesen[26].
Die eigentliche Oxidation findet in zylindrischen Glasgefäßen in einem Heizblock statt. Aufgrund der hohen Schwefelsäurekonzentration siedet das Reaktionsgemisch bei der eingestellten Temperatur von 148 °C noch nicht. Nach Abkühlung wird überschüssiges Dichromat bestimmt und daraus der CSB berechnet. Bei den DIN-Verfahren geschieht das durch Titration mit Eisen-(II)-ammoniumsulfatlösung mit Ferroin als Indikator. Diese Redoxtitration liefert einen sehr scharfen Endpunkt. Die Fertig-Systeme nutzen je nach CSB-Meßbereich entweder die photometrische Messung der entstandenen grünen Chrom III-Ionen oder des Überschusses der gelb-orangenen Dichromat-Ionen. Sie haben sich in vielen systematischen Vergleichsuntersuchungen als sehr gut mit den DIN-Normen vergleichbar erwiesen. Der hohe Entwicklungsstand der „nicht normrelevanten" CSB-Verfahren ist verständlich, weil dieser Parameter wie fast kein anderer sehr häufig zur Betriebsmeßtechnik und zur Routinekontrolle im Abwasserbereich für den Zulauf und Ablauf von Kläranlagen herangezogen wird. Die Meßbereiche für den CSB innerhalb der Fertiganalysen-Systeme erstrecken sich nun von 2 bis 15 000 mg/l, können somit für alle Analysen von Trinkwasser, Oberflächenwasser und Abwasser eingesetzt werden. Die Entsorgung der silber-, quecksilber- und chromhaltigen Meßküvetten wird durch den Hersteller gewährleistet. Sie werden zentral aufgearbeitet unter Rückgewinnung von Silber und Quecksilber.
Wasserproben für CSB-Bestimmungen sollten möglichst frisch sein. Länger als einen Tag lassen sich die Proben nicht aufbewahren, im Kühlschrank bei ca. 2 °C höchstens 2 Tage. Im Laufe der Standzeit nimmt der CSB durch mikrobiologische Vorgänge ab.
Beurteilung: Einzelnen Wasserarten lassen sich unterschiedliche CSB-Bereiche zuordnen. Diese erstrecken sich von Werten < 5 mg/l bis zu 50 000 mg/l.

Tabelle 10.5 CSB-Wertebereiche verschiedener Wasserarten

Art des Wassers	CSB (in mg/l O_2)
Trinkwasser	<5
Grundwasser, nicht verunreinigt	<5
Oberflächenwasser	5– 60 nach Güte
Abwasser, kommunal, biol. geklärt	15– 80
Abwasser, kommunal ungeklärt	300– 800
Hausmülldeponiesickerwasser	2000–50 000
Jauche, Silage	20 000–50 000

Eine Verunreinigung eines Grundwassers oder Trinkwassers z. B. durch Jauche oder Abwasser kann recht sensibel über den CSB-Wert aufgedeckt werden. Erhöhte Gehalte organischer Stoffe beeinträchtigen die Nutzung eines Wassers als Trinkwasser, Betriebswasser oder Füllwasser für Aquarien und Fischbecken. Eine hohe organische Belastung korreliert meist mit einer mikrobiellen Verunreinigung. Organische, biologisch abbaubare Stoffe beanspruchen die Selbstreinigungskraft eines Gewässers und wirken sauerstoffzehrend. Bei höheren Konzentrationen kann die Selbstreinigungswirkung wegen Sauerstoffmangel zusammenbrechen. Als Folge davon werden in Gewässern Eisen und Mangan gelöst, Phosphat freigesetzt und Sulfat teilweise zu Schwefelwasserstoff reduziert.
Der CSB eignet sich gut zur Funktionskontrolle von Abwasserreinigungsanlagen und zur Ermittlung der allgemeinen Wassergüte.
Grenz- und Richtwerte: Der CSB wird im Trinkwasserbereich nicht als Grenzwert verwendet. Dort ist lediglich die Oxidierbarkeit mit 5 mg/l O_2, als Kaliumpermanganatverbrauch angegeben. In verschiedenen Abwassergesetzen ist der CSB als Grenzwert für die organische Belastung aufgenommen worden. Im Abwasserabgabengesetz wird eine Schadeinheit einer Fracht von 50 kg CSB zugeordnet. Diese kostet den Einleiter seit dem 1.1.1993 60 DM und ab dem 1.1.1995 70 DM. Ein Schwellenwert von 20 mg/l und eine Fracht von 250 kg Jahresmenge ist frei und wird von den aktuellen Werten abgezogen.
In der Allgemeinen Rahmen-Verwaltungsvorschrift über Mindestanforderungen an das Einleiten von Abwasser in Gewässer gem. § 7 a Wasserhaushaltsgesetz[14] werden CSB-Höchstkonzentrationen für geklärtes Abwasser von Gemeinden zwischen 75 und 150 mg/l aufgeführt. Bei kleinen Kläranlagen sind die Anforderungen geringer als bei Großkläranlagen. Die Abwässer aus gewerblichen und industriellen Einleitern müssen je nach Branche Grenzwerte zwischen 40 und 600 mg/l unterschreiten.
Neuerdings werden Stimmen laut, die anstelle des CSB den TOC für die Abwasserüberwachung einführen wollen. Die Kritik richtet sich vor allem an die schadstoffhaltigen Lösungen, die bei der Bestimmung zurückbleiben. Diese Forderungen sind wenig berechtigt, da die Lösungen mittels moderner Recyclingtechnologien aufbereitet werden können und in der Praxis auch aufbereitet werden. Ein Ersatz des CSB-Verfahrens durch den TOC ist inhaltlich ohnedies nicht möglich, da bereits Parameter etwas anderes messen, sich also nicht gegenseitig ersetzen lassen, sondern sich ergänzen. Darüber hinaus würde durch die Abschaffung des an jeder Stelle leicht bestimmbaren CSB zugunsten des apparativ aufwendigen TOC die Kontrolldichte zum Nachteil der Umwelt erheblich reduziert.

3.7.2 Kaliumpermanganatverbrauch

Im Trinkwasserbereich wird auch heute noch vielfach die organische Belastung über den Kaliumpermanganatverbrauch erfaßt. Gelöste organische Stoffe werden in stark schwefelsaurer Lösung durch Permanganat oxidiert, wobei dieses zu Mn^{2+} reduziert wird. In der Praxis kocht man die zu prüfende Wasserprobe mit einem Überschuß eingestellter $KMnO_4$-Lösung und ermittelt das nicht umgesetzte überschüssige Permanganat durch Rücktitration mit Oxalsäure. Da das Verfahren die organischen Stoffe nicht so vollständig erfaßt wie der aggressivere CSB, ist es aus der Wasseranalytik, mit Ausnahme der Trinkwasseruntersuchungen, wo es aus Gründen langer Erfahrungen beibehalten wurde, so gut wie verschwunden.

Für den Kaliumpermanganatverbrauch existieren keine vorgefertigten Analysensysteme, jedoch ist die Durchführung auch in der Originalvorschrift einfach. Im ökolytischen Labor kann nach folgender Vorgehensweise gearbeitet werden:

- 100 ml Wasserprobe mit 10 ml 10%iger H_2SO_4 versetzen
- zum Sieden erhitzen und nach Siedebeginn 15 ml $KMnO_4$-Lösung zugeben, $c(\frac{1}{5}\ KMnO_4) = 0{,}01$ mol/l; früher übliche Konzentrationsangabe: 0,01 N $KMnO_4$
- 10 Minuten sieden lassen
- 15 ml Oxalsäure-Lösg. zusetzen, $c(\frac{1}{2}$ Oxalsäure) = 0,01 mol/l
- heiße Lösung sofort mit $KMnO_4$-Maßlösung zurücktitrieren, $c(\frac{1}{5}\ KMnO_4) = 0{,}01$ mol/l, bis zur beginnenden Rosafärbung.

Faktorermittlung der $KMnO_4$-Maßlösung: Nach Beendigung der Titration werden der Probe 15 ml Oxalsäurelösung zugesetzt, $c(\frac{1}{2}$ Oxalsäure) = 0,01 mol/l und mit der $KMnO_4$-Lösung titriert.

Berechnung: $KMnO_4$-Verbrauch in mg/l =

$$\frac{((15+a) \cdot f - 15) \cdot 0{,}316 \cdot 1000}{b}$$

a: Volumen verbrauchter $KMnO_4$-Lösung bei der 1. Titration in ml
b: eingesetztes Probevolumen in ml
f: Faktor der $KMnO_4$-Lösung = $\dfrac{15}{V(KMnO_4)}$

bei Faktortitration 0,316: Faktor zur Umrechnung von ml $KMnO_4$ in mg $KMnO_4$

Bei Angabe der Oxidierbarkeit über den O_2-Verbrauch wird der $KMnO_4$-Verbrauch mit dem Faktor 0,253 multipliziert. Zur Umrechnung des O_2-Verbrauchs in den $KMnO_4$-Verbrauch multipliziert man mit 3,95.

Grenz- und Richtwerte: Reine Trink- und Quellwässer weisen einen $KMnO_4$-Verbrauch von < 12 mg/l auf. Gute Oberflächenwässer bis zu 15 mg/l, mäßig verschmutzte bis 35 mg/l und stark verunreinigte bis 150 mg/l. Grenzwert TrinkwV: 5 mg/l O_2, entsprechend 19,75 mg/l $KMnO_4$-Verbrauch.

Bedeutung als Analysenparameter: Wie CSB, Umrechnung siehe oben.

3.7.3 Biochemischer Sauerstoffbedarf BSB

Der biochemische Sauerstoffbedarf gibt an, wieviel Sauerstoff von den aeroben Mikroorganismen einer angeimpften wäßrigen Probe mit gelöster, biologisch abbaubarer organischer Substanz innerhalb einer bestimmten Zeitspanne zum biologischen Abbau verbraucht wird. Ein Teil der Nährstoffe wird dabei vollständig zu Kohlendioxid und Wasser veratmet, ein anderer wird bei einer nicht zu lang gewählten Zeitspanne zu sauerstoffreicheren Metaboliten oxidiert und ein weiterer zum Aufbau körpereigener Mikroorganismensubstanz verwertet. Der BSB ist bei geeigneter Ausführung in erster Näherung linear abhängig von der Gesamtkonzentration der biologisch abbaubaren Stoffe im Wasser. Für die BSB-Messung sind die Bedingungen sorgfältig zu optimieren. Er wird im wesentlichen für die Untersuchung von Abwasser herangezogen. Die BSB-Bestimmung kann prinzipiell nach mehreren Methoden vorgenommen werden.

1. Verdünnungs-BSB (DIN 38409-H 51): Von der zu untersuchenden Wasserprobe wird nach geeigneter Vorverdünnung mit sauerstoffgesättigtem Wasser (Verdünnungswasser) zuerst direkt der gelöste Sauerstoffgehalt und später nach insgesamt 5 Tagen Inkubationszeit im Dunkeln bei 20 °C der Restsauerstoffgehalt gemessen, zweckmäßigerweise mit einer Sauerstoffelektrode. Der BSB_5 ergibt sich aus der Differenz der Sauerstoffgehalte unter Berücksichtigung der Vorverdünnung.

2. Manometrisches (respirometrisches) Verfahren: Die in der Regel unverdünnte Wasserprobe (Abwasser) befindet sich in einer etwa halbgefüllten, geschlossenen Flasche. Bei der Sauerstoffzehrung durch die Mikroorganismen wird Luftsauerstoff verbraucht. Das gleichzeitig entstehende Kohlendioxid wird in einem Absorber an KOH oder Natronkalk gebunden. An der BSB-Flasche ist ein Manometer angeschlossen. Aus der durch den Sauerstoffverbrauch bewirkten Druckabnahme in der Gasphase läßt sich über das Gasgesetz die BSB berechnen.

Manometrische Verfahren werden zur Betriebskontrolle von Kläranlagen vertrieben. Sie sind in dieser Form auch für ökolytische Untersuchungen an Abwässern geeignet. Um ausreichend genaue Messungen zu erhalten, müssen die Probengefäße thermostatisiert werden. Hersteller von Fertig-Analysen-Systemen liefern die komplette Ausstattung für BSB-Bestimmungen in betriebsfertiger Form.

Neben den beschriebenen Verfahren sind noch aufwendigere coulometrische Methoden zur BSB-Bestimmung in Gebrauch. Die Abwasserprobe befindet sich wiederum in einer geschlossenen Flasche mit überstehendem Luftraum, angeschlossenem Drucksensor und CO_2-Absorber. Sobald sich durch Druckabfall eine Sauerstoffzehrung zu erkennen gibt und ein bestimmter Wert überschritten ist, wird reiner Sauerstoff elektrolytisch in einer elektrochemischen Zelle erzeugt und dem Zehrungsgefäß bis zum Druckausgleich zugeführt. Die elektrolytisch abgeschiedene Sauerstoffmenge, die dem BSB entspricht, wird aus der in der Elektrolyseeinheit geflossenen Ladungsmenge I · t über das Faradaysche Gesetz ermittelt und registriert.

Der Vorteil der respirometrischen und coulometrischen Verfahren gegenüber der Verdünnungsmethode ist, daß man als BSB nicht nur einen Endwert erhält, sondern den gesamten Verlauf der Zehrungskinetik. Wegen der unterschiedlichen Randbedingungen unterscheiden sich die Ergebnisse der einzelnen Verfahren zum Teil erheblich. Für die Kontrolle von Abwasserabläufen, die in Vorfluter gelangen, eignet sich der Verdünnungs-BSB besonders gut, weil dabei die natürlichen Gegebenheiten weitgehend simuliert werden.

Interpretation der Resultate: Der BSB_5 ist ein Maß für die Konzentration an biochemisch abbaubaren organischen Stoffen in einer Wasserprobe. Die Werte liegen etwa in folgenden Bereichen:

Tabelle 10.6 BSB_5-Wertebereiche verschiedener Wasserarten

a) ungeklärtes kommunales Abwasser	BSB_5 in mg/l
– gering belastet	100–200
– mittlere Verschmutzung	200–400
– hohe Verschmutzung	400–600
– sehr hohe Verschmutzung	> 600
b) biolog. geklärtes komm. Abwasser	5– 40

In den Rahmen-Verwaltungsvorschriften über Mindestanforderungen an das Einleiten von Abwasser in Gewässer gem. § 7a WHG sind BSB_5-Werte je nach Sparte von 15 bis 50 mg/l festgelegt. Der überwiegende Teil der Mindestanforderungen liegt bei 25 mg/l BSB_5. Moderne zweistufige Kläranlagen weisen Ablaufwerte von < 10 mg/l BSB_5 auf, die jedoch nicht zu allen Zeiten eingehalten werden können.

Einwohnergleichwerte. BSB_5-Konzentrationen dienen auch zur Ermittlung der Einwohnergleichwerte. Nach langjährigen Erfahrungen werden pro Einwohner (E) und Tag (d) 60 g BSB_5 als Schmutzfracht (Konzentration · Wasservolumen) in das kommunale Abwasser eingetragen. Damit kann der Einwohnergleichwert (EGW) einer Abwassereinleitung errechnet werden nach:

$$EGW = \frac{BSB_5 - \text{Fracht (g/d)}}{60 \text{ g } BSB_5/(E \cdot d)}$$

Diese Größe dient zur Dimensionierung von Kläranlagen sowie zur Charakterisierung gewerblicher Schmutzfrachten in kommunalen Abwässern. Anschaulich gibt sie die Verschmutzung wieder, die der entspricht, die durch Einleitung des Abwassers der betreffenden Anzahl von Einwohnern im Mittel in die Kanalisation zustande käme.

3.7.4 Verhältnis BSB_5/CSB

Der Quotient BSB_5/CSB stellt ein Maß dar für die biologische Abbaubarkeit der Inhaltsstoffe eines Abwassers. Unter günstigen Bedingungen kann der BSB_5-Wert bei sehr gut biologisch abbaubaren Stoffen etwa 80 % des CSB-Wertes erreichen. Höhere Werte sind nicht möglich und stets fehlerhaft. Insgesamt läßt sich folgende Einstufung angeben:

Tabelle 10.7 Biologische Abbaubarkeit und BSB_5/CSB-Verhältnis

BSB_5/CSB	biologische Abbaubarkeit der Wasserinhaltsstoffe
0,5–0,8	gut
0,3–0,5	mäßig
0,1–0,3	schwer
< 0,1	sehr schwer

Bei üblichen ungeklärten kommunalen Abwässern liegt der Quotient um 0,5. Abläufe aus Lebensmittelbetrieben mit sehr gut abbaubaren Inhaltsstoffen, wie Molkereien und Schlachthöfe zeigen häufig BSB_5/CSB-Quotienten bis zu 0,7–0,8. Im Ablauf biologischer Kläranlagen, wo abbaubare Inhaltsstoffe weitgehend eliminiert wurden, finden sich BSB_5/CSB-Quotienten von 0,1 und niedriger. Abwässer mit sehr niedrigen BSB_5/CSB-Quotienten enthalten entweder biologisch schwer abbaubare Stoffe oder toxische Komponenten, die den Abbau verhindern oder zumindest verzögern. Dabei kann die Toxizität eine Eigenschaft der organischen Verbindungen selbst sein oder sie kann durch zugemischte Stoffe organischer, aber auch anorganischer Natur, wie z. B. Schwermetallverbindungen bedingt sein. Wenn derartige Fragen anstehen, ist eine eingehende Analyse des Wassers angebracht, die auch einen Toxizitätstest, z. B. den Leuchtbakterientest einschließt.

3.7.5 Gesamter organisch gebundener Kohlenstoff TOC

Unter dem TOC wird die Summe des organisch gebundenen Kohlenstoffs in gelösten und ungelösten Verbindungen in volumenbezogener Form als Massenkonzentration verstanden. Neben dem TOC werden zur summarischen Charakterisierung von kohlenstoffhaltigen Verbindungen weitere Begriffe verwendet.

Gesamter Kohlenstoff (TC): umfaßt die Summe des organisch und anorganisch gebundenen Kohlenstoffs in gelösten und ungelösten Wasserinhaltsstoffen.

Gesamter anorg. geb. Kohlenstoff (TIC): umfaßt die Summe des anorganisch gebundenen Kohlenstoffs in gelösten und ungelösten Verbindungen.

Gelöster organisch geb. Kohlenstoff (DOC): steht für die Summe des in gelöster Form vorliegenden organischen Kohlenstoffs.

Die Grundlage der Verfahren zur Bestimmung des TOC und seiner Spielarten beruht auf der Totaloxidation des Kohlenstoffs zu Kohlendioxid CO_2. Die Oxidation kann thermisch (Hochtemperaturverbrennung), naßchemisch (mit $K_2S_2O_8$ + H_2SO_4) oder durch Bestrahlung mit UV-Licht durchgeführt werden. Die UV-Oxidation ist nur bei feststofffreien Proben möglich. Sie wird bevorzugt bei niedrig belasteten Grund- und Trinkwässern eingesetzt. Für die Abwasseranalytik wird heute hauptsächlich die thermische Oxidation herangezogen.

Das bei der Oxidation entstehende CO_2 kann auf verschiedene Weise erfaßt werden:

1. Nichtdispersive Infrarot-Messung in Durchfluß-Gasküvette
2. Acidimetrie (Titration des entstandenen Carbonats nach Absorption des Kohlendioxids in Natronlauge)
3. Konduktometrie (Messung der Leitfähigkeitserniedrigung nach Absorption des Kohlendioxids in NaOH)
4. Wärmeleitfähigkeitsmessung in Gasmeßzelle
5. Messung mit Flammenionisationsdetektor nach Reduktion zu Methan.

Alle Arten der TOC-Meßgeräte stellen aufwendige instrumentelle Verfahren dar, die zwar in der Umweltanalytik von erheblicher Bedeutung sind, in der Ökolytik bislang jedoch keine Anwendung finden und wegen des großen apparativen Aufwandes mit Investitionen von über 30000 DM auch nicht in absehbarer Zeit finden werden. Möglichkeiten zur Entwicklung eines einfachen Testverfahrens existieren nicht.

Aufgrund des aufwendigen Meßprinzips hat der TOC bislang in der Wasser- und Abwassergesetzgebung kaum Eingang gefunden. Man bevorzugte den CSB, der praktisch an allen Meßstellen mit einfacher Ausrüstung ermittelt werden kann. Für die Steuerung von Abwasseranlagen und die Überwachung der Wassergüte ist eine hohe Meßdichte sowohl zeitlich als auch lokal gesehen wichtiger, als wenige Meßwerte von ausgesuchter Präzision.

Der TOC ist als Grenzwert enthalten in der TA Abfall, die sich auf Sonderabfall bezieht. Im Sonderabfalleluat wird der TOC auf 200 mg/l begrenzt.

In der TA Siedlungsabfall wurde der TOC in Deponieklasse 1 festgelegt auf maximal 1 Masse %, in Deponieklasse 2 auf max. 3 Masse %. Im Eluat dürfen für Klasse 1 auftreten maximal 20 mg/l TOC und für Klasse 2 100 mg/l TOC.

3.8 Tenside, Detergentien

Man unterscheidet zwischen anionischen Tensiden, nichtionischen Tensiden, kationischen Tensiden und amphoteren Tensiden. Zu den anionischen Tensiden gehören die

- Alkylbenzolsulfonate
- Alkansulfonate
- α-Sulfofettsäuremethylester
- Sulfobernsteinsäureester
- Alkylsulfate
- Alkylethersulfate.

Die nichtionischen Tenside teilen sich auf in die Gruppen:
- Alkoholethoxylate
- Alkylphenolethoxylate.

Kationische Tenside werden im wesentlichen durch Tetraalkylammoniumsalze (Chloride) gestellt, während amphotere Tenside Betaine darstellen mit quarternärer Ammoniumgruppierung und Carboxylatgruppe. In den üblichen Waschmitteln spielen nur die nichtionischen und die anionschen Tenside eine Rolle. Der Anteil an nichtionischen Tensiden ist im Vergleich zu den ionischen Tensiden in den letzten Jahren ständig gestiegen. Er übersteigt gegenwärtig den früher dominierenden Anteil der anionischen Tenside. Kationische Tenside bilden den essentiellen Anteil von Weichspülern.

Tenside finden sich in allen kommunalen Abwässern aus Haushaltswaschmitteln und gewerblichem Tensideinsatz bei einer Vielzahl von Arbeitsgängen. Die Konzentrationen liegen im Bereich 1 bis 20 mg/l, in Sonderfällen höher. Hohe Konzentrationen treten im Abwasser von Wäschereien und auch im Abwasser von metallverarbeitenden Betrieben (aus Metallentfettungsanlagen, die von halogenierten Kohlenwasserstoffen auf wäßrige Entfettungsmittel umgestellt wurden) auf. Im Grundwasser speziell verunreinigter Böden, in deren Bereich Umfüllstationen für Tenside lagen, können ebenfalls hohe Werte auftreten. Trinkwasser ist in der Regel frei von Tensiden. Oberflächenwässer enthalten geringe Tensidkonzentrationen im Bereich < 0,1 mg/l. Trotz des hohen Tensideintrages von insgesamt 225000 t pro Jahr (1987; alte Bundesländer) liegen in den Gewässern die Konzentrationen wegen der guten biologischen Abbaubarkeit recht niedrig. Bei selektiver Messung der anionischen Tenside finden sich in der Nordsee vor Holland derzeit Werte zwischen < 0,4 bis 9,4 µg/l[27]. Oberflächenwässer mit Schaumauftrieb im Einzugsbereich von Kläranlagen können erhöhte Tensidgehalte bis zu 5 mg/l aufweisen. Dies deutet dann auf eine abnorme Tensidbelastung im Zustrom zur Abwasserreinigungsanlage hin, die z. B. aus dem gewerblichen Bereich herrührt und mit der die Kläranlage „nicht mehr fertig wird".

Erhöhte Tensidbelastungen von > 20 mg/l führen in Abwasserreinigungsanlagen zur Schädigung der Mikroorganismen des Belebtschlammes, zum Auftreten von Schaumpolstern und erschweren damit den Sauerstoffeintrag. Dies führt sekundär wiederum zu schlechter Ablaufqualität. In Bächen und Flüssen verursachen Tenside etwa ab 1 mg/l toxische Wirkungen an Fischen; daneben bilden sich in turbulenten Zonen Schaumfladen. Die Schaumentwicklung, die mitunter nach Regenfällen im Frühjahr in Waldbächen gelegentlich angetroffen wird, ist indessen nicht auf Tenside anthropogenen Ursprungs, sondern auf freigesetzte

Pflanzeninhaltsstoffe mit tensidischen Eigenschaften zurückzuführen.
Kationische Tenside sind für sämtliche Wassertiere wesentlich toxischer als die übrigen Arten. Sie werden jedoch beim bestimmungsgemäßen Gebrauch (als Weichspüler) weitgehend an das Gewebe und im Abwasser an Schlamm und Sedimente adsorbiert und somit aus der wäßrigen Phase entfernt.
Grenz- und Richtwerte: TrinkwV: 0,2 mg/l (a- und n-Tenside), EG-Richtlinie Trinkwasser: 0,2 mg/l (a-Tenside), Mineralwasser-VO: 0,2 mg/l (a- und n-Tenside), Badewasser (EG-Leitwert): < 0,3 mg/l (a-Tenside), Einleitungsbescheide für Abwasser-Direkteinleiter sind meist mit Grenzwerten für Tenside von 2 mg/l versehen; in den Listen der Rahmen-AbwasserVwV sind Tenside nicht enthalten.
Bedeutung als Analysenparameter: Nachweis anthropogener Ursachen beim Auftreten von Schaumfladen in Vorflutern, Kontrolle von Fischgewässern, Ermittlung des Abbaugrades für Tenside in Kläranlagen (durch Messung im Zulauf und zeitversetzt im Ablauf). Wichtiger Parameter beim Auftreten von Fischsterben bei gleichzeitiger Schaumbildung.
Analytik: Die DIN-Analytik der Tenside ist aufwendig, weil vor der eigentlichen Bestimmung ein selektionierender Anreicherungsschritt (Ausblasen in spezieller Apparatur) vorgeschrieben ist. Einzelheiten dazu entnehme man der speziellen Literatur, z. B.[28]. In stark feststoffhaltigen Wässern können Tenside, insbesondere kationische Tenside, partiell an Feststoffpartikel adsorbiert werden und sich somit der Analyse entziehen. Will man den sorbierten Anteil separat ermitteln, so ist der Feststoff abzufiltrieren und mit Methanol/Salzsäure (2 mol/l) 10:1 auszulaugen. Der Extrakt wird eingedampft, mit definierter Menge Wasser aufgenommen und wie bei den Wasseranalysen weiter verfahren.
Die Bestimmung der anionischen und kationischen Tenside erfolgt photometrisch über die Bildung intensiv gefärbter Ionenpaare mit Methylenblau als Kation für anionische Tenside bzw. Bromphenolblau (oder Disulfinblau) für kationische Tenside. Die gebildeten Ionenpaare lösen sich im Gegensatz zu den Tensiden in Chloroform und werden damit aus der wäßrigen Phase extrahiert. Danach wird die Extinktion der Chloroformlösung gegen eine Blindprobe im Photometer gemessen und daraus die Tensidkonzentration errechnet.
Für anionische und kationische Tenside existieren Fertig-Analysen-Systeme. Nichtionische Tenside werden in dieser Ausführung noch nicht angeboten.
Tensidanalysen in einfacher Form ohne selektionierende Anreicherung sind nicht völlig selektiv. Selbst in tensidfreien Wässern, speziell aus Waldgebieten, erhält man Werte um 0,1 mg/l a-Tenside, die jedoch auf Naturstoffe wie Huminkörper und Pflanzenabbauprodukte zurückzuführen sind. Bei Messungen in Oberflächengewässern ist dies bei der Wertung der Ergebnisse zu berücksichtigen.

Ein anthropogener Einfluß ist mit einfachen Tensidbestimmungen ökolytischer Verfahren erst ab 0,1–0,2 mg/l zu diskutieren.

3.9 Phenole

Phenole zählen zu den Wasserbelastungsstoffen, die speziell in industriell beeinflußtem Wasser von Bedeutung sind. Sie sind enthalten in Abwässern der chemischen Industrie und von Kokereien; weiterhin im Sickerwasser und in Böden aus Altlastbereichen, vor allem ehemaligen Gaswerken, Kokereien und chemisch-pharmazeutischen Betrieben.
Einfache alkylsubstituierte Phenole (Kresole und Xylenole) äußern sich bereits in sehr niedrigen Konzentrationen durch intensiven Geruch und Geschmack des damit kontaminierten Wassers. Nach Aufbereitung durch Chlorung wird die Geruchsintensität durch Bildung von äußerst geruchsintensiven Chlorphenolen erheblich verstärkt. Bei Vorhandensein von Phenolen im Wasser darf daher keine Chlorung erfolgen. Die Störsubstanzen müssen zuvor auf andere geeignete Weise, z. B. Adsorption an Aktivkohle, entfernt werden. Phenolhaltiges Oberflächenwasser führt zur Schädigung von Fischen, in geringen Konzentrationen zur Ungenießbarkeit des Fischfleisches wegen üblem Geschmack.
Grenzwerte: TrinkwV: 0,5 µg/l; EG-Trinkwasserrichtlinie: 0,5 µg/l (Richtzahl), 1 µg/l (Höchstkonzentration), MIN-VO: 0,5 µg/l, EG-Badewasser-Richtlinie: 5 µg/l, Abwasser: 0,1–0,5 mg/l (Direkteinleiter, unterschiedlich je nach Art des Betriebes), 5–100 mg/l (Indirekteinleiter, unterschiedlich nach jeweiliger städtischer Satzung).
Nach der Novellierung der Trinkwasserverordnung vom 5.12.1990 gilt der Phenolgrenzwert im Trinkwasser als eingehalten, wenn der Geruchsschwellenwert den Wert 2 bei 12 °C nicht übersteigt, das Wasser also praktisch geruchsfrei ist.
Bedeutung als Analysenparameter: Kontrolle von Abwassereinleitungen, Aufspürung von Altlasten durch Kontrolle von Grund- und Brunnenwasser im Einzugsbereich ehemaliger Kokereien und Gaswerke, Überprüfung von stark riechendem Abwasser.
Analytik: Die in den Einheitsverfahren normierte Methode beruht auf der oxydativen Kupplung von Phenolen mit 4-Aminoantipyrin unter Bildung eines violetten Farbstoffs, der zur Verbesserung der Erfassungsgrenze mit Chloroform extrahiert werden kann. Ein älteres Verfahren geht von der Kupplung von Phenolen in alkalischer Lösung mit dazotiertem p-Nitranilin zu einem Azofarbstoff aus. Beide Methoden werden in den Fertiganalysen-Systemen verwendet, liefern aber unterschiedliche Resultate. Vergleichbarkeit mit dem DIN-Verfahren ist nur gegeben, wenn der Testsatz auf der Basis Aminoantipyrin arbeitet.
Die photometrischen Phenolbestimmungen sind nicht völlig gruppenselektiv. Es werden auch andere kupplungsfähige Stoffe erfaßt. Die Angabe der Analyse wurde daher früher auf kupplungsfä-

hige Stoffe bezogen. Andererseits werden mehrfach substituierte Phenole wie 2,4-Dimethylphenol oder Pentachlorphenol nicht vollständig bzw. gar nicht erfaßt, weil die Kupplungsstellen im Molekül bereits besetzt sind. Bei möglicher Gegenwart derartiger Verbindungen ist an Stelle einer einfachen photometrischen Gruppenbestimmung eine eingehende Analyse mittels Gaschromatographie angebracht. Einzelheiten dazu entnehme man der Spezialliteratur, z. B.[22].

Die Phenolbestimmungen mit den Fertig-Systemen sind bei gering verschmutzten Wässern problemlos durchzuführen. Bei hoch belasteten und stark trübstoffhaltigen Wässern ist es vorteilhaft vor der Phenolbestimmung die wasserdampfflüchtigen Phenole durch eine Wasserdampfdestillation abzutrennen. Die Analytik ist dadurch weniger gestört und die Resultate sind aussagekräftiger, weil die toxischen und geruchsintensiven Phenole aus industriellen Quellen im Gegensatz zu phenolischen Körpern biogenen Ursprungs in aller Regel wasserdampfflüchtig sind.

3.10 Kohlenwasserstoffe, Mineralöle

Mineralölkohlenwasserstoffe treten häufig im Abwasser auf. Sie gelangen nach Tankreinigungen, Fahrzeugwäschen, aber auch durch Tanküberfüllungen und Unfälle in Abwasserkanäle. Nach Störfällen in Betrieben und Transportunfällen sind Mineralöle auch im Oberflächenwasser anzutreffen. In Böden sind sie in großem Umfang im Bereich von Altlasten, z. B. bei Tanklagern, insbesondere in ehemaligen Militärstandorten vorhanden.

Viel seltener treten Kohlenwasserstoffe im Trinkwasser auf. Nach unsachgemäß durchgeführten Installationsarbeiten gelangen Kohlenwasserstoffe aus Gewindeschneideölen in das Trinkwasser. Bereits kleinste Konzentrationen können sich geruchlich und geschmacklich bemerkbar machen.

Grenzwerte: TrinkwV: 0,01 mg/l; EG-Trinkw-Richtlinie: 0,01 mg/l MIN-VO: 0,01 mg/l; EG-Badewasser-Richtlinie: 0,3 mg/l; Rahmen-Abwasser VwV (Metallbearbeitung, Metallverarbeitung): 10 mg/l, Indirekteinleiter (Kommunalsatzungen): in der Regel 20 mg/l.

Bedeutung als Analysenparameter: Kontrolle von Abwasser, Prüfung der Wirksamkeit von Öl- und Benzinabscheidern, Aufspüren von Altlasten.

Analytik: Die klassische chemische Analytik von Mineralölkohlenwasserstoffen ist aufwendig. Zu ihrer Durchführung wird ein Infrarotspektrometer benötigt. Grundlage ist die Extraktion von Wasser- oder Bodenproben (nach Trocknung) mit 1,1,2-Trichlortrifluorethan. Der Extrakt wird nach Reinigung in einer Chromatographiesäule zur Entfernung der Nichtkohlenwasserstoffe IR-spektrometrisch ausgemessen. Für Schnellanalysen im Rahmen der Ökolytik ist der Aufwand dabei zu hoch. Durch die Anwendung von Gasspürröhrchen bei Luft-Extraktionsverfahren ist es aber möglich, auf sehr einfache und schnelle Weise flüchtige Kohlenwasserstoffe im Wasser zu bestimmen. Es können erfaßt und quantifiziert werden[16]:

- Aromaten (Benzol, Toluol, Xylole)
- Treibstoffe (Benzin, Diesel, Kerosin).

Durch die Wasserprobe wird mittels einer Pumpe ein festgelegtes Luftvolumen gesaugt. Flüchtige Kohlenwasserstoffe gelangen in die Treibluft und mit ihr in ein Prüfröhrchen mit einer Detektorschicht, die mit speziellen Reagenzien getränkt ist. Durch die Reaktion zwischen den flüchtigen Kohlenwasserstoffen und den Nachweisreagenzien entsteht eine Farbzone, deren Länge ein Maß für die gesuchte Kohlenwasserstoffkonzentration darstellt[16].

Die Meßbereiche sind so ausgelegt, daß die üblichen Grenzwerte im Abwasser gut kontrolliert werden können. Vergleichsanalysen haben eine vernünftige Korrelation zu den amtlichen Verfahren gezeigt. Grobe Überschreitungen der Einleitungsgrenzwerte bei Abwasseranlagen werden erfaßt, mineralölhaltige Altlasten mit Zuverlässigkeit aufgespürt. Dagegen kann die Einhaltung der Grenzwerte für Trinkwasser, Mineralwasser und Badewasser damit nicht kontrolliert werden; dazu reicht die Empfindlichkeit nicht aus. Das Luft-Extraktionsverfahren sollte heute zur Normausrüstung jedes ökolytischen Labors gehören.

Schwerer flüchtige Kohlenwasserstoffe können durch ein neuartiges Verfahren ermittelt werden, bei dem eine Extraktion der Probe mit Pentan, chromatographische Säulenreinigung, Abdampfen des leicht flüchtigen Lösungsmittels und Erfassen der Kohlenwasserstoffe im Rückstand über eine modifizierte CSB-Analytik miteinander kombiniert sind[29].

Spezielle Kohlenwasserstoffe, die wenig flüchtig sind, wie z. B. polycyclische aromatische Kohlenwasserstoffe (PAK), zu denen u. a. das cancerogene 3,4-Benzpyren gehört, lassen sich nicht mit einfachen analytischen Verfahren ermitteln. Sie bleiben der Hochdruckflüssigkeitschromatographie (HPLC) oder der Gaschromatographie (GC) vorbehalten.

Zur Bestimmung von Mineralölkohlenwasserstoffen im Wasser ist als Probenahmegefäß eine ausschließlich für diesen Zweck vorgesehene Glasflasche (0,5 oder 1 Liter) mit nicht gefettetem Glasstopfen bereitzustellen. Wenn die Untersuchung mit dem orientierenden Luft-Extraktionsverfahren durchgeführt werden soll, empfiehlt es sich, zur Probenahme direkt eine 250 ml-Gaswaschflasche zu verwenden, in die 200 ml der Wasserprobe an Ort und Stelle gefüllt werden. Auch sie wird mit einem Glasstopfen verschlossen. Nach der Probenahme soll die Wasserprobe nicht länger als 2 Tage unter Kühlung stehen. Anzustreben ist, sofort nach der Probenahme zu messen, was bei der einfachen Handhabung des Luft-Extraktionsverfahrens kein Problem darstellt.

3.11 Halogenkohlenwasserstoffe

Leichtflüchtige Halogenkohlenwasserstoffe wie Dichlormethan, Chloroform, Trichlorethan, Trichlorethylen (Tri), Tetrachlorethylen (Per) und Tetrachlorkohlenstoff wurden lange Zeit in Technik und Gewerbe als Lösungsmittel verwendet. Trichlorethylen fand in der metallverarbeitenden Industrie zur Entfettung und Reinigung von Metallteilen ausgiebig Verwendung. Tetrachlorethylen (Perchlorethylen; Per) wurde zur chemischen Reinigung benutzt und Tetrachlorkohlenstoff war häufig Komponente von Fußbodenreinigungsmittel. Mittlerweile sind ein Großteil der Anlagen auf wäßrige Systeme oder chlorkohlenwasserstofffreie Lösungsmittel umgestellt. Tetrachlorkohlenstoff ist als Lösungsmittel verboten. Die Gründe liegen in der hohen Toxizität, Tetrachlorkohlenstoff ist ein starkes Lebergift, sowie in der hohen Ökotoxizität. Mit Ausnahme von Dichlormethan, das auch durch natürliche Prozesse – durch marine Algen – erzeugt wird, sind diese Stoffe biologisch abbaubar. Darüber hinaus wird den meisten Halogenkohlenwasserstoffen ein krebserzeugendes Potential zugeschrieben.

Aufgrund ihrer ausgiebigen und häufig genug auch leichtfertigen Anwendung, sind große Teile von Grundwasservorkommen in der Nähe von Industriegebieten durch Halogenkohlenwasserstoffe belastet und zur Trinkwassergewinnung nicht mehr brauchbar. Mittels spezieller Sanierungstechniken versucht man eine Eliminierung der Schadstoffe vorzunehmen. Man fördert das belastete Wasser aus Brunnen und treibt die flüchtigen Halogenkohlenwasserstoffe mittels Luft aus. Die Luft wird über Aktivkohle gereinigt. Die Restgehalte im Wasser lassen sich ebenfalls durch eine Aktivkohlebehandlung entfernen. Die angereicherte Aktivkohle wird in speziellen Anlagen verbrannt und das dabei entstehende Chlorwasserstoffgas in Wasser als Salzsäure absorbiert.

Obwohl Halogenkohlenwasserstoffe weitgehend durch andere, weniger umweltbelastende Stoffe oder Techniken ersetzt wurden und noch werden, treten erhöhte Werte dieser Stoffe nicht selten in gewerblichen Abwässern auf. Sie kommen durch Unachtsamkeit, Störfälle und Unfälle in die Kanalisation. Bei erhöhten Konzentrationen können Schädigungen der biologischen Reinigungsstufe der angeschlossenen Kläranlage auftreten.

Richt- und Grenzwerte: TrinkwV: Summe aus 1,1,1-Trichlorethan, Trichlorethylen, Tetrachlorethylen und Dichlormethan: 0,01 mg/l, Tetrachlorkohlenstoff: 0,003 mg/l, EG-Trinkwasserrichtlinie: Summe: 0,025 mg/l, Tetrachlorkohlenstoff: 0,003 mg/l. Die MIN-VO hat dieselben Grenzwerte wie die TrinkwV aufgenommen.
Rahmen-Abwasser VwV; 40. Anhang. Metallbearbeitung, Metallverarbeitung: Summe aus Trichlorethan, 1,1,1-Trichlorethan, Tetrachlorethen und Dichlormethan – gerechnet als Chlor: 0,1 mg/l. Die Grenzwerte der Abwassersatzungen für Indirekteinleiter bewegen sich je nach Kommune zwischen 1 und 5 mg/l (Summe, gerechnet als Chlor).
Bedeutung als Analysenparameter: Kontrolle von Abwasser und Oberflächenwasser, Prüfung von Lösungsmitteln auf Gegenwart von Halogenkohlenwasserstoffen, Aufspüren von Altlasten.
Analytik: Die klassische Umweltanalytik arbeitet folgendermaßen: Extraktion mit Pentan, Gaschromatographie in Kapillarsäule unter Einsatz des Elektroneneinfangdetektors (ECD), der für halogenhaltige Stoffe besonders empfindlich ist.
Im Rahmen ökolytischer Analysen kann eine Analyse von Chlorkohlenwasserstoffen mit der Luft-Extraktionstechnik mit Gasspürröhrchen vorgenommen werden. Die Meßbereiche gehen je nach Substanz herunter bis zu 0,01 mg/l (Perchlorethylen). Zur Probenahme und Probenaufbewahrung gilt das bei den Kohlenwasserstoffen Ausgeführte sinngemäß. Im Falle von sehr leicht flüchtigen Verbindungen, wie Dichlormethan oder Chloroform, muß die Luft-Extraktionsanalyse unmittelbar nach der Probenahme erfolgen, da sonst ganz erhebliche Verluste durch Verflüchtigung eintreten. Schwerflüchtige Halogenkohlenwasserstoffe, wie z. B. polychlorierte Biphenyle (PCB) lassen sich nur mit aufwendigen chromatographischen Techniken erfassen und sind der Ökolytik nicht zugänglich.

3.12 Einzelparameter

Im Falle von Einzelparametern handelt es sich um wohldefinierte einzelne chemische Stoffe, die in möglichst selektiver Weise erfaßt werden sollten. Überwiegend sind dies anorganische Ionen, die Bestandteile der klassischen Wasseranalyse. Organische Stoffe als definierte Einzelkomponenten, wie z. B. bestimmte Herbizide, oder einzelne Chlorkohlenwasserstoffe lassen sich nicht in einem einfach eingerichteten ökolytischen Labor ermitteln.
Im folgenden soll ein Überblick über die ökolytisch erfaßbaren anorganischen Einzelparameter gegeben werden.

3.12.1 Stickstoffverbindungen

Anorganische Stickstoffverbindungen stellen klassische Parameter der Wasseranalytik dar. Stickstoff tritt im natürlichen Wasser in Form der Anionen Nitrat (NO_3^-), Nitrit (NO_2^-) und als Ammonium (NH_4^+) bzw. Ammoniak (NH_3) auf. In hochbelastetem Abwasser sowie Deponiesickerwasser ist auch organisch gebundener Stickstoff (in Proteinen bzw. Aminosäuren) enthalten. Die einzelnen Stickstoffspezies stehen in Zusammenhang miteinander. Sie werden durch chemische und bakterielle Vorgänge ineinander überführt. Mit dem elementaren Stickstoff der Luft stehen sie über den Stickstoffkreislauf in Beziehung.
Durch die technische Ammoniaksynthese (Haber-Bosch-Verfahren) wird der Stickstoffkreislauf stetig aufgepumpt. Die Verluste an Nitrat durch die bakterielle Reduktion (Denitrifikation), die vor allem im Abwasser und im Boden bei Abwesenheit von Sauerstoff abläuft, können die Zunahme

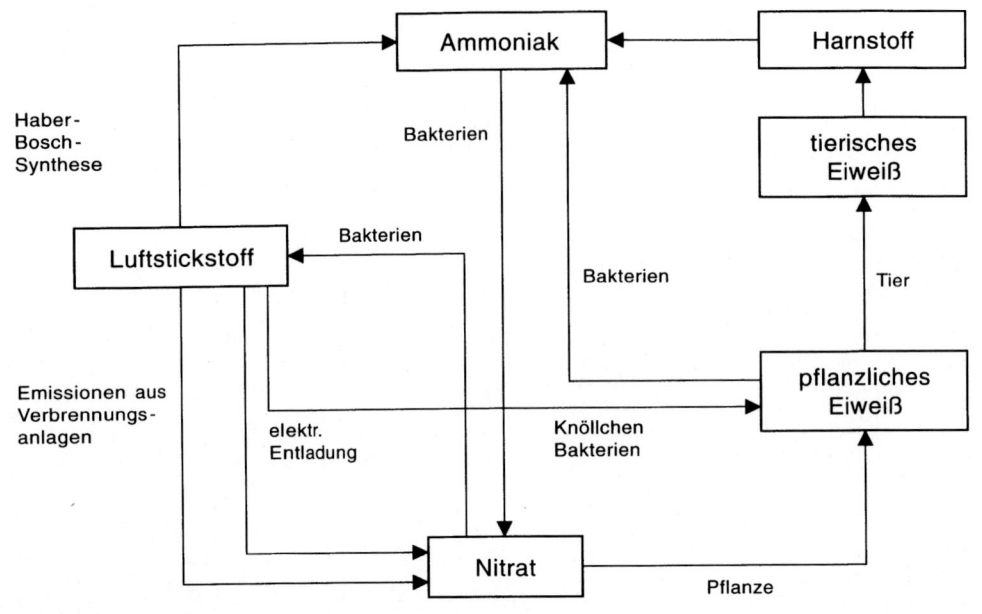

Abb. 10.1 Stickstoffkreislauf

an Stickstoffverbindungen zumindest lokal nicht ausgleichen. Damit tritt eine Vermehrung des gebundenen Stickstoffs im Boden und Grundwasser ein, wobei die Zunahme der Nitratbelastung in bestimmten Regionen problematische Ausmaße erreicht hat. Wegen der Trägheit des Systems ist auch nicht damit zu rechnen, daß trotz geringerem Stickstoffeinsatz in der Landwirtschaft eine Normalisierung innerhalb weniger Jahre eintreten wird[30,31].

Nitrat

Vorkommen: Nitrat-Ionen als wichtigste Form des mineralisch gebundenen Stickstoffs sind in nahezu allen natürlichen Wässern und in allen gedüngten Böden anzutreffen. Anthropogen unbeeinflußte Oberflächenwässer enthalten bis zu 10 mg/l Nitrat, im Herbst nach dem Laubfall mitunter auch mehr. Verschmutzte Oberflächenwässer mit Anteilen an kommunalen Abwässern können Nitratgehalte von bis zu 100 mg/l aufweisen. Grundwasser enthält je nach Einzugsgebiet sehr unterschiedliche Nitratkonzentrationen. Üblich sind bis zu 25 mg/l wenn es nicht aus besonderen Belastungsgebieten (Weinbau, intensiver Ackerbau) stammt. Die ubiquitär vorhandenen Nitratwerte kommen aus dem aeroben Abbau stickstoffhaltiger organischer Substanzen der Pflanzendecke und des Bodens (Humus).
Gebiete mit intensiver landwirtschaftlicher Produktion und jahrelanger hoher Stickstoffdüngung stellen heute Nitratbelastungsbereiche dar. Die dort anstehenden Grundwässer weisen häufig Nitratkonzentrationen von bis zu 300 mg/l, in Sonderfällen auch höher, aus.
Über die Nitrat-Belastungsgebiete informiert eingehend das Jahrbuch zur Umwelt, herausgegeben durch das Umweltbundesamt[30].

Frisches ungeklärtes, kommunales Abwasser enthält in der Regel kein Nitrat. Der darin enthaltene Stickstoff, als Abbauprodukt der Fäkalien, liegt ausschließlich als Ammonium-Ion, Harnstoff, sowie in organisch gebundener Form vor. Ähnlich verhält es sich mit Deponiesickerwässern sowie davon stark beeinflußtem Grundwasser. Fehlender Sauerstoff, d. h. niedriges Redoxpotential und das Vorkommen von Nitrat schließen sich in Wasser und Boden gegenseitig aus. Auch Klärschlamm enthält kein Nitrat. Biologisch aerob gut gereinigtes Abwasser mit Nitrifikation (Oxidation von Ammonium zu Nitrat) und fehlender Denitrifikation (Reduktion von Nitrat zu elementarem Stickstoff) enthält Nitrat zwischen 20 und 300 mg/l. Die Kläranlagen werden heute zunehmend mit Einrichtungen zur Denitrifikation ausgestattet, um die Nitratbelastung der Vorfluter zu reduzieren. Im Abwasserabgabengesetz ist Stickstoff neben Phosphor als Komponente zur Festlegung der Schadeinheiten in der Neufassung vom 6. 11. 1990 aufgenommen worden[32].
Im Schwimmbadwasser reichert sich mit zunehmender Verschmutzung durch Harn über die Stoffe Harnstoff und Ammonium allmählich Nitrat an. Liegt der Nitratgehalt des Beckenwassers um mehr als 20 mg/l oberhalb des Wertes des Füllwassers, muß zur Wasserverbesserung vermehrt Füllwasser zudosiert werden[33]. In Böden, die mit dem Grundwasser im Austauschgleichgewicht stehen, stellt Nitrat die direkt pflanzenverfügbare Form des Nährstoffes Stickstoff dar. Der Nitratgehalt des Bodens wird durch eine Vielzahl von Vorgängen beeinflußt und ist damit starken Schwankungen unterworfen. Abhängig von Jahreszeit, Klima und Nutzung laufen hier Nitrifikation, Denitrifikation, Auswaschung durch Niederschläge, Entzug durch Pflanzen, Eintrag durch Wirtschafts-

dünger und Mineraldünger nebeneinander ab. In Nitratbelastungsgebieten dominieren die Vorgänge Eintrag durch Düngung und Auswaschung in das Grundwasser.
In Nahrungspflanzen können hohe Nitratgehalte auftreten, wenn es sich um stark nitratspeichernde, nitrophile Sorten handelt und die Böden überdüngt sind. Typisch nitrophile Pflanzen, wie Feldsalat, Kopfsalat, Spinat, Radieschen, Rettich und Rote Rüben können Nitratgehalte von 1000 bis 4000 mg/kg aufweisen. Mittlere Gehalte von 500 bis 1000 mg/kg finden sich in Blumenkohl, Kopfkohl, Lauch, Auberginen und Zucchini. Hingegen enthalten Erbsen, Bohnen, Gurken, Tomaten, Rosenkohl, Zwiebeln, Obst und Getreide Nitrat nur in Anteilen von unter 500 mg/kg[34]. Der Nitratgehalt von Kopfsalat hängt ganz wesentlich vom Zeitpunkt der Ernte ab. Salat, der nach intensiver Sonnenbestrahlung geerntet wurde, ist ziemlich nitratarm, weil gespeichertes Nitrat assimilatorisch zum Aufbau von pflanzlichem Eiweiß verwertet wurde. Dagegen ist Salat, der nur schwach diffusem Licht ausgesetzt war, wie z. B. bei Unterglaskulturen im Winter, stark nitrathaltig.
Wirkung: Nitrat aus Trinkwasser oder Nahrungsmitteln kann sowohl außerhalb des Körpers als auch nach Aufnahme bakteriell zu Nitrat reduziert werden. Nitrit stellt die eigentliche toxische Wirkform dar. Die bakterielle Reduktion wird begünstigt, wenn nitrathaltige Speisen bei Raumtemperatur einige Stunden stehen bleiben. Das in den Verdauungstrakt gelangende oder sich dort bildende Nitrit reagiert nach Resorption und Aufnahme in den Blutkreislauf mit Hämoglobin unter Bildung von Methämoglobin mit 3-wertigem Eisen als Zentralatom. Methämoglobin ist zum Sauerstofftransport nicht geeignet. Bei einer 10%igen Umwandlung des Hämoglobins in Methämoglobin tritt das Symptom einer leichten Zyanose ein. Bei 30–40%iger Umwandlung entsteht das Krankheitsbild einer schweren Blausucht, u. U. mit Todesfällen. Von der Blausucht waren bzw. sind vor allem Säuglinge der ersten drei Lebensmonate betroffen. Dafür sind folgende Gründe maßgebend:

1. Die bakterielle Reduktion von Nitrat zu Nitrit ist im Säuglingsmagen wegen fehlender Magensäure besonders leicht möglich.
2. Das Hämoglobin des Säuglings der ersten drei Monate (fetales Hämoglobin) reagiert mit Nitrit wesentlich schneller zu Methämoglobin als das Erwachsenen-Hämoglobin.
3. Der Organismus des Erwachsenen verfügt über ein Enzym, das Methämoglobin entgiftet, die Methämoglobinreduktase oder Diaphorase. Beim Säugling ist dieses Entgiftungssystem noch nicht entwickelt.

In der Literatur wird über etwa 200 nitratbedingte Todesfälle berichtet, die Dunkelziffer dürfte höher liegen. Aufgrund hygienischer Maßnahmen und wegen Kenntnis der Zusammenhänge sind akute Fälle von nitratbedingter Blausucht bei Säuglingen heute selten, die Gefährdung besteht jedoch weiter. Sie ist vor allem dort gegeben, wo nitratreiches Wasser aus dem eigenen Hausbrunnen in ländlichen Gebieten bezogen wird. Häufig sind die dort herrschenden Nitratkonzentrationen noch gar nicht bekannt. Bei Erwachsenen mit speziellen erheblich bedingten Enzymdefekten kann eine nitratverursachte Methämoglobinämie ähnliche Auswirkungen wie beim Säugling nach sich ziehen. Erhöhte Nitratgehalte im Trinkwasser werden außerdem mit einem verstärkten Auftreten von Krebs in Zusammenhang gebracht. Das durch bakterielle Reduktion gebildete Nitrit kann sich mit sekundären Aminen oder Amiden zu N-Nitrosoverbindungen umsetzen. Diese Stoffe sind im Organismus sowie in eiweißreicher Nahrung vorhanden. Nitrosoverbindungen können unter physiologischen Bedingungen gebildet werden.
Grenz- und Richtwerte: TrinkwV: 50 mg/l; EG-Trinkw. Richtlinie: 50 mg/l (Höchstwert), 25 mg/l (Richtwert); MIN-VO: 50 mg/l; Wasser, das zur Zubereitung von Säuglingsnahrung speziell ausgewiesen wird, darf maximal 10 mg/l Nitrat enthalten. Für Trinkwasser können wegen der Schwierigkeit den Grenzwert 50 mg/l einzuhalten, befristete Ausnahmegenehmigungen bis zu 90 mg/l ausgesprochen werden. Die Verbraucher müssen informiert und Sanierungsmaßnahmen eingeleitet werden. Außerdem darf zur Zubereitung von Säuglingsnahrung in diesen Einzugsgebieten nur Wasser mit einer Nitratbelastung von < 50 mg/l verwendet werden.
Bedeutung als Analysenparameter: Allgemeine Trink- und Brunnenwasserkontrolle, Mineralwasseruntersuchung von speziell als nitratarm ausgewiesenen Sorten, Überprüfung der Wirksamkeit von Nitratentfernungsanlagen, Schwimmbadkontrolle, Abwasseruntersuchung.
Analytik: Die Nitrat-Bestimmung wird heute nahezu vollständig photometrisch vorgenommen. Das gängige Verfahren (DIN 38405, Teil 9) beruht auf der Nitrierung von 2,5-Dimethylphenol zu 4-Nitro-2,6-dimethylphenol im schwefelsauren/phosphorsauren Medium mit nachfolgender Photometrie. Auf derselben Basis sind einige Fertig-Analysen-Systeme aufgebaut. Alternative Verfahren nutzen die Oxidation bzw. Nitrierung von bestimmten organischen Verbindungen in stark schwefelsaurem Milieu durch Nitrat aus, wobei farbstarke Produkte entstehen, die wiederum photometriert werden. Weiterhin werden Verfahren benutzt, bei denen Nitrat primär zu Nitrit reduziert und dieses zur Diazotierung eines aromatischen Amins und anschließender Kupplung mit einem Phenol oder aromatischen Amin zu einem Azofarbstoff umgesetzt wird.
In der Routineanalytik von Wasserversorgungsbetrieben wird die Ionenchromatographie zur Nitratbestimmung neben anderen Anionen herangezogen. Die photometrischen Methoden der Fertig-Analysen-Systeme arbeiten in wenig verschmutztem Grund- und Oberflächenwasser sowie in Trinkwasser schnell und problemlos. Störungen durch hohe Chloridkonzentrationen sind allenfalls bei der Dimethylphenolmethode zu erwarten. Modernere Varianten der Fertig-Systeme werden durch Chlorid nicht gestört. Beeinflussungen

durch Nitrit treten auf; sie sind wegen der immer wesentlich niedrigeren Nitritkonzentrationen im Vergleich zu Nitrat jedoch gering und überdies leicht durch Entfernung des NO_2^--Anions, z. B. mit Amidosulfonsäure, zu beseitigen. Dabei wird Nitrit zu elementarem Stickstoff reduziert und damit entfernt, Nitrat jedoch nicht angegriffen.

Nitrit

Vorkommen: In Grundwasser, Oberflächenwasser und frischem kommunalem Abwasser ohne speziellen Industrieabwassereinfluß findet man nur geringe Konzentrationen an Nitrit um 0,01 bis 0,5 mg/l. Im Zuge der bakteriellen Nitrifikation, d. h. der Oxidation von Ammonium zu Nitrat, wird Nitrit als reaktive Zwischenstufe gebildet. Größere Mengen reichern sich aber in der Regel nicht an, da Nitrit rasch weiter oxidiert wird. Im Ablauf kommunaler Kläranlagen können bis zu 5 mg/l Nitrit auftreten, in wenigen Sonderfällen bis zu 70 mg/l (z. B. nach der Inbetriebnahme biologischer Abwasserreinigungsanlagen mit Nitrifikation, wenn die Stufe der NO_2^--Oxidation für eine Übergangszeit noch nicht eingefahren ist). Nitrit tritt ferner als Bestandteil spezieller industrieller Abwässer aus Härtereien und der Metallverarbeitung (Korrosionsschutzmittel) in Konzentrationen bis zu 20 mg/l auf. Menschlicher Speichel enthält – abhängig von der Nitrataufnahme – Nitrit, das durch bakterielle Reduktion in der Mundhöhle gebildet wird. In neuen verzinkten Wasserleitungen, die korrosiv angegriffen werden, kann Nitrat chemisch zu Nitrit reduziert werden. Nach Ausbildung einer Kalk-Rost-Schutzschicht ist dies jedoch nicht mehr möglich.
Nitrit stellt die toxische Wirkung von Nitrat dar. Es verursacht im Körper Methämoglobinbildung sowie möglicherweise die Entstehung von cancerogenen Nitrosoverbindungen (siehe dazu Ausführungen unter Nitrat).
Grenz- und Richtwerte: TrinkwV: 0,1 mg/l, MIN-VO: 0,1 mg/l; Abwasser: 20 mg/l (Indirekteinleiter), 2 bis 5 mg/l (Direkteinleiter, unterschiedlich je nach Branche).
Bedeutung als Analysenparameter: Kontrolle von Trinkwasser, Oberflächenwasser, Abwasser, Aquarienwasser. Immer, wenn Nitrat im Wasser angetroffen wird, sollte auch Nitrit bestimmt werden, da prinzipiell mit der Möglichkeit der Nitritbildung aus Nitrat gerechnet werden muß. Nitrit eignet sich nicht – wie vielfach behauptet wird – als Verschmutzungsparameter um einen Fäkalieneinfluß in Grund- oder Brunnenwasser zu erkennen. Für diesen Zweck wesentlich besser geeignet ist Ammonium, der CSB-Wert sowie der $KMnO_4$-Verbrauch, in vielen Fällen auch der Chloridgehalt und die Sauerstoffkonzentration.
Analytik: Alle Nitritbestimmungsverfahren bedienen sich der Bildung eines Diazoniumsalzes durch Einwirkung von Nitrit auf ein aromatisches Amin mit nachfolgender Kupplung mit einer reaktionsfähigen aromatischen Verbindung zu einem intensiv gefärbten Azofarbstoff. Das DIN-Verfahren verwendet Sulfanilamid als diazotierbares Amin und N-(1-Naphthyl)-ethylendiamindihydrochlorid als Kupplungskomponente. Der gebildete rote Azofarbstoff wird bei 540 nm gegen Wasser im Photometer gemessen.
Die existierenden Fertig-Analysen-Systeme sind sämtlich auf der Basis des DIN-Verfahrens aufgebaut. Nitrit läßt sich mit guter Empfindlichkeit und Präzision durch die „nicht normrelevanten Methoden" in Trinkwasser, Oberflächenwasser und Grundwasser, sowie in biologisch geklärtem Abwasser ermitteln.

Ammonium – Ammoniak

Bis auf geogen bedingte Ausnahmen kommt Ammonium nicht in (sauerstoffhaltigem) Grundwasser vor. Plötzliches Auftreten dieser Substanz ist ein wichtiger Hinweis für Einflüsse durch Abwasser, Deponiesickerwasser, Friedhofssickerwasser oder andere mit organischen Stickstoffverbindungen und Ammoniumionen belastete Zuläufe.
Im Oberflächenwasser tritt Ammonium in Konzentrationen von 0,05 mg/l (unbelastet) bis ca. 10 mg/l (stark verschmutzt) auf und stellt dabei einen guten Indikator für die Gewässergüte dar. Daher kann von folgender Einteilung ausgegangen werden:

Tabelle 10.8 Gewässergüte und Ammoniumgehalte

Gewässergüte	Ammoniumgehalt (mg/l)	Verschmutzungsgrad
I	< 0,1	unbelastet
II	0,1–0,3	mäßig belastet
III	0,3–5,0	stark verschmutzt
IV	< 5,0	übermäßig verschmutzt

Ammonium kommt im Trinkwasser nicht vor. Es zählt zu den unerwünschten Stoffen und wird normalerweise bei der Wasseraufbereitung vollständig entfernt. Sein Auftreten in Trink- und Leitungswasser ist daher ein Indiz für eine technisch nicht einwandfrei funktionierende Aufbereitung.
Im ungeklärten kommunalen Abwasser findet man Ammoniumkonzentrationen bis zu 100 mg/l als Folge des Abbaus organischer Stickstoffverbindungen. Nach biologischer Reinigung mit Nitrifikation liegen die Werte je nach Wirkungsgrad der Kläranlage bei 0,1 bis 0,5 mg/l, in Sonderfällen auch höher. Überlastete Kläranlagen mit unzureichender Nitrifikation weisen Ammoniumgehalte bis zu 50 mg/l im Ablauf auf. Besonders hohe Ammoniumkonzentrationen finden sich im Sickerwasser von Hausmülldeponien, sowie in Jauche, gealtertem Urin und Fäkalien. Dabei liegen die Werte im Bereich 1000 bis 5000 mg/l. Spezielle Abwässer der Metallindustrie können ebenfalls hohe Ammoniumkonzentrationen haben, z. B. Abwässer der chemischen Entgratung.
In den im Oberflächenwasser vorkommenden Konzentrationen besitzt Ammonium keine toxikologische Bedeutung für den Menschen. Ammoniak (NH_3), nicht jedoch Ammonium (NH_4^+), ist ein starkes Fischgift mit einer Letalitätsschwelle

von ca. 1 mg/l. Fischbrut wird bereits bei wesentlich niedrigeren Konzentrationen geschädigt oder getötet. Als Toleranzschwelle wird für erwachsene Tiere ein Wert von 0,2 mg/l angesehen. Freies Ammoniak steht mit dem Ammoniumion in einem pH- und temperaturabhängigen Gleichgewicht. Es gilt bei 20 °C:

$$c(NH_3) = \frac{c(NH_4^+)}{1 + 10^{pKs - ph}}$$

pKs = 9,25

Bei einem pH-Wert von 9,25 liegen 50 % des vorhandenen Ammoniums als freies NH$_3$ vor. Fische in Gewässern mit hohen Ammoniumgehalten sind stets gefährdet, da durch Einleitung alkalischer Abwässer oder durch pH-Anstieg bei assimilatorischem Kohlendioxidentzug freies, fischtoxisches Ammoniak gebildet wird. Bei höheren Temperaturen steigen die Gleichgewichtswerte des Ammoniaks erheblich an, dadurch verschärft sich die Gefahr eines Fischsterbens.
Regenwasser kann nach längerer Trockenzeit zu Beginn Ammoniumgehalte bis zu 10 mg/l aufweisen. Nach weiterem Regenverlauf nehmen die Werte stark ab.
Grenz- und Richtwerte: TrinkwV: 0,5 mg/l, ausgenommen geogen bedingte Überschreitungen bis zu einem Wert von 30 mg/l. EG-Trinkwasserrichtlinie: 0,5 mg/l (Höchstwert); MIN-VO: 0,5 mg/l; Badewasser: 0,1 mg/l (DIN Badewasser); Abwasser (Direkteinleiter): 10 mg/l gem. als NH$_4$-N. Abwasser (Indirekteinleiter): 20–200 mg/l NH$_4$-N je nach Abwassersatzung der betreffenden Kommune. NH$_4$-N steht für Stickstoff aus Ammoniumverbindungen. Diese Angabe ist im Abwasserbereich üblich.
Bedeutung als Analysenparameter: Kontrolle von Trink- und Oberflächenwasser, Überwachung von Fischgewässern, Ermittlung der Gewässergüte von Fließgewässern, Feststellung des Abwassereinflusses auf Oberflächenwasser. Kontrolle von Brunnen im Einzugsbereich von Mülldeponien. Überprüfung der Qualität von Badewasser. Guter Parameter zum Nachweis einer frischen fäkalen Verschmutzung in Brunnenwasser und Grundwasser. Ermittlung des Wirkungsgrades biologischer Kläranlagen mit Nitrifikation.
Der Ammoniumgehalt ist für alle Wasserarten ein wichtiger Bewertungsparameter, der bei keiner Analyse ausgelassen werden sollte.
Analytik: Ammonium wird heute nahezu ausschließlich photometrisch bestimmt. Grundlage sowohl des DIN-Verfahrens als auch der „nicht normrelevanten" Methoden ist die Reaktion des Ammoniumions mit einem Phenolat und Natriumdichlorisocyanurat unter Mitwirkung von Nitroprussid-Natrium als Katalysator zu Indophenolblau. Die früher übliche Methode mit Neßlers Reagenz wird nicht mehr verwendet. Das Indophenolblau-Verfahren ist zuverlässig und empfindlich. Da die Farbreaktion eine langsame Bildungskinetik aufweist, ist die Wartezeit von üblicherweise 15 Minuten strikt einzuhalten. Auch ist auf eine Temperatureinstellung von 20–25 °C für Probe und Reagenz zu achten. Tiefere Temperaturen führen zu Minderbefunden.

3.12.2 Chlorid

Chloride sind in allen natürlichen Wässern enthalten. Im normalen Grundwasser liegen die Gehalte meist um 10 bis 40 mg/l, im Einflußbereich von Thermalwässern und Salzlagerungsstätten erheblich höher. Oberflächenwasser enthält normalerweise weniger als 20 mg/l Chlorid. Durch Ableitung stark salzhaltiger Abwässer, z. B. aus der Kaliindustrie oder aus Steinkohlezechen können hohe Werte von über 1000 mg/l angetroffen werden. In der Schneeschmelze und nach Frostperioden enthalten kommunale Abwässer und davon beeinflußte Vorfluter bis zu 300 mg/l Chlorid durch Streusalz. Dieser Einfluß ist in den letzten Jahren durch sparsame Verwendung von Streusalz merklich zurückgegangen. Unter normalen Bedingungen beträgt die Chloridkonzentration im kommunalen Abwasser 50 bis 150 mg/l, nach ergiebigen Niederschlägen durch Verdünnung mit chloridarmem Regenwasser ist die Konzentration erheblich niedriger, sie liegt um 5 bis 10 mg/l.
Sehr hohe Chloridgehalte weisen Deponiesickerwässer mit bis zu 3000 mg/l auf. Chlorid bleibt bei der Abwasserreinigung mittels chemischer oder biologischer Verfahren so gut wie unverändert. Auch bei der Bodenpassage wird es praktisch nicht beeinflußt. Lediglich die Verdünnung mit chloridarmem Wasser vermindert seine Konzentration.
Erhöhte Chloridgehalte begünstigen die Korrosion von Eisenwerkstoffen, Aluminium und Beton (durch Angriff der Bewehrung). Oberhalb von 200 mg/l ist mit starker Zunahme der Korrosionswahrscheinlichkeit zu rechnen. Doch spielen hierbei auch andere Parameter, wie Rauhigkeit, Durchflußmenge, Temperatur und Sauerstoffgehalt eine erhebliche Rolle.
Gießwasser für Pflanzen darf speziell bei salzempfindlichen Sorten bestimmte Chloridgehalte nicht überschreiten. Obstbäume und Beeren, die salzempfindlich sind, sollten nur mit Wasser unter 70 mg/l Chlorid versorgt werden. 70 bis 100 mg/l Chlorid sind für chloridtolerante Pflanzen geeignet, bis zu 300 mg/l für salzresistente Pflanzen, während bei Konzentrationen von über 300 mg/l fast immer mit Schäden zu rechnen ist. Eine Ausnahme machen halophile Pflanzen, wie z. B. der Sanddorn.
Grenz- und Richtwerte: TrinkwV: 250 mg/l; EG-Trinkwasserrichtlinie: 25 mg/l (Richtwert); Quell- und Tafelwasser; 250 mg/l. Für Abwasser ist kein Wert festgelegt. Grenzüberschreitende Gewässer von Deutscher Seite in Richtung Niederlande: 200 mg/l. Betonanmachwasser: 1500 bis 2000 mg/l.
Bedeutung als Analysenparameter: Da Chlorid weder chemisch, biologisch noch adsorptiv (Ausnahme: Adsorption an Anionenaustauscher) beeinflußt wird, eignet es sich gut zur Ermittlung eines Abwassereinflusses auf ein Oberflächenwasser oder Grundwasser. Bevor ein Deponiesickerwas-

sereinfluß auf ein Grundwasser in anderen Parametern erkennbar wird, äußert er sich im Anstieg des Chloridgehaltes. Er stellt gewissermaßen den „Frühwarnparameter" dar. Chloridgehalte sind wertvoll zur Abschätzung der Korrosionswirkung eines Brunnenwassers, der Ermittlung der Verdünnung eines kommunalen Abwassers durch Regenwasser, zur Feststellung der Herkunft eines Sickerwassers nach Auftreten in einem Keller, sowie zur Eignungsprüfung eines Oberflächen- oder Grundwassers für die Bewässerung von Pflanzen.
Analytik: Üblich sind klassische titrimetrische Verfahren, Bestimmung nach Mohr mit Kaliumchromat als Indikator, nach Fajans mit Adsorptionsindikatoren, Titration mit Quecksilbernitrat mit Diphenylcarbazon als Indikator[35]. Bei den Fertig-Systemen wird häufig die photometrische Bestimmung mit Quecksilber(II)-thiocyanat und Eisen(III)-nitrat herangezogen. Chloride reagieren mit dem $Hg(SCN)_2$ unter Bildung von nicht dissoziiertem $HgCl_2$. Dabei wird eine äquivalente Menge Thiocyanat freigesetzt, das mit Eisen(III)-Ionen unter Bildung von intensiv rotem Eisen (III)-thiocyanat $Fe(SCN)_3$ reagiert. Dieses wird photometrisch gegen eine Blindprobe gemessen. Bei der Verwendung quecksilberhaltiger Reagenzien ist auf eine sachgerechte Entsorgung der Rückstände zu achten. Sie wird in der Regel von den Testsatzherstellern angeboten und ist bereits im Preis inbegriffen.
Die Chlorid-Schnellbestimmungsverfahren sind insgesamt präzise, wenig störanfällig und zeitsparend.
Wegen der Stabilität in Wasser und Boden, der hohen Genauigkeit der Verfahren, des geringen Arbeitsaufwandes und der hohen Aussagekraft der Chloridkonzentrationen für viele Belange sollte die Chloridbestimmung möglichst bei allen Wasserproben durchgeführt werden.

3.12.3 Sulfat

Sulfat ist in allen Grund- und Oberflächenwässern mit etwa 10 bis 30 mg/l enthalten. In Grundwässern aus sulfathaltigem Untergrund (Gips) können es bis zu 400 mg/l sein. Sümpfungswässer des Braunkohletagebaus haben Sulfatgehalte von bis zu 800 mg/l. Hohe Sulfatkonzentrationen finden sich auch in Abwässern der Galvanikindustrie, speziell der Verchromung, in Rauchgaswaschwässern schwefeldioxidhaltiger Abgase und Abwässern der Pergamentpapierherstellung. Die Gehalte betragen bis zu 2000 mg/l, in Sonderfällen bis zu 6000 mg/l.
In Hausmülldeponiesickerwasser sind nur geringe Sulfatgehalte anzutreffen mit unter 10 mg/l, da unter den dortigen Gegebenheiten Sulfat zu Sulfid bzw. H_2S reduziert wird.
Sulfate bewirken im Trinkwasser in Gesellschaft mit Magnesium- oder Natrium-Ionen laxierende Wirkung bei Konzentrationen oberhalb 250 mg/l. In Kontakt mit Betonbaustoffen bewirken Sulfate Betonaggressivität durch Bildung von Calciumaluminium-sulfat-hydrat der Formel $3\ CaO \cdot Al_2O_3 \cdot$ $3\ CaSO_4 \cdot 31\ H_2O$ (Ettringit). Dieser nimmt ein großes spezifisches Volumen ein, wodurch Treiberscheinungen hervorgerufen werden und der Beton aufplatzt. Magnesiumsulfat in hoher Konzentration ist ein Pflanzenschadstoff, nicht jedoch Calciumsulfat (Gips).
Richt- und Grenzwerte: TrinkwV: 240 mg/l; EG-Trinkw.-Richtlinie: 25 mg/l (Richtzahl), 250 mg/l (Höchstkonzentration); Quell- und Tafelwasser: 240 mg/l; Abwasser (Indirekteinleiter): 250–600 mg/l, je nach Satzung der Kommune; Betonanmachwasser: 2000 mg/l.
Bedeutung als Analysenparameter: Trinkwasser- und Mineralwasserkontrolle, Ermittlung der Betonaggressivität von Grundwasser und Baugrubenwasser. Feststellen des Einflusses spezieller Abwässer auf Oberflächenwasser.
Sulfat unterliegt bei ständiger Anwesenheit von Sauerstoff keinen biologischen Veränderungen. Bei fehlendem Sauerstoff und Anwesenheit organischer Stoffe (als Reduktionsmittel) wird Sulfat durch obligate Anaerobier zu Sulfid bzw. Schwefelwasserstoff reduziert.
Analytik: In der klassischen Wasseranalytik wird noch die gravimetrische Bestimmung über Bariumsulfat vorgenommen. Die Fertig-Systeme beruhen auf einer photometrischen Messung der Trübung, wenn die sulfathaltige Wasserprobe mit Bariumchlorid versetzt wird und sich Bariumsulfat in Form einer Trübe bildet. Das Bariumchlorid wird bei allen Fertiganalysen in fester Form zugegeben, weil Lösungen von Bariumchlorid auf noch ungeklärte Weise während der Lagerung verändert werden und damit keine konstanten Ergebnisse zu erzielen sind.
Andere Systeme arbeiten mit schwerlöslichen Bariumsalzen mit stark gefärbten Anionen, z. B. Chloranilat. In Kontakt mit sulfathaltigem Wasser bildet sich das noch schwerer lösliche Bariumsulfat, wobei das gefärbte Anion äquivalent freigesetzt wird. Nach Filtration oder Zentrifugieren wird photometriert. Die Fertig-Analysen-Systeme zur Sulfatbestimmung sind im Vergleich zu dem DIN-Verfahren der Wasserchemie besonders zeitsparend.
In stark belasteten Abwässern können mit der Trübungsmethode Fehler auftreten, weil die Kristallgröße und Tracht des ausfallenden Bariumsulfats durch anwesende Stoffe beeinflußt wird, was sich auf die Trübung und damit auf den Konzentrationsmeßwert auswirkt. Abhilfe schafft das Verfahren der Standardaddition, das in den Gebrauchsanweisungen der Sulfattestsätze beschrieben ist. Bei stark verschmutzten Abwässern empfiehlt es sich jedoch die DIN-Methode anzuwenden[36], bei der störende Kationen über Ionenaustausch entfernt werden.

3.12.4 Sulfid

Sulfid entsteht im Wasser immer dort, wo gelöster Sauerstoff durch den Abbau organischer Substanz vollkommen entfernt wurde und gleichzeitig Sulfat anwesend ist. Durch Sulfatreduktion mit sulfidogenen Bakterien entsteht Sulfid, bzw. Schwefelwasserstoff. Diese Verhältnisse finden sich in angefaultem kommunalen Abwasser, in Hausmülldeponiesickerwasser, sowie auf dem Grunde eutropher Seen und in Faulschlamm. Als Chemikalie anthropogenen Ursprungs kann Sulfid im gewerblichen Abwasser auftreten, wenn es zuvor zur Schwefelmetallausfällung zugesetzt wurde. In sehr niedrigen Konzentrationen tritt Schwefelwasserstoff in manchen Mineralwässern (z. B. Aachener Kaiserquelle) auf. Es ist dort zwar organoleptisch, aber nach kurzer Standzeit nicht mehr mit Sicherheit chemisch nachzuweisen.

Sulfid bzw. Schwefelwasserstoff ist für Fische und aerobe Abwasserbakterien der biologischen Selbstreinigung stark giftig. Diese Stoffe sind durch ihren intensiven Geruch leicht zu erkennen. Angefaulte Wässer in Kanalisationen sind häufig Quelle übler Geruchsbelästigungen.

Schwefelwasserstoffhaltiges Abwasser wirkt auf Metall- und Betonbauteile korrosiv. Bei Einwirkung von Sauerstoff erfolgt Oxidation zu Schwefelsäure, die die Korrosion verursacht. Gefährdet sind vor allem Freispiegelrohrleitungen und dort die oberen Bereiche, die nicht vom strömenden Abwasser bedeckt sind. In den Kondenswassertropfen können sich hohe Konzentrationen an Schwefelsäure bilden, die dann Zement und Metalle angreift.

Richt- und Grenzwerte: Die TrinkwV verlangt, daß der Geruchsschwellenwert unter 2 (bei 12 °C) und unter 3 (bei 25 °C) zu liegen hat. Damit ist bei den üblicherweise vorliegenden pH-Werten Schwefelwasserstoff bzw. Sulfid auszuschließen.

Im Abwasser von Direkteinleitern wird Sulfid in der 40. VwW (Metallbearbeitung; Metallverarbeitung) zu 1 mg/l begrenzt. Die Grenzwerte für Indirekteinleiter liegen je nach Kommunalsatzung zwischen 2 und 10 mg/l.

Analytik: Sulfid bzw. Schwefelwasserstoff wird üblicherweise photometrisch nach der Ethylenblaumethode bestimmt. Grundlage ist die Reaktion mit N,N-Diethyl-1,4-phenylendiamin und Eisen (III)-Ionen als Oxidationsmittel zu Ethylenblau. Dieses Analysenverfahren ist sehr empfindlich, 0,01 mg/l Sulfidschwefel sind noch erfaßbar. Wegen der leichten Oxidierbarkeit von Sulfid und H_2S muß die Analyse *unmittelbar* nach der Probenahme erfolgen. Normalerweise äußert sich die Gegenwart von Sulfid in einer Wasserprobe unverkennbar durch den charakteristischen Geruch nach Schwefelwasserstoff, der besonders nach dem Ansäuern der Probe mit Salzsäure noch in sehr niedrigen Konzentrationen erfaßbar ist. Die quantitative Analytik von Sulfid wird vor allem in den Fällen angebracht sein, wo eine eingehende Bewertung vorzunehmen ist und wo der Schwefelwasserstoff-Geruch durch andere Wasserinhaltsstoffe überdeckt wird.

3.12.5 Phosphat

In Grundwässern und im Trinkwasser tritt Phosphat in der Regel nur in geringen Konzentrationen von unter 0,1 mg/l auf. Es wird an Bodenbestandteilen stark adsorbiert. Im kommunalen Abwasser findet man Werte bis zu 20 mg/l. Der Phosphor stammt aus menschlichen Ausscheidungen (1–2 g P/Einwohner und Tag) und aus Waschmitteln, wobei dieser Eintrag wegen des Gebrauchs phosphatfreier Präparate in den letzten Jahren stark abgenommen hat. Spezielle Industrieabwässer können hohe Phosphatanteile enthalten, so bei Beizereien und Phosphatierungsanlagen.

In Trinkwasser wird gelegentlich bei metallischen Korrosionsproblemen Polyphosphat (neben Silikat) zur Inhibierung zugesetzt. Dabei darf die Konzentration 2,2 mg/l PO_4^{3-}-Phosphor entsprechend 5 mg/l P_2O_5 nicht überschreiten.

Phosphatkonzentrationen in Oberflächengewässern bewegen sich in Bereichen zwischen 5 und 500 µg/l PO_4^{3-}-P. Sie unterliegen starken zeitlichen Schwankungen, da beim Wachstum von Algen der Phosphor weitgehend in die Biomasse eingebaut wird. Nach dem Absterben der Organismen wird Phosphat im Gewässersediment unter anaeroben Bedingungen wieder freigesetzt.

Phosphat führt in Oberflächengewässern, insbesondere stehenden Gewässern, etwa ab Konzentrationen von 50 µg/l zum verstärkten Wachstum von Algen und Wasserpflanzen. Es stellt in der Nährstoffpalette den Minimumfaktor dar. Durch die Massenentwicklung des Phytoplanktons wird organische Substanz in hohem Maße in den Wasserkörper eingetragen. Diese führt nach dem Absterben der Organismen zur Sauerstoffzehrung aufgrund der biologischen Abbauvorgänge. Dabei kann der im Wasser gelöste Sauerstoff vollständig verbraucht werden, wodurch es zu Fäulnisprozessen kommt. Es entsteht Schwefelwasserstoff durch Sulfatreduktion, Eisen und Mangan werden in löslicher Form aus dem Gewässersediment freigesetzt. Die aerobe Biocoenose stirbt ab. Für die Trinkwassergewinnung ist ein derartiges Wasser problematisch. Der Vorgang ist als Eutrophierung bekannt.

Der Ertrag von Fischzuchtgewässern kann durch eine gezielte Düngung mit Phosphat erheblich gesteigert werden. Im Leitungswasser bewirkt die Dosierung von Phosphat (als Pentanatriumtriphosphat) einen Abbau der Rostkrusten und Bildung stabiler Schutzschichten auch bei weichen Wässern, wo sonst keine klassische Kalk-Rost-Schutzschicht von ausreichender Dicke entsteht. Damit kann ein wirksamer Korrosionsschutz erzielt werden.

Richt- und Grenzwerte: TrinkwV: 6,7 mg/L PO_4^{3-}, entsprechend 5 mg/l P_2O_5. Abwasser: 2 mg/l P (40. VwV; Metallbearbeitung, Metallverarbeitung), bei kommunalen Kläranlagen 1–2 mg/l P je nach Größenklasse.

Bedeutung als Analysenparameter: Ermittlung der Phosphat-Belastung von eutrophiegefährdeten Gewässern. Hierbei müssen hoch empfindliche Verfahren (z. B. HE-Phosphat von Macherey-Nagel) eingesetzt werden, mit denen noch 10 µg/l P zu erfassen sind. Ferner zur Überwachung der Phosphatdosierung bei Phosphatschleusen zur Leitungswasserkonditionierung. Ermittlung eines

Abwassereinflusses auf Oberflächenwasser. Kontrolle der Wirksamkeit von Phosphatfällungsanlagen. Überprüfung des Phosphatgehaltes phosphatfreier Wasch- und Reinigungsmittel.
Analytik: Da Phosphorsäure eine 3-basige Säure ist, sind in wäßriger Lösung je nach vorliegendem pH-Wert die freie H_3PO_4 oder die Ionen $H_2PO_4^-$ (Dihydrogenphosphat), HPO_4^{2-} (Hydrogen-Phosphat) sowie PO_4^{3-} (Orthophosphat) vorhanden. Ungeachtet dessen wird die Phosphat-Konzentration generell als Orthophosphat PO_4^{3-} oder Phosphat-P angegeben. In phosphathaltigen Wasch- und Reinigungsmitteln sind Polyphosphate, meist Pentanatriumphosphate, enthalten, die im Wasser durch Hydrolyse in monomeres Phosphat übergehen. Zur Analytik müssen Polyphosphate durch Kochen mit starker Salzsäure zuvor hydrolysiert werden. Bei Gegenwart von organisch gebundenem Phosphor ist ein Aufschluß mit Schwefelsäure/Salpetersäure erforderlich.
Alle photometrischen Verfahren zur Phosphatanalytik benutzen die Reaktion mit Molybdat in saurer Lösung zu Phosphormolybdänsäure, die dann mit Ascorbinsäure oder einem anderen starken Reduktionsmittel katalytisch zu Molybdänblau reduziert wird. Im Molybdänblau hat Mo eine formale Oxidationszahl von 5,67. Die Substanz ist intensiv gefärbt und kann im Bereich um 800 nm photometriert werden.
Bei Phosphatanalysen in reinen Wässern, wo Konzentrationen von unter 50 µg/l zu erwarten sind, muß peinliche Sauberkeit herrschen. Insbesondere ist darauf zu achten, daß die Laborgeräte mit phosphatfreien Reinigungsmitteln gewaschen werden.

3.12.6 Fluorid

In natürlichen Wässern kommt Fluorid zumeist nur in Konzentrationen unter 1 mg/l vor. Gewisse Mineralwässer und Grundwässer können jedoch Fluoridgehalte von bis zu 10 mg/l aufweisen. In relativ hohen Konzentrationen findet es sich im Abwasser einiger metallverarbeitender Betriebe (Nadelfabriken; chemische Entgratung), im Abwasser von Leimfabriken als Biozid gegen Pilze und Fäulnis, sowie im Abwasser von Glasätzereien. Die Zugabe von Fluorid zum Trinkwasser zur Kariesprophylaxe wird in Deutschland von Wasserfachleuten als Zwangsmedikation abgelehnt. Meerwasser enthält ca. 1 mg/l Fluorid. Fluoridkonzentrationen um 1 mg/l sind zur Ausbildung eines harten Zahnschmelzes optimal. Oberhalb von 5 mg/l Fluorid im Trinkwasser ist mit Fluorose-Schäden zu rechnen, die zu einer Störung des Calcium-Stoffwechsels und dadurch zu Schäden im Knochenskelett führt[37]. Unterhalb von 0,5 mg/l Fluorid im Trinkwasser können bei gleichzeitig fluoridarmer Ernährung Fluormangelschäden auftreten. Der Bereich der positiven Wirkung von Fluorid, entsprechend der therapeutischen Breite, ist recht eng.
Richt- und Grenzwerte: TrinkwV: 1,5 mg/l. Mineral- und Tafelwässer mit mehr als 1,5 mg/l Fluorid müssen mit der Angabe „fluoridhaltig" gekennzeichnet werden. Natürliche Mineralwässer mit mehr als 5 mg/l Fluorid müssen mit einem Warnhinweis versehen werden, der besagt, daß das Wasser wegen des erhöhten Fluoridgehaltes nur in begrenzten Mengen getrunken werden darf. Da solche Wässer praktisch nicht zu verkaufen sind, werden sie in Entfluoridierungsanlagen vorbehandelt. Es handelt sich um eine Filtration über aktiviertes Aluminiumoxid. Diese Substanz tauscht praktisch vollständig Fluorid-Ionen gegen OH-Ionen aus. Erschöpftes Aluminiumoxid läßt sich durch Behandeln mit verdünnter Natronlauge regenerieren.
Bedeutung als Analysenparameter: Kontrolle von Trinkwasser und Mineralwasser. Prüfung der Wirksamkeit von Entfluoridierungseinrichtungen für Mineralwasser und Abwasserkontrolle.
Analytik: Das beste Verfahren zur Fluoridanalytik stellt die Direktpotentiometrie, d. h. Messung mit der fluoridselektiven Elektrode dar.
Mehrere Testsatzhersteller bieten heute photometrische Fluoridmeßverfahren an, die für ökolytische Zwecke ausreichend genau und empfindlich sind. Die Meßbereiche liegen zwischen 0,1 und 2 mg/l, sind also auf die Erfordernisse der Trinkwasserkontrolle praxisgerecht eingestellt. Grundlage der photometrischen Verfahren ist entweder die Entfärbung eines Zirkon-Alizarin-Komplexes oder – bei anderen Herstellern – die Farbverschiebung eines Lanthan-Alizarinkomplexes durch Bildung eines fluoridhaltigen ternären Komplexes. Die Analyse wird durch Kationen, die selbst mit Fluorid unter Komplexbildung mit Niederschlagsbildung reagieren, wie Aluminium und Calcium, gestört. Bei gleichzeitiger Anwesenheit dieser Stoffe empfiehlt es sich, die Analyse mittels Fluorid-Elektrode unter Zusatz geeigneter Konditionierungsmittel nach der DIN-Methode[38] durchzuführen.

3.12.7 Cyanid

Cyanid kommt in natürlichen Wässern so gut wie nicht vor. Man trifft es im Abwasser von Galvanikbetrieben, Härtereien, Gold- und Silbererzaufbereitungen an und teilweise im Abwasser von Hüttenbetrieben. Da cyanidhaltige Wässer nur nach ordnungsgemäß funktionierender Cyanidentgiftung, zumeist mit Chlor oder Hypochlorit, neuerdings auch mit Wasserstoffperoxid oder Ozon, abgeleitet werden dürfen, treten erhöhte Konzentrationen lediglich in Störfällen (z. B. nach Stromausfall) auf. Dann allerdings können Cyanide erhebliche Schäden im Vorfluter provozieren: Viele Fischsterben wurden durch Cyanid verursacht.
In Grundwässern, die durch Giftmüllablagerungen beeinflußt sind, kann ebenfalls Cyanid auftreten. Dabei gehen auch an sich wenig toxische komplexe Cyanide, wie Hexacyanoferrat (II) oder Berliner Blau toxisches unkomplexiertes Cyanid ab. Freies, nichtkomplexiertes Cyanid ist ein starkes Gift für Fische, Fischnährtiere und Abwasserbakterien. Letztere können sich allerdings bei gleichmäßiger Belastung weitgehend anpassen, so

daß Konzentrationen von bis zu 10 mg/l toleriert werden. Die tödliche Wirkung auf Fische liegt bei 50 µg/l.
Richt- und Grenzwerte: TrinkwV: 0,05 mg/l, Abwasser (40. VwV): 0,2 mg/l, aber für Härtereien: 1 mg/l. Abwasser von Indirekteinleitern: 0,1–1,0 mg/l Cyanid, je nach Kommunalsatzung.
Bedeutung und Analysenparameter: Prüfung von Oberflächenwasser bei plötzlich auftretendem Fischsterben (Abwassereinfluß); Kontrolle von Cyanidentgiftungsanlagen, Aufspüren von cyanidhaltigen Altlasten, Abwasserüberwachung.
Analytik: Das Standardverfahren, auf dem auch die Fertig-Systeme aufgebaut sind, beruht auf der Umsetzung von Cyanid mit Hypochlorit zu Chlorcyan. Dieses reagiert mit Pyridin unter Ringöffnung und Hydrolyse zu Glutacondialdehyd. Mit Barbitursäure oder einer substituierten Barbitursäure setzt sich das Dialdehyd unter Bildung eines intensiv violett gefärbten Polymethinfarbstoffes um. Das Verfahren ist höchst nachweisstark und vermag noch 0,001 mg/l Cyanid zu erfassen. Komplexe Cyanide, die nicht mit Chlor zu Chlorcyan reagieren, werden nicht angezeigt. Sollen komplexe Cyanide analysiert werden, so ist eine spezielle Aufbereitung der Wasserprobe vorzunehmen. Einzelheiten dazu entnehme man der Spezialliteratur[22]. Das normale photometrische Verfahren zur Cyanidbestimmung zeigt mit derselben Empfindlichkeit auch Thiocyanat (Rhodanid) an, so daß bei positivem Ausfall einer Probe differenziert werden muß. Da Blausäure (HCN), im Gegensatz zu Thiocyansäure (HSCN), eine sehr schwache und leicht flüchtige Säure ist, kann diese Differenzierung leicht durchgeführt werden durch Kochen der Wasserprobe mit Schwefelsäure (50 ml Probe mit 1 ml 25%iger Schwefelsäure ca. 3 Minuten kochen). HCN verflüchtigt sich, HSCN nicht. Nach Abkühlen wird erneut Cyanid bestimmt. Läßt sich Cyanid nicht mehr nachweisen, dann war in der Probe ausschließlich Cyanid enthalten. Entspricht der neue Wert dem ersten Ergebnis, dann ist ausschließlich Thiocyanat zugegen.
Die Fertig-Systeme zur Cyanidanalytik sind im Vergleich zum DIN-Verfahren (DIN 38405 Teil 14) besonders handlich und zeitsparend. Bei der Normmethode muß eine erhebliche Anzahl von wenig haltbaren Reagentienlösungen bereitgestellt werden. Der Arbeitsaufwand ist so groß, daß auch viele amtliche Untersuchungsstellen primär mit den Fertig-Systemen auf die Anwesenheit von Cyanid prüfen und nur bei positivem Ausfall der Reaktion das DIN-Verfahren zur Differenzierung und Quantifizierung einsetzen. Da bei der ganz überwiegenden Anzahl aller Wasseruntersuchungen Cyanid nicht nachzuweisen ist, entspricht das einer rationellen und arbeitssparenden Vorgehensweise.

3.12.8 Aluminium

Aluminium ist im Abwasser von Aluminium-Eloxalanlagen, sowie von Papierfabriken enthalten. Aluminiumsalze werden häufig als Flockungsmittel zur Abwasserreinigung und Phosphatfällung sowie zur Schwimmbadwasserklärung eingesetzt. Dabei bleiben auch nach Abtrennung des sich bildenden Aluminiumhydroxidschlammes Restmengen an gelöstem Aluminium im behandelten Wasser zurück. Unbelastete natürliche Wässer weisen nur unbedeutende Aluminiumgehalte auf.
In Trinkwasser und Schwimmbeckenwasser führen erhöhte Aluminiumrestmengen zu Nachfällungen und Eintrübungen, insbesondere wenn pH-Verschiebungen stattfinden. Aluminiumhaltige Abwässer verursachen bei der Einleitung in Oberflächengewässer milchige Trübungen und Bildung von grau-weißen Absetzstoffen.
Richt- und Grenzwerte: TrinkwV: 0,2 mg/l. Wasser für Dialysezwecke für Nierenkranke muß Aluminiumkonzentrationen von < 0,03 mg/l aufweisen. Schwimmbadwasser: 0,1 mg/l (DIN 19643); Abwasser: 3 mg/l (Direkteinleiter), 10–20 mg/l (Indirekteinleiter), jedoch ist Aluminium in den meisten Kommunalsatzungen nicht begrenzt. Es wird im großen Stil zur Abwasserbehandlung in Kläranlagen eingesetzt.
Bedeutung als Analysenparameter: Kontrolle von Trink- und Badewasser, insbesondere, wenn zur Aufbereitung mit Aluminiumsalzen geflockt wurde. Prüfung von Oberflächenwasser bei Verdacht der Ableitung aluminiumhaltiger Abwässer (milchige Trübung). Kontrolle auf vollständige Aluminiumausflockung bei Phosphatfällungsanlagen.
Analytik: Für die photometrische Analytik existieren Verfahren, die auf der Komplexbildung mit organischen Farbstoffen, wie Eriochromcyanin R oder Chromazurol S beruhen. Dabei bilden sich intensiv gefärbte Komplexe, deren Farbe sich von den Komplexbildnern unterscheidet. In relativ reinen Wässern erhält man gute Ergebnisse. Störungen durch Eisen oder Mangan lassen sich mit Hilfskomplexbildnern ausschalten. Bei Gegenwart von Fluorid versagen photometrische Aluminium-Bestimmungen. Man kann es durch Abrauchen mit konz. Schwefelsäure zuvor entfernen.

3.12.9 Blei

In anthropogen unbeeinflußten Wässern kommt Blei nur in sehr niedrigen Konzentrationen vor < 10 µg/l vor. Spezielle Abwässer der Metall- und Elektroindustrie (Ätzen von Platinen) enthalten unbehandelt mitunter hohe Bleikonzentrationen von bis zu 200 mg/l. Straßenabläufe weisen Bleigehalte von 0,05 bis 0,1 mg/l bei frischem Regen auf. Durch die Verbreitung von bleifreiem Benzin sind diese Belastungen in den letzten 10 Jahren wesentlich zurückgegangen.
Im Trinkwasser kann Blei auftreten, wenn noch alte Versorgungsleitungen aus Blei installiert sind und das Leitungswasser sehr weich ist. Auch ungeeignete PVC-Rohre können Blei an Wasser abgeben. Blei ist dort in organischer Verbindung oder als Sulfat zur Stabilisierung enthalten. Für Trinkwasser zugelassene PVC-Rohre geben kein Blei ab. Glasierte Steingutware kann in Kontakt mit

sauren Speisen Blei abgeben. Dies betrifft vor allem hochbunte ausländische Ware.
Bleiverbindungen sind für den Menschen und Wasserorganismen giftig. Betroffen sind bei chronischer Aufnahme durch den Menschen in erster Linie das blutbildende System, das zentrale Nervensystem sowie die glatte Muskulatur. Erschöpfende Hinweise zur Toxizität von Blei und anderen Metallen findet man bei Merian[39]. Gesundheitsstörungen sind besonders bei Kindern ausgeprägt. Sie äußern sich durch Blutarmut, Appetitlosigkeit, Krankheitsanfälligkeit sowie eine Beeinträchtigung des Konzentrationsvermögens.
Richt- und Grenzwerte: TrinkwV: 0,04 mg/l; Quell- und Tafelwasser: 0,04 mg/l; Mineralwasser: 0,05 mg/l; Abwasser: 0,5 mg/l (40. VwV, Direkteinleiter); 1–2 mg/l (Abwasser Indirekteinleiter).
Bedeutung als Analysenparameter: Kontrolle von Trink- und Abwasser, Prüfung der Bleiabgabe von Steinzeugglasuren an saure Lösungen wie Essig, Zitronensaft und Wein.
Analytik: Die übliche Verfahrensweise der Umweltlabors ist die AAS-Messung (Flammenatomabsorption). Photometrische Verfahren mit Eignung für die Ökolytik wurden entwickelt und stehen zur Verfügung. Ein einfaches Verfahren beruht auf der Bildung eines roten Komplexes mit 4-(2-Pyridylazo)-resorcin (PAR) bei pH 9. Damit lassen sich Konzentrationen bis hinunter zu 0,1 mg/l Blei erfassen, was für Abwasseranalysen ausreicht. Photometrisch erfaßbar bis zu 0,005 mg/l wird Blei mittels einer Ausschüttelmethode mit Dithizon. Damit lassen sich auch Trinkwasserkontrollen vornehmen. Die Methode steht als Fertigtestverfahren kommerziell zur Verfügung (Macherey und Nagel). Ihre Anwendung erfordert jedoch einige Sorgfalt.

3.12.10 Cadmium

Cadmium ist in unbeeinflußten Wässern so gut wie nicht enthalten. Die Hintergrundkonzentrationen bewegen sich unter 0,4 µg/l. In ungereinigten Abwässern der metallverarbeitenden Industrie (Galvanik), Pigment- und Batterieherstellung (Ni-Cd-Sammler) sowie in Abläufen von Beizereien und Phosphatierungsanlagen ist Cadmium in Konzentrationen von bis zu 20 mg/l anzutreffen. Da Cadmium für manche Anwendungsgebiete, z. B. im Korrosionsschutz nicht mehr eingesetzt wird, hat der Cadmium-Eintrag abgenommen.
Cadmium ist bereits in niedrigen Dosen stark giftig für Mensch und Tier. Es lagert sich bei chronischer Aufnahme bevorzugt in den Nieren ab und führt nach einer Anreicherung von ca. 150 mg/kg Nierengewebe zu Funktionsstörungen. Die Akkumulation von Cadmium ist bedingt durch die hohe Resorptionsrate bei gleichzeitig niedriger Ausscheidungsrate. Man schätzt die biologische Halbwertszeit von Cadmium im menschlichen Organismus auf 20 bis 30 Jahre. Eine Massenerkrankung durch Cadmium war 1955 die in Japan auftretende Itai-Itai-Krankheit, bei der im Spätstadium eine sehr schmerzhafte Schrumpfung und Erweichung des Knochenskelettes auftrat. Hervorgerufen wurde sie durch den regelmäßigen Genuß von mit Cadmium im Bereich um 0,1 mg/l verunreinigtem Flußwasser. Ausführliche Angaben zur Toxizität des Cadmiums findet man bei Merian[39] und Berman[40].
Grenz- und Richtwerte: TrinkwV: 0,005 mg/l, ebenso Quell- und Mineralwasser; Abwasser: 0,1–0,2 mg/l (40. VwV, Direkteinleiter), 0,2–1 mg/l (Indirekteinleiter, je nach Satzung der betreffenden Kommune).
Bedeutung als Analysenparameter: Kontrolle von Trinkwasser und Abwasser, Überprüfung von Wasser- und Fingerfarben auf Anwesenheit von Cadmium.
Analytik: Die Bestimmungsmethode der Wahl ist die flammenlose AAS mit Graphitrohrküvettentechnik. Geeignet für die Ökolytik sind photometrische Methoden entweder direkt mit Cadion oder nach Ausschüttelung mit Dithizon in Tetrachlorkohlenstoff. Bei der Direktmethode mit Cadion wird die gefärbte Verbindung durch Cadmium zu einem nicht gefärbten Komplex umgesetzt. Die Abnahme der Farbintensität stellt ein Maß für den Cd-Gehalt der Probe dar. Damit lassen sich Konzentrationen bis zu 0,02 mg/l Cd noch erfassen, was für den Abwasserbereich ausreichend ist. Geeignet für Trinkwasseruntersuchungen ist die Ausschüttelmethode mit Dithizon, bei der ein in CCl_4 löslicher Komplex gebildet wird. Durch geeignete Wahl des pH-Wertes wird die Bestimmung selektiv gestaltet. Die Bestimmungsgrenze mit dieser Methode liegt bei 0,002 mg/l Cd. Wie bei der Bestimmung von Blei mit der Dithizon-Methode ist auch hier mit großer Sorgfalt und Akribie zu arbeiten, da es sich um Spurenanalytik handelt. Große Probenzahlen zur Cd-Bestimmung werden vorteilhafterweise mit der AAS bearbeitet.

3.12.11 Chrom

Chrom tritt in der Umwelt in den Oxidationsstufen +3 und +6 auf. In Form von Chrom (III) ist es ein essentielles Spurenelement. Der Tagesbedarf des erwachsenen Menschen liegt bei 0,05 mg. Chrom (III)-Verbindungen sind wenig toxisch; hingegen handelt es sich bei Chrom (VI)-Salzen um starke Gifte.
Chrom findet sich in Form löslicher Chrom (VI)-Verbindungen im Abwasser von Galvanikbetrieben (Verchromung) und Chrompigmentherstellern. In Fundamenten, Fußböden und Mauern tritt es als Altlast in ehemaligen Galvanikanstalten auf. Manche Zementsorten enthalten relativ hohe Anteile an löslichen Chromaten. Sie können bei Hautkontakt Allergien und Ekzeme auslösen. Beim Abbruch von Glasschmelzöfen fallen mitunter stark chromathaltige Bauschutteile an. Sie kommen von feuerfesten Chrommagnesitsteinen, die durch die längere Einwirkung von Alkali und Hitze teilweise lösliche Alkalichromat gebildet haben. Lösliche Chrom (III)-Verbindungen finden sich häufig im Abwasser von Ledergerbe-

reien mit Chromgerbung. Chrom (VI)-Verbindungen stellen starke akute Nierengifte dar. Staubförmige Chromate, wie z. B. Strontiumchromat, werden als cancerogen eingestuft.
Richt- und Grenzwerte: TrinkwV: 0,05 mg/l; Abwasser: Chrom (VI): 0,1 mg/l, Chrom, ges.: 0,5 mg/l (40. VwV, Direkteinleiter), für Indirekteinleiter: 0,5 mg/l Cr (VI) und 1 bis 3 mg/l Cr (III) je nach Satzung.
Bedeutung und Analysenparameter: Kontrolle von Abwasser und Abwasserbehandlungsanlagen mit Chromausfällung (Galvaniken, Ledergerbereien), Aufspüren von chromathaltigen Altlasten in Industriemülldeponien.
Analytik: Chrom läßt sich in Form seiner löslichen Verbindungen der Oxidationsstufe +6 (Chromate) sehr gut photometrisch bestimmen. Grundlage aller Verfahren ist die Farbreaktion von Chromat mit Diphenylcarbazid in schwach schwefelsaurer Lösung zu einem tiefvioletten Chrom (III)-Diphenylcarbazon-Hydroxy-Komplex. Mit Fertigtest-Systemen können noch 0,01 mg/l Cr (VI) erfaßt werden. Die Bestimmung von Cr (III) ist ebenfalls photometrisch möglich, wenn es zuvor in Cr (VI) überführt wird. Dazu eignen sich starke Oxidationsmittel, wie z. B. Kalium- oder Ammoniumperoxidisulfat in saurer Lösung. Bei gleichzeitigem Auftreten von Chromat und reduzierend wirkenden Stoffen, wie Eisen (II), organischen Verbindungen, Sulfid und Sulfit wird dieses leicht zu Chrom (III) reduziert. Im Bereich von Altlasten ist das Auftreten von Chromat leicht an der gelben oder gelblich grünen Farbe zu erkennen. Die Proben können dadurch gezielt entnommen werden.

3.12.12 Eisen

In sauerstoffgesättigten Grundwässern und Oberflächenwässern tritt Eisen üblicherweise nur in sehr niedrigen Konzentrationen auf. Dies ist begründet durch die Schwerlöslichkeit von Eisen (III)-Hydroxid, das sich in pH-Bereichen oberhalb 4 bildet. Bei Abwesenheit von Sauerstoff, häufig hervorgerufen durch die Gegenwart abbaubarer organischer Verbindungen, kann Eisen in zum Teil recht hohen Konzentrationen in Form von Eisen (II)-Verbindungen gelöst sein. Bei Kontakt mit Luftsauerstoff bilden sich gelbbraune Eintrübungen und nach längerem Stehen schließlich Ausfällungen braunroter Flocken, die aus Eisen (III)-Hydroxid bestehen. Man trifft dieses Verhalten an bei Grundwässern, die durch Hausmülldeponiesickerwässer verunreinigt sind, auch Sümpfungswässer aus dem Braunkohlentagebau enthalten Eisen (II), und zwar in Konzentrationen von bis zu 500 mg/l. Geogen bedingt enthalten manche Quellen erhöhte Anteile an gelöstem Eisen, kenntlich an den braunroten Ablagerungen im unmittelbaren Quellgebiet. Gelöste Eisen (III)-Verbindungen treten in der Ökosphäre nur in Sonderfällen auf, und zwar in komplexierter Form mit Huminstoffen, z. B. im Sickerwasser mancher Bergwerkshalden.

Obwohl Eisen ein nichttoxisches, lebensnotwendiges Element ist, sind erhöhte Eisenkonzentrationen im Trinkwasser nicht zu tolerieren. Abgesehen vom metallisch-tintigen Geschmack führen sie zu Ablagerungen und Verschleimungen im Rohrnetz wegen der Besiedlung durch Eisenbakterien.
Für Fische sind eisenhaltige Wässer etwa ab 1 mg/l Fe tödlich wegen der Verockerung der Kiemen und der damit einhergehenden Störung der Sauerstoffaufnahme. Eisenhaltige Wässer sind daher grundsätzlich zur Fischhälterung nicht geeignet. Grundwässer oder Mineralwässer, die geogen bedingt erhöhte Eisengehalte aufweisen, müssen durch eine „Enteisung" aufbereitet werden. Dies geschieht üblicherweise durch Belüftung und gleichzeitiges Überleiten über Eisenhydroxid enthaltende Einbauten oder Füllkörper in Reaktoren. Dadurch wird das Eisen in Form von $Fe(OH)_3$ praktisch vollständig ausgefällt.
Im Trinkwasser kann Eisen in Form seiner Korrosionsprodukte enthalten sein, wenn Korrosionsvorgänge im Leitungsnetz ablaufen. Das Auftreten von „braunem Wasser" am Zapfhahn ist daher stets ein Signal für Korrosion durch Werkstoffmängel, Betriebsweise oder eine ungeeignete Wasserbeschaffenheit.
Grenz- und Richtwerte: TrinkwV: 0,2 mg/l, derselbe Wert gilt für Quell- und Tafelwasser; Abwasser: 3 mg/l (40. VwV, Direkteinleiter), für Indirekteinleiter werden je nach Kommune 2 bis 20 mg/l Fe zugelassen.
Bedeutung als Analysenparameter: An erster Stelle steht die Kontrolle von Trinkwasser und Wasser für die Fischhälterung. Die Prüfung von Ablagerungen aus dem Trinkwassernetz erfordert Analysen auf Eisen. Beim Auftreten von „braunem Wasser" aus dem Versorgungsnetz ist Eisen als Verursacher wahrscheinlich, was aber durch eine Analyse abzusichern ist.
Neben den rein ökolytisch orientierten Wasseranalysen können mit den Fertiganalysen-Systemen für Eisen natürlich auch Analysen von Futtermitteln, Eisenpräparaten, Mineralien und anderen eisenhaltigen Substanzen vorgenommen werden.
Analytik: Die photometrische Bestimmung von Eisen hat sich seit langem bewährt und stellt auch für die Ökolytik ein sehr gutes Verfahren dar. Eine Reihe selektiver Komplexbildner, wie Sulfosalicylsäure, 1,10-Phenanthrolin, Thioglykolsäure und Bathophenanthrolin reagieren mit Eisen in definierter Oxidationsstufe unter Bildung intensiv gefärbter, photometrierbarer Komplexe. Je nach Art des Verfahrens muß das vorliegende Eisen zuvor in eine definierte Oxidationsstufe überführt werden. Die Bestimmungsverfahren sind in allen Ausführungsformen recht genau und ermöglichen je nach Einzelmethode Analysen von bis zu 0,2 oder 0,01 mg/l Fe. Proben mit eisenhaltigem Grundwasser müssen vor der eigentlichen Analytik mit Säure konditioniert werden, da andernfalls bei der Probenahme, dem Transport und der Probenvorbereitung ausfallendes Eisenhydroxid nicht erfaßt wird.

3.12.13 Kupfer

In natürlichen Wässern kommt Kupfer nur in sehr niedrigen Konzentrationen von < 1 µg/l vor. Anzutreffen ist es in zum Teil recht hohen Konzentrationen im unbehandelten Abwasser von Galvanikanlagen (bis zu 100 mg/l), im Trinkwasser aus Leitungsnetzen mit Kupferrohrinstallation bei ungenügender Schutzschicht oder nach unmittelbarer Inbetriebnahme, sowie in Abläufen von Kupferdächern. Auch im Grundwasser unter speziell belasteten Böden kann Kupfer auftreten. Kraftfutter für Schweine enthält bis zu 350 mg/kg Kupfer. Daher kommt es in Schweinejauche sowie in den damit gedüngten Böden in zum Teil überhöhten Konzentrationen vor.

Kupfer ist ein essentielles Spurenelement. Der erwachsene Mensch benötigt täglich etwa 30 µg je kg Körpergewicht, Kleinkinder sogar 50–80 µg/kg Körpergewicht.

In erhöhten Konzentrationen ist Kupfer giftig, vor allem für Säuglinge. Im Trinkwasser werden Kupferkonzentrationen ab 0,8 mg/l für Kleinkinder als gefährlich angesehen. Es wurde über Magen- und Darmstörungen berichtet, Leberschädigungen werden vermutet. Die toxikologische Beurteilung wurde in den letzten Jahren im Hinblick auf zuvor nicht bekannte Wirkungen bei Kleinkindern erheblich verschärft[22].

Bei Neuinstallationen aus Kupfer sollte man daher Messungen durchführen und gegebenenfalls kupferarmes Wasser, z. B. Mineralwasser, zur Nahrungszubereitung für Säuglinge verwenden. Kupferkonzentrationen von mehr als 1 mg/l im Trinkwasser können zu Eintrübungen, metallischem Geschmack und verstärkter Korrosion von verzinkten Eisenwerkstoffen führen.

Kupfer ist auch für Fische giftig. Die Letalitätsgrenze wird mit 0,1 mg/l[39] angegeben. Dabei ist die Toxizität in weichem Wasser stärker ausgeprägt als in hartem Wasser. Für Algen und Fischnährtiere wirkt Kupfer schon in sehr niedrigen Konzentrationen von unter 0,1 mg/l giftig.

Grenz- und Richtwerte: In der TrinkwV ist Kupfer nur als Richtwert mit 3 mg/l enthalten. Der Wert gilt nach einer Stagnation von 12 Stunden im Installationsnetz. Innerhalb von 2 Jahren nach der Fertigstellung des Leitungsnetzes gilt der Wert ohne Berücksichtigung der Stagnation.

Abwasser: 0,5 mg/l (40. VwV, Direkteinleiter), Indirekteinleiter legen zumeist einen Grenzwert von 2 mg/l Cu fest, orientieren sich aber heute auch häufig an der 0,5 mg/l-Marke.

Bedeutung als Analysenparameter: Wichtiges Kriterium für die Kontrolle von Trinkwasser aus Versorgungsleitungen, speziell bei Installationen aus Kupfer und Versorgung von Kleinkindern. Überprüfung des Wassers für Fischteiche, Abwasserkontrolle bei Galvanikbetrieben.

Analytik: Neben der in den kommerziellen Umweltlabors üblichen Atomabsorptionsspektralphotometrie (AAS) ist die photometrische Methode mit Cuprizon sehr verbreitet. Cuprizon (Oxalsäure-bis-(cyclohexylidenhydrazid)) bildet in ammoniakalischer Lösung mit Kupferionen einen intensiv blau gefärbten Komplex, der photometrisch gemessen werden kann. Daneben wird auch die Methode mit Bathocuproindisulfonsäure-Dinatriumsalz verwendet. Dieses bildet mit einwertigem Kupfer einen orange gefärbten Komplex. Bei diesem Verfahren muß das üblicherweise zweiwertig vorliegende Kupfer zuvor z. B. mit Ascorbinsäure zu einwertigem reduziert werden. Es lassen sich dabei noch Konzentrationen von 0,01 mg/l bzw. 0,1 mg/l erfassen, was für die Trinkwasser- und Abwasserbeurteilung völlig ausreicht. Die Methoden sind bei wenig Aufwand schnell und für die Erfordernisse der Ökolytik ausreichend selektiv.

Bei der Bestimmung von Kupfer in industriellen Abwässern muß man annehmen, daß zumindest ein Teil komplex gebunden vorliegt. Daher ist in diesen Fällen stets ein Aufschluß (Crack-Set, oxidierender Mikrowellenaufschluß) vorzuschalten.

3.12.14 Mangan

In sauerstoffhaltigen Wässern ist Mangan nur in sehr geringen Konzentrationen anzutreffen. Als Begleiter des Eisens tritt es in sauerstofffreien Grundwässern bei Gegenwart organischer Belastung auf. Die Konzentrationen können einige Milligramm pro Liter betragen. Mit gelöstem Mangan ist immer dann zu rechnen, wenn auch Eisen als zweiwertiges Kation in gelöster Form auftritt.

Mangan ist ein essentielles Spurenelement. Die tägliche Aufnahme durch den Menschen soll bei etwa 3 mg liegen. Erhöhte Mangankonzentrationen im Trinkwasser verursachen Störungen, weil dunkelbraunes Mangandioxidhydrat ausfällt und Manganbakterien sich ansiedeln. Manganhaltige Wässer haben auch einen unangenehmen metallisch-bitteren Geschmack. Betriebswässer der Textil- und Papierindustrie müssen frei von Mangan sein. Erhöhte Gehalte führen zu Fleckenbildung.

Richt- und Grenzwerte: TrinkwV: 0,05 mg/l, derselbe Wert gilt auch für Quell- und Tafelwasser; für Abwasser sind keine Grenzwerte festgelegt.

Bedeutung als Analysenparameter: Kontrolle von Grund- und Trinkwasser, Untersuchung von braunen Ablagerungen aus dem Versorgungsnetz, Untersuchung von Brunnenwasser.

Analytik: Sehr verbreitet ist bei den Fertig-Systemen die Photometrie mit Formaldoxim. Dieses bildet in alkalischer oder ammoniakalischer Lösung mit Mangan-Ionen einen orangeroten Komplex, der photometrisch gemessen werden kann. Je nach System lassen sich noch 0,01 und 0,2 mg/l erfassen. Die Analytik der Fertig-Systeme berücksichtigt die zumeist gleichzeitige Anwesenheit von Eisen. Das Formaldoxim-Verfahren hat wegen seiner Vorzüge andere klassische Methoden der photometrischen Manganalytik praktisch vollständig verdrängt. So wird die früher übliche Methode, Mangan durch Überführung in Permanganat durch Oxidation mit Periodat oder Peroxodisulfat zu bestimmen, wegen der Störung durch Chlorid in der Ökolytik nicht mehr praktiziert.

Bei der Untersuchung manganhaltiger Ausfällungen muß das darin enthaltene in Wasser unlösliche Mangandioxidhydrat zuvor durch Kochen mit konz. Salzsäure in Lösung gebracht werden. Es empfiehlt sich bei der Analyse von festen Ablagerungen von Mangan- und Eisenbakterien das Material zuerst zu trocknen und bei 500 °C zu veraschen. Damit lassen sich Störungen der photometrischen Bestimmungen durch die organischen Begleitstoffe sicher umgehen.

3.12.15 Nickel

In den üblichen Grund- und Oberflächenwässern finden sich nur geringe Nickelkonzentrationen von unter 1 µg/l. Hohe Konzentrationen trifft man im unbehandelten Abwasser aus Galvanik und Batterieherstellung. In Grund- und Sickerwässern aus Einzugsgebieten mit geogen bedingten erhöhten Nickelgehalten können (in seltenen Fällen) bis zu 50 mg/l Nickel enthalten sein. Für gewisse Mikroorganismen (Anaerobier der Schlammfaulung) ist Nickel essentiell. Beim Menschen wirken Stäube nickelhaltiger Verbindungen cancerogen. Nickel-Tetracarbonyl ist ein starkes Gift mit Wirkung auf das Zentralnervensystem.
Grenz- und Richtwerte: TrinkwV: 0,05 mg/l; Abwasser: 0,5 mg/l (40. VwV, Direkteinleiter), 1 bis 3 mg/l (Indirekteinleiter).
Bedeutung als Analysenparameter: Kontrolle von Trink- und Abwasser. Prüfung des Wirkungsgrades von Abwasserreinigungsanlagen mit Nickelausfällung (chemische oder galvanische Vernickelung).
Analytik: Neben der üblichen AAS-Methode existieren für Nickel einfach anzuwendende und recht genaue photometrische Verfahren, die sich gut für die Ökolytik eignen. Auch hier ist die Grundlage einheitlich: Nickel-Ionen bilden mit Diacetyldioxim in alkalischer Lösung nach Oxidation mit Brom einen löslichen rotbraunen Komplex. Je nach Verfahren sind noch 0,01 mg/l bis zu 0,1 mg/l Nickel erfaßbar.
Für komplexiertes Nickel, mit dem in gewerblich-industriellem Abwasser zu rechnen ist, gilt das unter Kupfer Ausgeführte sinngemäß, d. h. vor der eigentlichen Analyse müssen die Komplexbildner mittels eines Aufschlußverfahrens zerstört werden.

3.12.16 Quecksilber

In anthropogen unbeeinflußten Wässern ist Quecksilber nur in sehr geringen Konzentrationen von unter 0,05 µg/l enthalten. Weitaus höhere Gehalte finden sich in speziellen gewerblich-industriellen Abwässern, so z. B. der Chloralkalielektrolyse, aus chemischen Laboratorien der Batterieherstellung und in Waschwässern von Müllverbrennungsanlagen. Die Abgabe von Quecksilber über das Abwasser ist in den letzten 20 Jahren durch Verfahrensumstellungen und konsequente Zurückhaltung ganz entscheidend verringert worden. Dementsprechend sind auch die Konzentrationen, die derzeit im Rhein gemessen werden, sehr gering. Sie liegen in der Regel unter 0,1 µg/l[22].
Toxische Wirkungen des Quecksilbers und seiner Verbindungen sind weithin bekannt. Einzelheiten sind der Originalliteratur[39] zu entnehmen.
Grenz- und Richtwerte: TrinkwV: 0,001 mg/l, derselbe Wert gilt auch für Tafel- und Mineralwasser; Abwasser: 0,05 mg/l (40. VwV, Batterieherstellung), dieser Wert wird auch für die Indirekteinleiter weitgehend zugrunde gelegt.
Bedeutung als Analysenparameter: Kontrolle von Trink- und Abwasser.
Analytik: Zur Analyse von Quecksilber in Umweltmaterialien kommt wegen der allgemein niedrigen Konzentrationen ausschließlich das Kaltdampfverfahren mit AAS in Betracht. Quecksilberbestimmungen sind aufwendig und sinnvollerweise nur von speziell eingerichteten Labors durchzuführen. Die instrumentellen Voraussetzungen für eine sinnvolle Quecksilberanalytik übersteigen die Möglichkeiten der Ökolytik mit ihrer Ausrichtung auf kostengünstige photometrische Analysenverfahren.

3.12.17 Zink

Zink ist in Konzentrationen von 0,001 bis ca. 0,1 mg/l in nahezu allen Grund- und Oberflächenwässern verbreitet. Es ist ein essentielles Spurenelement. Der tägliche Zinkbedarf eines Erwachsenen beträgt etwa 15–20 mg. Im Wasser aus innen verzinkten Trinkwasserleitungen können durch Korrosionsvorgänge Zinkkonzentrationen von bis zu 10 mg/l auftreten. Hohe Zinkkonzentrationen finden sich auch im (nicht ordnungsgemäß) behandelten Abwasser aus der Galvanikindustrie. Selbst kommunales Abwasser kann Konzentrationen bis zu 5 mg/l Zink aus dem Ablauf von Dachrinnen aus Zink enthalten.
Im Trinkwasser führen gelöste Zinkverbindungen ab etwa 5 mg/l zu Geschmacksbeeinträchtigungen. Das Wasser schmeckt bitter bis metallisch. Für Fische und niedere Wasserorganismen ist Zink bereits in Konzentrationen von unter 1 mg/l toxisch. Die Giftwirkungen sind um so höher, je weicher das Wasser ist.
Wenn frisch verlegte, innen verzinkte Wasserleitungen in Kontakt mit nitrathaltigem Wasser kommen, kann durch eine chemische Reduktion Nitrit gebildet werden.
Grenz- und Richtwerte: TrinkwV: 5 mg/l (Richtwert). Der Wert gilt ähnlich wie beim Kupfer nach einer 12-stündigen Stagnation. Innerhalb von 2 Jahren nach Fertigstellung der Installation bleibt die Stagnation unberücksichtigt.
Abwasser: 2 mg/l (40. VwV, Direkteinleiter), Direkteinleiter: 1 bis 5 mg/l, je nach Kommune.
Bedeutung als Analysenparameter: Kontrolle von Trinkwasser, insbesondere aus verzinkten Installationen nach Inbetriebnahme, Prüfung des korrosiven Abtrages von Zink in Rohrleitungen durch Zinkbestimmungen im Wasser, Abwasserkontrolle bei Galvanikbetrieben.

Analytik: Standard in der kommerziellen Umweltanalytik ist die Flammen-AAS. Daneben existieren für die Ökolytik gut geeignete photometrische Verfahren mit vernünftigen Nachweisgrenzen und ausreichender Selektivität. Verwendet wird die Reaktion von Zink-Ionen mit 4-(2-Pyridylazo)-resorcin (PAR) zu einem gefärbten Komplex sowie Umsetzung mit Zincon zu einem ebenfalls farbigen Zink-Komplex. Es lassen sich dabei noch Konzentrationen bis zu 0,2 mg/l Zn, mit Zincon 0,1 mg/l Zink (Rundküvette) und 0,02 mg/l Zink (Rechteckküvette) erfassen.
Chrom (III)-Verbindungen und Mangan stören. Bei Gegenwart dieser Stoffe kann die Störung durch eine spezielle Aufarbeitung beseitigt werden. Hinweise dazu enthalten die Arbeitsanleitungen der Fertiganalysen-Systeme. Wie bei den anderen Schwermetallen müssen Komplexbildner vor der photometrischen Messung mittels Aufschlußsystem, z.B. NanOx (Macherey-Nagel), Crack-Set LCW 902 (Lange) oder Oxisolv (Merck) zerstört werden. Dabei empfiehlt es sich einen Screening-Test für organische Komplexbildner vorzuschalten. Auch diese Kontroll-Tests werden gebrauchsfertig geliefert. Sie beruhen darauf, daß der rot gefärbte Komplex von Bismut mit Xylenolorange (λ_{max} = 530 nm), durch die Reaktion mit stärkeren Komplexbildnern im Sinne einer Austauschreaktion entfärbt wird. Die Komplexierungswirkung der Wasserinhaltsstoffe wird durch die Absorptionsabnahme quantifiziert.

3.12.18 Sauerstoff

Sauerstoff findet man in gelöster Form in allen Arten natürlicher Wässer, wenn nicht gleichzeitig hohe Anteile sauerstoffzehrender organischer Substanzen zugegen sind. Die Löslichkeit von Sauerstoff in Wasser sinkt mit steigender Temperatur. Bei Gegenwart sauerstoffverbrauchender, biologisch abbaubarer Stoffe sinkt der Sauerstoffgehalt unter den jeweiligen Sättigungswert. Um den Gehalt eines Wassers an Sauerstoff bewerten zu können, ist die Abhängigkeit der Sättigungskonzentration von der Temperatur zu beachten. Sie ist in Tabelle 10.9 angegeben.

Tabelle 10.9 Sauerstoffsättigungskonzentrationen in Wasser

Temperatur (°C)	Sättigungskonzentration (mg/l)	Temperatur (°C)	Sättigungskonzentration (mg/l)
5	12,37	16	9,56
6	12,06	17	9,37
7	11,76	18	9,18
8	11,47	19	9,01
9	11,19	20	8,84
10	10,92	21	8,68
11	10,67	22	8,53
12	10,43	23	8,38
13	10,20	24	8,25
14	9,98	25	8,11
15	9,76	26	7,99

In biologisch stark belebten Oberflächengewässern ändern sich die Sauerstoffgehalte im Tag-Nacht-Rhythmus: Tagsüber steigen sie wegen der assimilationsbedingten Sauerstoffproduktion auf Gehalte in Nähe der Sättigungskonzentration, in der Nacht fallen sie durch Zehrungsprozesse wieder ab.
Die Gewässergüte von Fließgewässern kann nach der mittleren Sauerstoffkonzentration klassifiziert werden. Gelöster Sauerstoff bildet die Lebensgrundlage für alle aeroben Wasserorganismen. Er ermöglicht über die Bakterientätigkeit die Selbstreinigung der Gewässer. Hoher Sauerstoffgehalt verhindert die Auflösung von Eisen-, Mangan- und Phosphorverbindungen aus dem Gewässersediment; organische Stoffe, soweit sie biologisch abbaubar sind, werden weitgehend mineralisiert. Mit Fischsterben ist zu rechnen, wenn der Sauerstoffgehalt unter 1 mg/l absinkt, Forellen und Lachse sind anspruchsvoller, sie benötigen ständig Sauerstoffgehalte von über 4 mg/l. Geht der Sauerstoffgehalt in Gewässern durch ein Übermaß eingebrachter zehrender Stoffe (Abwasser) gegen Null, so stirbt die aerobe biologische Artengemeinschaft ab. Aus dem Sediment lösen sich Eisen, Mangan und Phosphat; Sulfat wird zu Schwefelwasserstoff reduziert, das Gewässer „kippt um".
Anaerobe Verhältnisse findet man in fast jeder Schlammzone in stehenden Gewässern. Durch völlige Entleerung von Teichen in Bächen hinein, wobei das Schlammsediment mit ausgespült wird, können sich schwere Fischsterben ausbilden.
In Trinkwasserversorgungsleitungen aus Eisen stellen sich Korrosionsprobleme ein, wenn der Sauerstoffgehalt unter 2 mg/l sinkt. Es können sich dann keine stabilen Deckschichten mehr bilden, die das darunter liegende Metall vor weiterem Angriff schützen.
Grenz- und Richtwerte: In der TrinkwV ist Sauerstoff als zulässiges Aufbereitungsmittel aufgenommen, jedoch ohne Angabe von Grenzwerten. Die EG-Oberflächenwasser-Richtlinie (Richtlinie über Qualitätsanforderung an Oberflächenwasser für die Trinkwasserversorgung in den Mitgliedstaaten von 1975) sieht, abhängig von der Art der vorgesehenen Aufbereitungstechnik, eine Sauerstoff-Sättigung zwischen 50 und 80 % vor.
In der EG-Badewasser-Richtlinie desselben Jahres wird für Badegewässer eine Sauerstoffsättigung zwischen 80 und 120 % als Leitwert vorgegeben.
Bedeutung als Analysenparameter: Ermittlung der Gewässergüte von Fließgewässern. Wichtiges Prüfkriterium beim plötzlichen Auftreten von Fischsterben im Sommer. Überprüfung der Lebensbedingungen für Fische in Teichen und Aquarien. Die regelmäßige Messung des Sauerstoffgehaltes in einem Grundwasser kann wichtige Hinweise geben zu eventuell einsickernder organischer Belastung: Bei Zustrom eines stark organisch verschmutzten Sickerwassers, z.B. aus einer Mülldeponie, sinkt der Sauerstoffgehalt stark ab und kann innerhalb von wenigen Wochen auf Null zurückgehen.

Analytik: Für häufige Sauerstoffmessungen wird heute zumeist die Sauerstoffelektrode herangezogen. Das Verfahren ist schnell und genau.
Die klassische Methode nach Winkler, die mit wesentlich geringerem apparativen Aufwand auskommt, beruht auf einer iodometrischen Titration: In das zu untersuchende Wasser wird Mangan (II)-chlorid sowie Natronlauge gegeben. Dabei bildet sich unter dem Einfluß des gelösten Sauerstoffs Mangan (III)-oxidhydrat. Darauf wird Phosphorsäure und Kaliumiodid zugegeben. In der sauren Lösung wird das Iodid durch Mangan (III) zu Iod oxidiert. Daran schließt sich die Titration des freigesetzten Iods mit Natriumthiosulfatlösung an. Es handelt sich dabei um ein nicht eichbedürftiges, sehr genaues Absolutverfahren. Auf dieser Grundlage sind einige Fertiganalysensysteme aufgebaut, bei denen mit einer Dosierspritze titriert wird und der Sauerstoffgehalt auf dem Spritzenkörper direkt in mg/l abgelesen werden kann.
Für ökolytische Zwecke geeignet sind auch visuell-kolorimetrische Sauerstoffbestimmungen, bei denen eine Farbentwicklung mit einer vorgegebenen abgestuften Farbskala verglichen und zugeordnet wird. Sie sind für praktische Bedürfnisse der Gewässerüberwachung ausreichend genau.
Da sich der Sauerstoffgehalt von Wasserproben sehr schnell ändern kann, z. B. durch biologische Zehrungsvorgänge, kommt eine Sauerstoffbestimmung nur unmittelbar nach der Probenahme an Ort und Stelle in Betracht. Bei der Anwendung der klassischen Winkler-Methode kann die Probe vor Ort durch Zugabe von Natronlauge, Manganchlorid und Kaliumiodid „konserviert" werden. Im Labor erfolgt dann später die Dosierung von Phosphorsäure und die Titration mit Thiosulfat. Wenn Sauerstoffbestimmungen unumgänglich sind, so z. B. bei akutem Fischsterben, sollte man die Messungen eigenhändig an Ort und Stelle durchführen und wichtige zusätzliche Informationen über die Angelegenheit vor Ort sammeln.

3.12.19 Chlor

In unbeeinflußten natürlichen Wässern ist Chlor als aktives elementares Chlor nicht enthalten. Chlor reagiert schnell mit organischen und anorganischen Wasserinhaltsstoffen, wobei es zu Chlorid reduziert wird. Man bezeichnet den Vorgang als „Chlorzehrung". Angetroffen werden kann aktives Chlor in Abwässern der Galvanikindustrie (aus der Cyanidentgiftung), sowie im Abwasser der desinfizierenden Schwimmbadreinigung und im Spülwasser von Wasserwerken bei der Behälter- und Leitungsdesinfizierung.
In gechlortem Trinkwasser ist Chlor in Konzentrationen von minimal 0,1 mg/l und maximal 0,3 mg/l enthalten. Schwimmbeckenwasser soll 0,3–0,6 mg/l Chlor aufweisen. Abwässer aus Großwäschereien können ebenfalls Chlor enthalten.
Chlor wirkt abtötend auf alle Arten von Keimen, Bakterien und Viren; es wird deshalb nach wie vor als wichtiges Desinfektionsmittel in Trink- und Badewasser eingesetzt. Chlor wirkt weiterhin giftig auf Fische und Fischnährtiere, weshalb es nicht in die Vorfluter gelangen darf. Die Schädlichkeitsgrenze liegt um 0,1 mg/l.
Wegen der Bildung toxikologisch bedenklicher chlororganischer Verbindungen ist der Einsatz der früher vielfach üblichen Hochchlorung zur Aufbereitung organisch verschmutzter Wässer für die Trinkwassergewinnung aufgegeben worden.
Grenz- und Richtwerte: TrinkwV: mindestens 0,1 mg/l, maximal 0,3 mg/l; Schwimmbeckenwasser: 0,3–0,6 mg/l; Abwasser: 0,5 mg/l (40. VwV).
Bedeutung als Analysenparameter: Prüfung von Trink- und Badewasser, insbesondere Prüfung privater Schwimmbecken. Kontrolle von Abwasser, das mit Chlor behandelt wurde, wie z. B. Galvanikabwasser nach Cyanidentgiftung.
Analytik: Freies Chlor reagiert mit einer wäßrigen Lösung von N,N-Diethyl-1,4-phenylendiamin (DPD) unter Bildung eines rotvioletten Farbstoffes (Wursters Rot). Nach zusätzlicher Zugabe von Kaliumiodid wird auch gebundenes Chlor (Chlor, das in Form von Chloraminen vorliegt und bei der Hydrolyse in hypochlorige Säure übergeht) erfaßt.
Die erhältlichen Fertigsysteme arbeiten praktisch ausschließlich mit der DPD-Methode. Das früher verbreitete Verfahren mit o-Tolidin ist aufgegeben, schon wegen der Giftigkeit dieser Substanz. Da freies, aber auch gebundenes Chlor im Wasser nicht beständig ist, sondern durch die Chlorzehrung eliminiert wird, muß die Chlorbestimmung unmittelbar nach der Probenahme erfolgen. Dies ist bei den üblicherweise warmen Schwimmbadwässern besonders wichtig. Hierfür eignen sich in idealer Weise visuell kolorimetrische Verfahren, weil die Gerätschaften leicht zu transportieren sind. Die Meßbereiche sind den Grenzwerten von Trinkwasser und Schwimmbadwasser angepaßt.

3.13 Pestizide

Pestizide sind als organisch-chemische Stoffe zur Pflanzenbehandlung und Schädlingsbekämpfung einschließlich ihrer toxischen Hauptabbauprodukte in der Trinkwasserversorgung zu 0,0001 mg/l als einzelne Substanz und in der Summe zu 0,0005 mg/l limitiert. Diese Werte sind sehr niedrig angesetzt und entsprechen nicht toxikologischen Erwägungen, sondern vielmehr einem Vorsorgeprinzip. Die Diskussion unter Fachleuten, die sich über diese Grenzwerte nicht einig sind, ist auch heute noch nicht beendet[42].
Fest steht, daß wegen der weiten Verbreitung von Herbiziden, diese in vielen Grund- und Oberflächenwässern in Konzentrationen angetroffen werden, die über den TrinkwV-Grenzwerten liegen. Insbesondere die Triazin-Herbizide Atrazin und Simazin, mittlerweile in Deutschland verboten, sind in die allgemeine Diskussion gelangt.
Die klassische chemische Pestizid-Analytik bedient sich aufwendiger instrumenteller Verfahren: Anreicherung durch Lösungsmittelextraktion,

Reinigung des Extraktes, Hochdruckflüssigkeitschromatographie. Durch die Entwicklung moderner immunochemischer Methoden sind nunmehr auch Testsätze zur Bestimmung von Pestiziden, speziell Triazin-Herbiziden verfügbar[41], die im Rahmen der Ökolytik als Spürtests eingesetzt werden können. Die aufwendige instrumentelle Analyse braucht nur noch bei positivem Ausfall des immunochemischen Tests eingesetzt werden. Am bekanntesten sind die ELISA-Tests (Enzym Linked Immuno Sorbent Assay). Bei der Ausführung kompetitiver ELISA werden Antikörper, die aus einem lebenden Organismus gewonnen werden auf einem Festkörper, z. B. Polystyrol fixiert. Dazu wird die Probelösung, die das gesuchte Triazin-Herbizid sowie enzymmarkiertes Triazin-Herbizid enthält gegeben. Markiertes und nicht markiertes Herbizid konkurrieren um die freien Bindungsstellen der Antikörper. Durch einen Waschvorgang werden die nicht gebundenen Herbizide entfernt. Nach Zugabe eines mit dem Markierungs-Enzym reagierenden Substrates wird eine Farbreaktion ausgelöst. Enthält die Probe viel Herbizid, so werden nur wenige der zusätzlich zudosierten enzymmarkierten Herbizid-Moleküle an den Antikörpern gebunden, die Farbreaktion fällt schwach aus; ist wenig Herbizid enthalten, so sind fast alle Antikörperstellen mit enzymmarkiertem Herbizid besetzt und die Farbreaktion wird intensiv. Damit kann über eine Kalibrierkurve der Herbizidgehalt in der Wasserprobe ermittelt werden. Die Empfindlichkeit reicht aus zur Erfassung von Triazin-Herbiziden im Bereich um 0,1 µg/l, dem Grenzwert der TrinkwV[17].

Die immunochemischen Verfahren ersetzen die klassische GC oder HPLC-Analyse mit ihrer Genauigkeit nicht, sie ermöglichen aber bei Vorliegen einer Vielzahl von Proben eine schnelle Vorkontrolle und Erfassung verdächtiger Proben, was in dieser Form keine andere Methode zur Zeit leistet.

3.14 Biologische Tests; Toxizitätsprüfung

Die mikrobiologische Untersuchung von Wasserproben auf die in der TrinkwV vorgeschriebenen Parameter, Escherichia coli, coliforme Keime, Fäkalstreptokokken, sulfitreduzierende sporenbildende Anaerobier sowie die Ermittlung der Koloniezahl erfordert ein speziell ausgestattetes mikrobiologisches Labor. Eine übersichtliche Zusammenfassung der Arbeitsmethoden und Zusammenstellung der benötigten Ausstattung für einfache mikrobiologische Arbeiten findet man bei Wittig[2].

Bei manchen Aufgabenstellungen der Ökolytik ist weniger die Ermittlung einzelner Wasserinhaltsstoffe, als vielmehr die toxikologische Wirkung aller enthaltenen Komponenten gefragt. Diese Art von Analysen stellt sich beispielsweise bei einem Fischsterben. Hier muß primär geklärt werden, ob in dem Wasser überhaupt toxische Stoffe enthalten sind, oder ob möglicherweise eine Fischkrankheit die Ursache darstellt. Es wird also nicht qualitativ und quantitativ nach Stoffen und Substanzen gesucht, sondern eine Wirkgröße, hier die Toxizität, z. B. als Fischtoxizität ermittelt.

Zur toxikologischen Bewertung sind viele verschiedenartige Tests mit unterschiedlichen lebenden Organismen entwickelt worden. Sie sind teilweise auch als DIN-Verfahren standardisiert. Eingesetzt werden Grünalgen, Protozoen, Kleinkrebse (Daphnien), Fische und Bakterien[43]. Insbesondere Leuchtbakterien werden in letzter Zeit immer häufiger verwendet, weil die Antwort des Systems, nämlich eine Verringerung der Leuchtintensität, besonders einfach zu messen und auszuwerten ist[44], wenn ein entsprechendes Gerät zur Verfügung steht. Für die Ökolytik im Rahmen der wasseranalytischen Praxis eignen sich insbesondere Fisch- und Daphnientests. Sie können in vereinfachter Form durchgeführt werden; eine spezielle instrumentelle Ausrüstung, wie z. B. beim Leuchtbakterientest, ist nicht erforderlich.

3.14.1 Fischtest

Zum Fischtest von Wasserproben nach den Deutschen Einheitsverfahren (DIN 38412-L-20 und L-31) werden Goldorfen als Testfische zur Quantifizierung fischtoxischer Stoffe (Fischgiftigkeit nach dem Abwasserabgabengesetz) herangezogen. Das Verfahren arbeitet unter streng normierten Bedingungen. Es ist wegen der schwierigen Hälterung der Goldorfen aufwendig und wird daher nur von wenigen Instituten mit spezieller Einrichtung durchgeführt. Für ökolytische Belange geeignet ist der Test mit Guppys (Lebistes reticulatus). Die Tiere lassen sich leicht in einem beheizten Aquarium züchten.

Zur Prüfung der akuten Fischtoxizität einer Wasserprobe werden etwa fünf Tiere auf einen Liter Wasser eingesetzt. Dabei sollen Männchen, Weibchen und Jungtiere vorhanden sein, weil deren individuelle Empfindlichkeit für einzelne Gifte verschieden hoch sein kann. Auf gute Sauerstoffversorgung durch Einblasen von Luft und Temperierung ist zu achten. Zweckmäßigerweise hängt man das Probengefäß in das ohnehin temperierte Zuchtaquarium. Zeigen die Fische keine Auffälligkeiten, z. B. Seitenlage und sind vier der fünf Exemplare nach 5 Tagen noch am Leben, so kann man davon ausgehen, daß das geprüfte Wasser keine fischgiftigen Stoffe in wirksamer Konzentration enthält. Eine stoffliche Ursache für das Fischsterben scheidet somit aus.

Sollte das Fischsterben jedoch durch Aufnahme fester Stoffe bei der Nahrungssuche vom Teichboden zustande gekommen sein, gibt die Prüfung der Wasserphase kein Resultat. Man muß daher zur Aufklärung von Fischsterben stets auch die Fische und deren Mageninhalt untersuchen.

Tiere, die den Test überlebt haben, werden in einem gesonderten Aquarium gehalten, weil sie zu Testzwecken nicht mehr herangezogen werden sollten.

Wässer mit pH-Werten von kleiner als 5 und größer als 9 müssen vor Testbeginn neutralisiert werden, andernfalls könnte bereits durch die abnormen pH-Werte der Tod der Testfische eintreten. Bei der Verwendung von Guppys ist zu beachten, daß sie als Brackwasserfische eine erhöhte Salztoleranz aufweisen und daher auf Salzbelastungen nicht sehr empfindlich reagieren. Über den Salzgehalt der Proben kann man sich jedoch über Leitfähigkeitsmessungen sehr schnell orientieren.

3.14.2 Daphnientest

Um den Faktor 10–100 empfindlicher als Fische reagiert der Wasserfloh Daphnia magna gegenüber Giftstoffen. Der Test ist als Daphnien-Kurzzeittest DIN 338412; Teil 11 normiert. In vereinfachter Form kann er ohne großen Aufwand in jedem einfach ausgestatteten Labor durchgeführt werden. Die Tiere zeigen zuverlässig an, ob ein Wasser toxische Stoffe in wirksamer Konzentration enthält. Sehr sensibel reagieren Daphnien auf organische Lösungsmittel, insbesondere Chloroform und auf Insektizide.

Zum Test setzt man ca. 20 bis 30 Tiere in 100 ml Wasser, das sich zur ausreichenden Sauerstoffversorgung in einem flachen Glas (Petrischale) befindet. Das Gefäß darf nicht abgedeckt werden. Die Versuchsdauer beträgt 24 Stunden. Liegen wirksame Schadstoffkonzentrationen vor, so zeigt sich häufig nach 15 bis 30 Minuten ein Ergebnis: Die Tiere liegen am Boden und führen keine ruckartigen Schwimmbewegungen mehr aus. Manchmal hängen die Daphnien auch an der Wasseroberfläche und können nicht mehr eintauchen. Das Resultat wird in Prozent bewegungsunfähiger Tiere angegeben.

Saure und alkalische Wasserproben müssen vor dem Test neutralisiert werden. Empfehlenswert ist es, zu jedem Test eine Blindprobe mit dem Anzuchtwasser anzusetzen. Der Wasserfloh Daphnia magna kann in Aquarienhandlungen als Fischfutter bezogen werden. Die Eigenzüchtung ist schwierig und nicht empfehlenswert.

Wasserproben aus Teichen enthalten oft bei der Übergabe an das Untersuchungslabor eine Vielzahl lebender Kleintiere, u. a. auch Daphnien. Man inspiziere daher die eingehenden Proben sorgfältig. Die Gefäße stellt man an einem geschützten Ort auf und beobachtet die Tiere. Sind sie nach 24 Stunden noch am Leben, so erübrigt sich in den meisten Fällen ein zusätzlicher Daphnientest.

3.14.3 Kressetest

Pflanzenschädliche Stoffe werden durch sensible Pflanzen weitaus besser angezeigt als durch tierische Testorganismen. Eine geeignete Testpflanze stellt die Gartenkresse (Lepidium sativum) dar. Sie eignet sich als Indikator zum Aufspüren von Schadstoffen, speziell von Herbiziden in Böden und Wässern[45].

Wasserprobe. Zur Wasseruntersuchung geht man folgendermaßen vor: Man setzt in 250 ml der zu untersuchenden Probe, die sich in einem mindestens 15 cm hohen Gefäß aus Glas oder durchsichtigem Kunststoff befindet, ein Kunststoffsieb mit einer Maschenweite von 1 mm so ein, daß es gerade eben vom Wasser bedeckt wird. Darauf verteilt man 30 Kressesamen möglichst gleichmäßig und deckt das Gefäß ab, um Verdunstung zu vermeiden. Die Kressewurzeln wachsen in die Wasserphase hinein, während der Sproß nach oben treibt. Nach ca. 5 Tagen wird die mittlere Länge der Wurzeln gemessen. Sie sind um so kürzer, je höher die Konzentration pflanzenschädigender Stoffe ist. Bei Gegenwart stark phytotoxischer Substanzen unterbleibt meist sogar das Auskeimen. Kresse reagiert sehr sensibel. Die Wurzeln sind immer viel länger als der Sproß und die Blätter und daher zur Auswertung besser geeignet. Anstelle der Wurzellänge kann auch die gesamte Wurzelmasse durch Auswiegen nach Trocknen ermittelt werden. Zum Vergleich wird in jedem Fall ein Ansatz mit Leitungswasser parallel geprüft.

Der Test kann auch mit wäßrigen Bodenauszügen durchgeführt werden und gibt dabei eine Aussage über den Gehalt der pflanzenschädigenden *wasserlöslichen* Substanzen.

Der Test ist auch als DIN-Entwurf (DIN 38412, Teil L) veröffentlicht worden.

Bodenprobe. Zur Prüfung von Bodenproben werden ca. 250 ml des von grobem Material und Fremdstoffen befreiten Erdreiches in einen Pflanzenzuchtbecher locker eingefüllt, mit 50 ml Wasser befeuchtet und 100 Kressesamen gleichmäßig verteilt in die Oberfläche gedrückt. Jedes Samenkorn sollte höchstens mit einer Erdschicht von ca. 1 mm Stärke überdeckt sein. Auf einen ausreichend hohen Gießrand ist zu achten. Ein Vergleichsansatz mit Einheitserde wird in gleicher Weise vorbereitet. Test- und Kontrollansätze stellt man an einen hellen, jedoch nicht direkt von der Sonne beschienenen Platz. Die Anzuchtbecher werden mit einer Haube aus durchsichtig-klarem Kunststoff abgedeckt. Täglich werden die Gefäße mit 10 ml Wasser befeuchtet. Die Temperatur soll möglichst gleichmäßig bei 20 °C liegen.

Die Auswertung kann nach 5 Tagen vorgenommen werden, Trends lassen sich bereits früher erkennen. Das Wachstum der Testansätze wird mit den Kontrollen verglichen. Quantitative Aussagen lassen sich durch Ausmessen der Stengelhöhe erhalten. Man kann auch das oberirdische Pflanzenmaterial abschneiden, wiegen und die Masse in Prozent zum Vergleichsansatz angeben. Für diese Art der Auswertung ist es günstig, den Testboden bis zum Rand des Anzuchtbechers einzufüllen. Während der Wachstumsphase kann durch Umkleben eines ca. 2 Finger breiten stabilen Klebebandes ein Gießrand geschaffen werden. Vor dem Abschneiden der Pflanzen wird er abgezogen.

Bei Erdreich, das Atrazin enthält, unterbleibt häufig sogar das Auskeimen. Die meisten Bodenproben in privatem Auftrag zeigen keine Pflanzenschädigung; es handelt sich fast immer um Verdachtsproben ohne Bestätigung. Weitergehende aufwendige chemische Analysen können damit unterbleiben.

Nach eindeutig positivem Ausfall des Kressetests müssen chemische Untersuchungen folgen, um den oder die Schadstoffe zu identifizieren. Da die Bandbreite der in Frage kommenden Stoffe sehr groß ist und im Falle von organischen Herbiziden auch die Möglichkeiten der Ökolytik übersteigt, sollte dann ein angemessen ausgestattetes umweltanalytisches Labor eingeschaltet werden.

4 Analyse

Analytik ist kein Selbstzweck. Sie dient zusammen mit anderen Kriterien zur Lösung von bestimmten Fragen. Diese können sich auf viele Aspekte beziehen, seien es hygienisch-gesundheitliche Kriterien, Fragen zur Korrosion, der Nachweis einer erfolgten Verunreinigung, die Eignung für einen Fischbesatz oder andere Aufgabenstellungen.

Die analytische Vorgehensweise muß dem Anliegen angepaßt werden, will man schlüssige Antworten zu dem zugrunde liegenden Problem erhalten. Es ist natürlich möglich, den Analysenaufwand maximal umfangreich auszulegen und alles zu messen, was sich messen läßt, so daß man letzten Endes immer eine Interpretation der Daten vornehmen kann. Dieses Verfahren, das oft von Umweltlaboratorien praktiziert wird, ist indes völlig unwirtschaftlich und äußerst zeitraubend.

Eines der wichtigsten Kriterien für eine effiziente Analytik, gerade im Umweltbereich, ist die Analysengeschwindigkeit. Bei akuten Störfällen muß das Ergebnis schnell vorliegen, denn die Sicherung und Sanierung orientiert sich am Ergebnis der Analyse. Auch bei umweltanalytischer Aufgabenstellung durch Privatpersonen kommt es auf eine schnelle Abwicklung der Analyse an. Meist sind die zugrunde liegenden Probleme akut drängend, zumindest in der Meinung des Auftraggebers, aber nach einer „Ruhezeit" von mehreren Wochen gar nicht mehr so wichtig.

Analysenergebnisse, die erst dann eintreffen, wenn sich die Angelegenheit „von selbst erledigt hat", sind nicht nur wertlos, sondern lassen beim Auftraggeber die Umweltanalytik oder Ökolytik als überflüssige und teure Spielerei erscheinen.

Um eine adäquate, schnelle und problemorientierte Analytik durchführen zu können, muß die Zielsetzung zuvor sauber abgeklärt sein. Erst nach diesem Schritt wird mit der entsprechend angepaßten Probenahme der Analysengang begonnen. Wenn eine ökolytische Analyse in Auftrag gegeben wird, muß sich der Analytiker ein umfassendes Bild darüber machen, was mit der Analyse bezweckt werden soll. Diese Informationen lassen sich in einem Auftragsgespräch erhalten. Damit dabei keine wichtigen Punkte vergessen werden, empfiehlt es sich, nach einem festgelegten Raster vorzugehen. Abzuklären sind dabei unbedingt folgende Fragen:

1. *Was soll untersucht werden?*
   – Trinkwasser (Leitungswasser)
   – Brunnenwasser (Grundwasser)
   – Quellwasser
   – Mineralwasser
   – Regenwasser
   – Oberflächenwasser (Fluß-, Bach-, See- oder Teichwasser)
   – Abwasser (möglichst genaue Spezifizierung erforderlich)
   – Sickerwasser (z. B. aus einer Mülldeponie)
   – unbekanntes Wasser (z. B. nach Auftreten in einem Keller).

2. *Welche Fragen sollen durch die Analyse geklärt werden?*
   Was ist das Anliegen der Untersuchung?
   Im Prinzip möglich sind sehr viele unterschiedliche Anliegen; erfahrungsgemäß lassen sich jedoch über 90 % der Motive zur Analyse den folgenden Kriterien zuordnen:
   – Prüfung von Wasser für Trinkzwecke auf Anwesenheit gesundheitlich bedenklicher Stoffe (Nitrat, Nitrit, Schwermetalle, Pestizide u. ä.). Diese Fragestellung liegt nahezu 70 % aller Analysenaufträge zugrunde.
   – Ermittlung der Korrosionswirkung eines Wassers im Trinkwassernetz (häufig bei Auftreten von „braunem Wasser")
   – Eignung eines Wassers für Fischteiche oder Aquarien; dies betrifft auch die Untersuchung nach Fischsterben („Enthält das Teichwasser fischgiftige Chemikalien?")
   – Eignung eines Wassers als Gießwasser für Pflanzen
   – Ermittlung eines Abwassereinflusses auf ein Oberflächengewässer („Wirkt sich der Ablauf der Kläranlage auf die Gewässergüte aus?")
   – Belastung eines Gewässers durch anthropogen verursachte Schadstoffverfrachtung (z. B. „Ist das Gewässer durch sauren Regen geschädigt?", oder „Ist hier ein Altlasteneinfluß vorhanden?")
   – Ermittlung der Herkunft eines aus unbekannter Quelle auftretenden Wassers zur Schadensbehebung (z. B. „stinkendes Wasser im Keller")
   – Ermittlung der Belastung eines Baugrubenwassers durch baustoffschädliche Stoffe („Muß für das Fundament ein Spezialbeton eingesetzt werden?")

3. *Wozu soll die Untersuchung dienen?*
   – Eigeninformation zur Vorsorge (z. B. „Entspricht der Nitratgehalt des Hausbrunnens der Trinkwasserverordnung?")
   – Vorlage bei amtlicher Stelle (z. B. „Das im Keller auftretende Wasser sickert aus der kommunalen Abwasserleitung ein")
   – Zur Bereitstellung von Beweismaterial in gerichtlicher Auseinandersetzung (z. B. „Der Fischteich ist durch die Jaucheausbringung des Nachbars verschmutzt")

– Nachweis der Unbedenklichkeit für andere Person (z. B. „Der Bach unterhalb meines Grundstückes ist nicht durch häusliche Abwässer verunreinigt").

In der überwiegenden Mehrzahl der Fälle wird man eine Zuordnung nach einem der aufgeführten Kriterien vornehmen können. Sonderfälle mit sehr speziellen Anliegen sind selten, aber nicht völlig auszuschließen. Sind die Fragen zum Zweck der Analyse sowie alle weiteren wichtigen Randbedingungen geklärt, wird die Probenahme vereinbart.

4.1 Probenahme

Zur Probenahme sind Gefäße von mindestens 500 ml Inhalt bereitzustellen; bei umfangreichen Analysen empfiehlt es sich, zwei Gefäße zu verwenden. Die Gefäße sind mit einem Etikett auszustatten. Es eignen sich Glas- oder Polyethylenflaschen mit Schraubdeckel je nach Art der zu bestimmenden Parameter. Am sichersten für die Analytik sind Glasflaschen, während für den Transport PE-Gefäße günstiger sind. Prinzipiell sind Glasflaschen zur Ermittlung aller Parameter außer Fluorid geeignet. Proben in Polyethylenflaschen eignen sich zur Bestimmung von

– pH-Wert
– elektrische Leitfähigkeit
– Säure-/Base-Kapazität
– Eisen (gesamt)
– Härte (Calcium, Magnesium)
– Chlorid
– Fluorid
– Nitrat
– Sulfat.

Für alle anderen Parameter ist die Aufbewahrung in Polyethylenflaschen nicht geeignet, da häufig irreversible Adsorption an das Gefäßmaterial eintritt. Besonders ausgeprägt ist dies bei den Kohlenwasserstoffen, den halogenierten Kohlenwasserstoffen und den Spurenmetallen. Auch Phosphat wird, wenn es in niedrigen Konzentrationen vorliegt, wie z. B. in Oberflächengewässern mit ca. 30 µg/l, weitgehend durch Adsorption aus der Lösung entfernt.

Wenn Kohlenwasserstoffe und halogenierte Kohlenwasserstoffe bestimmt werden müssen, so sind dafür gesonderte Glasflaschen bereitzustellen. Kohlenwasserstoffe in höheren Konzentrationen adsorbieren nach der Probenahme großenteils an der Innenwandung der Glasflaschen. Um sie vollständig zu erfassen muß daher der gesamte Flascheninhalt aufgearbeitet und die Flasche nachextrahiert werden. Die Entnahme aliquoter Teilmengen, wie sie für echt gelöste Komponenten üblich ist, würde zu groben Fehlern führen. Neue, noch nicht benutzte Gefäße sind vor dem Einsatz sorgfältig zu reinigen mit Salzsäure und destilliertem Wasser nachzuspülen. Wenn Phosphor gemessen werden soll, muß ein phosphatfreies Waschmittel eingesetzt werden.

Einige Parameter können nicht in Proben gemessen werden, die nach der Probenahme in das Labor geschafft worden sind. Das sind die Gase:

– Sauerstoff
– freies Chlor
– Kohlendioxid.

Zu deren Bestimmung müssen Analysen vor Ort vorgenommen werden. Für Sauerstoff geeignet ist die Messung mit einer Sauerstoffelektrode. Alternativ kann eine Fixierung der Wasserprobe nach dem Winkler-Verfahren an der Probenahmestelle vorgenommen werden. Die weitere Aufarbeitung kann dann im Labor erfolgen (s. 3.12.18, Sauerstoffbestimmung).

Zur Messung von aktivem Chlor wird ein visuellkolorimetrisches oder photometrisches Verfahren vor Ort herangezogen.

Kohlendioxid läßt sich an Ort und Stelle über eine alkalimetrische Titration ermitteln.

Die Art der Probenahme selbst richtet sich nach der jeweiligen, vorher abgeklärten analytischen Fragestellung. Zu unterscheiden ist zwischen der

– problemorientierten Einzelprobe
  und der
– repräsentativen Durchschnittsprobe.

Einzelprobe. Sie ist immer angezeigt, wenn die analytischen Aussagen ganz speziell auf einen bestimmten Teil oder eine bestimmte Charge bezogen werden sollen. Beispielsweise bei der Frage: „Die ersten 5 Liter Wasser, die beim Aufdrehen des Hahnes morgens herauskommen, zeigen eine rötlich-bräunliche Trübung. Woher kommt das?" Oder: „Am Südufer des Fischteiches ist das Wasser eigentümlich gelblich gefärbt. Ist das durch einen Schadstoff verursacht?" Bei Einzelproben ist das betreffende Wasser mit den Störstoffen in möglichst unverdünnter Form sicherzustellen, weil damit die Identifizierung der Inhaltsstoffe erleichtert wird.

Durchschnittsprobe. Sie ist erforderlich, wenn eine möglichst repräsentative Gesamtaussage gewünscht wird. Ist beispielsweise die allgemeine Beschaffenheit eines Trinkwassers in einem bestimmten Leitungsnetz zu testen, dann wird man das Stagnationswasser, das sich nach längerer Standzeit in der Leitung befindet, nicht beproben, denn seine Zusammensetzung weicht vom fließenden Wasser häufig erheblich ab. Man muß in diesem Falle die ersten 10 bis 20 Liter, oder je nach Leitungsnetz auch mehr, abfließen lassen, ehe man die eigentliche Probe nimmt. Ganz wesentlich ist dies bei der Untersuchung von Brunnenwasser. Das im Schacht, in der Steigleitung oder der Pumpe stehende Wasser ist völlig andersartig zusammengesetzt als das aus der wasserführenden Schicht nachfließende Grundwasser. Meist sind Korrosionsprodukte wie Eisen, Zink, aber auch Kupfer und Blei angereichert. Eine auf die allgemeine Beschaffenheit abzielende Analyse ist nur dann zu erhalten, wenn das Stagnationswasser vor der Probenahme sorgfältig abgepumpt wird. Je nach Größe des Schachtes können Pumpzeiten bis zu 24 Stunden erforderlich sein. In solchen Fällen ist es vorteilhaft, während des Pumpvorganges die elektrische Leitfähigkeit, den pH-Wert und die Temperatur an Ort und Stelle häufig zu überprüfen. Dabei wird meist eine deutliche Ganglinie zu erkennen sein. Erst wenn keine wesentlichen Änderungen der Maßwerte mehr festzustellen sind, kann die repräsentative Probe gezogen werden. Durchschnittsproben von Fließgewässern sind schwierig zu entnehmen. Bei grundsätzlichen Fragen, wie z. B. nach der durchschnittlichen Gewässergüte, sollte man mehrere Proben an verschiedenen Tagen zu unterschiedlichen Uhrzeiten entnehmen. Die Benutzung vollautomatischer Probenahmegeräte, die für diesen Zweck entwickelt wurden, ist wegen des hohen Kostenaufwandes und des verbreiteten Vandalismus nicht zu empfehlen. Die Entnahme mehrerer Stichproben zu unterschiedlichen Zeiten erlaubt es, neben Aussagen zur allgemeinen Gewässergüte auch Angaben über die zeitabhängigen Schwankungen der Wasserqualität zu formulieren.

Qualifizierte Stichprobe. Darunter versteht man eine Sammelprobe, die an einer Probenahmestelle durch Entnahme von insgesamt 5 Teilproben über einen Zeitraum von höchstens 2 Stunden im Abstand von nicht weniger als 2 Minuten gezogen wurde. Sie ersetzt die viel aufwendigere Sammelprobe.

Bei der Probenahme müssen Fremdeinflüsse sorgfältig vermieden werden. Die zuvor gesäuberten Probenahmegefäße werden an der Entnahmestelle mindestens zweimal mit dem zu untersuchenden Wasser gespült, ebenso die Deckel. Ein Kontakt des Wassers mit der Hand muß unterbleiben. Bei der Entnahme aus einer Wasserleitung ist darauf zu achten, daß ein mäßig starker, nichtspritzender Strahl direkt in das Probengefäß geführt wird. Schläuche, Trichter, Schöpfbecher und ähnliche Hilfsmittel sollten wegen Kontaminationsgefahr nicht verwendet werden.

Bei der Probenahme aus seichten Oberflächengewässern ist das Wasser vorsichtig so von der Oberfläche in das Probengefäß zu ziehen, daß möglichst kein Sediment aufgewühlt wird. Ist eine Direktaufnahme in das Probengefäß nicht möglich, so kann man ein kleineres Gefäß, z. B. Becherglas, verwenden mit dem die Wasserprobe dann portionsweise gezogen und abgefüllt wird. Frei schwimmende Wasserpflanzen und andere schwimmende Fremdkörper werden zweckmäßigerweise mit einem Kaffeesieb aus Kunststoff zurückgehalten, denn sie zersetzen sich bei der Probenlagerung und geben Fäulnisprodukte ab, die eine schlechtere Wasserbeschaffenheit vortäuschen als sie in Wirklichkeit gegeben ist.

Bei der Probenahme aus breiteren Bächen oder Flüssen ist zu beachten, daß die Wasserqualität am rechten und linken Ufer völlig unterschiedlich sein kann, wenn Abwassereinleitungen vorliegen. Die Abwasserfahne wird häufig über mehrere Kilometer an der Einleitungsseite nachzuweisen sein, während am gegenüberliegenden Ufer wegen fehlender Durchmischung kein Einfluß festzustellen ist. Bei der Überprüfung von Abwassereinflüssen beprobe man daher zur Sicherheit beide Bach- oder Flußufer.

Unmittelbar nach der Probenahme werden auf dem Probengefäß notiert:

– genaue Bezeichnung der Probenahmestelle
– Datum und Uhrzeit der Probenahme
– Name des Probenehmers
– Besonderheiten bei der Probe.

Bei Probengefäßen, die gesondert für bestimmte Parameter bereitgestellt werden, z. B. Glasgefäße für Kohlenwasserstoffe, ist dies auf den Gefäßen zu vermerken.

Die entnommenen Wasserproben sind möglichst umgehend dem Untersuchungslabor zuzustellen. Bei einer eventuell erforderlichen Zwischenlagerung sollte die Probe im Kühlschrank aufbewahrt werden. Einfrieren ist nicht anzuraten, weil sich dabei manche Kenndaten verändern können.

4.2 Probenregistrierung

Nach Eingang der Proben sind diese in geeigneter Weise zu registrieren. Bei größerer Probenzahl werden sie mit einer Eingangs-Nummer versehen und in einem Probentagebuch eingetragen.

Für jede Probe ist ein Proben-Begleitschein anzulegen, wobei man sich zweckmäßigerweise eines geeigneten Vordruckes bedient. Dieser Begleitschein, auf dem auch analytische Laborzwischenwerte vermerkt werden, sollte folgende Informationen aufnehmen:

– Eingangsdatum der Probe
– Anschrift des Auftraggebers, ggfs. Telefon- und Fax-Nummer
– Angaben zur Art der Probe (Trinkwasser, Teichwasser etc.)
– Herkunft der Probenahme
– Datum der Probenahme
– Angaben zur Person des Probenehmers
– Probenahmetechnik (Stichprobe, Mischprobe)
– Angaben über Aussehen und Geruch direkt nach Probeneingang
– Benennung des Auftrages; Ziel der Untersuchung
– vorgesehene Untersuchungsparameter zur Lösung der analytischen Aufgabe (können auf dem Begleitschein vorgedruckt sein, was den Vorteil hat, daß man keine Parameter vergißt und die betreffenden Vorgaben nur ankreuzen muß)
– Vermerke über Eilbedürftigkeit und den eventuell einzuhaltenden Endtermin
– voraussichtlich entstehende Kosten.

Beim Ausfüllen des Proben-Begleitscheines können die zu erstellenden Parameter mittels Filzschreiber auf dem Probengefäß vermerkt werden. Nach den Analysen einzelner Parameter im Labor werden die zugehörigen Zeichen durchgestrichen. Auf diese Weise hat man stets einen direkten Überblick über den Bearbeitungsstand der Proben und kann sie zu Serien zusammenfassen.

4.3 Probenlagerung

Bevor die Wasserproben im Labor zwischengelagert und zur Analyse vorbereitet werden, muß zuvor der Sinnenbefund sorgfältig aufgenommen und schriftlich auf einem Probenbegleitschein festgehalten werden. Die äußere Beschaffenheit nach Geruch und Aussehen (Farbe, Klarheit, Sediment, Schaumflocken) kann sowohl für die weitere analytische Verarbeitung als auch für die Beurteilung der Analysenergebnisse sehr wichtig sein. Bestimmte Komponenten, wie Schwefelwasserstoff und Mineralöle lassen sich über den Geruch noch in kleinsten Konzentrationen erkennen. Es gilt der Grundsatz, daß Wasserproben möglichst bald nach der Probenahme untersucht werden sollen. Ist dies aus organisatorischen Gründen nicht möglich, so müssen sie im Kühlschrank bei 2 bis 4 °C gelagert werden. Aber auch dann ist nur eine beschränkte Lagerzeit möglich, weil sich die Parameter, wenn auch langsamer als bei Raumtemperatur, ändern.

Tabelle 10.10 Wenig veränderliche Parameter

wenig veränderl. Parameter	Anmerkungen
elektr. Leitfähigkeit	(wenn keine Ausfällungen eintreten)
Gesamthärte	(wenn keine Ausfällungen eintreten)
Chlorid	
Fluorid	
Phosphat	(bei leichtgeschützter Lagerung)
Sulfat	
Aluminium	
Eisen, ges.	
Mangan	
Blei	bei Säureaufschluß der Proben, um eventuell ausgefallene Metallhydroxide zu lösen
Cadmium	
Chrom, ges.	
Kupfer	
Nickel	
Zink	

Tabelle 10.11 Leicht veränderliche Parameter

Leicht veränderliche Parameter	mögliche Konservierung
pH-Wert	direkte Bestimmung erforderlich
Kalkaggressivität	direkte Bestimmung erforderlich
Säure-Base-Kapazität	direkte Bestimmung erforderlich
CSB	Kühlung (2–3 Tage)
Tenside	Kühlung (2–3 Tage)
Phenole	Kühlung (ca. 4 Stunden)
Kohlenwasserstoffe	Kühlung (2 Tage in Glasflasche)
Nitrat	Kühlung (1 Tag)
Nitrit	Kühlung (6 Stunden)
Ammonium	Kühlung (1 Tag)
Sulfid	direkte Bestimmung erforderlich
Cyanid	mit NaOH auf pH 11 einstellen (2 Tage)
Eisen (II)	direkte Bestimmung erforderlich
Chrom (VI)	direkte Bestimmung
Sauerstoff	direkte Bestimmung erforderlich
Chlor	direkte Bestimmung erforderlich
biologische Tests	sofortiger Ansatz erforderlich

Die Veränderlichkeit der einzelnen Parameter durch chemische und biologische Vorgänge ist recht unterschiedlich. Bei leicht veränderlichen Parametern sollte die Lagerzeit auch im Kühlschrank zwei Tage nicht überschreiten.
In der Tab. 10.11 wird ein Überblick über die möglichen Lagerzeiten und Vorbehandlungsmethoden für die einzelnen Parameter gegeben.
Eine Konservierung mittels chemischer Zusätze, z. B. Quecksilbersalzen und Chloroform, ist nicht zu empfehlen. Speziell bei Kunststoffgefäßen handelt man sich schwer zu beseitigende Kontaminationen ein, die bei zukünftigen Analysen zu Schwierigkeiten führen.

4.4 Parameterwahl

Die Auswahl der Analysenparameter orientiert sich an der analytischen Aufgabenstellung sowie an der Ausstattung des ökolytischen Labors. Wichtige Bewertungskriterien, die mit den vorhandenen Einrichtungen nicht ermittelt werden können, müssen durch entsprechend ausgestattete öffentliche Untersuchungsämter oder private Umweltlaboratorien per Unterauftrag erstellt werden. Dies wird in der Regel der Fall sein bei der quantitativen Analyse von

– chlorierten Dioxinen und Furanen
– polychlorierten Biphenylen
– polycyclischen aromatischen Kohlenwasserstoffen
– flüchtigen Halogenkohlenwasserstoffen in niedrigen Konzentrationen
– Kohlenwasserstoffen in niedrigen Konzentrationen
– Schwermetallen in niedrigen Konzentrationen und Spurenelementen
– einzelnen Pflanzenschutzmitteln.

Zur Analytik dieser Stoffe sind instrumentelle Einrichtungen erforderlich, die den Rahmen eines ökolytischen Labors sprengen.
Bei der Wahl der Analysenparameter zur Lösung ökolytischer Aufgabenstellungen ist darauf zu achten, daß der Umfang nicht zu sehr aufgebläht wird. Ein unangemessen hoher Analysenumfang erhöht den Zeitbedarf und die Kosten der Analyse, ohne die Informationsmenge entsprechend zu steigern. Insbesondere die kurze Bearbeitungszeit ist für umweltorientierte Analysen entscheidend und die Aktualität der Ergebnisse ein unverzichtbares Prinzip. Auf der einen Seite sollte der Analysenumfang so gewählt werden, daß eine interne Kontrolle der Ergebnisse durch Plausibilitätsbetrachtungen möglich ist. Die einzelnen Analysendaten stehen innerhalb einer gewissen Bandbreite miteinander in einem funktionellen Zusammenhang. Damit ist es möglich, grob fehlerhafte Analysen, die durch Probenverwechslung, falsche Verdünnung, Verwechseln der Reagentien und ähnliche Vorkommnisse zustande kommen, zu erkennen und zurückzuhalten. Beispielsweise kann eine hohe elektrische Leitfähigkeit einer Wasserprobe nur vorliegen, wenn gleichzeitig die ge-

Tabelle 10.12 Parameterzusammenstellungen

Analytische Aufgabenstellung	Parameterzusammenstellung
Kontrolle des Nitratgehaltes	Nitrat, pH, Leitfähigkeit (χ)
Reinheit eines Trinkwassers allgemein	pH, χ, Nitrat, Nitrit, Ammonium, Härte, Eisen, Kupfer, Zink, CSB, $KMnO_4$-Verbrauch
Eignung eines Brunnenwassers als Trinkwasser	pH, χ, Nitrat, Nitrit, Ammonium, Eisen, Zink, Kupfer, Härte, CSB, $KMnO_4$-Verbrauch, Bakteriologie
Prüfung der Korrosionswirkung eines Leitungswassers	pH, χ, Härte, Sättigungsindex, Eisen, Zink, Kupfer, Nitrat, Nitrit
Kontrolle der Wasserqualität eines Gartenteichs	pH, χ, Härte, CSB, Sauerstoff, Ammonium, Nitrit, Nitrat, Fischtest, Daphnientest
Eignung eines Wassers zum Bewässern von Pflanzen	pH, χ, Härte, Chlorid, Kressetest
Kontrolle eines Wassers bei Fischsterben	Sauerstoff an Ort und Stelle, pH, χ, Ammonium, Nitrit, CSB, Eisen, Fischtest, Daphnientest
Eignung eines Wassers zur Fischzucht	pH, χ, Gesamthärte, Carbonathärte, Ammonium, Eisen, CSB
Güteklasse eines Oberflächenwassers (allgemein)	pH, χ, Sauerstoff, Ammonium, CSB, $KMnO_4$-Verbrauch
Ermittlung eines Abwassereinflusses auf ein Oberflächenwasser	pH, χ, Ammonium, CSB, Tenside, Phosphat, Fischtest
Herkunftsnachweis eines unbekannten Sickerwassers, z. B. beim Auftreten im Keller	χ, Chlorid, Sulfat, Härte, Ammonium, CSB im Vergleich zu Leitungswasser und Abwasser
Nachweis des Eintrages von Phosphat in Trinkwasser bei installierten Phsophatschleusen zur Wasserkonditionierung	Phosphat, Härte
Nachweis eutrophierender Phosphatkonzentrationen in Oberflächengewässern	Phosphat in hoch empfindlicher Ausführung (Grenzkonz. mind. 10 µg/l)
saurer Regen Nachweis eines Abwassereinflusses in Grundwasser bzw. Brunnenwasser	pH, Sulfat, Nitrat, $\varkappa$, Ammonium, Chlorid, CSB, $KMnO_4$-Verbrauch, Sauerstoff
Reizwirkung eines Schwimmbadwassers	freies Chlor (an Ort und Stelle)
Kontrolle des Fluoridgehaltes von Trink- und Mineralwasser	Fluorid
Bestimmung des Restaluminiumgehaltes bei Verwendung von Al-Salzen zur Wasseraufbereitung	pH, Aluminium
Ermittlung der betonangreifenden Wirkung eines Wassers	pH, χ, Sulfat, Ammonium, Härte
Ermittlung der Schwermetallkontamination von Trink- und Abwasser	pH, χ, Pb, Cd, Cu, Zn, Fe, Cr, Ni (mit Ausnahme von Cu und Fe Ermittlung über AAS im Speziallabor empfohlen)
Ermittlung der Ursache von schäumenden Oberflächenwässern	pH, Tenside, Härte
Ermittlung der Ursache von phenolisch riechendem Grund- bzw. Brunnenwasser (Altlastverdacht)	pH, Phenole

samte Salzkonzentration hoch ist, was sich wiederum in hohen Konzentrationen an Chlorid, Sulfat, Nitrat oder anderen Anionen sowie den zugehörigen Kationen widerspiegeln muß. Um dem weniger erfahrenen Ökolytiker eine Leitlinie bei der Parameterwahl zu geben, ist in Tab. 10.12 eine Zuordnung von Analysenumfang für typische analytische Aufgabenstellungen als Empfehlung zusammengestellt.

Grundsätzlich gilt für jede umweltanalytische Aufgabenstellung, daß vor der chemischen Analyse immer die äußere Beschaffenheit (Aussehen, Geruch) sorgfältig zu erfassen ist. Bei keiner noch so einfachen und kurzen Analyse darf der sensorische Befund fehlen; pH-Wert und Leitfähigkeit sollten ebenfalls, wenn irgend möglich, bei jeder Wasseranalyse, gleich welcher Aufgabenstellung, als Einsstiegsparameter gemessen werden.

4.5 Aufarbeitung der Wasserproben

Wasserproben, die klar und farblos sind und keine ungelösten Bestandteile enthalten, müssen zur Analyse nicht aufbereitet werden. Die analytischen Fertigsysteme können direkt eingesetzt werden. Dies trifft in der Regel für Trinkwasser und wenig verschmutztes Oberflächenwasser zu.
Trübe und feststoffhaltige Wässer werden klar filtriert. Hierzu eignen sich am besten die auch bei den Einheitsverfahren verwendeten Membranfilter mit einer Porenweite von 0,45 µm. Besonders zeitsparend verläuft die Filtration mittels Spritzen mit aufgesetzter Filtrationseinheit, z. B. Minisart von Sartorius oder Nanocolor Membranfiltrationssatz von Macherey-Nagel. Die meisten Hersteller der Fertiganalysen-Systeme haben die erforderlichen Membranfiltrationssätze in ihrem Lieferprogramm. Wenn größere Wassermengen mit hohem Feststoffanteil zu filtrieren sind, wie z. B. Abwasser, so ist es vorteilhaft vor die Membranfiltration eine klassische Papierfiltration mit einem quantitativen Papierfilter vorzuschalten.
Bei Wasserproben, wo der Schwermetallgehalt zu bestimmen ist, wird der Filterrückstand für weitere Untersuchungen sorgfältig aufbewahrt. Da Schwermetallgehalte sowohl als gelöste als auch als ungelöste Anteile zu ermitteln sind, wird der Rückstand mit Säure aufgeschlossen und ebenfalls analysiert.
Der Filterrückstand, dessen Trockenmasse bis zu 5 g betragen kann, wird unter Rückflußkühlung 1 Stunde mit einer Mischung von 21 ml konz. Salzsäure und 7 ml konz. Salpetersäure gekocht. Nach dem Abkühlen wird mit 30 ml Wasser verdünnt, in einen 100 ml-Meßkolben filtriert (Papierfilter), das Filter 3mal mit je 10 ml Wasser gewaschen und der Kolben anschließend mit Wasser auf 100 ml aufgefüllt.

Aufschluß. Die Aufschlüsse von Filterrückständen und Sedimenten können mit Geräten und Reagenzien, wie sie von den Fertiganalysen-System-Herstellern für den Klärschlamm-Aufschluß angeboten werden, vorgenommen werden. Die Aufschluß-Sätze beinhalten alle erforderlichen Arbeitsmittel sowie die Arbeitsanleitungen. Sie sind so konzipiert, daß die anfallenden Aufschlußlösungen direkt mit den Reagenziensystemen für die Schwermetallanalytik weiter verarbeitet werden können. Mit Ausnahme von Quecksilber lassen sich alle ökotoxikologisch relevanten Schwermetalle (Blei, Cadmium, Chrom, Kupfer, Nickel und Zink) damit ermitteln.
Da die Schwermetall-Bestimmung in Feststoffen, wie Sedimenten, Klärschlämmen oder Filterrückständen in der Arbeitstechnik über das hinausführt, was bei der üblichen Testsatz-Analytik benötigt wird, bieten die Hersteller den Anwendern eine gründliche Einweisung durch den Außendienst an.
Abwasserproben können Komplexbildner enthalten, wie z. B. Hydroxycarbonsäuren oder Aminocarbonsäuren (Ethylendiamintetraessigsäure, Nitrilotriessigsäure) aus speziellen Produktionslinien. Die Verwendung von Ethylendiamintetraessigsäure (EDTA) im Bereich der Galvanik (Entfettung, Entmetallisierung und in Nickelbädern) ist zwar durch die 40. Rahmen-AbwasserVwV untersagt, jedoch ist nicht auszuschließen, daß ähnlich starke Komplexbildner zeitweilig mit dem Abwasser abgeführt werden. In solchen Fällen sprechen die photometrischen Analysenmethoden nicht an. Die betreffenden Metallionen liegen in Form sehr stabiler Komplexe vor, sie sind „maskiert". Eine richtige quantitative Analyse erfordert zuvor die völlige Zerstörung des Komplexbildners. Dies kann durch einen oxidativen Aufschluß geschehen. Als Aufschlußmethode für wäßrige Systeme zur Zerstörung von starken Komplexbildnern eignet sich die Oxidation mit Kaliumperoxidisulfat $K_2S_2O_8$ in verdünnter Schwefelsäure bei 100 °C in einem Thermoblock. Entsprechende Aufschlußeinheiten werden von den Testsatz-Herstellern komplett angeboten.
Eine Weiterentwicklung der Aufschlußtechnik stellt der Aufschluß im geschlossenen Gefäß (Druckaufschluß in PTFE-Aufschlußbombe) im Mikrowellenherd dar. Wesentliche Vorteile sind die kurzen Reaktionszeiten, die Rückhaltung eventueller flüchtiger Komponenten, sowie das Vermeiden von Kontaminationen durch das geschlossene System. Der Mikrowellenaufschluß hat sich wegen seiner erheblichen Vorteile bei der Routineanalytik weitgehend durchgesetzt.
Ob starke Komplexbildner in einer Wasserprobe enthalten sind, läßt sich nicht in äußerlichen Kriterien erkennen. Ein starker Hinweis liegt vor, wenn bei der Analyse von Eisen, Kupfer, Zink und Nickel in belasteten Abwässern entsprechender Herkunft (Metallbearbeitung, Metallverarbeitung) jeweils keine oder nur sehr niedrige Konzentrationen angetroffen werden. Sicherheit schafft ein Screening-Test für Komplexbildner, der als DIN-Einheitsverfahren zur Verfügung steht[46], aber auch als Fertigtestsatz erhältlich ist[5,12]. Die Grundlage dieses Tests, bei dem der Bismut-Komplexierungsindex ermittelt wird, stellt die Entfärbung des roten Bismut-Xylenolorange-Komplexes durch starke Komplexbildner der Probe dar, wobei sich beständigere, aber ungefärbte Bismut-Komplexe bilden. Sind starke Komplexbildner nachgewiesen, so muß ein oxidativer Aufschluß der Wasserprobe erfolgen.
Bei allen Probenaufarbeitungen sollte man darauf achten, daß ein ausreichend bemessenes Restvolumen der Probe von mindestens 250 ml zurückbehalten wird, damit man bei Unstimmigkeiten der Analysenergebnisse Nachkontrollen an den wenig veränderlichen Parameter (z. B. Chlorid) anstellen kann. Frühestens zwei Monate nach Fertigstellen des Gutachtens sollte die Restprobe verworfen werden.
In einigen Fällen kann es vorkommen, daß der Analysengang durch besondere Inhaltsstoffe oder Verunreinigungen gestört wird, was sich an einem völlig unerwarteten Ausfall der Farbreaktion, an massiven Überbefunden oder an Unterbefunden – wo mit dem Auftreten hoher Konzentrationen an Kontaminanten zu rechen ist – äußern kann. Um hier weiterzukommen, müssen die gesuchten Inhaltsstoffe über andere, selektive Methoden ermittelt werden. Das kann für die Schwermetallanalytik die

Atomabsorptionsspektralphotometrie sein. Es empfiehlt sich, ein entsprechend ausgestattetes Labor damit zu beauftragen. Auch die Hersteller der Fertigsysteme sind überwiegend dazu bereit, bei analytischen Schwierigkeiten, die bei der Anwendung ihrer Testverfahren auftreten, Hilfestellung zu leisten. Sie verfügen über instrumentell gut ausgestattete analytische Laboratorien, bearbeiten derartige Kundenwünsche und geben sachkundige Beratung.

Sollen Wasserproben mit sauren oder basischen pH-Werten mittels Toxizitätstests geprüft werden, so müssen sie vor Testbeginn mit Natronlauge oder Salzsäure neutralisiert werden. Andernfalls verlaufen die Tests allein wegen des sauren oder basischen Milieus positiv ohne daß toxische Stoffe als solche vorhanden sind.

Alle ermittelten Analysendaten werden im Labor auf dem Probebegleitschein notiert, so daß man jederzeit Übersicht darüber hat, welche Parameter noch fehlen und welche Vorbeurteilung den Proben zukommt. Damit kann entschieden werden, ob zur Absicherung des Befundes oder zur Ergänzung zusätzliche Parameter hinzugezogen werden müssen. So sollte beispielsweise der auffällig hohe Wert von 1200 mg/l Sulfat in einer Grundwasserprobe durch die Messung der elektrischen Leitfähigkeit bestätigt werden.

4.6 Plausibilitätskontrolle

Werden Analysen mit mehreren Parametern erstellt, so sollten die einzelnen Meßwerte einer Plausibilitätskontrolle unterzogen werden. Auf diese Weise können grobe Fehler erkannt und eliminiert werden. Eine in der klassischen Wasseranalytik übliche Ionenbilanzierung ist jedoch nicht erforderlich. Der dabei quantitativ wichtige Parameter Hydrogencarbonat ist nicht umweltrelevant. Für die Plausibilitätskontrolle eignen sich folgende Kriterien:

1. Hohe Salzgehalte korrespondieren mit hohen elektrischen Leitfähigkeiten und umgekehrt. Salzgehalt (mg/l) = $0{,}8 \cdot \chi$ mit χ = elektr. Leitfähigkeit in µS/cm.
   In Niederschlags- und Oberflächenwässern liegen die Werte meist < 250 µS/cm.
2. Grund- und Brunnenwässer mit niedrigem pH (pH < 6,5) zeigen häufig Anwesenheit von gelöstem Eisen, z. T. auch Mangan, wenn gleichzeitig geringer oder fehlender Sauerstoffgehalt gegeben ist ($O_2 < 0{,}5$ mg/l).
3. Wasser mit pH-Werten von > 8 ist bei Gegenwart von gelöstem Sauerstoff frei von gelöstem Eisen. In Form ungelöster Flocken kann jedoch Eisen enthalten sein.
4. Bei geringen Gehalten an Chlorid, Sulfat und Nitrat (jeweils unter 40 mg/l) korreliert die Härte (Carbonathärte) mit der Leitfähigkeit.
5. Ein erhöhter CSB-Wert bei Oberflächen- und Grundwasser (CSB > 20 mg/l) korreliert in der Regel
   – mit der Gegenwart von Ammonium
   – mit der Abwesenheit oder sehr geringen Konzentration von Nitrat
   – mit geringem oder fehlendem Sauerstoffgehalt.
   Auch die Umkehrung gilt.
6. Nitrat und Ammonium treten nicht gleichzeitig in hohen Konzentrationen auf. Wenn NH_4^+ > 2 mg/l, dann ist NO_3^- in der Regel unter 20 mg/l.
7. Erhöhte Ammoniumgehalte im Grundwasser NH_4^+ > 0,5 mg/l) korrelieren zumeist mit dem Auftreten von Eisen (II), Mangan und geringem Sauerstoffgehalt.
8. Cyanide (leicht freisetzbar) und pH-Werte < 6,5 schließen sich gegenseitig aus.
9. Chloride sind in dem meisten Grundwässern mit Werten von > 10 mg/l vorhanden. In Oberflächengewässern können Konzentrationen ab 2 mg/l auftreten.
10. Sulfide können im Wasser nur angetroffen werden, wenn bei einem pH-Wert von < 8 Geruch nach Schwefelwasserstoff auftritt. Der Geruch wird selbst noch in Konzentrationsbereichen wahrgenommen, in denen eine chemische Analytik nicht mehr mit ausreichender Sicherheit möglich ist.
11. Gelöstes Aluminium kann bei Abwesenheit von Komplexbildnern nur in pH-Bereichen unter 6,5 und oberhalb 8,0 auftreten.
12. Gelöstes Mangan kommt nur vor, wenn gleichzeitig auch gelöstes Eisen (als FE (II)) vorliegt.
13. Erhöhte Bleigehalte in Versorgungsleitungen (> 0,04 mg/l) treten nur auf, wenn Bleileitungen noch installiert sind (Hausleitungen) und das Wasser sehr weich ist (Gesamthärte < 5°dH).
14. Kupfer kann im Trinkwasser dann nachgewiesen werden, wenn die Hausversorgungsleitung aus Kupfer besteht. Höhere Konzentrationen (> 0,5 mg/l) treten bei Neuinstallationen auf. Erhöhte Kupferwerte korrelieren häufig mit niedrigen pH-Werten.
15. Zink tritt vorzugsweise dann in Konzentrationen von über 2 mg/l auf, wenn der pH-Wert < 7,5 liegt.
16. Wenn Tenside in Oberflächengewässern nachgewiesen werden, dann ist in der Regel Schaumbildung anzutreffen.
    Schaumbildung kann aber andererseits auftreten ohne daß Tenside nachzuweisen sind. Es handelt sich dann um Abbauprodukte von Wasserorganismen und Pflanzen mit tensidartigem Verhalten.
17. Phenole und Mineralöle sind bei chemisch positivem Nachweis in aller Regel auch geruchlich feststellbar. Oft ist der sensorische Nachweis empfindlicher als die einfache chemische Analyse.
18. Wasser mit erhöhter organischer Belastung (CSB, $KMnO_4$-Verbrauch) ist zumeist bakteriologisch zu beanstanden.
19. Beim Auftreten von Kupfer im Trinkwasser in Konzentrationen von über 0,5 mg/l wird die komplexometrische Bestimmung der Gesamthärte wegen Blockade des Indikators gestört.

Tabelle 10.13 Muster eines Untersuchungsprotokolls

Apotheke	N. N.	Datum

Untersuchungsbefund zur Analyse einer Wasserprobe	
Auftraggeber	N. N.
Art der Probe	Sickerwasser aus Keller
Zweck der Analyse	Ermittlung der Herkunft des Wassers
Probenahme	Datum, Zeit
Probeneingang	Datum, Zeit
Probenahmestelle	Keller 1 im Haus
Probenehmer	N. N.
Bemerkungen	Sickerwasser tritt auf ohne erkennbaren Anlaß

Untersuchungsbefund		
1. Aussehen	trübe, leicht gelblich	
2. Geruch	muffig und nach Waschwasser	
3. pH-Wert	7,2	
4. Leitfähigkeit	824	µS/cm
5. CSB	280	mg/l
6. KMnO$_4$-Verbrauch	345	mg/l
7. Ammonium	9,6	mg/l
8. Chlorid	95	mg/l
9. Sulfat	67	mg/l
10. Härte	45	°dH

Beurteilung: Bei dem im Keller auftretenden Sickerwasser handelt es sich zweifelsfrei um kommunales Abwasser. Dafür sprechen der Geruch, die hohe organische Belastung (CSB und Kaliumpermanganat-Verbrauch), der Ammoniumgehalt, die hohe Chloridkonzentration sowie die Härte. Eine Inspektion der Abwasserleitungen im Haus und in unmittelbarer Nachbarschaft, gegebenenfalls unter Einbeziehung des städtischen Tiefbauamtes, ist dringend erforderlich.
Unterschrift

Formal ergeben sich Härtegrade von > 30°dH, die jedoch falsch sind.
20. Starke Oxidationsmittel, wie Chrom (VI) treten nicht gleichzeitig mit Reduktionsmitteln, wie z. B. Eisen (II) in gelöster Form auf. Die Stoffe schließen sich gegenseitig aus, weil sie im Sinne einer Redoxreaktion miteinander reagieren.

Zeigt sich bei den Plausibilitätskontrollen, daß einige Werte *ungewöhnlich* liegen, z. B. Grenzwerte überschritten werden, wo man es aufgrund der Randbedingungen nicht erwarten kann, so ist das Analysenergebnis mit erneuter Probenahme systematisch nachzukontrollieren. Die Probenahme sollte mit dem Auftraggeber im einzelnen durchgesprochen werden.
Die Funktionsfähigkeit des Analysenfertig-Systems ist grundsätzlich mit Hilfe von geeigneten Eichstandards, gegebenenfalls unter Benutzung des Standardadditionsverfahrens zu testen um Matrixeinflüsse erkennen zu können.
Das Wesen der Standardaddition besteht darin, in einer Probe eine mehrmalige genau bekannte Konzentrationserhöhung durchzuführen. An Hand der Wiederfindungsrate kann eine eventuelle Störung ermittelt werden. Eine definierte Abweichung ermöglicht die Korrektur des Meßergebnisses. Entsprechende Standardlösungen sind über die Testsatz-Hersteller zu beziehen.
Erst wenn auffällige Befunde der ersten Analyse bei einer Wiederholungsanalyse mit erneuter Probenahme bestätigt sind, können die Ergebnisse protokolliert und weitergegeben werden.

4.7 Analysenprotokoll

Die laborinterne Protokollierung der Analysenergebnisse wird zweckmäßigerweise direkt auf dem Probenbegleitschein vorgenommen, so daß man jederzeit eine Übersicht über die erstellten und noch fehlenden Parameter hat. Der Auftraggeber erhält ein gesondertes Protokoll. Dieses beinhaltet sämtliche für das Gutachten wichtige Daten zur Probe, die erstellten Analysenergebnisse sowie eine kurze Bewertung des Resultates. Zweckmäßigerweise wird man eine bestimmte Reihenfolge der durchnumerierten Analysenparameter stets einhalten und dabei zugeordnete Größen soweit als möglich zusammenfassen.
Ein Vorschlag zur Gestaltung des für den Auftraggeber bestimmten Analysenprotokolls ist in Tab. 10.13 wiedergegeben. Der Probenbegleitschein sowie ein Duplikat des Protokolls für den Auftraggeber verbleiben im Labor.

5 Bewertung der Analysenergebnisse

Ohne sachkundige Bewertung der Ergebnisse kann der chemische Laie mit einem Analysenbefund nichts anfangen. Eine Beurteilung ist daher jeder Analyse beizufügen, sei sie noch so bescheiden. Zur Interpretation von Analysenergebnissen müssen die Grunddaten und die gesetzlichen Grenzwerte von Trink- und Abwasser als Orientierungshilfe herangezogen werden. Daten über die Beschaffenheit von Oberflächengewässern erhält man von Wasserwirtschaftsämtern, Staatlichen Ämtern für Wasser- und Abfallwirtschaft sowie Landesämtern für Wasser und Abfall. Von diesen Ämtern werden auch regelmäßig Gewässergüteberichte herausgegeben, die eine Übersicht über die momentane Beschaffenheit der Gewässer verschaffen. Daten zur Grundwasserbeschaffenheit erhält man über geologische Landesämter und die örtlichen Umweltämter. Zweckmäßigerweise wird man diesbezügliche Fragen primär an städtische oder Kreisumweltämter richten; dort erhält man Auskunft über lokale Belange und bekommt die Anschriften weiterer überörtlicher Institutionen. Fragen speziell zum Trinkwasser lassen sich über das entsprechende Wasserversorgungsunternehmen bzw. Wasserwerk abklären. Eine große Zahl von Grunddaten über die Umwelt, die bei der Interpretation von ökologischen Befunden nützlich sind, sind den vom Umweltbundesamt herausgegebenen Bänden „Daten zur Umwelt"[30] zu entnehmen. Diese Bände werden in regelmäßigen Abständen neu aufgelegt.

Eine Zusammenstellung gesetzlicher Grenzwerte für Trinkwasser, Abwasser, Klärschlamm und Böden ist für eine sachkundige Analysenbewertung unerläßlich. Es existieren Zusammenfassungen dieser Daten, die auch Vorgaben für Mineral- und Tafelwasser, Sickerwasser, MAK-Werte, TRK-Werte und die Grenzwerte der TA Luft in Loseblattsammlungen enthalten[47,48]. Diese Zusammenstellungen werden regelmäßig ergänzt und erneuert, was im Hinblick auf die raschen Novellierungen auch erforderlich ist.

Die Anschaffung der Umwelt-Gesetzestexte für Wasser, Klärschlamm, Böden etc. im Original und deren Aktualisierung ist für ein ökolytisches Labor viel zu aufwendig und bleibt Umweltjuristen sowie staatlichen Untersuchungsstellen vorbehalten. Eine Ausnahme macht die Trinkwasserverordnung in der novellierten Form vom Dezember 1990 (TrinkwV), die bei allen Stellen, wo Trinkwasser untersucht wird, im Originaltext ausliegen sollte.

Die Interpretation und Bewertung von unterschiedlichsten Wasseranalysen erfordert eine gewisse Erfahrung. Hilfestellung braucht der unerfahrene Ökolytiker, für den die Umweltanalytik Neuland darstellt. Während die praktische Durchführung der Analysen, angefangen von der Organisation, über die Analysentechnik bis hin zur Dokumentation der Ergebnisse durch die Hilfen der modernen Analysenfertigsysteme keine Probleme aufwirft, werden zur Interpretation der ökolytischen Analysenresultate bislang wenig Handreichungen gegeben. Einzelne Testsatzhersteller informieren in ihren Handbüchern über die Parameter, ihr Vorkommen, ihre Konzentrationsbereiche und die toxikologische Bewertung, aber dies sind Ausnahmen. Für den Analytiker beginnt dann aber erst einer der wichtigsten Teile seiner ökolytischen Dienstleistung, die Bewertung und Interpretation, um dem Auftraggeber nicht nur Zahlen vorzulegen, sondern einen Befund mit einer möglichst klaren Aussage.

Der unerfahrene Ökolytiker kann zu brauchbaren Bewertungen gelangen, wenn er bedenkt, daß die überwiegende Zahl der Untersuchungsaufträge sich im Grunde auf 13 verschiedene Motive und Anliegen beschränkt, die sich nach einem gewissen Schema abhandeln lassen. Kann er abklären, welches Motiv vorliegt, so kann er die Beurteilung standardisiert vornehmen. Mit zunehmender Erfahrung wird er dann nach Lage der Dinge stärker differenzierte Bewertungen abgeben können und vom vorgegebenen Routineweg abweichen.

5.1 Regelmotive zur Bewertung von Analysenergebnissen

Zur Bewertung von Analysendaten können folgende Kriterien dienen:

1. Überprüfung eines Trinkwassers hinsichtlich Einhaltung von Grenzwerten aus gesundheitlicher Sicht, z. B. Nitrat, Nitrit, Blei, Cadmium etc.

Dies ist das häufigste Anliegen privater Auftraggeber von Wasseranalysen. Die Bewertung ist recht einfach vorzunehmen, indem man prüft, ob die Grenzwerte der Trinkwasserverordnung (TrinkwV) eingehalten sind oder nicht. Bei eindeutigen Überschreitungen wird man ausführen, daß in diesem oder jenem Punkt die Grenzwerte überschritten sind und das Wasser damit nicht als Trinkwasser benutzt werden kann. In Fällen, wo Überschreitungen gravierend sind, muß man empfehlen, eine amtliche Untersuchung, z. B. durch ein Chemisches Untersuchungsamt vornehmen zu lassen.

2. Überprüfung eines Trinkwassers hinsichtlich gesundheitsbezogener Kriterien, die nicht in der TrinkwV als Grenzwert aufgenommen sind

Kupfer ist in der TrinkwV nicht als Grenzwert enthalten, wohl aber als Richtwert mit 3 mg/l. Bereits unterhalb dieser Konzentration kann Kupfer für Kleinkinder gefährlich sein. In diesem Fall wird man sich auf die einschlägige Fachliteratur[22] beziehen und Werte von über 0,8 mg/l Cu als bedenklich für Kleinkinder einstufen.

3. Überprüfung eines Brunnenwassers oder Quellwassers zur Eignung als Trinkwasser ohne feste Parametervorgabe

Empfehlenswert ist es, die Parameter Äußeres, pH, Leitfähigkeit, Nitrat, Nitrit, Ammonium, Gesamthärte, Eisen, Kupfer und Zink zu ermitteln, die in der TrinkwV (Härte als Ca und Mg) aufgeführt sind. Bei Unterschreitung der Grenzwerte und einer Kupfer-Konzentration von < 0,5 mg/l in einer repräsentativen Probe kann eine Nutzung in Erwägung gezogen werden, wenn die bakteriologische Beschaffenheit den Anforderungen der TrinkwV entspricht. Diese muß noch geprüft bzw. in Auftrag gegeben werden.

Wird eine Nutzung als Trinkwasser *auf Dauer* angestrebt, dann ist dem Auftraggeber nahezulegen, sich mit dem zuständigen Gesundheitsamt in Verbindung zu setzen, das dann den erforderlichen Analysenumfang und die Häufigkeit festsetzt. Zweckmäßigerweise werden diese Analysen dann durch eine amtliche Stelle ausgeführt. Ob sich der Aufwand lohnt, kann im Vorfeld kostengünstig für den Auftraggeber durch eine ökolytische Analyse geklärt werden. Nur wenn die Grenzwerte der TrinkwV unterschritten sind, ist die amtliche Analyse unter Einbeziehung weiterer Parameter, die vom ökolytischen Labor nicht erstellt werden können, gerechtfertigt.

4. Überprüfung eines Wassers hinsichtlich Eignung für Bewässerungszwecke im Gartenbau

Entscheidend für die Bewertung sind der Gesamtsalzgehalt und die Wasserhärte. Eine Einstufung kann nach Tabelle 10.14 vorgenommen werden. Sie gilt für normalempfindliche Pflanzen. Halophile Pflanzen, wie z. B. Sanddorn sind davon ausgenommen. Sie vertragen wesentlich höhere Salzgehalte im Gießwasser. Für die Bewässerung kalkempfindlicher Moorbeetpflanzen sollte die Gesamthärte unter 7°dH liegen. Gegebenenfalls kann dies durch Einrichtung einer Enthärtungsanlage und das Sammeln von Niederschlagswassers erreicht werden.

Tabelle 10.14 Gesamtmineralstoffgehalte als Kriterium zur Verwendung für Bewässerungszwecke

Gesamtmineralstoffgehalt als Leitfähigkeit in µS/cm	Verwendbarkeit für Bewässerungszwecke
bis 250	keine Beschränkung
250–750	Bedenken
750–2300	große Bedenken
über 2300	keine Verwendbarkeit

5. Überprüfung eines Oberflächenwassers auf fischtoxische Stoffe
Aufträge dieser Art werden bevorzugt bei Fischsterben eingehen. Nach Ermittlung von pH-Wert, Leitfähigkeit und der äußeren Beschaffenheit werden gegebenenfalls nach Neutralisation toxikologische Kriterien (Fischtest, Daphnientest) geprüft. In der warmen Jahreszeit und bei Luftschnappen der Fische vor Verenden empfiehlt es sich zusätzlich den Sauerstoffgehalt an Ort und Stelle sowie die organische Belastung (CBS, Kaliumpermanganatverbrauch) und den Ammoniumgehalt zu messen. Keine fischtoxischen Eigenschaften hat das Wasser, wenn

a) der Fischtest nach 5 Tagen negativ ausfällt, d. h. von fünf eingesetzten Tieren noch 4 leben;
b) der Daphnientest (Daphnia magna) nach 24 Stunden negativ ausfällt, d. h. noch 95 % der eingesetzten Individuen schwimmfähig sind. Exemplare, die an der Oberfläche hängen oder am Boden liegen, gelten als tot;
c) der pH-Wert zwischen 5,0 und 9,0 liegt;
d) die Konzentration an freiem Ammoniak NH_3 unter 1 mg/l liegt. Die Massenkonzentration an freiem Ammoniak ist dabei als Funktion der Gesamtammoniumkonzentration $\beta(NH_4^+)$ und des pH-Wertes nach folgender Formel gegeben:

$$\beta(NH_3) = \beta(NH_4^+) \cdot 0{,}944 \cdot \frac{1}{1 + 10^{9{,}25 - pH}}$$

Der Faktor 0,944 berücksichtigt die Umrechnung von NH_4^+ in NH_3.

6. Ermittlung der Güte eines Oberflächenwassers (Fließgewässer)
In erster Linie wird man sich hier auf den Sauerstoffgehalt, die Ammoniumkonzentration sowie die organische Belastung (CSB) beziehen. Eine Beurteilung kann nach Tabelle 10.15 vorgenommen werden.

7. Ermittlung der betonangreifenden Wirkung eines Baugrubenwassers
Eine Beurteilung des Wassers wird in Anlehnung an die DIN 4030 (Wirkung betonangreifender Wässer) vorgenommen. Die größte Bedeutung kommt dabei dem Sulfatgehalt zu. Bei Vorerhebungen kann es daher sinnvoll sein zunächst nur auf Sulfat zu prüfen. Die Gesamtbeurteilung richtet sich nach Tabelle 10.16. Besonderes Augenmerk ist auf die Sulfatkonzentration im Bereich alter Industriestandorte zu richten, da dort im Sikkerwasser von Halden und Abfallablagerungen wesentlich erhöhte Werte angetroffen werden können.
Speziell für die Beurteilung von Baugrubenwasser werden fertige Testsatzkombinationen angeboten, die bei häufigen Aufgabenstellungen dieser Art zu empfehlen sind. Wasser in Baugruben wird heute routinemäßig auf Anwesenheit betonschädlicher Stoffe geprüft.

Tabelle 10.16 Einstufung eines Wassers hinsichtlich seiner Betonaggressivität

Parameter	Angriffsgrade auf Beton gem. DIN 4030		
	schwach	stark	sehr stark
Sulfat (mg/l)	200–600	600–3000	> 3000
pH-Wert	5,5–6,5	4,5–5,5	< 4,5
Kalklösende CO_2	15– 30	30– 60	> 60
Ammonium (mg/l)	15– 30	30– 60	> 60
Magnesium (mg/l)	100–300	300–1500	> 1500

8. Eignung eines Wassers für Fische
Bei der Versorgung eines Fischgewässers, z. B. eines Fischteiches mit Quellwasser, Brunnenwasser oder Oberflächenwasser stellt sich die Frage, ob das Wasser für diesen Zweck geeignet ist. Die Beurteilung kann nach Tabelle 10.17 vorgenommen werden. Salmoniden, wie Forellen und Lachse stellen aber an den Sauerstoffgehalt höhere Ansprüche. Er sollte für diese Fische stets über 4, besser 6 mg/l liegen.

Tabelle 10.17 Anforderungen an ein Fischgewässer

Parameter	Konzentration
Sauerstoff	> 4 mg/l
	> 6 für Forellen und Lachse
pH-Wert	6,5–8,5
Ammonium (NH_4^+)	< 1 mg/l
CSB	< 20 mg/l
Eisen (Fe)	< 1 mg/l
Säurebindungsvermögen	> 0,5 mmol/l

Weitere Ausführungen hierzu findet man bei Heering[23].

Tabelle 10.15 Kriterien für die Gewässergüte eines Fließgewässers

NH_4^+-Konz. (mg/l)	O_2-Gehalt (mg/l)	CSB (mg/l)	Güteklasse	Verschmutzungsgrad
< 0,1	> 8	< 5	I	unbelastet
0,1–0,3	6–8	5–10	II	mäßig belastet
0,3–5,0	2–6	10–15	III	verschmutzt
> 5,0	< 2	> 15	IV	stark verschmutzt

Tabelle 10.18 Indikatorparameter zur Feststellung eines Abwassereinflusses auf Oberflächenwasser

Parameter	Konzentration im Oberflächenwasser (mg/l)	Mögliche Herkunft
Aluminium	> 0,1	Eloxalbetriebe
Ammonium	> 10	Landwirtschaft (Jauche) Metallverarbeitung (chem. Entgratung) Hausmülldeponiesickerwasser
Chlor, aktiv	> 0,1	Galvanikbetriebe (Cyanidentgiftung) Schwimmbadreinigung
Chlorid	> 300	Gerbereien Zechen (Sümpfungswasser aus Tiefschächten)
Chrom (VI)	> 0,1	Galvanikanlagen
CSB	> 50	Molkereien, Marmeladefabriken, Schlachthöfe, Hausmülldeponiesickerwasser
Cyanid	> 0,05	Galvanikbetriebe, Härtereien
Eisen	> 2	Beizereien, Drahtziehereien, Stahlblechhersteller
Kupfer	> 0,5	Galvanikbetriebe
Nickel	> 0,1	Galvanikbetriebe
Nitrit	> 0,1	Metallverarbeitende Betriebe
pH-Wert	> 9,5	Getränkeabfüller, Brauereien
pH-Wert	< 6,0	Metallverarbeitende Betriebe, Tuchfabriken
Phosphat	> 5,0	Phosphatieranlagen
Sulfat	> 300	Galvanikbetriebe mit Cr(VI)-Behandlung, Eloxalbetriebe
Zink	> 1,0	Galvanikanlagen, Beizereien

9. Ermittlung eines Abwassereinflusses auf ein Oberflächengewässer

Für die Beurteilung inwieweit ein Oberflächenwasser durch kommunales Abwasser beeinflußt wird, kann die Tabelle 10.15 (Güte eines Oberflächenwassers) herangezogen werden. Einen wirksamen Einfluß wird man anzunehmen haben, wenn die Güte III und höher liegt. Für die Beeinflussung durch industrielles Abwasser sind je nach Art der Einleiter viele verschiedene Inhaltsstoffe maßgeblich. Parameter, die mittels ökolytischer Verfahren problemlos zu bestimmen sind und dabei einen industriellen Abwassereinfluß belegen, sind in der Tab. 10.18 aufgelistet.
Werden im Oberflächenwasser die in Tabelle 10.18 angegebenen Konzentrationsschwellenwerte überschritten, so kann vermutet werden, daß die für die Einleiter festgelegten Grenzwerte nach den Rahmen-Abwasser-Verwaltungsvorschriften des Wasserhaushaltsgesetzes nicht eingehalten sind.

10. Korrosionswirkung von Leitungswasser

Es ist zu unterscheiden zwischen der Korrosionswirkung eines Wassers einerseits und der erfolgten Korrosion andererseits, die sich über eine typische Veränderung der Wasserbeschaffenheit zu erkennen geben kann.
Das Korrosionspotential eines Wassers gegenüber metallischen Werkstoffen läßt sich über die Parameter in Tabelle 10.19 abschätzen.
Es handelt sich bei diesen Werten nicht um strenge Grenzen, man kann aufgrund des Erfahrungsmaterials lediglich sagen, daß die Korrosionswahrscheinlichkeit stark steigt oder sinkt, je weiter man sich von den Richtwerten entfernt.
Für das Eintreten von Korrosionen spielen u. U. noch andere Wasserinhaltsstoffe, wie z. B. Huminsäuren eine wesentliche Rolle, was jedoch mit ökolytischen Analysenmethoden schwierig zu erfassen ist.
Eine bereits im Leitungsnetz erfolgte Korrosion läßt sich meist über die gegenüber dem reinen Trinkwasser erhöhten Konzentrationen von Eisen, Kupfer, Zink und eventuell Blei erkennen. Bei

Tabelle 10.19 Korrosionswahrscheinlichkeit in Abhängigkeit von der Wasserzusammensetzung

pH-Wert	Sättigungsindex	Cl-Konz.	SO_4^{2-}-Konz.	Beurteilung
> 7,0	< 0,1	< 200 mg/l	< 200 mg/l	keine Korrosion
< 7,0	> 0,1	> 200 mg/l	> 200 mg/l	Korrosion in steigendem Maße möglich

Tabelle 10.20 Abschätzung einer Korrosionswirkung anhand der Analyse von Leitungswasser nach mind. 12-stündiger Stagnation

Eisen (mg/l)	Kupfer (mg/l)	Zink (mg/l)	Blei (mg/l)	Nitrit (mg/l)	Beurteilung
< 0,1	< 0,2	< 0,5	< 0,04	< 0,1	keine Korrosion erfolgt
> 0,1	> 0,2	> 0,5	> 0,04	> 0,1	Korrosion in steigendem Ausmaß erfolgt

der Korrosion verzinkter Rohre tritt bei Anwesenheit von Nitrat häufig Nitrit als Reaktionsprodukt auf. Schematisch kann die Korrosionswirkung über Tabelle 10.20 abgeschätzt werden. Dabei ist zu betonen, daß das längere Zeit in der Leitung stehende Wasser eventuelle Korrosionen am besten anzeigt, weil die Korrosionsprodukte darin angereichert sind.
Bei starker Korrosion sind die Wasserproben deutlich verfärbt und getrübt. Eisenkorrosion gibt sich durch Rostfärbung und Eintrübung zu erkennen. Kupferkorrosion führt zu blauen bis grünen Verfärbungen des Wassers, die meist erst in dicker Schicht (Badewanne) zu sehen sind. An den Eintropfstellen der Waschbecken bilden sich blaugrüne Flecken. Eine Zinkkorrosion äußert sich durch trübes opaleszierendes Wasser mit metallischem Geschmack.

11. Herkunft eines Sickerwassers aus einem Keller oder einer Baugrube
Prinzipiell möglich ist die Einsickerung aus

a) Grundwasser oder Schichtenwasser
b) Leitungswasser aus defektem Versorgungsnetz
c) Abwasser (häuslich) aus defekter Abwasserleitung
d) Regenwasser aus defekter Falleitung.

Die Zuordnung läßt sich im Normalfall anhand Tabelle 10.21 vornehmen
Während Oberflächenwasser aufgrund seiner niedrigen Salzgehalte und Härte leicht zu identifizieren ist, und Abwasser am hohen Ammoniumgehalt und der erhöhten organischen Belastung sich zu erkennen gibt, ist die Differenzierung zwischen Grund- und Leitungswasser häufig schwieriger. In solchen Fällen kommt man weiter, wenn eine Probe des reinen Leitungswassers zum Vergleich in die Untersuchung mit einbezogen wird. Man hat weiterhin zu berücksichtigen, daß das Sickerwasser in seiner Beschaffenheit verändert wird, wenn es durch meterdicke Erdschichten einsickert. Dabei kann insbesondere die organische Belastung, aber auch der Ammoniumgehalt eines Abwassers stark reduziert werden. Der Parameter, der am wenigsten bei der Bodenpassage verändert wird, ist Chlorid. Wenn sich die in Frage kommenden Wasserarten im Chloridgehalt ausreichend voneinander unterscheiden, kann damit die Zuordnung mit hoher Sicherheit vorgenommen werden.

12. Beurteilung eines phosphathaltigen Wassers
Je nach Art des Wassers und der äußeren Umstände sind P-Gehalte sehr unterschiedlich zu bewerten. Im folgenden werden drei Szenarien dargestellt, bei denen P-Gehalte jeweils anders kommentiert werden müssen.
Fall 1: Polyphosphate werden meist in Kombination mit Silikaten gelegentlich zur Trinkwasserkonditionierung verwendet, wenn wegen fehlender Härte keine ausreichend starke Kalk-Rost-Schutzschicht in der Rohrleitung gebildet wird. Dieser Effekt tritt speziell in wenig durchflossenen Endsträngen bei sehr weichem Wasser auf und äußert sich durch rostfarbene Eintrübungen (rotes Wasser). Durch die Phosphatdosierung über mengenproportionale Injektionsschleusen entsteht an der Rohrinnenwandung eine schützende Phosphat-Schicht. Die Phosphatdosierung ist nach der TrinkwV auf 6,7 mg/l P, entsprechend 5 mg/l P_2O_5 beschränkt.
Fall 2: Völlig anders gestaltet sich die Beurteilung, wenn ein Oberflächenwasser hinsichtlich seiner Eutrophierungswirkung begutachtet wird. Man weiß, daß PO_4^{3-}-P-Gehalte von unter 0,02 mg/l noch nicht wesentlich eutrophierend wirken. Die Eutrophierungstendenz nimmt ab etwa 0,03 bis 0,05 mg/l stark zu und steigt bei Werten über 0,1 mg/l Phosphat-P weiter überproportional an. Damit keine Eutrophierung eintritt, müssen die Werte unter 0,05, besser unter 0,03 mg/l Phosphat-P liegen.
Fall 3: Innerhalb der Metallbearbeitung werden u. a. Phosphatierungsbäder verwendet zur Erzielung eines Korrosionsschutzes. Der Ablauf aus dem Spülwasser enthält erhebliche Anteile an Phosphat. Diese müssen ausgefällt werden. Der 40. Anhang zur Rahmen-AbwasserVwV, Metallbearbeitung, Metallverarbeitung, legt als Mindestanforderung in einer 2-Stunden-Mischprobe oder einer qualifizierten Stichprobe einen Wert von 2 mg/l P für alle Branchen zugrunde. Dieser Wert läßt sich durch klassische Fällung mit Eisen (III)- oder Aluminiumsalzen erreichen. Eine mehr als einmalige Überschreitung des Wertes bei fünf Messungen führt zu ordnungsrechtlichen Konsequenzen.

Tabelle 10.21 Zuordnung von Parametern zur Festlegung der Herkunft von Sickerwasser im Keller

Art des Wassers	χ µS/cm	Cl^- mg/l	SO_4^{2-} mg/l	Härte dH°	NH_4^+ mg/l	CSB mg/l
Grundwasser	> 500	5–200	10–1500	3–100	0	< 5
Leitungswasser	< 2000	< 250	< 240	< 30	0	< 5
Abwasser	> 800	< 300	< 250	> 50	> 10	> 100
Regenwasser	< 200	< 10	< 10	< 3	< 5	< 20

Tabelle 10.22 Kontamination eines Grundwassers durch Deponiesickerwasser oder Jauchegruben

Parameter	keine Kontamination	Kontamination wahrscheinlich
Aussehen	klar, farblos	gelblich, trübe
Geruch	ohne Geruch	muffig bis jauchig
O_2-Gehalt	> 3 mg/l	0 bis 1 mg/l
Ammonium	< 0,5 mg/l	> 1 mg/l
Nitrat	im Normalbereich des Einzugsgebietes	< 1 mg/l
CSB	< 5 mg/l	> 10 mg/l
Eisen (II)	< 0,1 mg/l	> 2 mg/l
Chlorid	im Normalbereich des Einzugsgebietes	mind. 20 % über Normalbereich

13. Kontrolle eines Brunnen- oder Grundwassers auf Kontamination durch Deponiesickerwasser und Jauchegruben

Die Beurteilung von Analysenergebnissen zu dieser Fragestellung geht von Erfahrungswerten der Praxis aus (Tab. 10.22).
Für die Verwertung der Nitrat- und Chloridkonzentrationen müssen die in dem umgebenden unbeeinflußten Grundwasser üblichen Normalwerte bekannt sein, die man sich über Umweltämter, gegebenenfalls aber auch durch eigene Vergleichsmessungen beschaffen kann.
Dasselbe gilt für Ammonium, das geologisch bedingt, in sogenannten „reduzierten Grundwässern" vorliegen kann. Dabei ist gleichzeitig der Sauerstoffgehalt niedrig und Eisen sowie Mangan nachweisbar. In solchen Fällen wird die Beurteilung eines Sickerwassereinflusses schwierig und kann die Möglichkeiten der Ökolytik übersteigen. Wichtig bleibt jedoch, die Normalbeschaffenheit des unbeeinflußten Grundwassers stets angemessen zu berücksichtigen.
Es sei betont, daß sich ein Sickerwassereinfluß langsam im Laufe von Wochen oder Monaten entwickeln kann und daher Analysen zu verschiedenen Zeiten sehr nützlich sind. Nicht alle Parameter treten bei beginnendem Sickerwassereinfluß gleichzeitig auf. Am frühesten wird er durch ansteigende Chloridkonzentrationen angezeigt, erst später fällt der Sauerstoffgehalt. Gleichzeitig steigen Ammonium-Gehalt, CSB und Eisen (II)-Konzentration langsam an unter gleichzeitigem Absinken des ortsüblichen Nitratgehaltes. Erst bei relativ starker Verschmutzung äußert diese sich am Aussehen und Geruch.
Ähnlich verhält es sich mit abklingendem Sickerwassereinfluß z. B. aus stillgelegten Hausmülldeponien. Die Belastungswerte im Sickerwasser und dem davon beeinflußten Grund- und Oberflächenwasser gehen über Jahre hinweg stetig zurück. Lediglich der erhöhte Chloridgehalt bleibt noch längere Zeit bestehen und zeigt als einziger Parameter noch die Herkunft an.

5.2 Interpretation von Trinkwasseranalysen

Bei der Untersuchung von Trinkwasser mit ökolytischen Verfahren wird man nie alle Parameter der TrinkwV abdecken können. Für polycyclische Aromaten, Pestizide, organische Chlorverbindungen, Quecksilber und andere Inhaltsstoffe benötigt man eine aufwendige instrumentelle Ausstattung, die den Rahmen der Ökolytik übersteigt. Um mit den ökolytisch zugänglichen Daten, die weitgehend über Analysen-Fertigsysteme ermittelt werden, verwertbare Aussagen geben zu können, muß man sich zur Absicherung in der Beurteilung auf die wirklich erstellten Meßwerte beschränken und darf nicht auf andere Parameter schließen. Wenn alle im ökolytischen Labor erstellten Daten den Trinkwasser-Standards entsprechen, heißt das noch lange nicht, daß die Probe Trinkwasserqualität besitzt. Sie kann es, die Wahrscheinlichkeit spricht eher dafür als dagegen, aber es ist nicht sicher. Man tut daher gut daran, in solchen Fällen sich mit der folgenden Formulierung klar zu beschränken: „Die hier ermittelten Beschaffenheitskriterien der untersuchten Wasserprobe entsprechen den Vorgaben der Trinkwasserverordnung. Eine amtliche Analyse unter Einbindung aller Kriterien der TrinkwV, einschließlich der mikrobiologischen Daten, kann aufgrund der vorliegenden Voruntersuchungsresultate empfohlen werden. Erst dann ist eine uneingeschränkte Bewertung möglich."

6 Gesetzliche Regelungen, Richtlinien

Eine detaillierte Übersicht über die Umweltgesetze würde den Rahmen sprengen. Es soll im folgenden nur eine kurze Übersicht über die Thematik gegeben werden. Die Grenz- und Richtwerte zumindest müssen in Form von Tabellen für jeden verfügbar sein, der Umweltanalytik betreibt. Gute Tabellenwerke sind von der Landesanstalt für Umweltschutz Baden-Württemberg[47] und von Hein und Schwedt[48] zusammengestellt worden.

6.1 Trinkwasserverordnung[6]

Die Trinkwasserverordnung stellt eine der wichtigsten gesetzlichen Regelungen im Rahmen des Bundesseuchengesetzes dar. Von ihr werden bindende Qualitätsnormen im Sinne von Grenzwerten für die bakteriologische Beschaffenheit sowie den Gehalt an chemischen Stoffen definiert. Sie legt ferner Art und Häufigkeit der Untersuchung von Trinkwasser fest, gestaffelt nach der Größe von Wassergewinnungsanlagen. Bei Überschreiten der Grenzwerte ist eine Abgabe an den Verbraucher nicht mehr zulässig. Die Daten sind dem Gesundheitsamt vorzulegen. Eine Entscheidung über die Außerbetriebnahme einer Wassergewinnungsanlage trifft der Amtsarzt des Gesundheitsamtes.

Neben den Höchstwerten für chemische Stoffe enthält die TrinkwV eine Zusammenstellung von Chemikalien, die zugelassen sind zur Aufbereitung von Trinkwasser. Es handelt sich um Chlorpräparate, Ozon, Silberverbindungen, Wasserstoffperoxid, Sulfite, Thiosulfat, Phosphat, Silikat, Oxide, Hydroxide, Carbonate und Sulfate von Calcium, Magnesium und Natrium, sowie Salzsäure und Schwefelsäure zur Einstellung des pH-Wertes. Für einige der erlaubten Aufbereitungschemikalien sind höchstzulässige Dosierungen sowie die nach erfolgter Aufbereitung tolerierbaren Restkonzentrationen, die dem Verbraucher zugemutet werden können, als Grenzwerte festgelegt.

6.2 EG-Richtlinie Trinkwasser[49]

Die Richtlinie des Rates vom 15. 7. 1980 über die Qualität von Wasser für den menschlichen Gebrauch, wie sie vollständig heißt, enthält ebenfalls für eine Vielzahl von chemischen Stoffen Höchstkonzentrationen, daneben aber auch Richtwerte, die Empfehlungscharakter haben. Die Höchstkonzentrationen entsprechen weitgehend den Grenzwerten der TrinkwV. Für Fluorid wurde anders als bei der TrinkwV eine nach der Temperatur differenzierte Grenzwertfestlegung vorgenommen. Für den Temperaturbereich 8–12 °C gilt 1,5 mg/l F als Grenzwert, für höhere Temperaturen werden geringere Höchstkonzentrationen vorgegeben. Dahinter steht, daß die Aufnahme von Wasser und damit auch Fluorid mit dem Wasser klimaabhängig ist.

6.3 WHO-Leitlinien[50]

Es handelt sich um Richtwerte, festgesetzt durch die Weltgesundheitsorganisation für organische und anorganische Wasserinhaltsstoffe, die den Charakter von Vergleichs- und Anhaltswerten aufweisen für die internationale Grenzwertfestlegung. Die Werte weichen in Einzelfällen erheblich von denen der TrinkwV ab, so z. B. bei der Sulfatkonzentration, wo 400 mg/l als Richtwert vorgegeben werden. Demgegenüber beträgt der Grenzwert der TrinkwV 240 mg/l. Allerdings läßt die TrinkwV höhere Sulfatgehalte bis zu 500 mg/l zu, wenn sie geogen bedingt sind.

6.4 EG-Richtlinie Oberflächengewässer[51]

In der Richtlinie für die Qualitätsanforderungen an Oberflächengewässer für die Trinkwasserversorgung in den Mitgliedstaaten werden Leitwerte und Grenzwerte für chemische Stoffe aufgeführt, die in Oberflächenwasser gelten, das für die Trinkwasseraufbereitung herangezogen wird. Die Werte sind dabei je nach Art der Aufbereitungstechnologie, angefangen von einfacher physikalischer Aufbereitung mit Entkeimung, bis zur verfeinerten physikalischen und chemischen Aufbereitung mit Oxidation, Adsorption und Entkeimung in drei Gruppen eingeteilt. Bei einfacher Aufbereitung werden zumeist niedrigere Schadstoffwerte toleriert als bei aufwendiger Aufbereitung. So wird für Kupfer beispielsweise bei einfachster Aufbereitungstechnologie ein Höchstwert von 0,02 mg/l empfohlen, während bei aufwendigster Technik noch 1,0 mg/l toleriert werden.

Unterschieden wird weiterhin zwischen G-Werten (Leitwerten) als Anhalts- und Vergleichswerten und I-Werten (imperative Werte), d. h. Grenzwerten, die definitiv nicht überschritten werden dürfen.

6.5 DVGB-Oberflächenwasserrichtlinie[52]

Es handelt sich um das Arbeitsblatt W 151, Ausgabe 7/75, das die Eignung von Oberflächenwasser für die Trinkwasserversorgung in Form technischer Regeln kommentiert. Herausgeber ist der DVGW (Deutscher Verein des Gas- und Wasserfaches e. V.). Die Zahlen stellen Richtwerte bzw. Empfehlungen des Verbandes dar. Ähnlich wie bei der EG-Oberflächenwasserrichtlinie wird bei den Werten unterschieden, ob eine einfache oder aufwendige Trinkwasseraufbereitung erfolgen soll, wobei die Belastungsgrenzen für eine einfache Aufbereitung mit wenigen Ausnahmen niedriger liegen als für eine aufwendige Technologie.

6.6 Mineral- und Tafelwasserverordnung[53]

In der Mineral- und Tafelwasserverordnung der Bundesrepublik Deutschland, zuletzt geändert am 5. 12. 1990 werden für Mineral- und Tafelwässer Grenzwerte vorgegeben, die nahezu alle identisch sind mit den betreffenden Grenzwerten der Trinkwasserversorgung (→ Bd. I). Die Daten für Calcium, Magnesium, Chlorid und Sulfat sind für Mineralwasser allerdings nicht begrenzt, da es sich hier um die wertbestimmenden Anteile handelt, die ein Mineralwasser zu dem machen, was es ist und was es gegenüber Trinkwasser auszeichnet.

6.7 EG-Badegewässer-Richtlinie[54]

Die Richtlinie des Rates vom 8. 12. 1975 über die Qualität von Badegewässer enthält eine Reihe von Leitwerten (Empfehlungswerten) und zwingenden Werten (Grenzwerten) für Parameter, die für Badegewässer von Belang sind. Darunter fallen gelöster Sauerstoff, Mineralöle, Tenside, Phenole und Pestizide.

6.8 Badewasser-Norm DIN 19643[55]

In der Badewasser-Norm sind differenziert für Schwimmbecken-Füllwasser und Beckenwasser Grenzwerte zu Parametern angegeben wie freies und gebundenes Chlor, Chlorit, Ozon, Kaliumpermanganatverbrauch, Eisen, Aluminium etc. Zur Untersuchung und Bewertung von Schwimmbeckenwasser sollten diese Daten herangezogen werden.

6.9 Abwasserabgabengesetz[56]

Das Abwasserabgabengesetz legt für eine Reihe von Schadparametern Schadeinheiten in Form von Frachten (Massen) fest. Beispielsweise entsprechen 3 kg Phosphor einer Schadeinheit oder 20 Gramm Quecksilber einer Schadeinheit. Für die Summe der Schadeinheiten müssen vom Abwassereinleiter Gebühren entrichtet werden, die nach Jahren gestaffelt sind und stetig steigen. Bis 1991 waren 50 DM pro Schadeinheit zu entrichten, bis 1995 sind es 70 DM, ab 1997 80 DM und ab 1999 90 DM. Da jedes Gebrauchswasser, bevor es zu Abwasser wird, schon Schadstoffe enthalten kann, werden Schwellenwerte in Form von Konzentrationen oder Massen in kg/Jahr in Abzug gebracht. Für Phosphor werden so 0,1 mg/l und 15 kg Jahresmenge als Vorbelastung berücksichtigt. Bei Quecksilber sind es 0,1 µg/l und 100 g Jahresmenge. Außer Phosphor und Quecksilber umfaßt der Parameterkatalog des Abwasserabgabengesetzes noch den CSB, Stickstoff, AOX, Cadmium, Chrom, Nickel, Blei, Kupfer und die Fischgiftigkeit gegenüber Goldorfen.

6.10 Wasserhaushaltsgesetz[57]

Dieses Gesetz ist Basis für eine Reihe von Verordnungen mit sehr umfangreichen Grenzwertaufstellungen: Allgemeine Rahmen-Verwaltungsvorschrift über Mindestanforderungen für das Einleiten von Abwasser in Gewässer, R.-Abw.VwV[58] Sie umfaßt über 50 einzelne branchenspezifische Anhänge, in denen spezielle Grenzwerte in Form von Mindestanforderungen für Direkteinleiter aufgeführt sind. So ist z. B. für Abwasser aus Gemeinden der CSB, der BSB$_5$, sowie der Ammonium- und Phosphorgehalt begrenzt. Dieselbe Zusammenstellung findet sich für Abwasser der Milchverarbeitung, während für Abwasser aus der Fett- und Ölverarbeitung extrahierbare Stoffe im Mittelpunkt stehen. Der umfangreichste Parameterkatalog ist im 40. Anhang (Metallbearbeitung und Metallverarbeitung) enthalten. Dort finden sich Werte für Aluminium, Arsen, Fluorid, Chrom, Cyanid, Quecksilber, Silber, Zinn und Zink neben vielen weiteren Bewertungskriterien. Die Grenzwerte sind für insgesamt 12 verschiedene Branchen individuell festgelegt. Es handelt sich um die Bereiche, Galvanik, Beizerei, Härterei, Batterieherstellung, Lackierbetriebe und 6 weitere Branchen. Die Schwermetalle Blei, Chrom, Kupfer und Nickel sind dabei einheitlich auf 0,5 mg/l begrenzt. Für Cadmium, Silber und Quecksilber gelten wesentlich schärfere und individuelle Regelungen. Für Zink und Zinn ist die Höchstkonzentration auf 2 mg/l festgelegt.
Neben den Grenzwerten enthält die Verordnung auch eine Auflistung der für die behördliche Kontrolle bindend anzuwendenden Analysenverfahren für die einzelnen Parameter. Ausschließlich zugelassen sind DIN-Methoden, bzw. die Deutschen Einheitsverfahren.
Insgesamt bietet der 40. Anhang zur Rahmen-Abwasser-VwV eine Vielzahl von Daten, die bei der Bewertung von Abwasseranalysen unbedingt zu berücksichtigen sind, andererseits aber auch die Interpretation erleichtern.

6.11 Indirekteinleiter-Verordnungen der Bundesländer[59]

Abgestellt auf das Wasserhaushaltsgesetz haben die Bundesländer Verordnungen für Indirekteinleiter erlassen, in denen festgelegt ist, wann für die Einleitung von Schadstoffen in Kanalisationen eine Genehmigung beantragt werden muß. Für NRW beispielsweise heißt diese Verordnung: „Ordnungsbehördliche Verordnung über die Genehmigungspflicht für die Einleitung von wassergefährdenden Stoffen und Stoffgruppen in öffentliche Abwasseranlagen (VGS)". Diese Verordnungen schreiben vor, daß ab einer bestimmten Konzentration in mg/l und ab einer bestimmten Fracht in g/h die Abwassereinleitung genehmigungspflichtig wird. Durch die Aufnahme der Frachten soll verhindert werden, daß durch eine reine Verdünnung, die zwar die Konzentration der Schadstoffe erniedrigt, nicht jedoch die abgeleitete Masse, die Bestimmungen umgangen werden. Den umfangreichsten Katalog hat bislang das Land Hessen aufgestellt, in welchem eine Vielzahl von organischen und anorganischen Parametern aufgenommen ist. Die übrigen Bundesländer beschränken sich derzeit noch auf AOX, Arsen, Blei, Cadmium, Chlor, Chrom, chlorierte leichtflüchtige Kohlenwasserstoffe, Kupfer, Nickel und Quecksilber. Die Werte liegen insgesamt recht niedrig. Beispielsweise muß eine Genehmigung beantragt werden, wenn die Kupferkonzentration 0,3 mg/l sowie 12 g/h im abgeleiteten Abwasser übersteigt. Diese Schwellenwerte sind für alle Bundesländer gleich.

6.12 Richtwerte für Grund- und Sickerwasserkontaminationen

Zur Beurteilung inwieweit ein Grund- oder Sickerwasser durch anthropogene Stoffe belastet ist oder nicht, wurden von verschiedenen Gremien Listen aufgestellt, die an Hand der unterschiedlichsten Parameter eine Zuordnung erlauben. Die Daten basieren weitgehend auf Erfahrungswerten.

Holländische Liste. Die „Holländische Liste" (Leidrad Bodensanering des Niederländischen Ministeriums für Wohnungswesen, Raumordnung und Umwelt vom 14.11.1988) gibt für Schwermetalle, sonstige anorganische Verbindungen, aromatische Verbindungen, polycyclische aromatische Kohlenwasserstoffe, chlorierte Kohlenwasserstoffe und Pestizide Konzentrationswerte an, die jeweils drei Kategorien zugeordnet sind. Kategorie A steht für Referenzwerte, d. h. ubiquitäre Hintergrundbelastung, Kategorie B umfaßt Werte, ab denen eine nähere Untersuchung über die Herkunft der Belastung angeraten wird und Kategorie C benennt Konzentrationsschwellen, oberhalb derer eine Sanierung erwogen werden muß. So sind z. B. die Werte für Blei wie folgt festgelegt: Kat. A: 0,015 mg/l Pb; Kat. B: 0,05 mg/l Pb und Kat. C: 0,2 mg/l Pb.
Die Holländische Liste findet, obwohl sie ordnungsrechtlich nicht bindend ist, umfangreiche Anwendung in Behörden zur Abschätzung des Sanierungsbedarfs von Altlasten.

Hamburger Grundwasser-Liste. Ähnliche Zahlen sind der Hamburger Grundwasser-Liste (Bewertungsverfahren zur Bestimmung des Gefährdungspotentials für das Grundwasser bei Altablagerungen, Altschäden und aktuellen Schadensfällen) zu entnehmen[60]. Die dort veröffentlichten Grenzwerte sind in zwei Kategorien, nämlich a) Anhaltswerte für weitere Untersuchungen und b) Anhaltswerte für Sanierung unterteilt. Sie haben für die Stadt Hamburg verwaltungsintern bindende Kraft.

Berliner Liste. Die Berliner Liste, zitiert in[48] enthält ebenfalls eine Aufstellung für Schadstoffe im Grundwasser. Der Parameterkatalog umfaßt Schwermetalle, anorganische Salze, Kohlenwasserstoffe unterschiedlicher Art, Phenole, Alkohole und Pestizide. Ähnlich wie bei der Holländischen Liste werden drei verschiedene Grenzwerte angegeben, wobei unterschieden wird zwischen Wasserschutzgebieten (mit den niedrigsten Grenzwerten), Urstromtal und Hochflächen. Die Daten sind damit weitgehend auf Berliner Verhältnisse zugeschnitten. Sie bieten aber auch für die Beurteilung von Grundwasseranalysen in anderen Bereichen eine gute Hilfe.

6.13 Grenz- und Richtwerte für Böden, Klärschlamm und Abfall

Für Böden existieren mehrere Richt- und Grenzwertlisten, von denen die meisten rein empfehlenden Charakter haben.

AbfKlärV. Die in Deutschland wichtigste gesetzliche Regelung auf diesem Gebiet ist die Klärschlammverordnung, AbfKlärV[61]. In ihr sind aufgelistet die Höchstwerte für Schwermetalle im Boden und dem aufzubringenden Klärschlamm, sowie Grenzwerte für polychlorierte Biphenyle, Dioxine und Furane im Klärschlamm. Die Verordnung legt weiterhin fest, daß im Klärschlamm die Nährstoffgehalte Stickstoff, getrennt als Gesamtstickstoff und Ammoniumstickstoff, sowie Calcium, Kalium, Magnesium und Phosphor zu bestimmen sind. Auch hier werden die anzuwendenden Untersuchungsmethoden vorgeschrieben.
Das Mindestuntersuchungsprogramm Kulturboden zur Gefährdungsabschätzung von Altablagerungen und Altstandorten im Hinblick auf eine landwirtschaftliche oder gärtnerische Nutzung der Landesanstalt für Ökologie, Landwirtschaftsentwicklung und Forstplanung NRW enthält eine Liste, die sich weitgehend an den Bodengrenzwerten der AbfKlärV orientiert[62].

Kloke-Liste. Als Erlaß des Ministeriums für Ernährung, Landwirtschaft und Forsten, Baden-Württemberg[63] beinhaltet sie eine große Zahl von Orientierungsdaten für tolerierbare Gesamtgehalte von Elementen in Kulturböden. Die Daten sind aus einer Vielzahl von Bodenanalysen hervorgegangen. Sie sind unterteilt in drei Sparten: a) häufig vorkommende Wertespannen, b) tolerierbare Höchstwerte und c) maximale gemessene Werte (bei hoher Kontamination). Die von Kloke aufgestellten tolerierbaren Höchstwerte waren ursprünglich Grundlage für die Bodengrenzwerte der AbfKlärV.
Ähnliche Orientierungsdaten gibt die Hamburger Bodenliste an, wobei hier eine Zweiteilung ähnlich wie beim Grundwasser in Anhaltswerte für weitere Untersuchungen und Anhaltswerte für die Sanierung vorgenommen wurde.
Die Holländische Liste beinhaltet ebenfalls einen umfangreichen Katalog von Bodenrichtwerten, wiederum für drei Kategorien[64].
Dasselbe findet sich bei der Berliner Bodenliste, wobei dieselben Parameter wie für Grundwasser vorgegeben werden.

TA-Abfall. In der TA-Abfall sind im Anhang D Zuordnungskriterien aufgelistet, die einzuhalten sind für die oberirdische Ablagerung von Sonderabfällen. Neben Daten für die mechanische Festigkeit, den Glühverlust und die extrahierbaren lipophilen Stoffe findet sich ein umfangreicher Katalog von anorganischen Salzen, Schwermetallen sowie organischen Summen- und Gruppenparametern, die sämtlich im Eluat zu ermitteln sind. Die Grenzwerte liegen dabei recht hoch, beispielsweise 2 mg/l für Blei und Nickel und 10 mg/l für Kupfer[65].
Die TA-Siedlungsabfall (Entwurf, zitiert in[47] (s. Kap. 12) sieht die gleichen Parameter wie die TA-Abfall (Sonderabfall) als Zuordnungswerte für zwei Deponieklassen vor. Auch hier werden die meisten Bewertungskriterien im Eluat ermittelt. Allerdings liegen die Grenzwerte hier ganz wesentlich niedriger. Für die Deponieklasse 1 wird beispielsweise ein Höchstwert von 0,2 mg/l für Blei im Eluat vorgegeben, für die Deponieklasse 2 beträgt er 1 mg/l.
Zur Beurteilung von Böden und festen Abfallstoffen existieren weitere Listen unterschiedlicher Gremien, die aber nur empfehlenden Charakter haben.

Dazu zählen:
a) Liste des Landesamtes für Wasser und Abfall NRW „Untersuchung und Beurteilung von Abfällen"[66]. In dieser Liste werden für insgesamt 6 Deponieklassen Zuordnungskriterien aufgeführt, wobei die Klassen 1–3 mit einer sehr umfangreichen Grenzwertliste ausgestattet sind. Diese Liste wurde vor Erscheinen der TA-Abfall und des Entwurf der TA Siedlungsabfall sehr häufig zur chemisch-stofflichen Abfallbewertung von Umweltlaboratorien und Umweltämtern herangezogen.
b) Schwermetallgehalte von belastungsgefährdeten Böden Nordrhein-Westfalens im Einflußbereich verschiedener Belastungsursachen nach König und Krämer[67].
In dieser Aufstellung werden typische Schwermetallgehalte für Klärschlamm, Straßen, Emissionsbezirken, Überschwemmungsgebiete und Erzabbaubereiche im Vergleich zu Grundbelastungen und Normalgehalten wiedergegeben.
c) Schwermetallgehalte in Klärschlämmen der VDLUFA 1986[68]. Für die Elemente Blei, Cadmium, Chrom, Kupfer, Nickel, Quecksilber und Zink wurden die Minimal-, Maximal- und Mittelwerte im Vergleich zu den Grenzwerten der AbfKlärV für eine größere Untersuchungsserie zusammengetragen. Hier stechen insbesondere die Maximalwerte mit zum Teil wesentlich erhöhten Belastungen heraus.
d) Richtlinienentwurf des Landesamtes für Wasser und Abfall NRW: „Anforderungen an die Verwendung von industriellen Reststoffen, aufbereiteten Altbaustoffen, Bodenaushub und Bergematerial im Tiefbau aus wasserwirtschaftlicher Sicht"[69].
In dieser Liste werden für verschiedene zu Bauzwecken geeignete Abfallstoffe, wie Hochofenschlacke, Schmelzkammergranulat, Steinkohlenflugasche, Müllverbrennungsasche, Waschberge und Recyclingbaustoffe Richtwerte angegeben, die einzuhalten sind, wenn sie als Baustoff eingesetzt werden.
e) Güte- und Prüfbestimmungen für die Aufbereitung zur Wiederverwendung von kontaminierten Böden und Bauteilen der Gütesicherung RAL der Gütegemeinschaft Recycling-Baustoffe e. V. Bonn, 1991[70].
Diese Gütebestimmungen gelten für aufbereitete Böden und Baumaterialien. Für drei unterschiedliche Güteklassen werden Analysenwerte von anorganischen und organischen Schadstoffen festgelegt, die die Verwendung der Materialien regeln. Für manche Parameter sind dabei keine Werte aufgeführt; es wird verlangt, daß sie im Einzelfall mit der zuständigen Behörde nach Lage der Dinge festzusetzen sind.

7 Bodenanalysen

Als Boden wird die äußere biologisch besiedelte Erdkruste verstanden. Er entsteht als Umwandlungsprodukt aus mineralischen und organischen Stoffen durch Einwirkung von Klima, Wasser, Vegetation, Mikroorganismen und dem Einfluß menschlicher Tätigkeit auf die oberste Erdschicht. Seine Stärke variiert zwischen wenigen Dezimetern und einigen Metern. Er weist in der Regel eine sehr komplexe Zusammensetzung auf, die aufgrund der unterschiedlichen geologischen Verhältnisse stark lokal variiert. Im Ökosystem kommt dem Boden eine dominierende Rolle zu. Als Vorratsspeicher für Nährstoffe liefert er lebenswichtige Mineralien für Pflanzen, als Wasserreservoir sichert er deren Wasserversorgung in niederschlagsarmen Zeiten, als aktiver Filter entzieht er dem Wasser bestimmte Inhaltsstoffe, ehe dieses zu Grundwasser wird. Der Boden stellt den Lebensraum für eine Vielzahl von Organismen, insbesondere aber Mikroorganismen wie Bakterien, Strahlenpilze, Pilze und Algen. Durch sie werden organische Stoffe im Boden unter Mitwirkung von Sauerstoff weitgehend mineralisiert, oxidativ bis zu Kohlendioxid und Wasser abgebaut, aber auch umgebaut zu hochmolekularen, komplexen Huminstoffen, die als solche die Eigenschaften des Bodens prägen durch ihr Wasserbindungsvermögen und die Komplexierung von Metallkationen[71].
Die Eigenschaften von Böden sind, abhängig vom Standort und der jeweiligen Nutzung sehr unterschiedlich und sie ändern sich durch Klimaeinflüsse und biologische Bodentätigkeit stetig. Pflanzennährstoffe werden durch die Vegetation entzogen, organische Substanz wird durch abgestorbene Pflanzen eingetragen und langsam abgebaut, leicht lösliche Stoffe werden durch Niederschläge in tiefere Schichte verfrachtet oder ganz ausgewaschen, feinkörnige Anteile der Oberfläche durch starke Niederschläge abgespült. Daneben werden mineralisch festgebundene Stoffe durch Verwitterung und durch den Einfluß von Pflanzenwurzeln freigesetzt.
Wesentliche und häufig auch nachteilige Veränderungen der Bodenzusammensetzung werden durch anthropogene Einflüsse erzeugt. Dazu zählen die Bodenversauerung durch die Einwirkung von „saurem Regen", vor allem aber die Nährstoffaufstockung durch Düngung. Dies betrifft vor allem den Stickstoffhaushalt der Böden, der bei Überlastung zu einem Anstieg der Nitratgehalte im Grundwasser führt und damit die Trinkwasserversorgung beeinträchtigt. Viele landwirtschaftlich genutzte Böden enthalten darüber hinaus schwer abbaubare Herbizide der Triazinreihe wie Atrazin, das trotz des seit 1991 bestehenden Anwendungsverbotes aller Voraussicht nach noch für einige Jahre auch im Grundwasser nachzuweisen sein wird.
Jeder Boden enthält von Natur aus Schwermetallverbindungen. Die meisten von ihnen liegen in geringer Konzentration vor und wirken als Mikro-

nährstoffe. Die Gehalte können jedoch geogen oder anthropogen bedingt, z. B. im Bereich von Erzlagerstätten oder Altlasten sehr hoch sein und damit Schadstoffcharakter annehmen. Werden bestimmte, für jedes Schwermetall einzeln festgelegte Schwellenwerte überschritten, so sind die Böden für den Anbau von Nahrungs- und Futterpflanzen nicht geeignet. Eine Richtlinienliste dazu wurde 1988 von der Landesanstalt für Ökologie, Landschaftsentwicklung und Forstplanung NRW herausgegeben[62].

Die Fragen, die die Ökolytik an Böden stellt, sind in der Regel zweifacher Art:
Zum einen geht es darum festzustellen, ob ein Boden als „natürlich" und schadstofffrei zu bezeichnen ist oder ob er giftige Komponenten in erhöhten Konzentrationen enthält, die eine Nutzung sowohl zu gärtnerischen Zwecken als auch als Lebensraum (z. B. Kinderspielplatz) in Frage stellen. Es soll ermittelt werden, ob eine wie auch immer geartete Belastungssituation vorliegt. Davon wird in vielen Fällen der Kaufentscheid für ein Grundstück abhängig gemacht. Derartige Untersuchungen werden nicht sehr häufig anstehen, sind aber dann sehr detailliert durchzuführen.

Der andere Fragenkomplex bezieht sich auf die Nährstoffsituation eines Bodens im Hinblick auf das Wachsen und Gedeihen von Nutz- und Zierpflanzen. Hier geht es darum, den Gehalt der Makronährstoffe Stickstoff, Phosphor, Kalium, eventuell auch Calcium und Magnesium sowie den Boden-ph-Wert aktuell zu ermitteln. Aus den Daten können dann Düngemaßnahmen quantitativ abgeleitet werden. Die zugrundeliegenden Analysen werden wegen der stetigen und zugleich häufig schwer prognostizierbaren Änderung der Nährstoffsituation mit einer gewissen Regelmäßigkeit, z. B. jährlich anstehen.

War die Untersuchung von Bodenproben noch vor 15 Jahren eine recht aufwendige analytische Spezialaufgabe, so lassen sich heute durch die modernen Fertiganalysen-Systeme auf der Basis der visuellen Kolorimetrie und der Photometrie die betreffenden Analysen einfach, schnell und dennoch aussagekräftig durchführen. Dies trifft zu für die Makronährstoffe und Schwermetalle bei hohen Kontaminationen (> 1000 mg/kg). Dagegen sind Spurenelemente und Mikronährstoffe nur durch aufwendige Verfahren zu erfassen, die die Möglichkeiten der Ökolytik übersteigen. Die Analyse der Schwermetallgehalte in Klärschlamm, die ja stets weitaus höher belastet sind als Böden, kann dagegen mittels ökolytischer Verfahren erfolgen.

Zur Bodenanalytik erforderlich ist eine besondere Ausstattung mit Sieb, Extraktionslösungen und speziellen Reagentien. Die Teile werden von einzelnen Analysenfirmen komplett als „Bodenkoffer" geliefert (s. Anhang, S. 663). Diese enthalten nicht nur die Reagentien und Zubehörteile, sondern auch ausführliche Handbücher mit allen Verfahrensvorschriften, Berechnungsbeispielen und Bewertungskriterien. Bei Bodenanalysen ist dies wichtiger als bei Wasseranalysen, da für diesen Bereich keine genormten Einheitsverfahren existieren und die Methoden des Methodenbuchs „Die Untersuchung von Böden" des Verbandes der landwirtschaftlichen Untersuchungs- und Forschungsanstalten[72] aufwendig und arbeitsintensiv sind und ein komplett ausgestattetes Labor verlangen. Zur Durchführung von „gerichtsfesten" Analysen wird man sich dieser Methoden bedienen, denen, obzwar sie nicht Norm sind, doch ein normativer Wert zukommt. Einfache ökolytisch-analytische Fragestellungen zum Thema Boden lassen sich jedoch schneller und effektiver mit den kompakten Verfahren der Fertig-Analysensysteme in Form handelsüblicher Bodenkoffer bearbeiten.

7.1 Probenahme zur Ermittlung der Nährstoffgehalte

Der Wert einer Bodenanalyse wird ausschlaggebend beeinflußt von der sachgemäßen Probenahme. Da sich die Zusammensetzung eines Bodens, insbesondere auch die Nährstoffgehalte stark örtlich unterscheiden, kommt der repräsentativen Probenahme eine wesentliche Bedeutung zu. Man erreicht diese durch Entnahme von mehreren Einzelproben pro Parzelle und Aufmischen zu einer Gesamtprobe.

Pro Parzelle mit einer maximalen Größe von 5 ha werden ca. 20 Einzelproben, gleichmäßig über die Fläche verteilt, mit einem Spaten entnommen. Auszusparen von der Probenahme sind Stellen mit Abweichungen von der normalen Bodenbeschaffenheit, wie Geil-, Hunger-, und Fehlstellen, Mietenplätze, Maulwurfshügel etc., es sei denn die Zusammensetzung soll dort gesondert geprüft werden. Die Entnahmetiefe beträgt bei Rasen und Grünland 10 cm, bei Gemüsebeeten und Akkerland 15–30 cm. Die Proben lassen sich mit dem Spaten entnehmen, indem man in senkrechter Richtung Scheiben von ca. 3 cm Dicke absticht. Die Einzelproben werden in einem Kunststoffeimer gesammelt und zu einer Mischprobe von ca. 3 kg vereinigt. Diese Mischprobe muß vor Übernahme in das Labor homogenisiert und verjüngt werden. Zur Untersuchung des Nährstoffgehaltes werden 300–500 g Bodenmaterial benötigt. Die Homogenisierung wird durch sorgfältiges Umrühren im Plastikeimer mit einem Holz- oder Kunststofflöffel vorbereitet. Man schüttet die Probe anschließend auf eine Plastikfolie mit 70–100 cm im Quadrat und verteilt sie sorgfältig mit dem Löffel. Zur Verjüngung der Probe häuft man sie zu einem Kegel in der Mitte der Folie an, hebt jeweils zwei gegenüberliegende Ecken der Folie an, so daß eine Rinne entsteht und das Probenmaterial darin einen länglichen Wall bildet. Man verwirft eine Hälfte der Probe und fährt so fort, bis eine Restmenge von 300–500 g zurückbleibt. Diese wird in ein verschließbares Kunststoffgefäß gegeben und gekennzeichnet.

Zur Messung der Nährstoffgehalte ist es ratsam, die Mischprobe zwischen der Ernte und der nachfolgenden Düngung zu entnehmen. Die letzte Düngung soll möglichst 8 Wochen zurückliegen

und es sollen mindestens ca. 10 mm Niederschlag in der Zwischenzeit gefallen sein.
Zur Probenahme eignet sich nur Boden, der erdfeucht-krümelig ist. Bei großer Nässe läßt sich der Boden schwer entnehmen und praktisch nicht vernünftig homogenisieren und verjüngen. In diesem Falle sollte man eine geplante Probenahme verschieben. Im Zweifelsfalle ist gar keine Untersuchung besser als eine, bei der durch mangelhafte Probenahmenbedingungen falsche Analysenergebnisse erarbeitet werden.

7.2 Probenahme zur Ermittlung lokaler Belastungen und bei Altlastverdacht

Zur Erfassung spezieller Kontaminationen und bei Altlastverdacht kommt es darauf an, die belasteten Bodenpartien möglichst separat zu entnehmen und zu untersuchen. Hier ist anstelle der repräsentativen Mischprobe die gezielte Einzelprobe gefordert. Auf altlastverdächtige Kontaminanten trifft man bei Baumaßnahmen oder der Verlegung von Rohrleitungen in der Regel in tieferen Bodenschichten. Häufig kann man die Fremdstoffe schon mit dem Auge erkennen. Von der normalen Bodenbeschaffenheit abweichende Partien, wie z. B. auffällig gefärbte Knollen, Schlacke oder Granulat, sowie Bereiche mit charakteristischem Eigengeruch sind verdächtig und sollten geprüft werden. In diesem Falle wird man das betreffende Material möglichst ohne Beimischung des normalen Bodens entnehmen. Jede Probe sollte etwa 1 kg umfassen. Als Gefäßmaterial ist Glas geeignet, wie z. B. Einmachgläser mit Deckel und Klammer. Kunststoffgefäße oder Plastikbeutel können nicht verwendet werden, weil bei altlastbedingter Kontamination durch Lösungsmittel und leichtflüchtige Mineralöle (z. B. Benzin) ein Teil der zu ermittelnden Komponenten bei Transport und Lagerung verloren gehen.

7.3 Probenvorbereitung zur Analyse nichtflüchtiger Stoffe

7.3.1 Trocknung

Man entfernt zunächst Fremdstoffe, wie Pflanzenreste und größere Steine sowie Plastikteile, Glas- und Metallstücke. Erdproben zur Nährstoffuntersuchung werden im Labor an der Luft getrocknet. Man wiegt 200 g des Bodens ab, breitet ihn flach auf einer ebenen, glatten Unterlage in einem gut belüfteten Raum aus, wendet ihn zur Beschleunigung des Trocknungsvorganges mehrfach um und zerdrückt knollige Bodenpartien. Nach einer Trocknungszeit von ca. 24 Stunden wird der Boden erneut gewogen und die Bodenfeuchte errechnet (m = Masse).

$$\text{Bodenfeuchte} = \frac{m \text{ (Boden feucht)} - m \text{ (Boden trocken)}}{m \text{ (Boden feucht)}} \cdot 100\,\%$$

Die Ermittlung der Bodenfeuchte ist erforderlich, um Analysenergebnisse, die aus feuchten Erdproben erstellt werden, auf die Boden-Trockensubstanz, die allgemein als Basis dient, umrechnen zu können. Sämtliche Inhaltsstoffe werden bezogen auf die Boden-TS angegeben.
Erdproben zur Untersuchung von Kontaminationen aus Altlasten werden ebenso an der Luft getrocknet, wenn Schwermetalle und andere nichtflüchtige anorganische Stoffe bestimmt werden sollen. Sind dagegen Lösungsmittel, Heizöl und Treibstoff nachzuweisen, so darf keine physikalische Trocknung vorgenommen werden.

7.3.2 Siebung

An die Trocknung schließt sich eine Siebung mit einem Sieb der Maschenweite 2 mm an. Das Grobmaterial wird verworfen, der Durchgang gewogen und zur weiteren Verarbeitung verwahrt. Handelsübliche Bodenkoffer enthalten neben anderem Zubehör auch ein 2 mm-Sieb.

7.3.3 Bestimmung der Bodenart[73]

Außerordentlich nützlich ist die Bestimmung der Bodenart bei unbeeinflußten, natürlichen Böden. Diese Möglichkeit ist in Bodenkoffern renommierter Hersteller vorgesehen. Von Bedeutung ist diese Information, weil sowohl die Nährstoffauswaschung als auch die -rückhaltung stark von der Bodenart abhängig sind. Darüber hinaus ergeben sich wertvolle Hinweise für praktische Bodenmeliorationsmaßnahmen. Die Feststellung der Bodenart gelingt einfach und anschaulich mit dem Sedimentationsversuch nach Kruedener[74]. Es kann unterschieden werden zwischen Sand, anlehmigem Sand, lehmigem Sand, stark lehmigem Sand, sandigem Lehm, schwerem Lehm und Ton. Diesen Bodenarten kommen unterschiedliche Porositäten, nutzbare Wasservorräte und Luftkapazitäten zu. Entsprechende Tabellen findet man in den Unterlagen handelsüblicher Bodenkoffer, z. B.[73].

7.4 Ermittlung der Bodennährstoffe

Als Bodennährstoffe kommen in erster Linie Nitrat, Ammonium, Phosphat und Kalium in Betracht. Daneben ist der pH-Wert des Bodens wichtig zur Beurteilung der Bindung oder Freisetzung von Nähr- und Schadstoffen. Auch läßt sich über den pH-Wert der Kalkbedarf abschätzen. Interessant als Bodennährstoff ist auch Magnesium, an dem manche Böden Mangel leiden.
Zur Bestimmung dieser Parameter werden zunächst wäßrige Extrakte mit bestimmten genormten Zusätzen hergestellt. In diesen ermittelt man

dann nach den Methoden der Wasserchemie, z. B. photometrisch die gesuchten Inhaltsstoffe. Von einer Bodenextraktion für analytische Zwecke sind folgende Anforderungen einzuhalten: Das Extraktionsmittel darf die Analyse nicht beeinflussen, die Extraktion soll möglichst den Anteil der Nährstoffe erfassen, der auch für die Pflanze verfügbar ist und das Massenverhältnis Boden/Extraktionsmittel ist so einzustellen, daß der Meßbereich des Analysenverfahrens die für die Praxis interessanten Stoffkonzentrationen im Boden abdeckt.

In der professionellen Bodenanalyse[72] werden mehrere Extraktionslösungen, je nach Nährstoff und Untersuchungszweck verwendet. Für ökolytische Messungen sind zwei Extraktionslösungen geeignet, die auch als solche in Bodenkoffern vorgegeben werden:
Calciumchloridlösung (c = 0,01 mol/l) zur Messung der pH-Werte bzw. c = 0,0125 mol/l zur Messung von mineralischem Stickstoff (Nitrat, Nitrit, Ammonium).
Calciumlactatlösung, mit HCl auf pH = 3,6 eingestellt (Doppellactatlösung); Herstellung nach[72]; zur Messung von Phosphat und Kalium.

7.4.1 pH-Wert

Zur Messung des pH-Wertes von Mineralböden werden zu 10 g luftgetrocknetem Boden 25 ml Calciumchloridlösung, c = 0,01 mol/l gegeben, mehrmals gerührt und der pH-Wert nach 1 Stunde ermittelt. Die eigentliche Messung kann mittels Elektrode, aber auch visuell kolorimetrisch mit ausreichender Genauigkeit erfolgen. Zur kolorimetrischen oder photometrischen pH-Bestimmung muß die wäßrige Bodensuspension zuvor filtriert werden. Bei schwer filtrierbaren schluff- und tonreichen Böden kann man durch Sedimentation über Nacht in einem Meßzylinder einen für die Kolorimetrie ausreichend klaren Überstand gewinnen. Um genügend Probevolumen zur Verfügung zu haben, sollte man in diesem Fall 40 g lufttrockenen Boden mit 100 ml Calciumchloridlösung ansetzen.

Der pH-Wert von humusreichen Böden und gärtnerischen Erden wird aus der nicht getrockneten Probe bestimmt. Dazu setzt man 20 ml Original-Boden mit 50 ml Calciumchloridlösung an und verfährt wie beschrieben.

Tabelle 10.23 Einstufung von Boden-pH-Werten; nach[72]

Reaktionsbezeichnung	pH-Wert
extrem sauer	< 3,0
sehr stark sauer	3,0–3,9
stark sauer	4,0–4,9
mäßig sauer	5,0–5,9
schwach sauer	6,0–6,9
neutral	7,0
schwach alkalisch	7,1–8,0
mäßig alkalisch	8,1–9,0
stark alkalisch	9,1–10,0
sehr stark alkalisch	10,1–11,0
extrem alkalisch	> 11,0

Die Beurteilung der gemessenen Boden-pH-Werte erfolgt nach der Tabelle des Methodenbuches der LUFA[72].
Mit dem pH-Wert läßt sich an Hand empirischer Tabellen für die einzelnen Bodenarten der Kalkbedarf zur Einstellung des optimalen pH-Wertes ermitteln. Entsprechende Hinweise finden sich in den Handbüchern der Bodenkoffer, z. B.[73] oder als LUFA-Methoden nach Schachtschabel[72]. Dort wird der Kalkbedarf in Masse CaO pro ha Boden angegeben.

7.4.2 Stickstoff-Verbindungen

Zur Messung von Nitrat, Nitrit und Ammonium wird ein Bodenauszug mit Calciumchlorid-Lösung, c = 0,0125 mol/l hergestellt. Die offizielle Methode[72] geht von einem Mischungsverhältnis Boden/Extraktionslösung von 1 + 4 (z. B. 100 g Boden + 400 ml Extraktionslösung) aus; in den Vorschriften der Bodenkoffer werden z. T. auch andere Ansatzverhältnisse vorgegeben. Zur Extraktion wird ausschließlich Boden im Originalzustand verwendet; eine vorgeschaltete Trocknung würde die Meßergebnisse verfälschen. Nach einer Mischungszeit von 1 Stunde wird der Extrakt filtriert und nach den Standardmethoden der Wasserchemie weiter verarbeitet. Die Schnellmethoden der Bodenkoffer verwenden für die Stickstoff-Analytik Teststäbchen. Sie sind für diese Zwecke ausreichend genau. Da die Meßergebnisse mit feuchtem Boden ermittelt werden, müssen sie unter Verwendung des zuvor gemessenen Feuchte-Gehaltes auf Boden-Trockensubstanz umgerechnet werden. Zugehörige Umrechnungstabellen finden sich in den Vorschriftensammlungen der Bodenkoffer-Hersteller. Die Werte werden zum Vergleich mit landwirtschaftlichen Tabellen in flächenbezogenen Daten umgerechnet. Umfangreiche einschlägige Tabellenwerte findet man in den Begleitpapieren der Bodenkoffer.

Der Nitratanalytik in Böden kommt heute eine wesentliche Bedeutung zu. Sie zeigt nicht nur an, ob ein Boden ausreichend mit Stickstoff versorgt ist, sie zeigt auch und vor allem, ob eine Überversorgung mit der Gefahr einer Grundwasserbeeinflussung gegeben ist. Insbesondere bei starker Beaufschlagung durch Gülle und Jauche können hohe Ammoniumgehalte und in Folge davon hohe Nitratkonzentrationen im Boden auftreten. Wenn diese Stickstoffverbindungen nicht durch Pflanzenwurzeln aufgenommen werden, was in der kalten Jahreszeit der Fall ist, wird das Grundwasser belastet. Das Rückhaltevermögen von Bodenmineralien für Nitrat ist im Gegensatz zu Kalium oder Phosphat nur sehr schwach ausgeprägt. Niederschläge führen daher schnell zu einer Verlagerung des mineralischen Stickstoffs in tiefere Bodenschichten und letztlich ins Grundwasser.

7.4.3 Phosphor und Kalium

Phosphor und Kalium werden im Extrakt einer Calcium-Lactat-Lösung (Doppellacat-Auszug) ermittelt. Der pH-Wert ist auf 3,6 eingestellt. Die

Massenverhältnisse Boden/Extraktionslösung sind in den Vorschriften der Bodenkoffer auf die nachgeschaltete Analytik zugeschnitten. Phosphat wird visuell-kolorimetrisch oder photometrisch nach der Methode Phosphormolybdänblau ermittelt. Dabei stören die häufig festzustellenden gelblich gefärbten Extrakte die Bestimmung nicht, wenn nach dem Kompensationsprinzip verfahren wird. Man kompensiert dabei die Eigenfärbung der Probe dadurch, daß man gegen die reagentienfreie Probelösung mißt. Bei nicht zu intensiven Färbungen werden gute Werte erzielt. Phosphorverbindungen sind im Boden relativ unbeweglich, deshalb werden sie im Gegensatz zu Stickstoffverbindungen auch kaum von Niederschlagswasser ausgewaschen. Zu Phosophorverlusten kommt es meist durch Abschwemmung des Feinanteils der Böden. Allgemein sind die Gehalte im Oberboden höher als im Unterboden. Phosphate gelangen durch Verwitterung phosphathaltiger Mineralien, durch Mineralisation von Pflanzenrückständen und über Phosphatdüngung in den Boden. Löslichkeit und Pflanzenverfügbarkeit hängen ab von der Art des Bodens und vom pH-Wert. Hohe pH-werte und hohe Calciumgehalte immobilisieren Phosphate, niedrige pH-Werte mobilisieren sie.

Kalium wird in der Extraktionslösung im ökolytischen Labor üblicherweise durch Reaktion mit Natriumtetraphenylborat (Kalignost) gemessen. Mit dem Reagenz bildet sich eine schwerlösliche Verbindung (K-Tetraphenylborat), die eine entsprechende Trübung verursacht. Durch visuelle oder photometrische Trübungsmessung kann der Kaliumgehalt quantifiziert werden. Von allen Pflanzennährstoffen erreicht das Kalium in den Pflanzen normalerweise den höchsten Gehalt, auch in Böden und Gesteinen ist es in relativ hohen Anteilen enthalten. Moorböden sind dagegen arm an Kalium. Eine große Rolle für das Pflanzenwachstum spielt die Verfügbarkeit des vorhandenen Kaliums. Eine gute Kaliumversorgung ist Voraussetzung für ein gutes Ernteergebnis bei Kartoffeln und Hackfrüchten. Getreide reagiert weniger empfindlich auf Kaliummangel.

Bewertung

Gärtnerische Erden mit hohen Anteilen an organischer Substanz (Torf) sollen nach dem „Arbeitskreis für Gärtnerische Erden und Böden" der VDLUFA[75] folgende Phosphor- und Kaliumgehalte aufweisen:

Tabelle 10.24 Empfohlene Nährstoffgehalte von torffreichen Böden für den Kulturbeginn; nach LUFA[75]

Nährstoffanspruch der Kultur	Nährstoffgehalt in mg/l Substrat	
	P_2O_5	K_2O
niedrig	50–100	100–200
mittel	100–200	200–400
hoch	200–300	400–600

Weitere ausführliche Tabellen zur Bewertung der Meßergebnisse findet man in den Unterlagen der Bodenkoffer.

Magnesium. Neben Stickstoff, Phosphor und Kalium ist Magnesium unentbehrlicher Nährstoff für die Pflanze. Es ist am Aufbau des Chlorophylls und damit an der Assimilation beteiligt. Magnesiummangel führt bei Koniferen im Frühjahr zur Vergilbung der Nadeln, die dann abgeworfen werden. In kalkhaltigen und mergeligen Böden ist Magnesium meist in ausreichender Menge vorhanden. Es wird aber dem Boden durch Grünland und Feldfrüchte (Hackfrüchte, Getreide, Raps und Hopfen) sowie durch Auswaschung (10 bis 100 kg/ha und Jahr) besonders bei leichten, sauren Böden entzogen. Neben dem absoluten Magnesiumdefizit ist auch ein durch Kaliumüberschuß hervorgerufenes Mg-Defizit bekannt. Zu Magnesium-Mangelerscheinungen kam es, nachdem man sich auf hochprozentigen Kalidünger anstelle des früher mehr verwendeten Kaliummagnesiumdünger Kainit (KCl · $MgSO_4$ · 3 H_2O) umgestellt hatte.

In Deutschland wird der Magnesiumbedarf durch Kieserit, Magnesiumkalke und Dolomit gedeckt. Eine Magnesium-Düngung ist speziell für Nadelgehölze im Frühjahr bei leichten und sauren Böden angezeigt. Sie beugt Mangelerscheinungen mit Gelb- und Braunwerden der Nadeln vor. Bei derartigen Pflanzenschäden sollte man die Bodenanalyse auf Magnesium ausdehnen. Leider wird die Mg-Analytik nicht von allen Test-Kit-Herstellern angeboten.

7.5 Schadstoffe in Böden bei Altlastverdacht

Schadstoffe in Böden werden heute in vielen Gebieten dort angetroffen, wo aufgegebene Industriebetriebe der Chemie, der Petrochemie, Metallhütten, Gaswerke, Galvanikanlagen, Lösungsmittel- und Treibstofflager, Färbereien, Gerbereien, Tuchfabriken und Militärstandorte vorliegen. Auch kleine Betriebe können lokal begrenzt sehr hohe sanierungsbedürftige Bodenbelastungen hinterlassen haben.

Bei der Nutzung eines Grundstücks als Bauland oder Gartengelände ist eine chemische Altlast eine schwere Hypothek, die den Wert entscheidend vermindert oder sogar die vorgesehene Nutzung unmöglich macht. Pilot-Schadstoffanalysen werden daher in zunehmendem Maße vom ökolytischen Labor eingefordert.

Es kann indes nicht die Aufgabe eines ökolytischen Labors sein, eine komplette chemisch-analytische Gefährdungsabschätzung für eine Altlast durchzuführen. Dies würde die technischen Möglichkeiten völlig übersteigen. In vielen Fällen werden aber von privater Stelle, z. B. beim Kauf eines Grundstückes, Untersuchungen verlangt, die einen Altlastverdacht erhärten oder entkräften sollen ohne daß von vornherein ein amtliches Labor eingeschaltet wird. Diese Untersuchungen sind als Voranalysen zu verstehen, bei denen abgeklärt werden soll, ob ein Altlastverdacht besteht, mithin eine detaillierte amtliche Analyse vorgenommen werden muß, oder nicht. Hinweise auf eine mögliche Altlast erhält man aus altem Kartenmaterial, Luftbildern, Aussagen von Anwohnern sowie Unterlagen aus Ämtern. Dabei bekommt man auch Angaben über mögliche Schadstoffe und kann eine Vorauswahl der Analysenparameter treffen.

Zweckmäßigerweise unterteilt man die Schadstoffe in Böden aus analytischer Sicht in a) wasser-, b) säurelösliche Komponenten und c) wasserunlösliche Stoffe. Die Aufarbeitung der Proben richtet sich nach der Art der vermuteten Schadstoffe.

7.5.1 Wasserlösliche Schadstoffe

Zur Ermittlung der wasserlöslichen Komponenten im Boden wird der Feststoff zunächst mit Wasser eluiert. Dazu werden in Anlehnung an die Methoden der Abfallanalytik[76] 100 g Original-Bodensubstanz mit 1 Liter deionisiertem Wasser in einer 2-Liter-Glasflasche für 24 Stunden in Kontakt gebracht. Die Original-Vorschrift verlangt eine Rotation der Flaschen über Kopf. Für ökolytische Zwecke ist langsames Rühren mit einem Magnetrührer oder einem Eintauchrührer ausreichend. Anschließend filtriert man das Wasser durch ein 0,45 µm-Membranfilter. Vorzugsweise werden hierbei Druckfilter verwendet. Für kleinere Volumina geeignet sind auch Membranfiltrationssätze, die aus einem gekapselten Membranfilter und einer Spritze bestehen. Die Eluat-Probe wird zunächst ohne Filtration angesaugt und dann durch den Membranfiltervorsatz hindurchgedrückt. Dieses Verfahren ist besonders zeitsparend. Bei Proben, die viele feinste Trübstoffteilchen enthalten, kann die Filtration Schwierigkeiten verursachen, weil sich die Membran schnell zusetzt. Man behilft sich durch Stehenlassen der unfiltrierten Probe über Nacht in einem Meßzylinder und vorsichtigem Absaugen des in den meisten Fällen dann geklärten Überstandes. Anschließend wird dieser wie beschrieben membranfiltriert. Im Filtrat werden die Schadstoffe nach den Methoden der Schnelltest-Wasseranalytik bestimmt. Man gibt die Schadstoffgehalten in mg/kg Boden-Trockensubstanz an. Weil zur Elution wasserhaltiger Originalboden herangezogen wird, müssen die Analysenergebnisse umgerechnet werden. Wird eine Massenkonzentration β in mg/l im Eluat gemessen, so errechnet sich der wasserauslaugbare Schadstoffanteil w in mg/kg im Feststoff (bezogen auf Feststoff-Trockensubstanz) zu:

$$w(mg/kg) = 10 \cdot \beta \,(mg/l) \cdot \frac{100}{100 - WG}$$

WG ist dabei der Wassergehalt des Bodens in %. Dabei wird von einem Feststoff/Wasser-Verhältnis von 1:10 ausgegangen. Die Aufstellung in Tab. 10.25 gibt einen Überblick über wasserlösliche Schadkomponenten, die in Böden in Zusammenhang mit Altlasten auftreten können und die sich mit Fertiganalysen-Systemen erfassen lassen.

Tabelle 10.25 In Wasser lösliche Schadkomponenten aus Altlasten

Parameter	Altlast
Ammonium	Hausmülldeponien
Chlorid	Streusalzeinfluß, Hausmülldeponien
Chrom (VI)	Galvanikbetriebe, Pigmentfarbenhersteller
CSB	Hausmülldeponien
Cyanid	Härtereien, Galvanikbetriebe
Detergentien	Tuchfabriken, Färbereien
Fluorid	Ablagerung spezieller Salze aus Galvanik (Entgrater)
Nitrit	Bohrölemulsionsrückstände
Phenole	Gaswerke, Kokereien, chem. und pharm. Betriebe
Phosphat	Phosphatierungsanlagen, Bonderbäder
Sulfat	Ablagerungen von Glashütten
Sulfid	Rückstände aus der Soda-Fabrikation nach Leblanc, Faulschlämme
Toxizität, z. B. Leuchtbakterientest	allgemeiner Hinweis auf Schadstoffe

7.5.2 Säurelösliche Schadstoffe

Schwerlöslich in Wasser und damit durch eine wäßrige Elution nicht erfaßbar sind Schwermetallverbindungen, wie z. B. Hydroxyde, die häufig in Altlasten vorliegen. In dieser Form fallen sie bei der klassischen Abwasserbehandlung durch Ausfällung mit Natronlauge oder Kalkmilch an. Um sie bestimmen zu können, muß die Bodenprobe zuvor aufgeschlossen werden. Man verwendet den in der Klärschlammanalytik üblichen Königswasseraufschluß:

5 g des getrockneten Bodens werden unter Rückflußkühlung in einem 100 ml-Kölbchen mit einer Säuremischung aus 12 ml konz. Salzsäure (ϱ = 1,19 g/ml) und 7 ml konz. Salpetersäure (ϱ = 1,40 g/ml) 1 Stunde gekocht, danach mit 30 ml Wasser verdünnt, in einen 100-ml-Meßkolben filtriert (Papierfilter), das Filter 3 mal mit je 10 ml Wasser gewaschen und anschließend mit Wasser auf 100 ml aufgefüllt.

Die Analytik der Schwermetalle erfolgt in der Aufschlußlösung nach den üblichen Verfahrensweisen der Fertiganalysen-Systeme. Es ist darauf hinzuweisen, daß die Bestimmung der Schwermetallgehalte in *unbelasteten Böden* nach den dort üblichen photometrischen Methoden mit sehr großen Fehlern behaftet und damit prinzipiell nicht geeignet ist. Der Grund liegt in der starken Beeinflussung der Analytik durch die normalen Inhaltsstoffe der Böden, wie Calcium, Magnesium und Eisen, die ja in viel höheren Anteilen enthalten sind, als die toxischen Schwermetalle.

Anders liegt die Situation bei Altlasten. Hier treten hohe Belastungen auf, so daß die Konzentrationen im Königswasseraufschluß ebenfalls recht hoch sind. Da die Lösungen vor den photometrischen Messungen zur Anpassung an die Meßbereiche verdünnt werden müssen, werden die Störungen weitgehend durch Verdünnung ausgeschaltet.

Ähnlich liegt die Situation bei der Klärschlammanalytik. Auch hier lassen sich mit den Methoden der Fertig-Systeme brauchbare Resultate erarbeiten. Speziell für die Klärschlammuntersuchung werden dazu komplette Ausstattungen angeboten. Eine Aufstellung über königswasserlösliche Schadstoffe aus Altlasten enthält Tabelle 10.26.

Tabelle 10.26 In Königwasser lösliche Schadstoffe aus Altlasten

Parameter	Altlast
Blei	Schlacke aus Verhüttungsmaterial, Rückstände aus der Bleierzaufbereitung
Cadmium	Galvanikschlämme, Batterieabfälle
Chrom, ges.	Galvanikschlämme, Schlacken aus der Ferrochromherstellung, Abfälle der Lederindustrie
Kupfer	Galvanikschlämme
Nickel	Galvanikschlämme
Zink	Galvanikschlämme, Schrott

Ausführliche Hinweise zur Bewertung von Schwermetallbelastungen in Böden werden in einer Dechema-Monographie[77] gegeben.

7.5.3 Flüchtige Schadstoffe

In Altlasten häufig auftretende flüchtige Verbindungen wie Benzinkohlenwasserstoffe, Methylenchlorid, Perchlorethylen, Trichlorethylen sowie Benzol und Xylol lassen sich im ökolytischen Labor recht einfach nachweisen, indem die Methode der Messung in Wasser mittels Prüfröhrchen[15] auf eine Mischung von Boden und Wasser übertragen wird. Dazu schlämmt man 20 g des Originalbodens mit 100 ml reinem Wasser in einem 250 ml-Erlenmeyerkolben auf, setzt einen doppelt durchbohrten Stopfen auf und saugt durch das Gemisch Luft, die anschließend durch ein Gasspürröhrchen geleitet wird. Für den Nachweis einzelner Stoffe oder Stoffgruppen stehen sehr viele direkt anzeigende Röhrchen zur Auswahl. Man erhält wegen der komplizierten Verteilungsverhältnisse des Schadstoffs in Boden, Wasser und Luft zwar keine Absolutgehalte, kann jedoch eine Altlastkontamination qualitativ identifizieren und zumindest in ihrer Stärke abschätzen.

Bei positivem Nachweis flüchtiger Schadstoffe wird man eine amtliche Analyse dem Auftraggeber zur genaueren Information nahelegen. Wichtig ist, daß der Boden zur Ermittlung flüchtiger Schadstoffe nur in Glasgefäßen (z. B. Einmachgläser) gesammelt und transportiert wird. Kunststoffbehälter sind völlig ungeeignet. Eine schnelle Bearbeitung der Proben spätestens innerhalb eines Tages ist erforderlich; keinesfalls darf der Boden zuvor physikalisch getrocknet werden. Die Prüfung des Geruchs ist bei Verdacht auf flüchtige Lösungsmittel unerläßlich. Damit lassen sich viele Schadstoffe erkennen oder auch umgekehrt deren Abwesenheit zumindest im Bereich sehr hoher Konzentrationen wahrscheinlich machen.

Zur Aufspürung von flüchtigen Schadstoffen im Boden direkt im Gelände und zur Ermittlung der Schadstoffverteilung sind Bodensonden erhältlich[78], die in den Boden getrieben werden und die direkt mit einem Prüfröhrchen und einer Pumpe ausgestattet sind. Dabei wird die Bodenluft aus einer bestimmten Tiefe angesaugt, durch das Prüfröhrchen geleitet und so die flüchtigen Schadstoffe erfaßt. Mit dieser Arbeitsweise lassen sich altlastverdächtige Flächen oberflächennah an Ort und Stelle sehr schnell kontrollieren und eingrenzen. Wegen der Bedeutung, die die Altlasten innerhalb der Umweltanalytik und der Umwelttechnologie innerhalb der letzten 10 Jahren erlangt haben, muß sich auch die Ökolytik zunehmend diesen Aufgabenstellungen zuwenden. Hier bietet die orientierende Messung der Schadstoffverteilung in Böden einen guten Einstieg.

7.5.4 Nichtflüchtige, unlösliche Schadstoffe

Bei nichtflüchtigen, wasserunlöslichen Schadstoffen in Altlasten, erfaßbar im ökolytischen Labor, handelt es sich ausschließlich um Fette und höhere Kohlenwasserstoffe als Bestandteil von Schmiermitteln, Getriebeölen und schwerflüchtigen Teerölen.

Die in dieser Stoffgruppe ebenfalls anzusiedelnden Schadkomponenten der polychlorierten Biphenyle (PCB) und polycyclischen aromatischen Kohlenwasserstoffe (PAK), die in vielen Altlasten auftreten, werden zur genauen quantitativen Erfassung in klassischer Weise mit der GC oder HPLC gemessen. Neue Entwicklungen auf der Basis von immunochemischen Meßverfahren[79] ermöglichen aber heute sogar halbquantitative Schnellmessungen von PCB, PAK und PCP (Pentachlorphenol) für die Altlasten-Feldanalyse. Speziell für die PAK-Analytik, die für Altlasten eine wesentliche Bedeutung hat, ist seit kurzem ein weiteres Schnellverfahren verfügbar, das die Summe der PAK-Komponenten über Chemolumineszenz bestimmt[80]. Zu diesen Methoden liegen indessen noch keine eingehenden Erfahrungen aus der Praxis vor.

Für die Summe von Fetten, Ölen und schwerflüchtigen Kohlenwasserstoffen, den sogenannten lipophilen Stoffen, kann ein sehr einfaches Verfahren zur Bestimmung angewandt werden, wenn altlastenbedingt hohe Gehalte gegeben sind: 50 g der Original-Erdprobe werden mit 30 g wasserfreiem Natriumsulfat zur Entwässerung in einer Reibschale fein zerrieben. Die trockene Masse gibt man in eine Soxhlet-Patrone und extrahiert mit n-Hexan. Nach 3 Stunden überführt man die Hexanlösung in einen gewogenen 250 ml-Rundkolben und rotiert das Lösungsmittel ab. Man wiegt den Kolben erneut. Die Differenz entspricht dem Gehalt des eingesetzten Bodens an lipophilen Stoffen. Zur Angabe des Ergebnisses ist in mg/kg oder g/100 g (%) umzurechnen. Wenn der Gehalt an verseifbaren Fetten und Ölen (Triglyceridester) einerseits und Kohlenwasserstoffen andererseits getrennt erfaßt werden soll, muß der Hexanextrakt vor dem Eindampfen über eine Säule mit aktiviertem Aluminiumoxid gegeben werden. Dabei werden die Glyceridester adsorbiert, während die Kohlenwasserstoffe die Säule passieren. Das Verfahren entspricht der DIN-Methode 38 409, Teil 18[81]. Nach dem Eindampfen erhält man der KW-Gehalt gravimetrisch. Dieser Zusatz ist in vielen Fällen angeraten, denn die Bewertung von Altlastkontaminationen erfolgt meist über den Gehalt an Kohlenwasserstoffen (siehe dazu auch Tabelle 10.27).

7.5.5 Toxizität, Kressetest

Eine integrale Bewertung der Toxizität von Böden gegenüber Pflanzen kann in einfacher Weise mit dem Kressetest geschehen. Das Verfahren wurde bereits eingehend unter 3.14.3 beschrieben. Ein negativer Ausfall, d. h. gleiches Wachstum der Kresse in der Probe wie in der Vergleichserde (Deutsche Einheitserde) erlaubt den Schluß, daß in der Probe keine pflanzenschädlichen Stoffe, insbesondere auch Herbizide in *wirksamer* Konzentration enthalten sind. Geringe Mengen von Herbiziden sind in praktisch allen Kulturböden nachzuweisen; auf sie spricht der Test nicht an.

7.6 Bewertung

Während es seit langem bundeseinheitliche Bewertungskriterien für die Medien Luft und Trinkwasser gibt, fehlen entsprechende Vorgaben für den Boden. Die Gründe dafür sind in der wesentlich komplexeren Materie zu suchen. Neben der Grundbelastung spielt die Art des Bodens, seine Schadstoffrückhaltung- bzw. Mobilisierbarkeit, die Auswirkungen der Schadstoffe auf Pflanzen, Mikroorganismen, Bodentiere und den Menschen eine Rolle. Darüber hinaus ist der Standort, z. B. die Entfernung und Wegsamkeit zu Trinkwassergewinnungsanlagen und die vorgesehene Flächennutzung von Bedeutung. Die Bewertung einer

Tabelle 10.27 Grenzwerte C der Holländischen Liste (aus[48])

Parameter	Grenzwert C nach Holländischer Liste in mg/kg trockener Boden
Cyanid (gesamt, frei)	100
Fluor	2000
Blei	600
Cadmium	20
Chrom	800
Kupfer	500
Nickel	500
Quecksilber	10
Zink	3000
Toluol	30
Xylole	50
Phenole	10
Chlorkohlenwasserstoffe (gesamt)	10
Mineralöl (Kohlenwasserstoffe)	5000

Tabelle 10.28 Schadstoffkonzentrationen bei Altlastverdacht

Parameter	Altlastverdacht bei Überschreitung der Konzentration im Wasser-Eluat
pH-Wert	< 4 und > 10
Leitfähigkeit	10 000 µS/cm
CSB	500 mg/l
Chlorid	1000 mg/l
Sulfat	500 mg/l
Ammonium-N	500 mg/l
Nitrit	50 mg/l
Chrom (VI)	0,5 mg/l
Phosphat	50 mg/l
Tenside, anion.	10 mg/l

Bodenkontamination kann daher nicht nach einem Schema erfolgen, sondern muß den Randbedingungen angepaßt individuell vorgenommen werden. Eine eingehende Auseinandersetzung mit diesem Thema findet man bei Pudill[82].
Um mit einer einfachen Voruntersuchung im Rahmen der Ökolytik zu entscheiden, ob ein untersuchter Boden stark altlastverdächtig ist, können vorab die Grenzwerte C der Holländischen Liste zu Rate gezogen werden. Diese Werte werden der Kategorie für Sanierungsuntersuchungen entnommen, zeigen damit in ihrer Größenordnung behandlungsbedürftige Kontaminationen an.
In der Tabelle 10.27 wird ein für die Ökolytik relevanter Auszug aus dieser Liste wiedergegeben.
Die in Tabelle 10.27 aufgeführten Schadstoffkonzentrationen sind ohne weiteres mit den derzeit verfügbaren ökolytischen Methoden zu erfassen. Werden Schadstoffe in Höhe der Werte aus Tabelle 10.27 oder darüber angetroffen, so muß man von einer starken altlastverdächtigen Kontamination mit Sanierungsbedarf ausgehen. In diesen Fällen ist zur näheren Überprüfung unbedingt ein konzessioniertes Umweltlabor, z. B. Chemisches Untersuchungsamt, einzuschalten.
Zur Einschätzung von Werten, für die keine Angaben in der Holländischen Liste vorliegen, kann Tabelle 10.28 benutzt werden. Die Daten beziehen sich auf die Konzentrationen wasserlöslicher Stoffe im Wasser-Eluat, bei einem Verhältnis von Feststoff-TS/Wasser von 100 g + 1000 ml.
Weitergehende Informationen zur Altlasten-Bewertung und -Sanierung finden sich in der einschlägigen Literatur, z. B. bei Weber[83].

Literatur

1. Verordnung über Art und Häufigkeit der Selbstüberwachung von Abwasserbehandlungsanlagen und Abwassereinleitungen (Selbstüberwachungsverordnung – SüwV), Gesetz- und Verordnungsblatt für das Land NRW, 43 (1989) S. 44
2. Heil G, Wittig B (1991) Umweltanalytik in der Apotheke, Govi, Frankfurt/Main, S. 108–127
3. Meyer A, Kelling A (1994) Chemie in Labor und Biotechnik 8: 414–417
4. Sonntag O (1988) Trockenchemie, Thieme, Stuttgart

5. Macherey-Nagel (1994) Firmenschrift: Schnellteste 4.94, Düren
6. Verordnung über Trinkwasser und Wasser für Lebensmittelbetriebe vom 5. Dez. 1990, BGBl. I Nr. 66 (1990), S. 2612–2629
7. Merck (1993) Firmenschrift: Reflex – Das Labor für die Westentasche W 249021 160393, Darmstadt
8. Fachgruppe Wasserchemie in der Gesellschaft Deutscher Chemiker in Gemeinschaft mit dem Normenausschuß Wasserwesen (NAW) im DIN – Deutsches Institut für Normung e. V. (Hrsg.): Deutsche Einheitsverfahren zur Wasser-, Abwasser- und Schlammuntersuchung (DEV); Physikalische, chemische, biologische und bakteriologische Verfahren. Loseblattwerke, 3 Bde, VDH, Weinheim
9. Osterheld M (1991) Vergleichbarkeitsüberprüfung der Deutschen Einheitsverfahren zur Wasser-, Abwasser- und Schlammuntersuchung mit den Schnelltestsätzen des Nanocolor Analysensystems der Fa. Macherey-Nagel, Düren, Diplomarbeit FH Aachen
10. Wolff P (1980) Praxisnahe Erprobung vereinfachter CSB-Methoden und Vergleich mit der CSB-Schiedsmethode, Bayerisches Landesamt für Wasserwirtschaft, München
11. Koch E, Schnelltests zur Umweltanalytik. In: Analytiker-Taschenbuch, Bd. 5, Teil III, Springer-Verlag, S. 183
12. Dr. Lange Berlin (1994) Firmenprospekt: CADAS, Willstätter Str. 11, 40549 Düsseldorf
13. HACH Europe (1994) Firmenprospekt: Systems for Soil and Water Analysis, B. P. 229 B5000 Namur 1, Belgium
14. Allgemeine Rahmen-Verwaltungsvorschrift über Mindestanforderungen an das Einleiten von Abwasser in Gewässer. Rahmen-Abwasser VwV (1989) GMBl. 40, Nr. 25, S. 518
15. Dräger (1994) Firmenschrift: Boden-, Wasser- und Luftuntersuchungen sowie technische Gasanalyse, 9. Ausgabe, Drägerwerk, Lübeck
16. Bäther W (1988) Das Dräger-Luft-Extraktionsverfahren – ein Schnelltest zur Bestimmung von Schadstoffen in Wasser, Drägerheft 340, Drägerwerk AG, Lübeck
17. Fachgruppe Wasserchemie in der GDCh (Hrsg.), (1993) Biochemische Methoden zur Schadstofferfassung in Wasser, VCH, Weinheim
18. Dankwardt A, Hock B (1993) GIT Fachz. Lab. 10/93: 839–850
19. Schwedt G (1993) Labor Praxis 7/93: 28–32
20. Wittmann C, Hock B (1991) Z. Wasser- und Abwasserforschung 24: 2–7
21. Neufang A, v. Falkenhausen O, Schweisfurth R (1990) Z. Wasser- und Abwasserforschung 23: 223–228
22. Quentin KE (1988) Trinkwasser, Untersuchung und Beurteilung von Trink- und Schwimmbadwasser, Springer-Verlag, Berlin
23. Heering KH (1991) Firmenschrift: Untersuchung und Bewertung von Fischgewässern mit Visocolor, 6. Auflage, Macherey-Nage, Düren
24. Gesetz über die Umweltverträglichkeit von Wasch- und Reinigungsmitteln (Waschmittelgesetz) vom 20. 08. 1975 BGBl. I, S. 2255
25. Erstes Gesetz zur Änderung des Waschmittelgesetzes (Wasch- und Reinigungsmittelgesetz – WRMG) vom 19. 12. 1986, BGBl. I, S. 2615
26. DIN 38409 – H 44 – 2
27. Matthijs E, Stalmans M (1993) Tenside Surf. Det. 30: S. 29
28. Hütter LA (1988) Wasser- und Abwasseruntersuchung, 3. Auflage, Diesterweg/Sauerländer, Frankfurt/Main
29. Ferfer U (1994) Entwicklung eines Analysenverfahrens zur Bestimmung von Kohlenwasserstoffen in Wasser- und Bodenproben, Diplomarbeit FH Aachen
30. Umweltbundesamt (1992) Daten zur Umwelt 1990/1991, Erich Schmidt Verlag, Berlin
31. Heintz A, Reinhardt G (1990) Chemie und Umwelt, Vieweg, Braunschweig
32. Gesetz über Abgaben für das Einleiten von Abwasser in Gewässer (Abwasserabgabengesetz – AbwAG), Neufassung vom 6. 11. 2990, BGBl. I Nr. 61, S. 2433–2438
33. DIN 19643 April 1984, Aufbereitung und Desinfektion von Badewasser
34. Hagenstein K (1988) Firmenschrift: Die Nitrat-Story, Stickstoff – ein Schlüsselelement des Lebens, E. Merck, Darmstadt, S. 11
35. Jander, Jahr (1986) Maßanalyse, Walter de Gruyter, Berlin
36. DIN 38405 – D 19
37. Römpp (1993) Lexikon Umwelt, Thieme, Stuttgart
38. DIN 38405 – D 41
39. Merian E (Hrsg.) (1984) Metalle in der Umwelt. Verteilung, Analytik u. biologische Relevanz, VCH, Weinheim
40. Berman E (1980) Toxic Metals and their Analysis, Heyden, London
41. Klamp S (1993) Enzym-Immunoassays zum Nachweis von Pestizid-Rückständen in Wasser, GIT Fachz. Labor 10/93: S. 845
42. Pflanzenschutz u. Gesundheit; Zum Thema Trinkwasser (1994) Firmenschrift Bayer AG Geschäftsbereich Pflanzenschutz, Agrarpolitik und Umweltfragen 3/4970945, Leverkusen
43. DIN 38409 – L 31 u. DIN 38412 – L 30
44. Dr. Lange, 1994) Firmenschrift: Leuchtbakterientest LUMIStox zur Ermittlung von Toxizität, Dr. Lange, Willstätter Str. 11, 40549 Düsseldorf
45. Lüssem H, Rahmann A (1980) Wurzellängentest mit Gartenkresse – ein einfacher ökotoxikologischer Test, Vom Wasser, 54: S. 29–35
46. DIN 38409, Teil 26
47. Grenzwerte; Kennzahlen zur Umweltbelastung in Deutschland und in der EG, Tabellenwerk (1994) Landesanstalt für Umweltschutz Baden-Württemberg, (1994) Landesanstalt für Umweltschutz Baden-Württemberg, Ecomed, Landsberg
48. Hein H, Schwedt G (1991) Richt- und Grenzwerte; Luft, Wasser, Boden, Abfall, Vogel-Verlag, Würzburg
49. Richtlinie des Rates vom 15. 7. 1980 über die Qualität von Wasser für den menschlichen Gebrauch, (1980), EG-Amtsblatt L 229: S. 11-29
50. Guidelines for drinking water quality (1984) World Health Organization, Geneva
51. Richtlinie über die Qualitätsanforderungen an Oberflächengewässer für die Trinkwasserversorgung in den Mitgliedstaaten (1975) EG-Amtsblatt L 194: S. 34
52. Eignung von Oberflächenwasser für die Trinkwasserversorgung; Technische Regeln (1975) Arbeitsblatt W 151, Deutscher Verein von Gas- und Wasserfachmännern e. V.
53. Verordnung über natürliches Mineralwasser, Quellwasser und Tafelwasser (Mineral- und Tafelwasserverordnung) (1984), BGBl. I, 34: S. 1036-1045
54. Richtlinie des Rates vom 8. 12. 1975 über die Qualität der Badegewässer, 76/160/EWG, ABL L 031 05. 02. 1976: S. 1

55. DIN 19643, Aufbereitung und Desinfektion von Badewasser
56. Abwasserabgabengesetz, kommentiert in Bank M (1993) Basiswissen Umwelttechnik, Vogel Verlag, Würzburg, S. 95–97
57. Wasserhaushaltsgesetz vom 23. 11. 1986, BGBl. I, S. 1529, geändert am 12. 02. 1990, BGBl. I: S. 205
58. Allgemeine Rahmen-Verwaltungsvorschrift über Mindestanforderungen an das Einleiten von Abwasser in Gewässer (Rahmen-Abwasser VwV) (1990) GMBl. I, 25: S. 518–520, geändert durch die Allgemeine Verwaltungsvorschrift zur Änderung der Allgemeinen Rahmenverwaltungsvorschrift über Mindestanforderungen an das Einleiten von Abwasser in Gewässer vom 19. 12. 1989, GMBl. 37: S. 798
59. Ordnungsbehördliche Verordnung über die Genehmigungspflicht für das Einleiten von wassergefährdenden Stoffen und Stoffgruppen in öffentliche Abwasseranlagen (VGS) vom 25. 9. 1989, geändert am 19. 12. 1989, Gesetz- und Verordnungsblatt für das Land NRW, 51, 17. 11. 1989: S. 564–566 und 19. 12. 1989: S. 798
60. Bewertungsverfahren zur Bestimmung des Gefährdungspotentials für Grundwasser bei Altablagerungen, Altschäden und aktuellen Schadensfällen (1985), Entwurf der Hamburger Baubehörde vom 31. 12. 1985
61. Klärschlammverordnung (AbfKlärV) vom 25. 06. 1982, BGBl. I, 21, S. 734–738, geändert am 15. 04. 1992, BGBl. I, 21: S. 912
62. Mindestuntersuchungsprogramm Kulturboden zur Gefährdungsabschätzung von Altablagerungen und Altstandorten im Hinblick auf eine landwirtschaftliche oder gärtnerische Nutzung (1988) Landesanstalt für Ökologie, Landschaftsentwicklung und Forstplanung NRW, Postfach 101052, Recklinghausen
63. Erlaß des Ministeriums für Ernährung, Landwirtschaft und Forsten, Baden-Württemberg, über Schwermetallbelastungen in Böden (1980), GABl. 1980, AZ.: 24–2310/3
64. Leidrad Bodensanierung, 04. 11. 1988, Niederländisches Ministerium für Wohnungswesen, Raumordnung und Umwelt
65. TA Abfall, Teil 1: Technische Anleitung zur Lagerung, chemisch/physikalischen Behandlung, Verbrennung und Ablagerung von besonders überwachungsbedürftigen Abfällen (1991) GMBl. 8: S. 139–214
66. Untersuchung und Bewertung von Abfällen (1987) Landesamt für Wasser und Abfall NRW, Düsseldorf
67. Zitiert in: Blume HP (1990) Handbuch des Bodenschutzes, Ecomed, Landsberg, S. 291
68. Zitiert in: Blume HP (1990) Handbuch des Bodenschutzes, Ecomed, Landsberg, S. 274
69. Gem. RdErl. d. Ministers für Umwelt, Raumordnung und Landwirtschaft III A 4 – 953 – 26308 und des Ministers für Stadtentwicklung, Wohnen und Verkehr III B 1 – 30 05 – V (1990)
70. Güte- und Prüfbestimmungen für die Aufbereitung zur Wiederverwendung von kontaminierten Böden und Bauteilen, RAL-RG 501/2 (1991) Gütegemeinschaft Recycling-Baustoffe e. V. Godesberger Allee 99, Bonn
71. Zitiert in: Blume HP (1990) Handbuch des Bodenschutzes, Ecomed, Landsberg, S. 295
72. Methodenbuch, Band 1, Die Untersuchung von Böden (1991) Verband Deutscher Landwirtschaftlicher Untersuchungs- und Forschungsanstalten, VDLUFA-Verlag, Darmstadt
73. Arbeitsbuch Visocolor-Bodenkoffer (1990) Firmenschrift Macherey-Nagel, Postfach 101352 Düren: S. 12
74. Zitiert in: Fabry R (1950) Bodenuntersuchung im Gelände, München
75. Methodenbuch, Band 1, Die Untersuchung von Böden (1991) Verband Deutscher Landwirtschaftlicher Untersuchungs- und Forschungsanstalten, VDLUFA-Verlag, Darmstadt, Methode A 6.2.1.2.: Seite 11
76. DIN 38414 Teil 4
77. Beurteilung von Schwermetallkontaminationen im Boden (1989) Vorträge und Resumee zu einem Expertengespräch der Dechema-Arbeitsgruppe „Bewertung von Gefährdungspotentialen im Bodenschutz", Dechema, Frankfurt
78. Die Messung der Schadstoffverteilung im Boden. Die Dräger-Stitz-Sonde, der preiswerte, schnelle Vortest zur Erkundung und Bewertung von Bodenkontaminationen (1994) Firmenschrift Dräger AG Nr. 909381, Lübeck
79. Herziger-Möhlmann (1994) Umwelt 24: S. 238–239
80. PAK-Feldanalyse (1994) Firmenschrift Tauw Umwelt, Umweltlabor Moers, Dr. Jochen Mathieu, Telefon: 02841/149015
81. DIN 38409 Teil 18
82. Pudill R (1993) CLB Chemie für Labor und Biotechnik 44: S. 447–452
83. Weber HH (1990) Altlasten, Erkennen, Bewerten, Sanieren, Springer-Verlag, Berlin

Anhang

Liste der Hersteller von Analysen-Testsätzen

Drägerwerk AG
Moislinger Allee 53–55
23558 Lübeck
Telefon: 04 51/88 28 06
Fax: 04 51/8 82 48 50

HACH
Struers GmbH
Albert-Einstein-Str. 5
40699 Erkrath
Telefon: 02 11/20 03-51 bis 57
Fax: 02 11/20 03 98

Heyl
Gesellschaft für Analysentechnik
Orleanstr. 75 b
31135 Hildesheim
Telefon: 0 51 21/7 60 90
Fax: 0 51 21/76 09 44

Hoelzle & Chelius
Hugenottenallee 150
63263 Neu-Isenburg
Telefon: 0 61 02/2 90 10
Fax: 0 61 02/29 01 73

Karmina GmbH
Menzelstr. 11
42579 Heiligenhaus
Telefon: 0 20 56/6 87 55
Fax: 0 20 56/6 87 38

Dr. Lange
Willstätterstr. 11
40549 Düsseldorf
Telefon: 02 11/5 28 80
Fax: 02 11/5 28 81 43

Lovibond
Tintometer GmbH
Schleefstr. 8 a
44287 Dortmund
Telefon: 02 31/94 51 00
Fax: 02 31/9 45 10 30

Macherey-Nagel GmbH & Co. KG
Postfach 10 13 52
52313 Düren
Telefon: 0 24 21/69 80
Fax: 0 24 21/6 29 54

E. Merck
Frankfurter Str. 250
64271 Darmstadt
Telefon: 0 61 51/72 62 04
Fax: 0 61 51/78 12 36

Riedel-de-Haen AG
Wunstorfer Str. 40
30926 Seelze
Telefon: 0 51 37/99 90
Fax: 0 51 37/99 91 23

WTW Wissenschaftlich-
Technische Werkstätten GmbH
Dr.-Karl-Slevogt-Str. 1
82362 Weilheim
Telefon: 08 81/18 30
Fax: 08 81/6 25 39

Kapitel 11

Abfallvermeidung, Verpackungsverordnung, Entsorgung

J. WACHSMUTH

1 Allgemeine Grundlagen

1.1 Wandel der Zielvorstellung

Der Begriff „Entsorgung" hat eine steile Karriere hinter sich. Der Duden nennt die Tageszeitung „Mannheimer Morgen" vom 29. 12. 1970 als erste Fundstelle. Ein Jahr später verdammt die „Frankfurter Allgemeine Zeitung" noch den „grausligen Wechselbalg" mit schlimmem Klang und bürokratischem Charakter. Unlogisch sei, Abfälle zu entsorgen; der Mensch würde versorgt mit Energie, Wasser und Gütern, allenfalls der Mensch müsse von den Sorgen mit den Überresten befreit, also entsorgt werden. Der Siegeszug der Neuschöpfung ist jedoch nicht aufzuhalten. Im Jahr 1985 wählt der Berliner „Tagesspiegel" die „Entsorgung" zum Wort des Jahres[1].

Sehr viel ältere Quellen findet man erwartungsgemäß zur Beschäftigung des Menschen mit den Rückständen und Folgen seines Lebens und Wirtschaftens. Schon die Bibel enthält eine Anweisung zur geordneten Abfallbeseitigung: „Und du sollst im Vorgelände des Lagers eine Ecke haben, wo du austreten kannst. In deinem Gepäck sollst du eine Schaufel haben, und wenn du dich draußen hinhocken willst, dann grab damit ein Loch, und nachher decke deine Notdurft wieder zu."[2]. Das Ziel ist eindeutig, der Mensch soll sich vor hygienischen Beeinträchtigungen schützen. Mit der zunehmenden Bevölkerungsdichte in den aufstrebenden Städten steigt der Problemdruck. Das mittelalterliche Recht kennt viele Regelungen zur Abfallbeseitigung, zur Wasserversorgung und -entsorgung. Im Spätmittelalter ist die Technik so weit entwickelt, daß mit menschlicher Tätigkeit die Verwüstung ganzer Landstriche einhergeht. Für das Bergbauwesen und seinen Holzbedarf sowie seine Abgase, Abraumhalden und Abwasserlasten ist dies gut belegt. Zeitgenössische Kritiker beklagen lediglich die direkten Auswirkungen auf die Menschen in diesen Gebieten. Ihre Lebensmöglichkeiten würden unvertretbar beeinträchtigt. Spätfolgen und Auswirkungen auf weiter entfernte Gebiete liegen außerhalb der Vorstellungskraft[3].

Die Erkenntnis, daß der Mensch nur als Teil der Natur (über)leben kann und keinesfalls unabhängig von ihr, bildet sich erst viel später heraus. Noch in den ersten Jahren des 20. Jahrhunderts bezeichnen Lehrbücher der Nationalökonomie Luft und Wasser als freie Güter, da der Mensch deren Menge nicht vermindern könne. Ganz allmählich aber wandelt sich das Bewußtsein. Der Widersinn eines unbegrenzt anhaltenden Wachstums von Ressourcenverbrauch und Abfallerzeugung auf der Erde, einem begrenzten System, wird offenbar. Entsprechende Veröffentlichungen erreichen enorme Breitenwirkung in den Industrienationen[4,5]. Die Notwendigkeit zu globalem Denken rückt die Wechselbeziehungen zwischen der Umweltpolitik und anderen Bereichen, besonders der Entwicklungspolitik, in den Blickpunkt. Der Bericht der Brundtland-Kommission für die Vereinten Nationen belegt eindrucksvoll die Dringlichkeit[6]. Spätestens seit dem Erdgipfel von 1992, der Konferenz der Vereinten Nationen über Umwelt und Entwicklung in Rio de Janeiro, ist „sustainable development", die nachhaltige Entwicklung, als Ziel der Weltpolitik anerkannt.

Überblickt man die augenblickliche Umweltsituation in der Bundesrepublik Deutschland, stellt man fest, daß auf Teilgebieten seit Beginn der 70er Jahre deutliche Erfolge erzielt wurden. Erinnert sei an viele erfolgreiche Maßnahmen zur Reinhaltung der Luft und der Gewässer. Die Gesamtlage hat sich aber nicht verbessert, eher verschlechtert. Das Problem der Altlasten zeigt, daß im Bereich des Umweltschutzes die Gesetze der Marktwirtschaft nicht in der gewünschten Weise funktionieren. Allein in Baden-Württemberg kennen wir ca. 35 000 altlastenverdächtige Flächen als Erbe der Industriegeschichte. Sie entstanden, weil die Hersteller sich der Abfälle entledigten, ohne die Folgen der unzulänglichen Abfallbeseitigung für die Umwelt und Gesellschaft zu beachten. Sie überließen dies zukünftigen Generationen und mußten die Kosten für eine sichere Endlagerung nicht in ihre Preise einberechnen. Wollten wir die Altlasten flächendeckend nach dem heutigen Stand der Technik sanieren, wäre dies kaum finanzierbar.

Um so wichtiger ist, daß keine neuen Altlasten entstehen. Der Gesetzgeber kann Rahmenbedingungen schaffen, unter denen sich betriebswirtschaftlich rechnet, was ökologisch und volkswirtschaftlich wünschenswert ist. Die nächsten Jahre werden zeigen, ob dem Umdenken und der neuen Sicht der Zusammenhänge auch das Umlenken folgt und die tatsächliche Veränderung unseres Verhaltens. Zufrieden können wir erst sein, wenn Deutschland und die anderen hochentwickelten Industrieländer ihren Ressourcenverbrauch und ihre Abfallerzeugung so weit beschränken, daß auch bei weltweiter Nachahmung dieser Art von Materialverwendung kein Schaden für die Erde entsteht.

1.2 Grundzüge der Abfallwirtschaft

Die Abfälle aus pharmazeutischen Tätigkeiten gehen in die Stoffströme der allgemeinen Abfallwirtschaft ein. Die Herkunft allein rechtfertigt keine Sonderbehandlung. Nur wenn besondere Eigenschaften der Abfälle es erzwingen, müssen eigene Entsorgungskanäle eröffnet werden. Aus Sicht der Ökologie ist die Abfallwirtschaft ein Teil der allgemeinen Stoffwirtschaft, sie unterliegt den naturwissenschaftlichen Gesetzmäßigkeiten von der Erhaltung und Weiterverwendung der Materie.

Der Begriff „Abfall" bezeichnet nach der weitestgefaßten Definition die Gesamtheit aller durch menschliche Tätigkeit verursachten Abprodukte. Auf dieser Basis gelangt man zu der Aussage, daß in menschlichen Produktionssystemen alles, was produziert wird, früher oder später zu Abfall wird. Zwischen Ausgangsstoff und Abfall liegen Produktion, Verbrauch und der gesamte Nutzen, den

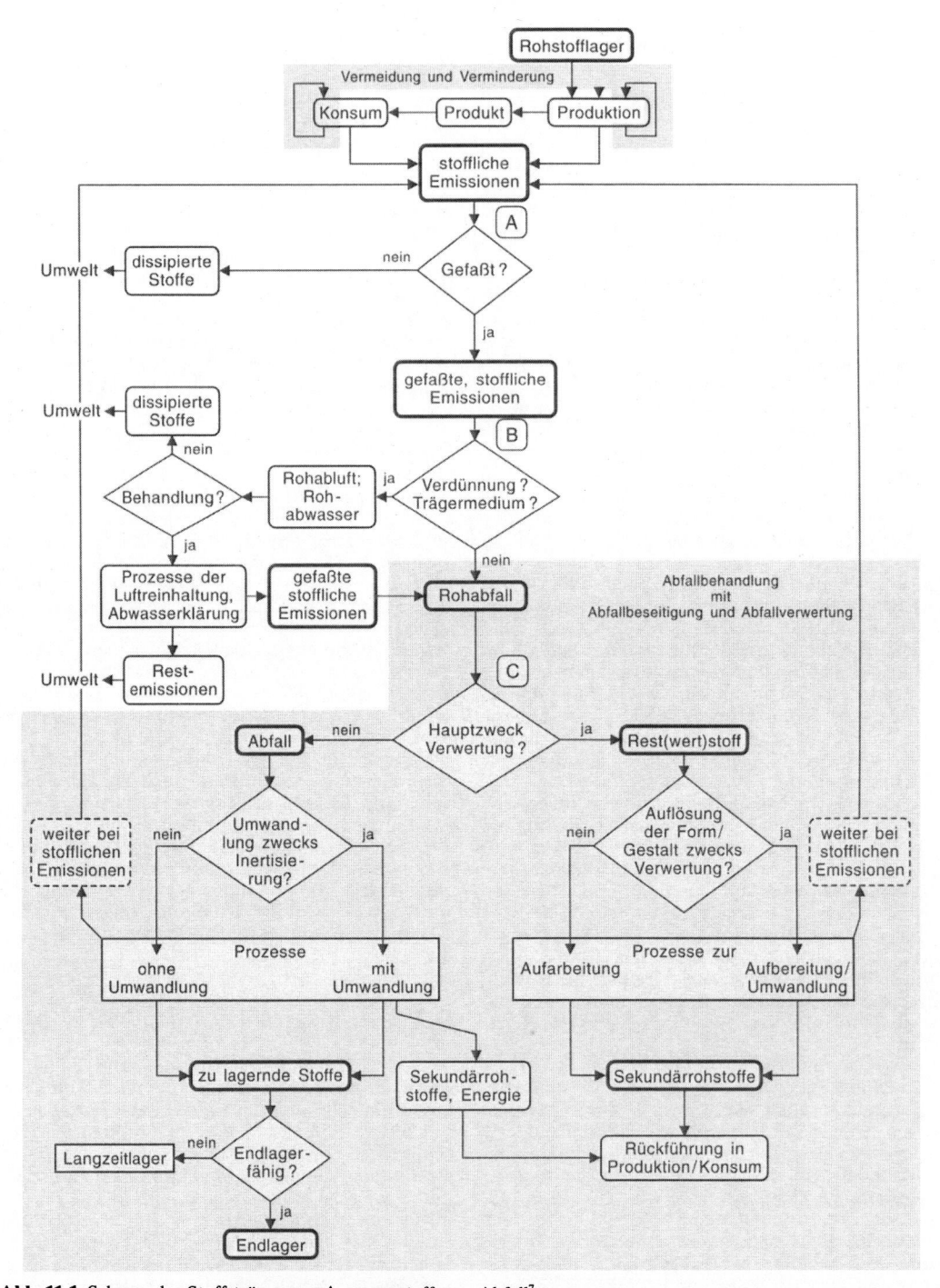

Abb. 11.1 Schema der Stoffströme vom Ausgangsstoff zum Abfall[7]

der Mensch aus dem Produkt zieht. Das Ablaufschema der Abb. 11.1 zeigt die Wege systematisch auf. Für die Wechselwirkungen mit den Ökosystemen ist wesentlich, daß sich die Abfälle nicht störungsfrei in die natürlichen Stoffströme einfügen. Diese irreversible Abkehr des Menschen von den natürlichen Kreisläufen läßt sich durch die Verbindung der drei Faktoren Stoffanreicherung, Stoffumwandlung und beschleunigter Stoffumsatz erklären.

Stoffanreicherung. Die örtlichen Anreicherungen von Stoffen und Stoffgemischen, wie sie in der Natur nicht vorkommen, sind ein typisches Kennzeichen menschlicher Zivilisation. Sie beruhen auf der Fähigkeit, große Stoffmengen über weite Distanzen zu transportieren. Solche Anreicherungen werden bereits als Umweltbelastungen aufgefaßt. Zusammen mit der gleichzeitigen Konzentration von Energie bilden sie die Grundlage für Stoffumwandlungen in großem Maßstab.

Stoffumwandlung. In Herstellungsprozessen werden Rohstoffe, die allgemein aus Wertstoffen, Nebenbestandteilen und Verunreinigungen bestehen, mit Hilfsstoffen zusammengeführt. Schließlich entstehen zwei Arten von Produkten, die Wirtschaftsgüter und die Rückstände. Die Einteilung erfolgt aufgrund des Gebrauchswerts unabhängig von der Zusammensetzung.

Beschleunigter Stoffumsatz. Die Menge aller Abprodukte wächst seit dem Beginn des Industriezeitalters stark an. Gleichzeitig hat der Gehalt an toxischen Stoffen zugenommen. Durch die große Menge oder die enthaltenen Schadstoffe werden auch Produkte, die früher wertvoll waren, heute zur Belastung; z. B. Biomüll im städtischen Raum und Klärschlamm. In Zukunft muß möglicherweise sogar ein toxikologisch relativ harmloser Stoff wie Kohlendioxid als Abfall gefaßt und entsorgt werden, da seine massenhafte Emission den Treibhauseffekt mitverursacht.

In allen Industrieländern steht dem Sektor Versorgung mit seiner hochentwickelten Infrastruktur eine unterentwickelte Entsorgungsstruktur gegenüber. Das Ziel der modernen Abfallwirtschaft muß sein, Versorgung und Entsorgung nach dem Vorbild der natürlichen Kreislaufsysteme zu verknüpfen. Danach dürfen Abfälle nur noch in solchen Mengen und Zusammensetzungen in die Umwelt abgegeben werden, daß sie dort auf Dauer keine Schäden verursachen. Dazu „muß das gesamte wirtschaftliche Geschehen im Hinblick auf Abfallentstehung und -behandlung systematisch durchdacht und durchleuchtet werden, wobei ökologische Überlegungen voranzustellen sind."[8] Die Entsorgung verliert also den Charakter einer additiven, nachgeschalteten und nachgeordneten Maßnahme. Ihre Erfordernisse greifen unmittelbar in alle Tätigkeiten ein, auch in das Fachgebiet Pharmazie. Gleichzeitig wird die Einbindung von Fachleuten, die zusätzlich über pharmazeutischen Sachverstand verfügen, in die Bearbeitung von Entsorgungsfragen auf diesem Gebiet unerläßlich.

1.3 Grenzen der Abfallverwertung

In der Praxis sind wir von der weitgehenden Verwertung der Stoffe in geschlossenen Kreisläufen weit entfernt. Als Ursache können wir wohl festhalten, daß Politik und Wirtschaft diesen Fragen erst in den letzten Jahren höchste Priorität beimessen. Nicht zu übersehen sind aber auch prinzipielle Hindernisse, die die Ausbildung geschlossener Kreisläufe in industriellen Prozessen verhindern. Am Rande sei bemerkt, daß auch die Kreisläufe der Natur sich teilweise erst bei Betrachtung von Zeiträumen, die außerhalb menschlicher Erfahrungen liegen, als geschlossen darstellen. Dies gilt beispielsweise für Kohlendioxid, das über geologische Zeitspannen in Sedimenten gebunden bleibt.

Das erste Hindernis für die wiederholte Verwertung ist die abnehmende Verfügbarkeit der Stoffe. Je feiner ein Stoff verteilt ist, desto höher ist der Aufwand für seine Anreicherung, die der Verwertung vorausgehen muß. Der mit abnehmender Verfügbarkeit zunehmende Energieaufwand kann am Beispiel Aluminium gezeigt werden. Die Produktion von Aluminium aus dem Rohstoff Bauxit erfordert 208 GJ pro Tonne. Die Rückgewinnung aus hochwertigem Aluminiumschrott kommt mit bis zu 95 Prozent weniger Energie aus. Dennoch erreicht Sekundäraluminium nur einen Anteil von ca. 43 Prozent an der Gesamtproduktion in der Bundesrepublik Deutschland. Lediglich 70 Prozent des verfügbaren Aluminiums werden wiederverwertet. Die Rückgewinnung des restlichen, weit verteilten Aluminiums ist so aufwendig, daß die Energiebilanz trotz des Einsparpotentials negativ ausfällt. Der Anteil des Aluminiums am Hausmüll, in dem auch aluminiumhaltige Arzneimittelverpackungen wie Tuben, Druckgasbehältnisse und Tablettenblister neben Alu-Getränkedosen, Alu-Folien und Alu-Karton-Kunststoff-Verbunden landen, beträgt z. B. nur 0,4 Prozent. Folglich wurde Aluminium aus dem Bereich Verpackungen in der Zeit vor der Verpackungsverordnung nicht nennenswert wiedergewonnen.

Die Vermischung von Stoffen in vielen Produkten verursacht die zweite Schwierigkeit. Der Verwertung muß in der Regel die Entmischung vorausgehen. Häufig ist schon im Aufbau des Produkts angelegt, ob dies mit vertretbarem Aufwand möglich ist. Die Separation sehr inniger Verbindungen und Verklebungen ist praktisch ausgeschlossen. Hieraus begründen sich Forderungen wie Kennzeichnung verschiedener Kunststoffarten oder Monostoffverpackungen. Bei der Wiederverwertung können Schadstoffe auch in ursprünglich unbelastete Materialien gelangen. Ein Beispiel ist der Eintrag von Schwermetallen wie Blei oder Cadmium aus Druckfarben in den Recyclingkarton. Für solche Schadstoffe müssen die Kreisläufe unterbrochen werden. Andernfalls sind die Sekundärrohstoffe nur beschränkt einsatzfähig, gerade bei hohen Qualitätsanforderungen wie in der Pharmazie.

Auch die Eigenschaften der Materialien selbst begrenzen ihre Verwertbarkeit. So nimmt die durchschnittliche Faserlänge bei der Aufarbeitung von Altpapier immer mehr ab. Dem Recyclingpapier muß stets ein gewisser Neuanteil zugesetzt werden, um ausreichende Reißfestigkeit zu erreichen. Für die einzelne Papierfaser rechnet man theoretisch mit nicht mehr als sechs bis acht Lebenszyklen. Gebrauchsinformationen für Arzneimittelverpackungen werden oft auf schnellaufenden Ver-

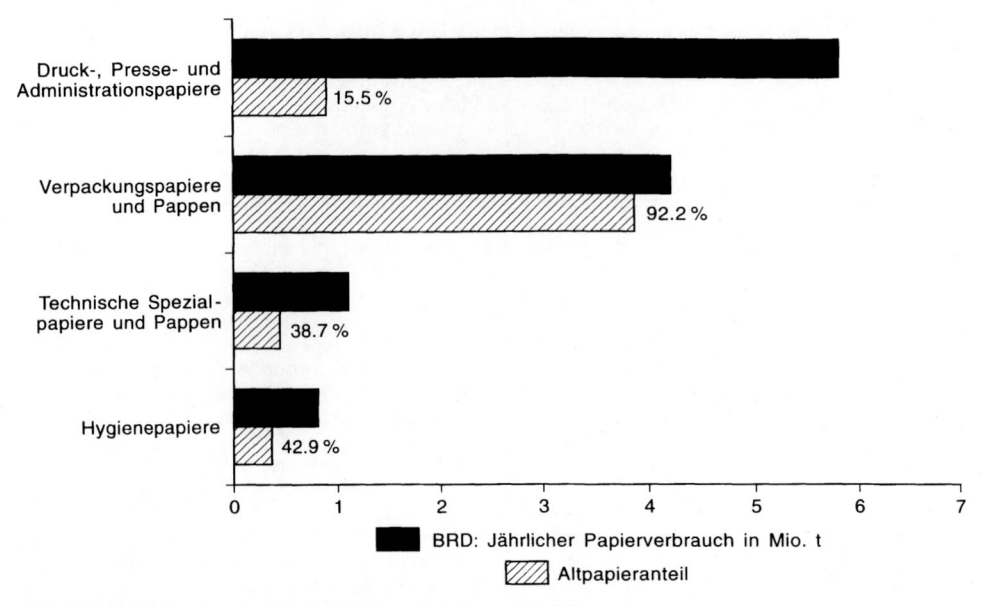

Abb. 11.2 Altpapiereinsatz: Wo sind Steigerungsraten möglich?

packungsmaschinen verarbeitet. Die erforderliche Qualität, sehr dünnes und reißfestes Papier, enthält bis heute kaum Altpapieranteile. Auch sortenreine Regranulate von Kunststoffen erleiden eine Schädigung der inneren Polymerstruktur. Die Hersteller der Pharmabox (s. 4.1), eines Mehrwegladungsträgers für Arzneimittel, können daher die gleichbleibende Qualität des verwendeten Polypropylens nur für eine einmalige Aufarbeitung des Materials garantieren, das durch ausgemusterte Behälter anfällt.

Für viele Sekundärrohstoffe besteht heute noch keine ausreichende Nachfrage. Dieses Verwertungshemmnis läßt sich allerdings prinzipiell aufheben, denn die Preise für viele Rohstoffe zur Neuproduktion drücken die wahren ökologischen und sozialen Kosten ihrer Gewinnung nicht aus. Entsprechende Preissteigerungen sind aber kurzfristig nicht zu erwarten. Realistischer scheint daher der Ansatzpunkt, die Akzeptanz der Recycling-Produkte zu erhöhen.

Wir verbrauchen derzeit soviel Neupapier für drucktechnische Zwecke, daß die übrigen Bereiche die gesammelten Mengen nicht mehr aufnehmen können. Nur die Erhöhung des Altpapiereinsatzes im Bereich mit der größten Produktionsmenge (s. Abb. 11.2) kann den Absatz für gesammeltes Altpapier sichern.

Geschlossene Kreisläufe im Recycling von Abfällen stellen immer noch eher die Ausnahme dar denn die Regel. Verwertungskaskaden bestimmen das Bild. Aus den Rohstoffen, die für die Produktion von Arzneimittelverpackungen eingesetzt werden, entstehen ausschließend überwiegend Güter auf niedrigerer Qualitätsstufe. Wir messen Verwertungsprozesse auch daran, welche Qualitätsminderung der eingesetzte Rohstoff pro Umlauf erfährt. Die Herstellung grober Bauteile aus dem hochwertigen PE-Material leerer Dialysekanister kann nur ein Notbehelf sein. Die Beschreibung dieses Kreislaufs als „Warteschleife vor der Deponie" oder auch vor der Müllverbrennung ist nicht unrealistisch.

Moderne Abfallwirtschaft bedeutet daher, in einem geschlossenen System (Abb. 11.3) der Abfallvermeidung am Ort der Entstehung die allerhöchste Priorität einzuräumen. Ist ein Rückstand erst einmal entstanden, verursacht jede Verwertung neue Umweltbelastungen, beispielsweise durch Energieverbrauch, Transporte, Abwasserbelastungen und Abgasemissionen. Aufwendige Verwertungsverfahren können dabei durchaus ungünstiger abschneiden als die geordnete Beseitigung. Einen Rückstand als Wertstoff und nicht länger als Abfall einzustufen, bedeutet daher noch keinen Fortschritt. Aus Sicht der Ökologie muß die Berechtigung jeder einzelnen Maßnahme im Rahmen einer Ökobilanz geprüft werden.

2 Rechtliche Grundlagen

Die rechtlichen Rahmenbedingungen für die Abfallentsorgung wurden in der Bundesrepublik Deutschland während der letzten 30 Jahre entwickelt. Heute bildet das Abfallgesetz, 4. Novelle von 1986[10] die Grundlage für eine Vielzahl von Detailbestimmungen. In kurzer Zeit hat sich die Zielsetzung der Rechtsvorschriften grundsätzlich gewandelt. In den 60er Jahren beschäftigte sich der Gesetzgeber damit, eine geordnete Beseitigung der wachsenden Abfallmengen zu sichern. In

a) offenes System | b) Verwertungskaskade | c) geschlossenes System

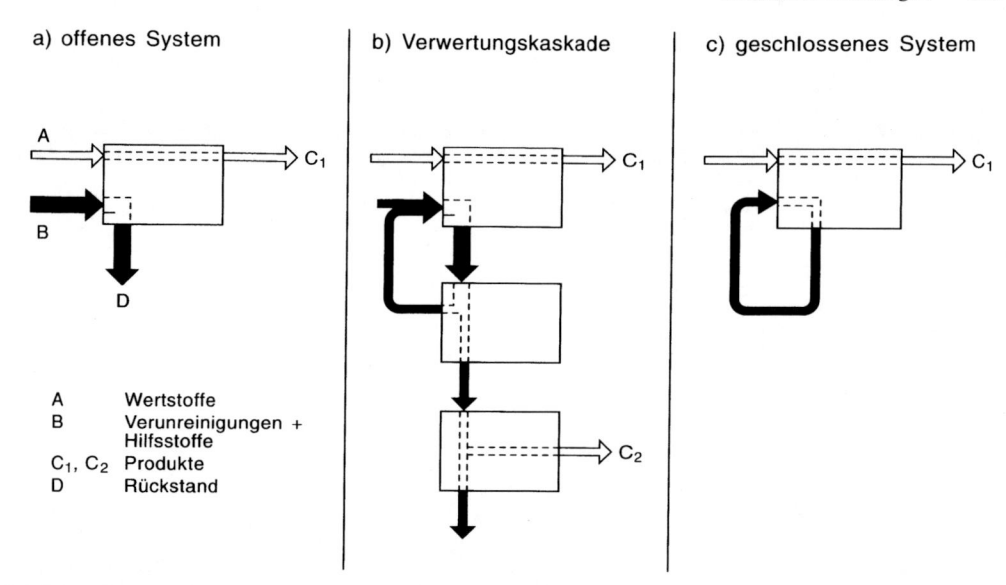

A Wertstoffe
B Verunreinigungen + Hilfsstoffe
C_1, C_2 Produkte
D Rückstand

Abb. 11.3 Übergang vom offenen System zum geschlossenen Stoffkreislauf[9]

den 70er Jahren fand der Gedanke der Ressourcenschonung Eingang in abfallrechtliche Bestimmungen und das Verwertungsgebot wurde festgeschrieben. Seit Mitte der 80er Jahren schließlich steht die Forderung nach Abfallvermeidung im Mittelpunkt der Gesetzgebung. Nicht mehr von Abfallbeseitigung ist die Rede, sondern von Entsorgung. Das Abfallgesetz faßt seit 1985 mit diesem Begriff die Abfallverwertung und -beseitigung zusammen. Im Laufe der Zeit wandelte sich auch der Inhalt des Begriffes „Abfall". Ursprünglich verstand man darunter alle Stoffe, derer sich der Mensch entledigt, da sie unerwünscht oder nach Gebrauch nicht mehr nutzbar sind. Heute beschränken wir im deutschen Sprachraum den Begriff auf die festen oder flüssigen, in Behältnissen oder abgrenzbaren Räumen gefaßten Stoffe. Abgase und Abwasser, die nicht gefaßten, d. h., in Luft und Wasser verteilten Emissionen, trennen wir vom heutigen Abfallbegriff ab[11]. Wohl nicht zuletzt wegen dieser rasch verlaufenden Entwicklungen sind die Strukturen des Abfallrechts recht unübersichtlich. Eine Loseblattsammlung für den Praktiker zum Abfallgesetz umfaßt vier Ordner mit ca. 4500 Seiten[12]. Eine Reihe weiterer Gesetze ist zu beachten, wobei die Abgrenzungen nicht immer eindeutig sind.

Bundes-Immissionsschutzgesetz. Dieses Gesetz[13] regelt die Genehmigung von industriellen Anlagen, die besonders umweltgefährdend oder -schädlich sind (§ 4 BImSchG). Durch das Verwertungsgebot in § 5 Abs. 1 Nr. 3 BImSchG werden unter bestimmten Bedingungen Produktionsreststoffe aus dem Gültigkeitsbereich des Abfallgesetzes herausgenommen und somit die Verwertung im privatwirtschaftlichen (industriellen) Bereich geregelt. Andererseits bleibt das Abfallgesetz (AbfG) für die hier nicht erfaßten Reststoffe und Abfälle zuständig und regelt auch die Zulassung von Anlagen zur Abfallbehandlung (§ 7 AbfG). Eine klare Trennung zwischen anlagenbezogenem und stoffbezogenem Abfallrecht besteht also nicht. Der Vollzug von Immissionsschutz und Abfallrecht obliegt verschiedenen Behörden, so daß inhaltliche Unstimmigkeiten und Kompetenzstreitigkeiten entstehen können.

Abfallgesetz. Das Abfallgesetz selbst schließt verschiedene Abfallgruppen aus, so in § 1 Abs. 3 Nr. 5 Stoffe, die in ein Gewässer eingeleitet werden. Das Wasserhaushaltsgesetz[14] regelt diesen Bereich der Entsorgung. Nach § 1 Abs. 3 Nr. 2 AbfG unterliegen radioaktive Abfälle ab einer bestimmten Strahlungsintensität atomrechtlichen Vorschriften. Das Chemikaliengesetz[15] sieht in § 17 Abs. 1 Nr. 1 und 2 Verbote einzelner Stoffe vor, um die Entstehung gefährlicher Abfälle zu vermeiden. Die Entsorgung von Tierkörpern und Erzeugnissen tierischer Herkunft beschreibt das Tierkörperbeseitigungsgesetz[16]. Diese Aufstellung von entsorgungsrechtlichen Bestimmungen neben dem Abfallgesetz muß unvollständig bleiben.
Die Definition des Begriffs „Abfall" bestimmt maßgeblich den Anwendungsbereich des Abfallgesetzes. Im § 1 Abs. 1 Satz 1, 1. Alt. AbfG bedient sich der Gesetzgeber des subjektiven Abfallbegriffs und erklärt bewegliche Sachen, „derer sich der Besitzer entledigen will", zu Abfall. Hat allerdings der Abnehmer die Absicht, die Sachen zu erhalten und einer Verwertung zuzuführen, geht die Abfalleigenschaft verloren und das Abfallgesetz ist nicht anwendbar. Um Gefahren aus unsachgemäßem Umgang mit potentiell gefährlichen Reststoffen zu vermeiden, wird die Definition in § 1 Abs. 1 Satz 1, 2. Alt. AbfG um einen objektiven Abfallbegriff ergänzt. Danach wird eine Sache zum Abfall, wenn „deren geordnete

Entsorgung zur Wahrung des Wohls der Allgemeinheit, insbesondere des Schutzes der Umwelt, geboten ist." Diese Formulierung ist so wenig genau, daß im Einzelfall immer wieder Schwierigkeiten bei der Abgrenzung zwischen Abfall und Wertstoff auftreten. Gesetzliche Auflagen und Kontrollmaßnahmen, z. B. für den grenzüberschreitenden Abfalltransport, können durch die Deklaration als Wirtschaftsgut aufgehoben werden.

Das Abfallgesetz gibt der Abfallwirtschaft eine eindeutige Zielhierarchie vor: die Vermeidung von Abfällen hat Vorrang vor der Verwertung; die „sonstige Entsorgung", worunter die Deponierung der ggf. durch Verbrennung oder andere Methoden vorbehandelten Abfälle verstanden wird, darf erst nach Ausschöpfung aller zumutbaren Möglichkeiten gewählt werden. Allerdings bleiben diese Bestimmungen recht unverbindlich. Das Gesetz enthält keine direkt anwendbaren Verpflichtungen zur Abfallvermeidung. Sie entstehen erst, wenn die Bundesregierung die Ermächtigungen in § 14 AbfG durch entsprechende Rechtsverordnungen nutzt. Gleiches gilt für die Abfallverwertung. Allerdings kennen andere Vorschriften, u. a. die für die nach Landesrecht zur Entsorgung verpflichteten Körperschaften, eine unmittelbare Rechtspflicht zur Verwertung. Das Verwertungsgebot gilt jeweils nur eingeschränkt, die technischen Gegebenheiten sowie die wirtschaftlichen Auswirkungen sind immer zu berücksichtigen. Hintergrund des Vorrangs von Abfallvermeidung und -verwertung ist die Erkenntnis, daß auch die ordnungsgemäße, dem Stand der Technik entsprechende Beseitigung von Abfällen umweltgefährdende Auswirkungen auf die Dauer nicht ausschließt. Dem Vorsorgeprinzip wird insoweit Rechnung getragen.

Neben Gesetzen und Verordnungen benutzt der Bundesgesetzgeber das Mittel der Verwaltungsvorschrift, um das Gebiet der Entsorgung zu ordnen. Als Beispiele sind die TA-Abfall[17], die für besonders überwachungsbedürftige Abfälle gilt, und die TA-Siedlungsabfall[18] zu nennen. Verwaltungsvorschriften binden zunächst ausschließlich die zuständigen Behörden, die per Bescheid die Anforderungen umsetzen müssen. Diese Vorschriften richten sich damit mittelbar an alle Beteiligten.

Das Gebiet der Abfallwirtschaft unterliegt der konkurrierenden Gesetzgebung von Bund und Ländern. Neben der Bundesgesetzgebung bestehen daher heute in den Bundesländern Landesabfallgesetze, einschließlich der entsprechenden Verordnungen und Verwaltungsvorschriften. Unterschiedliche Regelungen in einzelnen Bundesländern sind nicht selten. Einzelheiten sind der weiterführenden Literatur zu entnehmen[12,19].

2.1 Abfallarten

Das Abfallgesetz[10] enthält allgemeine, für jegliche Abfallentsorgung geltende Vorschriften und Sonderregelungen für Abfallarten mit besonderen Eigenschaften. Daraus ergibt sich die Einteilung in die „Siedlungsabfälle", „die ausgeschlossenen Abfälle" und die „besonders überwachungsbedürftigen Abfälle".

Siedlungsabfälle. Siedlungsabfälle sind uneingeschränkt alle Abfälle, die in privaten Haushalten anfallen. Sie können potentiell gefährliche Stoffe wie z. B. Farben und Lacke, Haushaltschemikalien, Altarzneimittel einschließlich Zytostatika, Desinfektionsmittel oder Pflanzenschutzmittel enthalten. Hierfür besteht die Entsorgungspflicht der Körperschaften öffentlichen Rechts, ein Ausschluß von dieser Entsorgung ist nicht möglich. Weiterhin rechnen zu den Siedlungsabfällen Sperrmüll und die hausmüllähnlichen Abfälle. Letztere sind Abfälle aus gewerblichen und sonstigen Betrieben, die nach Zusammensetzung und Menge zusammen mit dem Hausmüll entsorgt werden können.

Ausgeschlossener Abfall. § 3 Abs. 3 AbfG erlaubt den entsorgungspflichtigen Körperschaften, einige Abfälle aus gewerblichen und sonstigen Betrieben von ihrer Entsorgungspflicht auszuschließen. Voraussetzung ist, daß diese Abfälle aufgrund ihrer Zusammensetzung oder der Menge nicht zusammen mit dem in den Haushaltungen anfallenden Müll entsorgt werden können. Als ausgeschlossene Abfälle werden potentiell gefährliche Abfälle, meist aus der Produktion, eingestuft, auch wenn sie nicht zu den besonders überwachungsbedürftigen Abfällen gehören. Wegen der anfallenden Mengen wird auch Erdaushub und Bauschutt von der öffentlichen Entsorgung ausgeschlossen. Die zuständige Behörde, die auf Länderebene bestimmt wird, hat darüber hinaus das Recht, Maßnahmen und Auflagen festzulegen, die der nun entsorgungspflichtige Abfallerzeuger zu gewährleisten hat. Nach § 11 Abs. 2 AbfG „kann die zuständige Behörde vom Besitzer solcher Abfälle, die nicht mit den in Haushaltungen anfallenden Abfällen entsorgt werden, Nachweis über deren Art, Menge und Entsorgung sowie Führung von Nachweisbüchern, das Einbehalten von Belegen und deren Aufbewahrung verlangen". Dies ist für viele der ausgeschlossenen Abfälle erfolgt.

Überwachungsbedürftiger Abfall. Die Bundesregierung bestimmt mit Rechtsverordnung nach § 2 Abs. 2 Satz 1 AbfG Abfälle aus gewerblichen und sonstigen Betrieben, die nach Art, Beschaffenheit oder Menge in besonderem Maß gesundheitsgefährdend, luft- oder wassergefährdend, explosibel oder brennbar sind oder Erreger übertragbarer Krankheiten enthalten oder enthalten können. Diese Abfallbestimmungsverordnung[20] in der novellierten Fassung von 1990 wählt als Bezeichnung den Begriff der besonders überwachungsbedürftigen Abfälle (§ 1 AbfBestV). Für diese Abfälle gilt bundesweit einheitlich die Nachweispflicht nach § 11 Abs. 3 Abfallgesetz.

Die Abfallbestimmungsverordnung enthält einen umfangreichen Katalog von Abfallarten (Tab. 11.1). Neben der Bezeichnung der Abfallart, die

Tabelle 11.1 Aufbau der Abfallbestimmungsverordnung

Abfall-schlüssel	Bezeichnung	Herkunft (beispielhaft)
1	Abfälle pflanzlichen und tierischen Ursprungs sowie von Veredelungsprodukten	
13	Abfälle aus Tierhaltung und Schlachtung	
13705	Mist, infektiös	Institute, Herstellung von pharmazeutischen Erzeugnissen, Versuchstierhaltung
18	Zellulose-, Papier- und Pappabfälle	
18710	Papierfilter mit schädlichen Verunreinigungen, vorwiegend organisch	Luft- und Gasreinigung, Filtrationsprozesse, Chemische Industrie, Gewerbliche Wirtschaft
18710	Papierfilter mit schädlichen Verunreinigungen, vorwiegend anorganisch	Luft- und Gasreinigung, Filtrationsprozesse, Chemische Industrie
3	Abfälle mineralischen Ursprungs sowie von Veredelungsprodukten	
31311	Filterstäube aus Sonderabfallverbrennungsanlagen	Sonderabfallverbrennungsanlagen
5	Abfälle aus Umwandlungs- und Syntheseprozessen (einschließlich Textilabfälle)	
53	Abfälle von Pflanzenschutz- und Schädlingsbekämpfungsmitteln sowie von pharmazeutischen Erzeugnissen	
535	Abfälle von pharmazeutischen Erzeugnissen	
53502	Abfälle aus der Produktion und Zubereitung von pharmazeutischen Erzeugnissen	Herstellung und Zubereitung von pharmazeutischen Erzeugnissen
9	Siedlungsabfälle (einschließlich ähnlicher Gewerbeabfälle)	
97	Krankenhausspezifische Abfälle	
971	Krankenhausspezifische Abfälle	
97101	Infektiöse Abfälle	Krankenhäuser und Kliniken mit mindestens einer der folgenden Abteilungen: Blutbank, Chirurgie, Dialysestation, Geburtshilfe, Gynäkologie, Infektionsstation, Mikrobiologie, Pathologie, Virologie; Arztpraxen
97104	Körperteile und Organabfälle	Krankenhäuser, Arztpraxen, sonstige Einrichtungen des medizinischen Bereichs

oft durch Eigenschaften und Inhaltsstoffe ergänzt wird, enthält der Text häufig beispielhafte Angaben über die Herkunft. Der fünfstellige Abfallschlüssel identifiziert jede Art eindeutig. Seine erste Stelle gibt die Obergruppe an, wobei derzeit nur die Ziffern 1, 3, 5 und 9 belegt sind. Die nächsten beiden Stellen dienen der Ordnung in Gruppen und Untergruppen.
Zu betonen ist, daß dieser Abfallartenkatalog in der Praxis nicht als abgeschlossen angesehen werden kann. Die Länder nutzen den Ausschluß nach § 3 Abs. 3 AbfG, um für eine Reihe weiterer Abfälle eine weitgehende Gleichstellung mit den besonders überwachungsbedürftigen Abfällen zu erreichen. Dies zeigen die Zahlen der Sonderabfallstatistik. Von 10,6 Mio Tonnen nachweispflichtiger Abfälle galten 1985 nur 4,0 Mio Tonnen als Abfälle nach § 2 Abs. 2 AbfG (s. o.). Die Länderarbeitsgemeinschaft Abfall erstellt einen eigenen Abfallartenkatalog[21,22], um möglichst einheitliche Regelungen über Ländergrenzen hinweg zu fördern. Die Neufassung der Abfallbestimmungsverordnung im Jahr 1990 legt im Anhang den Katalog von über 330 Abfallarten bundeseinheitlich fest. Die Unterschiede zwischen Bundesrecht und den verschiedenen Länderverordnungen werden geringer.
Eine Sonderstellung nehmen die Abfälle nach § 14 Abs. 1 AbfG ein. Die hier aufgeführten Ermächtigungen kann die Bundesregierung mit dem Ziel nutzen, schädliche Stoffe in Abfällen zu vermeiden oder zu verringern oder umweltverträglich zu entsorgen. Die Verordnungen können für bestimmte Erzeugnisse eine Kennzeichnungspflicht, eine Pflicht zur getrennten Entsorgung, eine Pfandpflicht oder sogar Verwendungsverbote festlegen. Das Chemikaliengesetz[15] enthält in § 17 und das Bundes-Immissionsschutzgesetz[13] in § 35 ähnliche Ermächtigungen. Die Verpackungsverordnung[23] ist das prominente Beispiel einer sol-

chen Verordnung auf der Basis des Abfallgesetzes. Die FCKW-Halon-Verbotsverordnung[24], verschiedene Regelungen im Bereich der Halogenkohlenwasserstoffe[25,26,27,28] und der Entwurf der Verordnung über die Entsorgung von Altmedikamenten gründen auf mindestens einer dieser Ermächtigungen.

Sonderabfall. Dieser wird im Bundesrecht nicht definiert. In der Literatur wird Sonderabfall häufig als Synonym für besonders überwachungsbedürftige Abfälle nach § 2 Abs. 2 AbfG verwendet. Das Landesabfallgesetz von Niedersachsen bezeichnet lediglich alle nach § 3 Abs. 3 AbfG ausgeschlossenen Abfälle als Sonderabfall. Andere Quellen, so die Landesabfallgesetze von Rheinland-Pfalz und dem Saarland, vereinen unter dem Überbegriff Sonderabfall die besonders überwachungsbedürftigen Abfälle und die nach § 3 Abs. 3 AbfG ausgeschlossenen Abfälle. Dieser Text folgt dem Vorschlag, als Kriterium für den Sonderfall die Nachweispflicht gemäß § 11 Abs. 2 oder Abs. 3 AbfG zu verwenden[29]. Damit ist ein Überbegriff für diese besonderen Abfälle gefunden, deren behördliche Kontrolle einheitlich geregelt ist.

2.2 Entsorgung und behördliche Überwachung

Der Gesetzgeber geht heute davon aus, daß die unsachgemäße Entsorgung von Sonderabfällen besondere Gefahren für den Mensch und seine Umwelt birgt. Fahrlässige oder vorsätzliche Verstöße gegen die geltenden Bestimmungen sollen durch umfangreiche Kontrollfunktionen der zuständigen Behörden verhindert werden. § 11 AbfG regelt die Überwachung der geordneten Entsorgung. Einzelheiten legt die Abfall- und Reststoffüberwachungs-Verordnung[30] fest, die sich auf § 11, 12 AbfG gründet. Der Titel dieser Verordnung weist darauf hin, daß die als potentiell gefährlich eingestuften Stoffe auch erfaßt werden, wenn der Besitzer sie nicht als Abfall betrachtet. Analog zur Abfallbestimmungsverordnung legt die Reststoffbestimmungsverordnung[31] fest, welche Reststoffe besonders überwachungsbedürftig sind.

Abfall- und Reststoffüberwachungs-Verordnung. Dazu hat die Länderarbeitsgemeinschaft Abfall Ausführungsbestimmungen in Form einer Musterverwaltungsvorschrift erarbeitet. Da der Vollzug der Vorschriften Aufgabe der Länder ist, werden diese Verwaltungsvorschriften auf Länderebene erlassen. In Baden-Württemberg ist dies 1992 geschehen[32]. Da nur geringe Anpassungen an die landesspezifischen Verhältnisse erfolgen, gelten die Bestimmungen weitgehend bundeseinheitlich. Die Abfall- und Reststoffüberwachungs-Verordnung richtet sich an Erzeuger, Beförderer und Entsorger von Abfällen. Als Vorkontrolle der Entsorgung dienen die Transportgenehmigung und der Entsorgungsnachweis. Das Begleitscheinverfahren oder die Übernahmescheine ermöglichen die nachträgliche Überwachung. Die Transportgenehmigung bescheinigt dem einzelnen Abfallbe-

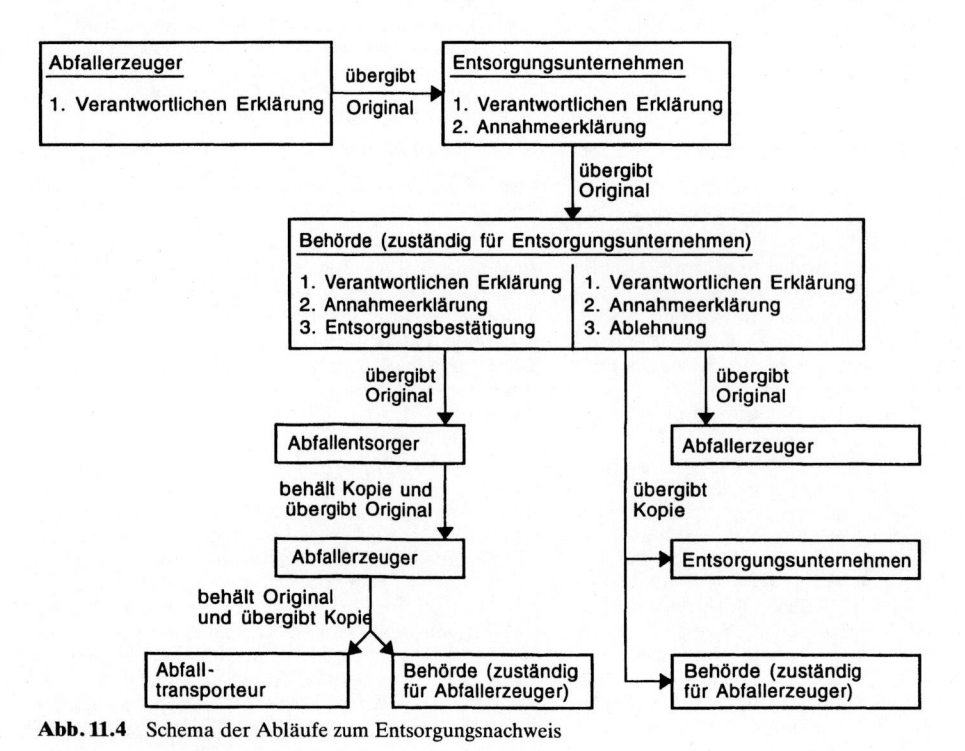

Abb. 11.4 Schema der Abläufe zum Entsorgungsnachweis

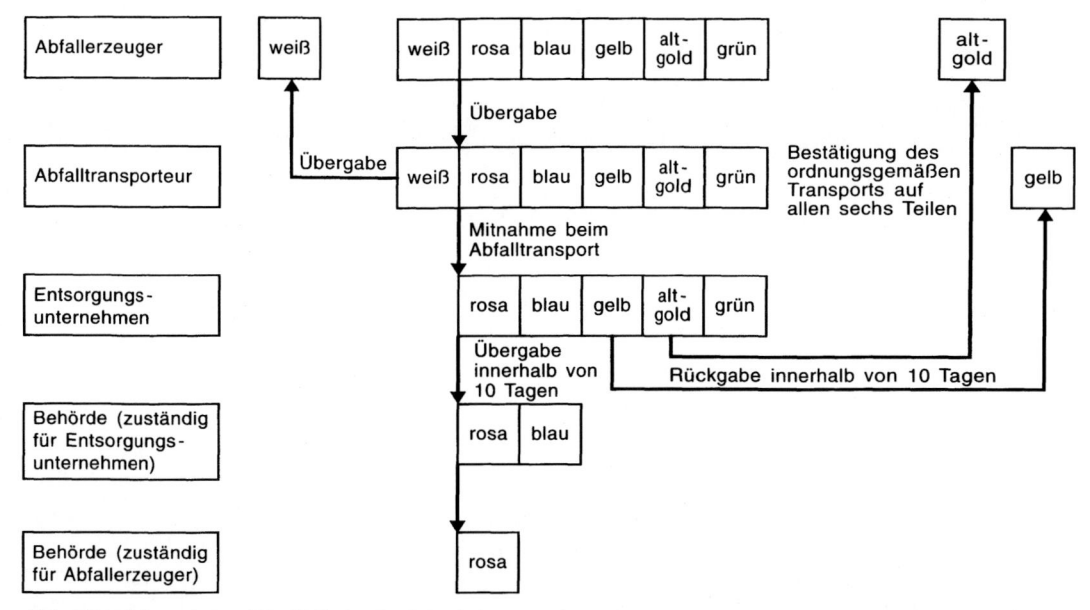

Abb. 11.5 Weitergabe und Verbleib der Begleitscheine gemäß Abfall- und Reststoffbestimmungs-Verordnung

förderer die erforderliche Zuverlässigkeit. Für jeden Transport muß durch den Entsorgungsnachweis präventiv dargelegt werden, daß eine sachgerechte und zuverlässige Entsorgung gesichert ist (Abb. 11.4). Dieser Entsorgungsnachweis besteht aus drei Teilen. Der Abfallerzeuger beschreibt in der Verantwortlichen Erklärung den Abfall genau und liefert Analysendaten. Der Abfallentsorger prüft aufgrund dieser Angaben, ob seine Anlage zur Verwertung oder Beseitigung geeignet ist und erstellt die Annahmeerklärung. Die zuständige Behörde bestätigt die Zulässigkeit der Entsorgung. Ein Entsorgungsnachweis ist höchstens fünf Jahre gültig.
Der Abfallerzeuger übergibt mit jeder Abfallart dem Transporteur einen Satz Begleitscheine. Die darin enthaltenen Angaben erlauben, jeden einzelnen Entsorgungsvorgang und die Beteiligten nachzuvollziehen. Abfallbeförderer und -entsorger ergänzen die Angaben zu ihrer Tätigkeit und leiten die einzelnen Ausfertigungen an die vorgesehenen Stellen weiter. Abb. 11.5 zeigt den Weg und den Verbleib der Begleitscheine.
Unter bestimmten Bedingungen sind Abweichungen von diesem vollständigen Verfahren zulässig. Der Sammelentsorgungsnachweis für Kleinmengen nach § 10 Abfall- und Reststoffüberwachungs-Verordnung in Verbindung mit dem Übernahmeschein erleichtert dem Abfallerzeuger die Abwicklung unter bestimmten Voraussetzungen. Die Verwaltungsvorschriften der Länder[32] enthalten eine Aufstellung von Abfällen, für die in der Regel die Sammelentsorgung möglich ist. Eine weitere Anlage nennt die Abfallarten, bei denen üblicherweise in der Verantwortlichen Erklärung auf Analysedaten verzichtet werden kann. Vorgesehen ist auch die Entsorgung ins Ausland mit Genehmigung der zuständigen Behörde.

Zu beachten ist auch die Ausnahmebestimmung in der Abfallbestimmungsverordnung selbst (§ 1 Abs. 2). Fallen bei einem Abfallerzeuger jährlich nicht mehr als insgesamt 500 Kilogramm der in der Anlage zu dieser Verordnung genannten Abfallarten an, so sind diese Abfälle erst nach der Übergabe an einen Entsorgungsberechtigten als besonders überwachungsbedürftige Abfälle zu betrachten.
Die Landesabfallgesetze der Bundesländer kennen unterschiedliche Organisationsstrukturen der Sonderabfallentsorgung. In einigen Bundesländern ist der Abfallerzeuger verpflichtet, alle Sonderabfälle einer zentralen Einrichtung zu übergeben. Die Gesellschaft zur Beseitigung von Sondermüll in Bayern (GSB) mit Sitz in München, die Hessische Industriemüll GmbH (HIM), Wiesbaden, und die Gesellschaft zur Beseitigung von Sonderabfällen in Rheinland-Pfalz (GBS), Mainz, sind hier zu nennen. Andere Bundesländer kennen bisher keinen solchen Anschluß- und Benutzungszwang.

3 Verpackungsverordnung

Die Probleme der entsorgungspflichtigen Körperschaften mit der Entsorgung von Siedlungsabfällen werden an den Verpackungen besonders deutlich. Jeder einzelne Bürger verbraucht Verpackungen, wobei die Nutzungsdauer in der Regel sehr kurz ist. Entwicklungen der letzten Jahre im Einzelhandel konfrontieren uns mit immer mehr Verpackungen. Bei der Betrachtung des Produktions-

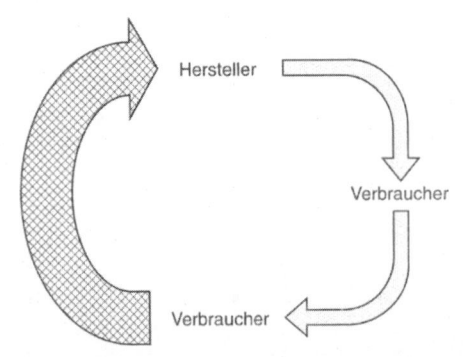

Abb. 11.6 Der Grundgedanke der Verpackungsverordnung: die herstellende Industrie wird für Entsorgungsfragen in die Verantwortung genommen

wertes oder der Produktionsmenge der Verpackungsindustrie in der Bundesrepublik Deutschland bis 1989 bleibt das Wachstum in diesem Bereich jedoch hinter den entsprechenden Zahlen für die gesamtwirtschaftliche Entwicklung zurück. Dennoch wächst der Abfallberg, gemessen in absoluten Zahlen, stetig und übersteigt vielerorts die Entsorgungskapazitäten. Zusätzlich wird in den neuen Bundesländern ein überproportionales Anwachsen der Verpackungsabfälle beobachtet, da die entsprechenden Handelsstrukturen dort neu entstehen.

Ohne steuernde Eingriffe ist in der Bundesrepublik Deutschland alsbald mit 40 Mio Tonnen Hausmüll und hausmüllähnlichen Gewerbeabfällen zu rechnen. Der Anteil an Verpackungen beträgt vor Inkrafttreten der Verpackungsverordnung 50 Prozent des Volumens und 30 Prozent des Gewichts. Es ist daher folgerichtig, daß die Bundesregierung ihr Konzept zur Lösung der Entsorgungsprobleme zuerst in diesem Bereich verwirklicht.

In der Vergangenheit konnte man den Weg eines Produktes prinzipiell als Einbahnstraße vom Hersteller zum Verbraucher beschreiben (Abb. 11.6). Am Ende der Nutzungsdauer belastete die Entsorgung die entsorgungspflichtige Körperschaft, in wenigen Fällen der letzten Besitzer. In Zukunft sollen die Hersteller nicht nur für Entwicklung, Produktion und Vertrieb, sondern für den gesamten Lebenszyklus eines Produkts verantwortlich sein. Schon bei der Konzeption eines Produktes ist zu planen, wie die Entsorgung geschehen kann, „vom Abfall her denken" lautet die Forderung.

3.1 Abfallwirtschaftliche Ziele

Verordnung über die Vermeidung von Verpackungsabfällen (Verpackungsverordnung – VerpackV) vom 12. Juni 1991[23] Auszug:

§ 1

(1) Verpackungen sind aus umweltverträglichen und die stoffliche Verwertung nicht belastenden Materialien herzustellen.

(2) Abfälle aus Verpackungen sind dadurch zu vermeiden, daß Verpackungen

1. nach Volumen und Gewicht auf das zum Schutz des Füllgutes und auf das zur Vermarktung unmittelbar notwendige Maß beschränkt werden,

2. so beschaffen sein müssen, daß sie wiederbefüllt werden können, soweit dies technisch möglich und zumutbar sowie vereinbar mit den auf das Füllgut bezogenen Vorschriften ist,

3. stofflich verwertet werden, soweit die Voraussetzungen für eine Wiederbefüllung nicht vorliegen.

§ 1 VerpackV konkretisiert die Ziele aus dem Abfallgesetz[10]. Absatz 1 zielt auf die Vermeidung von Umweltbelastungen bei Produktion und Verwertung, Abs. 2 spricht die Abfallvermeidung an. Unnötig aufwendige Verpackungen sind verboten, Mehrwegverpackungen haben Vorrang gegenüber Einwegverpackungen. Verstöße gegen diese Ziele können allerdings nicht als Ordnungswidrigkeit verfolgt werden, sie bleiben daher rechtlich wenig verbindlich.

Stoffliche Verwertung. In Abs. 2 Nr. 3 VerpackV wird der Begriff „stoffliche Verwertung" gewählt, damit ist die Müllverbrennung als Verwertungsmethode ausgeschlossen. Auffallend ist, daß die Abfallverwertung als Maßnahme der Abfallvermeidung eingestuft wird. Hieran entzündet sich einige Kritik. Am Beispiel einer Verpackungslinie für Tabletten können unterschiedlich zu bewertende Vermeidungsmaßnahmen aufgezeigt werden. In der Vergangenheit fiel üblicherweise ein Stanzgitter an, nachdem die breite Folienrolle in Einzelblister zerlegt war. Findet man irgendeine Verwertung für dieses Restmaterial, gilt dieser Abfall gemäß Verpackungsverordnung als vermieden. Der Rohstoffverbrauch und die Umweltbelastungen durch die Produktion dieser Folien sind aber nicht ungeschehen zu machen. Technische Verbesserungen erlauben es heute, die Blister ohne dazwischenliegende Stege auszustanzen. Aus ökologischer Sicht ist die Vermeidung von Abfällen am Ort der Entstehung günstiger zu bewerten als die nachträgliche Verwertung. Die mit dem Ziel der Verwertung gesammelten Verpackungen gelten nun als Wertstoffe und unterliegen nicht mehr den strengen Kontrollen des Abfallrechts. Bemerkenswert ist, daß das Landesabfallgesetz Nordrhein-Westfalen den „Vorrang der stofflichen Verwertung" für „angefallene Abfälle" vorsieht[33].

3.2 Anwendungsbereich

Auszug:

§ 2

(1) Den Vorschriften dieser Verordnung unterliegt, wer gewerbemäßig oder im Rahmen wirtschaftlicher Unternehmen oder öffentlicher Einrichtungen im Geltungsbereich des Abfallgesetzes

1. Verpackungen oder Erzeugnisse herstellt, aus denen unmittelbar Verpackungen hergestellt werden (Hersteller) oder
2. Verpackungen oder Erzeugnisse, aus denen unmittelbar Verpackungen hergestellt werden, oder Waren in Verpackungen, gleichgültig auf welcher Handelsstufe, in Verkehr bringt (Vertreiber).

(2) Vertreiber im Sinne dieser Verordnung ist auch der Versandhandel.

(3) Die Vorschriften dieser Verordnung finden keine Anwendung auf Verpackungen

1. mit Resten oder Anhaftungen von Stoffen oder Zubereitungen, die
   – gesundheitsgefährdend entsprechend § 1 Nr. 6 bis 15 der Verordnung über die Gefährlichkeitsmerkmale von Stoffen und Zubereitungen nach dem Chemikaliengesetz oder
   – umweltgefährdend entsprechend § 3a Abs. 2 des Chemikaliengesetzes
   sind, wie Pflanzenschutz-, Desinfektions- oder Schädlingsbekämpfungsmittel, Lösemittel, Säuren, Laugen, Mineralöle oder Mineralölprodukte,
2. die auf Grund anderer Rechtsvorschriften besonders entsorgt werden müssen.

Zielgruppe für die Verpflichtungen der VerpackV sind nach § 2 die Hersteller und Vertreiber von Verpackungen. Allerdings schließen entsorgungspflichtige Körperschaften mit Hinweis auf diese Rückgabemöglichkeit Verpackungsabfälle zunehmend von der kommunalen Entsorgung aus, so daß indirekt auch für die Endverbraucher neue Verpflichtungen entstehen. Schadstoffbehaftete Verpackungen sind nach § 2 Abs. 3 VerpackV ausgenommen. Die Bundesregierung plant hier spezielle Vorschriften. Im Bereich der Pharmazie betrifft dies u. a. Verpackungen von Desinfektionsmitteln, Chemikalien und Arzneimitteln mit entsprechenden Gefährdungsmerkmalen. Reinigt der Endverbraucher jedoch die Verpackungen, unterliegen sie trotz des früheren Inhalts der Verpackungsverordnung. Einige Hersteller von Zytostatika sehen wegen dieser Vorschrift davon ab, ihre Verpackungen dem Dualen System zu unterstellen. Der weitaus größte Teil der Arzneimittelverpackungen kann die Ausnahmeregelung des Abs. 3 nicht in Anspruch nehmen.

3.3 Begriffsbestimmungen

Auszug:

§ 3

(1) Verpackungen im Sinne dieser Verordnung sind

1. Transportverpackungen:
   Fässer, Kanister, Kisten, Säcke einschließlich Paletten, Kartonagen, geschäumte Schalen, Schrumpffolien und ähnliche Umhüllungen, die Bestandteile von Transportverpackungen sind und die dazu dienen, Waren auf dem Weg vom Hersteller bis zum Vertreiber vor Schäden zu bewahren, oder die aus Gründen der Sicherheit des Transports verwendet werden.

2. Verkaufsverpackungen:
   geschlossene oder offene Behälter und Umhüllungen von Waren wie Becher, Beutel, Blister, Dosen, Eimer, Fässer, Flaschen, Kanister, Kartonagen, Schachteln, Säcke, Schalen, Tragetaschen oder ähnliche Umhüllungen, die vom Endverbraucher zum Transport oder bis zum Verbrauch der Waren verwendet werden. Verkaufsverpackungen im Sinne der Verordnung sind auch Einweggeschirr und Einwegbestecke.

3. Umverpackungen:
   Blister, Folien, Kartonagen oder ähnliche Umhüllungen, die dazu bestimmt sind, als zusätzliche Verpackung um Verkaufsverpackungen

   a) die Abgabe von Waren im Wege der Selbstbedienung zu ermöglichen oder
   b) die Möglichkeit des Diebstahls zu erschweren oder zu verhindern oder
   c) überwiegend der Werbung dienen.

(2) Getränkeverpackungen im Sinne dieser Verordnung sind geschlossene und überwiegend geschlossene Behältnisse wie Beutel, Dosen, Flaschen, Kartons, Schläuche aus Materialien jeder Art für flüssige Lebensmittel im Sinne des § 1 Abs. 1 des Lebensmittel- und Bedarfsgegenständegesetzes, die zum Verzehr als Getränke bestimmt sind, ausgenommen Joghurt und Kefir.

(3) Mehrwegverpackungen im Sinne dieser Verordnung sind Behältnisse, die nach Gebrauch einer mehrfachen erneuten Verwendung zum gleichen Zweck zugeführt werden.

(4) Als Einzugsgebiet des Herstellers oder Vertreibers ist das Gebiet des Landes anzusehen, in dem die Waren in Verkehr gebracht werden.

(5) Endverbraucher im Sinne dieser Verordnung ist der Käufer, der die Waren in der an ihn gelieferten Form nicht mehr weiter veräußert.

§ 3 VerpackV teilt die Verpackungen in die drei Kategorien Transport-, Verkaufs- und Umverpackungen ein. Die Zuordnung in eine der Kategorien hat erhebliche rechtliche Konsequenzen, verursacht im Einzelfall aber Schwierigkeiten. Das Bundesumweltministerium hat deshalb Hinweise zur Abgrenzung der Begriffe veröffentlicht[34]. Der Begriff Verpackung bleibt ohne Definition und ist als Summe der drei Kategorien zu beschreiben. Transportverpackungen finden wir im Bereich der Pharmazie beispielsweise beim Großhandel und bei den Apotheken, die von den Arzneimittelherstellern direkt beliefert werden. Gelangen Transportverpackungen zum Endverbraucher, sind sie als Verkaufsverpackungen zu behandeln. Dies trifft häufig zu für Umkartons von Infusionslösungen, Diätetika oder Medikalprodukten.

Die Arzneimittelverpackung ist aus Gründen der Arzneimittelsicherheit als Einheit aus Primärverpackung, Gebrauchsinformation und Umkarton zu betrachten, da ohne die äußere Umhüllung wichtige Informationen für die Anwendung fehlen. Alle Teile zusammen bilden die Verkaufsverpackung. Gleiches gilt für die Verpackung von Einmalartikeln. Die äußere Umhüllung gewährleistet die Sterilität bis zur Verwendung.

3.4 Rücknahmepflichten für Transportverpackungen

Auszug:

§ 4

Hersteller und Vertreiber sind verpflichtet, Transportverpackungen nach Gebrauch zurückzunehmen und einer erneuten Verwendung oder einer stofflichen Verwertung außerhalb der öffentlichen Abfallentsorgung zuzuführen, es sei denn, der Endverbraucher verlangt die Übergabe der Waren in der Transportverpackung; in diesem Fall gelten die Vorschriften über die Rücknahme von Verkaufsverpackungen entsprechend. Verpackungen, die sowohl als Transportverpackung als auch als Verkaufsverpackung verwendet werden, sind als Verkaufsverpackung zu behandeln.

Die Rücknahmepflicht für Transportverpackungen trat am 1. 12. 1991 in Kraft (§ 13 VerpackV). Die wörtliche Anwendung hätte zu einem ökologisch und ökonomisch sinnlosen Mülltourismus geführt. Die Warenempfänger müßten zudem Transportverpackungen getrennt nach Lieferanten aufbewahren mit der unsinnigen Folge der getrennten Entsorgung von Verpackungen aus gleichem Material, die sich lediglich in ihren Abmessungen und Aufdrucken unterscheiden. Die Marktbeteiligten fanden daher andere Wege, diese Vorschrift umzusetzen.

Das „Pharma-Modell" regelt die Behandlung der Transportverpackungen von Arzneimitteln. Der Bundesverband des Pharmazeutischen Großhandels (PHAGRO), der Bundesverband der Pharmazeutischen Industrie (BPI), der Bundesfachverband der Arzneimittel-Hersteller (BAH) und der Deutsche Apotheker-Verein (DAV) vereinbarten die folgende Aufgabenverteilung. Der Arzneimittelgroßhandel übernimmt die zentrale Rolle. Er sorgt für die Sammlung und Verwertung der empfangenen Transportverpackungen. Die Industrie beteiligt sich mit 75 Prozent an den Kosten, die an externe Verwerter zu entrichten sind. Außerdem erklärt sich der Pharmagroßhandel auf freiwilliger Basis bereit, die in öffentlichen Apotheken anfallenden Transportverpackungen abzuholen und in die bestehenden Verwertungskanäle einzuschleusen. Wegen des höheren Aufwandes erstattet die Industrie hier 110 Prozent der Entsorgungskosten, für die Apotheken ist der Service kostenfrei[35].

Im Bereich der Krankenhausversorgung einigten sich die Deutsche Krankenhausgesellschaft (DKG), der Bundesverband der Pharmazeutischen Industrie (BPI) und die Bundesvereinigung Verbandmittel und Medicalprodukte (BVMed) auf eine gemeinsame Empfehlung[36]. Das Krankenhaus organisiert in Zusammenarbeit mit den örtlichen Entsorgungsunternehmen die Sammlung der Transportverpackungen und die Zuführung zur stofflichen Verwertung. Der Lieferant vergütet dafür die Entsorgungskosten, entweder einen Regelsatz von 300,– DM pro Tonne Altkarton oder die tatsächlich nachgewiesenen Kosten.

Diese Erstattung erfolgt sinnvollerweise (halb)jährlich, nicht mit jeder Rechnung, um unnötigen Buchungsaufwand zu vermeiden. Das Krankenhaus benennt als Gegenleistung die beauftragten Entsorger, damit der Lieferant die geforderte Verwertung nachweisen kann. Verschiedene Hersteller versuchten in der Vergangenheit, z. B. mit vorgedruckten Einverständniserklärungen, das Krankenhaus/die Krankenhausapotheke vertraglich als Dritten im Sinne von § 11 VerpackV einzubinden. Diese Verpflichtung ist in der Empfehlung nicht vorgesehen und daher abzulehnen.

3.5 Rücknahmepflichten für Umverpackungen

Auszug:

§ 5

(1) Vertreiber, die Waren in Umverpackungen anbieten, sind verpflichtet, bei der Abgabe der Waren an Endverbraucher die Umverpackungen zu entfernen oder dem Endverbraucher in der Verkaufsstelle oder auf dem zur Verkaufsstelle gehörenden Gelände Gelegenheit zum Entfernen und zur kostenlosen Rückgabe der Umverpackung zu geben, es sei denn, der Endverbraucher verlangt die Übergabe der Ware in der Umverpackung; in diesem Fall gelten die Vorschriften über die Rücknahme von Verkaufsverpackungen entsprechend.

(2) Soweit der Vertreiber die Umverpackung nicht selbst entfernt, muß er an der Kasse durch deutlich erkennbare und lesbare Schrifttafeln darauf hinweisen, daß der Endverbraucher in der Verkaufsstelle oder auf dem zur Verkaufsstelle gehörenden Gelände die Möglichkeit hat, die Umverpackungen von der erworbenen Ware zu entfernen und zurückzulassen.

(3) Der Vertreiber ist verpflichtet, in der Verkaufsstelle oder auf dem zur Verkaufsstelle gehörenden Gelände geeignete Sammelgefäße zur Aufnahme der Umverpackungen für den Endverbraucher gut sichtbar und gut zugänglich bereitzustellen. Dabei ist eine Getrennthaltung einzelner Wertstoffgruppen sicherzustellen, soweit dies ohne Kennzeichnung möglich ist. Der Vertreiber ist verpflichtet, Umverpackungen einer erneuten Verwendung oder einer stofflichen Verwertung außerhalb der öffentlichen Abfallentsorgung zuzuführen.

Die Rücknahmepflicht für Umverpackungen trat nach § 13 VerpackV am 1. 4. 1992 in Kraft. Umverpackungen fallen in Apotheken nur außerhalb des Arzneimittelbereichs bei den apothekenüblichen Waren gemäß § 25 ApBetrO an. Ihre Zahl ist relativ gering. Beispiele sind Umkartons und Folien bei Körperpflegemitteln oder Blisterverpackungen bei Artikeln zur Dentalhygiene. Die Kunststoffolie um zehn Päckchen Papiertaschentücher und der Beutel um einzeln verpackte Bonbons gelten dagegen als Verkaufsverpackung. Häufig wird übersehen, daß kein anderes System die Rücknahmepflicht für Umverpackungen aufhebt. Der Kunde darf deshalb den Umkarton einer Zahncremetube zurücklassen, auch wenn dieser den „Grünen Punkt" trägt. Die Bundesvereinigung Deutscher Apothekerverbände (ABDA) stellt entsprechende Hinweistafeln zur Verfügung, die allerdings in den wenigsten Apotheken zum Einsatz kommen. Nur der Vertreiber ist für die stoffliche Verwertung verantwortlich. Eine Rückgabemöglichkeit an den Hersteller besteht nicht. Diese strikten Vorschriften fördern die Vermeidung des Verpackungstyps Umverpackung, der als weitgehend entbehrlich angesehen wird.

3.6 Rücknahmepflichten für Verkaufsverpackungen

Auszug:

§ 6

(1) Der Vertreiber ist verpflichtet, vom Endverbraucher gebrauchte Verkaufsverpackungen in oder in unmittelbarer Nähe der Verkaufsstelle kostenlos zurückzunehmen. Diese Verpflichtung beschränkt sich auf Verpackungen der Art, Form und Größe und auf Verpackungen solcher Waren, die der Vertreiber in seinem Sortiment führt. Für Vertreiber mit einer Verkaufsfläche von weniger als 200 m² beschränkt sich die Rücknahmeverpflichtung auf die Verpackungen der Marken, die der Vertreiber in Verkehr bringt.

(1 a) Der Versandhandel ist verpflichtet, gebrauchte Verkaufsverpackungen ohne Kosten für den Endverbraucher zurückzunehmen, zum Beispiel durch geeignete Rückgabemöglichkeiten in zumutbarer Entfernung zum Endverbraucher. In der Warensendung und in den Katalogen ist auf die Rückgabemöglichkeit hinzuweisen.

(2) Hersteller und Vertreiber sind verpflichtet, die von Vertreibern nach Absatz 1 zurückgenommenen Verpackungen zurückzunehmen und einer erneuten Verwendung oder einer stofflichen Verwertung außerhalb der öffentlichen Abfallentsorgung zuzuführen. Diese Verpflichtung beschränkt sich auf Verpackungen der Art, Form und Größe sowie auf Verpackungen solcher Waren, welche die jeweiligen Hersteller und Vertreiber in Verkehr bringen.

(3) Die Verpflichtungen nach Absatz 1, 1 a und 2 entfallen für solche Hersteller und Vertreiber, die sich an einem System beteiligen, das flächendeckend im Einzugsgebiet des nach Absatz 1 verpflichteten Vertreibers eine regelmäßige Abholung gebrauchter Verkaufsverpackungen beim Endverbraucher oder in der Nähe des Endverbrauchers in ausreichender Weise gewährleistet und die im Anhang zu dieser Verordnung genannten Anforderungen erfüllt. Dieses System ist auf vorhandene Sammel- und Verwertungssysteme der entsorgungspflichtigen Körperschaften, in deren Bereich es eingerichtet wird, abzustimmen. Die Abstimmung ist Voraussetzung für die Feststellung nach Satz 6. Die Belange der entsorgungspflichtigen Körperschaften sind dabei besonders zu berücksichtigen. Die entsorgungspflichtigen Körperschaften können die Übernahme beziehungsweise Mitbenutzung der Einrichtungen, die für die Sammlung und Sortierung von Materialien der im Anhang zu dieser Verordnung genannten Art erforderlich sind, gegen ein angemessenes Entgelt verlangen. Daß ein solches System flächendeckend eingerichtet ist, stellt die für die Abfallwirtschaft zuständige oberste Landesbehörde oder die von ihr bestimmte Behörde auf Antrag durch Allgemeinverfügung fest, die öffentlich bekanntgemacht ist. Die Freistellung nach Satz 1 wird vom Zeitpunkt der öffentlichen Bekanntmachung an wirksam. Wurde der Antrag vor dem 1. Januar 1993 gestellt, so genügte für die Freistellung bis zum 1. März 1993 der Nachweis, daß ein System eingerichtet ist, das eine regelmäßige Erfassung gebrauchter Verkaufsverpackungen beim Endverbraucher oder in der Nähe des Endverbrauchers gewährleistet. (s. Anhang zu § 6 S. 683)

(4) Die zuständige Behörde kann ihre Entscheidung nach Absatz 3 Satz 6 widerrufen, sobald und soweit sie feststellt, daß die im Anhang zu dieser Verordnung genannten Anforderungen nicht eingehalten werden. Sie macht den Widerruf ebenfalls öffentlich bekannt. Sie kann den Widerruf auf bestimmte Stoffarten beschränken, soweit nur für diese die im Anhang zu dieser Verordnung genannten Erfassungs-, Sortierungs- und Verwertungsquoten nicht erreicht werden. § 6 Abs. 1, 1a und 2 findet am ersten Tage des auf die Bekanntmachung des Widerrufs folgenden sechsten Kalendermonats Anwendung.

(5) Der Versandhandel wird von seiner Verpflichtung nach Absatz 1a frei, wenn er sich an den nach Absatz 3 Satz 1 eingerichteten Systemen beteiligt.

Duales System Deutschland. Die Rücknahmepflicht gemäß Abs. 1, 1 a und 2 VerpackV ab 1. 1. 1993 wäre nach dem Wortlaut der Verordnung der Regelfall. In der Praxis unternehmen aber weite Teile des Handels, der Konsumgüterindustrie, der Verpackungswirtschaft und der Vormaterialhersteller große Anstrengungen, ein System nach § 6 Abs. 3 zu gewährleisten. Sie gründeten zu diesem Zweck bereits im September 1990 die Duales System Deutschland Gesellschaft für Abfallvermeidung und Sekundärrohstoffgewinnung mbH (DSD) mit Sitz in Bonn. Dieses Unternehmen, mit inzwischen mehr als 600 Gesellschaftern, organisiert die flächendeckende Sammlung gebrauchter Verkaufsverpackungen im Bundesgebiet und deren stoffliche Verwertung. Die DSD verfügt nicht über eigene Entsorgungskapazitäten und beauftragt daher kommunale und private Entsorgungsunternehmen. Die Erfassung muß in zumutbarer Entfernung vom Endverbraucher geschehen, für regelmäßige Abholung ist zu sorgen. Durch die Sortierung der Wertstoffe muß ein größtmöglicher Anteil zur Verwertung bereitgestellt werden. Die Erfassungs- und Verwertungsquoten im Anhang der Verpackungsverordnung legen detaillierte Anforderungen an dieses System fest. Der zugrundeliegende Verpackungsverbrauch in der Bundesrepublik Deutschland wurde im Januar 1993 bekanntgemacht[37]. Das Duale System erfüllt alle Bedingungen des § 6 Abs. 3 VerpackV, so daß im Frühjahr 1993 die zuständigen Minister in allen Bundesländern die Freistellung von der Rücknahmeverpflichtung erklärten, allerdings vielfach unter Auflagen.

Grüner Punkt. Jeder Hersteller, der vom Dualen System das Recht erhält, den „Grünen Punkt" (Abb. 11.7) zu verwenden, befreit sich damit von der Rücknahmepflicht für Verkaufsverpackungen. Er muß dazu zwei Voraussetzungen erfüllen:

1. *Vorlage einer Verwertungsgarantie.*
2. *Zahlung der Nutzungsgebühr.* Die Abnahme- und Verwertungsgarantien für die verschiedenen Verpackungsmaterialien werden von eigens ge-

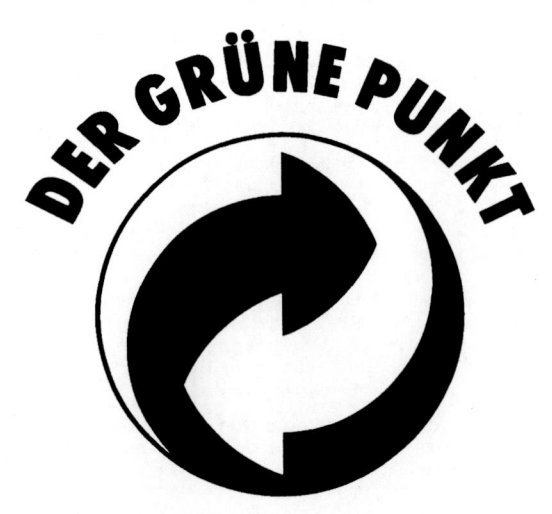

Abb. 11.7 Der Grüne Punkt: das Symbol für die Entsorgung von Verpackungen durch die Duale System Deutschland GmbH. Quelle: Duales System Deutschland (07/1993)

gründeten Verwertungsgesellschaften ausgesprochen. Als Träger fungieren die Hersteller der Verpackungsmaterialien, die für die erforderlichen Recyclingkapazitäten sorgen wollen. Derzeit liegen für alle Verpackungsmaterialien, die im Anhang der Verordnung genannt sind, uneingeschränkte Verwertungserklärungen vor. Damit wird der Grüne Punkt unterschiedslos an jedes Unternehmen vergeben, das ihn für seine Verpackungen beantragt. Die Umweltverträglichkeit einer Verpackung spielt keine Rolle.

Nutzungsgebühr. Sie orientierte sich anfangs nur am Volumen der Verpackung und betrug durchschnittlich 0,02 DM pro Packung. Bei ca. 100 Mrd. Verpackungen jährlich in der Bundesrepublik Deutschland sollten so die erwarteten Betriebskosten des Dualen Systems in Höhe von 2 Mrd. DM gedeckt werden. Seit dem 1. 10. 1993 gilt eine neue Gebührenordnung, die das Material und die Masse der Verpackung einbezieht. Die Sätze betragen für Glas 0,16 DM/kg, Papier und Karton 0,33 DM/kg, Weißblech 0,56 DM/kg, Aluminium und andere Metalle 1,00 DM/kg, Kunststoffe 3,00 DM/kg, Verbunde 1,66 DM/kg und Naturmaterialien 0,20 DM/kg zzgl. Mehrwertsteuer. Die Sätze berücksichtigen die Kosten für Sammlung, Sortierung und Aufbereitung. Für Kunststoffe ist auch die Verwertung in der Gebühr enthalten. Die anderen Materialien übernehmen die Verwertungsgesellschaften kostenfrei. Das Gebührenaufkommen steigt ab 1. 10. 1993 um ca. 190 Prozent. Die gestaffelten Preise sollen nach Aussagen der DSD auch eine Steuerung hin zu leicht verwertbaren Verpackungen bewirken; da die entsprechenden Kosten bisher jedoch nicht aufgedruckt werden, kann der Verbraucher nicht zielgerichtet entscheiden.

Der Deutsche Apothekertag 1991 beschloß, auch für Arzneimittelverpackungen die Entsorgung über das Duale System zu fordern. Die Packungen vieler Hersteller tragen inzwischen den „Grünen Punkt" (Abb. 11.8).

Leere Arzneimittelverpackungen ohne Grünen Punkt entsorgt der Patient in der Regel auch über die Sammeltonnen des Dualen Systems. Bringt ein Patient jedoch eine solche Verpackung in die Apotheke zurück, ist sie zur Rücknahme verpflichtet. Der Apotheker muß die Verpackung

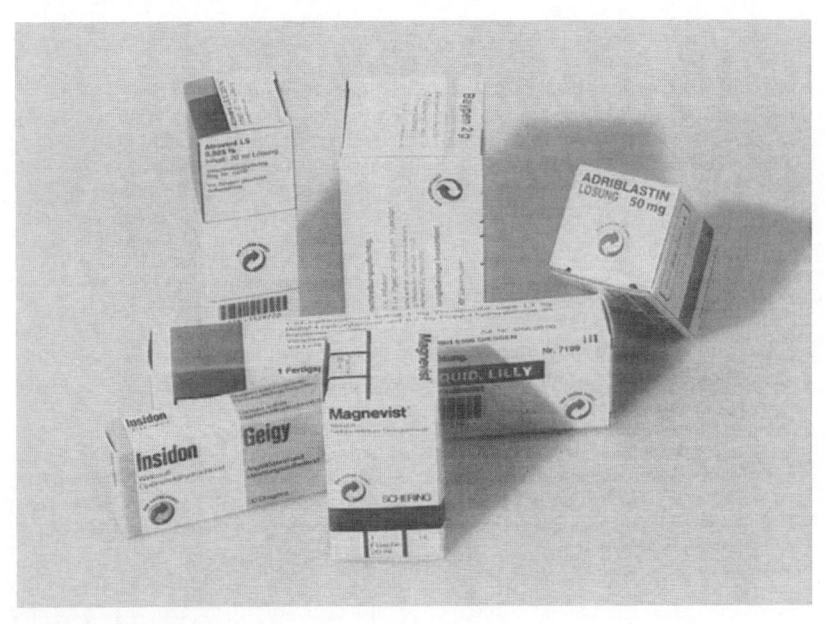

Abb. 11.8 Arzneimittelverpackungen tragen den Grünen Punkt

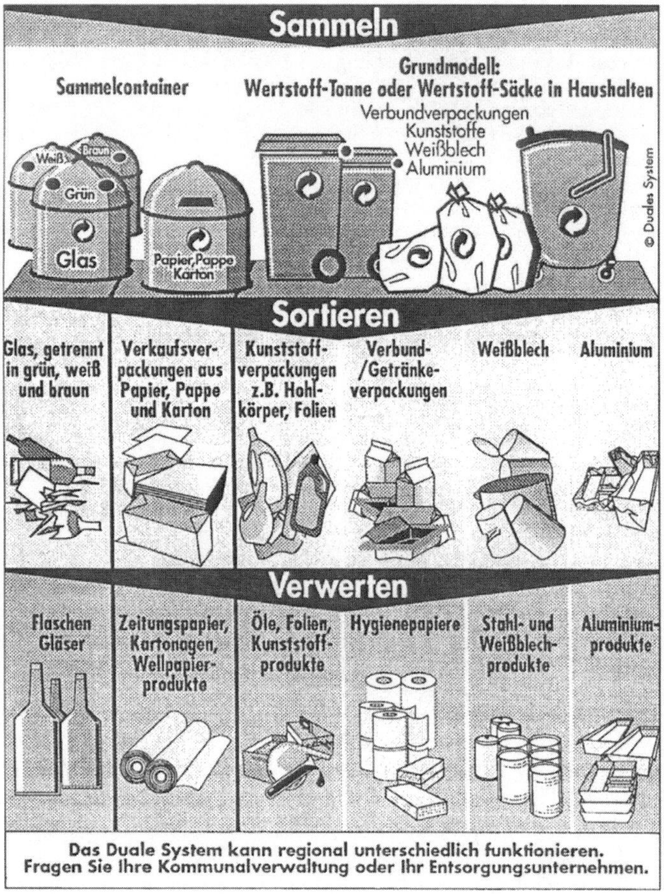

Abb. 11.9 Duales System: Schema der getrennten Erfassung und der Rückführung zur Verwertung. Quelle: Duales System Deutschland (07/1993)

dann der stofflichen Verwertung zuführen. Um dies für Rezepturbehältnisse zu vermeiden, müßte jede einzelne Apotheke als Abfüllbetrieb die Lizenz bei der DSD erwerben. Sinnvoller ist die pragmatische Lösung, daß die Anbieter von Leergefäßen für den Apothekenbedarf entsprechende Vereinbarungen mit dem Dualen System abschließen. Bisher hat lediglich die Fa. Wepa den Antrag bei der DSD gestellt, und dies nur für Salbenkruken. Verschiedene Äußerungen aus dem Bundesumweltministerium im Jahr 1993 deuteten an, man fürchte die Untermischung von nicht vollständig geleerten Arzneimittelpackungen in der Gelben Tonne. Konkrete Ankündigungen einer Ausnahme von der Verpackungsverordnung für die Arzneimittelverpackungen gibt es aber nicht.

Sammellogistik. Die Sammellogistik des Dualen Systems ist in Abb. 11.9 dargestellt. Sie zielt auf die Haushalte als Entstehungsort von Verpackungsabfällen. Die bekannten Wertstoffarten wie Glas in den Farben Weiß, Grün und Braun sowie Papier und Karton, werden beibehalten. Dazu kommt die Fraktion der Leichtverpackungen, die in der „Gelben Tonne" gesammelt wird. Sie vereint die Materialien Kunststoff, Aluminium, Weißblech, andere Metalle und Verbundwerkstoffe. Die Verpackungsverordnung kennt keine eigenen Regelungen für Nicht-Haushalte. Das Duale System hat große Schwierigkeiten, sich auf die speziellen Probleme in diesem Bereich einzustellen, z. B. bei der Entsorgung von Krankenhäusern und Arztpraxen. Hier beklagt das Duale System hohe Störstoffgehalte in Verpackungsabfällen. Es handelt sich um Einmalspritzen, Einmalhandschuhe oder Kanülen, Infusionsgeräte und andere verletzungsgefährdende Abfälle. Auch für die strenge Abtrennung von blutverschmierten Abfällen und Verpackungen muß das Krankenhaus sorgen, wenn das Duale System die Entsorgung von Verpackungsabfällen übernehmen soll. Die Arbeitssicherheit in den Sortierbetrieben ist andernfalls gefährdet.

Ziel lokaler Vereinbarungen wird es daher sein, bestehende differenzierte Wertstoffsammlungen mit hoher Trennschärfe und Sortierreinheit in das Duale System einzubringen und eine Honorierung des erforderlichen Aufwands zu erreichen. Die Verpackungsverordnung verpflichtet das Duale System zur Abstimmung mit vorhandenen Sammel- und Verwertungssystemen. Diese Vorschrift eröffnet die Chance für entsprechende Verhandlungen (s. a. Abschn. 8). Zusätzliche Probleme entstehen durch die Haltung des Bundeskartellamtes, das ein Entsorgungsmonopol in Form des DSD verhindern will. Der Tätigkeitsbereich des Dualen Systems soll in Zukunft auf Haushaltungen und diesen gleichgestellte Anfallstellen beschränkt werden. Nach heutiger Sicht sind die Krankenhäuser hier eingeschlossen. Die gleichzeitige Entsorgung von Transportverpackungen durch das Duale System wird nicht akzeptiert.

3.7 Pfanderhebungspflicht

Auszug:

§ 7

Vertreiber, welche flüssige Lebensmittel in Getränkeverpackungen, die keine Mehrwegverpackungen sind, mit einem Füllvolumen ab 0,2 l abgeben, sind verpflichtet, von ihrem Abnehmer ein Pfand in Höhe von 0,50 DM einschließlich Umsatzsteuer je Getränkeverpackung zu erheben. Für Verpackungen, die keine Mehrwegverpackungen sind, beträgt das Pfand mindestens 0,50 DM einschließlich Umsatzsteuer; ab einem Füllvolumen von 1,5 l ist ein Pfand von mindestens 1,00 DM einschließlich Umsatzsteuer zu erheben. Das Pfand ist von jedem weiteren Vertreiber auf allen Handelsstufen bis zur Abgabe an den Endverbraucher zu erheben. Das Pfand ist jeweils bei Rücknahme der Verpackungen (§ 6 Abs. 1 und 2) zu erstatten.

§ 8

Pfanderhebungspflichten für Verpackungen von Wasch- und Reinigungsmitteln sowie von Dispersionsfarben

§ 7 gilt entsprechend für Verpackungen

1. für Wasch- und Reinigungsmittel im Sinne des § 2 Abs. 1 des Wasch- und Reinigungsmittelgesetzes mit einem Füllvolumen ab 0,2 l, ausgenommen Weichverpackungen und kartongestützte Weichverpackungen, in denen Wasch- oder Reinigungsmittel zum Nachfüllen in Verkehr gebracht werden,

2. für Dispersionsfarben mit einer Füllmasse ab 2 kg. In diesem Falle beträgt das Pfand 2,00 DM.

§ 9

Befreiung von Rücknahme- und Pfandpflichten – Schutz der Mehrwegsysteme

(1) Die §§ 7 und 8 finden keine Anwendung, sofern im Einzugsgebiet des letzten Vertreibers ein System nach § 6 Abs. 3 eingerichtet ist und die für die Abfallwirtschaft zuständige oberste Landesbehörde oder die von ihr bestimmte Behörde dies durch Allgemeinverfügung festgestellt hat. § 6 Abs. 4 gilt entsprechend.

(2) Für Verpackungen für die Getränke Bier, Mineralwasser, Quellwässer, Tafelwässer, Trinkwässer und Heilwässer, Erfrischungsgetränke mit Kohlensäure, Fruchtsäfte, Fruchtnektare, Gemüsesäfte und Erfrischungsgetränke ohne Kohlensäure, Wein (ausgenommen Perl-, Schaum-, Wermut- und Dessertweine) gilt die Freistellung nach Absatz 1 nur so lange, wie der Anteil für Mehrwegverpackungen dieser Getränke im jeweiligen Einzugsgebiet nicht unter den im Jahre 1991 im Einzugsgebiet bestehenden Anteil, unabhängig davon aber insgesamt im Geltungsbereich des Abfallgesetzes nicht unter 72 vom Hundert sinkt; bei Mehrwegverpackungen für pasteurisierte Konsummilch beträgt der entsprechende Anteil 17 vom Hundert. Die Bundesregierung entscheidet drei Jahre nach Inkrafttreten dieser Verordnung über die notwendige Erhöhung und Differenzierung der Mehrweganteile.

(3) Die Bundesregierung gibt die nach Absatz 2 erheblichen Mehrwegverpackungsanteile jeweils bis zum 30. Juni jeden Jahres im Bundesanzeiger bekannt. Ist danach der Anteil der Mehrwegverpackungen unter die in Absatz 2 genannten Vomhundertsätze gesunken, so wird zu dem ersten Tage des auf die Bekanntmachung folgenden sechsten Kalendermonats eine erneute Erhebung über die nach Absatz 2 erheblichen Mehrwegverpackungsanteile durchgeführt. Auch diese Erhebung wird im Bundesanzeiger bekanntgemacht. Liegt auch bei dieser erneuten Erhebung der Anteil der Mehrwegverpackungen unter den in Absatz 2 genannten Vomhundertsätzen, findet § 7 vom ersten Tage des auf die letzte Bekanntmachung folgenden sechsten Kalendermonats Anwendung.

§ 10

Beschränkung der Rücknahme- und Pfanderstattungspflichten

Vertreiber in einem Einzugsgebiet, in dem die §§ 7 und 8 Anwendung finden, können die Rücknahme und die Pfanderstattung für solche Verpackungen verweigern, die aus Einzugsgebieten stammen, in denen eine Freistellung nach § 6 Abs. 3 erfolgt ist. Zur Unterscheidung können sie ihre Verpackungen zusammen mit Pfandmarken ausgeben oder auf andere Weise kenntlich machen.

Die Pflicht zur Pfanderhebung nach § 7 VerpackV betrifft auch die Apotheke. Die Verpackungen von Trink- und Sondennahrung zur enteralen Ernährung, von bestimmten diätetischen Lebensmitteln und von Mineralwässern entsprechen der Definition der Getränkeverpackung in § 3. Handel und Industrie wollen die Pfandpflicht für Einweg-Getränkeverpackungen wegen des hohen Aufwands für die Abwicklung allerdings vermeiden und werden, neben der Einrichtung des Dualen Systems, den Mehrweganteil oberhalb der in § 9 Abs. 2 geforderten Prozentzahlen zu halten suchen.
Die Mehrwegquote von 72 Prozent schützt die bestehenden Systeme (Stand: 10/1990), enthält aber keine Anreize zu weiterer Abfallvermeidung. Der Bundesrat beauftragte daher die Bundesregierung zu prüfen, ob nicht Quoten von 76 Prozent in 1996, 78 Prozent in 1998 und 81 Prozent im Jahr 2000 zu fordern sind. Nach Mitteilung der Bundesregierung stieg die Mehrwegquote für Getränkeverpackungen bis Ende 1992 auf 75 Prozent.

3.8 Beauftragung Dritter

Auszug:

§ 11

Hersteller und Vertreiber können sich zur Erfüllung der in dieser Verordnung bestimmten Pflichten Dritter bedienen. Die Rücknahme von Verpackungen und die Erstattung von Pfandbeträgen kann auch über Automaten erfolgen.

Die Beauftragung Dritter ist in vielen Fällen ökologisch sinnvoll, da sie den Rücktransport von Verpackungen über lange Strecken bis zur Quelle verhindert. Auch ausländischen Anbietern steht dieser Weg offen, so daß der freie Warenverkehr entsprechend der EG-Verträge nicht gestört wird. Wenn eine zuständige Behörde die Freistellung nach § 6 Abs. 3 VerpackV widerruft, können die Betreiber des Dualen Systems auch auf der Basis des § 11 tätig werden.

3.9 Ordnungswidrigkeiten

Auszug:

§ 12

Ordnungswidrig im Sinne des § 18 Abs. 1 Nr. 11 des Abfallgesetzes handelt, wer vorsätzlich oder fahrlässig

1. entgegen § 4 Transportverpackungen nicht nach Gebrauch zurücknimmt oder nicht einer erneuten Verwendung oder einer stofflichen Verwertung außerhalb der öffentlichen Abfallentsorgung zuführt,
2. entgegen § 5 Abs. 1 Umverpackungen nicht entfernt und dem Endverbraucher auch keine Gelegenheit zum Entfernen von Umverpackungen gibt,
3. entgegen § 5 Abs. 2 die dort bezeichneten Hinweise nicht gibt,
4. entgegen § 5 Abs. 3 Satz 1 Sammelgefäße nicht gut sichtbar oder gut zugänglich bereitstellt,
5. entgegen § 5 Abs. 3 Satz 2 Umverpackungen nicht einer erneuten Verwendung oder einer stofflichen Verwertung außerhalb der öffentlichen Abfallentsorgung zuführt,
6. entgegen § 6 Abs. 1 Satz 1 oder Abs. 2 Satz 1 Verkaufsverpackungen nicht zurücknimmt,
6a. entgegen § 6 Abs. 1a gebrauchte Verkaufsverpackungen nicht zurücknimmt,
7. entgegen § 6 Abs. 2 Satz 1 zurückgenommene Verkaufsverpackungen nicht einer erneuten Verwendung oder einer stofflichen Verwertung außerhalb der öffentlichen Abfallentsorgung zuführt oder
8. entgegen § 7, auch in Verbindung mit § 8, ein Pfand nicht erhebt oder nicht erstattet.

Anhang (zu § 6 Abs. 3)

Die zuständige Behörde trifft die Feststellung nach § 6 Abs. 3, wenn folgende Anforderungen erfüllt sind:

I. Allgemeine Anforderungen

Es ist mit geeigneten Systemen sicherzustellen, daß Verpackungen beim Endverbraucher (Holsysteme) oder in der Nähe des Endverbrauchers durch Container oder andere geeignete Sammelbehältnisse (Bringsysteme) oder durch eine Kombination beider Systeme erfaßt und anschließend sortiert und stofflich verwertet werden. Dabei sind die bestehenden Systeme der kommunalen Gebietskörperschaften einzubeziehen. Mit den Systemen nach Satz 1 sind die nach

- Ziffer II festgelegten Erfassungsquoten,
- Ziffer III festgelegten Sortierungsquoten und die nach
- Ziffer IV festgelegten Anforderungen an die Wertstoffverwertung

zu erreichen.

II. Quantitative Anforderungen an Erfassungssysteme

Es müssen im Jahresmittel im Einzugsgebiet (§ 3 Abs. 4) vom Antragsteller mindestens folgende tatsächlich erfaßte Anteile, jeweils bezogen auf das gesamte Aufkommen an Verpackungsmaterialien im Einzugsgebiet in Gewichtsprozent nachgewiesen werden:

am 1. Januar 1993

Material	
Glas	60 %
Weißblech	40 %
Aluminium	30 %
Pappe, Karton	30 %
Papier	30 %
Kunststoff	30 %
Verbunde	20 %

In der Zeit vom 1. Januar 1993 bis zum 30. Juni 1995 galten die für die einzelnen Verpackungsmaterialien angegebenen Quoten als erfüllt, wenn mindestens 50 % der insgesamt anfallenden Verpackungsmaterialien tatsächlich erfaßt wurden.

Ab 1. Juli 1995 sind für die einzelnen Verpackungsmaterialien folgende Anteile nachzuweisen:

Material	
Glas	80 %
Weißblech	80 %
Aluminium	80 %
Pappe, Karton	80 %
Papier	80 %
Kunststoff	80 %
Verbunde	80 %

Die Bundesregierung gibt alle drei Jahre, erstmals 1992, auf der Grundlage geeigneter Erhebungen, bezogen auf das jeweilige Einzugsgebiet, das auf jeden Einwohner im Mittel entfallende Aufkommen an gebrauchten Verpackungen, aufgeschlüsselt nach Verpackungsmaterialien und Pro-Kopf-Verbrauch, im Bundesanzeiger bekannt.
Der Nachweis der tatsächlich erfaßten Anteile ist ab 1995 bis zum 31. Dezember des jeweiligen Jahres, auf der Grundlage der Einwohnerstatistik für das Einzugsgebiet (§ 3 Abs. 4) und des von der Bundesregierung bekanntgemachten Pro-Kopf-Aufkommens an gebrauchten Verpackungen zu erbringen.

III. Quantitative Anforderungen an Sortieranlagen

Von den im Einzugsgebiet (§ 3 Abs. 4) erfaßten Verpackungen müssen im Jahresmittel mindestens folgende Stoffarten in stofflich verwertbarer Qualität in Gewichtsprozent aussortiert werden:

Material	am 1. Januar 1993	am 1. Juli 1995
Glas	70 %	90 %
Weißblech	65 %	90 %
Aluminium	60 %	90 %
Pappe, Karton	60 %	80 %
Papier	60 %	80 %
Kunststoff	30 %	80 %
Verbunde	30 %	80 %

Die Sortierungsquoten sind vom Antragsteller in überprüfbarer Form zu den in Ziffer II genannten Terminen nachzuweisen.
Stofflich nicht verwertbare Sortierreste sind den Trägern der öffentlichen Abfallentsorgung als Gewerbeabfall zu überlassen.

Als stofflich nicht verwertbare Sortierreste gelten nur Stoffe, die

- nicht mit Hilfe manueller oder maschineller Sortierung in stofflich verwertbare Fraktionen zerlegt werden können,
- durch andere als die ursprünglichen Füllgüter oder durch verpackungsfremde Stoffe verschmutzt oder kontaminiert sind,
- keine Verpackungsbestandteile sind.

IV. Anforderungen an die Wertstoffverwertung
Die nach Ziffer III aussortierten Wertstoffmengen sind einer stofflichen Verwertung zuzuführen. Der Antragsteller hat in überprüfbarer Form zu den in Ziffer II genannten Terminen Nachweise zu erbringen, daß eine stoffliche Verwertung der aussortierten Wertstoffe gewährleistet ist.

3.10 Wertstoffverwertung

Die Bundesregierung erwartet ab 1993 ein jährliches Aufkommen an Hausmüll und hausmüllähnlichen Gewerbeabfällen von ca. 40 Mio. Tonnen. Die Gesamtproduktion der Verpackungsindustrie in der Bundesrepublik Deutschland betrug 15,3 Mio. Tonnen im Jahr 1991. Durch die Verpackungsverordnung soll die öffentliche Abfallentsorgung um etwa 8 Mio. Tonnen entlastet werden. Da weiterhin Verpackungen notwendig sind, müssen für den Großteil dieser Mengen die Verwertungskapazitäten im privatwirtschaftlichen Bereich geschaffen werden.

Glas. Das Verpackungsmaterial Glas wird intensiv gesammelt und verwertet. Der Absatz erreichte im Jahr 1990 4,0 Mio. Tonnen, der Altglaseinsatz betrug 1,8 Mio. Tonnen, entsprechend 45 Prozent. Die Verpackungsverordnung forderte ab 1.1.1993 60 % Erfassungsquote, wovon 70 % zu verwerten waren. Die Zielsetzung für das Jahr 1995 von 80 Prozent Erfassung und 90 Prozent Verwertung, entsprechend einer Recyclingquote von 72 Prozent, scheint erreichbar. Voraussetzung ist eine breitere Verwendung und Akzeptanz von gefärbten Glassorten bei Herstellern und Verbrauchern. Die Produktion von rein weißem Glas ist stets mit höheren Umweltbelastungen verbunden. Die deutsche Glasindustrie beklagt allerdings die zu hohen Erfassungskosten seit Einführung des Dualen Systems, darüber hinaus habe sich die Qualität des gesammelten Altglases verschlechtert. Pläne zum Ausstieg aus dem Dualen System und für den Aufbau einer unabhängigen Sammelstruktur liegen bereit, falls den Wünschen der Glasindustrie nicht Rechnung getragen wird. Aus abfallwirtschaftlicher Sicht ist Glas relativ günstig zu beurteilen. Aus ökologischer Sicht stellt das hohe Verpackungsgewicht einen wesentlichen Nachteil dar.

Kunststoff. Die Verwertung von Kunststoffverpackungen verursacht große Schwierigkeiten. Die kunststofferzeugende und -verarbeitende Industrie hatte für diesen Bereich die Verwertungsgesellschaft Gebrauchte Kunststoffverpackungen mbH (VGK), Frankfurt/M., gegründet. Nach verschiedenen Unregelmäßigkeiten und Vorwürfen gegen die VGK gründen die DSD und die Kunststoffindustrie gemeinsam einen neuen Träger der Verwertung von Kunststoffverpackungen. Vor 1991 wurden diese Verpackungsabfälle aus Haushalten nur in sehr geringem Umfang, ca. 10 000 Tonnen jährlich, verwertet. Gemischte Kunststoffabfälle ließen sich nur zu dickwandigen Formteilen mit geringen Absatzchancen verpressen. Die Sortierung war zu aufwendig, um sich am Markt durchzusetzen. Sortenreine Kunststoffabfälle können als Regranulate in die Neuproduktion von Kunststoffartikeln eingeschleust werden. Die Aufarbeitung mindert die Qualität des Kunststoffs, so daß stets Neuware zugesetzt werden muß. Für das Kunststoffrecycling paßt daher oft der Begriff „Downcycling". Der hochwertige Rohstoff endet rasch als Produkt mit geringem Gebrauchswert. Bei einer Produktion von 1,4 Mio. Tonnen Kunststoffverpackungen, mußten im Jahr 1993 gemäß Verpackungsverordnung mindestens 120 000 Tonnen verwertet werden. Die Verbraucher sammelten aber nach Schätzungen mit 450 000 Tonnen Kunststoffverpackungen weit mehr als gefordert, so daß über 350 000 Tonnen zu verwerten waren. Die Kapazität betrug aber lediglich 230 000 Tonnen, davon 105 000 Tonnen im Ausland. Die Überschußmengen schaffte die DSD in Zwischenlager. Im Jahr 1995, wenn bei der Recyclingquote von 64 Prozent etwa 1 Mio. Tonnen Kunststoffverpackungen zu verwerten sind, wird sich die Situation verschärfen. Die Verwertung im Ausland stößt auf wachsenden Widerstand. Die Länder der Europäischen Gemeinschaft einigten sich 1993 im gemeinsamen Standpunkt zu einer EG-Verpackungsrichtlinie mehrheitlich auf sehr viel niedrigere Recyclingquoten als in der deutschen Verpackungsverordnung festgelegt. Einzelne EG-Mitglieder dürfen danach höhere Quoten nur dann fordern, wenn die Verwertung im betreffenden Land geschieht.

Nach Angaben der DSD sollen auf längere Sicht vermischte und verunreinigte Kunststoffabfälle in Hydrieranlagen verarbeitet werden. Dieses chemische Recycling ist eine Form der stofflichen Verwertung. Dabei entsteht ein „synthetisches Rohöl". Kritiker stellen die Energiebilanz auf und wenden ein, der erforderliche Energieaufwand stehe in einem sehr ungünstigen Verhältnis zur Ausbeute. Das Verfahren stellt keine Neuentwicklung dar, wurde wegen der hohen Kosten im Vergleich zur Rohölgewinnung in der Vergangenheit aber kaum genutzt. Die erforderlichen Anlagen müßten größtenteils erst errichtet werden. Altanlagen mit einer Kapazität von 40 000 Tonnen/Jahr sollen ab 1993 genutzt werden. Eingehende Veröffentlichungen zur Toxikologie der Rückstände sowie zur ökologischen Bewertung dieses Verfahrens fehlen heute noch.

Andererseits könnte sich die Verbrennung von verunreinigten und vermischten Kunststoffabfällen mit dem Ziel der Energiegewinnung als vorteilhaft erweisen, wenn man alle Auswirkungen auf die Umwelt berücksichtigt. Letztendlich bleibt es eine politische Entscheidung, ob das Duale System trotz der begrenzten Verwertungsmöglichkeiten für Kunststoffe die Freistellungserklärung behält. Ein Entwurf aus dem Bundesumweltministerium für die Novellierung der Verpackungsverordnung liegt vor. Er enthält niedrigere Verwertungsquoten und verlängerte Fristen zu ihrer Umsetzung.

4 Umweltverträgliche Gestaltung von Arzneimittelverpackungen

Die Verpackung von Arzneimitteln erfüllt verschiedene unverzichtbare Funktionen (→ Bd. 2, → Verpackung pharmazeutischer Produkte). Dem besonderen Charakter dieser Produkte entsprechend besitzen der Schutz des Inhalts bis zu seiner Anwendung am Patienten und die Sicherheit aller beteiligten Personen hohe Priorität (Abb. 11.10).

Wer Arzneimittelverpackungen entwickelte, brauchte der Entsorgungsfrage bis vor einigen Jahren wenig Bedeutung beimessen. Auch die Verbraucher stellten kaum entsprechende Forderungen[38]. Ende der 80er Jahre, vor dem Hintergrund wachsender Abfallberge und in Erwartung staatlicher Maßnahmen gerade im Verpackungsbereich, setzt das Umdenken ein. Im Rahmen des produktionsintegrierten Umweltschutzes entwickeln verschiedene Pharmahersteller neue Formen der Verpackung. Die Verbraucher fordern Umweltverträglichkeit jetzt auch bei Arzneimittelverpackungen. Die Einkäufer wollen ihre Entscheidungsfreiheit beim Einkauf benutzen, um die schnelle Realisierung von Verbesserungen anzustoßen[39].

Die Frage der Entsorgung ist nicht allein für die Umweltverträglichkeit eines Produkts entscheidend. Vielmehr ist die Gesamtheit aller Umweltbelastungen zu berücksichtigen, die eine Verpackung von der Produktion der Rohstoffe bis zur Endlagerung ihrer Überreste verursacht. Die ideale Arzneimittelverpackung läßt sich wie folgt beschreiben (nach Lit.[40]):

1. Sie besteht aus einem einzigen Material oder verschiedenen Materialien, die problemlos wiederverwertet werden können.
2. Bei der Herstellung wird so wenig Energie wie möglich verbraucht, und es werden so wenig wie möglich umweltbelastende Emissionen und minimale Gesundheitsbelastungen an den Arbeitsplätzen verursacht.
3. Nur die Menge an Material wird eingesetzt, die nötig ist, damit die Verpackung ihre Aufgaben erfüllt.
4. Die Verpackung kann unbegrenzt wiederverwendet werden.
5. Die Verpackung wird wiederverwertet, wenn sie nicht mehr benötigt wird.

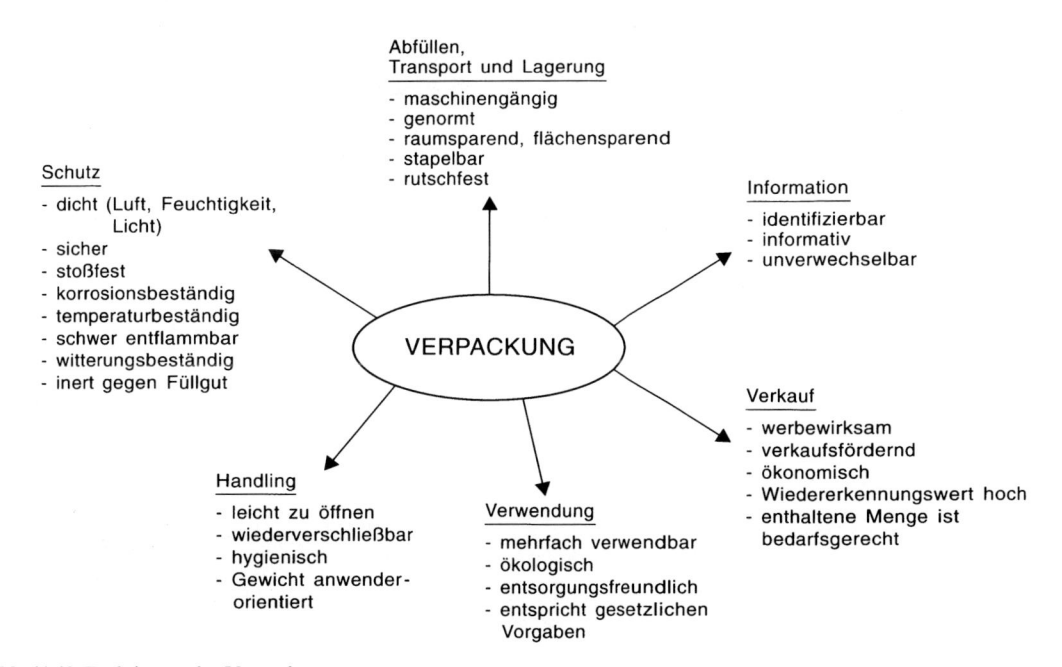

Abfüllen, Transport und Lagerung
- maschinengängig
- genormt
- raumsparend, flächensparend
- stapelbar
- rutschfest

Schutz
- dicht (Luft, Feuchtigkeit, Licht)
- sicher
- stoßfest
- korrosionsbeständig
- temperaturbeständig
- schwer entflammbar
- witterungsbeständig
- inert gegen Füllgut

Information
- identifizierbar
- informativ
- unverwechselbar

VERPACKUNG

Handling
- leicht zu öffnen
- wiederverschließbar
- hygienisch
- Gewicht anwenderorientiert

Verwendung
- mehrfach verwendbar
- ökologisch
- entsorgungsfreundlich
- entspricht gesetzlichen Vorgaben

Verkauf
- werbewirksam
- verkaufsfördernd
- ökonomisch
- Wiedererkennungswert hoch
- enthaltene Menge ist bedarfsgerecht

Abb. 11.10 Funktionen der Verpackung

6. Das Recyclingmaterial wird wieder zu einer Verpackung, es erleidet keinen Qualitätsverlust.
7. Die Verpackung ist integriert in eine optimal umweltverträgliche Logistik für alle Transportvorgänge.
8. All dies ist zu einem vernünftigen Preis möglich.

In der Praxis sind die Forderungen nur unvollkommen zu erfüllen. Die folgenden drei Grundsätze ordnen alle konkreten Maßnahmen gemäß ihrer Wertigkeit. Die Beispiele zeigen, daß einerseits bereits Verbesserungen realisiert sind, andererseits noch viele Wünsche offen bleiben.

4.1 Mehrwegsysteme

Mehrwegsysteme sollten für alle Verpackungsarten erwogen und erprobt werden. Finden wir gleichzeitig Normen für alle Flaschen, Behältnisse, Verschlüsse, Anschlüsse usw., werden die Mehrwegartikel verschiedener Hersteller austauschbar. Erst dadurch sind die Voraussetzungen für praktikable, herstellerübergreifende Sammelsysteme geschaffen. Rücktransporte über unnötig lange Wege entfallen somit. Mit der Einführung wiederverwendbarer Aufhänger für Infusionsflaschen (Abb. 11.11) entfällt der Einwegaufhänger, der zuvor mit jeder Flasche geliefert wurde. Dies vermeidet ca. 50 Mio. Einwegaufhänger, entsprechend ca. 300 Tonnen Kunststoffabfall jährlich in der Bundesrepublik Deutschland.

Einwegkartonagen können durch Mehrweg-Transportverpackungen aus Kunststoff ersetzt werden. Der pharmazeutische Großhandel zeigt dies seit vielen Jahren bei der Belieferung von Apotheken. Für den Versand der pharmazeutischen Industrie werden entsprechende Konzepte in Folge der Verpackungsverordnung entwickelt. Das Einsparungspotential liegt in der Größenordnung von jährlich 5000 Tonnen Wellpappe-Faltkisten im Bundesgebiet. Da pharmazeutische Großhandlungen, Krankenhausapotheken und krankenhausversorgende Apotheken mit sehr vielen Lieferanten zusammenarbeiten, bietet sich ein einheitliches, herstellerübergreifendes System an. Unterschiedliche Mehrwegbehälter der verschiedenen Hersteller verursachen bei den Warenempfängern organisatorischen Mehraufwand. Der hohe Platzbedarf für getrennte Lagerung und Bereitstellung zur Abholung stoßen auf Ablehnung.

Pharmabox. Der Bundesverband der Pharmazeutischen Industrie entwickelte das Konzept der Pharmabox. Die Firma Logstar, Bad Iburg, übernimmt die Realisierung als Dienstleister. Die Pharmabox in Abb. 11.12 steht in vier Größen zur Verfügung: P0 mit den Außenmaßen 300 mm × 200 mm × 183 mm, P1 mit 300 × 400 × 228,5, P2 mit 600 × 400 × 228,5 sowie P3 mit 600 × 400 × 340. Die Größen sind modular aufgebaut und nutzen die Fläche der EuroPalette von 120 cm × 80 cm optimal aus. Die Pharmabox läßt sich als eine Kiste aus Polypropylen mit integriertem Deckel beschreiben. Ihr Volumen reduziert sich für den Leertransport durch einen Klappmechanis-

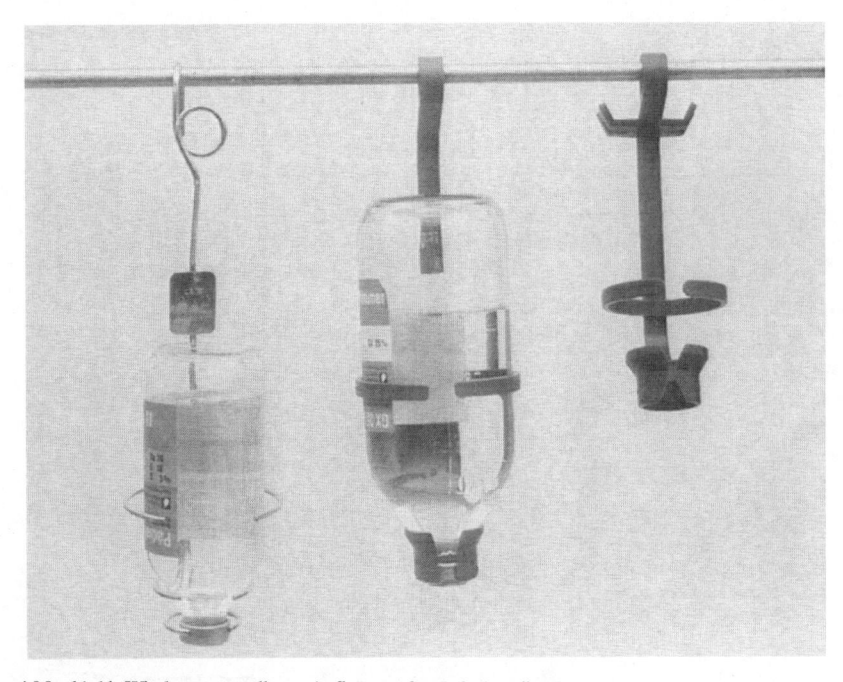

Abb. 11.11 Wiederverwendbare Aufhänger für Infusionsflaschen

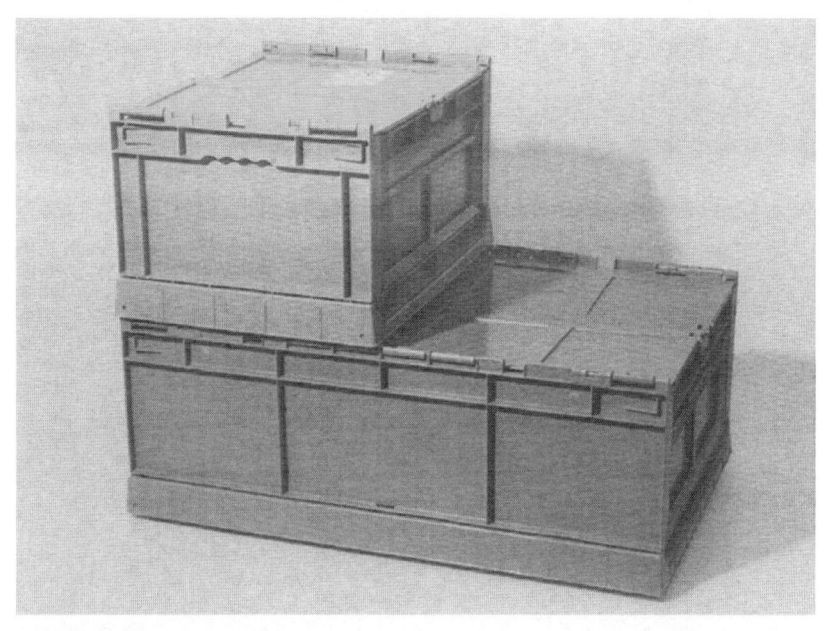

Abb. 11.12 Die Pharmabox bietet viele ökologische Vorteile

mus um ca. 72 Prozent. Der Dienstleister liefert den pharmazeutischen Unternehmen die benötigten Behälter. Der Vertrieb der Ware erfolgt wie bisher durch firmeneigene Lkw oder beauftragte Speditionen. Logstar holt die leeren Behälter bei den Warenempfängern ab und verteilt sie erneut. Außerdem führt Logstar Bestandskonten der Behälter bei allen Systembeteiligten. Wer Behälter empfängt, haftet für die Weitergabe dieser Behälterzahl innerhalb der nächsten Tage. Aus Sicht der Ökologie sind große Teilnehmerzahlen anzustreben. Die notwendigen Transportstrecken werden dann kürzer. Die Pharmabox hat sich unter Praxisbedingungen bewährt und wird von den Warenempfängern akzeptiert. Eine vom Fraunhofer-Institut, Dortmund, erstellte Ökobilanz belegt die Vorteile dieser Mehrwegverpackung gegenüber der Einwegkartonage[41].

Euro-Karton. Mit dem Euro-Karton bietet die Fa. Trans-o-flex eine vergleichbare Transportverpackung an. Sie soll bis zu 10 Umläufe überstehen; zu bezweifeln ist, ob das Material Wellpappe dies bei ungünstigen Bedingungen wie Regenwetter gewährleistet. Darüber hinaus ist der Euro-Karton etwa zwei- bis dreimal schwerer als ein Einwegkarton gleichen Volumens. Der Euro-Karton trägt also zu dem gewünschten Effekt, der Abfallvermeidung, allenfalls in geringem Maß bei.

MTS-Behälter. Die Firma Schoeller International plant ebenfalls ein Mehrweg-Transportbehälter-System (MTS). Ein Ziel dieses Systemanbieters ist, gegenüber der Einwegkartonage keine Mehrkosten zu verursachen. Die MTS-Behälter sind dazu einfach konstruiert und nicht zusammenklappbar gestaltet. Die Volumenreduktion beim Rücktransport beträgt deshalb nur 48–58 Prozent je nach Behältergröße und wird durch Ineinanderstapeln der Behälter erreicht. Dies erfordert einen trapezförmigen Querschnitt, was die vollständige Füllung mit pharmazeutischen Produkten erschwert. Das Flächenangebot der Euro-Palette wird nur unvollständig genutzt. Das Pfandsystem, das Verluste verhindern soll, belastet Versender und Empfänger mit einem hohen Verwaltungsaufwand.

Die Pharmabox gibt derzeit den Standard vor, an dem sich alle anderen Systeme messen lassen müssen. Inzwischen setzen bedeutende Pharmahersteller für den Bereich der Krankenhausbelieferung die Pharmabox ein. Die Akzeptanz bei den Warenempfängern ist hoch. Wegen der geforderten Vereinheitlichung ist nicht zu erwarten, daß sich ein anderes System etablieren wird. Leider bevorzugt der pharmazeutische Großhandel für seinen eigenen Wareneingang noch immer die Belieferung in Einwegkartons.

Mehrwegflasche. Infusionslösungen und Diätetika verursachen einen großen Teil der Verpackungsabfälle im Bereich der pharmazeutischen Produkte. Für eine Krankenhausapotheke wird der Anteil der Infusionsverpackungen am gesamten Verpackungsaufkommen mit 76 Prozent angegeben[42]. Wegen des mit Abstand größten Vermeidungspotentials bietet es sich gerade hier an, nach Verbesserungen zu suchen. Eine Mehrweg-Transportverpackung kann auch bei diesen Produktgruppen die Forderung nach Abfallvermeidung und Verringerung aller Umweltbelastungen erfüllen. Die Mehrwegflasche als Primärverpackung für Diätetika bereitet, da die Technologie aus der Getränkeindustrie bekannt ist, keine grundsätzlichen

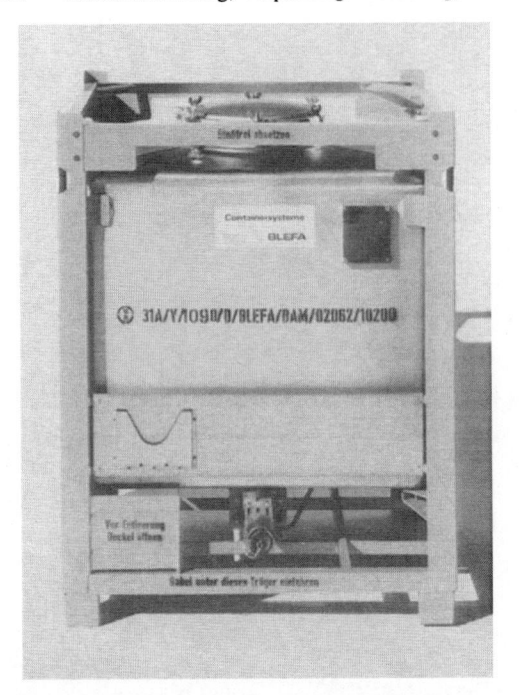

Abb. 11.13 Großbehälter für Desinfektionsmittel verwirklicht das Mehrweg-Prinzip. Quelle: Schülke & Mayr (07/1993)

Probleme. Die Ökobilanz würde aller Voraussicht nach zugunsten der Mehrwegflasche ausfallen. Das System ist in Hinblick auf hohe Umlaufzahlen der Flaschen und Vermeidung unnötig langer Transportwege zu optimieren. Die Hersteller haben entsprechende Überlegungen bisher allerdings noch nicht in die Praxis umgesetzt.

Die Mehrweg-Primärverpackung für Infusionslösungen ist prinzipiell möglich, Erfahrungen mit Mehrweg-Glasflaschen liegen aus der Vergangenheit vor. Die verwendete Technologie muß jedoch weiterentwickelt werden, um unter den Bedingungen industrieller Produktion den heutigen Ansprüchen an die Qualität der Arzneimittel zu genügen. Eine Krankenhausapotheke in München-Bogenhausen, die Infusionslösungen in großem Umfang produziert, stellt sich dieser Aufgabe. Die Bundesstiftung Umwelt finanziert das Projekt mit dem Ziel, eine Anlage zur automatischen und validierten Aufarbeitung von Mehrweginfusionsflaschen aus Glas zu entwickeln. Dabei sollen alle möglichen Beeinträchtigungen der Arzneimittelsicherheit und -qualität untersucht und ausgeschlossen werden. Großes Augenmerk gilt dabei der Partikelbelastung der Lösungen.

Aus ökologischer und ökonomischer Sicht ist schon die Mehrweg-Infusionsflasche aus Glasart I, die heute als einzige Mehrweginfusionsflasche zur Verfügung steht, in vielen Punkten verbesserungsfähig. Eine geänderte Form in Verbindung mit einer Oberflächenvergütung vermindert das Verkratzen der Infusionsflaschen deutlich. Damit läßt sich die Umlaufzahl der Mehrwegflasche erhöhen, ohne die optische Kontrolle der Lösungen auf Partikelfreiheit zu erschweren. Eine kleinere Flaschenöffnung trägt dazu bei, den Materialaufwand für Gummistopfen und Bördelkappe zu reduzieren, die unvermeidlich als Einwegartikel auf dem Abfall landen. Im Vergleich mit der Einweg-Glasinfusionsflasche wird eine Ökobilanz Vorteile für die Mehrweg-Glasflasche erweisen. Umstritten ist noch, ob die Mehrweg-Glasinfusionsflasche bei den hohen Anforderungen die notwendigen Umlaufzahlen erreicht, um mit einer optimierten Einweg-Primärverpackung zu konkurrieren.

Mehrwegverpackungen für Desinfektionsmittel. Sie bieten keine unüberwindlichen Probleme (Abb. 11.13). Die Forderung nach Sporenfreiheit

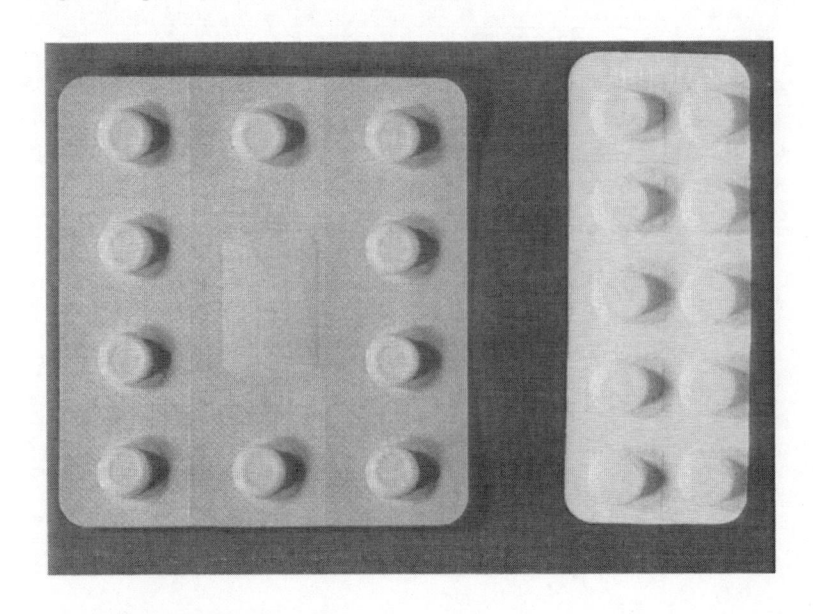

Abb. 11.14 Unterschiedlicher Materialaufwand für Tablettenblister mit gleichem Gebrauchswert

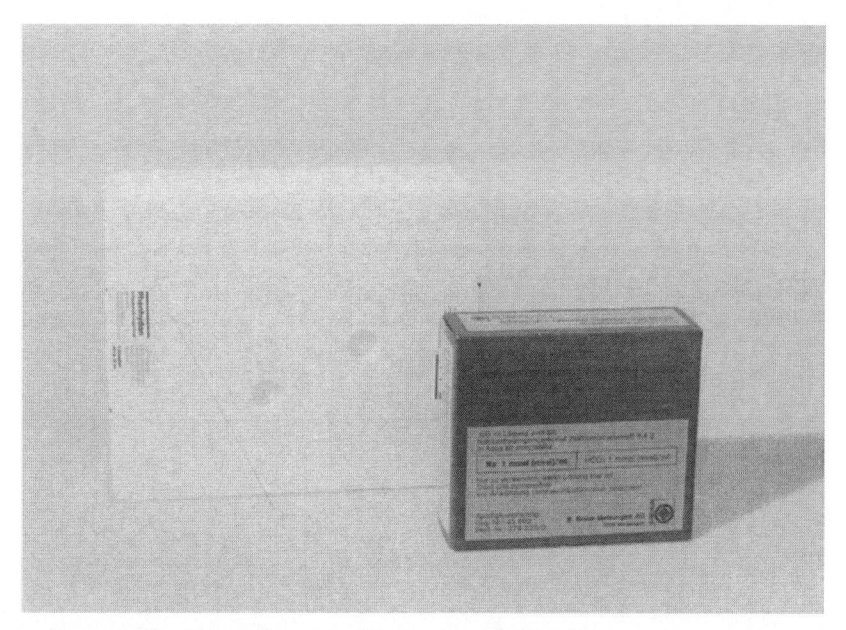

Abb. 11.15 Kartonverpackung und voluminöse Styroporverpackung für Glasampullen

für Haut- und Händedesinfektionsmittel ist allerdings zu beachten. Angeboten werden derzeit Mehrweg-Großbehälter für Flächendesinfektionsmittel. Die Hersteller geben so den Arbeitsaufwand für Abfüllung und Kontrolle sowie die Verantwortung für die mehrfache Nutzung der ursprünglichen Einwegbehältnisse an den Verbraucher weiter.

Kompakte Verpackungen erleichtern den Umgang, die Lagerung und die Entsorgung. Durch die Neugestaltung unnötig voluminöser Packungen kann der Materialaufwand deutlich vermindert werden, wie der Vergleich verschiedener Verpackungen in Abb. 11.14 zeigt. Der Platzbedarf von Styroporformteilen (Abb. 11.15) ist stets unverhältnismäßig hoch, als Packungsbestandteil sind sie entbehrlich.

Für den Krankenhausbedarf ist die gemeinsame Verpackung für Wirkstoff-Lyophilisat und Wasser für Injektionszwecke oder isotonische Kochsalzlösung abzulehnen. Die unterschiedlichen Größen der Injektionsflaschen führen oft zu einem leeren Raum über der kleineren Flasche. Das Lösungsmittel sollte getrennt und in Bündelungen mit größerer Stückzahl ausgeliefert werden.

Verpackung für feste Arzneiformen. Verschiedentlich wird die Rückkehr zu Glashohlkörpern als Verpackung für Tabletten und andere feste Arzneiformen angeregt. Wichtige Funktionen der Verpackung wie Schutz vor äußeren Einwirkungen, Belange der Hygiene und Vermeidung von Verwechslungen werden dabei aufgegeben. Spenderpackungen aus Kunststoff sind besser geeignet. Die Ökobilanz fällt allerdings wegen des höheren Materialaufwands und der notwendigen Transportvolumina für die leeren Verpackungen zum Nachteil der Schüttpackungen aus, solange man die gewohnten Packungsgrößen zugrunde legt. Erst bei Großpackungen mit 1000 oder mehr Einzeldosen oder gar Mehrweg-Spenderpackungen, die unter den gegenwärtigen Distributionsformen nicht realisierbar erscheinen, gerät der Blister in Nachteil.

Glasbehältnisse. Das moderne Preß-Blas-Verfahren erlaubt es, Glasbehältnisse mit ca. 25 Prozent Gewichtsersparnis herzustellen, ohne daß die Qualität oder die Gebrauchseigenschaften beeinträchtigt sind. Die Umstellung führt zu einer Einsparung von mehreren tausend Tonnen zu entsorgendem Verpackungsgewicht. Gleichzeitig werden Energie und Ressourcen für Produktion, Transport, Lagerung und Sterilisation dieser Glasmenge eingespart.

Brechring- und besonders die OPC(One-Point-Cut)-Ampullen (→ Bd. 2, Parenteralia, Primärpackmittel) sind leicht zu öffnen und verringern die Partikelprobleme. Gegenüber der Normalampulle aus Glas kann die jeder Packung beigelegte Ampullenfeile entfallen. Die theoretische Einsparung an Metall beträgt mehrere Tonnen jährlich in der Bundesrepublik Deutschland.

Auf Folienmaterial zur Bündelung von Einzelpackungen sollte verzichtet werden. Wo ein einfacher Papierstreifen nicht ausreicht, sind Neuentwicklungen notwendig wie Packungskombinationen mit perforierten Trennlinien zum Abbrechen der Einzelbausteine.

Für Transportverpackungen gilt, daß die entsprechende Gestaltung den völligen Verzicht auf Füllmaterialien wie Styroporchips oder Ersatzstoffe erlaubt, ohne die Bruchgefahr zu erhöhen.

Medicalprodukte. Im Bereich der Medizinprodukte lassen sich allein durch gezielte Auswahl unter Umweltgesichtspunkten große Abfallmengen vermeiden. Der jährliche Verbrauch von ca. 2 Mrd. Stück Einwegartikeln in der Bundesrepublik Deutschland eröffnet Handlungsmöglichkeiten. Untersucht wurden z. B. Verpackungs- und Produktgewichte von Einmalspritzen 2 ml, 5 ml, 10 ml und 20 ml. Das Universitätsklinikum Freiburg kann bei Einsatz des jeweils günstigsten Produkts allein mit diesen vier Artikeln 1913 kg Abfall jährlich einsparen[43]. Die weitergehende Reduktion des Verpackungsaufwands für sterile Medizinprodukte wird immer wieder gefordert. Die Mehrheit der führenden Fachleute auf dem Gebiet der Hygiene hält jedoch die Sicherheit der Patienten für gefährdet, wenn hohe Anforderungen an die Verpackung nicht aufrecht erhalten bleiben. So sieht die überarbeitete Fassung der DIN 58 953 Teil 8, Sterilgutversorgung, von 1993 weiterhin die Verpackungsarten Sterilgut-Einfachverpackung und Sterilgut-Zweifachverpackung, Sterilgut-Lagerverpackung und Transportverpackung vor. Immerhin entfällt gegenüber der Fassung von 1987 die Empfehlung kürzerer Lagerdauer in einer Sterilgut-Einfachverpackung. Die Sterilgut-Zweifachverpackung könnte damit dort entfallen, wo sie nicht die Voraussetzungen für die hygienisch sichere Anwendung schafft. Sowohl während der Belieferung der Verbrauchsstellen von der Versorgungseinheit aus als auch für die Lagerung in offenen Regalen beim Anwender ist eine geschlossene Lagerverpackung zusätzlich zur Sterilverpackung gefordert. Diese Anforderungen setzen den Bemühungen der Hersteller um Reduktion des Verpackungsabfalls enge Grenzen. Gerade deshalb sollte das Konzept der Mehrwegverpackung aufgegriffen werden, um so Abfallvermeidung und Hygienestandard zu vereinbaren.

4.2 Wiederverwertung

Viele Verpackungen sind aus verschiedenen Materialien zusammengesetzt. Neuere Verpackungen für Ampullen, Injektions- und Infusionsflaschen zeigen, daß Monostoffverpackungen wie in Abb. 11.16 und 11.17 die gleichen Aufgaben übernehmen.
Solange die stoffliche Verwertung von Kunststoffen in hochwertigen Produkten nicht gesichert ist, sind die Rohstoffe Papier, Karton, Pappe sowie Glas vorzuziehen. Werden Kunststoffteile verwendet, ist eine deutliche Kennzeichnung der Materialart erforderlich. Das heutige Recycling der Glasinfusionsflaschen zusammen mit dem übrigen Altglas und die Verarbeitung zu Behälterglas einfacher Qualität ist nur ein erster Schritt. Für die Verwertungsunternehmen ist die Jahresmenge von 16 000 Tonnen wirtschaftlich uninteressant, verglichen mit dem Jahresverbrauch an Einweg-Glasverpackungen von 3,8 Mio. Tonnen jährlich in der Bundesrepublik Deutschland. Die Akzeptanz des Materials aus dem medizinischen Bereich ist gering, da Verletzungs- und Infektionsgefahren befürchtet werden. Weitaus mehr Anreize bietet die Wiederverwertung zur Herstellung von hochwertigem Infusionsglas. Sie scheitert bisher daran, einzelne lokale Projekte ausgenommen, daß zu geringe Mengen in reiner Form erfaßt werden.

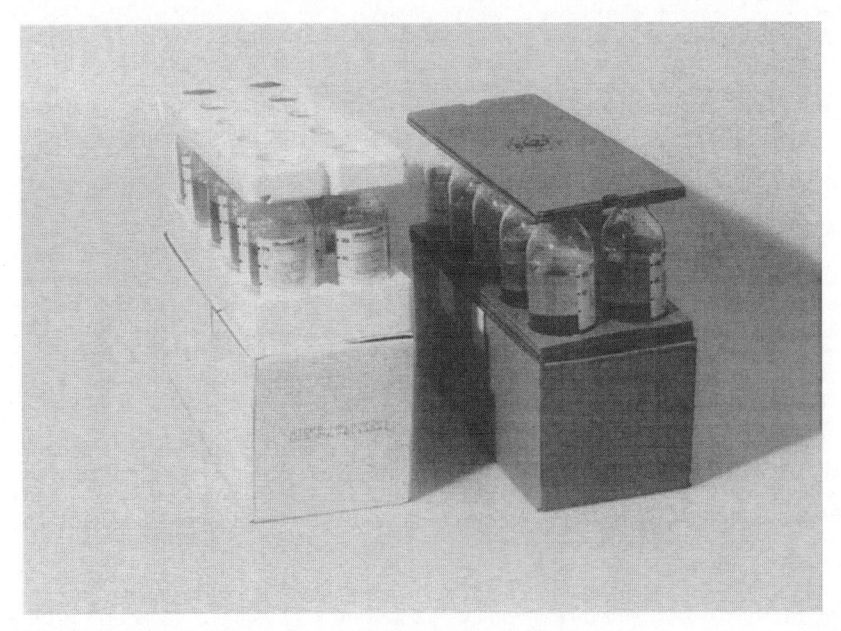

Abb. 11.16 Beispiel für die Neugestaltung einer Arzneimittelverpackung. Durch Verzicht auf Styroporformteile wird die Materialvielfalt im Vergleich zur früheren Verpackung (links) reduziert. Für die neue Verpackung (rechts) werden verwertbare Materialien bevorzugt

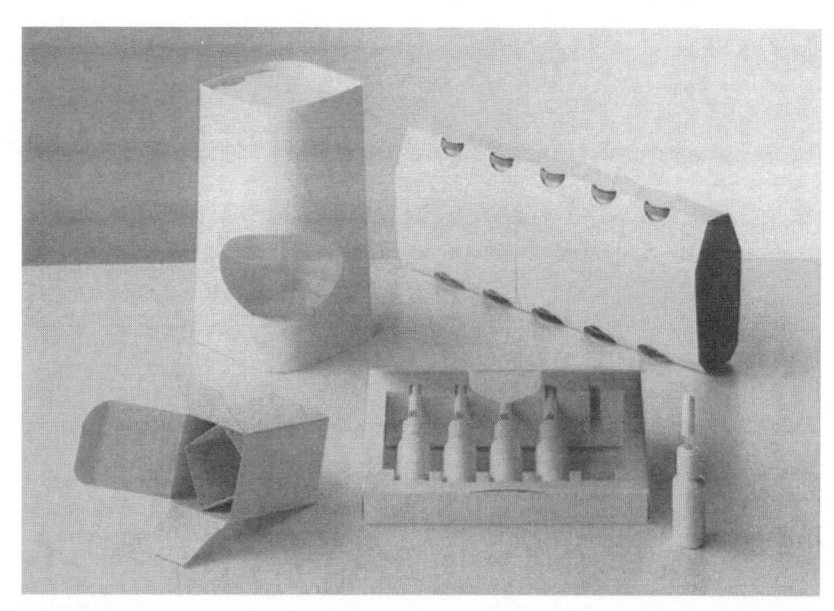

Abb. 11.17 Unterschiedlich gestaltete Kartonverpackungen für Ampullen, Injektionsflaschen und andere Glasbehältnisse. Quelle: Fa. Copaco, Mainz (8/1993)

Ein zukünftiges Mehrwegtransportsystem für Infusionsflaschen muß diesen Zusatznutzen gewährleisten. Alle leeren Einweginfusionsflaschen sollten in verwertbarer Form, d. h. ohne verletzungsgefährdende Fremdteile wie Infusionsgeräte oder Kanülen, als sortenreine Fraktion der Verwertung zugeführt werden.
Recycling leistet dann einen Beitrag zur Umweltentlastung, wenn die Neuproduktion von Materialien dadurch reduziert wird. Der Einsatz von Sekundärrohstoffen bei der Fertigung von Packmitteln und in vielen weiteren Bereichen ist daher die logische Konsequenz des Bemühens um umweltverträgliche Verpackungen. Stellvertretend sei die Umstellung auf Recycling-Papier für Prospekte, Preislisten, Informationsmaterial und sonstigen Schriftverkehr genannt. Kartonqualitäten mit Altpapieranteilen knapp unter 100 Prozent für Faltschachteln und Wellpappekartons entsprechen heute dem Stand der Technik. Angesichts der guten Erfahrungen großer Pharmahersteller wird der Versuch der Verpackungshersteller hoffentlich vergebens bleiben, mittels „Leitfaden einer Guten Herstellungspraxis für Pharma-Packmittel"[44] Bedenken dagegen zu mobilisieren. Auch die Gebrauchsinformation kann auf Recycling-Papier gedruckt werden. Die erforderlichen Qualitäten für sehr schnellaufende Verpackungsmaschinen bereiten aber noch Probleme.

4.3 Problemstoffe

Viele Verbundmaterialien, wie kunststoffbeschichteter Karton, Aluminium-Kunststoff-Verbundfolien und zusammengesetzte Verpackungen aus unterschiedlichen Kunststoffen sind nur mit aufwendiger Technik und entsprechendem Energieaufwand wiederzuverwerten. In jedem Einzelfall soll geprüft werden, ob Alternativen denkbar sind. PVC belastet bei Produktion und Entsorgung die Umwelt stärker als andere Stoffe und sollte daher im Verpackungsbereich nicht mehr verwendet werden. Die Fertigung von Tablettenblistern als Alu-Polypropylen-Verbund ist Stand der Technik. In Zukunft ist der Monostoffblister aus Kunststoff zu erwarten. Das Entnehmen der Tabletten muß hier noch zufriedenstellend gelöst werden.
Schwermetallhaltige Druckfarben tragen zur weiten Verbreitung dieser toxikologisch bedenklichen Stoffklasse in der Umwelt bei. Die Rückgewinnung ist wegen der sehr niedrigen Konzentrationen bei dieser Anwendung praktisch ausgeschlossen. Schwermetallfreie Alternativen, wie der weiße Kreidestrich, stehen für moderne Arzneimittelpackungen zur Verfügung. Das Erscheinungsbild wird durch diese Farbwahl nicht beeinträchtigt.

5 Arzneimittel und Abfall

5.1 Entsorgung von Altmedikamenten

Die Entsorgung von Altmedikamenten wird seit einigen Jahren unter verschiedenen Gesichtspunkten diskutiert. Andere Stoffe und Abfälle bergen teilweise ein deutlich höheres Gefahrenpotential in sich, stehen aber weniger im Blickpunkt der Öffentlichkeit. Auf der Ebene der Sachfragen sind bei der Entsorgung von Altmedikamenten viele Teilaspekte zu beachten. Dies erschwert den Konsens über notwendige Entsorgungswege und -methoden. Zum Altmedikament wird ein Arzneimittel und seine Verpackung, wenn der Besitzer sich seiner entledigen will oder wenn es nicht mehr anwendbar ist, z. B. nach Überschreiten des Verfalldatums oder nach Ablauf einer Aufbrauchfrist sowie aufgrund festgestellter Qualitätsmängel. Aber auch voll wirksame Arzneimittel fallen darunter, wenn der Besitzer keine Verwendungsmöglichkeit mehr sieht. Arzneimittel sind nach Definition des Arzneimittelgesetzes (§ 2 Abs. 1 AMG) Stoffe und Zubereitungen von Stoffen, die u. a. dazu bestimmt sind, durch Anwendung am oder im Körper Krankheiten zu heilen, zu lindern, zu verhüten oder zu erkennen. Als Arzneimittel gelten demnach auch sterile ärztliche Instrumente zur Einmalanwendung, Implantate, Verbandstoffe, Desinfektionsmittel und In-vitro-Diagnostika (§ 2 Abs. 2 AMG). In der Regel wird für Altmedikamente nicht diese weite Definition des AMG zugrunde gelegt, zu einer allgemeingültigen Begriffsbestimmung kam es bisher aber nicht. Dieser Text beschränkt die Abfallart Altmedikamente auf solche Arzneimittel, die die Hinweise „Apothekenpflichtig" oder „Verschreibungspflichtig" tragen müssen. Sie umfaßt auch bei dieser Eingrenzung verschiedenste Stoffe mit höchst unterschiedlichem Gefährdungspotential für Mensch und Umwelt. Die Palette reicht von der wirkstofffreien Placebo-Tablette aus Lactose bis zum Zytostatikum mit mutagener und cancerogener Wirkung. Dem Vorsorgeprinzip entspricht es, kleinste Anteile toxischer Stoffe zum Maßstab der Entsorgung zu erheben, der Grundsatz der Verhältnismäßigkeit spricht jedoch dagegen. Fast zwangsläufig wird diese Abfallart von verschiedenen Seiten je nach Interessenlage sehr unterschiedlich beurteilt, und die Bewertungen reichen von „harmlos" bis „hochtoxisch".

Aufkommen. Verläßliche Angaben über das Aufkommen an Altmedikamenten in der Bundesrepublik Deutschland fehlen bis heute. Verschiedene Entsorgungswege erschweren den Überblick. Der Patient gibt nicht mehr benötigte Arzneimittel zum Hausmüll oder in die Kanalisation, oder er nutzt Rücknahmeangebote von Apotheken und öffentlichen Sammelstellen für Problemabfälle. Keine vorliegende Untersuchung betrachtet alle Entsorgungswege gleichzeitig in einem bestimmten Gebiet. Jede Schätzung über die Gesamtmenge an Altmedikamenten muß daher auf die Ergebnisse regional begrenzter Untersuchungen mit unterschiedlichster Methodik und von meist recht kurzer Dauer zurückgreifen. Mitarbeiter des Instituts für Pharmazeutische Technologie der Universität Frankfurt beobachteten im Rahmen einer vierwöchigen Studie zwanzig hessische Apotheken. Die Kunden gaben dort 301,8 kg Altmedikamente ab[45]. Hochgerechnet auf 20 108 Apotheken im Bundesgebiet ergaben sich 3945 Tonnen jährlich. Eine zweimonatige Studie in Bayern und Nordrhein-Westfalen, die aber nur drei Apotheken umfaßte, ergab hochgerechnet 2100 Tonnen[46]. Die Landesapothekerkammer Bayern sammelte im Jahr 1985 über ihre Apotheken 433 Tonnen Altmedikamente[46]. Für die Bevölkerung im Bundesgebiet bedeutet dies nach heutigem Stand 3188 Tonnen. In Essen wurden im Jahr 1992 89,3 Tonnen Altmedikamente über die Apotheken gesammelt[47]. Hochgerechnet auf der Basis der Arzneimittelumsätze sind danach im Bundesgebiet 6400 Tonnen zu erwarten.
„Giftmobile" und ähnliche Einrichtungen der öffentlichen Abfallentsorgung erfaßten bereits 1987 nach Angaben des Statistischen Bundesamtes 2000 Tonnen Arzneimittel jährlich. Dies waren ca. 10 Prozent der dort insgesamt erfaßten Problemstoffe. Der Hausmüll enthält ebenfalls Problemabfälle, die einen Gewichtsanteil von 0,4 % ausmachen. Nehmen wir an, daß davon ebenfalls ein Zehntel auf Altmedikamente entfällt, sind das 6000 Tonnen jährlich. Zu den über die Kanalisation entsorgten Arzneimitteln liegen keine Zahlen vor. Die zu entsorgenden Ärztemuster werden auf 7000 Tonnen im Jahr geschätzt. Als Bilanz der verschiedenen Schätzungen rechnet das Bundesumweltministerium mit mindestens 11 000 Tonnen Altmedikamenten im Jahr.

Einstufung. In der Bundesrepublik Deutschland wurden Altmedikamente nach dem Abfallkatalog von 1979[21] als Sonderabfall eingestuft. Die Abfallbestimmungsverordnung von 1990[20] führte zu einer Überarbeitung dieses Katalogs[22]. Die Altmedikamente sind dort unter Abfallschlüssel 535 01 aufgeführt und als nicht besonders überwachungsbedürftig eingestuft. Die Untergruppe 535 „Abfälle von pharmazeutischen Erzeugnissen" bezeichnet als besonders überwachungsbedürftige Abfälle (s. 2.2) die „Abfälle aus der Produktion und Zubereitung von pharmazeutischen Erzeugnissen" (Abfallschlüssel 535 02) und die „Desinfektionsmittel" (Abfallschlüssel 535 07). Nach Auffassung des Bundesumweltministeriums gehen von Altmedikamenten aus Haushaltungen keine ausgeprägten Risiken für die Umwelt aus, wohl aber für die menschliche Gesundheit bei unkontrolliertem Zugriff. Altmedikamente aus Haushalten werden daher als Hausmüll eingestuft, sollen aber nicht in der normalen Mülltonne entsorgt werden. In der Vergangenheit waren die Apotheken bereit, ihren Kunden nicht mehr benötigte Arzneimittel abzunehmen und der Entsorgung zuzuführen. Diese Arzneimittel können nicht wiederverwendet werden. Es ist nicht ausgeschlossen, daß durch unsachgemäße Lagerung im Haushalt außerhalb des Einflußbereichs der Apotheke die Qualität beeinträchtigt ist. Viele Veränderungen der Arzneimittel sind äußerlich nicht zu erkennen. Regelungen für die anschließende Entsorgung bestehen in allen Bundesländern, häufig unter Mithilfe des pharmazeutischen Großhandels. Die Kosten müssen allerdings immer öfter die einzelne Apotheke oder die Apothekerkammer tragen, trotz langwieriger Verhandlungen mit den gesetzlich zur Entsorgung verpflichteten Körperschaften. Die Folge ist, daß eine Minderheit der Apotheken die Rücknahme von Arzneimitteln ablehnt. Die Bundesregierung versteht die Rücknahme dagegen als Pflicht im Rahmen des Arzneimittelversorgungsauftrags. Sie legte den Entwurf einer Verordnung gemäß § 14 Abfallgesetz vor. Er sieht die Rücknahmepflicht für Altmedikamente durch alle Handelsstufen und die Rückführung in geschlossenen Behältern vor. Nach dem Subsidiaritätsprinzip wird aber vom Erlaß dieser Verordnung abgesehen, falls die Verbände der Marktbeteiligten sich in einer freiwilligen Vereinbarung auf ein sicheres Entsorgungskonzept einigen.

Sammlung. Die Bundesvereinigung Deutscher Apothekerverbände (ABDA), der Bundesverband der Pharmazeutischen Industrie (BPI), der Bundesfachverband der Arzneimittel-Hersteller (BAH) und der Bundesverband des Pharmazeutischen Großhandels (PHAGRO) erklärten sich 1992 bereit, über ihre Mitglieder eine Sammlung und Zuführung zur Entsorgung von Altmedikamenten, ausgenommen solchen aus Krankenhäusern, als Hausmüll sicherzustellen, die jeweils einen Zugriff unbefugter Dritter ausschließt. Die Apotheken nehmen alle Altmedikamente entgegen und sammeln sie separat vom sonstigen Hausmüll. Die Sammlung erfolgt in speziellen Säcken, die von der Arzneimittelindustrie über die pharmazeutischen Großhandlungen den Apotheken auf Anforderung zur Verfügung gestellt werden. Die gesammelten Altmedikamente werden im Rahmen der üblichen Hausmüllabholung bei den Apotheken mit abgeholt. Die Kosten für die Herstellung und Bereitstellung der Säcke trägt die Arzneimittelindustrie, die Kosten für die Abwicklung auf Apothekenebene die Apotheken. Das Ministerium akzeptierte grundsätzlich dieses Konzept. Da die Entsorgungspflicht bei den Kommunen bleibt, müssen die kommunalen Spitzenverbände noch zustimmen. Erst dann kann die Umsetzung in die Praxis beginnen.

Für die Abfallentsorgung in öffentlichen und privaten Einrichtungen des Gesundheitsdienstes bestehen durch ein Merkblatt der Länderarbeitsgemeinschaft Abfall (LAGA)[48] weitere Regelungen. Diese Empfehlungen geben den Stand des Wissens wieder und beanspruchen keine rechtliche Verbindlichkeit. In den Bundesländern Hessen, Hamburg, Sachsen-Anhalt, Baden-Württemberg, Schleswig-Holstein, Berlin, Niedersachsen und Bremen sind sie jedoch nachträglich als Verwaltungsvorschrift veröffentlicht[49,50]. Überschneidungen mit der oben beschriebenen Vereinbarung bestehen, da dort nur die Altmedikamente aus Krankenhäusern ausdrücklich ausgeschlossen werden, nicht jedoch die aus Arztpraxen. Das LAGA-Merkblatt stellt die Altmedikamente zur Gruppe D: Abfälle, an deren Entsorgung aus umwelthygienischer Sicht innerhalb und außerhalb der Einrichtungen des Gesundheitsdienstes besondere Anforderungen zu stellen sind. Wir finden in Gruppe D auch verschiedene aus der Abfallbestimmungsverordnung (s. 2.1) bekannte Abfallarten wie die „Desinfektionsmittel" sowie die „Abfälle aus der Produktion und Zubereitung von pharmazeutischen Erzeugnissen (einschließlich Zytostatika)", womit die LAGA ausdrücklich zwischen Zytostatikaabfällen und anderen Altmedikamenten unterscheidet. „Altmedikamente (ohne Zytostatika) (Abfallschlüssel 535 01) stellen innerhalb dieser Gruppe D die Ausnahme dar, da sie nicht zu den besonders überwachungsbedürftigen Abfällen zu rechnen sind.

Das LAGA-Merkblatt verlangt, daß die dort genannten Abfallarten „alle getrennt – ungeachtet dessen, ob sie regelmäßig, häufig oder einmalig und in großen oder geringen Mengen anfallen – zu erfassen und zu entsorgen" sind. Im Krankenhaus bewährt sich folgendes Vorgehen: Stationen und andere Teileinheiten schicken alle Arzneimittel, die in absehbarer Zeit nicht benötigt werden, an die Krankenhausapotheke zurück. Sie benutzen dazu den Rücktransport der Lieferbehältnisse. Das pharmazeutische Personal der Apotheke überprüft jeden eingehenden Artikel und trennt verwendbare von zu entsorgenden Arzneimitteln. Der weitaus größte Teil der einwandfreien Arzneimittel kehrt in den Arzneimittelvorrat der Apotheke zurück. Von der sachgerechten Lagerung auf Station überzeugt sich der Krankenhausapotheker durch regelmäßige Begehungen. Ein kleiner Rest, der nicht den Therapierichtlinien des Hauses entspricht, kann an andere Stellen abgegeben werden. Ein Teil der Hersteller ist bereit, solche Ware gegen mehr oder weniger vollständigen Wertausgleich zurückzunehmen. Bei dieser Ausgangslage scheitert die im LAGA-Merkblatt empfohlene „Medikamenten-Börse für gesundheitsdienstliche Einrichtungen" am hohen organisatorischen Aufwand, der nur geringen Nutzen bringen kann.

Die unbrauchbaren Arzneimittel werden ebenfalls differenziert behandelt. Teilweise können auch sie an die Hersteller zurückgesandt werden. Aus Sicht des Umweltschutzes sind alle Rücksendungen wegen der damit verbundenen Transporte bedenklich. Im Einzelfall ist daher zu prüfen, ob die zu erwartende Gutschrift den Aufwand wirklich rechtfertigt. Bestimmte Altmedikamente werden getrennt als Sonderabfall entsorgt (s. 2.2), wie die Desinfektionsmittel oder die Inhalationsnarkotika, die leicht verdampfbare, halogenierte Kohlenwasserstoffe darstellen. Andererseits können Infusionslösungen, die nur Wasser, Elektrolyte, Kohlenhydrate und/oder Aminosäuren enthalten, in die Kanalisation entleert werden. Das Leergut gehört in die Wertstoffsammlung. Die restlichen Altmedikamente werden in loser Schüttung in geeigneten, fest verschließbaren Behältnissen gesammelt und können zusammen mit dem Hausmüll entsorgt werden. Wo kommunale Bestimmungen dies noch ausschließen, sollten die Landesbehörden eine Änderung herbeiführen. Die Zuführung zur endgültigen Behandlung ist so zu kontrollieren, daß ein Zugriff Unbefugter jederzeit ausgeschlossen ist. Aufgrund der 1993 verabschiedeten TA-Siedlungsabfall[18] wird Hausmüll in Zukunft ausnahmslos verbrannt. Die Diskussion über Vor- und Nachteile der Verbrennung von Altmedikamenten ist damit auf politischer Ebene entschieden.

Medikamentenspenden. Immer wieder bitten verschiedenste Hilfsorganisationen um Arzneimittelspenden für Kriegs- und Katastrophengebiete. Nach § 67 Abs. 1 AMG ist das Sammeln von Arzneimitteln der zuständigen Behörde anzuzeigen. Die entsprechende Bescheinigung sollte man sich vor der Abgabe von Arzneimitteln vorlegen lassen. Auch verschreibungspflichtige Arzneimittel können gesammelt werden. Es geschieht keine Abgabe an den Verbraucher, die nur bei Vorlage einer ärztlichen Verordnung zulässig ist. Grundsätzlich sollen nur Arzneimittel übergeben werden, die uneingeschränkt verwendbar sind. Die mit der Akquisition betrauten Personen fragen teilweise auch nach Arzneimitteln mit überschrittenem Verfalldatum. Man muß bedenken, ob dies in völliger Übereinstimmung mit den Empfängern im betroffenen Land geschieht und welchen Eindruck derartige Hilfslieferungen dort hinterlassen. Wer Arzneimittel spenden will, findet an folgenden Stellen Ansprechpartner. Eine vorherige Kontaktaufnahme zur Klärung der Einzelheiten ist unumgänglich:

Deutsche Ärztegemeinschaft für medizinische Zusammenarbeit e. V., Prenzlauer Allee 90, 10409 Berlin, Tel. (0 30) 46 74-3 14

Paul Hartmann AG, Hertichstraße 23, 71129 Leonberg-Eltingen, Tel. (0 71 52) 60 65 30

Intermedica e. V., Medikamentenhilfe für Entwicklungsländer, Im Kalten Tale 33, 38304 Wolfenbüttel, Tel. (0 53 31) 4 68 80

5.2 Zytostatikaabfälle

Eine Sonderstellung nehmen die Zytostatika und damit kontaminierte Abfälle ein (s. S. 269). Einige Substanzen aus dieser Gruppe besitzen nachweislich eine cancerogene Wirkung, für weitere bestehen entsprechende Verdachtsmomente. Die Unfallverhütungsvorschrift Umgang mit krebserzeugenden Gefahrstoffen[51] schließt Arzneistoffe wie Zytostatika ein. Entgegen des etwas mißverständlichen Wortlauts sind damit keineswegs nur Rohstoffe, sondern auch Fertigarzneimittel gemeint; in den Durchführungsanweisungen werden ausdrücklich Arznei*mittel* und deren therapeutische Anwendung angeführt. Bei bestimmten cancerogenen Stoffen kann keine untere Schwellendosis für die Wirkung bestimmt werden[52]. Folglich liegen keine Werte wie die Maximale Arbeitsplatzkonzentration (MAK) oder der Biologische Arbeitsplatztoleranzwert (BAT) vor, die bei anderen Gefahrstoffen erlaubte Höchstkonzentrationen für den Umgang definieren. Die Abfallart Zytostatikaabfälle darf nicht ausschließlich indikationsbezogen gesehen werden. Sie vereint die Überreste aller Arzneimittel, die schon in geringer Dosis bei unbeabsichtigtem Kontakt mutagen, cancerogen, zytotoxisch oder sonst gefährlich wirken können. Dies berücksichtigt Virustatika wie Ganciclovir und Foscarnet oder Immunsuppressiva wie Azathioprin. Englischsprachige Richtlinien prägen daher die treffende Bezeichnung „hazardous drug waste"[53]. Zur Entsorgung von Zytostatikaabfällen schreiben die Richtlinien der Unfallversicherungsträger[54,55] vor, „Medikamentenreste sind als Sonderabfälle zu behandeln und an die Apotheke oder für diese Abfallart zugelassene Transport- bzw. Entsorgungsunternehmen zu übergeben". Das LAGA-Merkblatt verlangt entsprechend im Abschnitt 4.9, „aus arbeitsmedizinischen Gründen sind Zytostatika getrennt von Altmedikamenten zu erfassen und vorzugsweise einer Sonderabfallverbrennung zuzuführen." Hier wird als entscheidend die medizinische Begründung angegeben, neben den möglichen Umweltgefährdungen, die in der Zuordnung zur Gruppe D zum Ausdruck kommen (s. Abschn. 7). Weitere Arbeitsschutzregeln für die Entsorgung lauten:

„Mit Zytostatika dürfen nur Personen umgehen, die unterwiesen sind. Die Unterweisung soll insbesondere informieren über die Entsorgung von kontaminiertem Material und Geräten sowie Zytostatikaresten." „Die jeweils erforderliche und geeignete persönliche Schutzausrüstung ist zu tragen." „Mit Zytostatika kontaminierte Abfälle sind in gekennzeichneten, ausreichend widerstandsfähigen und dichtschließenden Einwegbehältnissen zu sammeln." „Krebserzeugende Gefahrstoffe, Rückstände, die krebserzeugende Gefahrstoffe enthalten, sowie Leergebinde, die mit diesen Stoffen verunreinigt sind, sind sachgerecht zu entsorgen." „Der Unternehmer hat eine Betriebsanweisung zu erstellen; auf die sachgerechte Entsorgung entstehender gefährlicher Abfälle ist hinzuweisen."

Zytostatikaabfälle werden als besonders überwachungsbedürftige Abfälle mit der Abfallschlüsselnummer 535 02 gekennzeichnet. Sie unterliegen damit der behördlichen Überwachung, wie sie im Abschnitt 2.2 beschrieben wird. Ausgenommen davon sind „Materialien, wie beispielsweise Tupfer und Handschuhe, die als Abfälle beim Umgang mit Zytostatika anfallen oder nur gering mit Zytostatika kontaminiert sind."[48]. Diese Empfehlung findet sich mit ähnlichem Wortlaut auch in den Merkblättern der Unfallversicherungsträger und in amtlichen Stellungnahmen[56]. Eine Definition der geringen Kontamination fehlt; man sollte wohl von den Zytostatikamengen ausgehen, die unter normalen Umständen auf Tupfern oder Handschuhen, den ausdrücklich genannten Beispielen, vorliegen. Entleerte Ampullen- oder Infusionsflaschen enthalten in der Regel deutlich größere Restmengen, damit verbietet sich die Einstufung als gering kontaminiert. Keine der entsprechenden Vorschriften führt sie unter den Ausnahmen an.

Sammlung. Zur Sammlung der Zytostatikaabfälle eignen sich ausreichend widerstandsfähige, flüssigkeitsdichte Behältnisse nach DIN und Gefahrgutverordnung Straße (GGVS)[57]. Solche Behältnisse müssen überall verfügbar sein, wo Zytostatika zubereitet oder appliziert werden. Bestimmte Zytostatikaabfälle, beispielsweise nur teilweise

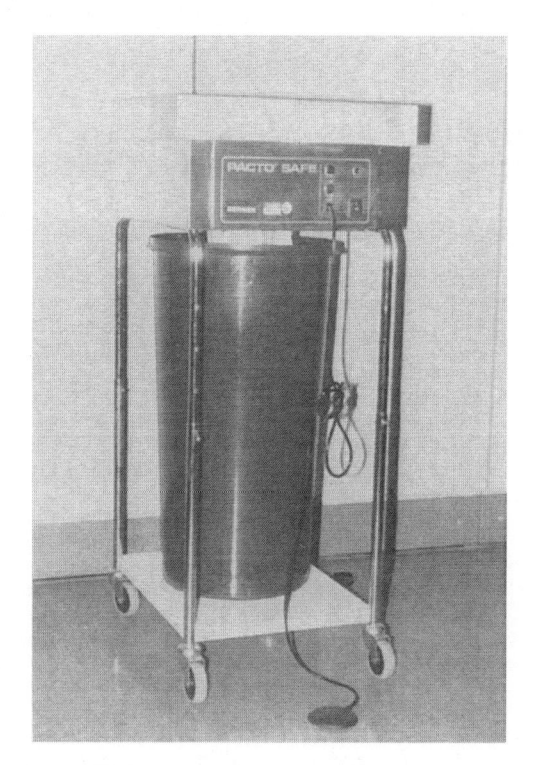

Abb. 11.18 Gerät zum sicheren Sammeln von Zytostatikaabfällen (Pacto-Safe, Fa. Berner International GmbH, Elmshorn)

verabreichte Infusionen einschließlich der Infusionsgeräte, können die Umgebung mit Wirkstoffen kontaminieren. Der Transport an eine zentrale Sammelstelle in anderen Behältnissen als oben angegebenen schafft eine Gefahrenquelle. Das Umfüllen von Zytostatikaabfällen ist zu vermeiden. Gering kontaminierte Abfälle sind in geeigneten dichtschließenden Behältnissen zu sammeln und können entsprechend den örtlichen Vorschriften wie Abfall der Gruppe B (s. Abschn. 7) entsorgt werden. Die Entscheidung, ob ein Gegenstand als Zytostatikaabfall zu entsorgen ist oder nicht, kann nur der Verwender am Ort der Abfallentstehung treffen. Eine nachträgliche Beurteilung der Kontamination ist nicht sinnvoll. Alle Sammelbehälter können nur einmal, d. h. üblicherweise nach vollständiger Befüllung, dicht verschlossen werden. Daneben gibt es Geräte, mit denen der Abfall in einem Polyethylenschlauch durch wiederholte Schweißnähte jederzeit dicht eingeschlossen wird (Abb. 11.18).
Wegen der hohen Kosten stehen diese Geräte nicht überall zur Verfügung. Alternativ können, besonders für kleinere Abfallmengen, PE-Beutel mit dicht schließendem Verschluß benutzt werden. Die korrekte Entsorgung zytotoxischer Abfälle stellt ein wesentliches Qualitätsmerkmal der pharmazeutischen Dienstleistung dar. Besonders aus den USA kennen wir Kriterienkataloge für die Qualitätssicherung im Krankenhaus. Sie enthalten ausdrückliche Fragen nach persönlichen Schutzmaßnahmen, der Kennzeichnung zytotoxischer Abfälle und der umweltgerechten Beseitigung[58].
Viele Jahre war die Sonderabfallverbrennung bei hohen Temperaturen für die Entsorgung von Zytostatika unumstritten die Methode der Wahl. Erst in jüngster Zeit werden andere Wege vorgeschlagen. Wesentliche neue Erkenntnisse zum Gefährdungspotential liegen nicht vor. Im Hintergrund stehen wohl eher der organisatorische Aufwand, die beschränkten Verbrennungskapazitäten und die hohen Entsorgungskosten. Diese differieren je nach Ort und gewähltem Entsorger; das Universitätsklinikum Ulm rechnet mit 4500 DM pro Tonne zzgl. der Transportkosten (Stand: 1993).
Chemische Inaktivierung. Im Auftrag der WHO wurden für eine Vielzahl von Wirkstoffen entsprechende Methoden entwickelt[59]. Sie führen zum vollständigen Abbau des jeweils zu vernichtenden Stoffes. Für die Endprodukte finden sich in verschiedenen Screening-Verfahren keine Hinweise auf mutagene oder cancerogene Bestandteile. Aufgrund der sehr unterschiedlichen Strukturen und physikalisch-chemischen Eigenschaften der Zytostatika werden sehr verschiedene Reaktionsbedingungen benötigt. Die validierte Standardmethode, nach der alle zytotoxischen Stoffe in einem Ansatz chemisch in harmlose Abbauprodukte umzusetzen sind, gibt es bisher nicht[60]. Auch in Zukunft wird man kaum mit der notwendigen Sicherheit gewährleisten können, daß alle Endprodukte bei einem so komplexen und variablen Ausgangsgemisch als nicht mutagen oder – cancerogen einzustufen sind. Die chemische Inaktivierung eignet sich somit weder für das Gemisch kleiner Restmengen, wie es in Arztpraxen und Krankenhäusern anfällt, noch für kontaminierte Materialien. Bessere Rahmenbedingungen bieten allenfalls, nach getrennter Sammlung aller Zytostatikareste, Rückgabe an die jeweiligen Hersteller. Dort können die Erfahrungen mit dem Einzelstoff für die Entsorgung genutzt werden. Der enorme logistische Aufwand spricht jedoch gegen diesen Vorschlag.
Die gemeinsame Entsorgung von Zytostatika mit den übrigen Altmedikamenten und damit als Hausmüll wird vereinzelt auch propagiert. Dieser Vorschlag ist unter zwei Aspekten zu prüfen, dem Arbeitsschutz für alle Beteiligten und der Umweltverträglichkeit der Entsorgung. Das Entsorgungspersonal, das bis zur endgültigen Behandlung des Abfalls tätig wird, hat Anspruch auf ebenso wirksamen Schutz, wie ihn die oben zitierten Arbeitsschutzregeln für das Krankenhauspersonal gewährleisten. Die größte Gefahr geht dabei von Aerosolen und Stäuben mit zytotoxischen Stoffen aus, wie sie beim Umfüllen, Schütten, Sortieren oder Verpressen von Zytostatikaabfällen entstehen können. Solche Arbeiten sind so weit wie möglich zu vermeiden. Die notwendigen Schutzmaßnahmen unterscheiden sich grundsätzlich von denen im Umgang mit Hausmüll oder dem Hausmüll beizugebenden Altmedikamenten. Eine Deklaration als Hausmüll ist irreführend und

verursacht unzulässige Gefährdungen des Entsorgungspersonals. Unabhängig vom Ort und der Methode der endgültigen Behandlung ist die sichere getrennte Sammlung und die eindeutige Kennzeichnung der Zytostatikaabfälle unverzichtbar.

Deponierung und Verbrennung. Zur Frage, ob neben der Sondermüllverbrennung auch die Hausmülldeponie oder -verbrennung zur endgültigen Beseitigung von Zytostatika geeignet ist, liegen kaum Untersuchungen vor. Die Grundsätze der European Society of Clinical Pharmacy (1990) verlangen, „Aus ökonomischen Gründen sollte auch die Entsorgung auf Deponien unter kontrollierten Bedingungen untersucht werden. Zerstörung der Substanzen unter dem Einfluß von Oxidation, pH-Wert, biologischen Systemen, Enzymen etc. wird zu erwarten sein. Daten über Abbaureaktionen (und möglicherweise verbleibende Toxizität) müssen von der Pharmaindustrie erarbeitet werden." Nur zu wenigen Wirkstoffen können sich die Arzneimittelhersteller bisher auf klare Aussagen festlegen. Die Vinca-Alkaloide Vincristin und Vinblastin sind biologisch abbaubar, Fluorouracil schwer und Procarbazin nicht biologisch abbaubar[61]. Bleomycin ist recht beständig; ein Bericht über den Nachweis im Trinkwasser liegt vor. Bei den sehr niedrigen Konzentration können allerdings nicht alle Zweifel an der Methodik ausgeräumt werden[62]. Für die Entsorgung von Zytostatikaabfällen ist deshalb bis heute die Sonderabfallverbrennung das Verfahren der Wahl. In Zukunft werden die Produzenten im Hinblick auf die Entsorgung größeres Datenmaterial vorweisen müssen. Die Food and Drug Administration (FDA) plant für die Zulassung von Fertigarzneimitteln in den USA, Daten zur Ökotoxikologie in den Kriterienkatalog aufzunehmen. Die EG-Richtlinie über die Kennzeichnung von Fertigarzneimitteln verlangt einen Hinweis, wenn „besondere Vorsichtsmaßnahmen für die Beseitigung von nicht verwendeten Erzeugnissen oder der davon stammenden Altmaterialien" anzuraten sind[63]. Das Fünfte Gesetz zur Änderung des Arzneimittelgesetzes, übernahm diese Vorschrift ins deutsche Recht.

Gemäß der TA-Siedlungsabfall[18] muß nach Ablauf der Übergangsfristen der gesamte Hausmüll vor der Deponierung ohne Ausnahme in einer Müllverbrennungsanlage behandelt werden. Für diese Anlagen und die nachgeschalteten Deponien gelten hohe Sicherheitsstandards, die schädliche Emissionen in die Biosphäre ausschließen sollen. Vorstellbar ist, daß nach der Verwirklichung dieser Konzeption Zytostatikaabfälle zukünftig auch in einer solchen Hausmüllverbrennungsanlage vernichtet werden können. Dieser Entsorgungspfad muß dann noch durch eine Änderung des Abfallrechts eröffnet werden.

5.3 Fluorchlorkohlenwasserstoffe (FCKW)

Die FCKW-Halon-Verbots-Verordnung vom Mai 1991[24] erlaubt die Verwendung von Fluorchlorkohlenwasserstoffen in Arzneimitteln, wenn die in der Verordnung genannten, ozonschädigenden Stoffe zur Behandlung schwerwiegender Gesundheitsstörungen zwingend erforderlich sind. Das Bundesgesundheitsamt erläutert in seiner Bekanntmachung[64] die Bedingungen, unter denen diese Ausnahmeregelung in Anspruch genommen werden kann. Damit stellt sich zwangsläufig die Frage nach einer geordneten Entsorgung dieser Arzneimittelverpackungen. Die FCKW-Halon-Verbots-Verordnung der Bundesregierung und deren vorgezogener Vollzug bis Ende 1993 beschreiben den vorläufigen Endpunkt einer langjährigen Entwicklung.

Als amerikanische Wissenschaftler 1974 erstmals auf den Ozonabbau in den oberen Schichten der Atmosphäre durch FCKW hinwiesen[65], fanden ihre Beobachtungen bei vielen Wissenschaftlern keinen Glauben. Politik und Wirtschaft fehlte der Wille zu einschneidenden, vorbeugenden Maßnahmen zum Schutz der Atmosphäre. Der weltweite Gesamtverbrauch an FCKW wurde nicht verringert, gleichzeitig mit vereinzelten Restriktionen wurden neue Einsatzgebiete erschlossen. Die internationale Öffentlichkeit reagiert erst 1985 auf alarmierende Meßwerte, die nachweisen, daß seit 1979 in jedem Frühjahr ein riesiger Ozonverlust über der Antarktis auftritt. Diese Ergebnisse sind jahrelang als Fehlmessungen eingestuft worden, da sie in keines der vorliegenden Rechenmodelle zum Verhalten atmosphärischer Gase paßten[66]. Weitere Untersuchungen bestätigen nun diese Entwicklung und beweisen, daß auch die dicht besiedelten Gebiete von Nordamerika und Europa betroffen sind. Im Februar und März 1993 wurde über Europa eine Abnahme der Ozonkonzentration in der Stratosphäre um 20 bis 30 Prozent gegenüber dem langjährigen Mittelwert gemessen. Regional wurden noch stärkere Rückgänge beobachtet, in Oberbayern minus 40 bzw. 30 Prozent für Januar und Februar 1993.

Fluorchlorkohlenwasserstoffe werden weltweit u. a. als Reinigungs- und Lösemittel in der Elektronikindustrie, als Kältemittel in Kühlanlagen, als Treibgas in Spraydosen und zum Aufschäumen von Kunststoffen eingesetzt. Nur ein sehr kleiner Anteil wird in medizinischen Dosieraerosolen verwendet. Für die Bundesrepublik Deutschland sind es im Jahr 1990 nach Angaben der Industrie 48,5 Tonnen. Das entspricht 3 Prozent der insgesamt für Aerosole verwendeten Menge von 1585 Tonnen oder 0,07 Prozent der Gesamtproduktion an Fluorchlorkohlenwasserstoffen von 70000 Tonnen.

FCKW steigen in der Atmosphäre sehr langsam auf und tragen dabei zum Treibhauseffekt bei. Ihr Abbau ist praktisch nur durch photolytische Prozesse in den obersten Luftschichten möglich. Die dabei entstehenden Radikale katalysieren den

Abbau von Ozonmolekülen, bis sie selbst durch andere Reaktionen verändert werden. Das Ozon ist derjenige Bestandteil der Atmosphäre, der die Erdoberfläche vor einem Großteil der ultravioletten Strahlung der Sonne schützt. Die Folgen einer erhöhten UV-Einstrahlung betreffen das gesamte Ökosystem[67,68]. Allerdings liegen über quantitative Zusammenhänge heute nur ungefähre Schätzungen vor.

In der Bevölkerung werden verschiedene Erkrankungen häufiger auftreten. Gesichert ist ein Zusammenhang mit dem Auftreten bestimmter Formen von Hautkrebs und der Entstehung von Grauem Star. Erwartet werden außerdem Beeinträchtigungen des Immunsystems. Sehr ernste Auswirkungen betreffen das Phytoplankton der Weltmeere, das als erstes Glied der Nahrungskette die Basis aller Fischbestände bildet. Sein Wachstum wird bei verstärkter UV-B-Einwirkung deutlich gehemmt. Auch Landpflanzen sind betroffen. Von 200 untersuchten Arten, darunter verschiedene Nutzpflanzen, reagieren zwei Drittel empfindlich. Vor allem mit Störungen der Photosynthese oder verringertem Wachstum ist zu rechnen. Aber auch bestimmte Materialien sind gefährdet. Eine Modellrechnung besagt, daß in den USA bis zum Jahr 2075 allein an PVC-Gegenständen ein Schaden von 4,7 Milliarden Dollar entstehen könnte. Im Gegensatz zu den lebenden Systemen besteht bei diesem Kunststoff natürlich die Möglichkeit, Schädigungen durch zusätzliche Stabilisatoren zu verhindern.

Die internationale Staatengemeinschaft reagierte auf diese Bedrohung und vereinbarte im Protokoll von Montreal (1987) ein sofortiges Einfrieren der Produktion und einen stufenweisen Abbau der Verwendung von Fluorchlorkohlenwasserstoffen. Ziel war die Halbierung des weltweiten FCKW-Verbrauchs bis 1999. In mehreren Nachfolgekonferenzen sind die Restriktionen verschärft worden. Im November 1992 beschloß die UNO-Konferenz zum Schutz der Ozonschicht ein FCKW-Verbot ab 1996, ein Verbot der Halone ab 1994 und einen allmählichen Ausstieg aus der Verwendung von teilhalogenierten Fluorchlorkohlenwasserstoffen ab 2004 bis 2030. Weltweit sind heute ca. 1 Mio. Tonnen Fluorchlorkohlenwasserstoffe vorhanden, deren Emission in die Atmosphäre durch diese Verbote allein nicht verhindert wird.

FCKW-Halon-Verbots-Verordnung. Für die Bundesrepublik Deutschland gilt heute ein grundsätzliches Verwendungsverbot für Fluorchlorkohlenwasserstoffe oder Halone. Die FCKW-Halon-Verbots-Verordnung[24] erlaubt nur wenige Ausnahmen. Das Bundesgesundheitsamt hat zur Auslegung strenge Kriterien bekanntgemacht, die eine Ausnahme begründen können[64]. Die Fertigarzneimittel müssen zur inhalativen Therapie pulmonaler Erkrankungen bestimmt sein und einer der Wirkstoffgruppen Sympathomimetika, Glucocorticoide oder Anticholinergika angehören. Außerdem muß der pharmazeutische Unternehmer nachweisen, daß FCKW-freie Darreichungsformen nicht möglich sind. Die Vertreiber von flu-

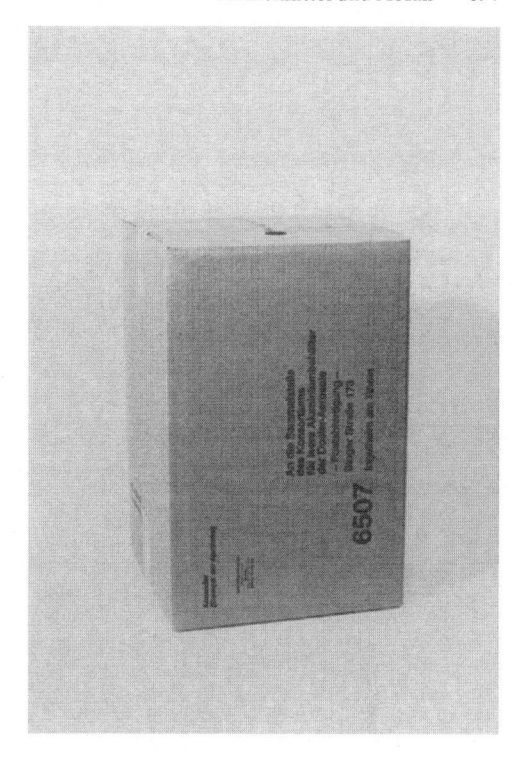

Abb. 11.19 Sammelkarton für die Rückführung gebrauchter Druckgasverpackungen zur umweltverträglichen Entsorgung von Fluorchlorkohlenwasserstoffen

orchlorkohlenwasserstoffhaltigen Arzneimitteln werden vom Gesetzgeber gleichzeitig verpflichtet, die Rücknahme gebrauchter Druckgaspackungen zu organisieren (§ 8 Abs. 2 FCKW-VO).

Die Hersteller von FCKW-haltigen Dosieraerosolen haben sich zu diesem Zweck in einem Konsortium von derzeit 22 Unternehmen zusammengeschlossen. Sie stellen seit 1992 allen Apotheken einen Sammelkarton (Abb. 11.19) zur Verfügung, der über den pharmazeutischen Großhandel bezogen werden kann.

Der Sammelbehälter wird unter der Pharmazentralnummer 4 566 916 geführt. Er faßt etwa 700 Dosieraerosole und wiegt gefüllt ungefähr sieben Kilogramm. Damit entspricht er der Gefahrgutverordnung Straße[57], die ein Gesamtgewicht von bis zu zehn Kilogramm zuläßt. Der Sammelkarton und sein Versand sind für den Verbraucher und die Apotheke kostenfrei. Die FCKW-Halon-Verbotsverordnung schreibt für Arzneimittel, im Gegensatz zu anderen Produkten, den Hinweis „Enthält ozonabbauenden FCKW" nicht vor, um nicht falsche Ängste vor Arzneimitteln zu fördern und die Compliance zu gefährden. Die Patienten werden lediglich durch Hinweise auf dem Umkarton und in der Gebrauchsinformation gebeten, diese Arzneimittel nach Gebrauch in der Apotheke abzugeben. Leider stellten die Hersteller sehr langsam auf die neugestalteten Packmittel um, so daß noch viele Dosieraerosole ohne Entsorgungsregeln in

Umlauf sind. Noch im Jahr 1993 neugefaßte Fachinformationen zu Dosieraerosolen lassen den Hinweis auf die besonderen Entsorgungsmodalitäten vermissen[69]. Für die Entsorgung der gesammelten Aerosolbehälter stand eine Anlage in Kirkel/Saarland mit einer Jahreskapazität von ungefähr 3600 Tonnen zur Verfügung. Der Betrieb war ursprünglich bis zum 31. 12. 1994 abfallrechtlich genehmigt. Danach sollte eine in Bau befindliche Anlage in Illingen/Saarland diese Aufgabe übernehmen, deren Genehmigung bereits vorliegt.
Der Prozeßablauf vermeidet jegliche FCKW-Emission in die Atmosphäre. Die Kunststoffteile der Dosieraerosole und störende Fremdbestandteile aus der Sammlung werden manuell abgetrennt. Die Aerosolbehälter werden dann in einem geschlossenen System unter Stickstoffatmosphäre geschreddert. Danach folgt die Auftrennung in feste Teile, Flüssigphase und gasförmige Bestandteile. Ein Staubabscheider, zwei Kühlfallen und ein Aktivkohlefilter reinigen die Gasphase. Die dabei verflüssigten Treibgase werden in Druckbehälter abgefüllt und der Sondermüllverbrennung in zugelassenen Anlagen zugeführt. Die thermische Spaltung der Fluorchlorkohlenwasserstoffe bleibt schwierig, da die Stoffe selbst unbrennbar sind und ihre Struktur teilweise sogar bei 1000°C überdauert. Erst bei 2000°C in der Knallgasflamme ist die Spaltung gewährleistet. Auch die Flüssigphase gelangt vollständig in die Sondermüllverbrennung. Die festen Bestandteile werden gewaschen. Die Metallteile, getrennt in Eisen- und Nichteisen-Fraktion, dienen als Sekundärrohstoff in der Stahl- bzw. Aluminiumindustrie. Der entleerte Sammelkarton geht in die Altpapierverwertung.

Ersatzsysteme. Für die pharmazeutische Industrie besteht trotz aller Vorkehrungen weiterhin die Verpflichtung, nach Ersatzlösungen für den Einsatz von Fluorchlorkohlenwasserstoffen bei medizinischen Anwendungen zu suchen. Für den stationären Einsatz, z. B. im Krankenhaus, eignen sich elektrisch betriebene Inhalationssysteme. Ihre Größe und Gewicht sowie der notwendige Stromanschluß verhindern den mobilen Einsatz. Eine Alternative ist die Verwendung von Pulverinhalatoren. Entsprechende Fertigarzneimittel mit Namen wie Diskhaler, Rotohaler, Spinhaler, Turbohaler, Chiesi-Gerät und Inhalator M. sind bereits erhältlich. Der größte Nachteil der Pulverinhalatoren ist, daß die Wirkstoffteilung vom Atemzugvolumen und vom inspiratorischen Fluß des Patienten abhängt. Bei Kindern oder beatmeten Patienten sind sie daher nicht zu gebrauchen. Außerdem kann bei hoher Luftfeuchtigkeit das mikronisierte Pulver verklumpen und die Dosierungsgenauigkeit und / oder die Lungengängigkeit beeinträchtigen. Diese Nachteile führen dazu, daß Pulverinhalatoren nur etwa 15 Prozent des Dosieraerosolmarktes ausmachen. Die Weiterentwicklung dieser Darreichungsform wird allerdings bis in die jüngste Zeit vernachlässigt, da die FCKW-haltigen Dosieraerosole mit ihren Vorteilen noch zur Verfügung stehen.

Die meisten Erwartungen verbinden die Entwicklungsabteilungen mit chlorfreien FCKW-Ersatzstoffen, die als Treibgas in Dosieraerosolen geeignet sind und die Ozonschicht nicht nennenswert schädigen (→ Bd. 2, Aerosole). Der überwiegende Teil der Arbeiten beschäftigt sich mit Tetrafluorethan (R 134 a) und Heptafluorpropan (R 227). Vor ihrem Einsatz müssen jedoch umfangreiche Daten zur Toxikologie erarbeitet werden. Außerdem muß in jedem Einzelfall die optimale galenische Formulierung neu entwickelt werden, da sich die Lösungseigenschaften der Ersatzstoffe von denen der Fluorchlorkohlenwasserstoffe deutlich unterscheiden. Diese Ersatzstoffe sind ebenfalls – wenn auch in geringerem Maß – mit Entsorgungs- und Akzeptanzproblemen belastet. Bei ihrer Freisetzung tragen sie zur stetigen Erwärmung der Erdatmosphäre bei. Ihre Potenz als Treibhausgas ist deutlich höher als die von Kohlendioxid oder Fluorchlorkohlenwasserstoffen. Das Bundesgesundheitsamt hatte alle Ausnahmen von der FCKW-Halon-Verbotsverordnung bis Ende 1994 befristet und empfahl in seiner Bekanntmachung, halogenfreie Stoffe als alternative Treibmittel einzusetzen. Seit 1991 hat das Bundesgesundheitsamt keine Neuzulassung für ein FCKW-haltiges Dosieraerosol erteilt. Die pharmazeutischen Hersteller erwarten Ausnahmen für lebenserhaltende Aerosole über 1995 hinaus.

Eine neue Entwicklung ist die Mikrodosierpumpe oder mechanische Zwei-Phasen-Pumpe. Der Prototyp der Fa. Pfeiffer, Radolfzell, erreicht mit wäßrigen Lösungen Partikelgrößen von 1–10 Mikrometer. Entsprechende Weiterentwicklung vorausgesetzt könnte diese Applikationshilfe größere Bedeutung erreichen.

6 Entsorgung von Batterien

Eine steigende Zahl von Patienten benutzt elektrische Geräte in der Arzneimitteltherapie, zur Therapieüberwachung oder im Rahmen der Gesundheitsvorsorge (→ Kap. 14). Der Trend zum netzunabhängigen Betrieb mit Gerätebatterien als Energiequelle ist unübersehbar. Als Beispiele seien tragbare Medikamentenpumpen, Blutdruckmeßgeräte, digitale Temperaturmeßgeräte oder die Blutzuckerdiagnostik genannt. Eine Batterie kann sogar Bestandteil eines verschreibungspflichtigen Fertigarzneimittels sein (Zyklomat-Set, Pharmazentralnummern 3 967 027, 3 967 004, 3 967 010, 3 966 996; Fa. Ferring, Kiel).
Als Energiequellen werden heute für diese Anwendungen nicht wiederaufladbare Primärbatterien wie Alkali-Mangan-Batterien, Zink-Kohle-Batterien, Zink-Quecksilberoxid-Knopfzellen, Zink-Silberoxid-Knopfzellen und Lithium-Systeme angeboten. Ihnen stehen die mehrfach aufladbaren Ni-Cd Batterien und die geschlossenen

Blei-Kleinakkumulatoren gegenüber. Abfallwirtschaftliche und umweltpolitische Probleme werfen die Batterien durch ihren Gehalt an Schwermetallen auf. Beachtung finden bisher vor allem die toxischen Metalle Quecksilber, Cadmium und Blei. Insgesamt enthielten die Batterien für den deutschen Markt im Jahr 1989 u. a. 20 Tonnen Quecksilber, 300 Tonnen Nickel, 200 Tonnen Cadmium, 60 Tonnen Blei und 4500 Tonnen Mangan. Ein großer Anteil des Quecksilbers im Hausmüll stammt aus Gerätebatterien. Quecksilber wird bei der Müllverbrennung gasförmig freigesetzt und, zumindest bei Altanlagen, nur zu 20–50 Prozent von den Abluftfiltern zurückgehalten. Müllverbrennungsanlagen sind daher als relevante Quecksilberemittenten anzusehen[70]. Für den industriellen Cadmiumverbrauch gilt, daß die hohen Zuwachsraten der Ni-Cd-Batterien die sinkenden Verbrauchszahlen für andere Verwendungen ausgleichen.

Die Hersteller von Batterien reagierten auf diese Probleme. Die Vereinbarung über die Entsorgung von Altbatterien vom 9.9.1988[71] zwischen Herstellern, Importeuren und Einzelhandel ist der bisher letzte Schritt. Der Bundesumweltminister hat sie als freiwillige Selbstverpflichtung angenommen. Sie enthält unter anderem die Verpflichtung,

- weniger schadstoffhaltige Batterien zu entwickeln
- den Quecksilbergehalt in Alkali-Mangan-Batterien bis Ende 1990 auf 0,15 % zu vermindern und Forschungsarbeiten mit dem Ziel einzuleiten, bis 1993 den Gehalt von 0,1 % zu unterschreiten
- des Einzelhandels, gebrauchte Batterien mit der vereinbarten Kennzeichnung zurückzunehmen (Abb. 11.20). Gekennzeichnet werden von den Herstellern Ni-Cd-Zellen, Batterien mit Quecksilber- oder Cadmiumgehalt größer 0,1 % und Bleiakkumulatoren
- der Hersteller, die Batterien vom Einzelhandel zurückzunehmen und die Voraussetzungen für eine Verwertung der Schadstoffe zu schaffen.

Jeder Vertreiber von Batterien oder batteriehaltigen Geräten kann bei den Lieferanten die Sammelboxen für quecksilberhaltige Batterien und Ni-Cd-Batterien anfordern. Gefüllte Kartons sind portofrei an die Verwerter zu senden, deren Adressen aufgedruckt sind. Dort werden Cadmium und Quecksilber abgetrennt und aufbereitet. Die Verwertung ist nicht kostendeckend und wird von den Batterieherstellern bezahlt. Viele Ziele dieser Vereinbarung sind erreicht und übertroffen. Seit 1992 fertigen die Hersteller in Deutschland nur noch quecksilberfreie Alkali-Mangan-Rundzellen, 1994 sollte dies nach Industrieangaben europaweit gelten. Für die leistungsschwächeren Zink-Kohle-Batterien gibt es schon länger quecksilberfreie Alternativen. Wir kennen Verwertungsverfahren für die gesammelten schadstoffhaltigen Batterien, durch die verschiedene umweltbelastende Stoffe dem Abfall entzogen werden können[72,73]. Unbefriedigend aus umwelt-

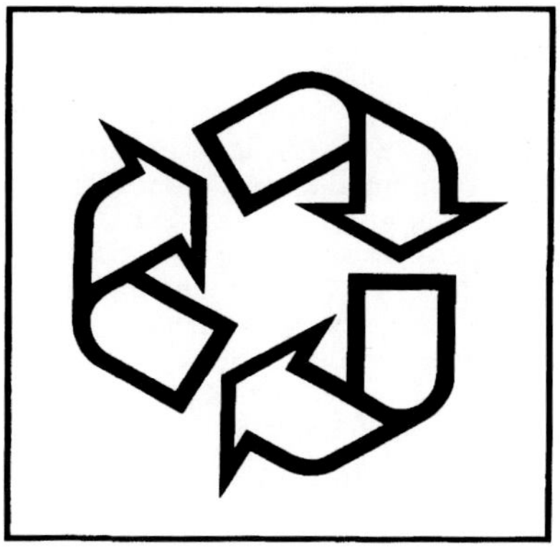

Abb. 11.20 Gebrauchte Batterien mit diesem Zeichen werden vom Einzelhandel zurückgenommen und der Verwertung zugeführt (Recycling-Symbol nach ISO 7000, Reg.-Nr. 1135). Quelle: Zentralverband Elektrotechnik- und Elektronikindustrie

politischer Sicht bleibt die Rückgabequote für die gekennzeichneten Batterien, die nur etwa 20 % erreicht. Einen zwiespältigen Eindruck hinterläßt weiterhin die Tatsache, daß Trockenbatterien auch ohne Quecksilbergehalt (Abfallschlüssel 353 25) und die bei der Aufarbeitung anfallenden Manganoxide (Abfallschlüssel 513 04) gemäß der Abfallbestimmungsverordnung[20] (s. 2.2) als besonders überwachungsbedürftige Abfälle gelten, und dieselben Stoffe dennoch als harmloser Bestandteil des Hausmülls bezeichnet werden.

Der Vorrang der Abfallvermeidung bedeutet hier, den Einsatz von Batterien soweit wie möglich einzuschränken. Da Batterien die ursprünglich eingesetzte Primärenergie nur mit einem sehr schlechten Wirkungsgrad nutzen, entspricht dies auch energiepolitischen Zielsetzungen. Das Leitungsnetz kann vielen Geräten ohne Schwierigkeiten, ggf. über ein Netzteil, als Energiequelle dienen. Bei mobilen Geräte stellen Solarzellen eine umweltverträgliche Alternative dar. Verschiedene Autoren empfehlen die Substitution von Alkali-Mangan-Batterien durch Ni-Cd-Zellen als Möglichkeit umweltverträglicher Beschaffung. Dem widerspricht, daß die heute erforderliche, hohe Rückgewinnungsquote für das Cadmium nicht gewährleistet ist und noch nicht einmal die sichere Entsorgung als Sonderabfall verwirklicht wird. Unter den derzeitigen Gegebenheiten verschiebt sich die Ökobilanz eher zugunsten der Alkali-Mangan-Batterie, da ihr Quecksilbergehalt weitgehend eliminiert ist. Die schadstoffarmen Zink-Sauerstoff-Batterien können verschiedentlich, z. B. in Hörgeräten, die Quecksilberoxid-Zellen ersetzen.

Die EG-Richtlinie über Batterien[74] stellt für Produkte, deren Gehalt an Quecksilber, Cadmium oder Blei bestimmte Schwellenwerte überschreitet, besondere Regeln auf. Wesentliche Ziele sind die Schadstoffreduktion und die getrennte Sammlung und Verwertung. Der Quecksilbergehalt von Alkali-Mangan-Batterien wird, abgesehen von wenigen Ausnahmen, auf 0,025 % begrenzt. Die Bundesregierung plant eine Batterie-Verordnung, mit der die EG-Richtlinie in deutsches Recht umgesetzt werden soll. Der Entwurf geht über die Mindestforderungen der EG-Richtlinie hinaus und sieht eine Pfandpflicht und eine Rücknahmepflicht für alle Batterien vor. Das Verwertungsgebot des Abfallgesetzes soll konkretisiert und die Hersteller zur stofflichen Verwertung aller gesammelten Batterien verpflichtet werden, auch der weniger schadstoffhaltigen Typen. Die Industrie lehnt diese Auflagen ab. Da die Verwertung nicht kostendeckend erfolgen könne, werden wirtschaftliche Nachteile gegenüber dem Ausland befürchtet.

7 Abfälle aus dem Krankenhaus

Nach Angaben des Statistischen Bundesamtes fielen 1987 in den Krankenhäusern des Bundesgebietes 1 059 377 Tonnen Abfälle an. 88 107 Tonnen davon sind als krankenhausspezifische Abfälle zu bezeichnen, darunter 17 706 Tonnen infektiöse Abfälle. In der Vergangenheit sicherten häufig krankenhauseigene Verbrennungsöfen die Entsorgung. Seit einigen Jahren gelten jedoch verschärfte Umweltschutzauflagen, zu nennen ist hier die TA-Luft[75]. Aufgrund der hohen Kosten für die Anpassung an den Stand der Technik sind diese Anlagen vielerorts stillgelegt worden. Notwendig wurden neue Konzepte der Abfallbehandlung.

Neben den Bestimmungen des Abfallrechts stehen bei der Entsorgung von Abfällen aus dem Krankenhaus und verwandten Einrichtungen infektionspräventive Aspekte im Vordergrund. Die gesetzlichen Vorschriften aus dem Bundesseuchengesetz[76] werden in Richtlinien und Bekanntmachungen des Bundesgesundheitsamtes näher erläutert[77,78]. Den Schutz der Beschäftigten regeln die Unfallverhütungsvorschrift Gesundheitsdienst[79,80] und die Sicherheitsregeln für das Einsammeln, Befördern und Lagern von Abfällen in Einrichtungen des Gesundheitsdienstes[81], ferner die Unfallverhütungsvorschrift Müllbeseitigung[82]. Als Zusammenfassung aller Vorschriften erschien das „Merkblatt über die Vermeidung und die Entsorgung von Abfällen aus öffentlichen und privaten Einrichtungen des Gesundheitsdienstes" der Länderarbeitsgemeinschaft Abfall (LAGA)[48]. Die LAGA versucht, mit diesen Empfehlungen ökologische und ökonomische Aspekte zu berücksichtigen und praktikable Wege aufzuzeigen, Risiken auf ein Mindestmaß zu beschränken. Die Bundesländer Hessen, Hamburg, Sachsen-Anhalt, Baden-Württemberg, Schleswig-Holstein, Berlin, Niedersachsen und Bremen haben diesen Text als Verwaltungsvorschrift übernommen[49,50].

Im einzelnen Betrieb muß der Unternehmer die Abfallentsorgung von der Anfallstelle bis zur Endbeseitigung organisieren. Er ist verpflichtet, die entstehenden Abfälle bestimmten Abfallarten zuzuordnen und die geeigneten Behältnisse festzulegen. Die Maßnahmen sind im Hygieneplan gemäß Unfallverhütungsvorschrift Gesundheitsdienst niederzuschreiben.

Die Abfallvermeidung ist auch im Gesundheitswesen oberster Grundsatz. Jedes Krankenhaus muß prüfen, auf welche Produkte verzichtet werden kann, wo langlebige, mehrfach verwendbare Produkte das Einwegmaterial ersetzen können und wie der Schadstoffgehalt der Abfälle zu reduzieren ist. Die Versorgung der Patienten und der Hygienestatus dürfen selbstverständlich nicht beeinträchtigt werden. Die Listen möglicher Ansatzpunkte und erprobter Maßnahmen gehen noch über Tab 11.2 hinaus[83,84]. Die Sichtweise der Ökologie verlangt, neben der Abfallvermeidung auch zusätzliche Umweltbelastungen, z. B. durch die Aufbereitung von Mehrwegartikeln, in die Entscheidungen einfließen zu lassen. Ein einheitliches Vorgehen wird sich nur für wenige Maßnahmen herausbilden, da die Rahmenbedingungen in den Krankenhäusern zu unterschiedlich sind.

Die Verwertung hat nach § 3 Abfallgesetz Vorrang vor der sonstigen Entsorgung, wenn sie technisch möglich ist und die hierbei entstehenden Kosten im Vergleich zu anderen Verfahren nicht unzumutbar sind. Unproblematisch sind die Abfälle, die nicht unmittelbar bei diagnostischen oder therapeutischen Tätigkeiten entstehen und die keine klinikspezifischen Kontaminationen aufweisen. Die getrennte Sammlung von Glas in drei Farbfraktionen, von Papier und Kartonagen sowie Leichtverpackungen kann im Krankenhaus analog zu der Praxis in den Haushaltungen erfolgen. Entsprechend den örtlichen Verhältnissen sind ggf. weitere Fraktionen wie kompostierbare Abfälle, Styropor, Metalle, Holz oder Kunststoff(e) sinnvoll. Diese Wertstoffe können in die bestehenden Recycling-Kanäle eingehen.

Widerstände bestehen gegen die Verwertung von Materialien, die im Krankenhaus zumindest theoretisch mit Blut, Sekreten usw. kontaminiert werden könnten. Die Entsorger führen u. a. die Angst vor Verletzungen und/oder Infektionen seitens der Arbeiter an Müllsortierbändern an. In diesen Fällen müssen die Beteiligten, d. h. Abfallerzeuger, Kommune bzw. Landkreis, Entsorger und Verwerter, die einzelnen Schritte der Sammlung und Aufbereitung diskutieren und das Gefahrenpotential beurteilen. Abfälle, die Verletzungen verursachen können, dürfen nicht in Wertstofffraktionen gelangen. Hier sind besonders Kanülen, Infusionsgeräte oder Skalpelle zu nennen. Abhängig von den regionalen Voraussetzungen wird die Klinik akzeptable Bedingungen zur Wiederverwertung aushandeln können oder nicht.

Küchenabfälle. Eine besondere Rolle spielen die Küchenabfälle. Grundsätzlich ist die Abgabe an Schweinemastbetriebe möglich. Allerdings verlangen die Bestimmungen zur Bekämpfung der Aujeszky'schen Krankheit (→ Bd. 1, 412), die

Tabelle 11.2 Umweltverträgliche Beschaffung und Entsorgung im Krankenhaus: Ansatzpunkte in den Bereichen Medizinprodukte, Sterilgutaufbereitung und Reinigung/Desinfektion, nach[85]

Allgemeine Hinweise
- Aufnahme des Umweltschutzes als Ziel des Krankenhauses [130390]
- Unterstützung fachkundiger, engagierter Mitarbeiter
- Einbeziehung von Umweltthemen in den Aufgabenkatalog bestehender Konferenzen und Kommissionen (z.B. in Geschäftsordnungen der Materialwirtschafts- und Arzneimittelkommission)
- Aufnahme von Umweltanforderungen in die Allgemeinen Geschäftsbedingungen und Vergabe-/Vertragsbedingungen
- Erarbeitung eines Anforderungsprofils für umweltverträgliche Beschaffung
- Erarbeitung eines umweltverträglichen Entsorgungskonzeptes durch den Betriebsbeauftragten für Abfall
- Überprüfung/Verringerung kritischer Abfallarten (PVC, FCKW, infektiöser Abfall)
- Überprüfung der Kostenfolgen/Wirtschaftlichkeit von Umweltschutzmaßnahmen (vor dem Hintergrund steigender „Umweltkosten" auch für das Krankenhaus)
- Regelmäßige Information des Personals und der Patienten

Medizinprodukte
- Ersatz von Untersuchungshandschuhen aus PVC durch Latexhandschuhe
- Ersatz von Einmalnierenschalen aus Pappe durch Nierenschalen aus Metall
- Ersatz von Einmalabdecktüchern durch wiederverwendbare Tuchabdeckung
- Verzicht auf Schuhüberzüge
- Verzicht auf Einmalpinzetten, -klemmen
- Verzicht auf Inzisionsfolien
- Verzicht/Überprüfung bei weiteren Einmalartikeln
- Ersatz von Einmal-Redonflaschen aus PVC durch solche aus Polyethylen oder durch Mehrwegsysteme
- Einsatz von PVC-freien Infusionssystemen
- Ersatz von Einmalklammernahtgeräten durch wiederverwendbare Geräte mit Einmal-Nachladeeinheiten
- Verzicht auf große Mullverbände bei primären Operationen in der Gynäkologie
- Ersatz von Einwegsäuglingsflaschen durch sterilisierbare Mehrwegsäuglingsflaschen
- Ersatz von Moltextüchern durch waschbare Mehrwegartikel
- Recycling von (sortenrein gesammelten) Kunststoffen in Zusammenarbeit mit dem Dualen System und Recycling-Spezialfirma
- Produkt- und Verpackungsanalysen bei ausgewählten Produkten, Beschaffung umweltverträglicher und abfallgünstiger Produkte

Sterilgutaufbereitung
- Beschaffung thermoresistenter Güter zur thermischen Sterilisation
- Überprüfung/Beschränkung des Verbrauchs von Kunststoff-Folien

Reinigung / Desinfektion
- Überprüfung/Verringerung des Desinfektionsmitteleinsatzes (Flächendesinfektion)
- Einsatz anerkannter Dosiersysteme (Wartung!)
- Beschaffung von Großgebinden
- Verzicht auf Händedesinfektionsmittel im nicht-klinischen Bereich
- Umfüllen von (umfüllbaren) Flüssigseifen

Speisereste vor der Verfütterung einer Desinfektion zu unterwerfen. Die Schweinemastbetriebe sind für die Einhaltung der landesrechtlichen Vorschriften und den Nachweis der einwandfreien Desinfektion verantwortlich. Eine andere Verwendungsmöglichkeit bieten einzelne Klärwerke, die zerkleinerte Speisereste zur Unterstützung der Bakterienbildung einsetzen[86]. Findet sich kein Abnehmer für die Küchenabfälle, muß über den Hausmüll entsorgt werden. Allerdings kann die beseitigungspflichtige Körperschaft die Annahme verweigern, wenn der Abfall nicht stichfest ist. Er sollte also weniger als 65 Prozent Wasser enthalten.
Die verbleibenden Abfälle müssen ordnungsgemäß entsorgt werden. Das LAGA-Merkblatt empfiehlt hinsichtlich der sicheren Handhabung und der Entsorgung folgende Einteilung für die Abfälle aus dem Krankenhaus. Aus der Abfallverwertung können sich zusätzliche Anforderungen ergeben. Die Abfallschlüsselnummern stammen für die besonders überwachungsbedürftigen Abfälle – hier markiert mit „S" – aus der Abfallbestimmungsverordnung[20] (s. 2.1). Weitere wurden von der LAGA vergeben.

Gruppe A: Abfälle, an deren Entsorgung aus infektionspräventiver bzw. umwelthygienischer Sicht keine besonderen Anforderungen gestellt werden. Hierzu zählen:
- Hausmüll und hausmüllähnliche Abfälle, die nicht bei der unmittelbaren gesundheitsdienstlichen Tätigkeit anfallen, z.B. Zeitschriften, Papier-, Kunststoff- und Glasabfälle (91101)
- Desinfizierte Abfälle der Abfallgruppe C (97103)
- Hausmüllähnliche Gewerbeabfälle, z.B. Verpackungsmaterial und Kartonagen (91201)
- Küchen- und Kantinenabfälle (91202)

Gruppe B: Abfälle, an deren Entsorgung aus infektionspräventiver Sicht innerhalb der Einrichtungen des Gesundheitsdienstes besondere Anforderungen zu stellen sind:

- Mit Blut, Sekreten und Exkreten behaftete Abfälle wie Wundverbände, Gipsverbände, Einwegwäsche, Stuhlwindeln und Einwegartikel einschließlich Spritzen, Kanülen, Skalpelle (971 03).

Enthalten Behälter größere Mengen an Flüssigkeiten (Sekrete, Exkrete), so müssen sie mit den notwendigen Hygienemaßnahmen in die Kanalisation entleert werden.

Gruppe C: Abfälle, aus deren Entsorgung aus infektionspräventiver Sicht innerhalb und außerhalb der Einrichtungen des Gesundheitsdienstes besondere Anforderungen zu stellen sind (sog. infektiöse, ansteckungsgefährliche oder stark ansteckungsgefährliche Abfälle):

- Abfälle, die aufgrund von § 10a Bundesseuchengesetz behandelt werden müssen. Dies ist dann gegeben, wenn die Abfälle mit Erregern meldepflichtiger Krankheiten behaftet sind und dadurch eine Verbreitung der Krankheit zu befürchten ist (971 01 S)
- Mikrobiologische Kulturen aus Instituten für Hygiene, Mikrobiologie und Virologie und ähnlichen Einrichtungen (971 01 S)
- Versuchstiere, deren Beseitigung nicht durch das Tierkörperbeseitigungsgesetz geregelt ist und wenn eine Verbreitung der genannten Erkrankungen zu befürchten ist (971 01 S) und entsprechende Streu und Exkremente (137 05 S).

Nach dem gegenwärtigen Stand der Wissenschaft sind Abfälle im Zusammenhang mit folgenden Krankheiten zu berücksichtigen: Cholera, Lepra, Milzbrand, Parathyphus A, B, C, Pest, Pocken, Poliomyelitis, bakterielle Ruhr, Tollwut, Tularämie, Typhus abdominalis, virusbedingtes hämorrhagisches Fieber, Brucellose, Diphtherie, Meningitis/Encephalitis, Q-Fieber, Rotz, aktive Tuberkulose, Virushepatitis. Die Virushepatitis wird noch im LAGA-Merkblatt und in den Sicherheitsregeln der Unfallversicherungsträger[81] angeführt. Wenn einzelne Autoren sie streichen[87], so folgen sie im Gegensatz zur LAGA einem Beschluß der entsprechenden Kommission beim Bundesgesundheitsamt. Abfälle der Gruppe C entstehen durch Kontaminination des Materials mit den entsprechenden Erregern. Verpackungsmaterial, z. B. von Arzneimitteln und Medikalprodukten, gehört in der Regel nicht in diese Gruppe.

Gruppe D: Abfälle, an deren Entsorgung aus umwelthygienischer Sicht innerhalb und außerhalb der Einrichtungen des Gesundheitsdienstes besondere Anforderungen zu stellen sind.
Die LAGA führt hier verschiedenste Abfallarten an, die von der gemeinsamen Entsorgung mit Hausmüll ausgeschlossen sind und die mit ihren Abfallschlüsselnummern in der Abfallbestimmungsverordnung aufgeführt sind. Beispiele sind:

- Laborabfälle und Chemikalienreste; hier sind eine Vielzahl von Abfallarten eingeschlossen
- Abfälle von Pflanzenschutz- und Schädlingsbekämpfungsmitteln (531 03 S)
- Abfälle von pharmazeutischen Produkten (535 02 S, 535 07 S, 535 01, s. Abschn. 5)
- Abfälle aus Röntgenlabors (wie Fixierbäder 527 07 S, Entwicklerbäder 527 23 S oder Spül- und Waschwässer 527 25 S)
- Nicht-Eisen-metallhaltige Abfälle (wie Ni-Cd Batterien 353 23 S, Trockenbatterien 353 25 S oder quecksilberhaltige Rückstände und Leuchtstoffröhren 353 26 S)
- Mineralöle und synthetische Öle (wie Trafoöle, Wärmeträgeröle und Hydrauliköle frei von polychloriertem Biphenylen 541 06 S oder polychlorierte Biphenyle enthaltend 541 07 S).

Gruppe E:. Medizinische Abfälle, an deren Entsorgung nur aus ethischer Sicht zusätzliche Anforderungen zu stellen sind

- Körperteile und Organabfälle einschließl. gefüllter Blutbeutel und Blutkonserven (971 04 S).

7.1 Sammlung

Empfehlenswert ist, die Abfälle schon am Ort des Entstehens gemäß den vorgesehenen Verwertungs- und Entsorgungswegen getrennt zu sammeln. Die Sammelbehältnisse müssen die jeweiligen Erfordernisse erfüllen und deutlich nach Abfallarten gekennzeichnet sein.
Für Abfälle der Gruppe A sind keine speziellen Regeln nötig. Abfälle der Gruppe B werden üblicherweise in dichtschließenden Kunststoffbehältern, in gefärbten PE-Säcken mit mindestens 0,15 mm Wandstärke oder in dreischichtigen Papiersäcken gesammelt. Gefüllte Behältnisse sind dicht zu verschließen, erneutes Öffnen und Umschütten werden vermieden.
Behältnisse für Abfälle der Gruppe C, die ausschließlich hausintern transportiert werden sollen, beispielsweise zu einer Abfalldesinfektionsanlage, müssen den BGA-Anforderungen genügen. Danach müssen die Behälter durchstichfest, feuchtigkeitsbeständig, geruchsdicht und verschließbar sein und eine gute Dampfdurchlässigkeit aufweisen. Angeboten werden hier beschichtete Papiersäcke, Kunststoffsäcke aus verschiedenen Materialien und Mehrweg-Einweg-Kombinationen.
Abfälle der Gruppen C und E, für die Transporte auf öffentlichen Straßen geplant sind, werden nur in hierfür geeigneten Behältnissen gesammelt (Abb. 11.21 a, b.) Die Gefahrgutverordnung Straße (GGVS) stuft krankenhausspezifische Abfälle unter Klasse 6.2 Ziffern 8a, 8b und 11 als Gefahrgut ein[57]. Die wesentlichen Regelungen für Verpackung, Kennzeichnung und Transport enthält die GGVS-Ausnahme Nr. S 61. Danach sind für diese Abfälle Einwegbehältnisse erlaubt, deren Eignung durch Bauartzulassung nachgewiesen ist und die mit der Zulassungsnummer gekennzeichnet sind. Die Deckel dieser Behältnisse wer-

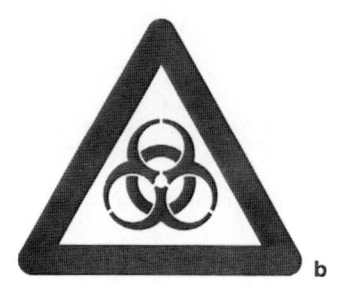

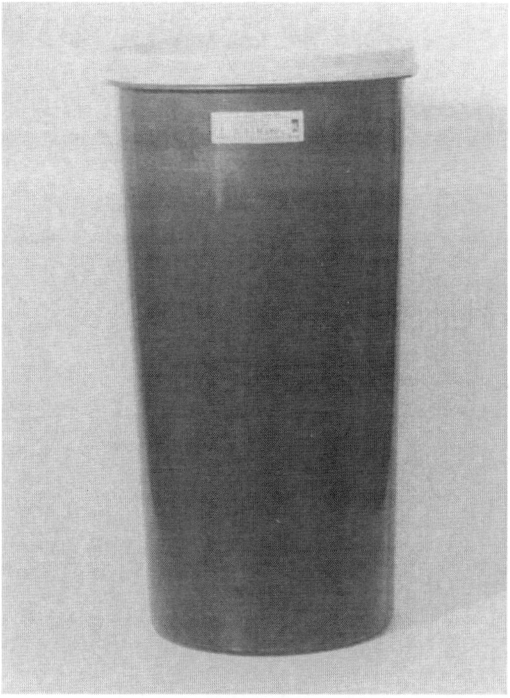

Abb. 11.21 a, b Einwegbehälter für Abfälle der Gruppe C (Abfallart 97101) (*a*) und Symbol „Warnung vor Biogefährdung" nach DIN 58956 (*b*)

den während des allmählichen Befüllens lose aufgelegt; einmal fest verschlossen, lassen sie sich nur noch zerstörend öffnen. Für Abfälle der Abfallart 97101 sind daneben auch Einwegbehältnisse in bauartzugelassenen Mehrwegbehältern erlaubt. Die GGVS Klasse 6.2 wird derzeit für den EG-Raum einheitlich neu gefaßt. Die Krankenhausabfälle sollten ab 1.1.1995 die Ziffer 4 erhalten, die Ausnahme S 61 kann dann entbehrlich werden. Abfallbehältnisse aus medizinisch-mikrobiologischen Laboratorien müssen nach den Arbeitsschutzregeln mit dem Warnzeichen „Warnung vor Biogefährdung" gekennzeichnet sein[81].

7.2 Transport und endgültige Behandlung

Abfälle der Gruppen A und B werden von den kommunalen Entsorgungsbetrieben oder beauftragten Unternehmen in den üblichen Müllfahrzeugen transportiert. Zielorte können Hausmüllverbrennungsanlagen (HMV) oder Hausmülldeponien (HMD) sein. Bei der Anlieferung von Abfällen der Gruppe B sollte die Deponie Vorkehrungen treffen, für eine sofortige Abdeckung mit anderen Abfällen und die Verhinderung eines weiteren Kontaktes zu sorgen.
Die Behältnisse mit Abfällen der Gruppe C dürfen nur transportiert werden, wenn sie nicht länger als 4 Tage ungekühlt gelagert wurden. Unter Kühlung gelten Fristen von höchstens 14 Tagen bei maximal 5 °C und nicht länger als 7 Tage bei maximal 15 °C. Die GGVS verlangt die Kennzeichnung

mit dem Symbol „Gesundheitsgefährdend", der Ähre auf weißem Feld. Als Beseitigungsmethode sieht die TA-Abfall[17] die Sonderabfallverbrennung (SAV) vor, alternativ ist die chemisch-physikalische Behandlung (CPB) erlaubt. Dies bedeutet die Desinfektion der C-Abfälle, wonach hausmüllähnliche Abfälle der Gruppe A entstehen. Die infektiösen Trockenabfälle lassen sich auf diese Weise kostengünstiger entsorgen. Gemäß LAGA-Merkblatt entspricht nur die thermische, nicht die chemische Desinfektion dem Stand der Technik. Das Verfahren muß vom Bundesgesundheitsamt gemäß § 10 Bundesseuchengesetz geprüft und in eine entsprechende Liste aufgenommen sein[88,89,90]. In der Praxis betreiben viele Krankenhäuser keine eigenen Anlagen zur Abfalldesinfektion. Die Behälter werden daher von zugelassenen Transporteuren mit den geforderten Entsorgungsnachweisen in eine geeignete Anlage gebracht. Ebenfalls zugelassen ist die mobile Trockenabfalldesinfektionsanlage System Drauschke, die eine Dampfdesinfektion nach dem fraktionierten Vakuum-Verfahren benutzt. Ihr Vorteil ist, daß zur Sammlung der Abfälle die bauartzugelassenen Behälter gemäß GGVS durch die kostengünstigeren Säcke für den internen Transport ersetzt werden können. Die fahrbaren Druckbehälter selbst stellen die zugelassene Verpackung gemäß GGVS dar.
Abfälle der Gruppe D werden durch zugelassene Unternehmen in geeigneter Weise entsorgt, in der Regel in Sonderabfallverbrennungsanlagen oder auf Sonderabfalldeponien. Abfälle der Gruppe E sind zur Entsorgung in zugelassenen Verbrennungsanlagen vorgesehen.

7.3 EG-Regelungen

Die Definition und die Entsorgung von Krankenhausabfall werden innerhalb der Europäischen Gemeinschaft unterschiedlich gehandhabt. In der Bundesrepublik Deutschland werden die „krankenhausspezifischen Abfälle" sehr differenziert behandelt. In anderen Ländern, z. B in Frankreich oder den Niederlanden, spricht man nahezu allen blut- oder exkretkontaminierten Abfällen aus dem Krankenhaus generell ein gewisses Gefahrenpotential zu, schließt sie vom Hausmüll aus und sieht die Verbrennung als Entsorgungsweg vor. Dementsprechend verfügen dort viele Krankenhäuser über eigene Verbrennungsanlagen.
Bei der Neufassung der europäischen Abfallpolitik sind diese Unterschiede zu beachten. In der EG-Richtlinie über gefährliche Abfälle[91] werden Abfälle aus Krankenhäusern und anderen ärztlichen Einrichtungen als „gefährliche Abfälle" eingestuft, wenn sie „infektiös", „gesundheitsschädlich" oder „ökotoxisch" sind. Die Definitionen dieser Eigenschaften sind so weit gefaßt, daß ein großer Teil aller Krankenhausabfälle, zumindest aber die Gruppe B, darunter fallen müßte. Die EG-Richtlinie sieht allerdings vor, daß sie erst durch einen europäischen Abfallkatalog Wirkung erlangt, in dem die einzelnen Abfallarten aufgeführt sind. Dieser Abfallkatalog und die Einstufung in Gefahrenklassen sind noch in Arbeit. Nach Auffassung der Bundesregierung wird die Entsorgungspraxis von Krankenhausabfällen, wie sie im LAGA-Merkblatt beschrieben ist, auch unter den Bestimmungen des zukünftigen EG-Rechts bestehen können.

8 Entsorgung von Sonderabfällen

Die Frage der Sonderabfälle verdeutlicht schlaglichtartig die Probleme der Abfallwirtschaft. Die von den Abfällen ausgehenden Gefahren verlangen besondere Vorsichtsmaßnahmen im Umgang und besondere Behandlungsmethoden. Fehlende Entsorgungskapazitäten zwingen zur Entsorgung im Ausland, die entsprechenden Kosten steigen ständig. In der Bundesrepublik Deutschland fallen jährlich ca. 15 Mio. Tonnen nachweispflichtige Sonderabfälle an. Die Arbeitsgemeinschaft der Sonderabfall-Entsorgungsgesellschaften der Länder schätzt den Bedarf an Verbrennungskapazitäten auf 1,2 Mio. Tonnen jährlich, besitzt aber nur Anlagen für 360 000 Tonnen. Die Gesamtkapazität aller 28 Anlagen im Besitz öffentlicher oder privater Träger beträgt 800 000 Jahrestonnen. Baden-Württemberg verfügt beispielsweise seit Jahren über keine Kapazitäten zur Verbrennung der industriellen Sonderabfälle innerhalb der Landesgrenzen. Die Planungen des Umweltministeriums sehen einen Bedarf in der Höhe von 100 000 Jahrestonnen vor. Ein neues Gutachten schätzt die verbleibende Menge nach Ausschöpfen aller realistischen Vermeidungsstrategien auf 75 000 t jährlich. Die fehlende Akzeptanz in der Öffentlichkeit verzögert den Bau neuer Anlagen um viele Jahre, läßt Pläne immer öfter sogar scheitern. Die finanzielle Bedeutung der Aufgabe wird an Schätzungen deutlich, die eine Steigerung des Marktvolumens in Europa von 2,2 Mrd. Dollar im Jahr 1991 auf 5,3 Mrd. Dollar bis 1996 vorhersagen.

8.1 Halogenkohlenwasserstoffe

Abfälle mit Gehalten an halogenorganischen Verbindungen stellen ein vorrangiges Entsorgungsproblem in der Bundesrepublik Deutschland dar. Mit dem Ende der Hohe-See-Verbrennung bestehen im Inland speziell für hochchlorierte Kohlenwasserstoffe keine ausreichenden Entsorgungsanlagen mehr. Die Produktion, die Verwendung und die Entsorgung von halogenierten Kohlenwasserstoffen verursacht viele stoffspezifische Umweltprobleme. Das Beratergremium für umweltrelevante Altstoffe bei der Gesellschaft Deutscher Chemiker bewertet im Auftrag des Bundes die Prioritäten; die Hälfte der ersten 60 Stoffe und 36 von 75 Stoffen der zweiten Liste gehören zur Gruppe der Halogenkohlenwasserstoffe[92]. Auf der entsprechenden Liste der EG-Gewässerschutzrichtlinie finden wir unter 129 Substanzen 92 halogenierte Kohlenwasserstoffe. „Das Risikopotential der Chlorchemie ist insgesamt gesehen in seiner Größenordnung und in einzelnen Aspekten nicht exakt abschätzbar. Unter Chemikern und Verfahrenstechnikern in Industrie und Hochschulen wird zunehmend die Einschätzung vertreten, daß der dynamische Ausbau der Chlorchemie in den 50er und 60er Jahren einen der entscheidenden Fehler in der industriellen Entwicklung des 20. Jahrhunderts darstellt und nicht erfolgt wäre, hätte damals schon der heutige Erkenntnisstand über die durch die Chlorchemie verursachten Umweltschäden und Gesundheitsgefährdungen vorgelegen. Denn viele der nachsorgenden Aktivitäten der Umwelt- und Gesundheitspolitik beschäftigen sich seit Jahren damit, die durch Chlorchemie hervorgerufenen Schäden, soweit sie überhaupt in ihrem vollen Ausmaß erkannt sind, zu reparieren."[93]
Maßnahmen zur Vermeidung und zur Wiederverwertung von halogenierten Kohlenwasserstoffen wurden lange Zeit vernachlässigt. Sie besitzen aber in der chemischen und pharmazeutischen Industrie inzwischen hohe Priorität. Der Gesetzgeber fördert diese Entwicklung durch staatliche Auflagen. Die Verordnung über die Entsorgung gebrauchter halogenierter Lösemittel[25] verpflichtet den Betreiber entsprechender Anlagen, die unterschiedlichen Stoffe nach Gebrauch getrennt zu halten. Jede Vermischung untereinander und mit Fremdstoffen ist untersagt. Die Vertreiber von halogenierten Kohlenwasserstoffen sind verpflichtet, die gebrauchten Lösemittel einschließlich der

verfahrensbedingten Verunreinigungen zurückzunehmen. Eine weitere Verordnung[28] beschränkt die Anwendungsmöglichkeiten von Halogenkohlenwasserstoffen in industriellen Anlagen und zwingt zu aufwendigen Maßnahmen der Emissionsminderung und der Rückgewinnung.
Tetrachlormethan, Tetrachlorethan, Pentachlorethan und Erzeugnisse, die diese Stoffe enthalten, dürfen an private Endverbraucher nicht mehr abgegeben werden[27].
Der Erfolg der Maßnahmen läßt sich am Rückgang der jährlichen Gesamtverbrauchs an Methylenchlorid, 1,1,1-Trichlorethan, Trichlorethylen und Perchlorethylen von 180 000 Tonnen auf 100 000 Tonnen im Zeitraum von 1986 bis 1990 ablesen. Bis 1995 erwartet die chemische Industrie eine weitere Abnahme auf 53 000 Tonnen für die Bundesrepublik Deutschland. Das Aufkommen der halogenierten Lösemittel als Sonderabfall nimmt nicht in gleichem Ausmaß ab, da in der Vergangenheit ein größerer Anteil direkt in die Atmosphäre emittierte.

8.2 Laborabfälle

Durch die geringe Bedeutung der Arzneimittelherstellung in der Apotheke im Vergleich zur industriellen Produktion und die Möglichkeit, bei der Eingangskontrolle von Rohstoffen auf Analysenzertifikate zurückzugreifen, geht der Umfang analytischer Arbeiten im Apothekenlabor generell zurück. Dennoch fallen bei den geforderten Identitätsprüfungen und im Zuge von Aufräumaktionen in jeder Apotheke verschiedenste Chemikalienabfälle an. Einige Apotheken, darunter viele Krankenhausapotheken, messen der Eigenherstellung weiterhin größeren Stellenwert bei. Auch neue Dienstleistungen wie die Umweltanalytik können für die Auslastung des Labors sorgen. Weitaus größere Abfallmengen entstehen in den verschiedenen Ausbildungsstätten für pharmazeutische Berufe und in den Forschungseinrichtungen von Universitäten und pharmazeutischer Industrie. Gemäß ihrer Zusammensetzung sind Reste von Lösemitteln, Chemikalien sowie Reaktionsprodukte und verunreinigte Hilfsmittel wie Filter u. ä. meist als Sonderabfall einzustufen. Der Erzeuger ist für die geordnete Entsorgung verantwortlich.
Da im Abfallrecht eigene Vorschriften zum Umgang mit gefährlichen Abfällen fehlen, gelten die Bestimmungen der Gefahrstoffverordnung[94] sinngemäß auch für den Umgang mit diesen Abfällen. Insbesonders die Bestimmungen zur Überwachungspflicht, zur Rangfolge der Schutzmaßnahmen, zur Betriebsanweisung, zur arbeitsmedizinischen Überwachung der Beschäftigten und zur Kennzeichnung sind zu beachten.
Sehr geringe Mengen von Laborabfällen, wie sie überwiegend in öffentlichen Apotheken anfallen, können eventuell bei den Problemmüllsammlungen der Gemeinden („Giftmobil") abgegeben werden. Diese sind allerdings zur Annahme gewerblicher Abfälle nicht verpflichtet. Ist dieser Weg versperrt, müssen gewerbliche Entsorgungsunternehmen in Anspruch genommen werden. Der organisatorische Aufwand wird am besten bewältigt, wenn viele Apotheker sich zusammenschließen. In Baden-Württemberg organisiert beispielsweise die Landesapothekerkammer alle zwei Jahre die Sammlung solcher Abfälle und die Zusammenarbeit mit dem Entsorger. Die Abfälle werden einzeln aufgelistet und unter der Abfallart Laborchemikalienreste, organisch/anorganisch (59 302/03) zusammengefaßt. Dies ist wegen der kleinen Mengen zu vertreten, solange ein Entsorger bereit und in der Lage ist, diese Abfallart abzunehmen. Allerdings liegen die Entsorgungskosten für diese Abfallart mit 10 bis 25,- DM/kg schon heute sehr hoch. Selbstverständlich müssen die Chemikalienreste in den verschlossenen Originalbehältnissen gesammelt werden, um unvorhersehbare Reaktionen im Sammelgut zu vermeiden. So erhöhen die Verpackungen das Gesamtgewicht der Sonderabfälle.

8.3 Sammellogistik

Fallen größere Mengen an, ist eine Sammlung der festen und flüssigen Abfälle, getrennt nach Abfallarten, unumgänglich. Ein geeignetes Sammelkonzept vermeidet bzw. verringert weitestgehend die Abfallarten, deren Entsorgung Probleme bereitet und/oder besonders hohe Kosten verursacht. Die frühzeitige Kontaktaufnahme mit dem vorgesehenen Entsorgungsunternehmen nützt beiden Seiten. Die Anschriften regionaler Entsorgungsunternehmen können beim Bundesverband Sonderabfallwirtschaft e. V. (BPS), Am Weiher 11, 53229 Bonn, und beim Bundesverband der Deutschen Entsorgungswirtschaft e. V. (BDE), Hauptstraße 305, 51143 Köln, erfragt werden. Auch die Chemikalienlieferanten halten entsprechende Listen bereit.
Als praktische Arbeitshilfe können die Erfahrungen vieler Laboratorien dienen, wie sie in den Sonderabfallordnungen universitärer Einrichtungen oder allgemeinen Empfehlungen zusammengefaßt sind[95]. Für die Sammlung der Abfälle müssen Behälter verwendet werden, die den chemischen Beanspruchungen standhalten. Ist der Transport über öffentliche Straßen vorgesehen, sind baumustergeprüfte Behältnisse zu verwenden. Diese sollten verschlossen an einem gut belüfteten Ort aufgestellt werden. Äußerlich verschmutzte oder gar beschädigte und undichte Behälter nehmen die Entsorgungsunternehmen regelmäßig nicht ab. Für organische Lösemittelabfälle eignen sich HD-Polyethylen-Kanister mit Volumen von 5 oder 10 l. Leitfähige Kanister mit Graphiteinlagerungen schützen im Umgang mit Stoffen, die den Sicherheitsratschlag „Maßnahmen gegen elektrostatische Aufladungen treffen" tragen. Besondere Vorsicht erfordern in dieser Hinsicht u. a. Diethylether, Petroleumbenzin, Schwefelkohlenstoff und Toluol. Für wäßrige Abfälle muß das Behältermaterial nach den Beständigkeitsanforderungen gewählt werden. Abfälle,

die in loser Schüttung verpackt werden, wie Rückstände von Chromatographie-Trennmedien oder auch Altchemikalien in Originalbehältnissen, werden in 30 l-, 60 l- oder 120 l-Weithalsgefäßen transportiert. Die Zugabe von Vermiculit-Dämmaterial verhindert Glasbruch. Wenn die jeweilige Behältergröße zum Abfallaufkommen paßt, fördert das die Einhaltung der Regeln zur Getrenntsammlung. Zu große Behälter verleiten zur Vermischung.
Die Zahl der notwendigen Behältnisse richtet sich nach den örtlichen Gegebenheiten. Die folgende Einteilung in die Gruppen 1 bis 7 zeigt eine mögliche Struktur auf. Für beispielhaft ausgewählte Abfallarten werden in Klammern jeweils die Abfallschlüsselnummern gemäß Abfallbestimmungsverordnung[20] genannt. Diese Angaben können das Studium des Verordnungstextes im Einzelfall nicht ersetzen. Die Abfallbestimmungsverordnung kennt häufig weitere Abfallarten zur genaueren Einteilung. Die 7 Gruppen legen also keinesfalls die Zahl der Sammelbehältnisse fest. Fallen innerhalb einer Fraktion größere Mengen oder besonders problematische Abfälle an, muß die Sammellogistik die weitergehende Auftrennung gewährleisten. Selbstverständlich ist, daß die Vermischung von Stoffen, die zu gefährlichen chemischen Reaktionen führen könnten, sicher vermieden wird (siehe dazu[95,96]).

8.3.1 Halogenfreie organische Lösemittel und Lösungen organischer Stoffe

Halogenierte Lösemittel sind „flüssige Stoffe oder Zubereitungen mit einem Massengehalt von mehr als 5 von Hundert an Halogenkohlenwasserstoffen mit einem Siedepunkt zwischen 20 °C und 150 °C bei jeweils 1013 hPA"[25].

8.3.2 Organische Lösemittel und Lösungen organischer Stoffe, die Halogene enthalten

Sortenreine Abfälle der Gruppen 1 und 2 müssen einzeln gesammelt werden, auch wenn sie derselben Abfallart zugeordnet werden können. Für sortenreine Abfälle und durch Destillation leicht auftrennbare Gemische, z. B. Lösemittel mit Hauptbestandteil Dichlormethan (55 206), bestehen Wege der Wiederverwertung durch Destillation, die genutzt werden müssen. Nach Gebrauch ist jede Beimischung von Fremdstoffen und von Lösemitteln anderer Art verboten, die die Verwertung erschweren. Die besonderen Rechtsvorschriften für halogenhaltige Lösemittel sind bereits vorne genannt.
Halogenfreie Lösemittel, die keine Feststoffe, keine störenden Stoffe wie Stickstoff- oder Schwefelverbindungen und möglichst wenig Wasser enthalten, können der Verbrennung mit dem Ziel der Energiegewinnung zugeführt werden. Damit werden die Entsorgungswege für Sonderabfall entlastet. Für den Erzeuger der Rückstände verursacht diese Weitergabe als Wertstoff wesentlich geringere Kosten. Je nach technischem Standard der Anlage sind allerdings Emissionen nicht ausgeschlossen, die über denen einer Sonderabfallverbrennungsanlage liegen. Lösemittelgemische (halogenhaltig 55 220, halogenfrei 55 370) und Lösemittel-Wassergemische (halogenhaltig 55 224, halogenfrei 55 374) sind ggf. getrennt zu sammeln, da unterschiedliche Abfallarten vorliegen. Fallen nur kleine Mengen halogenfreier Lösemittel an, können diese zusammen mit den halogenhaltigen Gemischen gesammelt und entsorgt werden. Leichtflüchtige Lösemittel wie Aceton (55 301), Ether (55 310), Chloroform (55 203) u. a. sollten nicht längere Zeit in Kunststoffbehältnissen aufbewahrt werden, da sie durch die Gefäßwände diffundieren und die Raumluft kontaminieren.

8.3.3 Wäßrige Abfälle

Die Abfallbestimmungsverordnung verwendet wiederholt die Begriffe Konzentrat, Halbkonzentrat, Spülwasser, Waschwasser, gibt jedoch keine Definitionen an. Die Einteilung liegt in der Verantwortung des Abfallerzeugers. Viele wäßrige Abfälle können unter der Abfallart Sonstige Konzentrate und Halbkonzentrate sowie Spül- und Waschwasser (52 725) entsorgt werden. Als Obergrenzen dürfen dabei Gehalte von 20 Prozent wassermischbarer Kohlenwasserstoffe wie Aceton oder Alkohole und 1 Prozent aromatischer bzw. halogenhaltiger Kohlenwasserstoffe gelten. Für einige Lösungen kennt das Abfallrecht besondere Abfallarten, z. B. Halogenierte organische Säuren (52 201), Nicht halogenierte organische Säuren (52 202) oder Eisensalzlösungen (52 722). Metallsalzlösungen müssen vor der Abgabe neutralisiert werden. Flüssigkeiten mit besonders problematischen Rückständen, z. B. antimon-, arsen-, beryllium-, quecksilber-, selen- oder thalliumhaltige Abfälle, dürfen nie mit anderen Rückständen vermischt werden; sie gehören zu Gruppe 4.

8.3.4 Giftige anorganische Rückstände sowie Schwermetallsalze und ihre Lösungen

Cyanidhaltige Abfälle sind stets getrennt und wegen der Gefahr der Blausäureentwicklung bei schwach basischem pH-Wert zu halten. Je nach Cyanidgehalt werden die Abfallarten Konzentrate und Halbkonzentrate, cyanidhaltig (52 713) und Spül- und Waschwasser, cyanidhaltig (52 714) unterschieden.
Einige Metallsalzrückstände sind regenerierbar.
Giftige brennbare Verbindungen, feste organische Laborchemikalienrückstände sowie anorganische Feststoffe werden in den Originalgefäßen oder in dichtschließenden, gekennzeichneten Kunststoffbehältnissen gesammelt. Besonders zu beachten sind hier die cancerogenen Stoffe.

8.4 Kennzeichnung der Sammelbehältnisse

Abfälle dürfen ausschließlich in bereits gekennzeichneten Behältern gesammelt werden (Abb. 11.22). Ein brauchbares Etikett umfaßt den Abfallerzeuger, die Bezeichnung des Abfalls, die Abfallschlüsselnummer, die Menge in Kilogramm oder Liter sowie die Gefahrenbezeichnungen und Gefahrensymbole. Die R-Sätze sind nur dann erforderlich, wenn sie aus den Gefahrenbezeichnun-

Gefahrklasse	Gefahrzettel	Aufkleber	Beschreibung	Bedeutung
3	3	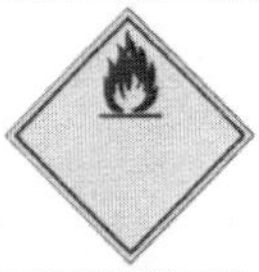	Flamme, schwarz auf rotem Grund	Feuergefährlich, entzündbare flüssige Stoffe
4.1	4,1	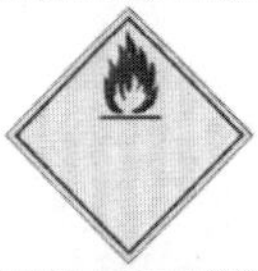	Flamme, schwarz, Grund aus gleichbreiten senkrechten roten u. weißen Streifen	Feuergefährlich, entzündbare feste Stoffe
4.2	4,2	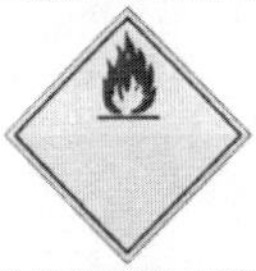	Flamme, schwarz auf weißem Grund; untere Hälfte rot	Selbstentzündliche Stoffe
4.3	4,3	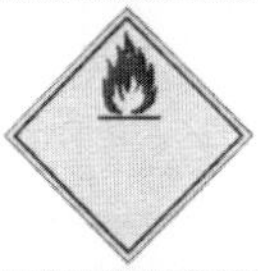	Flamme, schwarz auf blauem Grund	Entzündliche Gase bei Berührung mit Wasser
5.2	5	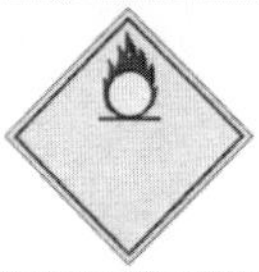	Flamme über einem Kreis, schwarz auf gelben Grund	Entzündend wirkende Stoffe oder organische Peroxide
6.1	6,1	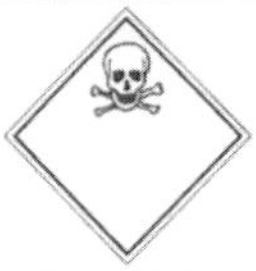	Totenkopf mit gekreuzten Gebeinen, schwarz auf weißen Grund	Giftig, getrennt von Nahrungs- und Genußmitteln zu halten
6.1	6,1A	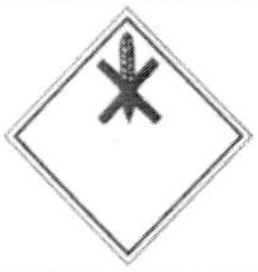	Andreaskreuz auf einer Ähre, schwarz auf weißen Grund	Gesundheitsschädlich, getrennt von Nahrungs- und Genußmitteln zu halten
8	8	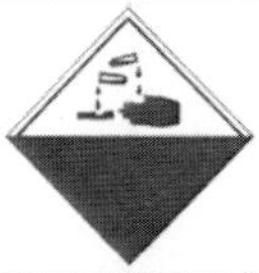	Reagenzgläser, aus denen Tropfen auf den Querschnitt einer Platte und auf eine Hand herabfallen; schwarz auf weißen Grund, untere Hälfte schwarz	Ätzende Stoffe
9	9	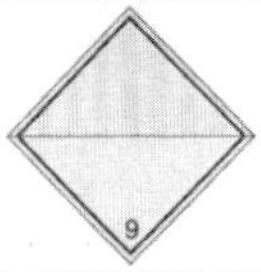	Obere Hälfte aus gleichbreiten senkrechten schwarzen und weißen Streifen; untere Hälfte weiß mit Ziffer 9 in der Ecke	Sonstige gefährliche Stoffe

Abb. 11.22 Gefahrklassen und Gefahrzettel nach Gefahrgutverordnung Straße

gen nicht hervorgehen. Die S-Sätze sind anzugeben, soweit sie für die Abfallentsorgung von Bedeutung sind. Konsistenz und pH-Wert beschreiben bei wäßrigen Lösungen den Abfall. Für die Beförderung über öffentliche Straßen muß gemäß Gefahrgutverordnung Straße[57] die GGVS-Klasse mit Ziffer angegeben werden. Dazu gehört der zugeordnete Gefahrzettel. Die Gefahrgutverordnung Straße kennt derzeit dreizehn Gefahrklassen. Klasse 1, Explosive Stoffe, und Klasse 2, Verdichtete, verflüssigte und unter Druck gelöste Gase, treffen für Abfälle kaum zu.

Innerhalb der Gefahrenklassen sind die gefährlichen Stoffe in Ziffern eingeteilt, die zusätzlich die Transportbedingungen regeln. Hinweise auf die Gefahrenklasse sind in den meisten Chemikalienkatalogen zu finden.

8.5 Abfälle unbekannter Zusammensetzung

Für Chemikalien und andere Sonderabfälle unbekannter Zusammensetzung bestehen keine Entsorgungsmöglichkeiten. Das Begleitscheinverfahren verlangt genaue Angaben zur Zusammensetzung. Bei unbekannten Reaktionsprodukten sind die Ausgangsstoffe anzugeben. Liegen im Laborbereich Abfälle unbekannter Zusammensetzung vor, wie z. B. „Altlasten" nicht mehr erreichbarer Mitarbeiter, müssen sie mit hohem Aufwand analysiert und eindeutig zugeordnet werden. In Einrichtungen mit hoher Personalfluktuation sind deshalb strikte Regelungen sehr wichtig, die sicherstellen, daß jeder Mitarbeiter vor seinem Ausscheiden alle Chemikalien, Reststoffe und Abfälle vollständig übergibt oder entsorgt.

8.6 Vorbehandlung von Sonderabfällen

Flüssige Abfälle dürfen keine festen Abfälle wie Stoffreste oder Pipettenspitzen enthalten. Die Behälter sind nur soweit zu befüllen, daß sie nicht überlaufen können. Die Wärmeausdehnung ist zu beachten. Die Abfälle dürfen keinesfalls Gase entwickeln. Um überraschende Beschädigungen der Behälter zu vermeiden, sollten potentiell reaktive Gemische nicht sofort nach dem Abfüllen zur Entsorgung gegeben werden. Der Abfallerzeuger trägt sonst die Verantwortung für alle Schäden während der Zwischenlagerung und des Transports.

Quecksilberabfall, z. B. aus Thermometerbruch, kann zur Verwertung an die Hersteller abgegeben werden. Er muß dazu in reiner Form, ohne Untermischung von Metallteilen oder von organischem Material wie Kunststoff oder Papier, in dicht schließenden Behältnissen gesammelt werden. Aluminium eignet sich wegen der Amalgambildung nicht als Behältermaterial. Ausgelaufenes Quecksilber muß am Unfallort sofort vollständig aufgenommen werden, da die Dämpfe bekanntlich zu chronischen Schädigungen des Nervensystems führen (→ Bd. 3, 1021). Für Reste und nicht erkennbare Tröpfchen bietet sich als sicherste Methode ein Absorber wie Mercurisorb-Granulat an (Fa. Roth, 76161 Karlsruhe). Das Set enthält zusätzlich Einmalhandschuhe, ein leeres Aufnahmegefäß, eine kleine Kehrschaufel, einen Pinsel und

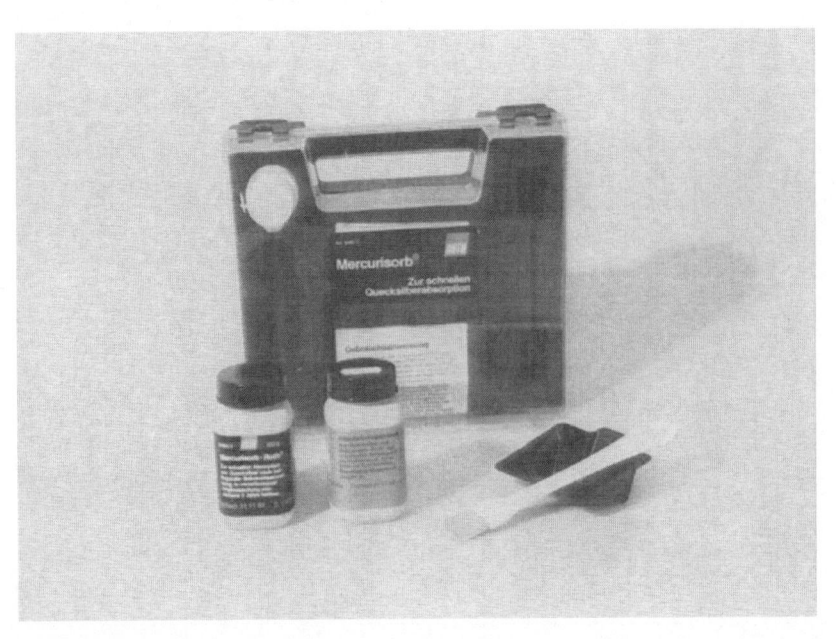

Abb. 11.23 Absorptionsmaterial und Ausrüstung zur gefahrlosen Beseitigung von Quecksilberresten

die Gebrauchsanweisung. Das Granulat geht mit Quecksilber in längstens vier Minuten eine nichtflüchtige Komplexverbindung ein, die an der zunehmenden Graufärbung kenntlich ist. Die Amalgamierung mit Metallpulver dauert im Vergleich dazu mindestens vier Tage. Erschöpftes Absorptionsmittel wird in unzerbrechlichen, dichtschließenden Kunststoffgefäßen gesammelt und kann kostenlos an die Fa. Roth zur Aufarbeitung gegeben werden. Die Fa. Reith & Petrasch, 77836 Rheinmünster, bietet mit Hydrargex®-Reith (Pharmazentralnummer 2 059 003) einen gleichartigen Spezialabsorber an.
Explosive Stoffe wie Azide, Peroxide, Pikrinsäure, Nitroverbindungen usw. können in fester Form nicht entsorgt werden und müssen in weniger reaktiver Form abgegeben werden, zumindest als verdünnte Lösungen. Kleinmengen bestimmter Laborabfälle lassen sich durch einfache chemische Reaktionen in weniger toxische oder weniger gefährliche Produkte überführen. Rechtlich fallen diese Tätigkeiten unter den Begriff „Verwenden" nach § 3 Chemikaliengesetz[15], da dort „Vernichten" eingeschlossen ist. Die Gefahrstoffverordnung[94] gilt nach §§ 1, 15 ausdrücklich auch für Vernichtung und Verwenden. Bei der Desaktivierung reaktiver Chemikalien ist besondere Vorsicht geboten, da es sich häufig um heftige chemische Reaktionen handelt. Alle Arbeiten dürfen nur von Fachkräften unter den entsprechenden Vorsichtsmaßnahmen (Abzug, Schutzscheibe, persönliche Schutzausrüstung) durchgeführt werden. Es ist dringend anzuraten, jede Methode erst im Kleinstmaßstab zu erproben und sich auf mögliche Probleme einzustellen. Die folgenden Beispiele stammen überwiegend aus einer Empfehlung der Fa. Merck[97]. Die Entsorgung der Rückstände erfolgt nach der o. a. Gruppeneinteilung.

– Aromatische Carbonsäuren mit verdünnter Salzsäure aus ihren wäßrigen Lösungen ausfällen. Niederschlag zu 6, Filtrat zu 3.
– Nitrile und Mercaptane durch mehrstündiges Rühren mit techn. Natriumhypochlorit-Lösung oxidieren. Den Überschuß an Oxidationsmittel mit Natriumthiosulfat zerstören. Organische Phase zu 1 bzw. 2, wäßrige Phase zu 3.
– Wasserlösliche Aldehyde mit einer konzentrierten Natriumhydrogensulfit-Lösung in die Bisulfit-Addukte überführen und zu 1 bzw. 2 geben.
– Hydrolyseempfindliche Organoelementverbindungen, in der Regel in organischen Lösemitteln gelöst, vorsichtig unter Rühren in n-Butanol eintropfen. Die entstehenden brennbaren Gase mittels Schlauch direkt in den Abzugskanal einleiten. Eine Stunde über das Ende der Gasentwicklung hinaus rühren und einen Überschuß an Wasser hinzugeben. Organische Phase zu 1, wäßrige Phase zu 3.
– Alkylsulfate aus einem Tropftrichter unter starkem Rühren in eine konzentrierte (32 %), eisgekühlte Ammoniaklösung tropfen. Vor Abfüllen zu 3 den pH-Wert kontrollieren. Achtung: Alkylsulfate sind cancerogen, Einatmen und jeden Hautkontakt sicher vermeiden!

– Säurehalogenide zur Umwandlung in die Methylester in einen Überschuß an Methanol tropfen, die Reaktion läßt sich durch Zusatz einiger Tropfen Salzsäure 25 % beschleunigen. Vor dem Sammeln in 2 mit ca. 32 %iger Natronlauge neutralisieren, pH kontrollieren.
– Anorganische Säuren und ihre Anhydride ggf. zuerst verdünnen bzw. hydrolysieren, indem man sie vorsichtig in Eiswasser einrührt. Vor dem Sammeln in 3 mit ca. 32 %iger Natronlauge neutralisieren, pH-Wert kontrollieren. Oleum unter Rühren und bei ausreichender Eiskühlung sehr vorsichtig in 40 %ige Schwefelsäure eintropfen. Die entstehende hochkonzentrierte Schwefelsäure nach dem Abkühlen wie oben beschrieben weiterbehandeln. Wegen der cancerogenen Wirkung des VI-wertigen Chroms sollte Chromschwefelsäure, falls nicht unbedingt erforderlich, nicht mehr für Reinigungszwecke verwendet werden. Sie wird normalerweise als eigene Abfallart entsorgt, die Vermischung mit anderen Säuren ist zu vermeiden.
– Saure Gase wie die Halogenwasserstoffe, Chlor, Phosgen oder Schwefeldioxid in verdünnte Natronlauge einleiten und wie anorganische Säuren weiterbehandeln.
– Anorganische Basen falls erforderlich zuerst verdünnen, indem man sie vorsichtig in Wasser einrührt. Vor dem Sammeln in 3 mit Salzsäure 25 % neutralisieren, pH-Wert kontrollieren.
– Raney-Nickel in wäßriger Suspension unter Rühren mit Salzsäure auflösen; Fraktion 4. Raney-Nickel selbst und Filterrückstände dürfen nicht getrocknet werden, da sie sich an der Luft selbst entzünden.
– Beim Umgang mit Thalliumsalzen und -lösungen jeden Hautkontakt vermeiden; Fraktion 4. Aus wäßrigen Thalliumsalzlösungen mit Natriumhydroxid Thallium(III)-oxid zur Wiederverwertung ausfällen.
– Anorganische Selenverbindungen sind mit großer Vorsicht zu handhaben; Fraktion 4. Elementares Selen läßt sich gewinnen, indem seine Salze in wäßriger Lösung mit konzentrierter Salpetersäure oxidiert werden. Nach Zugabe von Natriumhydrogensulfit-Lösung fällt Selen aus; wäßrige Phase in 3.
– Beim Umgang mit dem cancerogenen Beryllium und seinen Salzen ist besondere Vorsicht geboten; Einatmen und jeden Hautkontakt unbedingt vermeiden! Fraktion 4.
– Diaminobenzidin ist cancerogen. Reste in wäßriger Lösung können mit Kaliumpermanganat zerstört werden. Nach vollständiger Oxidation zu 3.
– Cyanide in Lösung auf einen Gehalt unter 2 g/l bei pH 10 bis 11 einstellen und mit wenigen Tropfen gesättigter Kupfersulfatlösung als Katalysator versetzen. Pro Gramm Kaliumcyanid 2 bis 3 Milliliter Wasserstoffperoxid 30 % zutropfen. Vor dem Sammeln in 3 mittels Cyanid-Teststäbchen auf vollständigen Abbau prüfen.
– Organische Peroxide in wäßriger Lösung oder in organischen Lösemitteln lassen sich mit dem Perex-Test (Fa. Merck) nachweisen und mit dem

Perex-Kit gefahrlos vernichten. Reine Peroxide in einem geeigneten Lösemittel lösen und in gleicher Weise desaktivieren. Organische Rückstände zu 1 bzw. 2, wäßrige Lösungen zu 3.
- Anorganische Peroxide und Oxidationsmittel sowie Brom und Iod durch Eintragen in eine saure Natriumthiosulfatlösung reduzieren; Fraktion 3.
- Fluorwasserstoff und Lösungen anorganischer Fluoride unbedingt im Abzug handhaben, jeden Kontakt vermeiden. Reste mit Calciumcarbonat als Calciumfluorid ausfällen; Niederschlag zu 7, Filtrat zu 3.
- Weißer Phosphor ist sehr giftig und reagiert mit dem Luftsauerstoff unter Wärmeentwicklung zu Phosphorpentoxid. Daher stets unter Wasser lagern. Kleine Restmengen läßt man im Freiluftlabor an der Luft abreagieren und desaktiviert den Rückstand als anorganisches Säureanhydrid. Roter Phosphor ist nicht giftig; er darf nicht mit brandfördernden Substanzen in Kontakt kommen; Fraktion 7. Phosphorverbindungen werden unter Schutzgas oxidiert. Pro Gramm Phosphorverbindung 100 ml einer 5%igen Natriumhypochlorid-Lösung vorlegen, die 5 ml einer 50%igen Natronlauge enthält, und die zu inaktivierende Lösung unter Eiskühlung zutropfen lassen. Nach Zugabe von Calciumhydroxid fällt Phosphat aus; Niederschlag zu 7, Filtrat zu 3.
- Alkalimetalle in einem inerten Lösungsmittel vorlegen und durch tropfenweise Zugabe von 2-Propanol unter Rühren umsetzen. Wegen der Explosionsgefahr den entstehenden Wasserstoff direkt in den Abzug leiten. Nach Beendigung der Reaktion tropfenweise Wasser zugeben; Fraktion 3.
Alkaliborhydride unter Rühren mit Methanol, Alkaliamide und -hydride tropfenweise mit 2-Propanol versetzen. Nach Beendigung der Reaktion mit Wasser hydrolisieren; Fraktion 3.
Lithiumaluminiumhydrid muß zur Zerstörung in einem Ether aufgeschlämmt werden. Unter Schutzgas und intensivem Rühren eine Mischung aus Ethylacetat und dem bei der Aufschlämmung verwendeten Ether im Verhältnis 1:4 zutropfen. Die Reagenzlösung darf die Kolbenwand nicht berühren, da sonst die Gefahr besteht, daß sich Nester von nicht vollständig abreagierten Rückständen bilden; Fraktion 1.
- Aluminiumalkyle sind extrem hydrolyseempfindlich. Unter Schutzgas mit einem inerten Lösungsmittel wie Petroleumbenzin (Siedebereich 50–70 °C) verdünnen und tropfenweise mit 1-Octanol versetzen. Nach Beendigung der Reaktion tropfenweise Wasser zugeben; Fraktion 5.

8.7 Chemische Stoffe im Abwasser

Die landesrechtlichen Vorschriften über die Abwasserbeseitigung und kommunale Satzungen stehen der Entsorgung von Abfällen über die Kanalisation entgegen[98]. Nur Chemikalien der Wassergefährdungsklasse 0, z. B. Ethanol, Aceton oder Glycerol, und Stoffe, die auch in Lebensmitteln vorkommen, z. B. Aminosäuren oder Zucker, dürfen als wäßrige Lösung in üblichen Labormengen ins Abwasser gegeben werden. Säuren und Laugen müssen vor dem Einleiten auf pH-Werte zwischen 6 und 9,5 neutralisiert werden. Für Schwermetalle, Cyanid und Halogenkohlenwasserstoffe liegen die zulässigen Grenzwerte so niedrig, daß schon kleinste Mengen im Milligramm-Bereich zu Überschreitungen führen. Deshalb dürfen Spülwässer, verunreinigt mit halogenierten Kohlenwasserstoffen, nicht ins Abwasser gelangen. Sogar die Benutzung einer Wasserstrahlpumpe im Versuchsaufbau zur Destillation leichtflüchtiger Halogenkohlenwasserstoffe wie Dichlormethan oder Chloroform ist bedenklich. Steht keine Membranpumpe zur Verfügung, ist die Verwendung von Kühlfallen mit flüssigem Stickstoff unerläßlich. Das absichtliche Verdünnen anfallender Lösungen bis zum Unterschreiten der Grenzwerte an der Anfallstelle ist verboten („Verdünnungsverbot"). In vielen Fällen verbietet sich das Verdünnen auch aus praktischen Gründen. Um beispielsweise nur 5 ml einer Quecksilberacetatlösung R DAB 10 auf den erlaubten Grenzwert von 0,005 mg Hg/l zu verdünnen, wären 20 060 l Wasser notwendig. Als Anfallstelle versteht die Aufsichtsbehörde die Stelle vor der Vermischung mit anderen Abwässern.

Fixierbäder. Verbrauchte Fixierbäder gehören zu den wassergefährdenden Stoffen und daher zu den besonders überwachungsbedürftigen Abfällen (52 707). Sie werden zur Rückgewinnung des Edelmetalls entsilbert. Da die Kleinanlagen im Röntgen- oder Fotolabor mit schlechtem Wirkungsgrad arbeiten, überläßt man die verbrauchten Lösungen nach Sammlung besser einem Entsorgungsunternehmen. Ein kleiner Erlös kann erzielt werden. Die Abnahmebedingungen verbieten dann selbstverständlich eine Entsilberung durch den Abfallerzeuger. Auch Altröntgenfilme werden dort verwertet und daher oft kostenfrei abgenommen. Die Rückgewinnung verwertbarer Stoffe aus verbrauchten Entwicklern (52 723) trägt sich wirtschaftlich nicht. Hier ist die Entsorgung zu bezahlen, ebenso bei verbrauchten Bleichbädern.

8.8 Laborabfälle und Hausmüll

Mit dem Hausmüll dürfen lediglich feste organische und anorganische Stoffe der Wassergefährdungsklasse 0 und Stoffe, die auch in Lebensmitteln vorkommen, entsorgt werden. Dies schließt Filter, Zellstoff, Aktivkohle, Einmalartikel u. ä. ein, die nur mit diesen Stoffen kontaminiert sind. Auskunft über Wassergefährdungsklassen der wichtigsten Stoffe und weitere Hinweise zur Entsorgung geben die Kataloge der Chemikalienanbieter.
Chemikalienbehältnisse aus Glas, Aluminium oder Kunststoff können in die Wertstoffsammlun-

gen gegeben werden, wenn sie vollständig entleert, trocken und frei von Rückständen sind. Hochschmelzende Laborgläser dürfen keinesfalls in die Container für Behälterglas gelangen, da sie die Verwertung der Glasschmelze behindern. Sauberes, sortenreines Duran-Borosilikatglas 3.3 kann als eigene Fraktion wiederverwertet werden. Die Fa. Schott bietet seit 1992 den Endverbrauchern die Rücknahme an. Die Scherben aus der Produktion von Duran-Glas-Gegenständen werden schon immer zur Homogenisierung der Schmelze zugesetzt. Das gesammelte Glas geht den gleichen Weg. Interessenten erhalten Informationen bei Schott-Glaswerke, PG Laborglas, 55014 Mainz, Tel. 0 61 31/66 43 98.

8.9 Vermeidung von Sonderabfällen im Labor

Die Beschäftigten in jedem Labor sind gut beraten, keine vermeidbaren Abfälle zu erzeugen. Abgesehen von der gesetzlichen Verpflichtung lassen sich durch eingesparte Entsorgungskosten häufig Mittel freisetzen, die an anderer Stelle sinnvoller verwendet werden können. Die folgende Aufstellung gibt Hinweise auf mögliche Ansatzpunkte:

- sorgfältige Planung von Experimenten und Ansatzgrößen
- alle Vorschriften überprüfen, die schwer zu entsorgende Rückstände verursachen
- Chemikalien bedarfsgerecht einkaufen; Angebote von Kleinmengen trotz der höheren Preise nutzen
- unnötiges Abfüllen von Chemikalien in kleinere Behältnisse vermeiden
- alle Behältnisse dauerhaft und vollständig beschriften
- keine Verunreinigungen in Chemikalienbehältnisse einschleppen
- Abfälle nicht unnötig durch Ballaststoffe verdünnen
- apparative Ausstattung dem Stand der Technik anpassen
- quecksilberhaltige Geräte vermeiden, z. B. Thermometer durch elektronische Temperaturfühler ersetzen
- bei Neuanschaffungen auch den Chemikalienverbrauch und Entsorgungsfragen in den Gerätevergleich einbeziehen
- Kapazität von Wirkstoffen, z. B. in Fotobädern oder Reinigungsmitteln, optimal ausnutzen
- Voraussetzungen für die Rückgewinnung von Lösemitteln schaffen
- Laborgasflaschen vor Ablauf der TÜV-Prüfung an Hersteller bzw. Händler zurückgeben. Die Entsorgung abgelaufener oder korrodierter Flaschen ist nur durch Spezialfirmen wie Messer-Griesheim, Hanauer Landstraße 330, 60314 Frankfurt, unter sehr hohen Kosten möglich
- statt Neueinkauf Chemikalienreste anderer Anwender im Rahmen einer „Chemikalienbörse" nutzen
- nicht mehr benötigte Substanzen in verwertbarem Zustand an die „Chemikalienbörse" abgeben.

Auch für das Apothekenlabor ergeben sich daraus Beispiele für das Vermeiden von Sonderabfällen. Bei entsprechendem Probenanfall, z. B. in der Krankenhausapotheke, ist die Anschaffung eines IR-Spektrometers zu prüfen. Mit dieser Methode lassen sich viele naßchemische Analysen zur Identitätsprüfung ersetzen. Bei geringem finanziellen Aufwand kann der Apotheker Mikro-DC-Systeme mit deutlich verringertem Lösemittelverbrauch verwenden[99]. Weiterhin kann er Prüfvorschriften so modifizieren, daß nur geringe Reste von Prüflösungen oder frisch herzustellenden Reagenzien entstehen. Der verbindliche Charakter der Arzneibuchvorschriften verhindert weitergehende Maßnahmen. Die Verfasser dieser Vorschriften sollten in Zukunft verstärkt Umwelt- und Entsorgungsfragen in ihre Überlegungen einbeziehen. Alternative Nachweismethoden mit weniger umweltbelastenden Reagenzien lassen sich erarbeiten[100].

An den Universitäten fallen in Forschung und Lehre bedeutende Mengen an Sonderabfällen an. Allein die pharmazeutischen Institute im Bundesgebiet erzeugen jährlich rund 150 Tonnen Flüssigabfälle und 18 Tonnen feste Abfälle, wie eine ungefähre Schätzung auf der Basis der Zahlen aus einem Institut ergibt. Etwa ab Mitte der 80er Jahre erfaßten das wachsende Umweltbewußtsein und die verschärften rechtlichen Bestimmungen auch die Universitäten. Der organisatorische Aufwand für Sammlung, Verwertung und Entsorgung der Abfälle vervielfachte sich. Die Gesellschaft Deutscher Chemiker, die Deutsche Pharmazeutische Gesellschaft, die Deutsche Bunsen-Gesellschaft für Physikalische Chemie, die DECHEMA, die ADUC, die Konferenz der Fachbereiche Chemie und der Mathematisch-Naturwissenschaftliche Fakultätentag erklären in einem gemeinsamen Memorandum vom August 1990 ihren Willen, die gesetzlichen Auflagen für die Entsorgung der Sonderabfälle im Universitätsbereich umzusetzen. Gleichzeitig wird die verantwortliche Sensibilität der Studierenden für umweltrelevante Probleme als ein Ausbildungsziel genannt, das in Zukunft verstärkt zu beachten ist[101]. Vom Vorrang der Abfallvermeidung ist kaum die Rede. Einzelne Hochschullehrer setzen auf grundsätzlich neue Konzepte für die Lehre. Die Abfallvermeidung und damit der Umweltschutz werden als integrale Elemente in den Praktikumsablauf eingeplant. Am Physikalisch-chemischen Institut der Universität Zürich wird ein Anfängerpraktikum in Allgemeiner Chemie durch ein Bündel von Maßnahmen umgestaltet, ohne die Lerninhalte zu verändern[102]. Alle problematischen Versuchsreste werden getrennt gesammelt und in für Anfänger geeigneten Experimenten in nutzbare Chemikalien umgewandelt. Die Stoffflüsse der Einzelexperimente werden soweit möglich zu einem Netzwerk verknüpft. Im Praktikum hergestellte Präparate und wiedergewonnene Stoffe dienen als

Ausgangsstoffe für weitere Versuche. Vor der Umgestaltung verursachte das Praktikum mit 180–200 Studierenden 1 500 Kilogramm chemische Sonderabfälle jährlich, heute weniger als 10 Kilogramm. Die Aufwendungen für Chemikalieneinkauf und Entsorgung sind rückläufig. Für die Entwicklung der neuen Versuchsvorschriften und die Umstellung aller Abläufe war ein erheblicher einmaliger Arbeits- und Zeitaufwand notwendig. In geeignete Geräte wurden einmalig 300 000,– sFr investiert. Die Praktikumsvorschriften liegen inzwischen in Buchform vor[103]. In ähnlicher Weise hat der Fachbereich Chemische Technologie an der Fachhochschule Darmstadt das anorganisch-chemische Einführungspraktikum und einige Wahlpflichtveranstaltungen umgestellt[104,105]. Das Umweltbundesamt begrüßt diese Konzepte und finanziert ab 1993 ein gemeinsames Forschungsvorhaben am Institut für Organische Chemie der Universität Essen und am Institut für Anorganische Chemie der Universität Rostock. Ziele sind die Erarbeitung eines Kriterienkatalogs zur Beurteilung von Praktikumsunterlagen, die Auswahl, Überarbeitung und Neubearbeitung von entsprechenden Standardversuchen und die Dokumentation der Ergebnisse als Handbuch „Anorganisches und organisches Grundpraktikum der Chemie". Die Verantwortlichen in allen pharmazeutischen und chemischen Instituten sollten diese Vorbilder aufgreifen und den „praktikumsintegrierten Umweltschutz" in ihren Einrichtungen verwirklichen.

8.10 Sonderabfälle in der pharmazeutischen Industrie

Die Herstellung pharmazeutischer Produkte läßt sich aus Sicht der Abfallwirtschaft gemäß Abb. 11.24 darstellen. Da die pharmazeutische Industrie überwiegend hochreine Ausgangsstoffe einsetzt, tragen Verunreinigungen und Nebenbestandteile der Rohstoffe kaum zur Abfallentstehung bei. Die Geschichte der chemischen Industrie ist von Beginn an durch das Bemühen um höhere Ausbeuten und Verwertung von Koppelprodukten in verbundenen Produktionsprozessen gekennzeichnet. Die Optimierung der Prozesse erfolgte lange Zeit überwiegend unter betriebswirtschaftlichen Gesichtspunkten. Die Auswirkungen auf die Menge des zu entsorgenden Abfalls gingen allenfalls auf diesem Weg ein. Parallel zum Wertewandel in der Gesellschaft findet ein Umdenken statt. Heute stellen offizielle Stellungnahmen den Umweltschutz als gleichberechtigtes Ziel dar[106]. Die Aufwendungen der chemischen Industrie für entsprechende Maßnahmen stiegen in der Bundesrepublik vom 1975 bis 1989 um 60 Prozent, gemessen am Umsatz. Bedenklich stimmt dabei, daß Umfang und Qualität der Umweltschutzmaßnahmen trotz der internationalen Ausrichtung der Unternehmen in weniger entwickelten Ländern keineswegs dem Standard der Industrienationen entsprechen.

Geht man den Ursachen der Entstehung nachweispflichtiger Sonderabfälle nach, so zeigt sich,

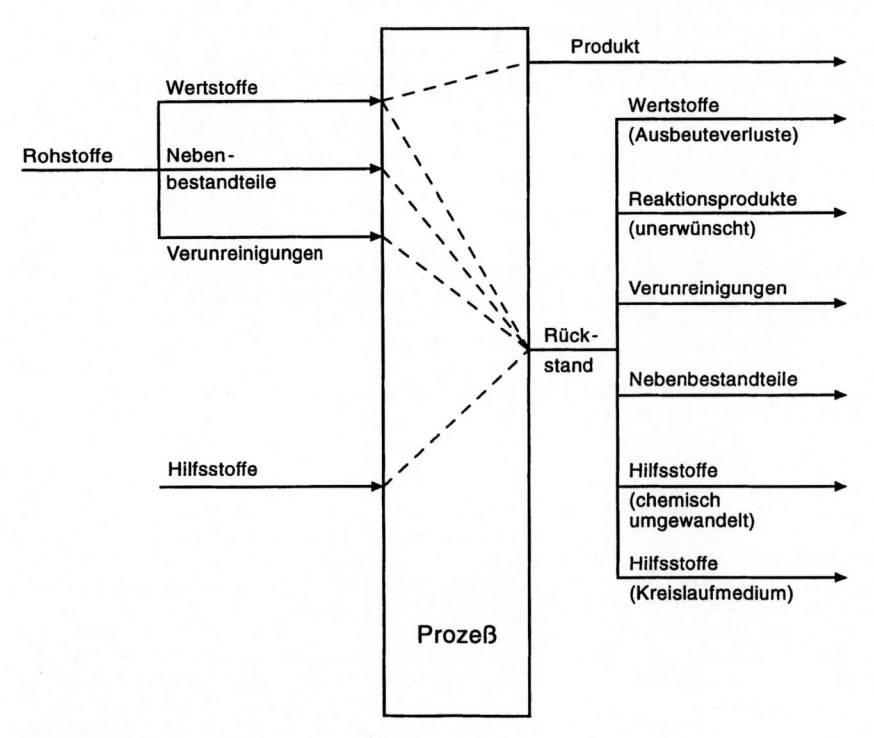

Abb. 11.24 Stoffströme im Produktionsprozeß aus abfallwirtschaftlicher Sicht, aus[9]

daß der größte Teil auf den Einsatz von Hilfsstoffen und prozeßbedingte Nebenreaktionen zurückzuführen ist[9]. Damit bestehen zumindest theoretisch große Vermeidungspotentiale.

- Durch verbesserte Prozeßführung wird der Abfallanteil reduziert. Mögliche Maßnahmen umfassen die Wahl neuer Synthesewege, den Einsatz verbesserter Katalysatoren, die Optimierung der Meß- und Regeltechnik.
- Stoffe, die besondere Entsorgungsprobleme aufwerfen, werden durch weniger schädliche Substanzen ersetzt. Der Übergang ins wäßrige Milieu vermeidet den Einsatz von organischen Lösemitteln, zumindest aber werden halogenierte Kohlenwasserstoffe durch halogenfreie Lösemittel ersetzt.
- In Kreislaufsystemen werden Hilfsstoffe wie Lösemittel, Waschwässer, Inertgase oder Katalysatoren aufbereitet und länger genutzt.
- Unvermeidliche Abfälle werden in konzentrierter und umweltverträglich zu beseitigender Form „produziert".
- Aspekte der Umweltverträglichkeit gelten als zusätzliche Qualitätsmerkmale für alle Einkaufsentscheidungen.
- Auf Produkte, die bei Herstellung, Gebrauch oder Entsorgung unvertretbare Umweltbelastungen verursachen, wird verzichtet.

Die Maßnahmen dieses „produktionsintegrierten Umweltschutzes" sind für jedes Produkt und jedes Werk individuell zu planen. Die Literatur zu den Grundlagen und zu den Chancen dieser Strategie ist inzwischen sehr umfangreich und nennt viele Einzelbeispiele erfolgreich verwirklichter Maßnahmen[107,108]. Für eine Übersicht und weiterführende Literatur siehe[109].

Der Vorteil dieses Ansatzes gegenüber den nachgeschalteten, nachsorgenden Aktivitäten liegt auf der Hand. Das Ideal wäre die industrielle Produktion ohne Emissionen, dem wir uns nach den Gesetzen der Chemie, Physik und Technik aber nur annähern können. Vom Unternehmer erfordert dieses Konzept vorausschauende Planung und Kreativität, da die Maßnahmen schon wegen der notwendigen Forschungs- und Entwicklungsarbeiten stets langfristig angelegt sind. Zwingen erst die Marktsituation oder neue gesetzliche Auflagen zum Handeln, müssen Verbesserungen in relativ kurzer Zeit realisiert werden. Die Optionen beschränken sich dann wieder überwiegend auf die traditionellen „End-of-the-pipe"-Maßnahmen. Die Suche nach einem möglichst sicheren Weg, die verursachten und aufgefangenen Emissionen zu entsorgen, ist wenig produktiv.

Literatur

1. Lersner HF von (1991) Die ökologische Wende, Corso bei Siedler, Berlin, S. 12
2. Die Bibel, 5. Buch Moses, Kap. 23, Vers 13 und 14
3. Herrmann B (Hrsg.) (1989) Umwelt in der Geschichte, Vandenhoeck und Ruprecht, Göttingen
4. Carson R (1962) Silent Spring, Houghton-Mifflin, Boston MA; deutsch: Der stumme Frühling, C. H. Beck, München, 1963
5. Meadows D, Meadows D, Zahn E, Milling P (1972) The Limits of Growth; deutsch: Die Grenzen des Wachstums, Rowohlt, Reinbek b. Hamburg, 1973
6. The World Commission on Environment and Development (1987) Our Common Future, Oxford; deutsch: Hauff V (Hrsg.) (1987), Unsere gemeinsame Zukunft. Der Brundtland-Bericht der Weltkommission für Umwelt und Entwicklung, Eggenkamp, Greven
7. Sachverständigenrat für Umweltfragen (1991) Abfallwirtschaft. Sondergutachten September 1990, Schäfer-Poeschel Verlag, Stuttgart, S. 25
8. s. Lit.[7], S. 20
9. Sutter H (1991) Vermeidung und Verwertung von Sonderabfällen. Grundlagen, Verfahren, Entwicklungstendenzen. 3., überarb. Auflage, E. Schmidt, Berlin, S. 51
10. Gesetz über die Vermeidung und Entsorgung von Abfällen (Abfallgesetz – AbfG) vom 27. 8. 1986, BGBl. I S. 1410, ber. S. 1501, zuletzt geändert durch Gesetz vom 22. 4. 1993, BGBl. I S. 466
11. Kuchenbuch L (1989) Abfall – Eine stichwortgeschichtliche Erkundung. In: Calliess J (Hrsg.) (1989) Mensch und Umwelt in der Geschichte, Centaurus Verlagsgesellschaft, Pfaffenweiler
12. Birn H, Jung G (1986) Abfallbeseitigungsrecht für die betriebliche Praxis. Loseblattausgabe. Begr. 1986, mit lauf. Erg. Stand 5/1993, Weka, Augsburg
13. Gesetz zum Schutz vor schädlichen Umwelteinwirkungen durch Luftverunreinigungen, Geräusche, Erschütterungen und ähnliche Vorgänge (Bundes-Immissionsschutzgesetz – BImSchG) in der Fassung der Bekanntmachung vom 11. 5. 1990, BGBl. I S. 870, zuletzt geändert durch Gesetz vom 22. 4. 1993, BGBl. I S. 466
14. Gesetz zur Ordnung des Wasserhaushalts (Wasserhaushaltsgesetz – WHG) in der Fassung vom 23. 9. 1986, BGBl. I S. 1529, ber. S. 1654
15. Gesetz zum Schutz vor gefährlichen Stoffen (Chemikaliengesetz – ChemG) in der Fassung der Bekanntmachung vom 14. 3. 1990, BGBl. I S. 521, geändert durch Verordnung vom 5. 6. 1991, BGBl. I S. 1218
16. Gesetz über die Beseitigung von Tierkörpern, Tierkörperteilen und tierischen Erzeugnissen (Tierkörperbeseitigungsgesetz – TierKBG) vom 2. 9. 1975, BGBl. I S. 2313, ber. S. 2610
17. Zweite Allgemeine Verwaltungsvorschrift zum Abfallgesetz (TA Abfall) vom 12. 3. 1991 – Teil I: Technische Anleitung zur Lagerung, chemisch/physikalischen, biologischen Behandlung, Verbrennung und Ablagerung von besonders überwachungsbedürftigen Abfällen, GMBl. S. 138 (ISSN 0341-1435)
18. Dritte Allgemeine Verwaltungsvorschrift zum Abfallgesetz (TA Siedlungsabfall). Technische Anleitung zur Verwertung, Behandlung und sonstigen Entsorgung von Siedlungsabfällen vom 14. Mai 1993, Bundesanzeiger vom 29. 5. 1993, Jhrg 45, Heft 99 a, S. 1–52
19. Hösel G, Lersner HF von (1972) Recht der Abfallbeseitigung des Bundes und der Länder. Kommentar zum Abfallgesetz. Nebengesetze und sonstige Vorschriften. Mit 42. Erg.-lief. 2/1993, E. Schmidt, Berlin

20. Verordnung zur Bestimmung von Abfällen nach § 2 Abs. 2 des Abfallgesetzes (Abfallbestimmungsverordnung – AbfBestV) vom 3. 4. 1990, BGBl. I S. 614
21. Länderarbeitsgemeinschaft Abfall (Hrsg.) (1980) LAGA-Informationsschrift Abfallarten – Stand 1980, E. Schmidt, Berlin
22. Länderarbeitsgemeinschaft Abfall (Hrsg.) (1992) LAGA-Informationsschrift Abfallarten – Stand 1990. 4., durchgesehene Auflage, E. Schmidt, Berlin
23. Verordnung über die Vermeidung von Verpackungsabfällen (Verpackungsverordnung – VerpackV) vom 12. 6. 1991, BGBl. I S. 1234–1238
24. Verordnung zum Verbot von bestimmten die Ozonschicht abbauenden Halogenkohlenwasserstoffen (FCKW-Halon-Verbots-Verordnung – FCKW-VO) vom 6. Mai 1991, BGBl. I S. 1090
25. Verordnung über die Entsorgung gebrauchter halogenierter Lösemittel (HKWAbfV) vom 23. 10. 1989, BGBl. I S. 1918
26. Verordnung zum Verbot von polychlorierten Biphenylen, polychlorierten Terphenylen und zur Beschränkung von Vinylchlorid (PCB-, PCT-, VC-Verbotsverordnung) vom 18. 7. 1989, BGBl. I S. 1482–1484
27. Erste Verordnung zum Schutz des Verbrauchers vor bestimmten aliphatischen Chlorkohlenwasserstoffen (1. Chloraliphatenverordnung – 1. aCKW-V) vom 30. 4. 1991, BGBl. I S. 1059–1060
28. Zweite Verordnung zur Durchführung des Bundes-Immissionsschutzgesetzes (Verordnung zur Emissionsbegrenzung von leichtflüchtigen Halogenkohlenwasserstoffen – 2. BImSchV) vom 10. 12. 1990, BGBl. I S. 2694–2700
29. s. Lit.[7], S. 52
30. Verordnung über das Einsammeln und Befördern sowie über die Überwachung von Abfällen und Reststoffen (Abfall- und Reststoffüberwachungs-Verordnung – AbfRestÜberwV) vom 3. 4. 1990, BGBl. I S. 648
31. Verordnung zur Bestimmung von Reststoffen nach § 2 Abs. 3 des Abfallgesetzes (Reststoffbestimmungsverordnung – RestBestV) vom 3. 4. 1990, BGBl. I S. 631, ber. S. 862
32. Verwaltungsvorschrift des Umweltministeriums und des Wirtschaftsministeriums zur Durchführung der §§ 11 und 12 des Abfallgesetzes und der Abfall- und Reststoffüberwachungs-Verordnung (VwVAbfRestÜberwV) vom 17. 2. 1992 – Az.: 45-8973.10/131. Abgedruckt in: Lit.[12] Teil 4, Kap. 4
33. Abfallgesetz für das Land Nordrhein-Westfalen (Landesabfallgesetz – LAbfG) vom 21. 6. 1988 (GVBl. S. 250), geändert durch Gesetze vom 20. 6. 1989 (GVBl. S. 366) und vom 14. 1. 1992 (GVBl. S. 32)
34. Bundesminister für Umwelt, Naturschutz und Reaktorsicherheit (1991) Merkblatt zur Verpackungsverordnung. Hinweise zur Abgrenzung zwischen Transport-, Um-, Verkaufsverpackungen, Bonn. Abgedruckt in Lit.[19] Rn. 1242
35. Für die Verpackungsverordnung gerüstet, Dt Apoth Ztg 131: 2573
36. Völlink J (1992) Aktuelle Hinweise zur Umsetzung der Verpackungsverordnung, DKG-Rundschreiben Nr. 15/92 vom 3. 2. 92
37. Bundesminister für Umwelt, Naturschutz und Reaktorsicherheit (1993) Bekanntmachung der Erhebungen der Bundesregierung bezüglich des Verbrauchs an Verkaufsverpackungen im Jahre 1991 nach § 6 Abs. 3 (Anhang) der Verpackungsverordnung vom 7. 1. 1993, Bundesanzeiger vom 16. 1. 1993 S. 298–299
38. Chmelarz P (ADKA-Ausschuß für Arzneimittelverpackung und Normung) (1986) Verpackung von Arzneimitteln für den Krankenhausbedarf, Krankenhauspharmazie 7: 410–413
39. Wachsmuth J (ADKA-Ausschuß für Arzneimittelverpackung und Normung, Umwelt und Recycling) (1991) Grundsätze zur umweltverträglichen Gestaltung von Arzneimittelverpackungen, Krankenhauspharmazie 12: 294–296
40. Sallyday J (1990) Vortrag auf dem Symposium „The Future of Food Packaging", Lausanne. Zit. in: Brinkmann-Herz D (1991) Innovative Lösungen im Bereich der Transportverpackungen, z. B. Mehrwegsysteme, Pharma-Technologie Journal 12: 68–71
41. Wachsmuth J (1993) Mehrweg-Transportverpackung für Arzneimittel. Ökologischer Vergleich zwischen einem Mehrweg-System und der Einwegkartonage, Dt Apoth Ztg 134: 731–736
42. Brinker L, Vogel JG, Strehl E, Daschner F (1993) Verpackungsabfälle in Krankenhausapotheken, Krankenhauspharmazie 14: 22–25
43. Scherrer M, Conrad G, Daschner F (1990) Abfallvermeidung und Umweltschutz bei der Beschaffung von Medicalprodukten, Das Krankenhaus 82: 475–478
44. Kemper GW (1993) Leitfaden einer Guten Herstellungspraxis für Pharma-Packmittel, Pharm Ind 55: 353–355
45. Zimmer A, Zimmer A, Kreuter J (1992) Rücklauf von Alt-Arzneimitteln in Apotheken, Pharm Ztg 137: 3986–3995
46. Rehm M, Pinter E (1991) Altarzneimittel. Grauzone zwischen AMG, BtMG, ChemG und AbfG, Dtsch Apoth Ztg 131: 2052–2052
47. Heeke A, Günther J (1993) Arzneimittel im Müll. Eine Studie der AOK Essen über nicht verbrauchte Arzneimittel, AOK, Essen
48. Länderarbeitsgemeinschaft Abfall (Hrsg.) (1991) Merkblatt über die Vermeidung und die Entsorgung von Abfällen aus öffentlichen und privaten Einrichtungen des Gesundheitsdienstes, E. Schmidt, Berlin
49. Merkblatt über die Vermeidung und die Entsorgung von Abfällen aus öffentlichen und privaten Einrichtungen des Gesundheitsdienstes, Staatsanzeiger für das Land Hessen vom 4. 11. 1991 S. 2449–2455
50. Hamburg: Amtl. Anz. vom 3. 2. 1992, S. 333; Sachsen-Anhalt: MBl. LSA vom 1. 7. 1992, S. 1402; Baden-Württemberg: GABl. vom 7. 9. 1992, S. 1246; Schleswig-Holstein: ABl. Schl.-H. vom 15. 2. 1993, S. 225; Berlin: ABl. vom 12. 3. 1993, S. 686; Niedersachsen: Nds. MBl. vom 19. 3. 1993, S. 489; Bremen: GBL. Br. vom 28. 6. 1993, S. 167
51. Berufsgenossenschaft für Gesundheitsdienst und Wohlfahrtspflege (1991) Unfallverhütungsvorschrift Umgang mit krebserzeugenden Gefahrstoffen (VBG 113) vom 1. 10. 1991 mit Durchführungsanweisungen vom Oktober 1991, Hamburg
52. Hecker E, Rippmann F (1989) Bewertung von Krebsrisikofaktoren der Umwelt – Gibt es doch Schwellendosen? In: Krebsforschung heute; Berichte aus dem Deutschen Krebsforschungszentrum, Steinkopff, Darmstadt, S. 95–106
53. American Society of Hospital Pharmacists (Ed.) (1990) ASHP technical assistance bulletin on handling cytotoxic and hazardous drugs, Am J Hosp Pharm 47: 1033–1049

54. Bundesverband der Unfallversicherungsträger der Öffentlichen Hand – BAGUV (1986) Merkblatt Sichere Handhabung von Zytostatika (GUV 28.3) Ausgabe Dezember 1986, München
55. Berufsgenossenschaft für Gesundheit und Wohlfahrtspflege (BGW) (1986) Sichere Handhabung von Zytostatika. Merkblatt M 620, Stand Dezember 1986, Hamburg
56. Steuer W, Schmid-Adelmann F (1990) Entsorgung von Zytostatika und Zytostatikaabfällen. Stellungnahme des Medizinischen Landesuntersuchungsamtes Baden-Württemberg (heute Landesgesundheitsamt), BWKG-Mitteilung Nr. 229/1990 vom 10.12.1990, Anlage 4
57. Verordnung über die innerstaatliche und grenzüberschreitende Beförderung gefährlicher Güter auf Straßen (Gefahrgutverordnung Straße – GGVS) in der Fassung der Bekanntmachung vom 13.11.1990 (BGBl. I S. 2453), zuletzt geändert durch die Verordnung vom 13.4.1993 (BGBl. I S. 448). In: Oberreuter G (1990) Neue Datenblätter zum Gefahrguttransport GGVS/ADR. Aktueller Praxisratgeber für den innerstaatlichen und grenzüberschreitenden Gefahrguttransport auf Straßen. Grundwerk 1990; incl. Erg.-lief. Juni 1993, WEKA Fachverlag, Augsburg
58. ASHP Report: Summary of the final report of the ASHP Quality Assurance Indicators Development Group, Am J Hosp Pharm 49: 2246–2251
59. Castegnaro M, Adams J, Armour MA, Barek J, Benvenuto J, Confalonieri C, Goff U, Ludeman S, Reed D, Sansone EB, Telling G (1985) Laboratory Decontamination and Destruction of Carcinogens in Laboratory Wastes: Some Antineoplastic Agents. IARC Scientific Publications No. 73, WHO; Int. Agency for Research on Cancer, Lyon
60. Giraud H (1993) Entsorgung von Altmedikamenten. In: Müller R, Schmidt-Gleser G (Hrsg.), Handbuch der Abfallentsorgung: Abfallrecht, TA Abfall, Entsorgungstechnologie, Altlasten, angrenzende Rechtsbereiche, Management. 12. Ergänzungslieferung 3/1993, Ecomed, Landsberg/Lech
61. Giraud H, Schwarzmüller E (1992) Rundbrief: Ökotoxizität von Zytostatika, Rundschreiben der LAK Baden-Württemberg 1/92: 9–10
62. Aherne GW, Hardcastle A, Nield AH (1990) Cytotoxic Drugs and the Aquatic Environment: Estimation of Bleomycin in River and Water Samples, J Pharm Pharmacol 42: 741–742
63. Richtlinie 92/27/EWG des Rates vom 31.3.1992 über die Etikettierung und die Packungsbeilage von Humanarzneimitteln, ABl. EG Nr. L 113 S. 8
64. Bundesgesundheitsamt (1991) Bekanntmachung über die Zulassung und Registrierung sowie die Verlängerung der Zulassung von Arzneimitteln – Ausnahmen vom Verbot bestimmter die Ozonschicht abbauender Halogenkohlenwasserstoffe nach der FCKW-Halon-Verbotsverordnung vom 1.8.1991, Bundesanzeiger vom 24.8.1991, S. 774–774
65. Molina M J, Rowland FS (1974) Stratospheric sink for chlorofluoromethanes: chlorine atom-catalysed destruction of ozone, Nature, 28.6.1974, 249: 810–812
66. Farman JC, Gardiner BG, Shanklin JD (1985) Large Losses of Total Ozone in Antarctica Reveal Seasonal ClOx/NOx Interaction, Nature, 16.5.1985, 315: 207–210
67. Grießhammer R, Hey C, Hennicke P, Kalberlah F (1989) Ozonloch und Treibhauseffekt, Rowohlt, Reinbek b. Hamburg

68. Deutscher Bundestag, Referat Öffentlichkeitsarbeit (Hrsg.) (1988) Schutz der Erdatmosphäre. Eine internationale Herausforderung; Zwischenbericht der Enquete-Kommission des 11. Deutschen Bundestages „Vorsorge zum Schutz der Erdatmosphäre", Economica, Bonn
69. Fisons Arzneimittel GmbH (1993) Fachinformation Aarane. Stand März 1993. Boehringer Ingelheim KG (1993) Fachinformation Ditec. Stand März 1993.
70. Bundesminister für Umwelt, Naturschutz und Reaktorsicherheit (Hrsg.) (1990) Stellenwert der Hausmüllverbrennung in der Abfallentsorgung: Bericht des Bundesumweltamtes, BMU, Bonn
71. ZVEI (Zentralverband der Elektrotechnik-, und Elektroindustrie) (1988) Vereinbarung über die Entsorgung von Altbatterien vom 9. September 1988, Bonn, 5 S.
72. Heng R, Bandel G (1989) Aufarbeitung von Altbatterien. Forschungsvorhaben des Bundesministers für Forschung und Technologie (FKZ 143 03553). – Abschlußbericht, BMFT, Frankfurt a. M.
73. Laig-Hörstenbrock H (1989) Rückgewinnung von Zink, Mangan (Mangandioxid) und Quecksilber aus Schrott von Leclanche- und alkalischen Braunsteinzellen. – Bundesministerium für Forschung und Technologie, Forschungsvorhaben FKZ 143 02 730. – Abschlußbericht, BMFT, Kelkheim / Ts.
74. Richtlinie des Rates über gefährliche Stoffe enthaltende Batterien und Akkumulatoren (91/157/EWG), ABl. EG Nr. L 78 vom 26.3.1991 S. 38
75. Erste Allgemeine Verwaltungsvorschrift zum Bundes-Immissionsschutzgesetz (Technische Anleitung zur Reinhaltung der Luft – TA Luft) vom 27.2.1986, GMBl. Ausgabe A 37: 95–143
76. Gesetz zur Verhütung und Bekämpfung übertragbarer Krankheiten beim Menschen (Bundesseuchengesetz – BSeuchG), Fassung vom 18.12.1979; letztmals geändert am 27.6.1985 (BGBl. I, S. 1245), BGBl. I, S. 2262, ber. BGBl. I 1980, S. 151
77. Zentralstelle für Abfallbeseitigung (Hrsg.) (1974) ZfA-Merkblatt Nr. 8: Die Beseitigung von Abfällen aus Krankenhäusern, Arztpraxen und sonstigen Einrichtungen des medizinischen Bereichs, Bundesgesundheitsblatt 17: 355–357
78. Bundesgesundheitsamt (Hrsg.) (1983) Anforderungen der Hygiene in der Abfallentsorgung. Anlage zu Ziffer 6.8 der Richtlinie für die Erkennung, Verhütung und Bekämpfung von Krankenhausinfektionen, Bundesgesundheitsblatt 26: 24–25
79. Württ. Gemeindeunfallversicherungsverband (1986) Unfallverhütungsvorschrift Gesundheitsdienst (GUV 8.1) vom September 1982 mit Durchführungsanweisungen vom Januar 1986, Stuttgart
80. Berufsgenossenschaft für Gesundheitsdienst und Wohlfahrtspflege (1986) Unfallverhütungsvorschrift Gesundheitsdienst vom 1.10.1982 mit Durchführungsanweisungen vom April 1986 (VBG 103), Hamburg
81. Bundesverband der Unfallversicherungsträger der öffentlichen Hand – BAGUV (1992) Sicherheitsregeln für das Einsammeln, Befördern und Lagern von Abfällen in Einrichtungen des Gesundheitsdienstes (GUV 18.6). Ausgabe Oktober 1992, München
82. Württ. Gemeindeunfallversicherungsverband (1993) Unfallverhütungsvorschrift Müllbeseitigung (GUV 7.8) vom Januar 1979 in der Fassung vom Januar 1993 mit Durchführungsanweisungen vom Januar

1993, Stuttgart. Hauptverband der gewerblichen Berufsgenossenschaften (1993) Unfallverhütungsvorschrift Müllbeseitigung (VBG 126) vom 1.10.1979 in der Fassung vom 1.1.1993
83. Brandebusemeyer M (1992) Die Abfallvermeidung und -entsorgung im Krankenhaus, Krankenhaus-Umschau 61: 718–722
84. Daschner F (1992) Praktische Krankenhaushygiene und Umweltschutz, Springer, Berlin/Heidelberg/New York
85. Deutsche Krankenhausgesellschaft (1990) Ansatzpunkte für eine umweltverträgliche Beschaffung und Entsorgung im Krankenhaus. Bericht über die Zwischenergebnisse eines Forschungsprojekts, Das Krankenhaus 82: 384–392
86. Koppelmann M, Krämer E, Ullrich H-J (1992) Die Abfallreduzierung im Kreiskrankenhaus Heidenheim, Krankenhaus-Umschau 61: 723–725
87. Schmidt-Burbach, G (1993) Entsorgung von Abfällen aus dem Krankenhaus. In: Müller R, Schmidt-Gleser G (Hrsg.), Handbuch der Abfallentsorgung: Abfallrecht, TA Abfall, Entsorgungstechnologie, Altlasten, angrenzende Rechtsbereiche, Management. 12. Ergänzungslieferung 3/1993, Ecomed, Landsberg/Lech
88. Liste der vom Bundesgesundheitsamt geprüften und anerkannten Desinfektionsmittel und -verfahren, Bundesgesundheitsblatt 33: 504–516
89. Desinfektion von Abfällen, Bundesgesundheitsblatt 34: 37
90. Prüfung von Abfalldesinfektionsverfahren auf Wirksamkeit. Richtlinie des Bundesgesundheitsamtes und der Deutschen Gesellschaft für Krankenhaushygiene, Bundesgesundheitsblatt 36: 158–160
91. Richtlinie des Rates vom 12. Dezember 1991 über gefährliche Abfälle (91/689/EWG), ABl. EG Nr. L 377 vom 31.12.91 34: 20–27
92. Beratergremium für umweltrelevante Altstoffe (BUA) der Gesellschaft Deutscher Chemiker (1986) Umweltrelevante Alte Stoffe. Auswahlkriterien und Stoffliste. VCH, Weinheim. Gleiche Autoren (1989) Existing Chemicals of Environmental Relevance II. Selection Criteria and Second Priority List. VCH, Weinheim
93. s. Lit.[7], Rn. 752
94. Verordnung zur Novellierung der Gefahrstoffverordnung, zur Aufhebung der Gefährlichkeitsmerkmaleverordnung und zur Änderung der Ersten Verordnung zum Sprengstoffgesetz vom 26.10.1993, BGBl. I S. 1782–1810; geändert am 10.11.1993, BGBl. I S. 1870
95. Roth L (1989) Gefahrstoff-Entsorgung. Grundwerk mit 7. Erg.-lief. 5/1993, Ecomed, Landsberg/Lech
96. Roth L, Weller U (1986) Gefährliche chemische Reaktionen. Grundwerk mit 15. Erg.-lief. 6/1993, Ecomed, Landsberg/Lech
97. Merck. Reagenzien – Diagnostica – Chemikalien 1992/93, Darmstadt, S. 23–24
98. Zitzelsberger W, Dahme HG (1993) Das neue Wasserrecht für die betriebliche Praxis. Loseblattausgabe. Mit lauf. Erg. Stand 6/1993, Weka, Augsburg
99. Kraus L (1990) Kleines Praktikumsbuch der Dünnschichtchromatographie, 3. Aufl., DESAGA GmbH, Heidelberg
100. Werner W (1993) A sensible and ecologically less Toxic identification Reaction of Mercury, Pharm Ztg Wiss 6: 16
101. Gefahrstoff-Lagerung und Entsorgung an Hochschulinstituten. Gemeinsames Memorandum der GDCh, der DPhG, der Dt. Bunsen-Gesellschaft für Phys. Chemie, der DECHEMA, der ADUC, der Konferenz der Fachbereiche Chemie und des Mathematisch-Naturwissenschaftlichen Fakultätentags, Nachrichten aus Chemie, Technik und Laboratorium 38: 1065–1068
102. Fischer H (1991) Ausbildungsintegrierter Umweltschutz durch Chemie. Wege zur Sonderabfallreduktion in einem Chemieanfängerpraktikum, Chem. unserer Zeit 25: 249–256
103. Fischer H (Hrsg.) (1992, 1993) Praktikum in Allgemeiner Chemie. Ein umweltschonendes Programm für Studienanfänger mit Versuchen zur Chemikalien-Rückgewinnung. Teil 1: Anorganische Chemie, 1992. Teil 2: Organische Chemie, 1993, VHCA, Basel; VCH, Weinheim
104. Wiskamp V, Hörter M, Köhler B, Nau B (1992) Das Experiment: Abfallfreie Versuche zur Polymerchemie, Chem. unserer Zeit 26: 232–234
105. Wiskamp V, Bauer R, Trageser K, Wenzel V (1993) Das Experiment: Geschlossene Kreisläufe, Chem. unserer Zeit 27: 48–51
106. Verband der Chemischen Industrie (Hrsg.) (1992) Umweltleitlinien, Frankfurt a. M.
107. Kunz P (1991) Produktionstechnik unter Umweltaspekten, Pharma-Technologie Journal 12: 1–36
108. DECHEMA (Hrsg.) (1990) Produktionsintegrierter Umweltschutz in der chemischen Industrie, DECHEMA, Frankfurt a. M.
109. Förstner U (1993) Umweltschutztechnik. 4. überarb. und erw. Auflage, Springer, Berlin/Heidelberg/New York

Kapitel 12

Arbeitssicherheit in der Apotheke

A. Liersch

1 Rechtliche Grundlagen

Staatliche und berufsgenossenschaftliche Arbeitsschutzvorschriften sind neben den Bestimmungen der Apothekenbetriebsordnung durch den Apothekenleiter bei der Errichtung, bei einem Umbau, bei der Ausstattung und Betrieb von Arbeitsmitteln sowie der Organisation einer Apotheke zu beachten. Die Vielzahl und Komplexität der staatlichen und berufsgenossenschaftlichen Arbeitsschutzvorschriften macht es jedoch schwer, diese Vorschriften in der Praxis einzuhalten. Stellt sich in der Apotheke ein arbeitssicherheitstechnisches Problem, so gehen die Aufsichtsbehörden aufgrund der Rechtsvorschriften davon aus, daß der verantwortliche Apothekenleiter in Kenntnis der staatlichen und berufsgenossenschaftlichen Arbeitsschutzvorschriften diese umsetzt.

Der Arbeitsschutz gehört seit ca. 150 Jahren zu den Aufgaben des Staates. Im Grundgesetz ist diese Aufgabe hinsichtlich der Gesetzgebung in Artikel 74 Nr. 12 ausdrücklich erwähnt. In der Bundesrepublik tritt der Staat auf dem Gebiet des Arbeitsschutzes in zwei Formen auf:

- Er handelt unmittelbar durch den Erlaß von Gesetzen und Verordnungen sowie durch die Aufsichtstätigkeit der Beamten der Staatlichen Gewerbeaufsichtsämter (GAA) bzw. der Staatlichen Ämter für Arbeitsschutz (StAfA).
- Er erklärt die Träger der gesetzlichen Unfallversicherung zu öffentlich-rechtlichen Körperschaften und überträgt ihnen auf dem Gebiet der Unfallverhütung hoheitliche Aufgaben, z. B. durch Erlaß von Unfallverhütungsvorschriften (UVV'en) und die Tätigkeit von Technischen Aufsichtsbeamten (TAB'en).

Die Notwendigkeit zum Handeln ergibt sich aus dem Unfallgeschehen und den Bestrebungen, die Arbeit menschengerechter zu gestalten. Es besteht ein Schutzbedürfnis der Arbeitnehmer im Sinne des verfassungsrechtlichen Auftrages. Hieraus ergibt sich für die Vorschriften gebenden Organe – Bundesregierung, Länder und Aufsichtsdienste – die Verpflichtung, durch Erlaß von Rechtsvorschriften und Überwachung der Einhaltung dieser Vorschriften Leben und Gesundheit von Arbeitnehmern zu schützen.

1.1 Vorschriften zum Arbeitsschutz

Als Folge des Dualismus gibt es zwei Arten von Vorschriften für den Arbeits- und Gesundheitsschutz der Arbeitnehmer in gewerblichen Betrieben:

- Die staatlichen Vorschriften (Gesetze und Verordnungen)
- Die UVV'en der gewerblichen Berufsgenossenschaften (autonome Rechtsnormen)

In den staatlichen Vorschriften sind Bereiche geregelt, die branchenübergreifend sind. Sicherheitstechnische Anforderungen an bestimmte Be- und Verarbeitungsmaschinen sowie bestimmte Anlagen zur Be- und Verarbeitung und die dazugehörigen Verhaltensvorschriften werden i. a. nicht in staatlichen Vorschriften, sondern in branchenbezogenen UVV'en geregelt.

Beispiele staatlicher und berufsgenossenschaftlicher Vorschriften zeigt Abbildung 12.1.

Bei UVV'en handelt es sich nicht um branchenübergreifende Vorschriften, wenngleich es eine Reihe von UVV'en gibt, die für mehr als eine Branche Bedeutung haben wie z. B. die fächerübergreifende UVV „Allgemeine Vorschriften", die UVV „Lärm" und die UVV „Arbeitsmedizinische Vorsorge". Zur Zeit gliedert sich die gesetzliche Unfallversicherung in 35 gewerbliche und 19 landwirtschaftliche Unfallversicherungsträger sowie 41 Eigenunfallversicherungen des Bundes, der Länder und der Gemeinden.

Jede dieser gesetzlichen Unfallversicherungsträger erläßt branchentypische UVV'en. Die Berufsgenossenschaft für Gesundheitsdienst und Wohl-

Staatliche Vorschriften und Regeln	Berufsgenossenschaftliche Vorschriften und Regeln
Gesetze ■ Verordnungen ■ Allgemeine Verwaltungsvorschriften ■ Allgemein anerkannte Regeln der Technik, der Hygiene und der Arbeitsmedizin – BMA-Richtlinien – DIN-Normen – VDE-Bestimmungen Gesicherte arbeitswissenschaftliche Erkenntnisse – BMA-Richtlinien – MAK/TRK-Werte – VDI-Richtlinien	Reichsversicherungsordnung ■ Unfallverhütungsvorschriften ■ Durchführungsanweisungen zu Unfallverhütungsvorschriften ■ Allgemein anerkannte Regeln der Technik und der Arbeitsmedizin – BMA-Richtlinien – DIN-Normen – VDE-Bestimmungen

Abb. 12.1 Vorschriften und Regeln

Gesetze	Verordnungen	UVV'en
Reichsversicherungsordnung	Arbeitsstättenverordnung	Allgemeine Vorschriften (VBG 1)
Arbeitssicherheitsgesetz	Gefahrstoffverordnung	Kraftbetriebene Arbeitsmittel (VBG 5)
Jugendarbeitsschutzgesetz	Strahlenschutzverordnung	Verwendung von Flüssiggas (VBG 21)
Atomgesetz	Röntgenverordnung	Gase (VBG 61)
Mutterschutzgesetz	Medizingeräteverordnung	Leitern und Tritte (VBG 74)
Personalvertretungsgesetz	Aufzugsverordnung	Arbeitsmedizinische Vorsorge (VBG 100)
Betriebsverfassungsgesetz	Verordnung über brennbare Flüssigkeiten	Gesundheitsdienst
Gerätesicherheitsgesetz	Druckgasverordnung	Erste Hilfe (VBG 109)
Mitarbeitervertretungsgesetz	Acetylenverordnung	Betriebsärzte (VBG 123)
Ordnungswidrigkeitengesetz	Druckbehälterverordnung	Sicherheitskennzeichnung am Arbeitsplatz (VBG 125)

Abb. 12.2 Arbeitsschutzbestimmungen

fahrtspflege, deren Mitgliedsbetriebe u. a. die öffentlichen Apotheken sind, hat 60 UVV'en erlassen, die autonomes Recht darstellen und für die Mitgliedsbetriebe bindend sind.

Die in den letzten Jahren erlassenen UVV'en sind mit Durchführungsanweisungen versehen, die Möglichkeiten zur Erfüllung der sicherheitstechnischen Anforderungen (Schutzziele) aufzeigen.

Allgemeine Verwaltungsvorschriften und Durchführungsanweisungen sind keine Rechtsvorschriften. Sie binden nur die Aufsichtsdienste. Dennoch sind sie aber eine wesentliche Erkenntnisquelle für den Arbeitsschutz. Hinzu kommt, daß deren bundeseinheitliche Anwendung durch die Aufsichtsbehörden ihnen eine Wirkung verleiht, die sie in die Nähe einer Rechtsvorschrift rückt.

Sowohl die staatlichen Verordnungen als auch die allgemeinen Verwaltungsvorschriften und die UVV'en mit Durchführungsanweisungen können sicherheitstechnische Tatbestände nicht immer bis in alle Details regeln. Einzelheiten sind daher häufig in Technischen Regeln, DIN-Normen, VDE-Bestimmungen und Richtlinien aufgenommen, auf die im Einzelfall verwiesen wird. Dies hat zur Folge, daß Technische Regeln und Normen im Arbeitsschutz ebenso einzuhalten sind wie Rechtsvorschriften, es sei denn, daß die gleiche oder eine höhere Sicherheit auf andere Weise gewährleistet wird.

Da nicht alle für den Arbeitsschutz bedeutungsvollen Erkenntnisse von der Sache her oder aufgrund ihres Entwicklungsstandes normungsfähig

```
                    Gesetzliche Unfallversicherung
         ┌──────────────────────┼──────────────────────┐
  Gewerbliche           Landwirtschaftliche      Eigenunfallversicherung
 Unfallversicherung      Unfallversicherung     des Bundes, der Länder und
                                                     der Gemeinden
         │                      │                      │
   Hauptverband           Bundesverband           Bundesverband der
 der gewerblichen     der landwirtschaftlichen  Unfallversicherungsträger der
 Berufsgenossenschaften Berufsgenossenschaften  öffentlichen Hand – BAGUV –
 St. Augustin bei Bonn         Kassel                  München
         │                      │                      │
   35 gewerbliche       19 landwirtschaftliche  41 Unfallversicherungsträger
 Berufsgenossenschaften Berufsgenossenschaften   der öffentlichen Hand
```

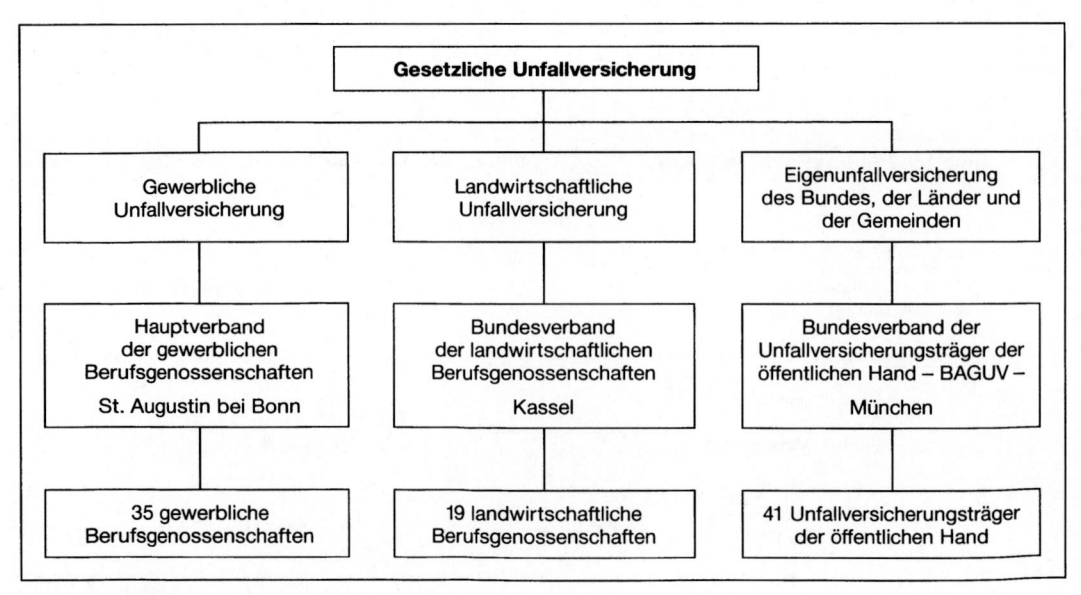

Abb. 12.3 Gliederung der gesetzlichen Unfallversicherung

sind, reichen die allgemein anerkannten Regeln der Technik, Hygiene und Arbeitsmedizin nicht aus, um das vorhandene geeignete Material für den Arbeitsschutz nutzbar zu machen. Deshalb hat der Gesetzgeber neben den allgemein anerkannten Regeln der Technik, Hygiene und Arbeitsmedizin zusätzlich die gesicherten arbeitswissenschaftlichen Erkenntnisse als Verweisung in die Rechtsvorschriften aufgenommen. Solche Erkenntnisse sind enthalten, z. B. in den BMA-Richtlinien (z. B. Arbeitsstätten-Richtlinien), in einer Reihe von VDI-Richtlinien und in den Unterlagen der Bundesanstalt für Arbeitsschutz „Arbeitswissenschaftliche Erkenntnisse – Forschungsergebnisse für die Praxis".

1.2 Auswirkungen von EG-Richtlinien auf das deutsche Arbeitsschutzrecht

Ein Ziel des Europäischen Binnenmarktes ist es, Handelshemmnisse zu beseitigen, die auf unterschiedlichen technischen Anforderungen beruhen. Durch dieses Vorhaben wird das sicherheitstechnische Regel- und Gesetzeswerk in den einzelnen Mitgliedstaaten beeinflußt. Für die Bundesrepublik ergeben sich zum Teil weitreichende Änderungen.
Die den Arbeitsschutz betreffenden EG-Richtlinien finden ihre Rechtsgrundlage im Artikel 100a und im Artikel 118a des EWG-Vertrages. EG-Richtlinien nach Artikel 100a enthalten abschließende Festlegungen, von denen die Mitgliedstaaten grundsätzlich nicht abweichen dürfen. Der Artikel 118a sieht vor, daß der Rat zur Verbesserung der Arbeitsumwelt Richtlinien mit Mindestvorschriften erläßt. Über die Anforderungen nach Artikel 118a können die Mitgliedstaaten grundsätzlich hinausgehen. Richtlinien nach Artikel 118a treffen Regelungen über den betrieblichen Arbeitsschutz, während die produktbezogenen Anforderungen in Richtlinien nach Artikel 100a festgelegt werden. EG-Richtlinien nach Artikel 100a und 118a sind in das jeweilige nationale Arbeitsschutzrecht zu überführen.

2 Aufsichtsorganisationen

Der Staat und die gesetzlichen Unfallversicherungsträger sind aus humanitären, sozialpolitischen und wirtschaftlichen Gründen an der Vermeidung von Arbeitsunfällen und Berufskrankheiten interessiert. Zum Schutze der Arbeitnehmer haben sie deshalb Vorschriften erlassen, für deren Einhaltung der Arbeitgeber verantwortlich ist. Die Kontrolle wird von den Aufsichtsdiensten durchgeführt. Parallel zum dualen System der Rechtsvorschriften gibt es in der BRD für die gewerbliche Wirtschaft als Aufsichtsdienste den Staatlichen Aufsichtsdienst der Gewerbeaufsichtsämter bzw. der Ämter für Arbeitsschutz und die Technischen Aufsichtsdienste der Berufsgenossenschaften.
Die regional gegliederten staatlichen Gewerbeaufsichtsämter bzw. Ämter für Arbeitsschutz sind Behörden der einzelnen Bundesländer. Jedes Amt ist innerhalb seines Bezirkes für alle Betriebe zuständig. Der Bergbau stellt hier eine Ausnahme dar. Er untersteht der Aufsicht der ebenfalls regional gegliederten staatlichen Bergämter. Aufgrund der fachlichen Gliederung ist der Aufsichtsdienst einer gewerblichen Berufsgenossenschaft für alle Betriebe zuständig, die zu der von der Berufsgenossenschaft vertretenen Branche gehören. Gas und Wasser, Eisen und Metall, Feinmechanik und Elektrotechnik, Chemie, Holz, Papier und Druck, Textil und Leder, Nahrungs- und Genußmittel, Bau, Handel und Verwaltung, Verkehr sowie Gesundheitsdienst.
Die 19 landwirtschaftlichen Berufsgenossenschaften und die 41 Unfallversicherungsträger der öffentlichen Hand verfügen entsprechend ihrem Zuständigkeitsbereich jeweils über regional gegliederte Aufsichtsdienste.
Die duale Form der Aufsicht ist in Abbildung 12.4 dargestellt.
Es ist Aufgabe der staatlichen und berufsgenossenschaftlichen Aufsichtsdienste, Betriebe zu besichtigen und die Einhaltung der Vorschriften und Regeln durch den Arbeitgeber zu kontrollieren. Hierbei arbeiten die staatlichen und berufsgenossenschaftlichen Aufsichtsdienste eng zusammen. Wird festgestellt, daß Vorschriften oder Regeln nicht eingehalten werden, haben die Aufsichtsdienste dafür Sorge zu tragen, daß ein den Vorschriften und Regeln entsprechender Zustand hergestellt wird. Zur Durchsetzung stehen den Aufsichtsdiensten abgestufte Maßnahmen wie Anord-

Aufsichtsdienste für Arbeitsschutz in der Bundesrepublik Deutschland				
Staatliche Gewerbeaufsicht	Aufsichtsdienste der			
	35 gewerblichen Berufsgenossenschaften	19 landwirtschaftlichen Berufsgenossenschaften	41 UV-Träger der öffentlichen Hand	

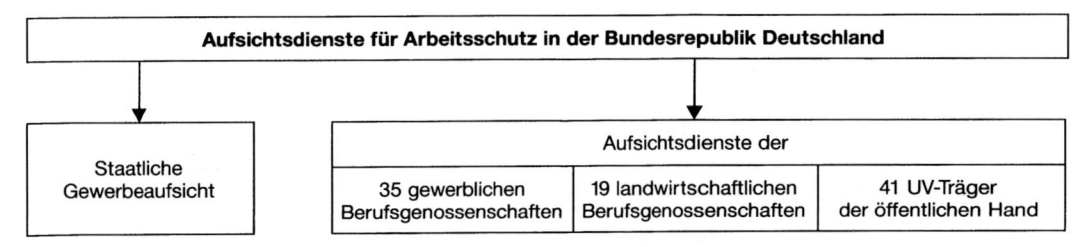

Abb. 12.4 Aufsichtsdienste für Arbeitsschutz in der Bundesrepublik Deutschland

nungen oder Geldbußen zur Verfügung. In besonders schweren Fällen, immer dann, wenn Gefahr für Leib und Leben im Verzuge ist, können Maschinen und Anlagen vom Aufsichtsdienst mit sofortiger Wirkung stillgelegt werden.

2.1 Gewerbeaufsichtsämter, Ämter für Arbeitsschutz

Die Durchführung des staatlichen Arbeits- und Umweltschutzes obliegt den jeweiligen Bundesländern. Die Strukturierung und Organisation der staatlichen Aufsicht ist in den Bundesländern uneinheitlich. Einige Bundesländer haben Gewerbeaufsichtsämter mit den Abteilungen Arbeitsschutz und Immissionsschutz, und in anderen Bundesländern gibt es Staatliche Ämter für Arbeitsschutz und Staatliche Umweltämter. Im folgenden wird stellvertretend für beide Organisationsformen von der Staatlichen Gewerbeaufsicht gesprochen und deren Aufgaben beschrieben.

Der Aufgabenbereich der Staatlichen Gewerbeaufsicht läßt sich durch die Beschreibung der Teilgebiete Arbeitsschutz und Umweltschutz umreißen. Diese Aufgaben nimmt sie in fast allen Bereichen und Verwaltungen wahr, in den öffentlichen Betrieben und Verwaltungen allerdings mit einigen Einschränkungen.

Der Arbeitsschutz gliedert sich in eine technische und in eine sozialpolitische Komponente. Zum technischen Arbeitsschutz gehören der Unfallschutz und die Arbeitshygiene, zum sozialpolitischen Arbeitsschutz der Arbeitszeitschutz und der Schutz besonderer Personengruppen. Dies sind z. B. Kinder und Jugendliche, Frauen, Heimarbeiter, Schüler und Studenten.

Beim Umweltschutz geht es um die Einwirkung von Rauch, Ruß, Staub, Gas, Dämpfe, Gerüche, Erschütterungen, Geräusche, Wärme, Energie, Strahlen und Schwingungen aus gewerblichen Anlagen auf die Nachbarschaft sowie um das weite Feld der genehmigungspflichtigen Anlagen.

Der technische und soziale Arbeitsschutz findet seine rechtlichen Grundlagen in einer Vielzahl von Gesetzen und Verordnungen. Einteilen läßt sich das Arbeitsschutzrecht in folgende sechs Hauptgruppen:

1. *Arbeitsstätten einschließlich Arbeitshygiene*
   Gewerbeordnung
   § 120 a Betriebssicherheit
   § 120 b Umkleide-, Wasch- und Toilettenräume
   § 120 c Gemeinschaftsunterkünfte
   Handelsgesetzbuch § 62 / Arbeitsstätten-Verordnung
2. *Maschinen, Geräte und technische Anlagen*
   Gewerbeordnung
   § 120 a Betriebssicherheit
   Gerätesicherheitsgesetz
   § 11–15 Überwachungsbedürftige Anlagen: Druckbehälter, Druckgasbehälter und Füllanlagen, Dampfkessel, Aufzüge, brennbare Flüssigkeiten, Gasfernleitungen, Ex-Anlagen, Acetylen-Anlagen, Medizinisch-technische Geräte
   Handelsgesetzbuch § 62
   Gesetz über techn. Arbeitsmittel (Gerätesicherheitsgesetz – GSG)
3. *Gefährliche Stoffe und Strahlen*
   Chemikaliengesetz, Gefahrstoffverordnung
   Atomgesetz: Strahlenschutz-Verordnung, Röntgenverordnung
4. *Schutz bestimmter Personengruppen*
   Jugendarbeitsschutzgesetz, Mutterschutzgesetz, Heimarbeitsgesetz, Winterschutz-Verordnung, Arbeitszeitordnung, Arbeitsstätten-Verordnung
5. *Arbeitszeitregelung*
   Arbeitszeitordnung, Gewerbeordnung § 105, Jugendarbeitsschutzgesetz, Mutterschaftsgesetz, Gefahrstoffverordnung
6. *Arbeitsschutzorganisation im Betrieb*
   Arbeitssicherheitsgesetz, Betriebsverfassungsgesetz, Reichsversicherungsordnung

Die gesetzlichen Grundlagen für den Unfallschutz in den Betrieben und die Arbeitshygiene finden sich in der Gewerbeordnung. Als allgemeine Rechtsgrundlage verpflichtet der § 120 a der Gewerbeordnung (GewO) den Unternehmer gewerblicher Betriebe, in eigener Verantwortung Arbeitssicherheit und Arbeitshygiene in seinem Unternehmen zu gewährleisten.

Bevor weiter auf die Gewerbeordnung und aufgrund der Gewerbeordnung erlassene Verordnungen eingegangen wird, muß überprüft werden, ob der Anwendungsbereich nach § 6 der GewO auf die Apotheken zutrifft. Laut § 6 der GewO findet dieses Gesetz keine Anwendung auf die Errichtung und Verlegung von Apotheken und den Verkauf von Arzneimitteln. Damit beschränkt sich für die Apotheke die Zuständigkeit der Gewerbeaufsicht auf die überwachungsbedürftigen Anlagen, deren Bestimmungen zur Durchführung und Gewährleistung der Überwachung in den § 14 und 15 des Gerätesicherheitsgesetzes und im § 139 b der Gewerbeordnung geregelt sind.

Die Prüfung der überwachungsbedürftigen Anlagen der Hauptgruppen „Maschinen, Geräte und technische Anlagen" werden von amtlichen oder amtlich anerkannten Sachverständigen vorgenommen. Sie sind in Sachverständigenorganisationen, wie z. B. Technische Überwachungsvereine (TÜV) oder Technische Überwachungsämter (TÜA), entsprechend der jeweiligen Regelung der Länder zusammengefaßt.

Keine Anwendung und Überwachung seitens der Gewerbeaufsicht findet die Arbeitsstätten-Verordnung, die aufgrund des § 120 e, Abs. 1 und 3, sowie des § 139 h, Abs. 1 und 3, der Gewerbeordnung erlassen wurde. Bestimmungen über die Einrichtung der Arbeitsräume und der Verhältnisse am Arbeitsplatz in der Apotheke werden zum Teil in der Apothekenbetriebsordnung geregelt.

Neben der Aufsichtspflicht über die überwachungsbedürftigen Anlagen obliegt der Gewerbeaufsicht in den Apotheken die Überwachung der Umsetzung der Gefahrstoffverordnung.

Der Schutz bestimmter Personengruppen und die Arbeitszeitregelung repräsentieren den sozialen

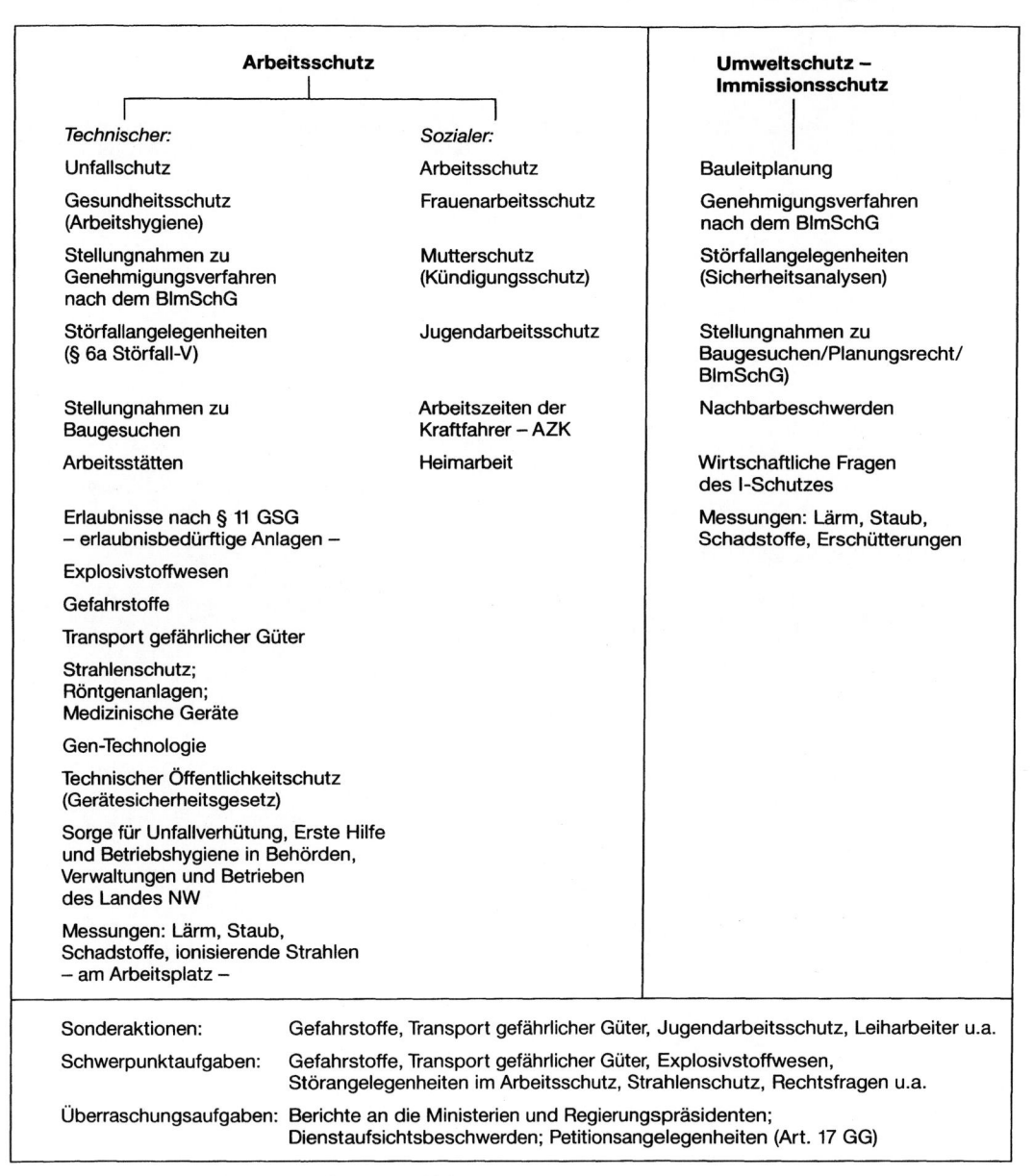

Arbeitsschutz		Umweltschutz – Immissionsschutz
Technischer:	**Sozialer:**	
Unfallschutz	Arbeitsschutz	Bauleitplanung
Gesundheitsschutz (Arbeitshygiene)	Frauenarbeitsschutz	Genehmigungsverfahren nach dem BImSchG
Stellungnahmen zu Genehmigungsverfahren nach dem BImSchG	Mutterschutz (Kündigungsschutz)	Störfallangelegenheiten (Sicherheitsanalysen)
Störfallangelegenheiten (§ 6a Störfall-V)	Jugendarbeitsschutz	Stellungnahmen zu Baugesuchen/Planungsrecht/ BImSchG)
Stellungnahmen zu Baugesuchen	Arbeitszeiten der Kraftfahrer – AZK	Nachbarbeschwerden
Arbeitsstätten	Heimarbeit	Wirtschaftliche Fragen des I-Schutzes
Erlaubnisse nach § 11 GSG – erlaubnisbedürftige Anlagen –		Messungen: Lärm, Staub, Schadstoffe, Erschütterungen
Explosivstoffwesen		
Gefahrstoffe		
Transport gefährlicher Güter		
Strahlenschutz; Röntgenanlagen; Medizinische Geräte		
Gen-Technologie		
Technischer Öffentlichkeitschutz (Gerätesicherheitsgesetz)		
Sorge für Unfallverhütung, Erste Hilfe und Betriebshygiene in Behörden, Verwaltungen und Betrieben des Landes NW		
Messungen: Lärm, Staub, Schadstoffe, ionisierende Strahlen – am Arbeitsplatz –		

Sonderaktionen:	Gefahrstoffe, Transport gefährlicher Güter, Jugendarbeitsschutz, Leiharbeiter u.a.
Schwerpunktaufgaben:	Gefahrstoffe, Transport gefährlicher Güter, Explosivstoffwesen, Störangelegenheiten im Arbeitsschutz, Strahlenschutz, Rechtsfragen u.a.
Überraschungsaufgaben:	Berichte an die Ministerien und Regierungspräsidenten; Dienstaufsichtsbeschwerden; Petitionsangelegenheiten (Art. 17 GG)

Abb. 12.5 Aufgaben der Staatlichen Gewerbeaufsicht

Arbeitsschutz. Die Überwachung des Mutterschutzgesetzes und des Jugendarbeitsschutzgesetzes in den Apotheken obliegt ebenfalls den Gewerbeaufsichtsämtern. Da im Geltungsbereich der Arbeitszeitordnung das pharmazeutische Personal ausgenommen ist, findet die Arbeitszeitordnung auf die öffentlichen Apotheken keine Anwendung. Anwendung findet hier das Ladenschlußgesetz, das von den Ordnungsämtern, und die Apothekenbetriebsordnung, die von den jeweiligen Regierungspräsidenten vertreten wird. Eine weitere wichtige Aufgabe der Gewerbeaufsicht ist die Überwachung des innerbetrieblichen Arbeitsschutzes, der im Arbeitssicherheitsgesetz geregelt ist. Für Betriebe mit einer bestimmten Beschäftigtenzahl ist zur Unterstützung des Unternehmers bei der Wahrnehmung der Aufgaben des betrieblichen Arbeitsschutzes dieser verpflichtet, entsprechend qualifizierte Personen zu bestellen. Dies sind Fachkräfte für Arbeitssicherheit und Betriebsärzte. (s. Abschn. 4) Neben diesen hat der Unternehmer einen oder mehrere Sicherheitsbeauftragte zu bestellen. Die Grenzwerte, ab wann und wieviele Sicherheitsbeauftragte für den jeweiligen Gewerbezweig bestellt werden müssen, regeln die branchenorientierten Unfallverhütungsvorschriften.

Um die Aufsicht über die überwachungsbedürftigen Anlagen zu gewährleisten, hat die Gewerbeaufsicht das Recht zur jederzeitigen Revision der Anlage eines Betriebes. Die Gewerbeaufsicht kann veranlassen, daß Zuwiderhandlungen gegen ihre Maßnahmen als Ordnungswidrigkeiten verfolgt und mit Geldbußen bis zu 50000 DM geahndet werden. Ebenso können Geldbußen für die Verletzung bestimmter gesetzlicher Vorschriften, wie z. B. der Gefahrstoffverordnung verhängt werden. Wer Zuwiderhandlungen gegen bestimmte Maßnahmen der Gewerbeaufsicht beharrlich wiederholt oder durch bestimmte Zuwiderhandlungen Leben oder Gesundheit eines anderen oder fremde Sachen von bedeutendem Wert gefährdet, muß damit rechnen, angezeigt und mit Freiheits- oder Geldstrafe bestraft zu werden. Die Gewerbeaufsicht kann aber auch behördliche Zwangsmaßnahmen einsetzen, z. B.

- die Ersatzvornahme, d. h. die Behörde kann einen anderen mit der Vornahme einer erforderlichen Maßnahme auf Kosten des Verpflichteten beauftragen, wenn dieser seine Verpflichtung nicht erfüllt,
- ein Zwangsgeld in Höhe von bis zu 2000 DM, um den Widerstand des Pflichtigen gegen die Verfügung zu brechen.

Führen weder die Ersatzvornahme noch die Verhängung von Zwangsgeld zum Ziel der Anordnung, so kann z. B. der verpflichtete Unternehmer zur Handlung, Duldung oder Unterlassung gezwungen werden, oder die Handlung wird von einem ermächtigten Vollzugsbeamten selbst vorgenommen (unmittelbarer Zwang).

2.2 Technische Aufsichtsdienste der Berufsgenossenschaften

Die Berufsgenossenschaften haben die gesetzliche Verpflichtung, mit allen geeigneten Mitteln für die Verhütung von Arbeitsunfällen und Berufskrankheiten sowie für eine wirksame Erste Hilfe zu sorgen. Hierzu haben sie durch fachlich besonders vorgebildete Technische Aufsichtsbeamte die Durchführung der Unfallverhütung zu überwachen und die Unternehmer zu beraten. Die Unfallverhütungsvorschriften bilden hierzu die Rechtsgrundlage. Die rechtliche Grundlage für die gesetzlichen Unfallversicherungen bildet die Reichsversicherungsordnung. Nach § 708 Reichsversicherungsordnung erlassen die Berufsgenossenschaften Vorschriften über

1. Einrichtungen, Anordnungen und Maßnahmen, welche die Unternehmen zur Verhütung von Arbeitsunfällen zu treffen haben sowie die Form der Übertragung dieser Aufgaben auf andere Personen,
2. das Verhalten, das die Versicherten zur Verhütung von Arbeitsunfällen und Berufskrankheiten zu beachten haben,
3. ärztliche Untersuchungen von Versicherten, die vor der Beschäftigung mit Arbeiten durchzuführen sind, deren Verrichtung mit außergewöhnlichen Unfall- oder Gesundheitsgefahren für sie oder Dritte verbunden ist,
4. die Maßnahmen, die der Unternehmer zur Erfüllung der sich aus dem Gesetz über Betriebsärzte, Sicherheitsingenieure und andere Fachkräfte für Arbeitssicherheit ergebenden Pflichten zu treffen hat.

Die Unfallverhütungsvorschriften werden von der Vertreterversammlung der Berufsgenossenschaften beschlossen und nach Genehmigung durch den Bundesminister für Arbeit und Sozialordnung rechtskräftig. Sie stellen eine autonome Rechtsnorm dar, die für die Mitgliedsbetriebe bindend ist.

Grundlage für die präventive Aufsichtstätigkeit der Technischen Aufsichtsbeamten in Apotheken sind eine Reihe von Unfallverhütungsvorschriften und Regelwerken, die kostenlos bei der BGW bezogen werden können. Nach Vorschriftengruppen geordnet sind dies:

Unfallverhütungsvorschriften
VBG 1   Allgemeine Vorschriften
VBG 4   Elektrische Anlagen und Betriebsmittel
VBG 21   Verwendung von Flüssiggas
VBG 74   Leitern und Tritte
VBG 100 Arbeitsmedizinische Vorsorge
VBG 103 Gesundheitsdienst
VBG 109 Erste Hilfe
VBG 113 Umgang mir krebserzeugenden Gefahrstoffen
VBG 125 Sicherheitskennzeichnung am Arbeitsplatz

Richtlinien
ZH 1/428 Richtlinien für Lagereinrichtungen und -geräte
ZH 1/119 Richtlinien für Laboratorien
ZH 1/494 Richtlinien für kraftbetätigte Türen und Tore
ZH 1/455 Richtlinien für die Verwendung von Flüssiggas

Sicherheitsregeln
ZH 1/201 Sicherheitsregeln für die Ausrüstung von Arbeitsstätten mit Feuerlöschern

Merkblätter
ZH 1/81   Merkblatt für gefährliche chemische Stoffe
ZH 1/113 Merkblatt für Treppen
ZH 1/143 Anleitung zur Ersten Hilfe bei Unfällen
ZH 1/172 Sicherheit durch Betriebsanweisungen
ZH 1/175 Merkblatt für die Erste Hilfe bei Einwirken gefährlicher chemischer Stoffe
ZH 1/192 Augenschutz-Merkblatt
ZH 1/396 Ventilatoren
ZH 1/551 Merkblatt Glastüren, Glaswände
ZH 1/706 Merkblatt für den Einsatz von Schutzhandschuhen
M 020   Merkblatt Der Sicherheitsbeauftragte

M 062	Merkblatt über die gesetzliche Unfallversicherung
M 069	Schriften zum Arbeitsschutz und zur Unfallverhütung
M 119	Gefährlicher elektrischer Strom
M 510	Merkblatt Leitern und Tritte
M 613	Aktive Immunisierung gegen Hepatitis B
M 620	Sichere Handhabung von Zytostatika
M 749	Umgang mit gefährlichen Stoffen im Labor
U 036	Verbandbuch
U 741	Gefahrstoffe in Apotheken: Kennzeichnung und Umgang
V 011	Aushang über Mitgliedschaft bei der BGW
V 745	Aushang über Umgang mit brennbaren Flüssigkeiten

Wer als Mitglied oder Versicherter der Berufsgenossenschaft vorsätzlich oder fahrlässig gegen strafbewehrte Unfallverhütungsvorschriften verstößt, handelt ordnungswidrig. Die Ordnungswidrigkeit kann mit einer Geldbuße von bis zu 20 000 DM geahndet werden.

Die Berufsgenossenschaften lassen durch Technische Aufsichtsbeamte die Betriebe überwachen und beraten. Sie können im Einzelfall Anordnungen zur Durchführung von Unfallverhütungsvorschriften oder zur Abwendung besonderer Unfall- oder Gesundheitsgefahren treffen. Die Technischen Aufsichtsbeamten sind zur Durchführung ihrer Aufsichtstätigkeit berechtigt, die Mitgliedsunternehmen der Berufsgenossenschaft während der Arbeitszeit zu besichtigen und Auskunft über Einrichtungen, Arbeitsverfahren und Arbeitsstoffe zu verlangen. Die Unternehmer haben den Technischen Aufsichtsbeamten die Besichtigung zu ermöglichen. Die Technischen Aufsichtsbeamten sind des weiteren berechtigt, gegen Empfangsbescheinigung Proben von Arbeitsstoffen nach ihrer Auswahl zu fordern oder zu entnehmen. Bei Gefahr im Verzug dürfen Technische Aufsichtsbeamte sofort vollziehbare Anordnungen zur Beseitigung von Unfallgefahren treffen.

Wer die Besichtigung eines Unternehmens nicht ermöglicht, die Probennahme von Arbeitsstoffen nicht duldet, vorsätzlich oder fahrlässig einer vollziehbaren Anordnung zuwiderhandelt, begeht ebenfalls eine Ordnungswidrigkeit, die mit einer Geldbuße bis zu 20 000 DM geahndet werden kann.

Weigern sich Verpflichtete, angeordnete Maßnahmen durchzuführen oder durchführen zu lassen, so haben die Unfallversicherungsträger und der Staat die Möglichkeit, ihre Anordnungen und Verfügungen auch mit Verwaltungszwang durchzusetzen. Zulässige Zwangsmittel zur Durchsetzung von Anordnungen auf dem Gebiet des Arbeits- und Gesundheitsschutzes sowie der Unfallverhütung sind

– die Ersatzvornahme, das Zwangsgeld und der unmittelbare Zwang.

2.2.1 Technische Aufsichtshelfer der BGW

Die Satzung der BGW (§ 38 Abs. 1) läßt zu, daß zur Unterstützung des TAD in der Überwachung der Unternehmen „Technische Aufsichtshelfer" bestellt werden können. Von dieser Möglichkeit wird im Bereich der Apotheken seit über 25 Jahren Gebrauch gemacht.

Amtsapotheker oder Pharmazieräte übernehmen im Auftrage der BGW auch die Überwachung der Apotheken im Hinblick auf die Arbeitssicherheit für den Technischen Aufsichtsdienst. Bei den Besichtigungen wird auch ein Besichtigungsbericht für die BGW erstellt (Abb. 12.6). Bei dem Besichtigungsbericht handelt es sich um ein vierfaches Berichtsformular mit 36 Prüfpunkten und Fragen, die sich auf die wichtigsten Anforderungen an die Arbeitssicherheit in Apotheken beziehen. Die Prüfpunkte werden vor Ort mit den Zahlen 0 bis 4 bewertet. Dabei bedeuten die Zahlen:

0 = entfällt
1 = ohne Beanstandung
2 = Sicherheitsmängel, deren Abstellung mündlich veranlaßt wurde
3 = Sicherheitsmängel, deren Abstellung durch apothekenrechtliche Niederschrift veranlaßt wurde
4 = größere Mängel, Stellungnahme bzw. Auflage der BGW erforderlich

Der Besichtigungsbericht wird vor Ort besprochen und ist durch den Apothekenleiter, Pharmazierat oder Amtsapotheker zu unterzeichnen. Eine Durchschrift verbleibt in der Apotheke, eine weitere beim Pharmazierat oder Amtsapotheker. Das Original wird durch die Zentrale des Technischen Aufsichtsdienstes ausgewertet und bei einem Mangel, der die Stellungnahme des Technischen Aufsichtsdienstes erfordert, eine Durchschrift dem zuständigen Technischen Aufsichtsbeamten zugeleitet. Dieser wird in der Regel die Apotheke aufsuchen, den Apothekenleiter beraten und falls erforderlich schriftliche Auflagen machen. Der zuständige Pharmazierat oder Amtsapotheker wird über die Maßnahmen durch den Technischen Aufsichtsdienst informiert.

2.3 Technische Überwachungsorganisationen

Für die Errichtung und den Betrieb überwachungsbedürftiger Anlagen gelten besondere Vorschriften, die in den § 11 bis 15 des Gerätesicherheitsgesetzes in Verbindung mit dem § 139 b der Gewerbeordnung geregelt sind. Diese Vorschriften dienen dem Schutz der Beschäftigten und Dritter vor Gefahren durch Anlagen, die mit Rücksicht auf ihre Gefährlichkeit einer besonderen Überwachung bedürfen. Dabei handelt es sich um:

Apothekenbesichtigungsbericht

bGw
BERUFSGENOSSENSCHAFT
FUR GESUNDHEITSDIENST
UND WOHLFAHRTSPFLEGE
– Technischer Aufsichtsdienst –

Pappelallee 35-37
22089 Hamburg
Telefon:
040/20207 (0) 255/281

Technischer Aufsichtsdienst
Besichtigungsbericht Nr.:   Jahr:
Pharmazierat /-rätin
Amtsapotheker /-in:
(Name in Blockschrift)

Apotheke: Anschrift (möglichst Apothekenstempel)

Eingang BGW:

(Bitte eintragen)
Mitglieds-Nr.: M
Apothekenleiter:
(Name)
Kopf-Zahl der Beschäftigten:
(einschl. Teilzeit-Beschäftigte)

Offizin und Rezeptur
☐ 1. Gefährliche Stoffe, insbesondere brennbare Flüssigkeiten, nur in Mengen für den Handgebrauch vorrätig.
☐ 2. Keine unkontrollierte Zündquelle in Nähe des Rezepturtisches, z. B. Gastherme, E-Heizung, Schalter. Aushang „Umgang mit brennbaren Flüssigkeiten" angebracht.

Laboratorium
☐ 3. Größe, Einrichtung und Ausstattung gewährleisten ordnungsgemäßen und gefahrlosen Arbeitsablauf.
☐ 4. Keine unkontrollierten Zündquellen unterhalb Arbeitshöhe (80 cm). Aushang „Umgang mit brennbaren Flüssigkeiten" angebracht.
☐ 5. Als zeitweilig feuergefährdeter Raum von Nachbarräumen mindestens feuerhemmend abgetrennt **oder**, falls keine feuerhemmende Abtrennung möglich,
☐ 6. alle Arbeiten, bei denen explosionsfähige Atmosphäre auftreten kann, werden im entsprechend großen Abzug durchgeführt.
☐ 7. Fluchtweg: unbehindert (s. Ziffer 24).
☐ 8. Belüftung und Beleuchtung: ausreichend.
☐ 9. Brennbare Flüssigkeiten in nur dem Arbeitsablauf entsprechender Menge vorhanden.
☐ 10. Abzug: Sicherheitsscheiben, wirksame Absaugung (keine Lockflamme), Anschlüsse von außen bedienbar, betriebsbereit.
☐ 11. Autoklav oder anderes Sterilisiergerät: Ohne offensichtliche Mängel, z. B. Sicherheitsventil und Anzeige-Instrumente vorhanden, Verschlüsse unbeschädigt.

Vorratshaltung brennbarer Flüssigkeiten
☐ 12. Gesamt-Vorratsmenge auf „anzeige- und erlaubnisfreie Lagerung" (s. Rückseite) beschränkt.
☐ 13. Vorratsraum für brennbare Flüssigkeiten: mindestens feuerhemmend abgetrennt (siehe Rückseite) **oder**
☐ 14. Lagerraum für brennbare Flüssigkeiten: Feuerbeständig abgetrennt, frei von Zündquellen, ausreichend be- und entlüftet (siehe Rückseite).
☐ 15. Kennzeichnung von Vorrats- und Lagerbehältern gemäß „Verordnung über gefährliche Stoffe (GefStoffV)" bzw. Apothekenbetriebsordnung.

Bemerkungen zu Ziffer:

Lagerung weiterer gefährlicher Stoffe
☐ 16. Chemikalien und Reagenzien gemäß „Verordnung über gefährliche Stoffe" gekennzeichnet und gelagert.
☐ 17. Ätzende Stoffe nicht über Augenhöhe.
☐ 18. Behältnisse und Verschlüsse ohne Beschädigung. Austritt aggressiver Dämpfe verhindert.
☐ 19. Einweisung der Beschäftigten gem. GefStoffV erfolgt und dokumentiert.
☐ 20. (z. Z. Leerziffer)

Betriebsräume, allgemein
☐ 21. Fußboden und Beläge: eben und trittsicher. Fußmatten: bodengleich bzw. rutschfest.
☐ 22. Verkehrswege: ausreichend breit und nicht verstellt.
☐ 23. Verkehrswege, Stufen: ausreichend beleuchtet.
☐ 24. Fluchtweg(e) ausreichend vorhanden, unbehindert und gekennzeichnet. In Fluchtrichtung öffnende Türen.
☐ 25. Treppen: verkehrssicher (z. B. Handlauf ab 5 Stufen).
☐ 26. Niedrige Durchgänge: ausreichend gekennzeichnet.
☐ 27. Glastüren, Glaswände: erkennbar und sicher.
☐ 28. Aufstiege und Leitern: sicher, in ausreichender Zahl.
☐ 29. Regale und Schränke: standsicher u. nicht überlastet.
☐ 30. Elektroinstallation: ohne offensichtliche Mängel.
☐ 31. Bunsenbrenner, Gasgeräte und ihre Anschlüsse: ohne offensichtliche Mängel.
☐ 32. Flüssiggasbehälter (Propan, Butan): nicht unterhalb Erdgleiche gelagert. (Ausnahme: **Flaschen** bis 1 Liter Inhalt).
☐ 33. Tragbare Feuerlöscher, Brandklasse ABC (bisher ABCE): in ausreichender Zahl (siehe Rückseite).
☐ 34. Feuerlöscher: alle 2 Jahre geprüft.
☐ 35. Unfallverhütungsvorschriften (Grundausstattung) und Aushang über Mitgliedschaft vorhanden.
☐ 36. Ersthelfer ausgebildet / anwesend.

Erläuterungen: 0 = entfällt, 1 = ohne Beanstandung, 2 = Sicherheitsmängel, deren Abstellung mündlich veranlaßt wurde, 3 = Sicherheitsmängel, deren Abstellung durch apothekenrechtliche Niederschrift veranlaßt wurde, 4 = größere Mängel, Stellungnahme bzw. Auflage der BGW erforderlich.

Bestellnummer TAD Ap 4/93

Zweitschrift erhalten, festgestellte Sicherheitsmängel wurden mir erläutert:

_____   _____   _____
Apothekenleiter (bzw. Vertreter)   Datum   Pharmazierat / Amtsapotheker
(Hinweise auf der Rückseite beachten)

Angewiesen:
DM
Datum:

Zu den Akten

Abb. 12.6 Apothekenbesichtigungsbericht

1. Dieser Kurzbericht über die erfolgte Besichtigung dient dem Apotheker als Unterstützung in seiner Verantwortlichkeit für die Arbeitssicherheit. Er kann keinen Anspruch auf Vollständigkeit erheben und stellt den Unternehmer n i c h t von der Beseitigung unentdeckter Sicherheitsmängel frei. Bei Krankenhausapotheken sind u. U. weitergehende Anforderungen zu erfüllen.

2. Die Ausfertigungen des Besichtigungsberichts sind wie folgt zu verwenden:
   Original an die BGW in Hamburg senden,
   weiße Kopie ggf. als Anlage zur Niederschrift an die Aufsichtsbehörde weiterleiten,
   gelbe Kopie verbleibt zur Kontrolle beim Pharmazierat,
   rosa Kopie verbleibt in der Apotheke.
   (Bitte auf harter Unterlage kräftig durchschreiben!)

3. Zu Ziffer 33: Als ausreichend gelten, solange besondere Umstände nicht mehr erfordern (z. B. für Heizraum, umfangreiche Arzneimittelherstellung o. ä.), 3 Feuerlöscher der Brandklasse ABC mit je 6 kg Inhalt, und zwar
   1 für die Offizin der Rezeptur wegen,
   1 für das Labor,
   1 für die Vorratshaltung brennbarer Flüssigkeiten.

   Sie sind jeweils an gut sichtbarer und im Brandfall leicht zugänglicher Stelle anzubringen.

   CO_2-Löscher wirken zwar ohne Verschmutzung, löschen jedoch keine Glutbrände. Daher keine Anrechnung auf notwendige Anzahl.

4. „Anzeige- und erlaubnisfreie Lagerung"
   (Auszug aus „Verordnung über brennbare Flüssigkeiten VbF")

Ort der Lagerung	Art der Behälter	Höchstlagerung in Litern	
		A I und	A II oder B
Vorratsräume von Apotheken mit einer Grundfläche bis 60 m²	zerbrechliche Gefäße	5	10
	und sonstige Gefäße	60	120
über 60 bis 500 m²	zerbrechliche Gefäße	20	40
	und sonstige Gefäße	200	400
Lagerräume von Apotheken *)	zerbrechliche Gefäße	60	200
	und sonstige Gefäße	450	3000

*) Lagerräume sind Räume über oder unter Erdgleiche, die dazu bestimmt sind, daß in ihnen brennbare Flüssigkeiten nicht nur vorübergehend gelagert werden.

Anforderungen an Vorratsräume:

(1) Die Räume müssen von angrenzenden Räumen mindestens feuerhemmend abgetrennt sein (F 30 nach DIN 4102).

(2) FH-Türen (T 30) müssen nach außen aufschlagen und selbstschließend sein.

(3) Explosionsgefährdete Bereiche werden nicht festgelegt, solange nicht um- oder abgefüllt wird. Sofern umgefüllt wird, gelten die Anforderungen an Lagerräume mit Ausnahme Ziffer (5).

Anforderungen an Lagerräume

(1) Das Betreten der Räume durch Unbefugte ist zu verbieten.

(2) Am Zugang ist folgende Sicherheitskennzeichnung anzubringen:
Feuer, offenes Licht und Rauchen verboten (VBG 125).

(3) Die Räume müssen ausreichend be- und entlüftet sein (5facher Luftwechsel pro Std. auch in Bodennähe).

(4) Die Räume sind Zone 2, d. h. sie müssen frei von Zündquellen sein, sofern nur gelegentlich und nur geringe Mengen um- oder abgefüllt werden.

(5) Die Räume müssen von angrenzenden Räumen feuerbeständig abgetrennt sein (F 90 nach DIN 4102).

(6) Die Räume dürfen keine Bodenabläufe haben.

Werden größere Mengen brennbarer Flüssigkeiten (als in obiger Tabelle angegeben) gelagert, so ist die Einrichtung dieses Lagerraumes dem Staatlichen Gewerbeaufsichtsamt anzuzeigen. Evtl. sind weitergehende Forderungen zu erfüllen.

1. Dampfkesselanlagen	Dampfkessel-VO
2. Druckbehälteranlagen außer Dampfkessel	Druckbehälter-VO
3. Anlagen zur Abfüllung von verdichteten, verflüssigten und unter Druck gelösten Gasen	Druckbehälter-VO
4. Leitungen unter innerem Überdruck für brennbare, ätzende oder giftige Gase, Dämpfe oder Flüssigkeiten	Gashochdruckleitungs-VO
5. Aufzugsanlagen	Aufzugs-VO
6. Elektrischen Anlagen in besonders gefährdeten Räumen	Elex-VO
7. Getränkeschankanlagen und Anlagen zur Herstellung kohlensaurer Getränke	Getränkeschankanlagen-VO
8. Acetylenanlagen und Kalziumkarbidlager	Acetylen-VO
9. Anlagen zur Lagerung, Abfüllung und Beförderung von brennbaren Flüssigkeiten	VbF
10. Medizinisch-technische Geräte	MedGV

Für Apotheken dürften in der Regel nur die Verordnung über Druckbehälter, Druckgasbehälter und Füllanlagen, die Verordnung über Aufzugsanlagen, die Verordnung über elektrische Anlagen in explosionsgefährdeten Räumen, die Verordnung über Anlagen zur Lagerung, Abfüllung und Beförderung brennbarer Flüssigkeiten zu Lande und die Verordnung über medizinisch-technische Geräte Relevanz haben.

Unter bestimmten Voraussetzungen ist die Errichtung solcher Anlagen, ihre Inbetriebnahme und die Vornahme von Änderungen an bestehenden Anlagen bei der zuständigen Behörde anzeige- und erlaubnispflichtig. Des weiteren können diese Anlagen einer Prüfung vor Inbetriebnahme, regelmäßig wiederkehrenden Prüfungen und Prüfungen aufgrund behördlicher Anordnungen unterliegen. Die erforderlichen Prüfungen der überwachungsbedürftigen Anlagen werden von amtlichen oder amtlich für diesen Zweck anerkannten Sachverständigen vorgenommen. Apothekenleiter, die Eigentümer von überwachungsbedürftigen Anlagen sind, und Personen, die solche Anlagen herstellen oder betreiben, sind verpflichtet, den Sachverständigen, denen die Prüfung obliegt, die Anlagen zugänglich zu machen, die vorgeschriebene Prüfung zu gestatten, die hierfür benötigten Arbeitskräfte und Hilfsmittel bereitzustellen und ihnen die Angaben zu machen und die Unterlagen vorzulegen, die zur Erfüllung ihrer Aufgaben erforderlich sind. Die Kosten der vorgeschriebenen Prüfungen hat der Eigentümer, Betreiber oder Hersteller dieser Anlagen zu tragen.

3 Gesetzliche Unfallversicherung

3.1 Aufgaben der gesetzlichen Unfallversicherung

In der Bundesrepublik Deutschland ist die gesetzliche Unfallversicherung Teil des Systems der Sozialversicherung. Die gesetzliche Unfallversicherung tritt für die Folgen von Arbeitsunfällen und Berufskrankheiten ein. Sie ist wie die anderen Zweige der Sozialversicherung eine Pflichtversicherung. Gesetzliche Grundlage der Unfallversicherung ist das Sozialgesetzbuch (SGB) mit der Reichsversicherungsordnung (RVO: §§ 537 ff.). Danach haben die gesetzlichen Unfallversicherungen die Aufgabe, Arbeitsunfälle zu verhüten und nach Eintritt eines Arbeitsunfalles den Verletzten, seine Angehörigen und seine Hinterbliebenen zu entschädigen.

Träger der gesetzlichen Unfallversicherung sind 34 gewerbliche, d. h. nach Gewerbezweigen gegliederte Berufsgenossenschaften, die See-Berufsgenossenschaft und 19 landwirtschaftliche Berufsgenossenschaften, sowie der Bund, die Länder, die Gemeindeunfallversicherungsverbände, bestimmte Gemeinden mit einer Eigenunfallversicherung, die Feuerwehr-Unfallkassen und die Landesunfallkasse der Freien Hansestadt Hamburg. Die öffentlichen Apotheken und Krankenhäuser mit Krankenhausapotheken in konfessioneller oder privater Trägerschaft sind bei der Berufsgenossenschaft für Gesundheitsdienst und Wohlfahrtspflege (BGW), Hauptverwaltung: Pappelallee 35-37, 22089 Hamburg versichert. Krankenhäuser mit Krankenhausapotheken in kommunaler Trägerschaft sind dagegen bei den Gemeindeunfallversicherungsverbänden oder bei den Ausführungsbehörden des Bundes, der Länder und der Gemeinden versichert.

3.1.1 Unfallverhütung

Die praktische Umsetzung des § 546 der Reichsversicherungsordnung, nach dem die Träger der Unfallversicherung mit allen geeigneten Mitteln für die Verhütung von Arbeitsunfällen und für eine wirksame Erste Hilfe zu sorgen haben, erfolgt präventiv in erster Linie durch die Technischen Aufsichtsbeamten. Die Maßnahmen zur Unfallverhütung lassen sich in fünf Gruppen unterteilen:

Technische Unfallverhütung. Die Vermeidung technischer Gefahrenquellen und den Ausbau aller möglichen Schutzeinrichtungen an Betriebseinrichtungen strebt die technische Unfallverhütung an. Sie erstreckt sich auf die sichere Beschaffenheit der technischen Arbeitsmittel, der Arbeitsverfahren und der Arbeitsstätten einschließlich aller Maschinen, Werkzeuge und sonstigen Einrichtungen.

Unfallverhütung durch Aufklärung, Schulung und Werbung. Die Unfallversicherungsträger sind verpflichtet, in den Betrieben auf sichere Arbeitsweisen und sicheres Verhalten der Beschäftigten hinzuwirken. Dazu gehört, Personen, die mit der Durchführung der Unfallverhütung betraut sind, auszubilden und Mitglieder und Versicherte zur Teilnahme an Ausbildungslehrgängen anzuhalten. Durch Werbung über Broschüren, Merkblätter, Zeitschriften, Plakate, Filme und Tonbildreihen wird des weiteren versucht, auf das Verhalten der Beschäftigten einzuwirken.

Unfallverhütende Betriebsregelungen durch den Unternehmer. Der Unternehmer hat die Verpflichtung, alle der Unfallverhütung dienenden Maßnahmen und Anordnungen in seinem Betrieb zu treffen. Er muß seine Arbeitnehmer zum sicheren Arbeiten und zur Beachtung der Unfallverhütungsvorschriften anhalten und sie über die mit ihrer Beschäftigung verbundenen Gefahren aufklären. In Unternehmen mit mehr als 20 Beschäftigten hat der Unternehmer zu seiner Unterstützung einen oder mehrere Sicherheitsbeauftragte unter Mitwirkung der Betriebsvertretung zu bestellen. (s. Abschn. 4)

Arbeitsmedizinische Vorsorge. Als weitere Maßnahme zur Vermeidung von Arbeitsunfällen und Berufserkrankungen sind die arbeitsbegleitenden arbeitsmedizinischen Vorsorgeuntersuchungen anzusehen, die der Betriebsarzt nach berufsgenossenschaftlichen Grundsätzen durchführt. Dies ist der Fall bei Personen, die bei ihrer beruflichen Tätigkeit einer besonderen gesundheitlichen Gefährdung ausgesetzt sind.

Erste Hilfe. Die Berufsgenossenschaften überwachen, ob in den Unternehmen eine wirksame Erste Hilfe bei Arbeitsunfällen gewährleistet ist. Dazu hat der Unternehmer u. a. dafür zu sorgen, daß eine ausreichende Anzahl von ausgebildeten Ersthelfern im Betrieb anwesend ist. (s. 4.1)

3.1.2 Leistungen nach einem Arbeitsunfall, Wegeunfall oder bei einer Berufskrankheit

Im Netz der sozialen Sicherung übernehmen die Berufsgenossenschaften den Versicherungsschutz für Arbeitsunfälle, Wegeunfälle und Berufskrankheiten.
Arbeitsunfälle sind Unfälle, die Berufstätige während ihrer Arbeit und auf Dienstwegen erleiden. Dazu gehören z. B. auch Unfälle beim Befördern oder Reparieren von Arbeitsgeräten, beim ersten Gang zur Bank nach einer Lohnüberweisung, beim Betriebssport, wenn es kein Wettkampf ist, bei Familienheimfahrten und bei vom Unternehmen veranstalteten Betriebsfeiern und Ausflügen.
Wegeunfälle sind Unfälle, die sich auf dem direkten Weg von und zur Arbeit ereignen. Versichert sind auch Umwege, die z. B. nötig werden um Kinder während der Arbeitszeit unterzubringen, bei Fahrgemeinschaften, bei Umleitungen und weil der Arbeitsplatz über einen längeren Weg schneller erreicht werden kann.
Als Berufskrankheiten werden bestimmte Erkrankungen anerkannt, bei denen die Betroffenen durch ihre Arbeit den gesundheitsschädigenden Einwirkungen in höherem Maße als die allgemeine Bevölkerung ausgesetzt sind. Diese sind in der Berufskrankheitenliste aufgeführt. Darüber hinaus können auch andere Erkrankungen anerkannt werden, wenn nach neuen Erkenntnissen die Voraussetzungen erfüllt werden.

Rehabilitationsleistungen und Geldleistungen. Die Leistungen der gesetzlichen Unfallversicherungen an den Verletzten oder Erkrankten nach Eintritt des Versicherungsfalles gliedern sich in Rehabilitationsleistungen und Geldleistungen.
Die Rehabilitationsleistungen können sein medizinische Maßnahmen (Heilbehandlung), berufsfördernde Maßnahmen (Berufshilfe) und Maßnahmen zur sozialen Eingliederung.
Bei Verletzungen durch Arbeitsunfälle und bei Berufskrankheiten gewährt der Unfallversicherungsträger Heilbehandlung. Sie umfaßt ärztliche und zahnärztliche Behandlung, Arznei- und Verbandmittel, Heilmittel einschließlich Krankengymnastik, Bewegungstherapie, Sprachtherapie und Beschäftigungstherapie, Ausstattung mit Körperersatzstücken, Belastungserprobung und Arbeitstherapie sowie die Gewährung von Pflege.
Die Behandlung von schweren Verletzungen erfolgt in berufsgenossenschaftlichen Unfallkliniken oder in Krankenhäusern, die von den Unfallversicherungsträgern zugelassen sind. Heilbehandlung wird auch gewährt, wenn für den Versicherten die Gefahr besteht, daß eine Berufskrankheit entsteht, wiederauflebt oder sich verschlimmert.
Das Ziel der Berufshilfe ist es, den Verletzten nach seiner Leistungsfähigkeit und unter Berücksichtigung seiner Eignung, Neigung und bisherigen Tätigkeit auf Dauer beruflich einzugliedern. Dies gilt auch bei Berufskrankheiten, wenn für den Versicherten die Gefahr besteht, daß eine Berufskrankheit entsteht, wiederauflebt oder sich verschlimmert.
Das Ziel der Berufshilfe ist es, den Verletzten nach seiner Leistungsfähigkeit und unter Berücksichtigung seiner Eignung, Neigung und bisherigen Tätigkeit auf Dauer beruflich einzugliedern. Dies gilt auch bei Berufskrankheiten, wenn für den Versicherten die Gefahr besteht, daß eine Berufskrankheit entsteht, wiederauflebt oder sich verschlimmert. Sie umfaßt

– Umschulung, Ausbildung oder Fortbildungsmaßnahmen, einschließlich eines zur Teilnahme an diesen Maßnahmen erforderlichen schulischen Abschlusses,
– Maßnahmen zur Berufsfindung, Arbeitserprobung sowie Berufsvorbereitung,
– Hilfe zur Erhaltung und Erlangung eines Arbeitsplatzes sowie Eingliederungshilfen an den Arbeitgeber.

Alle mit der Berufshilfe in Zusammenhang stehenden Kosten, wie Lernmittel, Prüfungskosten oder Fahr-, Verpflegungs- und Übernachtungskosten, werden von den gesetzlichen Unfallversicherungsträgern zusätzlich übernommen.

Zur vollständigen Wiedereingliederung nach einem Arbeitsunfall oder einer Berufskrankheit gehören auch soziale Hilfen. Hierzu zählen Hilfen zur Teilnahme am Leben in der Gemeinschaft und Hilfsmittel zur Information und Kommunikation. Die soziale Hilfe umfaßt den ärztlich verordneten Behindertensport, den Umbau der Wohnung, der Sanitäreinrichtungen, den Einbau von breiten Türen, Fahrstühlen, Rampen etc., die Gestellung spezieller Krankenfahrzeuge und sonstiger besonderer Hilfsmittel sowie den Umbau oder Kauf von speziell ausgerüsteten PKW's.

Entschädigungen durch Geldleistungen nach Eintritt des Versicherungsfalles werden unter gewissen Bedingungen an den Verletzten oder Erkrankten und bei Tod des Versicherten auch an dessen Hinterbliebene gewährt. Die Entschädigungen durch Geldleistungen an den Versicherten können sein Verletztengeld, Übergangsgeld, Verletztenrente, Pflegegeld, Entschädigung für Kleider- und Wäscheverschleiß, besondere Unterstützung sowie Übergangsleistungen.

Verletztengeld erhalten unfallverletzte Arbeitnehmer für die Dauer der Arbeitsunfähigkeit im Sinne der Krankenversicherung, soweit sie Arbeitsentgelt nicht erhalten. Die Höhe des Verletztengeldes beträgt 80% des Bruttoentgeltes, darf aber nicht höher sein als das Nettoentgelt. Verletzte, die nicht Arbeitnehmer sind, wie z. B. selbständige Apotheker, und die bei Beginn der Arbeitsunfähigkeit Arbeitseinkommen erzielt haben, erhalten ebenfalls Verletztengeld. Es wird kalendertäglich in Höhe des 450. Teiles der Versicherungssumme gezahlt.

Übergangsgeld wird während der Maßnahme der beruflichen Wiedereingliederung gezahlt und ist niedriger als das Verletztengeld. Bei kinderlosen Verletzten beträgt es in der Regel 70% des Verletztengeldes.

Während das Verletztengeld und Übergangsgeld Lohnersatzfunktion haben, soll die Verletztenrente den Nachteil ausgleichen, den der Verletzte dadurch erleidet, daß sich seine Erwerbsfähigkeit auf dem allgemeinen Arbeitsmarkt gemindert hat. Eine Rente wird nur gewährt, wenn die Erwerbsfähigkeit über die 13. Woche nach dem Arbeitsunfall hinaus um mindestens 20 v. H. gemindert ist. Sie beginnt in der Regel mit dem Tage nach dem Wegfall der Arbeitsunfähigkeit im Sinne der Krankenversicherung.

Verletztenrente. Hat der Verletzte seine Erwerbsfähigkeit verloren, so erhält er die Vollrente. Sie beträgt 2/3 des Jahresarbeitsverdienstes. Als Jahresarbeitsverdienst gilt das Arbeitsentgelt und das Arbeitseinkommen des Verletzten in den letzten 12 Kalendermonaten vor dem Arbeitsunfall. Eine Verletztenrente kann gewährt werden als

- *vorläufige Rente.* Während der ersten zwei Jahre nach dem Unfall, wenn die Feststellung einer Dauerrente noch nicht möglich ist. Sie beginnt im Regelfall mit dem Wegfall der Arbeitsunfähigkeit. Die vorläufige Rente ist bei einer wesentlichen Änderung der Verhältnisse neu festzustellen.
- *Gesamtvergütung.* Wenn zu erwarten ist, daß nur eine vorläufige Rente zu gewähren ist, kann die Berufsgenossenschaft den Verletzten in Höhe des voraussichtlichen Rentenaufwandes abfinden. Ist die Erwerbsfähigkeit nach Ablauf des Zeitraumes, für den die Gesamtvergütung bestimmt war, weiterhin um mindestens 20% gemindert, so erhält der Verletzte auf Antrag Rente.
- *Dauerrente.* Spätestens zwei Jahre nach dem Unfall wird die Rente Dauerrente. Sie ist in der Regel niedriger als die vorläufige Rente. Die Dauerrente ist nur in Ausnahmefällen eine Rente auf Lebenszeit. Sie kann aber nur in Abständen von mindestens einem Jahr geändert werden.
- *Abfindung einer Dauerrente.* Auf Antrag kann die Berufsgenossenschaft Dauerrenten wegen einer Minderung der Erwerbsfähigkeit von unter 30% auf Lebenszeit abfinden. Dauerrenten ab einer Minderung der Erwerbsfähigkeit von 30% können zum Erwerb von Grundbesitz oder grundstücksgleichen Rechten bis zur Hälfte für zehn Jahre abgefunden werden.

Pflegegeld für den Verletzten oder Erkrankten kann von der Berufsgenossenschaft statt der Haus- oder Anstaltspflege gewährt werden. Entschädigungen für Kleider- und Wäscheverschleiß wird z. B. an Prothesenträger gewährt, wenn diese einen nicht unerheblichen Mehrverschleiß an Kleidern, Wäsche, Schuhen usw. haben. Eine besondere Unterstützung kann während der Heilbehandlung und Berufshilfe zum Ausgleich unbilliger Härten gewährt werden. Übergangsleistungen werden bis zu 5 Jahre gewährt, wenn der Versicherte die gefährdende Tätigkeit aufgegeben hat und hierdurch einen Minderverdienst erleidet.

Geldleistungen an Hinterbliebene. Einen Anspruch auf Geldleistungen haben auch Hinterbliebene, sofern der Versicherte durch einen Arbeitsunfall, Wegeunfall oder durch eine Berufskrankheit zu Tode gekommen ist. Anspruchsberechtigte Hinterbliebene können Witwen, Witwer, Waisen, Eltern oder auch der geschiedene Ehegatte sein. Diesem Personenkreis können Hinterbliebenenrenten und sonstige Leistungen zustehen. Hinterbliebenenrenten können sein Witwen- und Witwerrenten, Waisenrente, Elternrente sowie Rente an die geschiedene Ehefrau oder an den geschiedenen Ehemann.

Witwen- oder Witwerrenten werden bis zum Ablauf von 3 Kalendermonaten nach dem Tode des Versicherten in Höhe der Vollrente gezahlt. Mit Beginn des 4. Kalendermonats beträgt die Hinterbliebenenrente 3/10 des Jahresarbeitsverdienstes. Haben Berechtigte das 45. Lebensjahr vollendet, sind sie berufs- oder erwerbsunfähig, erziehen sie mindestens ein waisenberechtigtes Kind

oder sorgen sie für ein Kind, das wegen körperlich, geistiger oder seelischer Behinderung Waisenrente erhält oder nur deswegen nicht erhält, weil es das 27. Lebensjahr vollendet hat, beträgt die Rente ⅖ des Jahresarbeitsverdienstes. Beziehen Empfänger von Witwen- oder Witwerrenten Erwerbs- oder Erwerbsersatzeinkommen, so wird dieses Einkommen, soweit es einen Freibetrag übersteigt, zu 40 % auf die Rente angerechnet.
Waisenrente erhält jedes Kind des Verstorbenen bis zur Vollendung des 18. Lebensjahres in Höhe von ³⁄₁₀ des Jahresarbeitsverdienstes, wenn es Vollwaise ist. Halbwaisen erhalten eine Rente von ⅕ des Jahresarbeitsverdienstes. Waisenrente erhalten bei Erfüllung bestimmter Voraussetzungen auch Pflegekinder, Enkel und Geschwister. In Sonderfällen, wie z. B. bei einer Schul- oder Berufsausbildung, wird die Waisenrente längstens bis zur Vollendung des 27. Lebensjahres gewährt. Darüber hinaus nur, wenn sich die Ausbildung durch Erfüllung des Wehrdienstes, Zivildienstes oder einer gleichgestellten Dienstpflicht verzögert. Erwerbs- oder Erwerbsersatzeinkommen wird wie bei den Witwen- oder Witwerrenten bis zu 40 % auf die Rente angerechnet.
Hinterläßt der durch Arbeitsunfall, Wegeunfall oder Berufskrankheit Verstorbene Verwandte der aufsteigenden Linie, z. B. Eltern, Großeltern, Stief- oder Pflegeeltern, die er aus seinem Arbeitsverdienst wesentlich unterhalten hat oder ohne den Arbeitsunfall wesentlich unterhalten würde, so ist ihnen eine Rente von ⅕ des Jahresarbeitsverdienstes für ein Elternteil, von ³⁄₁₀ des Jahresarbeitsverdienstes für ein Elternpaar zu gewähren. Diese Elternrente kann solange beansprucht werden, wie die Eltern ohne den Arbeitsunfall gegen den Verstorbenen einen Anspruch auf Unterhalt hätten geltend machen können.
Für die Rente an frühere Ehegatten gelten zunächst die Ausführungen zur Witwen- oder Witwerrente entsprechend. Die Leistung wird allerdings grundsätzlich nur auf Antrag des früheren Ehegatten gewährt. Einem früheren Ehepartner des/der durch Arbeitsunfall Verstorbenen, dessen Ehe mit ihm/ihr geschieden, für nichtig erklärt oder aufgehoben ist, wird nach dem Tode des/der Versicherten Rente entsprechend der Witwen- bzw. Witwerrente gewährt, wenn der/die Verstorbene zur Zeit des Todes Unterhalt zu leisten hatte oder wenigstens während des letzten Jahres vor dem Tod geleistet hat. Die Rente beginnt mit dem Tage des Einganges des Antrages.
Neben den Rentenansprüchen der Hinterbliebenen kann ein Anspruch auf Sterbegeld und Überführungskosten bestehen. Ein Sterbegeld wird in der Höhe von ¹⁄₁₂ des Jahresarbeitsverdienstes, höchstens jedoch in Höhe der Bestattungskosten an denjenigen ausgezahlt, der die Bestattung besorgt. Das kann u. a. auch ein Dritter oder die öffentliche Hand sein. Überführungskosten sind durch die Berufsgenossenschaft neben dem Sterbegeld zu zahlen, wenn der Ort des Todes und der Ort der Bestattung nicht identisch sind.

3.2 Mitgliedschaft und versicherte Personen

Mitglied der gesetzlichen Unfallversicherung ist jeder Unternehmer, für dessen Unternehmen nach Satzung der Unfallversicherung diese sachlich und örtlich zuständig ist, sofern das Unternehmen im Bereich der Unfallversicherung seinen Sitz hat. Die Mitgliedschaft beginnt mit der Eröffnung des Unternehmens oder der Aufnahme der vorbereitenden Arbeiten für das Unternehmen.
Unternehmer, die versichert sind oder die Versicherte beschäftigen, werden in das Unternehmerverzeichnis der jeweiligen Unfallversicherung aufgenommen und erhalten einen Mitgliedsschein. Die Pflicht des Unternehmers besteht darin, durch Aushang im Unternehmen die Mitgliedschaft anzuzeigen und die Beschäftigten darüber zu unterrichten,

1. welcher Unfallversicherungsträger zuständig ist,
2. an welchem Ort der zuständige Unfallversicherungsträger seinen Sitz hat,
3. welche Bezirksverwaltung für das Unternehmen zuständig ist und an welchem Ort sich diese befindet,
4. innerhalb welcher Frist Ansprüche auf Unfallentschädigung anzumelden sind.

Unternehmer von öffentlichen Apotheken sind Mitglied bei der

Berufsgenossenschaft für
Gesundheitsdienst und Wohlfahrtspflege
Pappelallee 35–37
22052 Hamburg

Versicherte sind alle im Unternehmen beschäftigten Personen ohne Rücksicht auf Alter, Geschlecht, Familienstand, Nationalität, Ausbildungsstand, Entgelt und auch ohne Rücksicht darauf, ob Beiträge zur gesetzlichen Unfallversicherung abgeführt wurden oder nicht. Die Unternehmer und ihre im Unternehmen tätigen Ehegatten sind i. allg. nicht automatisch versichert, haben aber die Möglichkeit, sich freiwillig zu versichern. Versichert sich der selbständige Unternehmer freiwillig, so beginnt der Versicherungsschutz frühestens mit dem Tage nach Eingang des schriftlichen Antrages bei dem zuständigen Unfallversicherungsträger.
Der gesetzliche Unfallversicherungsschutz kann begründet sein aufgrund einer Versicherungspflicht oder einer Versicherungsberechtigung, wobei die Versicherungspflicht kraft Gesetzes, oder kraft Satzung eines Unfallversicherungsträgers gegeben sein kann. Die Modalitäten der Versicherungsberechtigung regelt die Satzung des zuständigen Unfallversicherungsträgers.
Kraft Gesetzes sind alle Arbeitnehmer und arbeitnehmerähnliche Personen versichert. Personen, die im Interesse der Allgemeinheit tätig werden, sind, ohne daß ein Beitrag entrichtet werden muß, ebenfalls kraft Gesetzes versichert. Dies können z. B. Lebensretter, Zeugen, Schöffen, Blutspen-

Absender (Stempel)

UNFALLANZEIGE

Die mit ○ gekennzeichneten Fragen sind im Vorblatt erläutert.

① Mitgliedsnummer

② Gewerbeaufsichtsamt

③ Betriebsnummer des Arbeitsamtes

4 Anschriftenfeld für den Empfänger der Unfallanzeige

Eingangsstempel

Unfallart

Meldejahr

Vers.-Träger

Gefahrtarif

Unfallnummer

Angaben zum Verletzten

5 Name, Vorname

⑥ Versicherungsnummer oder Geburtsdatum — Tag, Monat, Jahr

7 Postleitzahl, Ort — Straße

8 Familienstand: ledig / verheiratet / verwitwet / geschieden

9 Geschlecht: männlich / weiblich

10 Staatsangehörigkeit

zu 9 — zu 10

11 Zahl der Kinder unter 18 Jahren — zwischen 18 u. 25 Jahren, soweit in Schul- oder Berufsausbildung

⑫ Als was ist der Verletzte regelmäßig eingesetzt?

⑬ Seit wann bei dieser Tätigkeit — Monat, Jahr

⑭ In welchem Teil des Unternehmens ist der Verletzte ständig tätig?

15 Ist der Verletzte Leiharbeitnehmer? nein / ja

zu 12

16 Ist der Verletzte minderjährig, entmündigt oder steht er unter Pflegschaft? Ggf. Name und Anschrift des gesetzlichen Vertreters — nein

17 Ist der Verl. der Unternehmer, Mitunternehmer, Ehegatte d. Unternehmers oder mit diesem verwandt? nein / Unternehmer / Mitunternehmer / Ehegatte / verwandt — Art der Verwandtschaft

⑱ Krankenkasse des Verletzten (Name, Ort)

19 Anspruch auf Arbeitsentgelt besteht bis — Tag, Monat

20 Hat der Verletzte die Arbeit wieder aufgenommen? nein / ja am — Tag, Monat

Angaben zur Verletzung

㉑ Verletzte Körperteile

㉒ Art der Verletzung

zu 21 — zu 22

23 Welcher Arzt hat den Verletzten nach dem Unfall **zuerst** versorgt? (Name, Anschrift)

24 Ist d. Verletzte tot? nein / ja

zu 24

25 Welcher Arzt behandelt den Verletzten **zur Zeit**? (Name, Anschrift)

26 Falls sich der Verletzte im Krankenhaus befindet, Anschrift des Krankenhauses:

㉗ Unfall-zeitpunkt — Tag, Monat, Jahr, Stunde, Minute

Angaben zum Unfall

28 Hat der Verletzte die Arbeit eingestellt? nein / sofort / später, am — Tag, Monat

29 Beginn der Arbeitszeit des Verletzten — Stunde, Minute

30 Ende der Arbeitszeit des Verletzten — Stunde, Minute

zu 29

㉛ Unfallstelle (genaue Orts- u. Straßenangabe, auch bei Wegeunfällen)

32 An welcher Maschine ereignete sich der Unfall? (auch Hersteller, Typ, Baujahr)

㉝ Welche techn. Schutzvorrichtung oder Maßnahme war getroffen?

㉞ Welche persönliche Schutzausrüstung hat der Verletzte benutzt?

zu 33 — zu 34

35 Welche Maßnahmen wurden getroffen, um ähnliche Unfälle in Zukunft zu verhüten?

36 Wer hat von dem Unfall zuerst Kenntnis genommen? (Name, Anschrift des Zeugen) — War diese Person Augenzeuge? nein / ja

㊲ Ausführliche Schilderung des Unfallherganges (bei Verkehrsunfällen auch Angabe der aufnehmenden Polizeidienststelle)

Arbeitsbereich

unfallauslösender Gegenstand

Bewegung des Gegenstandes

Tätigkeit des Verletzten

Bewegung des Verletzten

38 Datum — 39 Unternehmer oder Stellvertreter — ㊵ Betriebsrat (Personalrat) — 41 Sicherheitsbeauftragter

Druck und Verlag: L. Düringshofen, 1000 Berlin 31 ☏ (0 30) 8 91 20 05

Abb. 12.7 Unfallanzeige

Absender (Stempel)

Anzeige des Unternehmers über eine Berufskrankheit

① Mitgliedsnummer

② Gewerbeaufsichtsamt/Bergamt

③ Betriebsnummer des Arbeitsamtes

Unfallart 7

Meldeart Meldejahr

Versicherungsträger

Gefahrtarif

Aktenzeichen

4 Anschriftfeld für den Empfänger der Anzeige

Die mit ○ gekennzeichneten Fragen sind im Vorblatt erläutert.

Angaben zum Versicherten

5 Name, Vorname

⑥ Versicherungsnummer oder Geburtsdatum (Tag, Monat, Jahr)

7 Straße — PLZ — Ort — zu 7

8 Familienstand: ☐ ledig ☐ verheiratet ☐ verwitwet ☐ geschieden

9 Geschlecht: ☐ männlich ☐ weiblich

10 Staatsangehörigkeit

11 Zahl der Kinder zw. 18 u. 25 J.: unter 18 J. | soweit noch in Ausbildung — zu 9 — zu 10

⑫ Als was ist der Versicherte regelmäßig eingesetzt?

13 Seit wann bei dieser Tätigkeit?

⑭ In welchem Teil des Unternehmens ist der Versicherte ständig tätig?

15 Ist der Versicherte Leiharbeitnehmer? ☐ nein ☐ ja

16 Ist der Versicherte minderjährig, entmündigt oder steht er unter Pflegschaft? Ggf. Name und Anschrift des gesetzlichen Vertreters ☐ nein

17 Ist der Versicherte der Unternehmer, Ehegatte des Unternehmers oder mit diesem verwandt? ☐ nein ☐ Unternehmer ☐ Mitunternehmer ☐ Ehegatte ☐ verwandt

Art der Verwandtschaft

18 Krankenkasse des Versicherten (Name, Ort)

19 Hat der Versicherte die Arbeit eingestellt? ☐ nein ☐ ja am (Tag, Monat)

20 Hat der Versicherte die Arbeit wieder aufgenommen? ☐ nein ☐ ja am (Tag, Monat)

21 Anspruch auf Arbeitsentgelt besteht bis? (Tag, Monat)

Angaben zu[m Ge]sundheitszustand des Versicherten

22 Welche Beschwerden äußerte der Versicherte?

23 Wann traten sie erstmals auf?

㉔ Auf welche beruflichen Einwirkungen führt der Versicherte die Beschwerden zurück?

25 Welche Berufskrankheit wird angenommen? — zu 25

26 Welcher Arzt (Anschrift) hat den Versicherten wegen seiner Beschwerden zuerst behandelt; wann?

27 Welcher Arzt (Anschrift) behandelt den Versicherten zur Zeit?

28 Wo befindet sich der Versicherte z. Zt. (zu Hause, Krankenhaus)?

29 Ist der Versicherte tot? ☐ nein ☐ ja

30 Zeitpunkt d. Todes (Tag, Monat, Jahr)

31 Fand eine Leichenöffnung statt? Wenn ja, wann und durch wen? ☐ nein — zu 30

Angaben zur beruflichen Tätigkeit des Versicherten

㉜ Welche Tätigkeiten übte der Versicherte bisher aus?

33 Welche Tätigkeit wird für die Entstehung der Berufskrankheit als ursächlich angesehen?

34 Wann wurde diese Tätigkeit verrichtet und wie lange?

35 Welchen gefährdenden Stoffen und Einwirkungen war der Versicherte ausgesetzt?

36 Wurden arbeitsmedizinische Vorsorgeuntersuchungen durchgeführt? Wenn ja, wann, durch wen und mit welchem Ergebnis?

37 Welche technischen Kontrollen (z. B. Messungen) wurden am Arbeitsplatz des Versicherten durchgeführt und mit welchem Ergebnis?

38 Welche weiteren Angaben können gemacht werden (z. B. Zeugen, frühere Meldungen von Berufskrankheiten, gleichartige Erkrankungen von Arbeitskollegen usw.)?

Name des Anzeige erstattenden Unternehmers oder seines Vertreters

(Ort) .... den .... 19......

(Unterschrift)

Kenntnis genommen:

Der Betriebsrat (Personalrat)
(Falls ein Betriebsrat [Personalrat] nicht besteht, ist dies zu bemerken)

(Der Sicherheitsbeauftragte)

(Unterschrift)

Abb. 12.8 Anzeige des Unternehmers über eine Berufskrankheit

der oder ehrenamtlich in Hilfsorganisationen Tätige sein. Kraft Gesetzes sind letztlich noch Kinder, Schüler, Studierende, Rehabilitanden, Gefangene, Personen beim Selbsthilfebau und sich beruflich Aus- und Fortbildende versichert. Versicherungspflicht kraft Satzung besteht bei vielen gesetzlichen Unfallversicherungsträgern für Unternehmer und ihre im Unternehmen tätigen Ehegatten, für unternehmensfremde Personen, die das Unternehmen aufsuchen oder auf der Betriebsstätte verkehren, sofern diese nicht anderweitig versichert sind und für Organmitglieder einer gesetzlichen Unfallversicherung.

Die Versicherung kraft Satzung hat insbesondere Bedeutung für einkommensschwache Unternehmer und deren Ehegatten, weil diese grundsätzlich nicht kraft Gesetzes versichert sind. Nach Satzung der BGW sind dies selbständige Friseure und ihre im Unternehmen mittätigen Ehegatten. Anders als die Beschäftigten unterliegen die Unternehmer in der gesetzlichen Unfallversicherung in der Regel nicht der Versicherungspflicht. Unternehmer sind Mitglieder aber nicht Versicherte der gesetzlichen Unfallversicherung. Selbständig beruflich tätige Apotheker und ihre im Unternehmen mittätigen Ehegatten können sich aber freiwillig bei der Berufsgenossenschaft für Gesundheitsdienst und Wohlfahrtspflege (BGW) versichern. In den §§ 41 bis 48 der Satzung sind die Versicherungsbedingungen geregelt. Anfragen beantwortet die Mitgliederabteilung der Hauptverwaltung der BGW in Hamburg.

3.3 Unfallanzeige, Anzeige einer Berufskrankheit

Unternehmer haben jeden Arbeitsunfall einschließlich der Unfälle auf Betriebswegen und Dienstreisen sowie jeden Wegeunfall, durch den ein im Unternehmen Beschäftigter getötet oder so verletzt wird, daß er stirbt oder für mehr als drei Tage völlig oder teilweise arbeitsunfähig wird, innerhalb von 3 Tagen anzuzeigen (§ 1552 RVO). Dies gilt auch für Personen, die aufgrund der Satzung oder freiwillig versichert sind. Die Unfallanzeige hat mittels eines gelben Standardvordruckes mit vier Durchschlägen zu erfolgen, welcher im Schreibwarenhandel erhältlich ist (Abb. 12.7).

- Zwei Exemplare sind der für das Unternehmen zuständigen Bezirksverwaltung der gesetzlichen Unfallversicherung zuzusenden.
- Ein Exemplar erhält das Gewerbeaufsichtsamt, sofern der Betrieb der Gewerbeaufsicht untersteht.
- Ein Exemplar ist für die Unterlagen des Unternehmens bestimmt.
- Ein Exemplar ist der gewählten Mitarbeitervertretung, sofern diese im Unternehmen vorhanden ist, auszuhändigen.
- Stirbt ein Verletzter infolge eines Unfalles, so ist ein weiteres Exemplar der Ortspolizeibehörde des Unfallortes zuzusenden.

Tödliche Unfälle und Unfälle, bei denen mehr als drei Personen verletzt werden, sind der zuständigen Bezirksverwaltung der gesetzlichen Unfallversicherung und bei gewerblichen Betrieben auch dem Gewerbeaufsichtsamt unverzüglich auch fernmündlich oder telegrafisch mitzuteilen. Hat der Unternehmer den Verdacht oder die Gewißheit, daß ein Versicherter an einer Berufskrankheit erkrankt ist, so hat er diese Berufserkrankung ebenfalls mittels eines grünen Standardvordruckes anzuzeigen (Abb. 12.8). Die Vorschriften über die Unfallanzeige gelten bei der Anzeige des Unternehmers über eine Berufskrankheit entsprechend (§ 551 RVO).

4 Innerbetriebliche Arbeitsschutzorganisation

Nach dem Arbeitssicherheitsgesetz hat der Unternehmer Betriebsärzte und Fachkräfte für Arbeitssicherheit mit Zustimmung des Betriebs- oder Personalrates schriftlich zu bestellen oder abzuberufen.

Bei Krankenhausapotheken obliegt dies der Verwaltungsleitung des Krankenhauses, da für das Krankenhaus als Gesamtbetrieb das Erfordernis ab 30 durchschnittlich im Betrieb beschäftigte Arbeitnehmer gegeben ist, einen Betriebsarzt und eine Fachkraft für Arbeitssicherheit zu bestellen (§ 2 VBG 122/123).

Bei öffentlichen Apotheken besteht das Erfordernis der Bestellung von Betriebsarzt und Fachkraft für Arbeitssicherheit ab 50 durchschnittlich im Betrieb beschäftigten Arbeitnehmern (§ 2 VBG 122/123). Da die Beschäftigtenzahl in den meisten öffentlichen Apotheken unter 50 Arbeitnehmern liegt, hat das Arbeitssicherheitsgesetz dort keine Relevanz. Dies wird sich aber in naher Zukunft ändern, da eine sicherheitstechnische und arbeitsmedizinische Ungleichbehandlung von Arbeitnehmern nach EG-Recht nicht zulässig ist.

Neben der Bestellung von Betriebsärzten und Fachkräften für Arbeitssicherheit hat der Unternehmer unter Mitwirkung der gewählten Arbeitnehmervertretungen bei Betrieben mit mehr als 20 Beschäftigten Sicherheitsbeauftragte entsprechend folgender Tabelle zu bestellen (§ 719 RVO i. V. m. § 9 VBG 1 Anlage 1):

Anzahl der Beschäftigten	Anzahl der Sicherheitsbeauftragten
mehr als 20 bis 50	mindestens 1
mehr als 50 bis 200	mindestens 2
mehr als 200 bis 500	mindestens 3
mehr als 500 bis 700	mindestens 4
für jede weiteren 250	mindestens 1 zusätzlich

Krankenhäuser haben danach mindestens zwei Sicherheitsbeauftragte zu bestellen, und bei größeren öffentlichen Apotheken kann das Erfordernis

der Bestellung eines Sicherheitsbeauftragten gegeben sein.
Betriebsarzt und Fachkraft für Arbeitssicherheit haben den Arbeitgeber beim Arbeitsschutz und der Unfallverhütung zu unterstützen. Es handelt sich um eine Stabsfunktion innerhalb eines Betriebes, wobei Betriebsarzt und Fachkraft für Arbeitssicherheit weisungsfrei sind. Sie haben bei der Erfüllung ihrer Aufgaben zusammenzuarbeiten. Gemeinsame Betriebsbegehungen sind im Arbeitssicherheitsgesetz vorgeschrieben, ohne daß deren Anzahl festgelegt ist. Betriebsärzte haben über die Beratung des Arbeitgebers hinaus Arbeitnehmer zu untersuchen, arbeitsmedizinisch zu beurteilen und zu beraten, sowie die Untersuchungsergebnisse zu erfassen und auszuwerten. Betriebsärzte und Fachkräfte für Arbeitssicherheit haben des weiteren mit den gewählten Mitarbeitervertretungen zusammenzuarbeiten. Bei wichtigen Angelegenheiten des Arbeitsschutzes und der Unfallverhütung haben sie den Betriebs- oder Personalrat zu unterrichten sowie ihn auf Verlangen zu beraten.
Sicherheitsbeauftragte sind Mitarbeiter an der Basis, die den Unternehmer oder den direkten Vorgesetzten in seinem Bemühen um die Verhütung von Arbeitsunfällen und Berufskrankheiten unterstützen sollen. Dies geschieht durch Mitteilung an den Unternehmer oder dessen Vertreter, mit Vorschlägen zur sicheren Gestaltung von Arbeitsabläufen und Arbeitsbereichen, sowie durch persönliche Einflußnahme im Gespräch mit Vorgesetzten und Mitarbeitern. Sicherheitsbeauftragte haben des weiteren mit dem Betriebsarzt und der Fachkraft für Arbeitssicherheit zusammenzuarbeiten, indem sie diese beispielsweise bei den gemeinsamen Betriebsbegehungen auf arbeitssicherheitstechnische Probleme aus ihrem Tätigkeitsbereich hinweisen.
Im Arbeitsschutzausschuß, der mindestens einmal vierteljährlich durch den Unternehmer einberufen werden muß, werden die anfallenden Probleme besprochen und protokolliert. Dem Unternehmer obliegt es dabei, die erforderlichen Maßnahmen umzusetzen und zu diesen beim nächsten Arbeitsschutzausschuß Stellung zu nehmen.

4.1 Erste Hilfe

Unternehmer haben aufgrund zahlreicher gesetzlicher Bestimmungen und ihrer vertraglichen Fürsorgepflicht dafür zu sorgen, daß die Versicherten gegen Gefahr für Leben und Gesundheit soweit geschützt sind, wie es die Natur des Betriebes gestattet.

Meldeeinrichtungen, Sanitätsräume und Erste-Hilfe-Material. Die erste Voraussetzung für eine wirksame Erste-Hilfe-Leistung ist das Vorhandensein eines Meldeeinrichtungssystemes, durch das im Falle eines Arbeitsunfalles oder sonstigen Unglücksfalles sofort Erste Hilfe herbeigerufen werden kann. Da es von der Art und Schwere eines betrieblichen Arbeitsunfalles oder anderen Unglücksfalles abhängt, ob die Erste Hilfe allein durch den Ersthelfer durchgeführt werden kann oder ob hierzu auch ein Notarzt erforderlich ist, muß die Meldeeinrichtung sowohl nach innen als auch nach außen hin funktionieren.
Der Apothekenleiter einer öffentlichen Apotheke hat durch Unterweisung der Beschäftigten und Aushang der Notfallrufnummern das nach außen gerichtete Meldesystem sicherzustellen, da davon auszugehen ist, daß die Ersthelfer im Betrieb bekannt sind. Für Apotheken in Krankenhäusern hat die Krankenhausleitung zusätzlich das innere Meldesystem zu organisieren. Ein Notfallplan, in den alle wichtigen Notfallnummern eingetragen werden können, kann kostenlos bei der Berufsgenossenschaft für Gesundheitsdienst und Wohlfahrtspflege angefordert werden.
Ein Sanitätsraum oder eine vergleichbare Einrichtung muß bei Einrichtungen vorhanden sein, bei denen mehr als 1000 Versicherte beschäftigt sind (§ 5 Abs. 1 VBG 109). Dies kann bei größeren Krankenhäusern zutreffen. Für öffentliche Apotheken ist demnach kein Sanitätsraum erforderlich.
Zu den organisatorischen Erste-Hilfe-Pflichten des Unternehmers gehört auch die Beschaffung und Bereitstellung des erforderlichen Erste-Hilfe-Materials. Es ist jederzeit zugänglich, gegen schädigende Einflüsse, insbesondere Verunreinigungen, Nässe und hohe Temperaturen geschützt, in ausreichender Menge bereitzuhalten sowie rechtzeitig zu ergänzen und zu erneuern (§ 6 VGB 109).
Je nach Betriebsart und Zahl der Versicherten ist die Größe und die Anzahl der Verbandkästen vorgeschrieben. Es stehen zur Verfügung
als Großer Verbandkasten der Verbandkasten E nach DIN 13 169
und als Kleiner Verbandkasten der Verbandkasten C nach DIN 13 157
Apotheken sind der Betriebsart der Verwaltungs- und Handelsbetriebe gleichzusetzen und benötigen demnach in der Regel einen Kleinen Verbandkasten nach DIN 13 157, sofern die Versichertenzahl von 50 Personen nicht überschritten wird. In der Betriebsart Verwaltungs- und Handelsbetriebe müssen je nach Größe des Betriebes zur Verfügung stehen:

1– 50 Versicherte	1 Kleiner Verbandkasten
51–300 Versicherte	1 Großer Verbandkasten
über 300 Versicherte	2 Große Verbandkästen
für je 300 weitere Versicherte	1 Großer Verbandkasten zusätzlich

Jedem Verbandkasten muß eine von der Berufsgenossenschaft anerkannte Anleitung zur Ersten Hilfe beigefügt sein.

Ersthelfer. Der Unternehmer hat die Aufgabe, dafür zu sorgen, daß das zur Leistung der Ersten Hilfe und zur Rettung aus Gefahr für Leben und Gesundheit erforderliche Personal, nämlich Ersthelfer und eventuell Betriebssanitäter, zur Verfügung steht (§ 3 Abs. 1 Nr. 3 VBG 109).
Ersthelfer ist, wer bei einer für die Ausbildung in Erster Hilfe von der Berufsgenossenschaft anerkannten Stelle als Ersthelfer ausgebildet ist.

Die Ausbildungsdauer zum Ersthelfer beträgt 16 Stunden. Nach drei Jahren ist die Ausbildung zu wiederholen, sofern nicht eine ständige Schulung der Ersthelfer erfolgt. Durchgeführt wird die Ausbildung in erster Linie durch die vier Hilfsorganisationen Arbeiter Samariter Bund, Deutsches Rotes Kreuz, Johanniter Unfallhilfe und Malteser Hilfsdienst.

Bei diesen Hilfsorganisationen trägt die Berufsgenossenschaft für Gesundheitsdienst und Wohlfahrtspflege für ihre Versicherten die Ausbildungskosten.

Nach § 8 VBG 109 hat der Unternehmer bei bis zu 20 anwesenden Versicherten mindestens einen Ersthelfer und bei mehr als 20 anwesenden Versicherten in der Apotheke mindestens 5 % der Belegschaft zu Ersthelfern ausbilden zu lassen bzw. sicherzustellen, daß diese ausgebildet sind. Zu beachten ist, daß nach drei Jahren die Ausbildung zu wiederholen ist. Es empfiehlt sich, in öffentlichen Apotheken generell zwei Versicherte zum Ersthelfer ausbilden zu lassen, auch wenn die Mehrheit der öffentlichen Apotheken nur einen ausgebildeten Ersthelfer benötigt.

Ärztliche Versorgung. Erleidet ein Versicherter einen Unfall, so ist der Versicherte unverzüglich einem Arzt vorzustellen, sofern Art und Umfang der Verletzung oder des Gesundheitsschadens eine ärztliche Versorgung angezeigt erscheinen lassen. Die Vorstellung muß bei einem Durchgangsarzt erfolgen, wenn aufgrund einer Verletzung mit Arbeitsunfähigkeit gerechnet werden muß. Bei schweren Verletzungen ist der Verletzte einem für das Verletzungsartenverfahren zugelassenen Krankenhaus zuzuführen. Liegt offensichtlich nur eine Augen-, Hals-, Nasen- oder Ohrenverletzung vor, ist der Versicherte dem nächsten erreichbaren Arzt des entsprechenden Fachgebietes zuzuführen, es sei denn, daß sich die Vorstellung durch eine erste ärztliche Hilfe erübrigt hat (§ 13 Abs. 1 VBG 109).

Aufzeichnung von Erste-Hilfe-Leistungen. Der Unternehmer hat dafür zu sorgen, daß über jede Erste-Hilfe-Leistung Aufzeichnungen geführt und fünf Jahre lang aufbewahrt werden. Aus ihnen müssen Angaben über Zeit, Ort (Unternehmensteil) und Hergang des Unfalles bzw. des Gesundheitsschadens, Art und Umfang der Verletzung bzw. Erkrankung, Zeitpunkt, Art und Weise der Erste-Hilfe-Maßnahmen sowie die Namen der Versicherten, der Zeugen und der Personen, welche Erste Hilfe geleistet haben, hervorgehen (§ 14 VBG 109).

Da bei den gesetzlichen Unfallversicherungsträgern nur Körperschäden im Zusammenhang mit der beruflichen Tätigkeit einschließlich der Wegeunfälle und Berufserkrankungen versichert sind, und es dem Versicherten obliegt, dies zu beweisen, dienen die Aufzeichnungen als Beweismittel, um eventuellen Spätfolgen von Unfällen die Leistungen der gesetzlichen Unfallversicherungsträger sicherzustellen. Erste-Hilfe-Leistungen werden im sogenannten Verbandbuch aufgezeichnet, welches sinnvollerweise am oder im Verbandkasten oder dessen Nähe deponiert werden sollte.

4.2 Brandschutz

Die Verhütung und Bekämpfung von Bränden und Explosionen ist eine Gemeinschaftsaufgabe aller im Betrieb Beschäftigten. Unternehmer und Führungskräfte müssen

– die zur Verhütung von Entstehungsbränden erforderlichen technischen und organisatorischen Maßnahmen treffen,
– die zur Brandbekämpfung erforderlichen Einrichtungen schaffen und unterhalten sowie deren Benutzung üben lassen,
– die Versicherten auf die mit ihrer Beschäftigung verbundenen Brandgefahren hinweisen und in der Vermeidung und Abwendung dieser Gefahren unterweisen.

Vom Unternehmer wird gefordert, alle technischen und organisatorischen Mittel einzusetzen, um dieses Ziel zu erreichen. Einschlägige Regelungen, die für Apotheken zutreffen, sind in der Unfallverhütungsvorschrift VBG 1 und in den „Sicherheitsregeln für die Ausrüstung von Arbeitsstätten mit Feuerlöschern" (ZH 1/201) enthalten. Darüber hinaus sind im wesentlichen in der Gefahrstoffverordnung, Druckbehälterverordnung, der Verordnung über brennbare Flüssigkeiten, sowie der Verordnung über elektrische Anlagen in explosionsgefährdeten Räumen weitere Einzelheiten festgelegt.

4.2.1 Feuerlöscheinrichtungen

Im § 43 Abs. 4 der VBG 1 wird bestimmt, daß zum Löschen von Bränden Feuerlöscheinrichtungen der Art und Größe des Betriebes entsprechend bereitzustellen und gebrauchsfertig zu erhalten sind. Von Hand zu betätigende Feuerlöscheinrichtungen müssen jederzeit schnell und leicht erreichbar sein. Feuerlöscheinrichtungen können sowohl ortsfeste Feuerlöschanlagen als auch ortsveränderliche fahrbare Feuerlöscher wie auch Handfeuerlöscher sein. Ortsfeste Feuerlöschanlagen findet man vor allem in Räumen und Bereichen, in denen größere Mengen brennbarer Stoffe oder Flüssigkeiten gelagert oder verarbeitet werden und mit schneller Brandausbreitung zu rechnen ist.

Vereinzelt finden sich in Apotheken Sprinkleranlagen, deren Düsen durch Schmelzlote oder durch mit Alkohol gefüllte Glasfäßchen verschlossen sind. Bei Wärmeentwicklung schmelzen die Lote oder platzen die Alkoholfäßchen durch Überdruck, aus den im Brandbereich befindlichen Düsen tritt Wasser aus. Diese Anlagen sind nicht geeignet, um in allen Bereichen der Apotheke die Feuerausbreitung zu verhindern, da Wasser als Löschmittel nur Feststoffbrände löschen kann. Für die Bereiche der Apotheke, in denen Flüssig-

Innerbetriebliche Arbeitsschutzorganisation 737

Arten von Feuerlöschern	A Feste, glutbildende Stoffe	B Flüssige oder flüssig werdende Stoffe	C Gasförmige Stoffe, auch unter Druck	D Brennbare Metalle (Einsatz nur mit Pulverbrause)
Pulverlöscher mit ABC-Löschpulver	●	●	●	–
Pulverlöscher mit BC-Löschpulver	–	●	●	–
Pulverlöscher mit Metallbrandlöscher	–	–	–	●
Kohlendioxidlöscher	–	●	–	–
Wasserlöscher mit Zusätzen	●	●	–	–
Wasserlöscher (auch mit Zusätzen)	●	–	–	–
Schaumlöscher	●	●	●	–

● = geeignet, – = nicht geeignet

Abb. 12.9 Einteilung der Feuerlöscher nach Brandklassen

keiten oder Gase (Labor, Rezeptur, Vorrats- oder Lagerraum für brennbare Flüssigkeiten, Arzneimittellagerung) brennen können, sind Feuerlöscheinrichtungen als geeignet anzusehen, die Brände der Klassen A, B und C löschen können.

Sogenannte tragbare ABC-Pulverhandlöscher erfüllen für alle Bereiche der Apotheke die Bedingung, Feststoff-, Flüssigkeits- und Gasbrände zu löschen. Diese Handfeuerlöscher gibt es mit einer maximalen Füllmenge von 2, 4, 6, 9 und 12 kg. Als für Apotheken geeignet sind ABC-Handfeuerlöscher mit einer Füllmenge von 6 kg anzusehen, da weibliches Personal bei der Handhabung z. B. von Handfeuerlöschern mit 12 kg Inhalt gewichtsbedingt Probleme hat.

Wieviele Feuerlöscher im Betrieb bereitgestellt werden müssen, hängt im wesentlichen von der Grundfläche der Apotheke, von der Brandgefährdung und vom Löschvermögen der jeweiligen Handfeuerlöscher ab. Anhand der „Sicherheitsregel für die Ausrüstung von Arbeitsstätten mit Feuerlöschern" (ZH 1/201) läßt sich ermitteln, welche und wieviele Handfeuerlöscher erforderlich sind. Als erstes muß die Brandgefährdung richtig eingeschätzt werden. Da Apothekenbetriebe unter dem Kapitel „Brandgefährdung" in dieser Sicherheitsregel nicht erwähnt werden, ist eine eindeutige Zuordnung nicht möglich. Erfahrungsgemäß ist zumindest in öffentlichen Apotheken die Bevorratung von brennbaren Flüssigkeiten gering, so daß

Grundfläche m²	Löschmitteleinheiten		
	geringe Brandgefährdung	mittlere Brandgefährdung	große Brandgefährdung
50	6	12	18
100	9	18	27
200	12	24	36
300	15	30	45
400	18	36	54
500	21	42	63
600	24	48	72
700	27	54	81
800	30	60	90
900	33	66	99
1000	36	72	108
je weitere 250	6	12	18

Abb. 12.10 Löschmitteleinheiten in Abhängigkeit von Grundfläche und Brandgefährdung

LE	A	B	A und B
1	5 A	21 B	5 A 21 B
2	8 A	34 B	8 A 34 B
3		55 B	
4	13 A	70 B	13 A 70 B
5		89 B	
6	21 A	113 B	21 A 113 B
9	27 A	144 B	27 A 144 B
10	34 A		
12	43 A	183 B	43 A 183 B
15	55 A	233 B	55 A 233 B

LE = Löscheinheiten

Abb. 12.11 Feuerlöscher nach DIN EN 3

man bei den drei möglichen Brandgefährdungen „gering – mittel – groß" von einer mittleren Brandgefährdung ausgeht.
Bewegt sich die Grundfläche einer öffentlichen Apotheke im Bereich von 110 bis 200 m², so sind gemäß Abb. 12.10 insgesamt 24 Löschmitteleinheiten bei mittlerer Brandgefährdung erforderlich.
Gewählt wird nach Abb. 12.11 ein ABC-Handfeuerlöscher mit dem Löschvermögen 21 A 113 B nach DIN EN 3, wobei es sich in der Regel um einen Standardhandfeuerlöscher mit 6 kg Inhalt handelt.
Dieser Handfeuerlöscher hat 6 Löschmitteleinheiten, so daß vier Handfeuerlöscher mit je 6 Löschmitteleinheiten für eine öffentliche Apotheke erforderlich sind.

LE	A	B	A und B
1		K 2	
2	PG 2, W 6	P 2	PG 2
3		K 6, S 10	S 10
4	W 10, S 10		
5			
6	PG 6	P 6	PG 6
9			
10	PG 10		PG 10
12	PG 12	P 12	PG 12
15			

LE = Löscheinheiten

Abb. 12.12 Feuerlöscher nach DIN 14 406

Vorhandene Handfeuerlöscher nach DIN 14 406 können weiterhin allein oder mit EN-Feuerlöscher zusammen verwendet werden, wenn die Zuordnung der DIN-Löscher nach Abbildung 12.12 erfolgt.
Für Krankenhausapotheken sind entsprechend ihrer Grundfläche und unter Beachtung der größeren Mengen an brennbaren Flüssigkeiten entsprechend mehr Handfeuerlöscher erforderlich. Dies zu beurteilen und ob eventuell auch andere Feuerlöscheinrichtungen erforderlich sind, obliegt der örtlich zuständigen Feuerwehr.
Feuerlöscher müssen an gut sichtbaren und im Brandfall leicht zugänglichen Stellen angebracht sein, an denen sie vor Beschädigungen und Witterungseinflüssen geschützt sind. Die Stellen, an denen sich Feuerlöscher befinden, müssen durch das Hinweiszeichen „Hinweisschild auf ein Feuerlöschgerät" gekennzeichnet sein. Das Zeichen muß der Unfallverhütungsvorschrift „Sicherheitskennzeichnung am Arbeitsplatz" (VBG 125) entsprechen.
Nach Brandgefährdungsbereichen eingeteilt sollte in der Nähe der Ausgangstüren vor dem Labor, vor dem Vorrats- oder Lagerraum für brennbare Flüssigkeiten, vor dem Arzneimittellagerraum und in der Offizin je ein Handfeuerlöscher angeordnet werden. Erstreckt sich die Apotheke über mehrere Stockwerke, so ist in jedem Stockwerk mindestens ein Handfeuerlöscher anzuordnen.
Ortsfeste, selbsttätig wirkende Feuerlöscheinrichtungen sind vor der ersten Inbetriebnahme und danach mindestens einmal jährlich durch einen Sachverständigen zu prüfen. Dies sind z. B. Sprinkler- oder CO_2-Löschanlagen. Die Ergebnisse der Prüfungen sind in ein Prüfbuch einzutragen. Tragbare Feuerlöscher sind regelmäßig, mindestens jedoch alle 2 Jahre durch einen Sachkundigen zu prüfen. Über die Ergebnisse der Prüfung ist ein Nachweis zu führen. Der Nachweis kann in Form einer Prüfplakette erbracht werden.

4.2.2 Organisation des Brandschutzes

Zur Wahrnehmung der Brandschutzaufgaben in den Apotheken bedarf es einer innerbetrieblichen Planung und Organisation.
Für Krankenhausapotheken ist in Zusammenarbeit mit der zuständigen Feuerwehr der vorbeugende Brandschutz und die Brandbekämpfung zu planen. Die Ergebnisse der Planung werden als Brandschutzordnung für das gesamte Krankenhaus veröffentlicht und müssen allen Verantwortlichen zur Verfügung stehen. Die Brandschutzordnung sollte für die Mitteilung (z. B. Aushang) an alle Mitarbeiter die Regeln des vorbeugenden Brandschutzes und das Verhalten bei Brandausbruch enthalten.
Damit im Falle eines Brandes eine schnelle Alarmierung erfolgen kann, sind ebenfalls in Zusammenarbeit mit der zuständigen Feuerwehr Alarmpläne aufzustellen. Hierin sind alle Alarmierungsmittel, der Alarmierungsablauf und der anzuspre-

chende Personenkreis festzulegen. Alarmpläne sind unabhängig von der Größe des Betriebes für alle Betriebe gemäß § 43 Abs. 6 VBG 1 zu erstellen. Das heißt, auch öffentliche Apotheken müssen Alarmpläne erstellen und diese den Mitarbeitern zur Kenntnis bringen. Alarmpläne können unter der Bestellnummer V 035 kostenlos bei der BGW bezogen werden.

Ein optimaler Brandschutz kann nur erreicht werden, wenn das Personal anhand der Brandschutzordnung, des Alarmplanes und bei großen Betrieben auch anhand des Rettungswegeplanes informiert ist und soweit notwendig auch Brandschutzübungen durchführt. Für alle Apotheken gilt, daß Personen in ausreichender Anzahl mit der Handhabung von Feuerlöschern vertraut zu machen sind (§ 43 Abs. 6 VBG 1). Unterweisungen in der Handhabung von Feuerlöschern geben die Feuerwehren, die Hersteller, der Zivilschutz und auf Bitten auch die Sachkundigen der Prüfdienste.

4.3 Sicherheitstechnische Anforderungen an Betriebsräume

Zum Schutze der Beschäftigten machen in erster Linie die Unfallverhütungsvorschrift VBG 1 in Verbindung mit berufsgenossenschaftlichen Richtlinien, Sicherheitsregeln, Merkblättern sowie DIN-Normen und VDE-Vorschriften und die Verordnung über Arbeitsstätten (ArbStättV) Aussagen zur Beschaffenheit von Apothekenbetriebsräumen. Obwohl die Arbeitsstättenverordnung für Apotheken nicht rechtsverbindlich ist, enthält sie dennoch allgemein anerkannte Regeln, die für jeden Unternehmer im Rahmen seiner allgemeinen Verantwortung zu beachten sind. Für Apotheken in Krankenhäusern machen zusätzlich die Krankenhausbauverordnungen der Länder zum Brandschutz zu beachtende Auflagen.

Allgemein müssen Arbeitsplätze so eingerichtet und beschaffen sein sowie so erhalten werden, daß sie ein sicheres Arbeiten ermöglichen. Dies gilt insbesondere hinsichtlich des Materials, der Geräumigkeit, der Festigkeit, der Standsicherheit, der Oberfläche, Trittsicherheit, der Beleuchtung und Belüftung sowie hinsichtlich des Fernhaltens von schädlichen Umwelteinflüssen und von Gefahren, die von Dritten ausgehen (§ 18 Abs. 1 VBG 1).

4.3.1 Fußböden, Wände, Türen

Fußböden. Nach den statistischen Unterlagen des Hauptverbandes der gewerblichen Berufsgenossenschaften liegen Stolper-, Rutsch- und Sturzunfälle bei betrieblichen Tätigkeiten seit Jahren an der Spitze des Unfallgeschehens. Sowohl die Arbeitsstättenverordnung als auch die Unfallverhütungsvorschrift „Allgemeine Vorschriften" (§ 20 Abs. 1 VBG 1) schreiben deshalb vor, daß Fußböden keine Stolperstellen haben dürfen, eben sowie rutschhemmend ausgeführt und leicht zu reinigen sein müssen. Haben Fußböden in Apotheken unvermeidbare Absätze, Türschwellen oder Stufen, so sind diese durch eine schwarz-gelbe Schraffur zu kennzeichnen. Geringe Höhenunterschiede können auch durch eine schräge Ebene ausgeglichen werden. Die in Eingangsbereichen zu findenden Fußmatten müssen ausreichend groß sein und rutschfeste Eigenschaften haben. Bei im Fußboden versenkten Fußbodenrosten ist auf frühzeitige Erneuerung zu achten, so daß keine Stolperkanten entstehen. Die in der Offizin häufig anzutreffenden, bei Nässe sehr glatten Marmorfußbodenbeläge sollten in möglichst rutschfester Ausführung verlegt sein. Dies sind z. B. Marmorfliesen mit einer rauhen Oberflächenstruktur.

Wände. Lichtdurchlässige Wände, insbesondere Ganzglaswände, im Bereich von Arbeitsplätzen und Verkehrswegen müssen aus bruchsicherem Werkstoff bestehen oder so abgeschirmt sein, daß Versicherte nicht mit den Wänden in Berührung kommen und beim Zersplittern der Wände verletzt werden können (§ 20 Abs. 3 VBG 1). Diesen Sicherheitsanforderungen genügen die sog. Sicherheitsgläser. Das sind Einscheiben-Sicherheitsgläser (ESG) und Verbund-Sicherheitsgläser (VSG) sowie lichtdurchlässige Kunststoffe mit vergleichbaren Sicherheitseigenschaften. Gläser mit Drahteinlage sind erfahrungsgemäß nicht so stabil, daß sie dem harten Aufprall einer Person standhalten. Durch abstehende Glasbruchstücke können sich Personen bei einem Aufprall Verletzungen zuziehen. Aus diesem Grund dürfen Gläser mit Drahteinlage nur in und an Verkehrs- und Aufenthaltsbereichen eingesetzt werden, wenn sie wirksam abgeschirmt sind.

Glasflächen und auch Glastüren, die bis zum Fußboden im Bereich von Arbeitsplätzen und Verkehrswegen reichen, sind so zu kennzeichnen, daß sie leicht erkannt werden können (§ 36 Abs. 2 BauONW). Eine einfache Maßnahme ist das Bekleben der Glasflächen mit Klebefolien, die es in vielen Variationen gibt. Auffallende Griffe und bemalte oder geätzte Scheiben erfüllen diese sicherheitstechnische Forderung ebenfalls.

Türen. Lage, Anzahl, Ausführung und Abmessungen von Türen und Toren müssen sich nach der Art und Nutzung der Räume richten. Sie dürfen nicht über Treppen oder Treppenabsätze aufschlagen. Pendeltüren und -tore müssen durchsichtig sein oder Sichtfenster haben. Schiebetüren und -tore müssen gegen Ausheben und Herausfallen, Türen und Tore, die nach oben öffnen, gegen Herabfallen gesichert sein (§ 28 VBG 1). Bestehen lichtdurchlässige Flächen von Türen nicht aus bruchsicherem Werkstoff und ist zu befürchten, daß Personen durch Zersplittern der Türflächen verletzen können, so sind diese Flächen gegen Eindrücken zu schützen (§ 28 Abs. 5 VBG 1). Hier gelten die gemachten Aussagen zu den Glaswerkstoffen und zur Kenntlichmachung von Ganzglastüren.

Für kraftbetätigte Türen und Tore gelten zusätzliche Anforderungen gemäß § 29 VBG 1 in Verbindung mit den „Richtlinien für kraftbetätigte Fenster, Türen und Tore" (ZH 1/494). Häufig finden sich in öffentlichen Apotheken kraftbetätigte Türen als Haupteingangstür zur Offizin. An diesen und anderen kraftbetätigten Türen, die durch Steuerimpulse gesteuert werden, müssen gut erkennbare und leicht zugängliche Notabschalteinrichtungen vorhanden sein. Es muß des weiteren sichergestellt sein, daß nach Abschalten des Antriebes von kraftbetätigten Türen und Toren oder beim Ausfall der Energieversorgung für den Antrieb die Bewegung der Türen und Tore sofort zum Stillstand kommen muß. Eine unbeabsichtigte erneute Bewegung der Türen und Tore darf nicht möglich sein. Kraftbetätigte Türen müssen auch von Hand zu öffnen sein, soweit sich die Türen bei Ausfall der Energieversorgung nicht selbsttätig gefahrlos öffnen.

Kraftbetätigte Fenster, Türen und Tore müssen vor der Inbetriebnahme und mindestens einmal jährlich von einem Sachkundigen auf ihren sicheren Zustand geprüft werden. Über die Durchführung der Prüfung ist ein schriftlicher Nachweis zu führen (§ 39 Abs. 1 VBG 1 i. V. m. Ziff. 6 ZH 1/494).

4.3.2 Fenster, Verkehrswege, Treppen

Fenster. Arbeits-, Pausen-, Bereitschafts-, Liege- und Sanitätsräume müssen nach § 7 Abs. 1 der Arbeitsstättenverordnung eine Sichtverbindung nach außen haben. Bei öffentlichen Apotheken ist diese Forderung in der Regel in der Offizin erfüllt, die zugleich neben dem Helferinnenarbeitsplatz der Raum ist, in denen sich am längsten Arbeitnehmer aufhalten. Bei Räumen, in denen sich Helferinnenarbeitsplätze befinden, ist die Sichtverbindung nach außen nicht immer gegeben. Auch hier sollte schon bei der Planung der Apotheken darauf geachtet werden, daß diese Arbeitsplätze eine Sichtverbindung nach außen haben. Fensterflügel dürfen in geöffnetem Zustand die Arbeitnehmer am Arbeitsplatz in ihrer Bewegungsfreiheit nicht behindern und die erforderliche Mindestbreite der Verkehrswege nicht einengen. Fenster und Oberlichter müssen so beschaffen oder mit Einrichtungen versehen sein, daß die Räume gegen unmittelbare Sonneneinstrahlung abgeschirmt werden können (§ 9 ArbStättV). Obwohl die zuvor genannten Forderungen der Arbeitsstättenverordnung nicht rechtsverbindlich sind, sollten sie soweit wie möglich eingehalten werden.

Verkehrswege. Verkehrswege müssen in solcher Anzahl vorhanden und so beschaffen und bemessen sein, daß sie je nach ihrem Bestimmungszweck sicher begangen werden können und neben den Wegen beschäftigte Personen durch den Verkehr nicht gefährdet werden (§ 25 Abs. 1 VBG 1). Verkehrswege müssen freigehalten werden, damit sie jederzeit benutzt werden können (§ 24 Abs. 1 VBG 1).

Verkehrswege in Apotheken sind in der Regel ausschließlich Wege für den Gehverkehr. In Anlehnung an die Forderungen der Arbeitsstätten-Richtlinie (ASR 17/1) sollen Verkehrswege bei bis zu 5 Beschäftigten mindestens 0,875 m breit und bei bis zu 20 Beschäftigten mindestens 1,00 m breit sein. Die lichte Mindesthöhe über diesen Verkehrswegen soll mindestens 2 m betragen. Sie dürfen nicht durch Einbauten, wie z. B. Regale, Schränke oder abgestellte Gegenstände und Waren so eingeengt werden, daß die Verkehrswegmindestbreite unterschritten und damit ein sicheres Begehen dieser Wege nicht mehr gewährleistet ist. Auch Schubladen von Vorratsschränken dürfen Verkehrswege, insbesondere Rettungswege, nicht in unzulässiger Weise einengen. Sind Verkehrswege niedriger als 2 m oder haben die Fußböden von Verkehrswegen z. B. Absätze, an denen die Gefahr des Anstoßens, Stürzens, Stolperns von Personen gegeben ist, so sind diese Gefahrstellen durch gelb-schwarze Streifen gemäß der VBG 125 Anlage 1 Punkt 7 zu kennzeichnen. In Verkehrswege aufschlagende Türen sind möglichst zu vermeiden. Ist dies baulicherseits nicht möglich, so sind diese Türen mit einem Sichtfenster auszustatten, welches die Sicht auf den Verkehrsweg ermöglicht.

Treppen. Jedes nicht zu ebener Erde liegende Geschoß und der benutzbare Dachraum eines Gebäudes müssen über mindestens eine Treppe zugänglich sein (§ 32 Abs. 1 BauONW). Man bezeichnet diese Treppe als notwendige Treppe. Weitere Treppen können gefordert oder zulässig sein. Wendeltreppen sind nur als zusätzliche Treppen und Spindeltreppen in begründeten Einzelfällen als zusätzliche Treppe zulässig. Insbesondere sind Spindeltreppen zur regelmäßigen Benutzung ungeeignet und beim Warentransport äußerst gefährlich.

Notwendige Treppen sollen physiologisch gehgerecht und dem menschlichen Schritt angepaßt sein. Eine Stufenhöhe von 14–19 cm und eine Auftrittstiefe von 32–26 cm ist die Bandbreite, die ein sicheres Gehen zuläßt. Die Breite von Treppen richtet sich nach der Nutzungsart der Gebäude und nach der Zahl der Treppenbenutzer. Die nutzbare Breite der Treppen und Treppenabsätze notwendiger Treppen muß nach Bauordnungsrecht mindestens 1 m betragen. Dies trifft in der Regel für öffentliche Apotheken zu. Treppen in Krankenhäusern und damit auch in Krankenhausapotheken müssen eine Mindestbreite von 1,5 m aufweisen.

Nach höchstens 18 Stufen je Treppenlauf soll ein Zwischenpodest (Treppenabsatz) angeordnet sein. Die Trittflächen von Treppen müssen in Bereichen, in denen mit besonderer Rutschgefahr zu rechnen ist, entsprechend rutschhemmend ausgeführt sein. Das läßt sich z. B. durch eingelassene Gummi im Bereich der Stufenvorderkanten erreichen.

Treppen mit mehr als 4 Stufen müssen einen Handlauf haben. Dieser sollte in Abwärtsrichtung gesehen an der rechten Treppenseite angebracht sein. Bei Treppenbreiten von mehr als 1,5 m müssen auf beiden Seiten der Treppe Geländer vorhanden sein. Freie Seiten von Treppen mit mehr

als 4 Stufen, Treppenabsätze und Treppenöffnungen müssen durch Geländer gesichert sein. Die Höhe der Geländer muß bis zu einer Absturzhöhe von 12 m mindestens 1 m hoch und bei Absturzhöhen oberhalb von 12 m mindestens 1,1 m hoch sein (Durchführungsanweisung zu § 33 VBG 1). Geländer von Treppen müssen des weiteren so ausgeführt sein, daß Personen nicht hindurchstürzen können. Grundsätzlich sollte dem Füllstabgeländer mit senkrecht angebrachten Stäben gegenüber dem Knieleistengeländer der Vorzug gegeben werden.
Das Merkblatt für Treppen (ZH 1/113) der Berufsgenossenschaften faßt die wichtigsten Anforderungen an Treppen zusammen.

4.3.3 Rettungswege, Notausgänge, Beleuchtung, Lüftung

Rettungswege und Notausgänge. Das schnelle und sichere Verlassen von Arbeitsplätzen und Räumen muß durch Anzahl, Lage, Bauart und Zustand von Rettungswegen und Ausgängen gewährleistet sein; erforderlichenfalls sind zusätzliche Notausgänge zu schaffen. Rettungswege und Notausgänge müssen als solche deutlich erkennbar und dauerhaft gekennzeichnet sein und auf möglichst kurzem Wege ins Freie oder in einen gesicherten Bereich führen. Auf sie ist zusätzlich hinzuweisen, wenn sie nicht von jedem Arbeitsplatz aus gesehen werden können.
Rettungswege und Notausgänge dürfen nicht eingeengt werden und sind stets freizuhalten. Notausgänge müssen sich leicht öffnen lassen.
Türen im Verlauf von Rettungswegen müssen als solche gekennzeichnet sein und in Fluchtrichtung aufschlagen. Die Türen müssen sich von innen ohne fremde Hilfsmittel jederzeit leicht öffnen lassen, solange sich Personen in dem Raum befinden (§ 30 Abs. 1–4 VBG 1).
Verkehrswege oder ein Teil der Verkehrswege in einer Apotheke sind gleichzeitig auch Rettungswege. In den begehbaren Räumen der Apotheke darf nach Baurecht der Weg zu einem gesicherten Bereich nicht länger als 35 m sein. Als gesicherter Bereich sind z. B. die Bereiche außerhalb des Hauses oder auch ein Treppenhaus anzusehen, welches ins Freie führt. Ist der Weg in einer Apotheke zu lang, so sind zusätzliche Notausstiege in Form von Türen, Fenstern oder Steigleitern vorzusehen, die in einen gesicherten Bereich führen.
Die Kennzeichnung von Rettungswegen und Notausgängen hat gemäß der VBG 125 Anlage 2 Punkt 4 zu erfolgen. Es empfiehlt sich, die dort angegebenen Rettungszeichen in der selbstklebenden, nachleuchtenden Ausführung zu verwenden, die auch noch bei plötzlicher Dunkelheit eine Zeit lang zu sehen sind. Das Erfordernis, daß sich Notausgänge jederzeit leicht von innen öffnen lassen müssen, solange sich Personen in den Räumen aufhalten, kann durch verschiedene Verriegelungssysteme erfüllt werden. Das wohl einfachste System stellen Türen mit sogenannten Panikschlössern dar. Bei diesem System lassen sich die Türen selbst dann von innen jederzeit öffnen, wenn die Tür abgeschlossen ist, d. h., nicht nur die Türfalle eingeschnappt ist, sondern auch der Türriegel vorgeschoben wurde. Von außen kann dann niemand ohne Schlüssel die Apotheke betreten, von innen aber kann trotz verschlossener Tür der Türdrücker betätigt und die Tür geöffnet werden. Notausgänge mit Schlüsselkästen in deren Nähe sind seit 1979 nicht mehr erlaubt, da der Schlüssel als fremdes Hilfsmittel gilt und somit nicht die Bedingung des § 30 Abs. 4 der VBG 1 erfüllt.

Beleuchtung. In Arbeitsräumen müssen Lichtschalter leicht zugänglich und selbstleuchtend sein. Sie müssen auch in der Nähe der Zu- und Ausgänge angebracht sein. Dies gilt nicht, wenn die Beleuchtung zentral geschaltet wird. Selbstleuchtende Lichtschalter sind bei vorhandener Orientierungsbeleuchtung nicht erforderlich. Beleuchtungseinrichtungen in Arbeitsräumen sind so anzuordnen und auszulegen, daß sich aus der Art der Beleuchtung keine Unfall- oder Gesundheitsgefahren für die Versicherten ergeben können. Die Beleuchtung muß sich nach der Art der Sehaufgabe richten. Die Stärke der Allgemeinbeleuchtung muß mindestens 15 Lux betragen. Sind aufgrund der Tätigkeit der Versicherten, der vorhandenen Betriebseinrichtungen oder sonstiger betrieblicher Verhältnisse bei Ausfall der Allgemeinbeleuchtung Unfallgefahren zu befürchten, muß eine Sicherheitsbeleuchtung mit einer Beleuchtungsstärke von mindestens eins vom Hundert der Allgemeinbeleuchtung, mindestens jedoch von einem Lux vorhanden sein (§ 19 Abs. 1–3 VBG 1).
Die Elektroinstallation und damit auch die Beleuchtung in Apothekenbetriebsräumen muß den einschlägigen VDE-Bestimmungen entsprechen. Sofern keine explosionsgefährdeten Bereiche in der Apotheke vorhanden sind, gelten die Bestimmungen der VDE 0100. Zu beachten ist, daß nicht nur die Apothekenbetriebsräume, wie Offizin, Labor, Rezeptur und Nachtdienstzimmer ausreichend ausgeleuchtet sind. Auch Verkehrswege, Lagerräume in Kellern sowie Kellertreppen müssen ausreichend beleuchtet sein. Treppen müssen darüber hinaus an jedem Ende einen auch bei Dunkelheit zu erkennenden Lichtschalter haben. Die Arbeitsstättenrichtlinien (ASR 7/3) empfehlen folgende Nennbeleuchtungsstärken:

Art des Raumes	Nennbeleuchtungsstärke E_n(Lux)
Verkaufsräume (Offizin)	300
Labor/Rezeptur	300
Büroraum = Nachtdienstzimmer	500
Verkehrswege für Personen	50
Treppen	100
Lagerräume mit Leseaufgabe	200
Lagerräume mit Suchaufgabe bei nicht gleichartigem Lagergut	100
Versand (Helferinnenarbeitsplatz)	200
Pausenraum	100
Toilettenräume/Duschen	100

Bei öffentlichen Apotheken kann in Anlehnung an die Kriterien der Arbeitsstättenrichtlinien davon ausgegangen werden, daß eine Sicherheitsbeleuchtung nicht erforderlich ist, da in der Regel auch bei Ausfall der Allgemeinbeleuchtung das gefahrlose Verlassen der Apothekenbetriebsräume möglich ist. Krankenhausapotheken unterliegen der Krankenhausbauverordnung der Länder, in denen für die Krankenhäuser und damit auch für die Krankenhausapotheken die Sicherheitsbeleuchtung vorgeschrieben ist.

Lüftung. In Arbeitsräumen muß unter Berücksichtigung der angewandten Arbeitsverfahren und der körperlichen Beanspruchung der Arbeitnehmer während der Arbeitszeit ausreichend gesundheitlich zuträgliche Atemluft vorhanden sein. Wird für die Atemluft durch eine lüftungstechnische Anlage (Lüftungsanlagen, Klimaanlagen) gesorgt, muß diese jederzeit funktionsfähig sein. Eine Störung an lüftungstechnischen Anlagen muß der für den Betrieb der Anlage zuständigen Person durch eine selbsttätig wirkende Warneinrichtung angezeigt werden (§ 5 ArbStättV).

Sofern in den Apothekenbetriebsräumen die Möglichkeit besteht, diese Räume durch Fenster und Türe zu be- und entlüften, so ist in der Regel diese freie Lüftung ausreichend. Eine Raumlufttechnische Anlage ist z. B. für Apotheken in Geschäftspassagen erforderlich, die nicht öffenbare Fensterflächen besitzen und der Luftaustausch nur über Ein- und Ausgänge möglich wäre. Zu beachten ist, daß die Entlüftung der Laborabzüge und eventuell vorhandener Sicherheitsschränke nicht über die raumlufttechnische Anlage erfolgen darf. Die Abluft dieser Einrichtungen muß direkt an ungefährdeter Stelle ins Freie geführt werden.

4.4 Spezielle sicherheitstechnische Anforderungen an Betriebsräume

Über die allgemein erforderlichen Sicherheitsbestimmungen an Betriebsräume hinaus sind die speziellen Gefährdungen der Beschäftigten in den verschiedenen Bereichen der Apotheke und die sich daraus ergebenden höheren Sicherheitsanforderungen an diese Räume zu beachten. Insbesondere an das Apothekenlabor, die Rezeptur und an die Räume, die der Bevorratung von brennbaren Flüssigkeiten sowie Arzneistoffen dienen, sind besondere sicherheitstechnische Anforderungen zu stellen.

4.4.1 Offizin, Rezeptur

Offizin. An den Raum der Offizin, der zur Vorratshaltung und zum Feilhalten von Fertigarzneimitteln und apothekenüblichen Waren, zum Lagern von Arzneimitteln in Vorratsbehältnissen, zur Rezeptannahme und Abgabe von Arzneimitteln sowie apothekenüblichen Waren dient, sind über die allgemeinen sicherheitstechnischen Anforderungen hinaus keine weitergehenden sicherheitstechnischen Anforderungen zu stellen. Aufgrund der Unfallhäufigkeit von Versicherten in der Offizin ist jedoch zu beachten:

- Fußböden sind häufig zu glatt und führen in Verbindung mit Nässe häufig zu Sturzunfällen.
- Fußmatten sind nicht rutschfest oder Fußabtreter nicht fußbodengleich verlegt.
- Ganzglastüren und Ganzglaswände sind nicht korrekt gekennzeichnet.
- Kraftbetätigte Türen werden nicht jährlich überprüft.
- Fluchtwegbreiten bzw. Verkehrswege zwischen Verkaufstisch und Wand oder vor Arzneimittelvorratsschränken sind zu gering.
- Selbstschließende Schubladen von Arzneimittelschränken sind oft defekt oder so hoch angebracht, daß die Beschäftigten auf die unteren Schubladen steigen, um an die oberen zu gelangen.
- Frei im Raum aufgestellte Regale sind nicht ausreichend standfest.

Rezeptur. Sofern die Rezeptur ein Teilbereich der Offizin ist, sind über die allgemeinen sicherheitstechnischen Anforderungen hinaus Anforderungen zum Brand- und Explosionsschutz zu beachten. Beim Umgang mit brennbaren Flüssigkeiten können Dämpfe auftreten, die mit Luft gemischt ein zündfähiges Dampf-/Luftgemisch bilden. Diese explosionsfähige Atmosphäre kann in Menge und Konzentration so vorliegen, daß ein Zündfunke ausreichend ist, dieses Dampf-/Luftgemisch zur Explosion zu bringen. Folgende Anforderungen werden deshalb zusätzlich an die Rezeptur gestellt:

- In der Rezeptur dürfen nur brennbare Flüssigkeiten in der für den Handgebrauch erforderlichen Menge bereitgehalten werden (§ 2 Abs. 2 Pkt. 2 VbF).
- Die für den Handgebrauch erforderlichen Mengen an brennbaren Flüssigkeiten dürfen nur in Gefäßen von maximal einem Liter Fassungsvermögen aufbewahrt werden. Die Anzahl der Gefäße mit brennbaren Flüssigkeiten ist auf das unbedingt notwendige Maß zu beschränken (§ 46 VBG 1 i. V. m. Ziff. 4.10.10 ZH 1/119).
- Heizquellen, wie Bunsenbrenner, Elektrobrenner, Heizpilz, Wasserbad u. a. sowie elektrisch betriebene Arbeitsgeräte sind während des Umganges mit brennbaren Flüssigkeiten auszuschalten (§ 44 VBG 1).
- Elektrische Geräte, wie Warmwasserboiler, Durchlauferhitzer, Kühlschrank, Ventilator, Kopierer u. a. dürfen sich nicht in unmittelbarer Nähe des Rezepturbereiches befinden. Das gleiche gilt für Lichtschalter und Steckdosen (§ 44 VBG 1).
- Heizungsanlagen z. B. Elektro-Speicheröfen, Gasthermen etc., müssen einen Abstand von mindestens 3 m vom Rezepturtisch haben (§ 44 VBG 1).
- Der Aushang der BGW „Umgang mit brennbaren Flüssigkeiten" (Bestell-Nr. V 745) ist gut sichtbar in der Nähe des Rezepturtisches auszuhängen.

4.4.2 Laboratorien

Werden alle Arbeiten mit brennbaren Flüssigkeiten unter dem Laborabzug vorgenommen, diese, bis auf die Bevorratung in einem Sicherheitsschrank innerhalb des Laborraumes, nicht im Labor gelagert und der Handvorrat an brennbaren Flüssigkeiten im Labor so gering wie möglich gehalten, so wird ein feuerhemmender Abschluß des Laborraumes gegenüber den anderen Räumen der Apotheke von Seiten der BGW nicht gefordert. Der Einbau von feuerhemmenden T30-Türen wird bei Neubauten und Neueinrichtungen von Apotheken dennoch empfohlen, da sie bei fast gleichem Anschaffungspreis einen höheren Sicherheitsstandard gewährleisten.

Türen von Laboratorien müssen grundsätzlich nach außen aufschlagen (Ziff. 3.1.3 ZH 1/119). Schlagen Labortüren in einen häufig begangenen Verkehrsweg auf, so sollten diese Türen ein Sichtfenster haben, durch das der Verkehrsweg eingesehen werden kann. Werden Rezepturarbeiten im Labor einer öffentlichen Apotheke durchgeführt, so kann, um eine Sichtverbindung zwischen Offizin und Labor durch eine Labortür zu gewährleisten, ebenfalls eine Tür mit Sichtfenster verwendet werden. Zu empfehlen ist, in diesem Fall eine geprüfte Feuerschutztür mit Pyrostop-Verglasung zu verwenden. Labortüren sind während der Arbeit geschlossen zu halten.

Be- und Entlüftung. Ist mit der Entstehung gefährlicher Dämpfe oder Gase zu rechnen, so haben alle Arbeiten, bei denen dies der Fall sein kann, im Laborabzug zu erfolgen. Lassen sich Arbeiten größeren Umfanges mit gefährlichen Stoffen nicht unter dem geschlossenen Abzug durchführen, so können diese Arbeiten auf Tischen erfolgen, die gefährliche Dämpfe und Gase in den Tisch absaugen. Sind diese Tischabzüge nicht vorhanden, so ist für ausreichende Be- und Entlüftung des Raumes zu sorgen.

Elektroinstallation. Der Unternehmer hat dafür zu sorgen, daß elektrische Anlagen und Betriebsmittel nur von einer Elektrofachkraft oder unter Leitung und Aufsicht einer Elektrofachkraft den elektrotechnischen Regeln entsprechend errichtet, geändert und instandgehalten werden.

Für Laboratorien bedeutet dies, daß die Elektroinstallation den VDE-Bestimmungen entsprechen muß. In der Regel ist dies die VDE 0100. Getrennte Stromkreise für Energie, Lüftung und Beleuchtung sind erforderlich. Schalter und Steckdosen an Labortischen sollen über der Arbeitsfläche installiert sein oder, falls sie unterhalb der Tischplatte angebracht sind, so weit zurückgesetzt sein, daß sie bei auslaufenden oder verspritzten Flüssigkeiten keine Gefahrenquelle darstellen.

Dämpfe von brennbaren Flüssigkeiten sind schwerer als Luft und setzen sich, sofern keine starke Luftbewegung stattfindet, in Bodennähe ab. Da z. B. das Ziehen eines Steckers aus einer Steckdose oder Schaltvorgänge an Elektrogeräten den die Explosion auslösenden Zündfunken liefern kann, hat man von Seiten der Berufsgenossenschaft für Gesundheitsdienst und Wohlfahrtspflege einen Bereich von 0 bis etwa 80 cm Laborraumhöhe festgelegt, in dem keine Elektrosteckdosen und Elektroschalter installiert sein dürfen.

Gefährliche Zündquellen. Die häufigsten unkontrollierten Zündquellen im Labor sind Kühlschränke und Raumheizungsanlagen. Auf dem Laborfußboden stehende Kühlschränke werden von der Berufsgenossenschaft akzeptiert, wenn diese verkapselt sind und aufgrund einer Herstellerbescheinigung in geschlossenem Zustand keine Zündquelle darstellen. Alternativ ist das Hochstellen von Kühlschränken, die nicht gekapselt sind, auf eine Höhe von mehr als 80 cm im Labor zulässig. Kühlschränke dürfen nicht zur Aufbewahrung von brennbaren Flüssigkeiten benutzt werden und sind bei Arbeiten mit brennbaren Flüssigkeiten geschlossen zu halten.

Elektrische Speicheröfen entfalten in Bodennähe eine Sogwirkung, die auch gefährliche Gas-/Luftgemische ansaugen kann. Aus diesem Grund sind elektrische Speicheröfen für Laboratorien nicht geeignet. Als Alternative bieten sich EX-geschützte Raumheizungsgeräte an, die von der Physikalisch-Technischen Bundesanstalt (PTB) geprüft worden sind. Gasthermen dürfen als Heizquelle oder auch zur Warmwasserbereitung für Laboratorien nur betrieben werden, wenn die Betriebsweise von der Raumluft unabhängig ist. Dies ist bei Geräten mit einer geschlossenen Verbrennungskammer der Fall.

Gas- und Wasserinstallation. Die Gas- und Wasserinstallation muß dem Regelwerk des Deutschen Vereins für Gas- und Wasserwirtschaft e. V. (DVGW) entsprechen. Für die ständige Zuführung von Gas und Wasser zu den Labortischen müssen fest verlegte Leitungen vorhanden sein. Jede Brenngasleitung, die zu einer oder mehreren nebeneinander liegenden Entnahmestellen führt, muß gesondert absperrbar sein. Die Stellung der Abstellhähne muß deutlich erkennbar sein, und die Hähne müssen in der Aus-Stellung verriegelt werden können. Verwendete Geräte, wie z. B. der Laborabzug, sind mit festen Rohrleitungen oder mit Sicherheitsschläuchen anzuschließen.

Umgang mit brennbaren Flüssigkeiten. Wie in der Rezeptur gilt auch für das Labor, daß brennbare Flüssigkeiten nur in der für den Handgebrauch erforderlichen Menge in Gefäßen von maximal einem Liter Fassungsvermögen aufbewahrt werden dürfen. Dies ist z. B. bei den brennbaren Flüssigkeiten des Reagenzienansatzes der Fall. Alle anderen Gefäße mit brennbaren Flüssigkeiten sind nach Beendigung der Arbeiten in den Vorratsraum, den Lagerraum oder in den Sicherheitsschrank für brennbare Flüssigkeiten zu bringen. Zusammengefaßt sind folgende Anforderungen an Laboratorien zu stellen:

– Apothekenlaboratorien sind Bereiche, in denen mit brennbaren Flüssigkeiten und offenen

Flammen umgegangen wird. Als eine der möglichen Brandschutzmaßnahme wird eine feuerhemmende Abtrennung des Laborraumes empfohlen.
- Labortüren müssen in Fluchtrichtung aufschlagen und sollen selbstschließend sein.
- Die Bereitstellung einer Löschdecke wird empfohlen.
- Alle Arbeiten mit brennbaren Flüssigkeiten im Laborabzug oder auf einem Tischabzug.
- Handfeuerlöscher in der Nähe des Ausganges.
- Elektroinstallation gemäß der VDE 0100.
- Alle Schalter und Steckdosen ausreichend hoch installiert (höher als 80 cm).
- Alle unkontrollierten Zündquellen vermeiden (z. B. elektrische Raumheizungsanlagen vermeiden, nicht gekapselte Kühlschränke außerhalb des Labors oder höher 80 cm).
- Alle elektrischen Geräte in der Nähe der Umfüllstelle ausschalten.
- Während der Arbeiten mit brennbaren Flüssigkeiten keine offenen Flammen.
- Brennbare Flüssigkeiten auf das unbedingt notwendige Maß beschränken.

4.4.3 Lagerung brennbarer Flüssigkeiten

Die Lagerung, Abfüllung und Beförderung von brennbaren Flüssigkeiten ist durch die Verordnung über brennbare Flüssigkeiten (VbF) und die Technischen Regeln für brennbare Flüssigkeiten (TRbF) geregelt. Soweit nicht in anderen Rechtsvorschriften besondere Regelungen getroffen sind, gelten auch die Gefahrstoffverordnung (GefStoffV) und die Technischen Regeln für Gefahrstoffe (TRGS), wenn es sich um das Inverkehrbringen, den Umgang, die Aufbewahrung, Lagerung und Vernichtung von gefährlichen Stoffen und Zubereitungen handelt.

Flüssigkeiten mit einem Flammpunkt unter 0 °C und einem Siedepunkt ≤ 35 °C gelten als hochentzündlich (F+), Flüssigkeiten mit einem Flammpunkt < 21 °C als leichtentzündlich (F) und Flüssigkeiten mit einem Flammpunkt von mindestens 21 °C und höchstens 55 °C als entzündlich.

Verordnung über brennbare Flüssigkeiten. Die Einteilung der brennbaren Flüssigkeiten nach der VbF erfolgt in die Gruppen A und B.
Gefahrklasse AI: Flüssigkeiten mit einem Flammpunkt unter 21 °C
Gefahrklasse AII: Flüssigkeiten mit einem Flammpunkt von 21 °C bis 55 °C
Gefahrklasse AIII: Flüssigkeiten mit einem Flammpunkt von 55 °C bis 100 °C
Zur Gefahrklasse B zählen Flüssigkeiten mit einem Flammpunkt unter 21 °C, die sich bei 15 °C in Wasser lösen.
Die VbF definiert allgemein Bereiche und Tätigkeiten, auf die die VbF keine Anwendung findet und beschreibt die Orte, an denen eine Lagerung von brennbaren Flüssigkeiten unzulässig ist. Des weiteren definiert die TRbF konkret u. a. die Anforderungen baulicher und technischer Art an die Räume, in denen brennbare Flüssigkeiten gelagert oder gelagert/um- und abgefüllt werden sollen. Neben der unzulässigen Lagerung brennbarer Flüssigkeiten in Durchgängen, Treppenräumen, allgemein zugänglichen Fluren und Arbeitsräumen (§ 11 Abs. 1 VbF) findet die Verordnung über brennbare Flüssigkeiten keine Anwendung, wenn an Arbeitsstätten brennbare Flüssigkeiten (§ 2 Abs. 2 VbF)

- sich im Arbeitsgang befinden,
- in der für den Fortgang der Arbeit erforderlichen Menge bereitgehalten werden,
- als Fertig- oder Zwischenprodukt kurzfristig abgestellt werden.

Gefahren-symbol	Kenn-buch-stabe	Gefahren-bezeichnung	Begriffsbestimmung nach Gefahrstoff-V und VbF		Kenn-zeich-nung n. VbF
🔥	F+	hochent-zündlich	Flammpunkt < 0°C Siedepunkt < 35°C	nicht mit Wasser mischbar	A I
				mit Wasser mischbar	B
🔥	F	leichtent-zündlich	Flammpunkt < 21°C	nicht mit Wasser mischbar	A I
				mit Wasser mischbar	B
		entzündlich	Flammpunkt 21...55°C		A II
			Flammpunkt 55...100°C		A III

Abb. 12.13 Übersicht brennbare Flüssigkeiten nach GefStoffV und VbF

Tabelle 12.1 Anzeige- und erlaubnisfreie Lagermengen an bestimmten Orten (TRbF 110)

Ort der Lagerung	Art der Behälter	Lagermenge in Liter AI und AII	oder B
1. Wohnungen und Räume, die mit Wohnungen in unmittelbarer, nichtfeuerbeständig abschließbarer Verbindung stehen	zerbrechliche Gefäße	1	5
	sonstige Behälter	1	5
2. Keller von Wohnhäusern (Gesamtkeller)	zerbrechliche Gefäße	1	5
	sonstige Behälter	20	20
3. Verkaufs- und Vorratsräume des Einzelhandels mit einer Grundfläche			
3.1 bis 60 m²	zerbrechliche Gefäße	5	10
	sonstige Behälter	60	120
3.2 über 60 bis 500 m²	zerbrechliche Gefäße	20	40
	sonstige Behälter	200	400
3.3 über 500 m²	zerbrechliche Gefäße	30	60
	sonstige Behälter	300	600

Tabelle 12.2 Anzeige- und erlaubnisfreie Lagerung

Ort der Lagerung	Art der Behälter	Lagermenge in Liter AI oder AII	oder B
Lagerräume über und unter Erdgleiche	zerbrechliche Gefäße	≤ 60	≤ 200
	sonstige Behälter	≤ 450	≤ 3000

Vorratsräume. Die VbF führt aus, daß die Lagerung brennbarer Flüssigkeiten der Gefahrklasse AI, AII oder B an den nachstehend in der Tab. 12.1 genannten Orten unzulässig ist, sofern die dort angegebenen Lagermengen überschritten werden (§ 11 Abs. 2 VbF).
Um Punkt 3 der Tab. 12.1 auch auf Apotheken anwenden zu können, wurde mit Einführung des Apothekenbesichtigungsberichtes durch die BGW dieser Punkt umbenannt in „Vorratsräume von Apotheken mit einer Grundfläche bis ...".
In Vorratsräumen von Apotheken mit einer Grundfläche bis zu 60 m² dürfen anzeige- und erlaubnisfrei in zerbrechlichen Gefäßen (Glas, Porzellan) 5 l AI- und 10 l AII- oder B-Flüssigkeiten sowie in sonstigen Gefäßen (Metall, Kunststoff, Aluminium) 60 l AI- und 120 l AII- oder B-Flüssigkeiten gelagert werden.
Per Definition sind Vorratsräume von Apotheken (Verkaufs- und Vorratsräume des Einzelhandels) Räume über oder unter Erdgleiche, in denen brennbare Flüssigkeiten für den Verkauf gelagert werden (TRbF 110 Nr. 4.41). Für den Verkauf lagern bedeutet, daß brennbare Flüssigkeiten in den genannten Räumen weder um- noch abgefüllt werden dürfen. Unter dieser Voraussetzung wurden explosionsgefährdete Bereiche nicht festgelegt (TRbF 110 Nr. 4.42). Die baulichen Anforderungen an diese Räume beschränken sich auf die feuerhemmende Abtrennung gegenüber den anderen Räumen der Apotheke (F30/T30 nach DIN 4102) oder des Hauses, indem sich die Apotheke befindet. Da die Vorratsraumtür in der Regel den einzigen Zutritt zu diesem Raum darstellt, ist dies gleichzeitig der Notausgang und hat dann in Fluchtrichtung aufzuschlagen (§ 30 Abs. 4 VBG 1).

Lagerräume. Bei den Lagerräumen in öffentlichen Apotheken und Krankenhausapotheken handelt es sich in der Regel um Räume über oder unter Erdgleiche, in denen brennbare Flüssigkeiten um- oder abgefüllt werden. Unabhängig von der Art der Abfüllung und der abgefüllten Menge gilt dann dieser Lagerraum als explosionsgefährdeter Bereich der Zone 1.
Die explosionsgefährdeten Bereiche werden gemäß der TRbF 100, Nummer 3 in drei Zonen eingeteilt:
Zone 0: Bereiche, in denen gefährliche explosionsfähige Atmosphäre ständig oder langzeitig vorhanden ist, z. B. im Inneren von Behältern, Apparaturen oder Rohrleitungen.
Zone 1: Bereiche, in denen damit zu rechnen ist, daß gefährliche explosionsfähige Atmosphäre gelegentlich auftritt, z. B. die nähere Umgebung der Zone 0 und der nähere Bereich um Füll- und Entleerungseinrichtungen.
Zone 2: Bereiche, in denen damit zu rechnen ist, daß gefährliche explosionsfähige Atmosphäre nur selten und dann auch nur kurzzeitig auftritt, z. B. Bereiche, die die Zonen 0 oder 1 umgeben.
Die baulichen Anforderungen an den Lagerraum für brennbare Flüssigkeiten der Zone 1 ergeben sich demnach in erster Linie aus dem Explosionsschutz nach TRbF 100, Nummer 3 und dem Brandschutz nach TRbF 110, Nummer 4.5. Anzeige- und erlaubnisfrei ist die Lagerung von brennbaren Flüssigkeiten, wenn die in Tabelle 12.2 angegebenen Lagermengen nicht überschritten werden.
Per Definition sind Lagerräume Räume über oder unter Erdgleiche, die dazu bestimmt sind, daß in ihnen brennbare Flüssigkeiten nicht nur vorübergehend gelagert werden (TRbF 110, Nr. 4.5.1).

An anzeige- und erlaubnisfreie Lagerräume für brennbare Flüssigkeiten werden in der TRbF 110, Nummer 4.5, folgende Anforderungen gestellt:

- Die Räume dürfen dem allgemeinen Verkehr (z. B. Kunden, Patienten) nicht zugänglich sein.
- Das Betreten der Räume durch Unbefugte ist verboten. Auf das Verbot muß durch eine deutlich sichtbare und gut lesbare Aufschrift hingewiesen werden.
- Die Räume müssen von angrenzenden Räumen feuerbeständig abgetrennt sein (Feuerwiderstandklassen F90/T90 nach DIN 4102).
- Die Räume dürfen keine Bodenabläufe haben.
- Schornsteine dürfen innerhalb der Lagerräume keine Öffnungen haben, auch wenn sie durch Schieber, Klappen oder in anderer Weise verschließbar sind.

In Lagerräumen, in den brennbare Flüssigkeiten auch um- oder abgefüllt werden, gelten folgende weitere Bedingungen der TRbF 100, Nr. 3.2:

- Betriebsmittel, Anlagen und Anlagenteile, an denen mit dem Auftreten von Zündquellen zu rechnen ist, müssen explosionsgeschützt ausgeführt werden, d. h. die elektrischen Betriebsmittel müssen in Übereinstimmung mit der VDE 0171 sein.
- Die Räume sind von Stoffen freizuhalten, die ihrer Art oder Menge nach geeignet sind, zur Entstehung oder Ausbreitung von Bränden zu führen, d. h. daß z. B. Phosphor, Peroxide, Papier und Kartonagen in diesen Räumen nicht mitgelagert werden dürfen.
- In den Räumen ist Feuer, offenes Licht und Rauchen verboten. Die Kennzeichnung der Räume hat durch das gleichlautende Verbotszeichen zu erfolgen.
- In explosionsgefährdeten Bereichen müssen Einmündungen und Schutzrohre für Kabel und Rohrleitungen gegen das Eindringen brennbarer Flüssigkeiten und deren Dämpfe geschützt sein.

Über die VbF/TRbF hinaus werden in weiteren Regelwerken Aussagen zu explosionsgefährdeten Räumen, zum Umgang mit brennbaren Flüssigkeiten und zum Brandschutz gemacht. Die ElexV fordert im Anhang zu § 3 Abs. 1 unter Punkt 4: Werden keine geschlossenen Apparaturen in Räumen verwendet, die verhindern, daß explosionsfähige Atmosphäre mit elektrischen Betriebsmitteln in Berührung kommt, so muß in diesen Räumen durch lüftungstechnische Maßnahmen die Menge oder Konzentration der explosionsfähigen Atmosphäre herabgesetzt werden. Nach den Richtlinien für die Vermeidung von Zündgefahren infolge elektrostatischer Aufladungen (ZH 1/200 Punkt 2.9 und 6.3) sind

- in den Zonen 0, 1 und 2 alle leitfähigen Gegenstände (z. B. Behälter, Trichter, Heber) zu erden, wenn deren Ableitwiderstand gegen Erde nicht größer als 10^6 Ω ist.

Der Apothekenbesichtigungsbericht der BGW (Abb. 12.6) weist auf der Rückseite die wichtigsten Anforderungen an Lagerräume aus. Zur Lüftung der Lagerräume wird gesagt, daß die Räume ausreichend be- und entlüftet sein müssen und dies durch einen 5fachen Luftwechsel pro Stunde bei Absaugung in Bodennähe erreicht werden kann.

Sicherheitsschränke. Sicherheitsschränke nach DIN 12 965 Teil 1 stellen eine Alternative dar, um brennbare Flüssigkeiten in Apotheken zu lagern. Der Deutsche Ausschuß für brennbare Flüssigkeiten (DAbF) empfiehlt für Betriebsstätten und Arbeitsräume, brennbare Flüssigkeiten in Sicherheitsschränken aufzubewahren, wenn örtliche Gegebenheiten oder Raumverhältnisse die Errichtung eines Lagerraumes nicht zulassen. Der Sicherheitsschrank wird auch empfohlen, wenn z. B. brennbare Flüssigkeiten täglich aus Vorratsräumen/Lagerräumen des Kellers in ein entfernt liegendes Labor transportiert werden müssen. In diesen Fällen bietet sich der Sicherheitsschrank im Apothekenlabor als Vorrats- und Lagerraumersatz an.

Der DAbF hat folgende Grundsätze aufgestellt:

1. Der DAbF hat in sicherheitstechnischer Hinsicht keine Bedenken, anzeige- und erlaubnisfreie Mengen brennbarer Flüssigkeiten – statt in einem gesonderten Lagerraum – auch innerhalb eines Arbeitsraumes in Sicherheitsschränken aufzubewahren.
2. Es dürfen nur Schränke verwendet werden, deren Übereinstimmung mit der DIN 12 925 Teil 1 geprüft ist und die den nachfolgenden Anforderungen genügen:
   - Die Feuerwiderstandsfähigkeit und die Eignung der Zu- und Abluftöffnungen nach DIN 12 925 Teil 1 sowie die Eignung der Feststellanlage der Türen müssen durch eine anerkannte Materialprüfanstalt nachgewiesen sein.
   - Das Innere eines Schrankes ist explosionsgefährdeter Bereich Zone 1. Betriebsmittel an und in den Schränken, die zu Zündgefahren Anlaß geben können, sind explosionsgeschützt auszuführen.
   - Die Schränke müssen an ein Abluftsystem angeschlossen sein, welches an ungefährdeter Stelle ins Freie mündet.

Für die Apotheken gibt es demnach drei Möglichkeiten für die Bevorratung von brennbaren Flüssigkeiten:

1. Einen Vorratsraum für brennbare Flüssigkeiten, der unter Einhaltung der vorgeschriebenen Lagermengen an AI, AII oder B Flüssigkeiten anzeige- und erlaubnisfrei ist (Tab. 12.1) und in dem brennbare Flüssigkeiten weder um- noch abgefüllt werden dürfen.
2. Einen Lagerraum für brennbare Flüssigkeiten, der unter Einhaltung der vorgeschriebenen Lagermengen an AI, AII oder B Flüssigkeiten anzeige- und erlaubnisfrei ist (Tab. 12.2) und in dem brennbare Flüssigkeiten abgefüllt werden dürfen.

3. Einen Sicherheitsschrank nach DIN 12 925 Teil 1, in dem anzeige- und erlaubnisfreie Lagermengen an brennbaren Flüssigkeiten vorrätig gehalten werden dürfen.

4.4.4 Arzneimittellagerraum, Aufenthalts-, Pausen-, Sanitärräume

Arzneimittellagerraum. Sofern brennbare Flüssigkeiten nur im Arzneimittellagerraum bevorratet und nicht um- oder abgefüllt werden, so ist unter Beachtung der Höchstlagermengen und Raumforderungen gemäß der VbF und TRbF für Vorratsräume und Lagerräume für brennbare Flüssigkeiten eine Mitlagerung möglich. Nicht möglich ist die Lagerung von brennbaren Flüssigkeiten im Arzneimittellagerraum, wenn dort brennbare Flüssigkeiten auch um- oder abgefüllt werden sollen, da die Bedingung der TRbF 100, Nr. 32, daß diese Räume von Stoffen freizuhalten sind, die ihrer Art oder Menge nach geeignet sind, zur Entstehung oder Ausbreitung von Bränden zu führen, nicht eingehalten werden kann. Kühlzellen als Arzneimittellager erfüllen nicht die baulichen Anforderungen an Vorratsräume oder Lagerräume für brennbare Flüssigkeiten. Eine Bevorratung von brennbaren Flüssigkeiten ist aus diesem Grund in Kühlzellen nicht möglich.

Bezüglich der Unfallverhütung und Arbeitssicherheit werden die gleichen Anforderungen gestellt wie bei den Betriebsräumen allgemein. Insbesondere ist darauf zu achten, daß die Verkehrswege in den Arzneimittellagerräumen frei gehalten werden. Regalsysteme müssen ausreichend dimensioniert und standfest sein. Müssen Arzneimittel aus hochgelegenen Regalfächern entnommen oder hineingestellt werden, so sind Leitern oder Tritte zu verwenden.

Nachtdienstzimmer. Die Anforderungen an das Nachtdienstzimmer werden im Bundesrahmentarifvertrag für Apothekenmitarbeiter und in der Apothekenbetriebsordnung beschrieben. Danach dürfen Arzneimittel, apothekenübliche Waren oder andere Warenvorräte im Nachtdienstzimmer nicht gelagert werden. Ein Nachtdienstzimmer, das gleichzeitig als Dienst- oder Geschäftsraum des Apothekenleiters dient, oder ein Nachtdienstzimmer, das gleichzeitig als Aufenthaltsraum vom Apothekenpersonal benutzt wird, ist zulässig. Im einzelnen werden folgende Anforderungen an das Nachtdienstzimmer gestellt:

– Schlafgelegenheit (z. B. Bett, Couch) mit Bettwäsche ist zur Verfügung zu stellen,
– Waschgelegenheit im Nachtdienstzimmer oder in der Nähe des Nachtdienstzimmers muß möglich sein.
– Das Nachtdienstzimmer muß beheizbar sein.
– Im Nachtdienstzimmer muß sich eine Nachtglocke befinden.
– Eine Sprechanlage zur Verständigung mit dem Kunden wird empfohlen.
– Ein Rundfunkgerät ist während der Dienstbereitschaft zur Verfügung zu stellen.

Aufenthaltsräume/Pausenräume. Das Erfordernis, Aufenthaltsräume oder Pausenräume aufgrund einer staatlichen oder berufsgenossenschaftlichen Vorschrift in Apotheken einzurichten, gibt es nicht. Da auch die Apothekenbetriebsordnung nicht vorschreibt, einen Aufenthaltsraum oder Pausenraum in der Apotheke einzurichten, muß auf die Arbeitsstättenverordnung mit den Arbeitsstättenrichtlinien zurückgegriffen werden, die u. a. auch den sozialen Arbeitsschutz beschreibt. Als allgemein anerkannte Regel der Technik sollte deshalb der § 29 der Arbeitsstättenverordnung, der die Pausenräume beschreibt, auch in den Apotheken umgesetzt werden, obwohl dies nicht zwingend vorgeschrieben ist.

Gemäß § 29 der Arbeitsstättenverordnung ist ein leicht erreichbarer Raum den Arbeitnehmern zur Verfügung zu stellen, wenn mehr als zehn Arbeitnehmer beschäftigt sind oder gesundheitliche Gründe oder die Art der ausgeübten Tätigkeit es erfordern. Dies gilt nicht, wenn die Arbeitnehmer in Büroräumen oder vergleichbaren Arbeitsräumen beschäftigt sind und dort die Voraussetzungen für eine gleichwertige Erholung während der Pausen gegeben ist.

Setzt man in der Apotheke voraus, daß eine gleichwertige Erholung während der Pausen nicht gegeben ist und gesundheitliche Gründe nicht einen Pausenraum erfordern, so empfiehlt es sich, zumindest bei mehr als zehn Arbeitnehmern einen Pausenraum einzurichten. Wenn ein Pausenraum eingerichtet wird, so sollte er folgenden Anforderungen genügen:

– Raumhöhe mindestens 2,5 m.
– Grundfläche je Arbeitnehmer mindestens 1 m^2.
– Entsprechend der Zahl der Arbeitnehmer, die gleichzeitig diesen Raum aufsuchen, Ausstattung mit Tischen, Sitzgelegenheiten mit Rückenlehne, Kleiderhaken, Abfallbehälter und bei Bedarf auch mit Vorrichtungen zum Anwärmen und zum Kühlen von Speisen und Getränken.

Sanitärräume. Nach der Bauordnung von Nordrhein-Westfalen müssen Nutzungseinheiten mit Räumen, in denen sich Menschen aufhalten, mindestens eine Toilette haben. Toilettenanlagen, die für zahlreiche Personen oder für die Öffentlichkeit bestimmt sind, müssen nach Geschlechtern getrennte Räume haben. Die Räume müssen einen eigenen Vorraum mit Waschbecken aufweisen.

Fensterlose Bäder und Toilettenräume sind nur zulässig, wenn eine wirksame Lüftung gewährleistet wird (§ 46 der BauONW). Die Arbeitsstättenverordnung führt im § 37 dazu aus, daß, wenn mehr als fünf Arbeitnehmer verschiedenen Geschlechts beschäftigt werden, vollständig getrennte Toilettenräume vorhanden sein sollen. Bei einem Umbau oder Neubau einer Apotheke sollte als Planungshilfe für die Beschaffenheit, Ausstat-

tung, Lüftung und Beleuchtung von Toilettenräumen die Arbeitsstättenrichtlinie 37/1 verwendet werden, die hierzu detailliert Auskunft gibt.
Zu empfehlen ist des weiteren der Einbau einer Dusche, insbesondere für das Personal, welches die Notdienste verrichten muß. Sofern keine Waschgelegenheit im Nachtdienstzimmer gegeben ist, kann auch ein Duschraum mit Handwaschbecken diese Bedingung erfüllen.

4.5 Sicherheitstechnische Anforderungen an Betriebsmittel

Neben dem Erfordernis, Betriebsräume der Apotheke zum Schutz der Arbeitnehmer und zum Schutz der Allgemeinheit herzurichten, hat der Unternehmer des weiteren die Pflicht, Betriebsmittel zur Verfügung zu stellen, die in erster Linie zum Schutz der Arbeitnehmer den geltenden staatlichen und berufsgenossenschaftlichen Vorschriften entsprechen müssen.

4.5.1 Leitern, Regale, Schränke

Leitern. Der Unternehmer hat Leitern und Tritte in der erforderlichen Art, Anzahl und Größe bereitzustellen (§ 18 Abs. 1 VBG 74). Versicherte dürfen ungeeignete Aufstiege anstelle von Leitern und Tritten nicht benutzen (§ 18 Abs. 2 VBG 74).
Bei kleinen Aufstiegshöhen werden häufig Tritte verwendet, das sind kleine ortsveränderliche Aufstiege mit einer maximalen Höhe von einem Meter. Tritte, die auch als Sitzhocker verwendet werden dürfen, bezeichnet man als Tritthocker mit einer maximalen Höhe von 0,72 m.
Die Leitergröße bei den Stehleitern wie auch bei den Anlegeleitern richtet sich nach der maximal erforderlichen Reichhöhe der Benutzer und der zu erreichenden Gegenstände. Zu kurze Leitern sind gefährlich, da sie den Benutzer zu riskanten Ballanceakten verleiten können. Zu lange Leitern sind sperrig und schwer, so daß sie häufig nicht benutzt werden. Die geringste Sicherheit für den Benutzer bieten einfache Anlegeleitern. Besser für Apotheken geeignet sind sogenannte Rolleitern, deren Leiterkopf und -fuß auf Rollen gelagert sind und deren Leiterkopfrollen in festverankerten Laufschienen geführt werden. Anwendung finden sollen diese Rolleitern bei oft benutzten Regalwänden oder Regalschranksystemen.
Der Unternehmer hat schadhafte Leitern und Tritte der Benutzung zu entziehen. Er darf sie erst wieder nach sachgerechter Instandsetzung für die Benutzung bereitstellen, wenn die ursprüngliche Festigkeit wiederhergestellt und sicheres Begehen gewährleistet ist (§ 20 Abs. 2 VBG 74). Leitern und Tritte, die nicht mehr reparaturfähig sind, sollten möglichst sofort vernichtet werden. Dies ist die wirksamste Methode, sie der Benutzung zu entziehen.
Bei Neukauf von Leitern und Tritten ist auf das GS-Zeichen zu achten. Man kann davon ausgehen, daß diese Leitern und Tritte in Übereinstimmung mit den geltenden sicherheitstechnischen Bestimmungen sind.
Versicherte dürfen schadhafte Leitern und Tritte ebensowenig wie Stühle, Bürostühle, Tische o. ä. als Aufstiegshilfe benutzen. Der Unternehmer hat die Versicherten diesbezüglich mindestens einmal jährlich zu unterweisen.
Leitern und Tritte müssen letztlich wiederkehrend auf ihren ordnungsgemäßen Zustand hin geprüft werden. Dies kann durch den Unternehmer selbst oder durch eine ihm beauftragte Person erfolgen. Die Zeitabstände für die Prüfung richten sich nach den Betriebsverhältnissen. Dies kann bei andauernden, unter Umständen mit hoher Beanspruchung verbundenem Einsatz der Leitern eine tägliche Prüfung bedeuten.

Regale und Schränke. Zu beachten ist die Standsicherheit von ortsfesten Regalen oder Schränken, die in jedem Betriebszustand gegeben sein muß. Erreicht werden kann dies, indem man Regale oder Schränke mittels Schrauben mit dem Mauerwerk oder mit Fußboden und Decke verbindet.
Bei bestimmungsgemäßer Verwendung müssen Regale und Schränke den jeweiligen zu erwartenden Belastungen genügen. Schwere Gegenstände sind im unteren Bereich und leichte Gegenstände im oberen Bereich zu deponieren. Bei der Aufstellung von Regalen und Schränken ist zu beachten, daß Gänge, die nur für das Be- und Entladen von Hand bestimmt sind (Nebengänge), mindestens 0,75 m breit sein müssen (Ziff. 4.1.4 ZH 1/428).
Für verfahrbare Regale und Schränke gelten die weitergehenden Regelungen der Richtlinien für Lagereinrichtungen und -geräte (ZH 1/428). Bei Auftragsvergabe an Lieferfirmen und/oder Montageunternehmen ist auf die Einhaltung der Anforderungen gemäß der ZH 1/428 schriftlich hinzuweisen.

4.5.2 Dezentrale Gasversorgung, Flüssiggasanlagen

Brenner mit dezentraler Gasversorgung. Bunsenbrenner, Teklu-, Mikro- oder Allgasbrenner werden häufig in Apothekenlaboratorien dezentral betrieben. Für die Verwendung von Flüssiggasen in Druckgasbehältern gelten besondere Bestimmungen, die in der Druckbehälterverordnung, in der Unfallverhütungsvorschrift „Verwendung von Flüssiggas" (VBG 21) und in den Richtlinien für die Verwendung von Flüssiggas (ZH 1/455) geregelt sind.
Sollen die Brenner mit Flüssiggas aus einer ortsbeweglichen Druckgasflasche betrieben werden, so ist in der Regel eine 1 Liter Butangasflasche mit einem Füllgewicht von 425 g geeignet. Betrieben werden dürfen Brenner mittels Flüssiggas nur, wenn Sicherheits- und Regeleinrichtungen vorhanden sind (§ 7 Abs. 5 VBG 21 i. V. m. TRG 253 und TRG 254), d. h. auch 1 Liter Druckgasflaschen müssen ein aufschraubbares Sicherheitsventil (Flaschenventil) und einen Druckregler haben. Die Verbindung zwischen Druckregler und Bren-

ner kann mittels eines Gasschlauches erfolgen, der den Regeln der Technik (DIN 4815 Teil 1) entsprechen muß. Die Schlauchverbindungen müssen durch fabrikmäßig fest eingebundene Schraubanschlüsse oder durch Schlauchklemmen und genormte Schlauchtüllen hergestellt sein.
Verboten ist es, ortsbewegliche Druckgasbehälter unter Erdgleiche zu lagern oder zu verwenden. Dies gilt nicht für Gebrauchsbehälter mit einem Rauminhalt von nicht mehr als einem Liter (§ 6 Abs. 6 VBG 21).
Bei Verwendung von Druckgaskartuschen mit aufgesetzter Entnahmeeinrichtung (Brenner) sind die Forderungen der Technischen Regeln für Druckgase (TRG 301) und die Unfallverhütungsvorschrift VBG 21 zu beachten.
Druckgaskartuschen mit einem Nettofassungsvermögen von mehr als 220 ml müssen ebenso wie die dazugehörigen Halterungen oder Entnahmeeinrichtungen bauartgeprüft sein. Verboten ist es, externe Brenner mittels einer Verbindungsleitung aus Druckgaskartuschen zu betreiben. Gefüllte Kartuschen dürfen nicht einer Erwärmung von über 50 °C ausgesetzt werden. Benutzt werden dürfen Flüssiggasanlagen mit Druckgaskartuschen auch in Apothekenlaboren unter Erdgleiche. Nicht aufbewahrt werden dürfen Flüssiggasanlagen mit Einwegbehältern (Druckgaskartuschen)

– an Orten, an denen Gefahr für diese Flüssiggasanlage besteht, z. B. in Schubladen, Werkzeugkästen etc.,
– in Räumen unter Erdgleiche,
– in unbelüfteten Behältnissen, z. B. in unbelüfteten Schränken. (§ 27 Abs. 4 VBG 21)

Flüssiggasanlagen. Soll ein Apothekenlabor mit Flüssiggas versorgt werden, so muß die Anlage durch sachverständige Installateure errichtet werden. Bau und Ausrüstung von Versorgungsanlagen, der Betrieb von Flüssiggasanlagen für Gewerbebetriebe und die Lagerung von Druckgasbehältern sind in der Unfallverhütungsvorschrift VBG 21, in den Richtlinien für die Verwendung von Flüssiggas (ZH 1/455) und in den Technischen Regeln für Druckgase (TRG 280) geregelt. Danach sind folgende Punkte zu beachten:

– Flüssiggasanlagen für Brennzwecke, die aus Druckgasbehältern versorgt werden, dürfen nicht unter Erdgleiche aufgestellt werden. Dies gilt nicht für in Gebrauch befindliche Druckgasbehälter mit einem Rauminhalt von nicht mehr als einem Liter (§ 6 Abs. 6 VBG 21).
– In Arbeitsräumen bis 500 m³ sowie für jede weitere 500 m³ Rauminhalt dürfen
  1. ein Druckgasbehälter mit einem zulässigen Füllgewicht bis 33 kg oder
  2. zwei Druckgasbehälter mit einem zulässigen Füllgewicht bis jeweils 14 kg
  aufgestellt werden (§ 6 Abs. 11 VBG 21).
– Das Aufstellen von Druckgasbehältern in Durchgängen, Durchfahrten, Treppenräumen, Haus- und Stockwerksfluren, engen Höfen usw. ist nur für vorübergehend dort auszuführende Arbeiten zulässig, wenn gleichzeitig besondere Schutzmaßnahmen (Absperrung, Sicherung des Fluchtweges, Lüftung) getroffen sind (§ 6 Abs. 7 VBG 21).
– Zum Entleeren angeschlossene Druckgasbehälter haben einen Schutzbereich nach TRG 280, in dem sich keine Kelleröffnungen und -zugänge, Gruben und ähnliche Hohlräume, Kanaleinläufe ohne Flüssigkeitsverschluß, Luft- und Lichtschächte sowie brennbares Material befinden dürfen (§ 6 Abs. 4 VBG 21).
– Flüssiggasanlagen müssen so aufgestellt und aufbewahrt sein, daß die Behälter und ihre Armaturen gegen mechanische Beschädigungen geschützt sind (§ 6 Abs. 2 VBG 21).
– Ventilverschlüsse von nicht angeschlossenen Druckgasbehältern müssen mit Verschlußmuttern verschlossen sein (TRG 280 – 3.16).
– Flaschenventile von entleerten Flaschen sind zu schließen und mit der zugehörigen Schutzkappe zu sichern (TRG 280 – 3.16).
– Hinter dem Flaschenventil des Druckgasbehälters ist zur Erhaltung eines gleichmäßigen Druckes ein normgerechter Druckregler anzuordnen. Besonders zweckmäßig: Regler mit einstellbarem Ausgangsdruck (§ 11 Abs. 3 VBG 21).
– Leitungen zwischen Versorgungsanlage und Verbrauchseinrichtungen müssen fest verlegt sein. Bei ortsveränderlichen Flüssiggasanlagen dürfen Schlauchleitungen verwendet werden (§ 8 Abs. 1 und 4 VBG 21).
– Schlauchverbindungen müssen fabrikmäßig fest eingebundene Schraubanschlüsse haben oder mit Schlauchklemmen und genormten Schlauchtüllen hergestellt sein (§ 9 Abs. 3 VBG 21).
– Reparaturen an Flüssiggasanlagen dürfen nur von Sachkundigen durchgeführt werden (§ 18 Abs. 1 VBG 21).
– Vor Inbetriebnahme der Flüssiggasanlage, nach Reparaturen sowie die Betriebssicherheit der Flüssiggasanlage beeinflussende Veränderungen hat der Unternehmer die ordnungsgemäße Beschaffenheit der Anlage von Sachkundigen prüfen und bescheinigen zu lassen. Wiederkehrende Prüfungen sind für ortsfeste Verbrauchsanlagen nach 4 Jahren und bei ortsveränderlichen Verbrauchsanlagen nach 2 Jahren durch einen Sachkundigen erforderlich (§ 33 VBG 21).

Lagerräume für Druckgasbehälter. Da bei falscher Lagerung von Druckgasbehältern Brand- und Explosionsgefahr bestehen kann, werden an Lagerräume für Druckgasbehälter in Gebäuden hohe Anforderungen gestellt. Unter Beachtung von Schutzzonen ist auch die Lagerung von Druckgasbehältern im Freien möglich. Eine weitere Möglichkeit, Druckgasflaschen im Anwendungsraum aufzustellen und zu lagern, stellen Sicherheitszellen nach DIN 12 925 Teil 2 dar.
An den Lagerraum für Druckgasbehälter in Gebäuden werden gemäß TRG 280 folgende Anforderungen gestellt:

- Betreten des Lagerraumes durch Unbefugte ist untersagt. Hinweisschild mit folgender Aufschrift muß vorhanden sein: „Feuer- und Explosionsgefahr! Rauchen und Umgang mit offenem Licht oder Feuer verboten."
- Es muß ein geeigneter Feuerlöscher leicht erreichbar vorhanden sein.
- Im Lagerraum dürfen sich keine Gruben und Kanäle bzw. Bodenabläufe befinden.
- Es dürfen keine Schornsteinreinigungsöffnungen vorhanden sein.
- Außenwände von Lagerräumen müssen mindestens feuerhemmend ausgeführt sein.
- Für einen sicheren Stand der Behälter durch ebene und feste Fußböden ist zu sorgen. Fußbodenbeläge müssen aus schwer entflammbarem Material bestehen.
- Es müssen unmittelbar ins Freie führende Zu- und Abluftöffnungen mit einem Mindestquerschnitt von jeweils 1/200 der Bodenfläche des Raumes vorhanden sein.
- Lagerräume, die an einen öffentlichen Verkehrsweg angrenzen, sind an dieser Seite mit einer Wand ohne Türen und, bis zu einer Höhe von 2 m, ohne öffenbare Fenster oder sonstige Öffnungen auszuführen.
- Lagerräume müssen durch eine selbstschließende feuerhemmende Tür gegenüber anschließenden Räumen abgetrennt sein.
- Lagerräume, in denen mehr als 25 gefüllte Flüssiggasflaschen oder 2 gefüllte Druckgasfässer gelagert werden, dürfen nicht unter oder über Räumen zum dauernden Aufenthalt von Menschen liegen.
- Der Abstand von Flüssiggasflaschen zu Heizkörpern u. a. muß mindestens 0,50 m betragen.
- Flüssiggas darf nicht mit anderen brennbaren Stoffen zusammen gelagert werden.

4.5.3 Aufzüge, Druckbehälter, Laborabzüge

Aufzüge. Wird in einer Apotheke ein Aufzug betrieben, so sind die Rechtsvorschriften der Aufzugsverordnung (AufzV) maßgebend. Danach gilt die Aufzugsverordnung nur für Aufzugsanlagen, die gewerblichen oder wirtschaftlichen Zwecken dienen und in deren Gefahrenbereich Arbeitnehmer beschäftigt sind. Aufzugsanlagen im Sinne der Aufzugsverordnung sind Anlagen, die zur Personen- oder Güterbeförderung zwischen festgelegten Zugangs- oder Haltestellen bestimmt sind sowie deren Lastaufnahmemittel. Sie müssen in einer senkrechten oder gegen die Waagerechte geneigten Fahrbahn bewegt und mindestens teilweise geführt werden.
Für kraftbetriebene Anlagen zum Material- und Personentransport, die eine Förderhöhe von 1,8 m überschreiten gilt die Aufzugsverordnung:
- *Anzeigepflicht.* Wer eine Aufzugsanlage errichtet oder wesentlich ändert, hat dies dem Sachverständigen schriftlich anzuzeigen. Die Anzeige ist zu erstatten, bevor mit der Errichtung oder Änderung der Anlage begonnen wird. Bei den Sachverständigen handelt es sich um amtlich anerkannte Sachverständige, die Angestellte technischer Überwachungsorganisationen sind.
- *Erlaubnis.* Sofern kein Mühlenaufzug, Lagerhausaufzug oder Behindertenaufzug in Betrieb genommen wird, bedarf es keiner Erlaubnis der zuständigen Behörde.
- *Abnahmeprüfung.* Aufzugsanlagen dürfen nach ihrer Errichtung oder wesentlichen Änderung erst in Betrieb genommen werden, wenn der Sachverständige aufgrund einer Prüfung (Abnahmeprüfung) festgestellt hat, daß sie entsprechend den Anforderungen der Aufzugsverordnung errichtet oder geändert worden sind und hierüber eine Bescheinigung erteilt hat.
- *Hauptprüfung.* Die Hauptprüfung ist nach Ablauf von zwei Jahren seit Abschluß der Abnahmeprüfung oder der letzten Hauptprüfung durchzuführen. Abweichend davon beträgt die Frist vier Jahre bei ausschließlich der Güterbeförderung dienenden Aufzugsanlagen, deren Tragfähigkeit höchstens 1000 kg beträgt.
- *Zwischenprüfung.* Zwischen der Abnahmeprüfung und der ersten Hauptprüfung sowie zwischen den Hauptprüfungen unterliegen die Aufzugsanlagen einer nicht angekündigten Zwischenprüfung durch den Sachverständigen.
- *Prüfbescheinigung.* Der Sachverständige hat über das Ergebnis einer Prüfung eine Bescheinigung zu erteilen.
- *Veranlassung der Prüfung.* Wer eine Aufzugsanlage betreibt, hat zu veranlassen, daß die Hauptprüfungen und die durch die Aufsichtsbehörde angeordneten Prüfungen vorgenommen werden.
- *Betrieb.* Wer eine Aufzugsanlage betreibt, hat die Anlage ordnungsgemäß zu betreiben und in betriebssicherem Zustand zu erhalten, insbesondere in dem erforderlichen Umfang von einer sachkundigen Person warten und instandsetzen zu lassen.
- *Aufzugswärter.* Wer eine Aufzugsanlage betreibt, in der Personen befördert werden dürfen, hat mindestens einen Aufzugswärter zu bestellen.
- *Unfall- und Schadensanzeige.* Der Betreiber einer Aufzugsanlage hat jeden Unfall bei dem Betrieb der Anlage, bei dem ein Mensch getötet oder verletzt worden ist, der Aufsichtsbehörde unverzüglich anzuzeigen.

Druckbehälter. Mögliche Gefahren in Apotheken können auch von Druckbehältern ausgehen. Sie müssen so beschaffen sein, daß sie den aufgrund der vorgesehenen Betriebsweise zu erwartenden mechanischen, chemischen und thermischen Beanspruchungen sicher genügen und dicht bleiben. Um dies zu gewährleisten, bedarf es in Abhängigkeit der zulässigen Betriebsdrücke, der Druckinhaltsprodukte und der verwendeten Dämpfe oder Gase Prüfungen, die durch die Verordnung über Druckbehälter und Füllanlagen (DruckbehV) vorgegeben werden.

Innerbetriebliche Arbeitsschutzorganisation

Prüfgruppe Druck durch:		zuläss. Betr.-Überdr.	Druck-Inhaltsprodukt	Prüfung vor Inbetriebnahme				Wiederkehr. Prüf.	
				erstmalig Sachverst.	Druckprüf. Hersteller	Abnahmeprüfung Sachverst.	Sachkund.	Sachverst.	Sachkund.
a) Gase od. Dämpfe		P in bar	P/$_{bar}$ × V/$_l$	(beim Herst.)	brennbares, ätzendes oder giftiges Gas	(b. Anwend.)	brennbares, ätzendes oder giftiges Gas		brennbares, ätzendes oder giftiges Gas
		0,01 – 0,1	– tiefkalte, flüss. Gase						
b) Flüss. od. Feststoff + Gas- od. Dampf-polster	I	≤ 25	≤ 200	–	ja	–	ja	–	ja
	II	> 25	≤ 200	–	ja	–	ja	–	ja
		≤ 1	>200						
c) Flüss. mit "niedriger" Siedetemp.	III	>1	200 – 1000	ja oder	–	ja oder	–	–	ja
	IV	>1	>1000	ja oder	–	ja oder	–	ja	Prüfg. legt Betreiber fest
Flüss. mit "hoher" Siedetemp.	V	≤ 500			Baumuster i. Hvbd-Reg. und Herst.-Druckprüf.	Baumuster u. Aufstellungs-prüf. durch Sachkundigen		innere = 5 J. Druck = 10 J. beheizt: äußere = 2 J.	ja
		>500	≤ 1000	–			ja		
bezogen auf Temperatur bei Atmo-sphärendruck	VI	>500	1000 – 10000	ja oder	–	ja oder	–	–	ja
	VII	>500	>10000	ja oder	–	ja oder	–	ja	–

Abb. 12.14 Druckbehälter-Prüfungen

Der Hersteller hat anzugeben in welcher Prüfgruppe der verwendete Druckbehälter eingruppiert worden ist. Gemäß der angegebenen Prüfgruppe können Prüfungen vor der Inbetriebnahme und wiederkehrende Prüfungen durch Hersteller, Sachkundige oder Sachverständige erforderlich sein. Die Abb. 12.14 stellt die erforderlichen Druckbehälterprüfungen der jeweiligen Prüfgruppe gemäß der Druckbehälterverordnung in Kurzform dar.

In der Apotheke zu Sterilisationszwecken verwendete Autoklaven der Prüfgruppe II dürfen z. B. erst in Betrieb genommen werden,

- wenn der Hersteller den Druckbehälter einer Druckprüfung unterzogen und eine Bescheinigung erteilt hat, daß der Druckbehälter ordnungsgemäß hergestellt worden ist und daß er nach dem Ergebnis der Druckprüfung den insoweit zu stellenden Anforderungen entspricht und
- nachdem ein Sachkundiger den Druckbehälter einer Abnahmeprüfung unterzogen oder bescheinigt hat, daß dieser den im Rahmen dieser Prüfung zu stellenden Anforderungen entspricht.

Wiederkehrende Prüfungen für Autoklaven der Prüfgruppe II werden aufgrund der Erfahrungen mit Betriebsweise und Beschickungsgut vom Betreiber festgelegt. Die Prüfungen müssen durch einen Sachkundigen erfolgen.

Laborabzüge. Laborabzüge sind immer dann zu verwenden, wenn mit dem Entstehen von giftigen, ätzenden oder brennbaren Gasen bzw. Dämpfen zu rechnen ist. Das Um- und Abfüllen von brennbaren Flüssigkeiten im Labor sollte, da dabei eine gefährliche explosionsfähige Atmosphäre entstehen kann, ebenfalls im Abzug vorgenommen werden. In Abhängigkeit von der Größe der verwendeten Gefäße oder Behälter, die im Laborabzug gehandhabt werden müssen, ist die Größe des Laborabzuges zu wählen.

Die Richtlinien für Laboratorien (ZH 1/119) beschreiben die Anforderungen an Laborabzüge und die DIN-Norm 12 924 Teil 4 in Verbindung mit DIN-Norm 12 924 Teil 1 den Laborabzug in öffentlichen Apotheken. Demnach sollen Laborabzüge in Apotheken folgenden Anforderungen genügen:

- Abzüge müssen aus Werkstoffen bestehen, die den zu erwartenden mechanischen, chemischen und thermischen Beanspruchungen bei bestimmungsgemäßem Gebrauch standhalten.
- Abzugsrohre und -kanäle müssen so beschaffen und ausgelegt sein, daß sie nicht zur Brandübertragung beitragen können.
- Fenster von Abzügen müssen mit Sicherheitsglas, vorzugsweise Verbund-Sicherheitsglas, oder geeignetem Kunststoff ausgerüstet sein.
- Abzüge müssen mit Einrichtungen ausgerüstet sein, die eine Druckentlastung ermöglichen. Geeignete Druckentlastungseinrichtungen sind z. B. lose eingelegte Platten geringen Gewichtes die gegen Fortfliegen gesichert sind.
- Vertikal verschiebbare Abzugsfenster, insbesondere Frontschieber, müssen gegen Herunterfallen gesichert sein. Der Abzug muß mit Eingriffsöffnungen ausgerüstet und schließbar sein. Am Frontschieber muß an gut sichtbarer Stelle ein Hinweisschild mit der Aufschrift „Frontschieber geschlossen halten" angebracht sein. Das Zeichen muß der UVV „Sicherheitskennzeichnung am Arbeitsplatz" (VBG 125) entsprechen.
- Auch bei geschlossenem Frontschieber muß eine ausreichende Luftzufuhr erhalten bleiben. Das Schließen des Frontschiebers darf keine Verletzungsgefahr mit sich bringen können.
- In Abzügen fest installierte Entnahmestellen für flüssige oder gasförmige Stoffe müssen von außen zu betätigen sein. Die Zuordnung der

Griffe von Armaturen muß eindeutig erkennbar sein.
- Die Beleuchtung soll der DIN 5035 Teil 1 entsprechen. Die Nennbeleuchtungsstärke auf der Arbeitsplatte muß mindestens 400 Lux betragen.
- Laborabzüge in Apotheken dürfen nur als Abluftlaborabzüge mit Ventilator betrieben werden, bei denen die Gase oder Dämpfe über ein Rohrleitungssystem an gefahrloser Stelle ins Freie geleitet werden.
- Ist mit dem Entstehen gefährlicher explosionsfähiger Atmosphäre im Laborabzug zu rechnen, so empfiehlt sich ein Laborabzug mit explosionsgeschützter Beleuchtung und explosionsgeschütztem Ventilator.

4.5.4 Sicherheitsschränke, Zytostatikawerkbänke

Sicherheitsschränke. Sicherheitsschränke zur Aufbewahrung von brennbaren Flüssigkeiten in den Betriebsräumen einer Apotheke stellen eine Alternative zum Vorratsraum oder Lagerraum für brennbare Flüssigkeiten dar. Insbesondere bietet sich die Verwendung von Sicherheitsschränken zur Bevorratung von brennbaren Flüssigkeiten in Laboratorien an, da deren Mengen an brennbaren Flüssigkeiten in der Regel gering sind. In öffentlichen Apotheken kann z. B. ein Sicherheitsschrank, der als Laborabzugsunterschrank ausgebildet ist, ausreichend sein.

Sicherheitsschränke werden in fast allen Größen und Ausführungen angeboten. Für alle gilt jedoch, daß sie der DIN 12 925 Teil 1 entsprechen müssen.

Folgendes ist zu beachten:
- Nur Sicherheitsschränke nach DIN 12 925 Teil 1 besitzen die Ausnahmezulassung zur Lagerung brennbarer Flüssigkeiten.
- Sie müssen widerstandsfähig gegen Feuer sein, selbstschließende Türen haben und mit selbstschließenden Lüftungsanschlüssen ausgestattet sein.
- Sie müssen an ein technisches Abluftsystem angeschlossen sein, welches bei geschlossenem Schrank mindestens einen zehnfachen Luftwechsel pro Stunde gewährleistet.
- Das technische Abluftsystem muß kontinuierlich, d. h. ständig über 24 Stunden, betrieben werden, und die Abluft muß an ungefährdeter Stelle ins Freie münden.
- Betriebsmittel an und in den Sicherheitsschränken müssen explosionsgeschützt ausgeführt sein.

Zu beachten ist des weiteren:
- Sicherheitsschränke werden ohne technische Lüftung geliefert.
- Die Installation des Kleinradialventilators und des Rohrleitungssystems außerhalb des Sicherheitsschrankes hat durch Sachkundige zu erfolgen.
- Abluftrohrleitungssysteme verschiedener technischer Lüftungssysteme sind nicht zusammenzuführen.

Werden z. B. die Abluftrohre von Laborabzug und Sicherheitsschrank zusammengeführt, so kann ein Teilabluftstrom des Sicherheitsschrankes über den Laborabzug in das Apothekenlabor zurückgeführt werden, wenn der Laborabzug nicht benutzt wird und die Frontscheibe nicht geschlossen ist. Eine Abluftrückführung in das Apothekenlabor wird sicher vermieden durch getrennte Rohrleitungssysteme.

Zytostatikawerkbänke. Bei der Zubereitung und Anwendung von Zytostatika sind bestimmte Maßnahmen hinsichtlich der Organisation, der Arbeitstechnik sowie der Verwendung technischer Hilfs- und Schutzmittel erforderlich. Aus Sicherheitsgründen gilt die zentrale Zubereitung in der Apotheke als optimale Organisationsform (s. Kap. 2.2). Die technischen und organisatorischen Schutzmaßnahmen, die der Unternehmer und die Beschäftigten bei der Herstellung von Zytostatika zu beachten haben, werden in der Unfallverhütungsvorschrift „Umgang mit krebserzeugenden Gefahrstoffen" (VBG 113) und im Merkblatt „Sichere Handhabung von Zytostatika" (M 620) beschrieben. Nach § 13 Abs. 5 der Unfallverhütungsvorschrift VBG 113 müssen arbeits- und verfahrensbedingt entstehende krebserzeugende Gefahrstoffe, die in die Arbeitsbereichsatmosphäre gelangen können, an ihrer Entstehungs- oder Austrittsstelle vollständig erfaßt, abgesaugt und gefahrlos abgeführt werden, soweit dies nach dem Stand der Technik möglich ist. Abzüge sollen demnach gewährleisten, daß Aerosole bzw. Stäube von Zytostatika nicht in den Atembereich der Beschäftigten gelangen. Dies schließt konsequenterweise auch die Filterung der Abluft durch einen Hochleistungs-Schwebstoffilter ein. Es sind diejenigen Abzüge geeignet, die die Prüfkriterien der Norm DIN 12 950 „Sicherheitswerkbänke für mikrobiologische und biotechnologische Arbeiten" bzw. des eigens für diesen Anwendungszweck geschaffenen Prüfgrundsatzes „Zytostatika-Werkbänke" (GS-GES-04) erfüllen. Eine Auflistung der von den anerkannten Prüfstellen typgeprüften, mit GS-Zeichen versehenen Werkbänken ist Beilage des Merkblattes M 620.

Zu beachten ist, daß Sicherheitswerkbänke der Klasse 2 nach DIN 12 950 zugluftfrei aufgestellt werden müssen und schnelle Bewegungen der Hände im schützenden Luftvorhang zu vermeiden sind, um die Absaugwirkung nicht zu beeinträchtigen.

Zytostatika-Werkbänke entsprechend dem Prüfgrundsatz GS-GES-04, die speziell für die Zubereitung von Zytostatika im Stationsbereich konzipiert wurden, können auch an Orten eingesetzt werden, die nicht immer eine zugfreie Aufstellung gewährleisten. Durch die geschlossene Bauweise mit zwei Arbeitsöffnungen in der Frontscheibe ist bei dieser Konstruktion eine Beeinflussung des Luftstromes im Abzug durch Zugluft von außen nicht gegeben.

– Mit Zytostatika kontaminierte Abfälle sind in gekennzeichneten, ausreichend widerstandsfähigen und dichtschließenden Einwegbehältnissen zu sammeln und der Entsorgung zuzuführen. Solche Abfälle sind z. B. Tupfer, Einweghandschuhe, Plastik- und Papiermaterial, Aufwischtücher, Filter von Abzügen.

4.6 Arbeitsmedizinische Vorsorgeuntersuchungen

Die Prävention möglicher Berufserkrankungen erfordert bei bestimmten Tätigkeiten neben technischen Schutzmaßnahmen auch regelmäßige arbeitsmedizinische Vorsorgeuntersuchungen. Blutentnahme und Blutdiagnostik gelten als Tätigkeiten mit Infektionsgefährdung. Das Personal, das dieser Gefährdung ausgesetzt ist, unterliegt regelmäßigen arbeitsmedizinischen Vorsorgeuntersuchungen gemäß der Unfallverhütungsvorschrift „Arbeitsmedizinische Vorsorge" (VBG 100), die sich in

– arbeitsmedizinische Erstuntersuchung vor Aufnahme der gefährdenden Tätigkeit und
– arbeitsmedizinische Nachuntersuchungen während dieser Tätigkeit

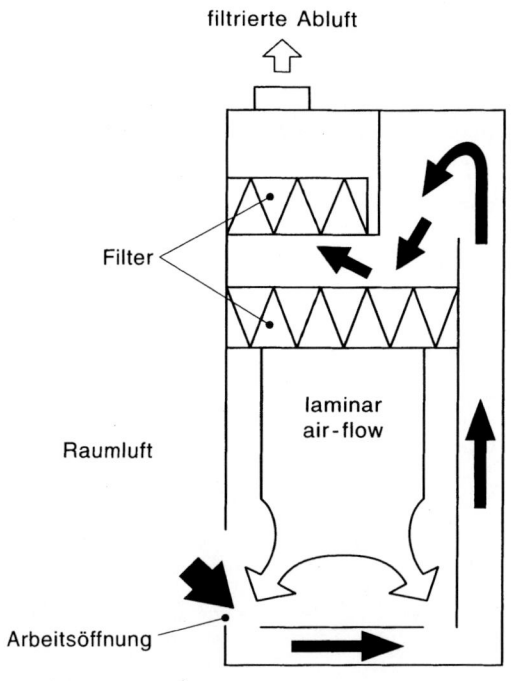

Abb. 12.15 Turbulenzarme Veränderungsströmung (laminar air-flow) in der Sicherheitsbank Kl. 2 DIN 12950

gliedern. Die Erstuntersuchung hat vor Aufnahme der gefährdenden Tätigkeit, die erste Nachuntersuchung nach einem Jahr und alle weiteren in einem 3-Jahres-Rhythmus zu erfolgen. Arbeitsmedizinische Vorsorgeuntersuchungen dürfen nur durch einen von der Berufsgenossenschaft ermächtigten Arzt durchgeführt werden. Die Vorsorgeuntersuchungen durch den ermächtigten Arzt haben nach dem berufsgenossenschaftlichen Grundsatz G42 „Infektionskrankheiten" zu erfolgen. Dieser berufsgenossenschaftliche Grundsatz beschreibt den Untersuchungsumfang im Hinblick auf

– Tuberkuloseerreger (Teil 1)
– Hepatitis-A-Viren (Teil 2) und
– Hepatitis-B-Viren (Teil 3)

Bei der Aufstellung und Bedienung von Zytostatika-Werkbänke nach DIN 12950 der Klasse 2 oder nach GS-GES-04 sind folgende Sicherheitsbestimmungen zu beachten (s. Kap. 2.2.6):

– Werkbänke sind abseits stark frequentierter Verkehrsflächen so aufzustellen, daß ein sicheres und ungestörtes Arbeiten möglich ist.
– Die gefilterte Abluft sollte zur zusätzlichen Sicherheit an ungefährdeter Stelle mittels einer Rohrleitung ins Freie geführt werden. Die Herstellerangaben sind zu beachten.
– Absaug- und Abscheidevorrichtung (Filter) von Werkbänken sind in vom Unternehmer festzulegenden Intervallen unter Zugrundelegung der Herstellerangabe zu warten. Die Funktionsfähigkeit muß nach Bedarf, jedoch mindestens alle zwei Jahre geprüft werden.
– Beim Arbeiten an Werkbänken haben die Beschäftigten Schutzkittel mit langem Arm und geeignete Schutzhandschuhe zu tragen.
– Nur sachkundiges Personal darf Zytostatika zur Applikation herrichten. Aushilfskräfte, wie z. B. Zivildienstleistende in Krankenhäusern, dürfen nicht mit der Herrichtung von Zytostatika beschäftigt werden. Auszubildende dürfen diese Arbeiten nur unter Aufsicht durchführen.
– Besonders gefährdete Personen, wie Schwangere und Stillende, dürfen nicht mit Zytostatika umgehen.
– Arbeitsmedizinische Vorsorgeuntersuchungen für das Personal, das mit Zytostatika Umgang hat, sind zu empfehlen.

Der ermächtigte Arzt ist verpflichtet, dem Unternehmer und den Beschäftigten eine Bescheinigung über das Untersuchungsergebnis auszustellen. Sie schließt Untersuchungsbefunde oder Diagnosen nicht ein und beschränkt sich auf die Feststellung, ob gesundheitliche Bedenken gegen eine Beschäftigung an einem bestimmten Arbeitsplatz bestehen oder nicht, sowie auf ergänzend hierzu ausgesprochene Bedingungen oder Empfehlungen für den Unternehmer im Hinblick auf die Arbeitsplatzgestaltung. Untersuchungsbefunde oder Diagnosen unterliegen der ärztlichen Schweigepflicht und dürfen nur dem Beschäftigten bekanntgegeben werden.
Die arbeitsmedizinischen Vorsorgeuntersuchungen müssen durch den Unternehmer veranlaßt werden. Die Kosten dieser Untersuchungen trägt der Unternehmer. Über die arbeitsmedizinischen Vorsorgeuntersuchungen hinaus hat gemäß § 4

der Unfallverhütungsvorschrift „Gesundheitsdienst" (VBG 103) der Unternehmer in Absprache mit dem ermächtigten Arzt, der die arbeitsmedizinischen Vorsorgeuntersuchungen durchführt, den Beschäftigten Immunisierungsmaßnahmen anzubieten. Zu empfehlen ist für Beschäftigte, die Umgang mit Blut haben, die aktive Immunisierung gegen Hepatitis B. Die Kosten durchgeführter Immunisierungsmaßnahmen müssen vom Unternehmer getragen werden.

4.7 Grundausstattung an Arbeitsschutz- und Unfallverhütungsvorschriften in der Apotheke

Nach § 7 Abs. 1 der Unfallverhütungsvorschrift „Allgemeine Vorschriften" (VBG 1) hat der Unternehmer die für sein Unternehmen geltenden Unfallverhütungsvorschriften an geeigneter Stelle auszulegen. Des weiteren hat er den mit der Durchführung der Unfallverhütung betrauten Personen die Arbeitsschutz- und Unfallverhütungsvorschriften auszuhändigen, soweit sie ihren Arbeitsbereich betreffen.

Auf den Apothekenbereich bezogen sind dies eine Reihe von Unfallverhütungsvorschriften, Richtlinien, Sicherheitsregeln, Merkblättern und Vordrucken, die als Mindestbestand in einer Apotheke vorhanden sein müssen. Hierzu gehören auch das Mutterschutzgesetz und das Jugendarbeitsschutzgesetz. Die Berufsgenossenschaft für Gesundheitsdienst und Wohlfahrtspflege sendet eine Grundausstattung von Vorschriften auf Anforderung kostenlos zu:

VBG 1	Allgemeine Vorschriften
VBG 109	Erste Hilfe
VBG 125	Sicherheitskennzeichnung am Arbeitsplatz
M 062	Merkblatt über die gesetzliche Unfallversicherung
M 069	Schriften zum Arbeitsschutz und zur Unfallverhütung
ZH 1/175	Erste Hilfe bei Einwirkung chemischer Stoffe
V 011	Aushang über die Mitgliedschaft bei der BGW
V 745	Aushang über Umgang mit brennbaren Flüssigkeiten
U 741	Gefahrstoffe in Apotheken: Kennzeichnung und Umgang

5 Umgang mit Gefahrstoffen

Das Chemikaliengesetz stellt die Rechtsgrundlage für die staatlichen Umgangsvorschriften dar. Die Gefahrstoffverordnung (GefStoffV) vom 1.10.1986 spezifiziert die Forderungen des Chemikaliengesetzes und ist heute eine der wesentlichen Vorschriften beim Umgang mit Gefahrstoffen. Die Technischen Regeln für Gefahrstoffe (TRGS) regeln bis in das kleinste Detail ausgewählte Probleme des Gefahrstoff-Umganges und geben insoweit den Stand der Technik und der arbeitswissenschaftlichen Erkenntnisse wieder. Die Unfallverhütungsvorschriften der Berufsgenossenschaften ergänzen die Aussagen des staatlichen Gefahrstoff-Rechts und sind beim Umgang mit Gefahrstoffen ebenfalls zu beachten.

Der Begriff des „Umganges" orientiert sich an § 3 Nr. 7 und 10 des Chemikaliengesetzes.

Wird mit Gefahrstoffen umgegangen, hat der Arbeitgeber (Unternehmer) die erforderlichen Schutzmaßnahmen zu treffen. Die erforderlichen Schutzmaßnahmen im Sinne der Gefahrstoffverordnung ergeben sich aus dem Dritten Abschnitt „Umgang mit Gefahrstoffen" dieser Verordnung. Als wichtigste Pflichten lassen sind insbesondere nennen

I. *Die Ermittlungspflicht.* Bevor der Arbeitgeber Arbeitnehmer beim Umgang mit Gefahrstoffen beschäftigt, hat er zur Feststellung der erforderlichen Maßnahmen die mit dem Umgang verbundenen Gefahren zu ermitteln und zu beurteilen.

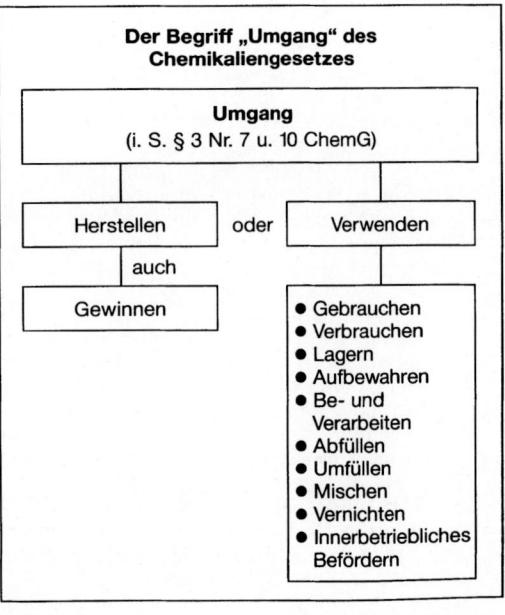

Abb. 12.16 Der Begriff „Umgang" des Chemikaliengesetzes

II. *Die Ersatzstoffprüfung.* Der Arbeitgeber soll prüfen, ob Stoffe oder Zubereitungen mit einem geringeren gesundheitlichen Risiko als die von ihm in Aussicht genommenen erhältlich sind.
III. *Die Überwachungspflicht.* Ist das Auftreten gefährlicher Stoffe in der Luft am Arbeitsplatz nicht sicher auszuschließen, so ist zu ermitteln, ob die gültigen Grenzwerte unterschritten sind.
IV. *Die Pflicht, Schutzmaßnahmen zu ergreifen.* Es sind technische, organisatorische und persönliche Schutzmaßnahmen so zu ergreifen, daß eine gesundheitliche Gefährdung der Arbeitnehmer so weit wie möglich ausgeschlossen ist.
V. *Die Informationspflicht.* Der Arbeitgeber hat eine Betriebsanweisung zu erstellen und anhand dieser Arbeitnehmer, die beim Umgang mit Gefahrstoffen beschäftigt werden, zu unterweisen. In besonderen Fällen hat er sie zu unterrichten bzw. anzuhören.

5.1 Ermittlung von Gefahrstoffen

Der Arbeitgeber, der mit einem Stoff, einer Zubereitung oder einem Erzeugnis umgeht, hat sich zu vergewissern, ob es sich im Hinblick auf den vorgesehenen Umgang um einen Gefahrstoff handelt. Der Arbeitgeber, der nicht über andere Kenntnisse verfügt, kann davon ausgehen, daß eine Kennzeichnung zutreffend ist, die sich auf der Verpackung oder in einer beigefügten Mitteilung befindet. (§ 16 Abs. 1 Gefahrstoffverordnung)
Besitzt ein Stoff oder eine Zubereitung mindestens eine der im Anhang 2 der Gefahrstoffverordnung dargestellten Eigenschaften, so handelt es sich um einen Gefahrstoff, auf den die Bestimmungen der Gefahrstoffverordnung anzuwenden sind. Gefahrstoffe im Sinne der Gefahrstoffverordnung sind:
1. Stoffe und Zubereitungen, die gefährliche Eigenschaften entsprechend der festgelegten Definitionen haben. Diese sind im Anhang VI der Gefahrstoffverordnung aufgelistet. Nicht aufgelistete Stoffe und Zubereitungen mit gefährlichen Eigenschaften sind nach Anhang I der Gefahrstoffverordnung einzustufen.
Viele Gefahrstoffe, die in der Apotheke verwendet werden, befinden sich bereits im Anhang VI der Gefahrstoffverordnung.
2. Stoffe, Zubereitungen und Erzeugnisse, die Gefahrstoffe freisetzen und
3. Stoffe, Zubereitungen und Erzeugnisse, aus denen die Gefahrstoffe beim Umgang entstehen.
Bei den unter 2. und 3. genannten Gefahrstoffen handelt es sich um ungefährliche Stoffe, aus denen bei Bearbeiten gefährliche Stoffe entstehen können, so z. B. durch chemische Umsetzung bei der Prüfung von Arzneimitteln im Labor.

4. Stoffe, Zubereitungen und Erzeugnisse, die Krankheitserreger übertragen können.

Die Umsetzung der Pflichten der Gefahrstoffverordnung obliegt dem Arbeitgeber. Maßgeblich für die Erfassung der Gefahrstoffe sind deren Eigenschaften. Diese ergeben sich in der Regel aus der Kennzeichnung der verwendeten Behältnisse und beiliegender Produktinformationen. Verbleiben Ungewißheiten über die Gefährdung beim Umgang mit Gefahrstoffen, weil z. B. die Kennzeichnung eines Stoffes unzureichend ist, hat der Hersteller oder Einführer dem Arbeitgeber auf Verlangen die von den Gefahrstoffen ausgehenden Gefahren und die zu ergreifenden Maßnahmen mitzuteilen (§ 16 Abs. 3 GefStoffV).
Die meisten Hersteller entwickeln für ihre Produkte sogenannte Sicherheitsdatenblätter, die eine zusätzliche Information im Sinne des § 16 Abs. 3 GefStoffV darstellen. Sie vermitteln die wesentlichen physikalischen, sicherheitstechnischen, toxikologischen und ökotoxikologischen Daten sowie Empfehlungen für den sicheren Umgang, z. B. bei Lagerung, Handhabung und Transport. Das seit 1983 als DIN 52 900 geführte Sicherheitsdatenblatt enthält folgende wesentliche Informationen:

1. Stoff/Zubereitungs- und Firmenbezeichnung
2. Zusammensetzung/Angaben zu Bestandteilen
3. Mögliche Gefahren
4. Erste-Hilfe-Maßnahmen
5. Maßnahmen zur Brandbekämpfung
6. Maßnahmen bei unbeabsichtigter Freisetzung
7. Handhabung und Lagerung
8. Expositionsbegrenzung und persönliche Schutzausrüstungen
9. Physikalische und chemische Eigenschaften
10. Stabilität und Reaktivität
11. Angaben zur Toxikologie
12. Angaben zur Ökologie
13. Hinweise zur Entsorgung
14. Angaben zum Transport
15. Vorschriften
16. Sonstige Angaben

Bei der Berufsgenossenschaft für Gesundheitsdienst und Wohlfahrtspflege können weiterhin kostenlos die Informationsschriften „Ermittlung von Gefahrstoffen im Krankenhaus" (K22-1), „Erstellen von Betriebsanweisungen" (K25-3) und für die Kennzeichnung von Gefahrstoffen in der Apotheke das Informationsblatt „Gefahrstoffe in Apotheken: Kennzeichnung und Umgang" (U 741) bezogen werden.

Prüfungspflicht – Einsatz von Ersatzstoffen. Der Arbeitgeber muß prüfen, ob Stoffe oder Zubereitungen mit einem geringeren gesundheitlichen Risiko als die in Aussicht genommenen erhältlich sind. Ist dem Arbeitgeber die Verwendung dieser Stoffe und Zubereitungen zumutbar, soll er nur diese verwenden. Das Ergebnis der Prüfung nach Satz 1 ist der Behörde auf Verlangen darzulegen. (§ 16 Abs. 2 GefStoffV)

5.2 Überwachungspflicht

Ist das Auftreten eines oder verschiedener gefährlicher Stoffe in der Luft am Arbeitsplatz nicht sicher auszuschließen, so ist zu ermitteln, ob die Maximale Arbeitsplatzkonzentration, die Technische Richtkonzentration oder der Biologische Arbeitsplatztoleranzwert unterschritten oder die Auslöseschwelle überschritten sind. Die Gesamtwirkung verschiedener gefährlicher Stoffe in der Luft am Arbeitsplatz ist zu beurteilen. (§ 18 Abs. 1 GefStoffV)

Die Ermittlung und Beurteilung der Konzentrationen gefährlicher Stoffe in der Luft in Arbeitsbereichen ist in der Technischen Regel für Gefahrstoffe (TRGS) 402 ausführlich geregelt.

Sie besagt prinzipiell: Ist nach ausführlicher Informationsbeschaffung (z. B. vom Hersteller eines Gefahrstoffes oder durch Analogschlüsse) eine Aussage über die sichere Einhaltung der MAK/TRK-Werte nicht möglich, müssen Messungen am Arbeitsplatz vorgenommen und eventuell technische, organisatorische und persönliche Schutzmaßnahmen getroffen werden, bis die vorgeschriebenen Grenzwerte personenbezogen eingehalten werden.

Auf den normalen Apothekenbetrieb bezogen ist davon auszugehen, daß mit ziemlicher Sicherheit die vorgegebenen Grenzwerte der verschiedenen Gefahrstoffe eingehalten werden, da in der Regel nur mit Minimalmengen an Gefahrstoffen diskontinuierlich unter Verwendung von Laborabzügen umgegangen wird. Messungen von gefährlichen Stoffen in der Luft am Arbeitsplatz in einer Apotheke sind deshalb in der Regel nicht erforderlich.

5.3 Schutzmaßnahmen

Das Arbeitsverfahren ist so zu gestalten, daß gefährliche Gase, Dämpfe oder Schwebstoffe nicht frei werden, soweit dies nach dem Stand der Technik möglich ist. Das Arbeitsverfahren ist ferner so zu gestalten, daß die Arbeitnehmer mit gefährlichen festen oder flüssigen Stoffen oder Zubereitungen nicht in Hautkontakt kommen, soweit dies nach dem Stand der Technik möglich ist. (§ 19 Abs. 1 GefStoffV) Der Arbeitgeber hat also durch ein sicheres Arbeitsverfahren oder durch Kapseln einer Anlage oder durch Lüftungsmaßnahmen sicherzustellen, daß Gase oder Dämpfe sowie Schwebstoffe nicht in die Atemluft gelangen. Zusätzlich ist durch das Stellen von persönlicher Schutzausrüstung für den Arbeitnehmer zu verhindern, daß diese keinen Hautkontakt mit Gefahrstoffen bekommen. Technische Schutzmaßnahmen in der Apotheke sind gegeben, wenn

- alle Arbeiten mit Gefahrstoffen im Laborabzug erfolgen,
- die Arbeiten mit Gefahrstoffen, die nicht im Laborabzug erfolgen können, im gut durchlüfteten Laboratorium vorgenommen werden,
- Umfüllarbeiten von brennbaren Flüssigkeiten im Laborabzug oder in der Nähe der Absaugstelle der technischen Lüftung des Lagerraumes für brennbare Flüssigkeiten erfolgen,
- brennbare Flüssigkeiten in abgesaugten Sicherheitsschränken bevorratet werden,
- Zytostatika in Zytostatika-Werkbänken oder in Sicherheitswerkbänken der Klasse 2 nach DIN 12 950 hergestellt werden.

Persönliche Schutzmaßnahmen richten sich nach der Eigenschaft und der Art des Umganges mit dem jeweiligen Gefahrstoff. Hinweise, welche persönliche Schutzausrüstung zu tragen ist, ergeben sich u. a. aus dem Sicherheitsdatenblatt. Es können in der Apotheke erforderlich sein:

- Schutzhandschuhe, Schutzbrille, Schutzkleidung sowie Gesichtsschutz

und im Einzelfall weitere persönliche Schutzausrüstungen.

5.4 Beschäftigungsbeschränkungen

Besondere Schutzmaßnahmen gelten bei der Beschäftigung Jugendlicher und werdender Mütter. § 26 der GefStoffV beschreibt die Beschäftigungsbeschränkungen beim Umgang mit Gefahrstoffen für den Personenkreis der Jugendlichen und werdenden Mütter. Setzt man voraus, daß Auslöseschwellen von Gefahrstoffen beim Umgang mit diesen nicht überschritten werden, so ist folgendes zu beachten:

1. Der Arbeitgeber darf Jugendliche mit leichtentzündlichen, entzündlichen oder brandfördernden Gefahrstoffen nur beschäftigten, wenn sie durch einen Fachkundigen beaufsichtigt werden.
2. Der Arbeitgeber darf Jugendliche mit explosionsgefährlichen oder hochentzündlichen Gefahrstoffen nur beschäftigen, wenn
   - der Umgang mit diesen Stoffen zur Erreichung des Ausbildungszieles erforderlich ist,
   - die Jugendlichen mindestens 16 Jahre alt sind und
   - die Jugendlichen durch einen Fachkundigen beaufsichtigt werden.
3. Der Arbeitgeber darf Jugendliche mit sehr giftigen, giftigen, krebserzeugenden, fruchtschädigenden, erbgutverändernden oder in sonstiger Weise den Menschen chronisch schädigenden Gefahrstoffen nur beschäftigen, wenn
   - die Auslöseschwelle nicht überschritten wird,
   - der Umgang mit diesen Gefahrstoffen zur Erreichung des Ausbildungszieles erforderlich ist,
   - die Jugendlichen mindestens 16 Jahre alt sind,
   - die Jugendlichen durch einen Fachkundigen beaufsichtigt werden und
   - die Jugendlichen von einem Arzt innerhalb von 12 Wochen vor Beginn der Beschäftigung untersucht worden sind und dem Arbeitgeber eine von einem Arzt ausgestellte Bescheinigung darüber vorliegt, daß gesund-

heitliche Bedenken gegen die Beschäftigung nicht bestehen.
4. Der Arbeitgeber darf Jugendliche und werdende oder stillende Mütter mit Stoffen, Zubereitungen oder Erzeugnissen, die ihrer Art nach erfahrungsgemäß Krankheitserreger übertragen können, nicht beschäftigen, wenn sie den Krankheitserregern ausgesetzt sind.
5. Der Arbeitgeber darf werdende Mütter mit krebserzeugenden, fruchtschädigenden oder erbgutverändernden Gefahrstoffen nur beschäftigen, wenn diese Personen bei bestimmungsgemäßem Umgang mit den genannten Gefahrstoffen diesen nicht ausgesetzt sind.

5.5 Betriebsanweisungen – Information der Beschäftigten

Die Betriebsanweisung ist eine wichtige Form der Mitarbeiterinformation. Da sie schriftlich zu erstellen ist, dient sie auch zur Dokumentation des Arbeitsschutzniveaus eines Betriebes und muß als Grundlage für die regelmäßige Unterweisung der Beschäftigten genommen werden. Die Gefahrstoffverordnung regelt die Information der Beschäftigten in § 20 „Betriebsanweisung" und § 21 „Unterrichtung und Anhörung der Arbeitnehmer in besonderen Fällen". Der Verordnungstext bestimmt zum Inhalt der Betriebsanweisung nur, daß dort die beim Umgang mit Gefahrstoffen auftretenden Gefahren für Mensch und Umwelt sowie die erforderlichen Schutzmaßnahmen und Verhaltensregeln festgelegt und auf die sachgerechte Entsorgung hingewiesen werden muß. Zudem sind Anweisungen über das Verhalten im Gefahrenfall und über die Erste Hilfe zu treffen. Die Betriebsanweisung ist „in verständlicher Form und in der Sprache der Beschäftigten" abzufassen und an geeigneter Stelle im Betrieb bekanntzumachen. Detaillierte Angaben zu Inhalt und äußerer Form enthält die Technische Regel für Gefahrstoffe (TRGS) 555 „Betriebsanweisung und Unterweisung". Die TRGS verlangt, daß Betriebsanweisungen nach folgender Gliederung erstellt werden:

– Arbeitsbereich, Arbeitsplatz, Tätigkeit
– Gefahrstoffbezeichnung
– Gefahren für Mensch und Umwelt
– Schutzmaßnahmen, Verhaltensregeln und hygienische Maßnahmen
– Verhalten im Gefahrfall
– Erste Hilfe
– Sachgerechte Entsorgung

Als äußere Form der Betriebsanweisung bietet die TRGS in ihrem Anhang 1 mehrere Formularvorschläge an, wobei einseitige und mehrseitige Formulare angeboten werden.
Arbeitnehmer, die beim Umgang mit Gefahrstoffen beschäftigt werden, müssen anhand der Betriebsanweisung über die auftretenden Gefahren und über die Schutzmaßnahmen unterwiesen werden. Gebärfähige Arbeitnehmerinnen sind zusätzlich über die für werdende Mütter möglichen Gefahren und Beschäftigungsbeschränkungen zu unterrichten. Die Unterweisungen müssen vor der Beschäftigung und danach mindestens einmal jährlich mündlich und arbeitsplatzbezogen erfolgen. Inhalt und Zeitpunkt der Unterweisungen sind schriftlich festzuhalten und von den Unterwiesenen durch Unterschrift zu bestätigen. (§ 20 Abs. 2 GefStoffV)
Die TRGS 555 verlangt ausdrücklich, daß die Unterweisungen von den jeweiligen betrieblichen Vorgesetzten durchzuführen sind und die Arbeitnehmer an den Unterweisungen teilzunehmen haben.

Literatur

Gesetz über technische Arbeitsmittel (Gerätesicherheitsgesetz – GSG) in der Fassung vom 23. Oktober 1992
Gesetz über Betriebsärzte, Sicherheitsingenieure und andere Fachkräfte für Arbeitssicherheit (Arbeitssicherheitsgesetz – ASiG) vom 12. Dezember 1973 (BGBl. I, S. 1885), geändert durch das Gesetz zum Schutz der arbeitenden Jugend (Jugendarbeitsschutzgesetz – JArbSchG) vom 12. April 1976 (BGBl. I, S. 965)
Bauordnung für das Land Nordrhein-Westfalen – Landesbauordnung – (BauO NW) vom 26. Juni 1984 (GV. NW. S. 419 ber. S. 532) geändert durch Gesetz v. 18. Dezember 1984 (GV. NW. S. 803),/SGV. NW. 232
Gewerbeordnung (GewO), Stand Februar 1993
Verordnung über den Betrieb von Apotheken (Apothekenbetriebsordnung – ApBetrO)
Verordnung über Anlagen zur Lagerung, Abfüllung und Beförderung brennbarer Flüssigkeiten zu Lande (Verordnung über brennbare Flüssigkeiten – VbF) zuletzt geändert durch Art. 9 Nr. 7 des Gesetzes vom 26. August 1992 (BGBl. I Nr. 41, S. 1564)
Verordnung über gefährliche Stoffe (Gefahrstoffverordnung – GefStoffV) vom 25. September 1991
Verordnung über elektrische Anlagen in explosionsgefährdeten Räumen (ElexV) vom 27. Februar 1980 (BGBl. I, S. 173)
Verordnung über den Bau und Betrieb von Krankenhäusern – Krankenhausbauverordnung – (KhBauVO) vom 21. 2. 1978, Gesetz und Verordnungsblatt für das Land Nordrhein-Westfalen - Nr. 19 vom 18. 4. 1978
Verordnung über Arbeitsstätten (ArbStättV) vom 20. März 1975 (BGBl. I, S. 729), geändert durch Verordnung vom 2. Januar 1982 (BGBl. I, S. 1), geändert durch Verordnung vom 1. August 1983 (BGBl. I, S. 1057), Stand Januar 1989
Verordnung über Druckbehälter, Druckgasbehälter und Füllanlagen (Druckbehälterverordnung – DruckbehV) vom 21. April 1989 (BGBl. I, S. 1564), zuletzt geändert durch Artikel 9 Nr. 3 des Zweiten Gesetzes zur Änderung des Gerätesicherheitsgesetzes vom 26. August 1992 (BGBl. I, S. 1564)
Verordnung über Aufzugsanlagen (Aufzugsverordnung – AufzV), entspricht Artikel 3 der Ablösungsverordnung vom 27. Februar 1980 (BGBl. I, S. 205), zuletzt geändert am 23. September 1990 (BGBl. 1990 II, S. 885, 1024)
Technische Regeln für brennbare Flüssigkeiten (TRbF), Bek. des BMA vom 8. Juni 1992 – III b 4 – 35 508 – (BArbBl. Heft 7–8/1992, S. 69)
TRG 253 Allgemeine Anforderungen an Druckgasbehälter, Ausrüstung, Absperreinrichtungen, Ausgabe September 1975

TRG 254 Allgemeine Anforderungen an Druckgasbehälter, Ausrüstung, Sicherheitsventile und Berstscheiben-Einrichtungen, Ausgabe September 1975
TRG 301 Besondere Anforderungen an Druckgasbehälter, Druckgaskartuschen, Halterungen und Entnahmeeinrichtungen, Ausgabe Mai 1985 (BArbBl. Nr. 5/1985)
TRG 280 Allgemeine Anforderungen an Druckgasbehälter – Betreiben von Druckgasbehältern, Ausgabe September 1989
TRGS 555 Betriebsanweisung und Unterweisung nach § 20 GefStoffV, Ausgabe März 1989 (BArbBl. Nr. 3/1989), geändert durch Bek. des BMA vom 30. August 1989 (BArbBl. Nr. 10/1989)
VBG 1 Unfallverhütungsvorschrift „Allgemeine Vorschriften", Hrsg. BGW vom 1. 4. 1977 in der Fassung vom 1. 10. 1991
VBG 4 Unfallverhütungsvorschrift „Elektrische Anlagen und Betriebsmittel", Hrsg. BGW vom 1. April 1979 in der Fassung vom April 1986
VBG 21 Unfallverhütungsvorschrift „Verwendung von Flüssiggas" Hrsg. BGW vom 1. Oktober 1993
VBG 74 Unfallverhütungsvorschrift „Leitern und Tritte", Hrsg. BGW vom 1. Januar 1993
VBG 100 Unfallverhütungsvorschrift „Arbeitsmedizinische Vorsorge" Hrsg. BGW vom 1. Oktober 1993
VBG 103 Unfallverhütungsvorschrift „Gesundheitsdienst", Hrsg. BGW vom 1. Oktober 1982 in der Fassung vom April 1986
VBG 109 Unfallverhütungsvorschrift „Erste Hilfe", Hrsg. BGW vom 1. April 1979 in der Fassung vom April 1990
VBG 113 Unfallverhütungsvorschrift „Umgang mit krebserzeugenden Gefahrstoffen", Hrsg. BGW vom 1. Oktober 1991
VBG 122 Unfallverhütungsvorschrift „Sicherheitsingenieure und andere Fachkräfte für Arbeitssicherheit", Hrsg. BGW vom 1. Dezember 1974, Stand Februar 1988
VBG 123 Unfallverhütungsvorschrift „Betriebsärzte", Hrsg. BGW vom 1. Dezember 1974 in der Fassung vom 1. Oktober 1990
VBG 125 Unfallverhütungsvorschrift „Sicherheitskennzeichnung am Arbeitsplatz", Hrsg. BGW vom 1. 4. 1989
Arbeitsstätten-Richtlinien (ASR) zur Verordnung über Arbeitsstätten vom 20. März 1975, Stand Januar 1989
Richtlinien für die Vermeidung der Gefahren durch explosionsfähige Atmosphäre mit Beispielsammlung – Explosionsschutz-Richtlinien – (EX-RL) – ZH 1/10
Richtlinien für Laboratorien – ZH 1/119, Ausgabe Oktober 1993
Richtlinien für die Vermeidung von Zündgefahren infolge elektrostatischer Aufladungen – Richtlinien „Statische Elektrizität" – ZH 1/200, Ausgabe Oktober 1989
Richtlinien für Lagereinrichtungen und -geräte – ZH 1/428, Ausgabe Oktober 1988
Richtlinien für die Verwendung von Flüssiggas – ZH 1/455, Ausgabe März 1978
Richtlinien für kraftbetätigte Türen und Tore – ZH 1/494, Ausgabe April 1989
Sicherheitsregeln für die Ausrüstung von Arbeitsstätten mit Feuerlöschern, Hrsg. Hauptverband der gewerblichen Berufsgenossenschaften – ZH 1/201 Ausgabe April 1994
Berufsgenossenschaftliche Grundsätze für arbeitsmedizinische Vorsorgeuntersuchungen, Hrsg. Hauptverband der gewerblichen Berufsgenossenschaften
Merkblatt für Treppen – ZH 1/113, Ausgabe Oktober 1984
Merkblatt „Sicherheit durch Betriebsanweisungen" – ZH 1/172, Ausgabe 1993
Merkblatt „Glastüren, Glaswände" – ZH 1/551, Ausgabe März 1990
Merkblatt „Der Sicherheitsbeauftragte" – M 020, Stand April 1989
Merkblatt über die gesetzliche Unfallversicherung – M 062, Ausgabe 1992
Merkblatt „Leitern und Tritte" – M 510, Stand Januar 1993
Merkblatt „Aktive Immunisierung gegen Hepatitis B" – M 613, Stand Dezember 1989
Merkblatt „Sichere Handhabung von Zytostatika" – M 620, Stand Dezember 1986
Merkblatt „Gefahrstoffe in Apotheken: Kennzeichnung und Umgang" – U 741, Stand April 1994
Verbandbuch – U 036, Hrsg. BGW
Aushang über Umgang mit brennbaren Flüssigkeiten – V 745, TAD-Ap 1/86
Technischer Aufsichtsdienst – Besichtigungsbericht, Hrsg. BGW 05/89 (TAD Ap 4/93)
DIN 12 924 Teil 1 und 4 Laborabzüge
DIN 12 925 Teil 1 Sicherheitsschränke
DIN 12 950 Sicherheitswerkbänke
DIN 52 900 Sicherheitsdatenblatt
VDE 0100 Bestimmungen für das Errichten von Starkstromanlagen bis 1000 V
VDE 0171 Elektrische Betriebsmittel für explosionsgefährdete Bereiche
Ute Stapel: Betriebsanweisung gem. § 20 Gefahrstoffverordnung, Hrsg. GOVI-Verlag GmbH 1989
Drittes Buch der Reichsversicherungsordnung (RVO) – Handkommentar – Erich Schmidt Verlag GmbH, Berlin

Kapitel 13

Lichtschutz und Lichtschutzmittel

N. P. Lüpke

1 Grundlagen des Lichtschutzes und der Lichtschutzmittel

Der Trend, das Schönheits- und Gesundheitsideal unserer Zeit: Jugendlichkeit, Aktivität, Vitalität und Sportlichkeit zu erreichen, verführt einen Großteil der Bevölkerung dazu, die individuellen Lichtschutz- und Anpassungsmechanismen der Haut zu überfordern. Dabei sind die Warnsignale, nämlich Verbrennungsreaktionen in Form der Dermatitis solaris, zwar schmerzhafte, aber nicht harmlose Symptome im Vergleich zu gesicherten Spätschäden wie frühzeitige Hautalterung und maligne Entartung. Die menschliche Haut ist so alt wie die Summe der UV-Strahlen, die sie ungeschützt erreichen.

1.1 Licht

1.1.1 Sonnenlicht

Im Inneren der fast 150 Millionen Kilometer entfernten Sonne finden fortwährend Kernreaktionen statt, die unvorstellbar große Energiemengen in Form elektromagnetischer Strahlungen freisetzen; elektrische und magnetische Felder wandeln sich entlang einer Strecke senkrecht zueinander ständig ineinander um, d. h. sie schwingen mit den Kenngrößen Wellenlänge, Schwingungsfrequenz und Ausbreitungsgeschwindigkeit. Als Licht bezeichnen wir den Bereich innerhalb des elektromagnetischen Spektrums, der uns optische Eindrücke vermittelt. An die Farbe Violett des sichtbaren Spektralbereiches schließt sich, wie der Name sagt, der Ultraviolettbereich an, der international unterschiedlich, nach energetischen Gruppen zu unterteilen ist; die DIN 5031 gibt folgende Einteilung:

UV-A = 315 bis 380 nm
UV-B = 280 bis 315 mn
UV-C = 100 bis 280 nm

Sonnenbaden

Beim Sonnenbaden wirken Strahlen von etwa 300 bis ca. 3000 nm Wellenlänge; dazu gehören die Infrarotstrahlen, der sichtbare Bereich und die Anteile A und B des ultravioletten Spektrums. Die Strahlung, die auf die Erdoberfläche trifft, ist jedoch nur teilweise, dies gilt insbesondere für den UV-Bereich, direkte Sonneneinstrahlung. Ein großer Teil der Strahlung gelangt nach Streuung in den Schichten der Erdatmosphäre indirekt auf die Erde; dabei ist die Streuung des Lichtes an den Molekülen und Schwebeteilchen in der Atmosphäre stark abhängig von der Wellenlänge; je kürzer die Wellenlänge desto größer ist der Anteil an Streulicht. Darauf ist die hohe Streulichtintensität bei schwach dunstigem oder leicht nebligem Wetter zurückzuführen, die prozentual den UV-Anteil der direkten Sonnenstrahlung übersteigen kann. Das gestreute Licht wird als Himmelsstrahlung bezeichnet, die Summe der Bestrahlungsstärken aus Sonnen- und Himmelsstrahlung als Globalstrahlung, die von einer Vielzahl von Faktoren abhängt, wie Einstrahlungswinkel, Höhe über dem Meeresspiegel, Partikel- und Aerosolgehalt der Luft.

1.1.2 Künstliche Lichtquellen

Sie werden hergestellt, indem man bestimmte Substanzen veranlaßt, Energie aufzunehmen und in Form elektromagnetischer Wellen wieder abzugeben. Dabei werden zunächst Elektronen auf energiereichere Orbitale angehoben; sie springen dann unter Abgabe von Energiequanten spontan in den Grundzustand zurück; die Spektren dieser Lichtquellen heißen Emissionsspektren. Die Erzeugung von UV-Strahlung kann über zwei Effekte erfolgen, nämlich über die thermische Anregung von Atomen und Molekülen in Festkörpern und Schmelzen oder über die Anregung durch Elektronenstoß in Gasen und Dämpfen, d. h. Temperaturstrahler bzw. Gasentladungsstrahler.

1.2 Hautreaktionen

Trifft Lichtenergie auf die Haut, so wird, je nach Art und Intensität der Belichtung und der Beschaffenheit der Haut, ein Teil reflektiert, ein Teil transmittiert und ein weiterer Teil wird in der Haut absorbiert. Während Reflexionen und Transmission für das biologische System Haut keine besonderen Folgen haben, wird durch Absorption die eingestrahlte Energie auf die biologische Matrix übertragen und löst photochemische Reaktionen primärer und sekundärer Art aus.

Photochemische Wirkung. Die photochemische Wirkung ist der Strahlungsintensität proportional (Proportionalitätsfaktor Zeit). Im dermatotoxikologischen Sinn interessieren hier

– Übertragung der Ladung auf benachbarte Moleküle
– Bildung freier Radikale,
– chemische Veränderung des angeregten Moleküls.

1.2.1 Chemische Folgereaktionen

Die chemischen Folgereaktionen nach Lichtabsorption werden als Dunkel- oder sekundäre Reaktionen bezeichnet. An resultierenden Veränderungen sind zu bedenken:

– Photolyse,
– Photoisomerisation,
– Photoaddition,
– Photopolymerisation.

Zu den Veränderungen auf der Haut, die durch UV-B-Bestrahlung ausgelöst werden, zählen Strahlenerythem und UV-B-induzierte indirekte Pigmentierung sowie Schädigung der Kernsäure Desoxyribonukleinsäure (DNA), überwiegend in Form von Einzelstrangschäden, wie Pyrimidindimerisierung, Cytosinhydratation, Kettenbruch und Vernetzung mit Proteinen. In Intensitäten, wie sie im Sonnenspektrum vorhanden sind, vermag UV-A folgende Reaktionen auszulösen: direkte Pigmentierung, Induktion des DNA-Repair, Auslösung phototoxischer und photoallergischer Reaktionen.

Funktionsstörungen

Übermäßige Lichteinwirkung auf die Haut führt zu Funktionsstörungen, Schäden oder Zerstörung von Hautstrukturen, je nach Art, Intensität und Dauer der Lichtexposition. Übermäßige Sonneneinstrahlung sowie die Belichtung mit künstlichen Strahlern, z. B. Solarien, genügender Intensität, kann zu toxischen Reaktionen führen.
Der *akute* Lichtschaden äußert sich in einem Erythem der Haut, dem Sonnenbrand (Dermatitis solaris). Die verantwortlichen Wellenlängen liegen unter natürlichen Bedingungen zwischen 290 und 320 nm, d. h. im UV-B-Bereich. Die Dosis Licht einer bestimmten Wellenlänge, die auf der Haut gerade ein Erythem erzeugt, wird als minimale Erythemdosis (MED) bezeichnet. Sie ist individuell verschieden und abhängig von der Wellenlänge; z. B. für 254 nm (UV-C) bei etwa 9 mJ/cm^2, für 300 nm (UV-B) bei 10 bis 20 mJ/cm^2 und für 360 nm (UV-A) bei 10000 bis 100000 mJ/cm^2.
Die Schäden an Epidermis, im Bindegewebe der Dermis und der Gefäße nach einem Sonnenbrand sind zunächst vorübergehender Natur. Werden die Anpassungs- und Repairmechanismen jedoch wiederholt überfordert, dies gilt in besonderem Maß für Kinder, summieren sich Effekte und Defekte zum *chronischen* Lichtschaden wie Vertiefungen und Vergröberungen der Hautfalten, Cysten, Comedones, flächige Erschlaffung der Haut, Teleangiektasien, Atrophien, hypo- und hyperpigmentierte Flecken, gelbliche oder weißliche Einlagerungen und Keratosen. Solche Schäden sind progredient und bilden sich auch dann nicht mehr zurück, wenn eine weitere Strahlenexposition vermieden wird. Unter chronischen Lichtschäden faßt man vorzeitige Hautalterung, Entwicklung von Praecancerosen („gesunde Wind- und Wetterhaut") und Entstehung maligner Hautgeschwülste zusammen.

Carcinogenese

Sonnenlicht, und zwar überwiegend UV-B, aber auch synergistisch UV-A, spielt für die Carcinogenese in der Haut eine dominierende Rolle. Dies wird durch folgende epidemiologische Beobachtungen untermauert:
– Hautcarcinome sind überwiegend im Gesicht, im Nacken, an Armen und Handrücken, d. h. an besonders lichtexponierten Stellen, lokalisiert.
– Hautcarcinome sind bei dunkelhäutigen Rassen seltener als bei hellhäutigen; Hellhäutige, die sich mehr in der Sonne aufhalten als andere, erkranken häufiger.
– Hautcarcinome treten häufiger auf bei hellhäutigen, wenig pigmentierten Menschen, die in sonnenreichen Gegenden leben (z. B. Auswanderer).
– Hautcarcinome lassen sich in der Haut von Mäusen und Ratten nur mit Wellenlängen induzieren, die dem menschlichen Sonnenbrandspektrum entsprechen.

Photosensitivierung

Die Lichtempfindlichkeit kann durch cutane und/oder systemische Exposition gegenüber photodynamischen Substanzen gesteigert werden. Photodynamische Substanzen nehmen die eingestrahlte Energie auf und ergeben durch Energieübertragung auf Hautzellen toxische und/oder immunologische Reaktionen. Solche Stoffe sind ohne Lichteinwirkung für die Haut unschädlich. Man kann grundsätzlich zwei Arten der Photosensitivierung unterscheiden,
– die photochemische Sensitivierung, die zu einer phototoxischen Reaktion führt (jeden Exponierten betreffend),
– die photoimmunologische Sensibilisierung, die eine photoallergische Reaktion beim Zweitkontakt zur Folge hat. Das betrifft Disponierte.

Juckende Hautveränderungen an lichtexponierter Haut unklarer Aetiologie und Pathogenese können sein:
– polymorphe Lichtdermatose,
– Mallorca-Akne.

Polymorphe Lichtdermatose

Sie ist neben dem Sonnenbrand die am häufigsten durch Sonne ausgelöste Hautkrankheit. 10 bis 20% der Bevölkerung sind davon betroffen. Bevorzugt tritt die Erkrankung bei jungen Frauen auf; nicht selten wird eine familiäre Häufigkeit bei gleichzeitiger atopischer Veranlagung beobachtet. Die Ursache ist unbekannt. Für die Erkrankung typisch ist ein stark juckender Ausschlag, bevorzugt in den Bereichen, die nicht an die Sonne gewöhnt sind (wie Halsausschnitt, Schulter, Nacken) und die im Frühling oder in den Ferien plötzlich vermehrt der Sonne ausgesetzt werden. Durch Lichtgewöhnung tritt im Laufe des Sommers häufig eine Besserung ein. Die Bezeichnung polymorph bezieht sich auf das sehr unterschiedliche klinische Bild. Am häufigsten sind juckende Knötchen und kleinste Bläschen, gelegentlich kommen größere, umschriebene, leicht erhobene Rötungen vor; selten werden kokardenförmige Hautveränderungen, kleinste stecknadelkopfgroße Einblutungen oder Bläschen und Blasen beobachtet. Trotz der verschiedenen Erscheinungsbilder bietet der einzelne Patient bei seinen immer wiederkehrenden saisonalen Schüben ein monomorphes Bild und ist einem der verschiedenen Typen zuzuordnen. Der auslösende Wellenlängenbereich liegt bei den meisten Patienten im längerwelligen UV-A.

Gelegentlich lassen sich die Effloreszenzen auch durch das kürzerwellige UV-B (Sonnenbrand-Spektrum) auslösen. Während Lichtschutzmittel, auch solche mit UV-A- und UV-B-Filtern, oft keinen ausreichenden Schutz bieten, läßt sich die Erkrankung günstig durch Abhärtungsbestrahlung mit einem UV-B- und UV-A-Gemisch beeinflussen.

Mallorca-Akne

Die seltenere Mallorca-Akne äußert sich ebenfalls in juckenden Knötchen, die unter Lichteinfluß am Halsausschnitt, an den Oberarmen und der Schulterregion auftreten. Die Knötchen sind an die Follikel gebunden und erinnern an Akne. Die Ursache der Hautkrankheit liegt vermutlich in einer gewissen Irritabilität des Follikels, wobei die Patienten (auch hier überwiegend Frauen im mittleren Lebensalter) in der Pubertät häufig an Akne litten. Emulgatoren in Lichtschutzmitteln und Kosmetika in Kombination mit Licht sollen zu einer Irritation des Follikels führen und dadurch für das Auftreten der Mallorca-Akne verantwortlich sein. Aus diesem Grund werden emulgatorfreie Sonnengele zur Vermeidung der Mallorca-Akne empfohlen. Wegen des ähnlichen klinischen Bildes werden aus werbewirksamen und Verkaufsgründen häufig alle Formen von juckenden Knötchen, die nach Besonnung auftreten, als Mallorca-Akne bezeichnet; der ständig wachsende Marktanteil von Hydrogelen ist wohl auch auf dieses Mißverständnis zurückzuführen. Sinnvoll sind diese fett- und emulgatorfreien Gelzubereitungen in erster Linie aber zur Prophylaxe einer eindeutig diagnostizierten Mallorca-Akne.

1.3 Lichtschutz

1.3.1 Natürlicher Lichtschutz

Er ist bei gesunden Personen immer vorhanden. Er verstärkt sich unter Bestrahlung adaptiv durch Bräunung und Lichtschwielen. Der künstliche Lichtschutz umfaßt physikalische und chemischphysikalische Maßnahmen, die die Haut vor den Einwirkungen von UV-Strahlen schützen.

Pigmentierungstyp. Der natürliche Lichtschutz ist abhängig von der individuellen Empfindlichkeit, die für Europäer in vier Gruppen nach Pigmentierungstyp klassifiziert werden kann:

- *Typ I* keltischer Typ (ca. 2 % in Europa)
  auffallend helle, blasse Haut, viel Sommersprossen, Haare rötlich, Brustwarzen sehr hell, immer schwerer, schmerzhafter Sonnenbrand, keine Bräunung, weiße Haut schält sich.
  Eigenschutzzeit: 5 bis 10 Minuten
- *Typ II* hellhäutiger Europäer (ca. 12 %)
  Haut etwas dunkler als I wenig Sommersprossen, Haare blond bis braun, Brustwarzen hell, häufiger schwerer, schmerzhafter Sonnenbrand wenig Bräunung, Haut schält sich.
  Eigenschutzzeit: 10 bis 20 Minuten
- *Typ III* dunkelhäutiger Europäer (ca. 78 %)
  Haut hell bis hellbraun, keine Sommersprossen, Haare dunkelblond, braun, Brustwarzen dunkler, seltener, mäßiger Sonnenbrand, gute Bräunung.
  Eigenschutzzeit: 20 bis 30 Minuten
- *Typ IV* mediterraner Typ (ca. 8 %)
  Haut braun, olive, keine Sommersprossen, Haare dunkelbraun, schwarz, Brustwarzen dunkel, kaum Sonnenbrand, schnelle, tiefe Bräunung.
  Eigenschutzzeit: ca. 40 Minuten

1.3.2 Lichtschutzsubstanzen

Zum Schutz der Haut vor UV-Strahlen können grundsätzlich zwei Substanzgruppen eingesetzt werden; die einen sind absolut strahlenundurchlässig und reflektieren die Strahlung weitgehend wie z. B. anorganische Pigmente, die anderen absorbieren Strahlen in bestimmten Bereichen, sind für die restliche Strahlung aber durchlässig (UV-Filter). Diese Abschwächung ultravioletter Strahlen nach dem Prinzip der selektiven Absorption ist das in den auf den Markt befindlichen Sonnenschutzpräparaten bisher am häufigsten angewendete Prinzip.

Obwohl die Extinktionskurven das Absorptionsverhalten von Lichtschutzsubstanzen qualitativ und quantitativ beschreiben, haben sie bei der Entwicklung eines Sonnenschutzpräparates nur orientierenden Wert. Auf der Haut spielen eine Vielzahl von weiteren Faktoren wie Präparategrundlage, Hautfeuchtigkeit, individuelle Empfindlichkeit, Einwirkzeit, Verteilung auf der Haut, Strahlenbedingungen, Schichtdicke etc. eine für die Effektivität entscheidende Rolle. Über die effektive Wirksamkeit der Schutzwirkung eines Fertigpräparates kann nur die biologische resp. biomedizinische Prüfung zuverlässig Auskunft geben. Das Ergebnis derartiger Prüfungen ist der Lichtschutzfaktor (LSF).

1.3.3 Lichtschutzfaktor

Dieser Begriff wurde 1956 zur Bewertung von Lichtschutzmitteln eingeführt und gibt den Quotienten Erythemschwellenzeit mit Lichtschutz vs. Erythemschwellenzeit ohne Lichtschutz an. Vereinfacht ausgedrückt gibt der Lichtschutzfaktor an, wieviel länger man sich im Vergleich zu ungeschützter Haut bei Anwendung einer Präparation in der Sonne aufhalten kann, bis gerade eine sichtbare Rötung erzeugt wird. Ein LSF von z. B. 3 bedeutet, daß sich eine Eigenschutzzeit von z. B. 30 auf 90 Minuten verdreifacht; zu beachten ist jedoch, daß der Haut nach dem Ausnutzen der Schutzzeit ca. 24 Stunden Zeit gegeben werden muß, damit die Reparaturmechanismen die eingetretenen Zellschäden beheben können.

LSF-UV-B

In Zusammenarbeit der Deutschen Gesellschaft für Lichtforschung und des Industrieverbandes

Körperpflege- und Waschmittel (IKW) wurden Empfehlungen zur Standardisierung der biologischen Bewertung von Lichtschutzmitteln erarbeitet und als DIN-Norm 67601 („Experimentelle dermatologische Bewertung des Erythemschutzes für die menschliche Haut") veröffentlicht.

Bestimmung nach DIN-Norm. Unter standardisierten Bedingungen wird der Lichtschutzfaktor $Q_{(Log)}$ einer Sonnenschutzformulierung an mindestens 20 Probanden mit durchschnittlicher mitteleuropäischer Lichtempfindlichkeit bei Auftragung von 150 ± 15 mg je 100 cm^2 Hautoberfläche auf Prüffelder von 0,4 cm^2 Fläche im Rückenbereich bestimmt. Als Lichtquelle dient eine Osram-Ultraviolett-Lampe (300 W). Die Prüfung erfolgt gegen ein Standardpräparat, dessen Lichtschutzfaktor $3,7 \pm 0,3$ beträgt. Die Prüffelder werden nach 10 min über steigende Zeiten $(\sqrt{2})^n$ min der Lichtquelle ausgesetzt und nach 24 h die Erythemschwellenwerte abgelesen. Aus den individuellen, in der Reihenfolge logarithmisch normal verteilten Lichtschutzfaktoren wird der für das zu untersuchende Produkt charakteristische Lichtschutzfaktor $Q_{(Log)}$ berechnet, d. h. ein LSF-UV-B.

Field-Test. Bei der Bestimmung der Effektivität eines Präparates mit dem „Field-Test" dient die Sonne als Lichtquelle. Die geographische Lage des Testortes und die Jahreszeit hat großen Einfluß auf das Testergebnis. Alle Parameter der Messung können in der Art und Weise ausgewählt werden, wie sie für den späteren Anwendungszweck (Wintersport, Urlaub am Meer etc.) interessant sind. Die Standardisierung der Methodik ist auf Grund vieler Einflußgrößen nur bedingt möglich. Die Durchführung erfolgt im allgemeinen an 10 bis 20 Probanden, auf deren Rücken vier Felder von ca. 5×5 cm für die Testpräparate und ein Feld von $1,5 \times 10$ cm für die Bestimmung der minimalen erythemerzeugenden Strahlendosis (MED) markiert werden. Die Applikation der Präparate wird in der Regel entsprechend der DIN-Norm durchgeführt. Nach 15 min erfolgt die Exposition meist über vier Belichtungsstufen (z. B. 30, 60, 120, 240 min). Es werden die resultierenden Erythemschwellenwerte nach Testende, nach 6 und 24 Stunden abgelesen und die Lichtschutzfaktoren, wie oben beschrieben, daraus berechnet. Mit beiden Methoden läßt sich einwandfrei ein Lichtschutzfaktor (LSF-UV-B) bestimmen.

Greiter-Harvard-, Australian Standard-, FDA-Methode. Außer der DIN-Norm gibt es drei weitere Verfahren zur Bestimmung des LSF-UV-B, die Greiter-Harvard-Methode, den Australian Standard und die FAD-Methode, die überwiegend in Amerika verwendet wird, hingegen die DIN-Methode sich in Europa durchsetzte. Die Methoden unterscheiden sich unter anderem in der Lichtquelle, der Menge des aufgetragenen Formulierung (1,5 mg/cm^2 nach DIN 2,5 mg/cm^2 nach FDA), dem mitgetesteten Vergleichspräparat, der bestrahlten Hautfläche, der Steigerung der Bestrahlungszeit und der Berechnung des mittleren Lichtschutzfaktors. Die LSF-Bestimmung nach FDA liefert im allgemeinen ca. 50 bis 100% höhere Werte als die DIN-Norm. Da die Methode zur Feststellung des Lichtschutzfaktors meist nicht auf der Packung angegeben ist, führt dies zur Verunsicherung des Verbrauchers und gelegentlich zu „schmerzlichen" Fehleinschätzungen der Wirksamkeit. Lichtschutzfaktoren über 20 sind meist nach der FDA-Methode ermittelt, und man muß mindestens ein Drittel abziehen, um auf vergleichbare DIN-Werte zu kommen.

LSF-UV-A

Mit zunehmenden Kenntnissen von der Bedeutung des UV-A bei pathologischen Lichtreaktionen und Spätschäden wuchs das Bedürfnis, auch vor UV-A zu schützen und den entsprechenden LSF anzugeben. Im Gegensatz zum LSF-UV-B ist die Bestimmung des LSF-UV-A jedoch noch nicht standardisiert. Zur Beurteilung der Schutzwirkung gegen UV-A werden methodisch die Direktpigmentierung und das PUVA-Erythem (PUVA = Psoralen and UV-A) herangezogen. Die photochemische oder Pigmentierungs-Methode nutzt die Eigenschaft des Melanins durch die Einwirkung der UV-A-Strahlen oxydiert zu werden (sog. Meirowski-Phänomen) und dadurch eine direkte Pigmentierung (Pigmentdunkelung) zu verursachen. Als LSF-UV-A wird der Quotient Direktpigmentierungsschwellenzeit mit Lichtschutz vs. Direktpigmentierungsschwellenzeit ohne Lichtschutz berechnet; für die Auslösung dieser Reaktionen sind relativ lange UV-A-Bestrahlungszeiten notwendig. Bei der phototoxischen oder PUVA-Methode nutzt man die phototoxische Wirkung von lokal applizierten 8-Methoxypsoralen (8-MOP) und löst dadurch mit viel kürzeren Bestrahlungszeiten an der durch das Psoralen sensitivierten Haut das PUVA-Erythem aus. Als LSF-UV-A wird der Quotient PUVA-Erythemschwellenzeit mit Lichtschutz vs. PUVA-Erythemschwellenzeit ohne Lichtschutz berechnet. Der nach dem phototoxischen Verfahren ermittelte LSF liegt um das 1,5- bis 2fache höher als der nach der photochemischen Methode gemessene LSF.

2 Sonnenschutzmittel

Lichtschutzmittel in der Dermatologie. Bei „medizinischen" Lichtschutzmitteln werden zunehmend LSF-UV-B und LSF-UV-A mit Angabe der Bestimmungsmethodik deklariert; bei „kosmetischen" Lichtschutzmitteln ist in der Regel nur allgemein die Bezeichnung „Lichtschutzfaktor" im Sinne von LSF-UV-B, oft ohne Methodennennung, angegeben.

Auswahl. Die Auswahl eines Sonnenschutzmittels für den Verbraucher in bezug auf die Stärke des Lichtschutzfaktors hat sich an zwei Punkten zu orientieren:

- individuelle Empfindlichkeit,
- vorliegende Strahlenintensität.

Grundsätzlich gibt es zum Lichtschutz der Haut zwei Möglichkeiten:

- Abdeckung
- UV-Filter.

Mineralische Deckpigmente

Diese Substanzen schützen durch Reflexion und Streuung im ultravioletten, sichtbaren und infraroten Bereich des Sonnenspektrums. Die Pigmente (Bentonit, Calciumcarbonat, Eisenoxide, Kaolin, Magnesiumoxyd, Magnesiumsilikat, Perlglanz, Siliciumoxyd, Talcum, Titandioxyd, Zinkoxyd) müssen in einer gewissen Mindestschichtdicke eingesetzt werden, sind sichtbar und werden vom Verbraucher nur in Make-up-Präparaten und in speziellen Lichtschutzmitteln mit hohem Lichtschutz, wie z. B. Gletscher-Präparate, akzeptiert. Mit Hilfe von ultrafeinem (= mikronisiertem) Titandioxyd und/oder Siliciumdioxyd (Teilchengröße 10 bis 25 nm) ist es inzwischen jedoch möglich geworden, einen unsichtbaren physikalischen Lichtschutz in kosmetische Lichtschutzmittel einzuarbeiten. Dieser wird als nicht resorbierbar eher akzeptiert als ein chemischer Lichtschutz in Form von Lichtfiltern, der durch Resorption ggf. (photo-)allergische und/oder (photo-)toxische Reaktionen hervorrufen kann. Textilien bieten nur einen bedingten Schutz. Feuchte Kunstfasertextilien zeigen z. B. Durchlässigkeiten von 20 bis 60 %.

Wasserfeste und -beständige Lichtschutzmittel

Wassersportler brauchen Sonnenschutzmittel, die trotz Schwitzens und Schwimmens vor Sonnenbrand schützen; da UV-Strahlen die Wasseroberfläche durchdringen, kann auch unter Wasser (Schwimmtiefe) ein Sonnenbrand entstehen. Für diese Verbrauchergruppe wurden wasserfeste (water proof) bzw. wasserbeständige (water resistant) Lichtschutzmittel entwickelt. In Europa existieren keine verbindlichen Richtlinien zur Bestimmung der Wasserfestigkeit von Lichtschutzmitteln.

Prüfung nach FDA-Richtlinien. In den amerikanischen Richtlinien der FDA sind die Bedingungen, unter denen die Wasserfestigkeit bzw. Wasserbeständigkeit geprüft wird, genau festgelegt. Die Testpersonen schwimmen dabei 4 × 20 min (water proof) oder 2 × 20 min (water resistant) in einem Schwimmbecken. Der Lichtschutzfaktor (LSF-UV-B) eines Lichtschutzmittels vor und nach Wasserkontakt wird gemäß der FDA-Methode ermittelt; dabei darf der Lichtschutzfaktor den Minimalwert der Produktklassifikation nicht unterschreiten. Unter realen Anwendungsbedingungen (Abrieb, Wellen etc.) gibt es keine wirklich andauernd wasserfesten Lichtschutzmittel.

UV-Filter

Als UV-Filter eingesetzt werden Substanzen, die selektiv UV-A- und/oder UV-B-Strahlen absorbieren; insbesondere werden selektive UV-B-Filter verwendet, die das sichtbare Licht mit UV-A-Strahlen passieren lassen. Berechnungen haben gezeigt, daß die Energie der Strahlenquanten, wie sie im UV-B-Bereich vorkommen, gerade in der Größenordnung der Resonanzenergie aromatischer, heterocyclischer und konjugierter aliphatischer Verbindungen liegt. Durch die Absorption der Strahlung wird das UV-Filter-Molekül angeregt, wobei die Rückwandlung in den Grundzustand in Stufen oder in einem einzigen Sprung erfolgen kann. Die dabei emittierte Strahlung ist jedoch langwelliger als die ursprünglich absorbierte Strahlung, d. h., sie kann als Wärmestrahlung oder Fluoreszenzstrahlung austreten. Bei stereoisomeren Verbindungen kann durch die Anregung eine cis-trans-Umwandlung erfolgen, wodurch die Substanz teilweise oder ganz ihre Wirkung verliert.

2.1 Zusammensetzung der Sonnenschutzpräparate

Kosmetische Mittel zum Lichtschutz der Haut sind in vielen galenischen Formen und in einer Vielfalt von Lichtschutzfaktoren erhältlich. Die Präparatetypen reichen von Öl über flüssige und cremeförmige W/O- und O/W-Emulsionen bis zu Gelen, Stiften, Sprays und Schäumen; Sonnenmilch macht über die Hälfte der Formulierungen aus.

Je nach gewünschter UV-Absorption wählt man zwischen einem oder mehreren UV-B-Filtern, einem Breitbandfilter oder einer Kombination aus. Im Gegensatz zu Ölen oder wäßrigen Gelen können bei Emulsionen sowohl wasser- als auch öllösliche Filter eingesetzt werden; wasserfeste Präparate enthalten ausschließlich öllösliche UV-Filter, die eine hohe Affinität zum Stratum corneum haben und durch Wasser und Schweiß langsamer ausgewaschen werden (z. B. p-Methoxyzimtsäure-2-ethylhexylester, 4-Dimethylaminobenzoesäure-2-ethylhexylester, Octyl Triazone).

Die Extinktionswerte von Lichtfiltersubstanzen sind für die Dosierung nur orientierend.

2.1.1 Positivliste der UV-Filter

Die Auswahl von UV-Filtern ist im Bereich der Europäischen Gemeinschaften, und damit auch in der Bundesrepublik Deutschland, durch eine Positivliste geregelt.

Die Stoffe werden im § 3b der Kosmetik-Verordnung, wie folgt, definiert:

---

(1) UV-Filter im Sinne dieser Verordnung sind Stoffe und Zubereitungen, die kosmetischen Mitteln überwiegend zu dem Zweck hinzugefügt werden, Ultraviolett-Strahlen zu filtern, um die Haut vor bestimmten schädlichen Einwirkungen dieser Strahlen zu schützen.

(2) UV-Filter im Sinne dieser Verordnung sind auch Stoffe und Zubereitungen, die kosmetischen Mitteln nur zum Schutz der Erzeugnisse gegen Ultraviolett-Strahlen zugesetzt werden.

(3) Bei dem gewerbsmäßigen Herstellen und Behandeln von kosmetischen Mitteln dürfen nur die in Anlage 7 aufgeführten UV-Filter verwendet werden...

Als besondere Ausnahme dürfen für den Produktschutz im Sinne § 3b Abs. 2 auch andere Stoffe verwendet werden.
Eine Übersicht über die z. Z. (Stand 1.4. 1994) zugelassenen UV-Filter gibt die Tabelle 1. Aufgeführt sind neben der Bezeichnung nach Kosmetik-Verordnung auch die Benennungen nach CTFA und der Code der „Blaue Liste"; nach diesen Bezeichnungen wird zunehmend auf den Packungen deklariert.
Von den aufgeführten zwanzig UV-Filtern werden nur die folgenden in größerem Rahmen eingesetzt (Angabe in CTFA-Bezeichnung; in Klammern Blaue Liste Code und Häufigkeit bezogen auf 114 Lichtschutzmittel nach ABDA-Datenbank, Stand 15. 3. 1994):

UV-B
1. Octyl Methoxycinnamate (UV 445, 38/114) Isoamyl p-Methoxycinnamate (UV 444, 14/114)
2. 4-Methylbenzylidene Camphor (UV 122, 41/114)
3. Phenylbenzimidazole Sulfonic Acid (UV 854, 33/114)
4. Octyl Dimethy-PABA (UV 535, 15/114)
5. Octyl Triazone (UV 536, 2/114)

UV-A
1. Butyl Methoxydibenzoylmethane (UV 664, 52/114)
2. Benzophenone-3 (UV 613, 31/114)
3. Benzophenone-4 (UV 623, 4/114)
4. Isopropyl Dibenzoylmethane (UV 653, 4/114)

2.1.2 Weitere Inhaltsstoffe

Pigmente. Höhere Lichtschutzfaktoren im UV-A- und UV-B-Bereich sind insbesondere durch den Einsatz von mikronisierten anorganischen Pigmenten, vornehmlich Titandioxyd und/oder Siliciumdioxyd gegeben. So enthalten 40 der obengenannten 114 Formulierungen nach ABDA-Datenbank diese anorganischen, ultrafeinen Pigmente.

Konservierungsstoffe. Geeignete Konservierungsstoffe sind wasserhaltigen, flüssigen oder halbfesten Produkten zuzusetzen zur Verbesserung der Haltbarkeit durch Verhinderung einer Sekundärkontamination mit insbesondere Hefen, Schimmelpilzen, Pseudomonas, Kokken und Sporenbildnern.

Feuchthaltemittel. In einem modernen Lichtschutzmittel sollten Feuchthaltemittel enthalten sein. In den oben genannten 114 Lichtschutzmitteln nach ABDA-Datenbank sind insbesondere Glycerol (98/114), Sorbitol (42/114) und Propylenglycol (35/114) eingesetzt; 14 Formulierungen enthalten alle drei Stoffe.

Antioxydantien. Der Einsatz von Antioxydantien in Lichtschutzmitteln wird für obligatorisch erachtet. Dies gilt in besonderem Maß für das α-Tocopherol, da

– durch das Abfangen freier Radikale die (Aut-)Oxidation von Fetten (= Ranzigwerden) verhindert wird,
– (photo-)toxische und (photo-)allergische Radikale abgefangen werden,
– Nitrosierungsreaktionen auf der Haut gehemmt werden,
– entzündliche Vorgänge in der Haut gemildert werden können,
– in höherer Konzentration der LSF erhöht wird.

Von den obengenannten 114 Lichtschutzmitteln nach ABDA-Datenbank enthalten 66 α-Tocopherol.

Zusätzlich unterstützende Hilfsstoffe. Als weitere Inhaltsstoffe von Lichtschutzmitteln sind insbesondere Antiirritativa, Pflegestoffe, Selbstbräuner, Insect Repellants und „Melaninbildner" zu nennen. Als Antiirritativa bzw. Pflegestoffe sind in den oben genannten 114 Formulierungen nach ABDA-Datenbank eingesetzt D-Panthenol (64/114), Bisabolol (27/114), Allantoin (23/114), Jojoba (21/114), Aloe vera (16/114) und Kamille (4/114). Selbstbräunende Zusätze (ohne UV-Schutz!) wie Carotin, Dihydroxyaceton, Karotten- und Walnußextrakte kommen in einer Häufigkeit von 28/114 vor; Insect Repellants (Diethyltoluamid, Phthalate) sind 4/114 aufgeführt. Das Hautpigment Melanin wird physiologisch aus Tyrosin gebildet; 7/114 Präparate enthalten Tyrosin; das Prinzip gilt als sehr umstritten. Zu diskutieren ist ebenfalls der Zusatz von Parfum und Duftstoffen (107/114), da diese Stoffgruppen eine hohe Lichtempfindlichkeit aufweisen und nicht selten Unverträglichkeitsreaktionen hervorrufen.

2.1.3 Anwendungsformen

Lichtschutzmittel werden heutzutage überwiegend als Milch (O/W), weniger als wasserbeständige W/O-Milch, weniger als Creme, seltener als Oel formuliert; Gelzubereitungen sollten nur bei diagnostizierter Mallorca-Akne eingesetzt werden. Sinnvoll sind Haarshampoos für die tägliche Haarwäsche UV-Filter zuzusetzen, um die natürliche, aber auch getönte Haarfarbe zu stabilisieren. Eine moderne Lichtschutzformulierung sollte hoch im UV-A- und UV-B-Bereich schützen und ferner Feuchthaltemittel, Antiirritativa und α-Tocopherol enthalten; wasserhaltige Präparate sind zu konservieren; auf Parfumierung sollte möglichst verzichtet werden.

2.1.4 Anwendungshinweise

Für das Sonnenbad sind eine Reihe von Faktoren zu beachten:

a) Energiereiche Strahlung (z. B. UV-Strahlung) setzt dosisabhängig an der Haut akute und/oder chronische Schäden.
b) Die Repair-Kapazität der Haut ist begrenzt.
c) Selbstbräunung bedeutet nicht UV-Schutz.
d) Wasserfest heißt nicht abriebfest.
e) Lichtschutz ist individuell.
f) Strahlungsintensität nimmt mit der Höhe zu.
g) Schatten bedeutet nicht fehlende Strahlungsexposition.
h) UV-Strahlung ist unabhängig von Wärmestrahlung.
i) Pharmaka können (u. U. Stunden später) Lichtempfindlichkeit erhöhen.
j) Bräunung ist eine Schutzreaktion des Organismus nach gesetzter Primärreaktion.
k) Lichtschutzfaktor einer Präparation ist auszuwählen nach individueller Empfindlichkeit und vorliegender Strahlungsintensität.
l) Lichtschutzmittel verbrauchen sich unter Bestrahlung.
m) Die gemachten Bemerkungen gelten sinngemäß auch für die Exposition in Solarien.

3 Formulierungen in Tabellenform

Tabelle 13.1 Ältere Lichtschutzmittel

	A	B	C	D	E	F
Salol	7,0	8,0	5,0	4,0	8,0	
Zinc.oxydat.		15,0			5,0	5,0
Glycerini		15,0				10,0
Ol. Olivarum		15,0				10,0
Ol. Jecoris Aselli					5,0	
Ol. Sesami			35,0			
Paraff. subliqu.			35,0			10,0
Dimethylphthalat				5,0		
Extr. Chamomill.					2,5	
Extr. Hamamel.					2,5	
Extr. Juglandis			5,0			5,0
Ol. Rosae artif.	1,0					
Ol. Caryophylli				gtt. V		
Ol. Citri		gtt. V				gtt. V
Ol. Bergamottae			5,0			
Aesculin						2,0
Cumarin						2,0
Chinin. hydrochlor.						1,0
Lanette N				10,0		
Cetiol				5,0		
Methylbenzoat				1,0		
Ungt. molle		47,0				
Vaselin.flav.	46,0				15,0	5,0
Adeps Lanae	46,0		15,0		12,0	25,0
Eucerin. anhydr.				10,0	25,0	25,0
Ungt. diachylon					25,0	
Aq. dest.				65,0		

Die Formulierungen werden auf einen LSF-UV-B von 2 bis 6, die Formulierung B höher eingeschätzt; ein LSF-UVA-A dürfte bei den Rezepturen B, E und F gegeben sein. Die Hautverträglichkeit der Salol-Zubereitung wird gering eingeschätzt, der Einsatz phototoxischer Substanzen wie Bergamott- und Citrusöl (B, C, F) wird für bedenklich gehalten.

Tabelle 13.2 Sonnenschutzmilch, UV-B-Bereich

	A	B	C	D	E	F
4-Methylbenzylidene Camphor	5,0		3,0	3,0		
Octyl Methoxycinnamate	5,0			2,0		
Phenylbenzimidazole Sulfonic Acid			3,0	3,0	3,0	2,0
Octyl Dimethyl PABA				3,0		
Alkyltetraglycolether-o-phosphorsäureester	3,5					
Stearylalkohol/Macrogol 400			7,0	7,0	7,0	7,0
Glycerol/Sorbitan-Fettsäureester		2,0				
Macrogol-Glycerolmonostearat	1,5		1,0	1,0	1,0	1,0
Siliconöl			0,5	0,5	0,5	0,5
flüssiges Paraffin	3,0	11,0				
2-Octyldodecanol			2,0	2,0	2,0	2,0
Isopropylisostearat		5,0				
Isopropylmyristat	3,0		20,0	20,0	20,0	20,0
Polyacrylat	0,4					
mittelkett. Triglyceride			5,0	5,0	5,0	5,0
PEG-Fettsäureester		2,0				
Propylenglykol		3,8				
Sorbitol (70 %)	3,0		5,0	5,0	5,0	5,0
Magnesiumsulfat		0,7				
Cetylstearylalkohol				0,5	0,75	1,0
Cetylalkohol	0,8					
α-Tocopherol	2,5	2,5	2,5	2,5	2,5	2,5
Konservierungsmittel	n. B.	n. B.	n. B.	n. B.	n. B.	n. B.
Wasser	100,0	100,0	100,0	100,0	100,0	100,0

Tabelle 13.3 Sonnenschutzmilch, UV-A- und UV-B, hoher LSF

	A	B	C	D
Butyl Methoxydibenzoylmethane	3,0		3,0	3,0
Benzophenone-3		4,0		
Octyl Methoxycinnamate	3,0			2,0
Octyl Triazone	3,0	3,0		
Phenylbenzimidazole Sulfonic Acid		3,0	2,5	
Titandioxyd, micronisiert	2,5	2,5	2,5	2,5
Siliciumdioxyd, micronisiert		3,0	3,0	3,0
Stearylalkohol/Macrogol 400	7,0	7,0	7,0	
Macrogolglycerolmonostearat	1,0	1,0	1,0	
Siliconöl	0,5			
2-Octyldodecanol	2,0	2,0		
Stearin				1,5
Isopropylmyristat	20,0	15,0	8,0	6,0
Diglycolstearat				2,0
mittelk. Triglyceride	5,0	5,0	12,0	
Avocadooel		5,0		
Jojobaoel			5,0	
Sorbitol (70 %)	5,0	5,0	7,5	
Benzylalkohol				0,8
Cetylstearylalkohol			0,5	
Cetylalkohol				0,5
Triethanolamin				1,0
α-Tocopherol	2,5	2,5	2,5	2,5
Konservierungsmittel	n. B.	n. B.	n. B.	n. B.
Wasser zu	100,0	100,0	100,0	100,0

Tabelle 13.4 Sonnenschutzcreme, UV-A- und UV-B-Bereich, hoher LSF

	A	B
Octyl Dimethyl-PABA	5,0	2,0
Octyl Triazone		3,0
Benzophenone-3	3,0	3,0
Butyl Methoxydibenzoylmethane		3,0
Titandioxyd, micronisiert	2,0	2,5
Siliciumdioxyd, micronisiert	2,0	2,5
Macrogol-hydroxystearat	3,0	
Cetearyl-octanoat	5,0	
Vaselin	20,0	
Mikrowachs	6,0	
Calciumstearat	1,0	
Propylenglykol	4,0	4,7
Sorbitol (70 %)		5,0
Glycerolmonostearat		13,0
Lanolin		4,7
Natriumdodecylsulfat		0,05
Isopropylmyristat/-palmitat		20,0
α-Tocopherol	2,5	2,5
Dexpanthenol	0,5	0,5
Bisabolol	0,5	0,5
Konservierungsmittel	n. B.	n. B.
Wasser zu	100,0	100,0

Tabelle 13.5 Sonnenschutzoel, UBV-A- und UV-B-Bereich

	A	B	C	D	E
Octyl Methoxycinnamate	5,0		4,0	3,0	6,0
Octyl Dimethyl-PABA	3,0	3,0	4,0		4,0
Octyl Triazone		3,0		5,0	
Benzophenon-3	3,0	3,0		3,0	6,0
Isopropyl Dibenzoylmethane	3,0		5,0		4,0
mittelkett. Triglyceride	24,0				
Aluminiumstearat		6,0			
Nußextrakt	10,0	6,0			
Stearinsäure		3,0			
Weizenkeimöl	3,0				
Carotinöl		1,5			
Aprikosenkernöl	3,0				
Flüssiges Paraffin		73,0	22,0	20,0	
Capryl-/Caprin-Triglyceride			26,0	27,0	40,0
Fettalkohol/Capryl-caprin-ester					20,0
α-Tocopherol	2,5	2,5	2,5	2,5	2,5
Ethylalkohol				10,0	
Octyldodecanol			zu 100,0	zu 100,0	zu 100,0
Vaseline zu	100,0	100,0			

Tabelle 13.6 Sonnenschutzgel

	A	B	C	D
Phenylbenzimidazole Sulfonic Acid	3,0	5,0	5,0	2,5
Benzophenone-4	3,0	5,0	3,0	2,5
Polyacrylsäure	0,92	1,0	1,0	
Isoadipat		2,0		
Aloeextrakt	2,3			
NaOH-Lsg. 10 %	2,0		2,0	
Polysorbat		3,0		
Triethanolamin	0,3	1,5		
Glycerol		5,0		
Propylenglykol	5,0		10,0	20,0
Macrogol 400				25,0
Macrogol 1500				25,0
Macrogol 4000				25,0
Ethanol		45,0		
Konservierungsmittel	n. B.	n. B.	n. B.	n. B.
Wasser	zu 100,0	zu 100,0	zu 100,0	

Tabelle 13.7 Shampoo zur täglichen Haarwäsche mit UV-Filter

	A	B	C
Phenylbenzimidazol Sulfonic Acid	1,5	1,5	1,0
Benzophenone-4	1,0	1,5	1,0
Natriumlaurylethersulfat	25,0		
Natriumlaurylethersulfat x 3 EO		30,0	
Natriumlaurylmyristylethersulfat			3,0
Cocamide-DEA	2,0	2,0	
Lauramide-DEA			2,0
Natriumchlorid	3,0	3,0	3,0
Konservierungsmittel	n. B.	n. B.	n. B.
Wasser	zu 100,0	zu 100,0	zu 100,0

Literatur

1. Addo HA, Ferguson J, Johnson BE, Frain-Bell W (1982) The relationship between exposure to fragrance materials and persistent light reaction in the photosensitivity dermatitis with actinic reticuloid syndrome, Br J Dermatol 107, 261–274
2. Aebi H, Baumgartner E, Fiedler HP, Ohloff G (1978) Kosmetika, Riechstoffe und Lebensmittelzusatzstoffe, Thieme, Stuttgart
3. Billek DE (1984) Künstliche Hautbräunung und Hautbleichung, Dtsch Apoth Ztg 124, 1735
4. Bolt HM, Lüpke NP (1989) Erfassung unerwünschter Wirkungen durch Schadstoffe in Erzeugnissen des täglichen Bedarfs, Rhein Ärztbl 43, 287, Westf Ärztebl 1989 (4), 234
5. Bundesgesundheitsamt (1981) Empfehlungen des Bundesgesundheitsamtes zur Prüfung der gesundheitlichen Unbedenklichkeit von kosmetischen Mitteln, Bundesgesundheitsblatt 24, 96
6. Bundesgesundheitsamt (1989) Warnung vor übermäßigem Sonnenbaden, Vorbehalte gegen Solarien, Presseinformation Nr. 30 vom 10. Juni 1989
7. Charlet E (1986) Probleme des Sonnenschutzes, Parfuem Kosmet 67, 310
8. Charlet E (1988) Gedanken zur Entwicklung von Sonnenschutzpräparaten, Seifen, Öle, Fette, Wachse 114, 401
9. Charlet E (1989) Kosmetik für Apotheker, Deutscher Apotheker-Verlag, Stuttgart
10. Charlet E, Finkel P (1980) Braun ohne Sonne, Apoth J 2, 30
11. Charlet E, Finkel P (1983) UV-Filter in Sonnenschutzmitteln – Grundlagen und praktische Erkenntnisse, Parfuem Kosmet 64, 186
12. De Groot AC (1990) Labelling cosmetics with their ingredients, Brit M J 300, 1636
13. De Groot AC (1987) Contact allergy to cosmetics: causative ingredients, Contact Dermatitis 17, 26–34
14. Eberhardt H, Kuhn-Bussius H, Ippen H (1984) Vergleichende Lichtschutzfaktor-Bestimmung im Ultraviolett A bei Mensch und Tier, Aerztl Kosmetol 14, 451
15. EG-Richtlinie Kosmetische Mittel 76/768/EWG vom 27.07.1976, Amtsblatt der EG Nr. L 262/169 vom 27.09.1976
16. Estrin NF, Crosley PA, Haynes CR (1982) (Suppl. 1985) CTFA Cosmetic Dictionary, The Cosmetics, Toiletry and Fragrance Association, Inc. Washington, DC 20005
17. Fiedler HP (1979/1980) Zum Nachweis der Wirkung kosmetischer Mittel, Aerztl Kosmetol 9, 125, 193, 259, 325, 381 (1979); idem 10, 65, 131, 205, 279, 347, 419 (1980)
18. Fiedler HP (1981) Lexikon der Hilfsstoffe, Editio Cantor, Aulendorf
19. Fiedler HP, Ippen H, Kemper FH, Lüpke NP, Schulz KH, Umbach W (1993) Blaue Liste – Inhaltsstoffe kosmetischer Mittel, Editio Cantor, Aulendorf
20. Fiedler HP, Umbach W (1987) Cosmetics and Toiletries, in Falbe J: Surfactans in Consumer Products, Springer, Berlin Heidelberg
21. Futterer E (1972) Theorie und Praxis der künstlichen Hautbräunung, Kosmetologie 2, 97
22. Gesetz zur Neuordnung und Bereinigung des Rechts im Verkehr mit Lebensmitteln, Tabakerzeugnissen, kosmetischen Mitteln und sonstigen Bedarfsgegenständen (Gesetz zur Gesamtreform des Lebensmittelrechts), Artikel 1: Gesetz über den Verkehr mit Lebensmitteln, Tabakerzeugnissen, kosmetischen Mitteln und sonstigen Bedarfsgegenständen (Lebensmittel- und Bedarfsgegenständegesetz) vom 15. 8. 1974 BGBl. I S. 1946
23. Greiter F (1985) Moderne Kosmetik, Hüthig, Heidelberg
24. Henne W (1986) Beurteilung von Lichtschutzmitteln, Aerztl Kosmetol 16, 393
25. Herrmann F, Ippen H, Schaefer H, Stüttgen G (1973) Biochemie der Haut, Thieme, Stuttgart
26. Heymann E (1994) Haut, Haar und Kosmetik, S. Hirzel Verlag, Stuttgart
27. Holick MF, Kligman AN (eds) (1992) Biologic Effects of Ligth, Walter de Gruyter, Berlin – New York
28. Höningsmann H (1989) Mikro-Pigmente, die neue Dimension im Sonnenschutz, DDZ 4, 46–47
29. Ippen H (1982) Neue Tendenzen im Lichtschutz der Haut, Dermatol Monatsschr 168, 297
30. Ippen H (1980) Photodermatitis multiformis acuta, Dermatol Monatsschr 166, 145–150
31. Jäcker G, Kemper FH, Lüpke NP, Rusche Ch (1975) Über den Einfluß von Depilation, Hautvorbehandlung und Lösungsmittel auf die cutane Resorption, Kosmetologie 2, 2-6
32. Janistyn J (1969) Handbuch der Kosmetika und Riechstoffe, Hüthig, Heidelberg
33. Jellinek JS (1967) Kosmetologie, Hüthig, Heidelberg
34. Jung E (1986) Neuere Aspekte zum Lichtschutz, Aerztl Kosmetol 16, 402
35. Kemper FH, Lüpke NP (1985) Wirkstoffe in kosmetischen Mitteln – pharmakologische und toxikologische Aspekte, Aerztl. Kosmetol 15, 184
36. Kindl G, Raab W (1988) Licht und Haut, Govi Verlag, Frankfurt/M.

37. Lischka G, Jung E (1982) Lichtkrankheiten der Haut, perimed Fachbuch-Verlagsgesellschaft, Erlangen
38. Lowe JL (Ed) (1991) Physician's Guide to Sunsreens, M. Dekker, Inc. New York
39. Lowe NJ, Shaath NA (Eds.) (1990) Sunscreens – Development, Evaluation and Regulatory Aspects. M. Dekker, Inc., New York, 625 pp
40. Lüpke NP, Hoppe U (1986) Toxicity-Testing of Ultraviolet-Filters by HET and HET-CAM, Preprints XIV IFSCC-Congress, Barcelona, Vol II, 775–794
41. Lüpke NP (1990) Mittel zur Körperpflege und Hygiene, in Wurm G (ed) Hagers Handbuch der Pharmazeutischen Praxis, Band 1, 5. Auflage, pp 129–224
42. Lüpke NP (1993) Kosmetische Mittel, TW Dermatologie 23, 119–129
43. Lüpke NP (1993) Kosmetische Mittel – Verbraucherschutzaspekte, TW Dermatologie 23, 44–52
44. Lüpke H, Formularium proprium 1931–1984, unveröffentlicht
45. Möller H, Potokar M, Wallat S (1987) Vitamin E als kosmetischer Wirkstoff, Parfuem Kosmet 68, 91 und 688
46. Müller BW (1989) Kosmetik aus der Apotheke – Herstellungsanleitung und Beratung, Govi, Frankfurt
47. Nater JP, De Groot AC (1985) Unwanted effects of cosmetics and drugs used in dermatology, Elsevier, Amsterdam New York Oxford
48. Nikitakis JM, Rieger MM, Hewitt GT (1988) CTFA Cosmetic Ingredients Handbook, First Edition, Toiletry and Fragrance Association, Inc., 1110 Vermont Avenue NW Washington DC 20005
49. Nowak GA (1984) Die kosmetischen Präparate, Ziolkowsky, Augsburg
50. Nowak GA (1986) Einige Wirkstoffe zur Haut- und Haarpflege, Parfuem Kosmet 67, 80
51. Raab W (1987) Lichtfibel – Sonne, Bräunung, Pigmentstörungen, Fischer, Stuttgart
52. Schauder S (1986) Diagnose von Photodermatosen, Dt Derm 34, 372–388
53. Schauder S (1988) Bewertung von Lichtschutzmitteln, Z Hautkr 63 (Suppl 1), 44-48
54. Schauder S (1989) Göttinger Liste, Grosse Verlag, Berlin
55. Schauder S (1990) Änderung lichtfilterhaltiger Produkte in der Bundesrepublik Deutschland zwischen 1988 und 1989/90 (Teil 2), Z Hautkr 65, 1152–1160
56. Schauder S (1990) Literaturübersicht über Unverträglichkeitsreaktionen auf lichtfilterhaltige Produkte von 1947–1989 (Teil 1), Z Hautkr 65, 982–998
57. Schauder S (1991) Photoallergisches Kontaktekzem durch lichtfilterhaltige Lichtschutzmittel und Kosmetika, Akt Dermatol 17, 47–52
58. Schauder S (1991) Phototoxische und photoallergische Reaktionen auf Arzneimittel und andere exogene Substanzen, Allergol 14, 13–22
59. Schauder S (1991) Unverträglichkeitsreaktionen auf Lichtfilter bei 58 Patienten (Teil 3), Z Hautkr 66, 294–319
60. Schauder S, Ippen H (1988) Lichtschutzfilterhaltige Präparate in der Bundesrepublik Deutschland 1988, Z Hautkr 63 (Suppl. 1) 7–43
61. Schauder S, Ippen H (1988) Photosensitivität, in: Manuale allergologicum; hrsg. v. Fuchs E, Schulz KH, Dustri-Verlag Dr. K Feistle, Deisenhofen, 1–30
62. Schlegel Gomez R, Häberle M, Hornstein OP (1988) Übersicht – Neue Konzepte, pharmazeutische Grundlagen externer Lichtschutzmittel, Zbl Haut 154, 935–949
63. Schrader K (1979) Grundlagen und Rezepturen der Kosmetika, Hüthig, Heidelberg
64. Schwarzenbach R (1990) Die Entwicklung von UV-Filter, TW Dermatol 20, 381–384
65. Stern SR, Weinstein MC, Baker SG (1986) Risk reduction for nonmelanoma skin cancer with childhood sunscreen use, Arch Dermatol 122, 537–545
66. Stüttgen G, Schaefer H (1974) Funktionelle Dermatologie, Springer, Berlin Heidelberg New York
67. Suzuki M (1987) Protective effect of fine-particle titanium dioxide on UV-B induced DNA damage in hairless mouseskin, Photodermatol 4, 209–211
68. Tronnier H (1982) Biologische Wirkung und Risiken bei der Anwendung von UV-Strahlen, Aerztl Kosmetol 12, 253
69. Tronnier H (1986) Neuere Untersuchungsergebnisse zur Pathogenese der sogenannten Mallorca-Akne, Allergol 9, 29–31
70. Umbach W (1985) Active Ingredients in Cosmetics and Toiletries – the Current Situation, Aerztl Kosmetol 15, 336
71. Umbach W (1988) Kosmetik – Entwicklung, Herstellung und Anwendung kosmetischer Mittel, Thieme, Stuttgart New York
72. Verordnung über kosmetische Mittel (Kosmetik-Verordnung) vom 16.12.1977, BGBl. I S. 2589
73. Voelckel A, Häberl M, Diepgen TL (1989) Vorkommen und Photo-Isomerisierung der Urocaninsäure im Stratum corneum bei polymorpher Lichtdermatose (PLD), Vergleichende Untersuchung bei PLD-Patienten und Hautgesunden, Zbl Haut 156, 1–150
74. Vogel F, Sperling K, Hoppe U (1986) A new UV-Absorber, Preprints XIV IFSCC Congress, Barcelona, Vol IL 801–810
75. Williams ML, Sagebiel RW (1989) Sunburns, melanoma and the pediatrician, Pediatrics 84, 381–382
76. Würbach G, Godenschweger L, Kewitsch H (1990) Zur Wasserbeständigkeit handelsüblicher Sonnenschutzmittel, Z ärztl Fortbild 84, 555–558

Kapitel 14

Technische Hilfsmittel und Rezepturen

G. Wurm

1 Einleitung

1.1 Vorwort

Alte Hager-Ausgaben enthalten Angaben, Anweisungen und teilweise auch Herstellungsvorschriften für Artikel zum technischen Gebrauch, Produkte, die ursprünglich ins Sortiment einer Drogerie gehörten. Die früheren Fachhandlungen mußten Großmärkten weichen. Nichtapothekenpflichtige Arzneimittel müssen dort beraten werden, über das Randsortiment fehlt Sachkunde.
Diese Lücke versucht das vorliegende Kapitel zu schließen, zumal Kunden infolge dieses Defizites eine Apotheke als Stätte eines naturwissenschaftlich-technischen Allround-Wissens aufsuchen und befragen. Das zeigt sich nicht nur in der Landapotheke. Deswegen sind die ersten Hager-Sammelwerke jetzt wieder sehr begehrt. Sie sind jedoch ebenso wie das Vorschriftenbuch für Drogisten von Buchheister-Ottersbach, Springer-Verlag, Berlin, vergriffen.
Die Ausführungen haben früher übliche Rezepturen teils als Einzel-, teils als Rahmenvorschriften aufgenommen, soweit sie zur Zeit noch interessant und vertretbar sind. Die Grundstoffe für die Herstellung wurden falls möglich nach dem Synonym-Verzeichnis des Deutschen Apotheker Verlages, Stuttgart, und des Govi-Verlages, Eschborn, benannt. Die Entwicklung zu neueren Präparaten erscheint in einigen Fällen nachvollziehbar, bei Nischenerzeugnissen jedoch schwierig. Der Versuch soll dem Apotheker die Möglichkeit geben, über ggf. enthaltene Allergene Auskunft zu geben. Einige Anwendungsgruppen konnten lediglich in ihren Grundzügen ohne Einzelbeispiele beschrieben werden. Sie dienen der Information des Apothekers für eigene Arbeiten und der Weitergabe von Kenntnissen zwecks rationaler Anwendung technischer Gebrauchsgüter.

Standardliteratur zum Kapitel 14:
BuO   Buchheister GA, Ottersbach G (1949) Handbuch der Drogisten-Praxis, Vorschriftenbuch für Drogisten, 14. Aufl., Springer, Berlin – Göttingen – Heidelberg
EB 6   Ergänzungsbuch zum Deutschen Arzneibuch, 6. Ausgabe, 1941
Geb   Gebler H (1982–90) Tabellen für die pharmazeutische Praxis, 2. Aufl., Erg.-Lfg., Govi, Frankfurt
3. Hag   Frerichs G, Arends G, Zörnig H (Hrsg.) (1949) Hagers Handbuch der Pharmazeutischen Praxis, 3. Aufl., Erg.-Bd. 1949, Springer, Heidelberg
4. Hag   List PH, Hörhammer L (Hrsg.) (1977) Hagers Handbuch der Pharmazeutischen Praxis, 4. Aufl., Bd. 8, Springer, Berlin – Heidelberg – New York
Henk   Henkel (1989) Modellrezepturen, Düsseldorf
Jak   Jakobi G, Löhr A (1987) Detergents and Textile Washing, VCH Verlagsges., Weinheim
Kreck   Kreckel R (1990) Die Detachur, Fa. Kreussler, Wiesbaden
Kü   Künstler K (1990) Haushaltschemikalien, Europäische Akademie für Umweltfragen, Tübingen
PhT 9   Roth HJ (1985) Pharmazeutisches Taschenbuch, 9. Aufl., Wiss. Verlagsges., Stuttgart
PhT 10   Roth HJ (1992) Pharmazeutisches Taschenbuch, 10. Aufl., Wiss. Verlagsges., Stuttgart
Rö   Falbe J, Regnitz M (Hrsg.) (1989–1992) Römpps Chemie Lexikon, 9. Aufl., Thieme, Stuttgart – New York
Sta   Stache H, Großmann H (1992) Waschmittel, 2. Aufl., Springer, Heidelberg
Ull   Bartholomé E, Bickert E, Hellmann H, Ley H (Hrsg.) (1972–1984) Ullmanns Enzyklopädie der technischen Chemie, 4. Aufl., Bd. 1–25, Verlag Chemie, Weinheim
Vel   Velvart J (1993) Toxikologie der Haushaltsprodukte, 3. Aufl., Huber, Bern – Stuttgart – Toronto
Voll   Vollmer G, Franz M (1991) Chemie in Hobby und Beruf, Thieme, Stuttgart
DAB 6 bis 10   Deutsches Arzneibuch 6.–10. Ausgabe, 1926–1992
DAB 7-DDR   Deutsches Arzneibuch 7. Ausgabe DDR, 1964, mit Ergänzungen
DAC 86   Deutscher Arzneimittel-Codex 1986

Stichworte in alphabetischer Reihenfolge
Abflußreiniger
Anzündprodukte
    Ätztinten (s. Tinten)
Backofen- und Grillreiniger
Batterien
    Detachiermittel (s. Fleckentfernung)
    Dichtstoffe (s. Kitte)
Entkalkungsmittel
    Entfärber (s. Fleckentfernung)
Fensterputzmittel, Windschutzscheibenreiniger
Fleckentfernung, Fleckenmittel, Detachiermittel
Frostschutzmittel für Autokühler
Fußboden-Reinigungs- und Pflegemittel
    Glasätztinten (s. Tinten)
    Grillreiniger (s. Backofenreiniger)
Holzbeizmittel zum Färben und Abbeizen
Holzschutzmittel
Kerzen
Kitte und Dichtstoffe
Klebstoffe
    Korrekturflüssigkeiten (s. Tinten)
    Korrosionsschutz (s. Rostschutzmittel)
Lacke
Löt-Hilfsmittel
    Luftverbesserer (s. Rauchpulver, s. WC-Reiniger und Desodorantien)
Metallputzmittel
Möbellacke
Möbelpflege
Ostereierfarben aus Naturstoffen

Putzmittel (s. Metallputzmittel, s. Scheuermittel)
Polstermöbel (s. Teppichreinigung)
Rauch- und Räucherpulver, Luftverbesserer
Reinigungsmittel (s. Fleckentfernung, s. Fußbodenreinigung, s. Teppichreinigung, s. Waschmittel)
Rostschutzmittel, Korrosionsschutz, Rostentferner, Rostumwandler
Scheuermittel
Selbstverteidigungssprays
Silberlegierungen und ihre Pflege
Spülmittel
Stempelfarben (s. Tinten)
Teppichböden-Reinigung
Textilreiniger (s. Waschmittel)
Tinten, Tuschen, Stempelfarben
Tränengas (s. Selbstverteidigungssprays)
Tuschen (s. Tinten)
Waschmittel
Wäschezeichentinten (s. Tinten)
WC-Reiniger und Desodorantien
Windschutzscheibenreiniger (s. Fensterputzmittel)
Ωmnibus

2 Produktgruppen in alphabetischer Reihenfolge

2.1 Abflußreiniger

Basen, Säuren oder Oxidantien setzen verstopfte Rohre frei. Die verschiedenen Typen dürfen bei mangelnder Effizienz nicht unmittelbar hintereinander angewendet werden, weil die Freisetzung von Reizgasen zu befürchten ist.
Neuerlich gelangen Produkte mit organischen Säuren auf den Markt, die die Zugabe von heißem Wasser aktiviert. Ein Anteil von 5 % nichtionischen Tensiden verstärkt die Wirkung (Bio-Abfluß-Frei® Yankee Polish). Diese Präparate sind für den Anwender nicht toxisch und umweltverträglicher als natriumhydroxidhaltige Formulierungen. Beide genannten Arten werden als Schüttpulver angeboten. Natriumhydroxid mit Aluminium- oder Zinkgranalien gemischt entwickelt in Lösung Wasserstoff, der mechanisch Verunreinigungen lockert. Er reagiert ggf. mit Zusätzen von Natriumnitrat oder -nitrit zu Ammoniak. Flüssige Mittel enthalten oft neben Natriumhydroxid noch Natriumhypochlorit. Der hieraus freigesetzte Sauerstoff hat ebenfalls lockernde Funktion und baut gleichzeitig den Schmutz durch Oxidation ab.

Abflußreiniger

	Ull [%]	Vel [%]	Kü (A) [%]	Kü (B) [%]
Natriumhydroxid	40–75	50	25–100	5–25
Aluminiumgranulat			0– 5	–
Natriumnitrat			0– 40	–
Natriumnitrit		30		
Natriumhypochlorit				5–15
Ethylendiamintetraacetat	50–20			
Anionische Tenside				0– 3
Nichtionische Tenside	0– 1			0– 2
Hydroxyethandiphosphonat	1– 3			
Natriumchlorid		10	0– 30	
Wasser		zu 100		zu 100

Literatur

Rö; Kü; Ull; Vel; Henk; Sta

2.2 Anzündprodukte

Die Technik unterscheidet Zünder, die Detonationen einleiten, von Anzündern, die Brände oder Explosionen auslösen. Beide Vorgänge können durch Schlag, Stich, Reibung oder auf elektrischem Wege erfolgen. Hier werden nur Hilfsmittel zum Anfeuern genannt.

Metaldehyd-Tabletten. Metatabletten wiegen 4,25 g und bestehen aus dem Tetramer des Acetaldehyds. Laut Gefahrstoffverordnung gelangen sie nur vergällt und einzeln in unzerreißbaren Kunststoffhüllen mit Warnaufschriften in den Handel. Vergiftungen treten seit Bestehen dieser Vorschrift seltener auf (→ Bd. 3.778).

Hexamethylentetramin-Anzündtabletten. Sie enthalten Methenamin 3,8 g und brennen mit gelber, rauchloser Flamme (→ Bd. 3.921).

Anzündwürfel in Schwämmen und Kunststoffschaum. Fomes formentarius liefert den Wundschwamm, der mit Salpeterlösung getränkt und getrocknet als Feuerschwamm diente. Die neuzeitlichen Anzündwürfel bestehen aus Kunststoffschaum, der mit niederkettigen Alkanen, sauerstoffreichen Säuren und Bindemitteln getränkt ist.

Feste Massen aus Alkanen. Sie bestehen aus Tannenmehl, das mit Paraffinen getränkt ist, und eignen sich für das Anfeuern von Grillöfen.

Holzkohleanzünder. Sie dienen ebenfalls dem Entzünden von Grillöfen. Kettenkohlenwasserstoffe kommen in 500-ml-Kunststoffflaschen mit Spritzeinsatz in den Handel. Sie sind durch Schraubverschlüsse gesichert. Die Flüssigkeit wird an mehreren Stellen auf die Holzkohle gegossen und nach kurzer Einwirkzeit entflammt. Dafür eignen sich z. B. Kohleanzünder aus Naturholz und Wachs und einem Reibkopf. Der Energieträger brennt nur mit anderen leicht brennbaren und saugfähigen Materialien, nicht aber mit Tischplatten. Die Dämpfe können beim Verspritzen aspiriert werden und zu Lungenaffektionen führen.

Anzündpasten mit Alkanolen. Sie werden mit gelatiniertem Ethanol oder 2-Propanol angeboten und in Weißblechtuben gehandelt.

Feuerzeuge. Sie basieren selten noch auf Benzin, meist enthalten sie durch Druck verflüssigtes Butan. Das entweichende Gas kann elektronisch oder durch mechanisch erzeugte Funken gezündet werden. Ein feines Rad reibt an einem Zündstein aus cerhaltigem Eisen. Die zerstäubten Kristalle oxidieren unter Funkenbildung.

Flüssiggas aus einem Propan-Butan-Gemisch (Butagas). Propan-Butan-Gemisch kommt für Haushaltszwecke auch in 5 kg und 13 kg in den Handel. Entweichendes Gas ist nicht nur explosiv, sondern auch durch Anreicherung am Boden toxisch, weil es die Atemluft verdrängt.

Literatur

3. Hag; Rö; Ull; Henk

2.3 Ätztinten

(s. Tinten)

2.4 Backofen- und Grillreiniger

Beim Backvorgang, ebenso beim Grillprozeß entstehen Verschmutzungen, die in den Wänden eines Herdes hartnäckig anbrennen. Zur Entfernung gibt es Spezial-Produkte in Spray-Dosen oder anderen Aerosol-Abfüllungen. Sie enthalten zur Quellung der festhaftenden Reste als starke Alkalien Natrium- oder Kaliumhydroxid oder als schwächere Alkanolamine. Weiterhin benötigen sie wassermischbare Lösemittel wie Glycolether und Lösungsvermittler wie z. B. Xylolsulfonate. Die notwendige Haftung an den senkrechten Seitenwänden bewirken viskositätserhöhende organische Polymere. Als solche eignen sich Tylose® oder Methacrylat-Acrylester-Copolymere.

Backofenreiniger

	Kü [%]
Anionische Tenside	0– 5
Nichtionische Tenside	0– 5
Hydrophile Lösemittel	0–10
Alkalien	1– 8
Lösungsvermittler	0– 5
Polymere	0– 3
Wasser	ad 100

Die Anwendung erfolgt durch Einsprühen in einem Abstand von ca. 15 cm mit einer Einwirkzeit von 2 h im kalten Ofen oder von 30 min im Herd von 90 °C. Anschließend wird mit einem rauhen Schwamm ausgewischt.

Moderne Herde lassen sich bei höheren Temperaturen durch Pyrolyse reinigen. Nicht immer führen die Verfahren zu befriedigenden Ergebnissen und sind ggf. mit längeren Zeiten zu wiederholen.

Literatur

Kü; Henk

2.5 Batterien

Gleichartige Einheiten verstärken sich zu gemeinsamen Effekten durch Zusammenschaltung. So kann man die Grundbauform einer Batterie, die Zelle, in Serie schalten, um höhere Spannungen (Vielfaches der Zellspannung) zu erhalten. Man kann gleiche Zellen auch parallel schalten, um eine höhere Strombelastbarkeit zu erreichen. Batterien eignen sich als Energielieferanten mannigfaltig zur Anwendung im medizinisch pharmazeutischen Bereich.

Primärbatterien oder galvanische Elemente erzeugen auf elektrochemischem Wege Strom, ohne daß man diese vorher laden muß. *Sekundärbatterien* oder Akkumulatoren (oft kurz Akkus genannt) speichern elektrische Energie, die ihnen durch Laden zugeführt wurde. Ihre speicherbare Energie kann man je nach elektrochemischem System und der Bauart hunderte, ja tausende Male entnehmen.

Primärbatterien müssen nach Verbrauch ihrer Energie aus den Geräten entnommen werden. Dies gilt auch für verbrauchte Akkus. Die Entsorgungshinweise in den Bedienungsanleitungen der Geräte sind dabei zu beachten (s. Kap. 11).

Bei den stromerzeugenden Reaktionen handelt es sich um Redoxvorgänge, deren elektromotorische Kräfte auf den Normalpotentialen der beteiligten chemischen Elemente beruhen. Elektrochemische Reaktionen lassen sich vielfach umkehren, deswegen gibt es Versuche, heutige Primärelemente regenerierbar und damit zukünftig zu Akkumulatoren zu entwickeln.

2.5.1 Elektrochemische Stromerzeugung

Batterien. Spannungsquellen, die nach dem Prinzip der elektrochemischen Stromerzeugung arbeiten, heißen handelsüblich Batterien. Ein Stück Metall verhält sich in einem Elektrolyten als Elektrode elektrisch negativ (elektrolytische Polarisation), weil Metall-Ionen bis zu einem Gleichgewichtszustand in Lösung gehen. Bei Verbindung zweier Elektroden ungleichen Materials über einen Spannungsmesser zeigt dieser wegen ungleicher Polarisationsspannungen beider Elemente eine Differenzspannung an. Die elektrochemische Spannung ist von den Eigenschaften der Elektrode abhängig und wird als elektrochemische Spannungsreihe gegenüber Wasserstoff angegeben

Tabelle 14.1 Elektrochemische Spannungen bezogen auf Wasserstoff, 25 °C

Element	Spannung V
K	−2,925
Na	−2,713
Mg	−2,37
Al	−1,66
Zn	−0,763
Fe	−0,440
Cd	−0,402
Ni	−0,23
Sn	−0,140
Pb	−0,126
H_2	±0,000
Cu	+0,337
Ag	+0,799
Pt	+1,2
Au	+1,5
F	+2,87

(s. Tab. 1). Die zwischen zwei beliebigen Elementen auftretende Spannung ergibt sich aus der Differenz der Zahlenwerte.

Primärelemente. Galvanische Elemente arbeiten nach dem Prinzip der elektrolytischen Polarisation zweier unterschiedlicher Elemente als Elektroden. Schließt man die an den Elektroden zur Verfügung stehende Spannung über einen elektrischen Verbraucher zu einem Stromkreis, so verschieben sich die Potentiale an den Elektrodenoberflächen. Hierbei entsteht im Elektrolyten ein elektrisches Feld, das die negativen Ionen im Elektrolyten zur positiveren Oberfläche – das ist die negative Elektrode – treibt. Entsprechend wandern die positiven Ionen zum positiven Pol mit dessen negativerer Oberfläche.
Durch chemische Umsetzungen an den Elektroden mit dem Elektrodenmaterial oder anderen beteiligten Substanzen verbrauchen sich im Laufe der Zeit alle an der Umsetzung beteiligten Ausgangsmaterialien. Eine Batterie als galvanisches Element verliert seine Spannung und damit die Fähigkeit, elektrische Leistung abzugeben. Es muß gegen ein neues Element ausgetauscht werden.
Die entstehende Arbeitsmenge errechnet sich aus dem Produkt der Potentialdifferenz und fließender Elektrizitätsmenge in der Zeit (W = U · I · t in Joule/Ws = Volt · Ampère · s).

Volta-Elemente. Bei Volta-Elementen tauchen die beiden Elektroden in verschiedene Elektrolytlösungen, die durch ein Diaphragma getrennt sind. Diese Halbzellen sind zur galvanischen Kette hintereinandergeschaltet.

Flüssigkeitselemente. Die Flüssigkeitselemente enthalten für beide Elektroden einen Elektrolyten. Bei *Naßelementen* ist dieser flüssig, bei *Trokkenelementen* dagegen immobilisiert, das ermöglicht eine robuste Handhabung. Die Verfestigung (ggf. Gelbildung) kann durch Sorption erfolgen:

– an anorganischen Stoffen wie Kreide, Gips, Kieselgur, Siliciumdioxid,
– an organischen Quellmitteln wie Stärke, Sägespäne, Carboxymethylcellulose, Polyvinylalkohol, an aufsaugendem Elektrolytpapier.

Varta prüft den zukünftigen Einsatz von Festkörperelektrolyten auf Basis von Polyethylenoxid.

Sekundärelemente. Akkumulatoren nutzen den Effekt aus, daß bestimmte Materialien von Elektroden und Elektrolyten die Möglichkeit der Wiederaufladung durch einen Strom in Gegenrichtung bieten. Sie lassen sich durch Aufladung regenerieren und sind somit mehrfach nutzbar (z. B. „Bleiakku", Ni-Cd-Akku).

2.5.2 Charakteristika der Batterien

Kapazität. Unterschiedlich große Zellen müssen vergleichbar sein. Zu diesem Zweck sind die theoretischen Begriffe *Kapazität, Lade-* und *Entladestrom* üblich. Dabei wird die Kapazität oft inkorrekt als ganze Zahl ohne Berücksichtigung ihrer Dimension Ah benannt. Sie dient der Bestimmung des Ladespeichervermögens.
Präzise definiert sich die Kapazität C einer Batterie nach der Entladestromstärke I einer vollständig geladenen Zelle und der Entladezeit t_E vom Entladebeginn bis zum Erreichen der Entladeschlußspannung.

$$C = I \cdot t_E$$

Beträgt z. B. die 5stündige Kapazität C_5 einer Batterie 4 Ah, ist unter dem Entladestrom $I = 4\ C_5$ ein Strom von 20 A zu verstehen.
Praktisch jedoch ist die Kapazität keine konstante Größe. Sie hängt vom System, von der Temperatur, von der Entladestromstärke und der Entladeschlußspannung ab.

Nennkapazität. Für den Gebrauch wurde deshalb der Begriff Nennkapazität eingeführt. Sie gibt die Energiemenge an, die innerhalb bestimmter Zeiten mit dem *Nennstrom* bei 20 °C ± 5 °C entnommen werden kann bis zur Entladeschlußspannung. Für verschiedene Systeme gelten unterschiedliche Zeiten:

– für alkalische Akkumulatoren und Fahrzeugantriebszellen 5 h,
– für ortsfeste Batterien und gasdichte Zellen 10 h,
– für Starterbatterien 20 h,
– für Trockenbatterien, bei denen Belastungszeiten und Ruhepausen abwechseln, sind sie unterschiedlich und werden auf den Systemen angegeben.

Lade- und Entladeströme. Lade- und Entladeströme werden oft als Vielfaches der Nennkapazität angegeben. Die Kapazität wird häufig inkorrekt als ganze Zahl ohne ihre Dimension Ah benutzt und dann als CA formuliert.

Aus den Zahlen, die den Kennbuchstaben eines Zellentyps folgen, lassen sich die Stromdefinitionen ableiten, z. B.

Zellentyp RSH 4:
Nennkapazität C = 4 Ah
0,1 CA = 400 mA
1 CA = 4 A
10 CA = 40 A

Zur Volladung einer Zelle muß jeweils mehr als die entnommene Energie wieder zugeführt werden. Dies ist definiert durch den Ladefaktor, der je nach Bauart zwischen 1,20 und 1,40 betragen kann. Zur Volladung der Zelle RSH4 mit einem Ladestrom von 0,2 CA (Ladenennstrom) sind mindestens $5 \text{ h} \cdot 1{,}20 = 6 \text{ h}$ erforderlich. Bei dem genannten Zellentyp mit der Nennkapazität C = 4 Ah (5stündige Entladung) beträgt der Ladenennstrom 0,2 CA = 800 mA, denn

$$I = \frac{C}{t} = \frac{4 \text{ Ah}}{5 \text{ h}} = 0{,}8 \text{ A}.$$

Der Entladenennstrom kann einer Zelle in der vorgesehenen Zeit von 5 Stunden entnommen werden:

$$I = \frac{C}{t} = \frac{4 \text{ Ah}}{5 \text{ h}} = 0{,}8 \text{ A, denn}$$

$$t = \frac{C}{I} = \frac{4 \text{ Ah}}{0{,}2 \text{ CA}} = \frac{4 \text{ Ah}}{0{,}8 \text{ A}} = 5 \text{ h}.$$

Der Ah-Wirkungsgrad η_{Ah} gibt die reale Abweichung von diesem Rechenergebnis an:

$$\eta_{Ah} = \frac{\text{entnehmbare Kapazität Ah}}{\text{eingeladene Kapazität Ah}}$$

beispielsweise liegt der Ah-Wirkungsgrad für gasdichte NC-Zellen bei 0,83, d. h. 83 % der eingeladenen Strommenge steht als entnehmbare Kapazität zur Verfügung.

Gleichgewichtszellspannung U_0. Die an der unbelasteten Zelle gemessene Spannung heißt Ruhespannung oder Gleichgewichtszellspannung U_0. Sie erfaßt die system- und temperaturabhängige elektrochemische Spannung der Gesamtreaktion.

Anfangsspannung U_A. Als diese gilt die unter den gegebenen Entladebedingungen nach 10 % Entnahme herrschende Klemmspannung.

Nennspannung. Die Nennspannung U_N ist ein Normwert, der für die verschiedenen Systeme von Zellen festgelegt wurde, sie beträgt beim Blei-Akkumulator 2,0 V, beim Nickel-Cadmium-Akku 1,20 V. Sie gilt für eine Bezugstemperatur, z. B. von 20°C ± 5°C. Die *mittlere Entladespannung* U_M ist ein Mittelwert aller während der Entladung gemessenen Spannungen. Die Entladespannung ist nicht nur system- und stromabhängig, sondern wie alle Spannungen temperaturabhängig. Bei Entladeströmen bis 0,2 CA beträgt sie allgemein 1,0 V, für höhere Ströme 0,9 V. Sie ist von der Entladestromhöhe abhängig und liegt etwa 0,23 bis 0,33 V niedriger als die Anfangsspannung U_A (s. Tab. 2).

Überspannung. Außer der gewollten Hauptreaktion belasten Nebenreaktionen die Systeme wie z. B. die Überspannung, die auf einer Verschiebung des Elektrodenpotentials gegenüber der elektrochemischen Spannung im Gleichgewicht beruht. In der Praxis macht sich diese verlorene Energie durch irreversible Wärmeabgabe bemerkbar.

Bleiakkumulator. Für den Bleiakkumulator jedoch ist die Abweichung vom Gleichgewichtspotential unerläßlich. Nur durch die extrem große Überspannung sowohl der Wasserstoff- als auch der Sauerstoffentwicklung wird er technisch brauchbar.
Ein einfacher Bleiakku gast bei der Ladung, d. h., er entwickelt Wasserstoff und Sauerstoff als saure Aerosole. Neuere Systeme sind festverschlossen, sie heißen „wartungsfrei", besitzen jedoch aus Sicherheitsgründen Ventile.
Die Nennspannungen der verschiedenen elektrochemischen Systeme variieren (s. Tab. 2).

Energiedichte. Ein weiteres Kriterium für die Charakterisierung von Batterien stellt die Energiedichte als Quotient von elektrischer Energie und Gewicht bzw. Volumen dar. Sie wird in mWh/g bzw. Wh/kg und in mWh/cm^3 bzw. Wh/L angegeben. Mit anderen Worten: Die Auswahl geeigneter Zellen für Geräte und deren Anwendungen wird auch durch das Verhältnis von ihrem Energiegehalt zu Masse und Volumen mitbe-

Tabelle 14.2 Spannungsverhalten von Gerätebatterien in Volt

	System	Nennspannung U_N	mittlere Entladespannung U_M	empfohlene Entladeschlußspannung U_L	zulässige Entladeschlußspannung
	Primärbatterien:				
	Leclanché	1,5	1,2	0,9	0,75
L	Alkaline	1,5	1,2	0,9	0,75
M	Zink/Quecksilberoxid	1,35	1,2	0,9	0,9
S	Zink/Silberoxid	1,55	1,4	0,9	0,9
P	Zink/Sauerstoff	1,4	1,15	0,9	0,9
C	Lithium/Braunstein	3,0	2,4	1,8	1,5
	Sekundärbatterien:				
K	Nickel/Cadmium (gasdicht)	1,2	1,2	1,0	0,75
	Blei/Bleidioxid (wartungsfrei)	2,0	1,9	1,7	1,6

Tabelle 14.3 Wichtige elektrochemische Systeme

Kennbuchstabe	Negative Elektrode	Elektrolyt	Positive Elektrode	Nennspannung V	Energiedichte a) mWh/g b) mWh/cm³	mögl. Auflade- zyklen
–	Blei, wartungsfrei	Schwefelsäure ggf. im Kolloid SiO_2	Bleidioxid	2,0	a) 30– 40 b) 60–100	800
K	Cadmium, gasdichtes NC-System	Kaliumhydroxid	Nickel	1,2	a) 20– 30 b) 60–100	1000
–	Hydrid, wasserstoff- speichernde Legierung	Kaliumhydroxid	Nickel	1,36	a) ca. 60 b) ca. 168	500
– –	Zink (Leclanché)	Ammoniumchlorid oder Zinkchlorid	Braunstein mit Kohle	1,5	a) ca. 105 b) 120–190	
L	Zink (Alkaline)	Kaliumhydroxid	Braunstein	1,5	a) 70–100 b) 200–300	(50)
A	Zink	Ammoniumchlorid oder Zinkchlorid	Sauerstoff (poröse Kohle)	1,45	a) 130–170 b) 200–300	
P	Zink	Kaliumhydroxid	Sauerstoff (poröse Kohle)	1,4	a) 300–380 b) 650–800	
S	Zink	Kaliumhydroxid	Silberoxid	1,55	a) 130–170 b) 550–650	100
M	Zink	Kaliumhydroxid	Quecksilberoxid	1,35	a) – b) 400–520	
N	Zink	Kaliumhydroxid	Quecksilberoxid und Braunstein	1,4	a) – b) –	
T	Zink	Kaliumhydroxid	Silberoxid und Quecksilber(I)- und -(II)oxid	1,55	a) – b) 350–650	
B	Lithium	organ. Elektrolyt	Kohlenstoff- monofluorid	3,0	a) ca. 300 b) ca. 500	
C	Lithium	organ. Elektrolyt	Braunstein	3,0	a) ca. 300 b) 500–800	
–	Lithium	organ. Elektrolyt	$SOCl_2$	3,6	a) ca. 380 b) ca. 750	
–	Lithium und weitere Lithium-Systeme	organ. Elektrolyt	TiS_2	3,6 > 1,5 < 4,5	a) ca. 480 b) 650–800	

stimmt (s. Tab. 3). Die Energiedichte bildet eine wichtige Vergleichsgröße, bei niedrigstem Batteriegewicht wird ein Höchstmaß an gespeicherter Energie gefordert, das gilt für Anlasser im Auto wie für Herzschrittmacher.

2.5.3 Systematik der elektrochemischen Systeme

Die üblichen Gerätebatterien basieren überwiegend auf den in Tab. 3 genannten Kombinationen.

Hochleistungs- und Hochtemperatur-Akkumulatoren, Brennstoffzellen. Nicht berücksichtigt werden in dieser Auflistung Hochleistungs-Akkumulatoren mit extrem niedrigen Aufladezeiten und Hochtemperatur-Akkumulatoren, da sie nur großtechnische Bedeutung besitzen. Das trifft ebenfalls für Brennstoffzellen zu, bei denen Reaktionsstoffe sowie die Produkte kontinuierlich zu- und abgeführt werden. Sie verhalten sich wie Batterien mit großer Kapazität auf kleinstem Raum und sind Energiewandler, die Brennstoffe elektrochemisch oxidieren. So gewinnen sie statt Wärme direkt elektrische Energie. Sie nutzen z. B. die Knallgasreaktion zwischen Wasserstoff und Sauerstoff mit Kaliumhydroxid als Elektrolyten.

2.5.4 Äußere Form der Gerätebatterien

Der Handel unterscheidet Gerätebatterien nach der äußeren Form:
– Zylindrische Zellen (Rundzellen), Buchstabe R;
– Knopfzellen, Buchstabe R;
– Prismatische Zellen (– Batterien), Buchstabe S;
– Folienzellen;
– Flachzellen oder Batterien, Buchstabe F;
– Sonderformen.

Tabelle 14.4 Die wichtigsten Batterien und ihre Bezeichnungen

Bezeichnung		NC-Zellen		Alkaline Batterien			Zink-Kohle-Batterien		
Typ	mm-Größe	IEC	USA	IEC	USA	Fernost	IEC	USA	Fernost
Mono	61,5 · 34,2	KR35/62	D	LR20	D	AM1	R20	D	UM1
Baby	50,0 · 26,2	KR27/50	C	LR14	C	AM2	R14	C	UM2
Mignon	50,5 · 14,5	KR15/51	AA	LR6	AA	AM3	R6	AA	UM3
Mikro	44,5 · 10,5	KR10/44	AAA	LR03	AAA	AM4	–	–	–
Lady	30,2 · 12,0	KR12/30	N	–	–	–	–	–	–
Flat-Pack	50,0 38,0			4LR61	J	7K67	–	–	–
E-Block	45,0 37,0			6LR61	–	6AM6	6F22	–	006P
Duplex				–			2R10		
Normal	75,0 62,0			–			3R12		

Trotz gleicher Abmessungen und gleichen Gehäusen besitzen sie unterschiedliche Konstruktionen im Aufbau und je nach Anwendungsart verschiedene Ableiter.

2.5.5 Klassifizierung

In der Regel läßt das IEC-System (der *I*nternational *E*lektrotechnical *C*ommission) eine Zelle oder Batterie klassifizieren durch den Kennbuchstaben des elektrochemischen Systems, dem die Buchstaben für die Bauform folgen. Leclanché-Zellen haben keinen Kennbuchstaben, ebenso die Blei- und Nickel-Hydrid-Sekundärzellen. Eine vorangestellte Zahl bedeutet die Serienschaltung von Zellen. Eine den Buchstaben mit Bindestrich angehängte Zahl gibt den Anzahl der parallel geschalteten Zellen an, z. B.

- 3LR20 = 3 Rundzellen des Systems Alkaline in Serie geschaltet zu 4,5 V; die 20 identifiziert die Baugröße MONO.

- R20-3 = 3 Rundzellen Leclanché parallel mit 1,5 V; die 20 identifiziert die Baugröße MONO.

Im IEC-System haben die Zahlen in Tab. 4, die nach den Kennbuchstaben stehen, z. B. die 20 beim Typ LR20, eine identifizierende Bedeutung. In der Norm „IEC 86-2 Primärbatterien – Spezifikationsblätter" sind Zellen und Batterien mit Maßangaben enthalten, sie erhielten eine willkürlich festgelegte Kennzahl, z. B. 20 entspricht der Baugröße MONO, 6 der Baugröße MIGNON. Auch bei den Primär-Knopfzellen ist die den Buchstaben nachgestellte Zahl zur Identifizierung der Baugröße in IEC 86-2 willkürlich festgelegt worden.
Bei den Nickel-Cadmium-Knopfzellen wurden in anderen IEC-Normen hiervon abweichend dem Kennbuchstaben zwei Kennzahlen zugefügt, die durch einen Schrägstrich getrennt sind. Die erste Zahl gibt den Durchmesser in mm, die zweite Zahl die Höhe in mm an.

Tabelle 14.5 Die wichtigsten genormten Knopfzellen

Abmessungen									
Höhe	mm	6,2	5,4	4,2	3,6	3,6	5,4	3,6	
⌀	mm	16,0	11,6	11,6	11,6	9,5	7,9	7,9	
IEC-Typen		R9 MR9 LR9 NR9	MR44 SR44 (NR44)	MR43 SR43	MR42 SR42	MR45 (SR45)	MR48 SR48	MR41 SR41	
IEC-Bezeichnungen vergleichbar NC-Zellen gasdicht		KBL16/7	KBL12/6				KBL8/6		

Kennbuchstaben und Nennspannungen s. Tab. 3

2.5.6 Wichtige Batterietypen, Anwendung und Vergleich

Ni-Cd-Batterien

Gasdichte NC-Zellen. Sie werden derzeit angeboten als:

- 4 Baureihen Knopfzellen mit unterschiedlichen Eigenschaften und Kapazitäten von 4 mAh bis 600 mAh;
- 5 Baureihen Rundzellen mit unterschiedlichen Eigenschaften und Kapazitäten von 100 mAh bis 7 Ah;
- 1 Prismatische Zelle mit einer Kapazität von 15 Ah;
- 1 Baureihe Monoblockbatterien 5 M, also mit 5 Zellen pro Einheit = 6 V und Kapazitäten von 3 Ah und 6 Ah.

Knopfzellen. Die Knopfzellen enthalten meist „Masseelektroden", d. h., die aktiven Massen sind als Preßlinge in Drahtgewebe eingebettet. Die Massemischungen variieren. Es gibt

1. Die Standardbaureihe für niedrige Belastung heißt bei *Varta*: DK (D = dicht, K = Knopfzelle), bei *IEC* heißt diese Reihe KBL (K = Cadmium, B = button, L = low discharge rate bis etwa 0,5 CA). So heißt z. B. die *Varta* 50 DK bei *IEC*: KBL 16/7. (50 ist die Nennkapazität in mAh.)
2. Die Reihe für mittlere Entladeströme bis etwa 3,5 CA heißt bei *IEC* KBM. Hierzu gehören z. B. die Zellen der *Varta*-Baureihe DKZ, das Z steht für Zwillingselektrode, denn diese Zellen haben je zwei positive und zwei negative Massepreßlinge in Parallelschaltung, z. B. hat eine Zelle 225 DKZ eine Nennkapazität von 225 mAh.
3. Die Reihe für hohe Entladeströme bis etwa 7 CA ist bei IEC durch den Buchstaben H gekennzeichnet.
4. Die Reihe für sehr hohe Entladeströme von mehr als 7 CA trägt den Kennbuchstaben X.

Ferner gibt es gesondert gekennzeichnete Baureihen für den Einsatz bei höheren Temperaturen oder solche, die überladefest sind.
Knopfzellen haben für den Fall einer Druckentwicklung, z. B. durch falsches Laden, eine als Pluszeichen (+) ausgebildete Sollbruchstelle, die den Druck abläßt.
Nickel-Cadmium-Rundzellen gibt es mit gewickelten Sinterelektroden oder mit Masseelektroden, die Kennbuchstaben bei *IEC* und bei *Varta* weichen voneinander ab, denn die Norm eilt in der Regel den Entwicklungen nach. Einzelheiten hierzu sollte man den aktuellen Druckschriften und Katalogen der Batteriehersteller entnehmen. Daraus kann man ersehen, wie die Kennbuchstaben für die folgenden Eigenschaften gewählt wurden: Zellen für den normalen Einsatz (*Varta* RS), Zellen mit erhöhter Kapazität (*Varta* RSE), Zellen für Hochtemperatur (*Varta* RST), Zellen, die für extrem kurze Ladezeiten geeignet sind (*Varta* RSQ).

Die Grundbaureihen der Nickel-Cadmium-Zellen sind maßgleich mit den Primärzellen.

Anwendung. Anwendung von gasdichten Nickel-Cadmium-Batterien (NC-Batterien):

- DK und V ... R:
  Funksprechgeräte, medizinische Geräte, Meßgeräte, schnurlose Telephone, elektronische Datenspeicher;
- DKZ als Knopf- und Rundzellen mit Sinterelektroden oder Masseelektroden:
  Diktiergeräte, Photoblitz, Funksprechgeräte, Meßgeräte, Inhalations- und andere medizinische Geräte, Sprechverstärker, Taschenlampen.

Alle NC-Batterien tragen das ISO-Recycling-Symbol (s. Kap. 11) aus einem Kreis von drei Pfeilen und sollen nach Verbrauch zwecks Verwertung an die Verkaufsstelle zurückgegeben werden. Sicherlich werden sie auf Dauer durch die effektiveren und umweltschonenden Nickel-Hydrid-Systeme teilweise ersetzt werden.

Bleibatterien

Bleibatterien sind immer wiederaufladbar. Sie lassen sich ortsfest installieren oder als transportable Kleinakkumulatoren in den üblichen Abmessungen benutzen. Wartungsfreie verschlossene Batterien besitzen Ventile, die niemals geöffnet werden dürfen.
Anwendung: Für hohe Leistungen von Tonband-, Rundfunk-, Beleuchtungsgeräte, Alarm-, Signalgeräte. Für die notwendige Rückgabe sind sie mit dem ISO-Recycling-Symbol gekennzeichnet.

Leclanché-Zellen

Zink-Braunsteinzellen mit Ammonium- oder Zinkchlorid als Elektrolyten in Form von Rund- oder Flachzellen werden zunehmend durch Alkali-Mangan-Zellen mit höherer Kapazität und Leistung bei gleichem Volumen verdrängt.

Alkaline-Zellen

Alkali-Mangan-Zellen (Zink-Braunstein, alkalisch) haben die IEC-Abmessungen. Sie sind mit Leclanché-Zellen voll kompatibel. Alkaline-Einsatz ist ratsam bei

- langen Betriebszeiten,
- hohen Entladeströmen,
- Temperaturbereichen über das Optimum von +15 bis +30 °C nach unten oder oben hinaus.

Anwendung beider Systeme: Tonband-, Diktier-, Haushaltsgeräte, Film- und Photokameras, Belichtungsmesser, Uhren, Wecker, Rechner, Meßgeräte, Kleinsender, Funksprechgeräte.
Leclanché-Zellen und Alkaline-Zellen müssen, da sie weder Quecksilber noch Cadmium enthalten, nicht zurückgegeben werden. Bis zu einer möglichen anderen gesetzlichen Regelung darf der Verbraucher diese Batterien nach Gebrauch als Hausmüll entsorgen.

Zink-Quecksilberoxid-Knopfzellen

Zn/Hg-Systeme haben sich in Hörgeräten außerordentlich bewährt. Die Herstellerfirmen bieten aus ökologischen Gründen quecksilberarme und quecksilberfreie Alternativen an. So entstanden Systeme mit Anteilen von Braunstein oder mit teilweisem Ersatz des HgO durch Silberoxid, doch bieten nach wie vor quecksilberhaltige Knopfzellen für die meisten Patienten akustische Vorteile.
Anwendung: Hörgeräte, Photobereich, Meßgeräte. Rückgabepflichtig!

Zink-Silberoxid-Knopfzellen

Reine Zn/Ag_2O-Systeme werden als quecksilberarm bezeichnet.
Anwendung: Armbanduhren, Photobereich, Hörgeräte, Meßgeräte, Taschenrechner. Entsorgung mit dem Hausmüll.

Zink-Sauerstoff(kohle)-Zellen

Auch als Zink-Luft bezeichnete alkalische Zellen in Knopfform finden Anwendung in Hörgeräten und sind umweltfreundlich.

Lithium-Systeme

Lithium-Rund- und Knopfzellen befinden sich in verschiedenen Arten auf dem Markt und werden weiterentwickelt.
Anwendung: Elektronische Datenspeicher, Taschenrechner, Armbanduhren, Film- und Photogeräte, Meßgeräte, Herzschrittmacher.
Sie gelten als umweltfreundlich. Die Entsorgung mit dem Hausmüll ist erlaubt.

2.5.7 Batterieprojektierung

Eine Universalbatterie gibt es nicht. Das läßt sich aus der Auflistung der verschiedenen Gerätebatterien und ihren vielfältigen Anwendungen erkennen. Zumal die individuellen Anforderungen jedes Benutzers an die Batterieausstattung seiner Geräte variieren.
In jedem Fall erfordern batteriebetriebene Geräte im Vergleich zu Geräten mit Netzanschluß höhere Betriebskosten. So hat eine Alkali-Mangan-Zelle, Größe Mignon, einen Energiegehalt von 3 Wh. Um 1 kWh zu realisieren, werden 334 Zellen benötigt, von denen eine einzige z. Zt. drei- bis viermal so viel kostet, wie 1 kWh Haushaltsstrom. Abzuwägen bleibt weiterhin die Wahl zwischen Primär- und Sekundärbatterien. Nickel-Cadmium-Akkumulatoren lassen sich viele hundertmal aufladen. Das verursacht geringe Stromkosten, verlangt jedoch ein Ladegerät. Die Anschaffung lohnt nur für Benutzer, die wenigstens alle 2 bis 3 Wochen einen neuen Satz Trockenbatterien verbrauchen. Die Kosten der NC-Zellen plus Ladegerät sollten nicht höher sein als die Batteriebestückung eines Jahres.
Im allgemeinen beschränken sich Gerätebatterien auf maximal 10 Zellen und ein Gewicht bis zu 500 g. Daraus resultieren Grenzen. Sie liegen z. B. für

- alkalische Primärbatterien bei ca. 10 W, Betriebsdauer 1 h;
- gasdichte NC-Akkumulatoren bei ca. 120 W, Betriebsdauer 4 bis 6 min.

Da für Primärzellen eine durchschnittliche Betriebsdauer von 5 bis 6 h und für NC-Zellen eine solche von 1 h erwartet wird, liegen die Belastungsgrenzen bei

- alkalischen Primärzellen zwischen 0,2 und 1,5 W;
- NC-Batterien zwischen 5 und 15 W.

Knopfzellen decken Belastungsgrößen zwischen µA und mA ab. Den mA-Bereich können sowohl Primär- als auch Sekundärbatterien versorgen. Für den größeren Leistungsbedarf in A-Bereichen eignen sich nach wie vor am besten Akkumulatoren (Tab. 6 und 9).
Allerdings ist nicht immer die leistungsstärkere Batterie wirtschaftlicher als die leistungsschwächere. Die Dauer und Häufigkeit der Gerätenutzung bestimmt ebenfalls die Kostenanalyse. Die beste Lagertemperatur für Batterien liegt zwischen 15 und 25 °C. Hohe Luftfeuchtigkeit soll vermieden werden. Unter diesen Bedingungen lassen sich Primärbatterien ohne Qualitätsverlust lagern, und zwar:

- alkalische Batterien: bis 4 Jahre;
- Zink-Sauerstoff(kohle)-Batterien: bis 2 Jahre;

Tabelle 14.6 Gegenüberstellung von maßgleichen Trockenbatterien und NC-Akkumulatoren

Typ	Trockenbatterien IEC-Bezeichnung	Nennkapazität mAh	NC-Akkumulatoren IEC-Bezeichnung	Nennkapazität mAh	Nennstrom mA
Knopfzelle	SR48	70	KBL8/6	10	1
Knopfzelle	NR07	210	KBL12/6	20	2
Knopfzelle	NR9	360	KBL16/7	60	6
Transistorbatterie	6F22	500	–	100	10
Lady-Zelle	LR1	580	KR12/30	150	15
Mikro-Zelle	LR03	750	KR10/44	180	18
Mignon-Zelle	LR6	1.500	KR15/51	500	50
Baby-Zelle	LR14	5.000	KR27/50	1800	180
Mono-Zelle	LR20	10.000	KR35/62	4000	400

Tabelle 14.7 Maximale Leistungen in W/Zelle und Arbeitsvermögen (Nennwerte) in Wh/Zelle als Vergleich zwischen Primär- und Sekundärbatterien

Größe	theor. Energieinhalt	max. Dauerleistungsentnahme	Entladedauer
Alkali-Mangan			
Mignon	3,0 Wh	0,85 W	60 min
Baby	8,8 Wh	1,75 W	65 min
Mono	17,5 Wh	3,5 W	90 min
Nickel-Cadmium			
Mignon	0,6 Wh	5,50 W	4,5 min
Baby	2,16 Wh	20,0 W	4,5 min
Mono	4,8 Wh	40,0 W	4,5 min

Tabelle 14.8 Verhältnis von Leistungen und Energiegehalten zur Masse verschiedener Primär- und Sekundärbatterien

Typ	max. Zellenzahl	max. Leistung (W)	Energiegehalt (Wh)	Belastung (A)	Betriebsdauer (min)	Masse (g)
Alkaline						
Mignon	10	8,5	7,8	0,8	55	230
Baby	6	10,5	10,5	1,5	60	390
Mono	4	14,0	19,8	3,0	85	504
NC						
Mignon	10	55,0	3,2	5,0	3,5	240
Baby	6	120,0	8,0	18,0	4	410
Mono	4	160,0	10,7	40,0	4	590

- Zink-Silberoxid-Knopfzellen, wie sie zur Anwendung in Uhren oder Photoapparaten üblich sind: 2 bis 3 Jahre;
- Lithium-Knopfzellen: 5 Jahre; für Herzschrittmacher: 10 Jahre; als Rundzellen: über 10 Jahre.

Da die Spannung eines Elements je Zelle in der Größenordnung von 1 bis 2 V liegt, läßt sich die Spannung durch Reihenschaltung von Elementen vervielfachen. Bei Batterien mit höherer Nennspannung ist das Prinzip der Reihenschaltung in der Zelle verwirklicht. Bei Parallelschaltung wird die Strombelastbarkeit und damit die Kapazität vervielfacht. Werden mehrere Batteriezellen in einem Gerät vereinigt, wird je nach Verwendungszweck das Prinzip der Reihenschaltung oder der Parallelschaltung angewandt.

Bei Geräten mit hohen Belastungsbereichen und Geräten mit Motoren sind Alkali-Mangan-Zellen (Alkaline) besser geeignet als Zink-Kohle- oder Zink-Luft-Batterien, die nach wie vor bei Geräten, die weniger Energie beanspruchen, ihren Zweck erfüllen. Bei Geräten, die weniger Energie beanspruchen, eignen sich aus Kostengründen besonders Zink-Sauerstoff-Batterien (Zink-Luft, Zink-Kohle, z. B. Varta longlife, Grundfarbe: gold).

Tabelle 14.9 Häufige Anwendungen mit Belastungsbereichen im Hinblick auf die Batterieauswahl

Anwendungen	gebräuchliche Nennspannungen [V]	Belastungsbereich [μA] [mA] [A]	stark intermittierend ja/nein
Anlassen und Starten	12,0–24,0	A	ja
Armbanduhren	1,2– 2,4	μA, mA	nein
Diktiergeräte	2,4– 8,4	mA	nein
Fahrradbeleuchtungen	2,4– 6,0	mA	nein
Fernseh-, Radiogeräte	3,6–24,0	mA, A	ja
Funksprechgeräte	4,8–12,0	mA	ja
Hörgeräte	1,2– 2,4	μA, mA	nein
Medizinische Geräte	1,2–12,0	mA	nein
Meßgeräte (div.)	1,2–12,0	μA, mA	ja
Photoapparate	1,2– 4,8	mA	nein
Photoblitzgeräte	2,4–12,0	mA, A	ja
Rasierapparate	2,4– 4,8	mA	nein
Rufanlagen	1,2– 6,0	mA	nein
Sicherheitsleuchten	2,4–12,0	mA	nein
Taschenlampen	1,2– 4,8	mA	nein
Taschenrechner	1,2– 6,0	μA, mA	nein
Uhren, Signal-, Warnanlagen	2,4–24,0	mA, A	nein
Zahnbürsten	2,4– 6,0	mA	nein

Literatur

3. Hag; Rö; Ull
Hiller F (1990) Die Batterie und die Umwelt, 2. Aufl., expert-verlag, Esslingen
Hiller F (1992) Entsorgung von Gerätebatterien, 2. Aufl., expert-verlag, Esslingen
Kiehne HA (1988) Batterien, 3. Aufl., expert-verlag, Esslingen
Kiehne HA (1989) Batterien, VDI-Berichte Nr. 763
Varta Spezial Report (1989) Nr. 1 bis 6 (1990) Nr. 1 bis 6 (1991) Nr. 1 bis 6 (1992) Nr. 1 bis 6
Zentralverband Elektrotechnik und Elektroindustrie, Fachverband Batterien (1989 bis 1992) ZVEI-Info, Info-Jahrgänge
Kiehne HA, Fachverband Batterien im Zentralverband Elektrotechnik- und Elektroindustrie e. V., Hannover, freundliche private Informationen

2.6 Detachiermittel

(s. Fleckentfernung)

2.7 Dichtstoffe

(s. Kitte)

2.8 Entkalkungsmittel

Wasser hinterläßt beim Verdunsten oder Verkochen in Geräten oder auf Gegenständen anorganische Reste, die überwiegend aus Calciumcarbonat bestehen. Entsprechend lassen sie sich durch anorganische oder organische Säuren mit einigen Ausnahmen wie beispielsweise Essigsäure lösen. Die flüssigen Handelsprodukte enthalten Salz- oder Phosphorsäure bis zu 10 %, Amidosulfonsäure bis 15 % oder Ameisensäure bis zu 95 % in wäßriger Lösung. Feste Formen bestehen aus Citronensäure, Weinsäure oder Amidosulfonsäure 90 bis 100 %.
Zum Entkalken von Dampfbügeleisen wird Ameisensäure nur in Verdünnungen bis 10 % eingesetzt.

Literatur

Kü; Vel

2.9 Entfärber

(s. Fleckentfernung)

2.10 Fensterputzmittel, Windschutzscheibenreiniger

Für beide Anwendungen eignen sich Reinigungsmittel, wie sie für das manuelle Geschirrspülen angegeben sind (s. Spülmittel). Die Säuberung der Windschutzscheiben erfordert Stoffe, die den Autolack schonen, dennoch Siliconfilme entfernen und die sich stabil gegen die Härtebildner des Scheibenwischwassers verhalten. Zusätze von Wachs oder Glycerol sollen ein Beschlagen verhindern. Beide Arten von Rezepturen enthalten Zusätze von Ammoniak-Lösung zur Erhöhung der Reinigungskraft der in der Regel anionischen Tensidlösungen, die außer auf Wasser auf Alkoholen wie Ethanol, 2-Propanol und/oder Glycolethern basieren.

Fensterreinigungsmittel

	Ull [%]	Henk [%]	Vel [%]
Tenside	0,1	3	
Fettalkoholethersulfat			1
PEG-ether von Fettalkoholen			1
Ammoniak-Lösung 25 %	0,5	0,5	1
oder Monoethanolamin			1
2-Propanol (oder Ethanol)	40	40	9–35
Butylglycol	4		
Propylenglycolmonoethylether			10
oder			
Ethylenglycolmonobutylether			
Wasser zu	100	100	Mengenangabe entfällt

Windschutzscheibenreiniger

	Ull [%]	Henk [%]
Tenside und Emulgatoren	20	5
Polyphosphate	5	
2-Propanol		50
Ethylenglycol		5
Wachs	5	
Wasser zu	100	100

Mittel für Scheibenwaschanlagen. (Ull) Sie enthalten im Sommer 15 % Tenside, 20 % 2-Propanol in 100 Teilen Wasser, im Winter 2 % Tenside, 88 % 2-Propanol und 10 % Ethylenglycol.

Beschlagen von Feinglas. Vor dem Beschlagen können Brillengläser, Fensterscheiben, Windschutzscheiben mit einer Salbe aus Kaliseife, Glycerol 85 % und Terpentinöl geschützt werden. Sie darf nur dünn aufgetragen und mit weichem Tuch verrieben werden.

Antibeschlagmittel für Brillen und Scheiben. Klarsichtmittel basieren auf mehrwertigen Alkanolen wie Glycerol und Glycolen, in denen Tenside gelöst sind. Zusätze von Polyglycolen und Siliconölen können dünne Schutzfilme auf den zu schützenden Gläsern bilden. Manche Produkte enthalten etwa 20 % 2-Propanol. Imprägnierte Tücher erfüllen den gleichen Zweck. Mikrofaserprodukte und getränkte Spezialpapiere verdrängen sie zukünftig vom Markt (s. Metallputzmittel, Putztücher).

Rezeptur gegen Beschlagen von Fenstern und Windschutzscheiben

	BuO
Kaliseife (mit Ölsäure bereitet)	70,0
Glycerol 85 %	25,0
Terpentinöl	5,0

Dünn auftragen und mit weichem Tuch verreiben.

Literatur

Ull; BuO; Vel; Henk

2.11 Fleckentfernung, Fleckenmittel, Detachiermittel

Eine zweckmäßige Fleckentfernung richtet sich nach der Verunreinigung einerseits und dem Material des Gewebes andererseits. Ein frischer Fleck läßt sich leichter entfernen als ein gealterter, der sich mit der Grundlage verbunden hat. Wasser ist das beste polare Lösemittel, die Reinigungskraft erhöht sich durch Erwärmen (s. Waschmittel). Der erste Versuch einer Fleckbeseitigung erfolgt deshalb möglichst rasch mit warmem Wasser. Nicht alle Flecken sind hydrophil, nicht alle Stoffe in Waschflotten waschbar, deswegen entwickelten sich chemische Reinigungsverfahren. Sie heißen auch „Drycleaning", denn es handelt sich im wesentlichen um physikalische Prozesse, auf die der Name Trockenreinigung besser zutrifft.

Stoffqualitäten sind in Textilien anzeigepflichtig, nicht jedoch die Farbqualitäten, die deshalb vor Beginn einer Fleckbehandlung an einer unauffälligen Stelle (Saumprobe) als erstes zu prüfen sind.

Unsaubere Textilien ergeben bei der Fleckentfernung helle „saubere Flecken", deshalb reinigen kommerzielle Unternehmungen ggf. das Kleidungsstück nach einer Vorbehandlung der hartnäckigen Flecken mit Vordetachiermitteln in der Grundreinigung im Ganzen und schließen dann die Nachdetachierung für die Hauptmenge der Verfleckungen an. Diese Detachiermittel müssen mit Wasser oder Dampf ausblasbar ein.

Die Fleckentfernung soll ggf. mit klarem Wasser nachgespült werden. Die schnelle Trocknung evtl. mit Hilfe eines Föns vermindert die Ränderbildung. Aus dem gleichen Grund sind schnell abdunstende Lösemittel zu bevorzugen. Auch das Unterlegen eines Lösch- oder Filterpapiers entzieht die verschmutzende Lösung im Lösemittel. Als Lösemittelträger eignen sich weiche Materialien, wie Watte oder Trikot, denn durch Reiben beschädigte Fasern verändern die Lichtreflexion. Chemische Reinigungen arbeiten durch Ausbürsten mit Detachierbürsten.

Schweiß. Schweiß vermag Naturseide irreversibel zu schädigen. Möglicherweise sorgt der Harnstoffanteil des Schweißes für Vernetzungen der Proteine in der Seidenfaser. In jedem Fall ist Harnstoff farblösend und wird als Diffusionsmedium im Farbdruck eingesetzt.

Seide, Wolle. Seide verliert wie Schurwolle beim Kochen Glanz und Stärke. Beide Fasern sollen nur handwarm gewaschen oder fleckbehandelt werden.

Wasseraufnahme, Quellwert. Nach der prozentualen Wasseraufnahme und dem Quellwert richtet sich die Zugabe von Wasser und Reinigungsverstärkern zum Lösemittel.

Tabelle 14.10 Ausgewählte Eigenschaften einiger Textilfasern (s. S. 830)

Faserart und Kurzzeichen	H_2O-Aufnahme bei 21 °C [%]	Quellwert [%]	Schädigung durch Lösemittel
Wolle WV	15–17	40–45	Oxidationsmittel, Alkalien, Essigsäure
Baumwolle CO	7–11	40–50	Säuren, insbes. Essigsäure, Oxidationsmittel auf O_2-Basis, weniger durch Oxidationsmittel auf Cl_2-Basis
Naturseide SE	9–11	40–45	weniger durch Oxidationsmittel auf O_2-Basis, stärker auf Cl_2-Basis, Alkalien, Essigsäure
Cellulose CV	12–14	85–120	Alkalien, Säuren, insbes. Essigsäure, Oxidationsmittel auf O_2-Basis, weniger durch solche auf Cl_2-Basis
Celluloseacetat CA	2–5	12–18	je nach Acetylierungsgrad: Alkalien, konz. anorg. Säuren, Essigsäure, H_2O_2, Aceton, Ethyl-, Methyl-, Amylacetat, Dioxan, Phenole
Polyamid 66 PA (Nylon®) Polyamid 6 PA (Perlon®)	3,5–4,5	10–15	Alkalien, Säuren, Chloroform, Oxidationsmittel
Polyester PES (Trevira®)	0,3–0,4	3–5	Alkalien, konz. H_2SO_2, Oxidationsmittel, $CHCl_3$, Aceton, Ethylacetat
Polyacryl PAN (Orlon®)	≈ 1	4–6	Alkalien, konz. anorg. Säuren, $CHCl_3$, Oxidationsmittel

2.11.1 Fleckenwässer

Zur Entfernung von Fetten, Harzen, Lacken und anderer lipophiler Verunreinigungen werden organische Lösemittel oder deren klare Mischung gehandelt.

Waschbenzin. Es handelt hierbei sich um Leichtbenzine, C_5H_{12} bis C_8H_{18}, mit Flammpunkten unter 21 °C, also um leichtentzündliche Alkane und deren cyclische Systeme in wechselnder Zusammensetzung.

Schwerbenzin. Syn. White-spirit, Terapin; $C_{10}H_{22}$ bis $C_{15}H_{32}$, mit Flammpunkten um 36 °C, sind weniger entzündlich und eignen sich auch zum Beschicken von Maschinen. Diese Kohlenwasserstoffe mischen sich mit Ethanol, Ether, ätherischen und fetten Ölen mit Ausnahme von Rizinusöl.

Testbenzin. Kohlenwasserstoffgemische mit einem Siedebereich von 140 bis 220 °C.

Tetralin. Ein Tetrahydronaphthalin, dient als Lösemittel für Harze, Fette, Öle, Wachse, als Ersatz für Terpentinöl in Schuhcreme und Bohnerwachs. Die Dämpfe können mit Luft explosive Gemische oder explosive Peroxide bilden.

1,1,2,2-Tetrachlorethen. Syn. Perchlorethylen, Per; $CCl_2 = CCl_2$. Von den Chlorkohlenwasserstoffen ist seit 1. Januar 1993 nur noch das 1,1,2,2-Tetrachlorethen nach vorübergehendem Verbot zugelassen. Per verhält sich neutral gegenüber Geweben und Maschinenmaterial, besitzt ein gutes Reinigungs- und Fetttragevermögen. Seine Unbrennbarkeit macht es zum bevorzugten Lösemittel für den Kleinverkauf, gleichfalls für Chemische Reinigungen, die Fettlöser durch Destillation zurückgewinnen.

Niedere Alkohole. Sie sind mit Wasser und organischen Lösemitteln sowie mit Fetten mischbar, lösen darüber hinaus Lacke und polare Harze, dampfen jedoch langsamer ab als die bereits genannten Flüssigkeiten ab. Besser als Ethanol lösen die Alkohole 1-Propanol und 2-Propanol. Niedere Alkanole mattieren glänzende Chemiefasern.

Ketone. Aceton und andere Ketone werden als Lösemittel für polare und unpolare Verbindungen eingesetzt wie Fette, Lacke, Harze. Bei Celluloseacetat-Fasern darf kein Aceton eingesetzt werden.

Ester. Das Löseverhalten der niederen Ester ähnelt den Ketonen. Sie verfliegen rasch und können mit hydrophilen und lipophilen Verdünnungsmitteln verschnitten werden.

Fleckenwasser für Seidenstoffe

	3. Hag
Seifenwurzel	10,0
Wasser	100,0
Ammoniak-Lösung 10 %	10,0

Seifenwurzel mit Wasser bis zur Hälfte einkochen, die Kolatur mit Ammoniak-Lösung 10 % versetzen.

Gallenfleckenwasser

	3. Hag
Wasser	40,0
Seife	40,0
Natriumcarbonat-Dekahydrat	5,0
Ochsengalle	10,0

Seife und Soda in Wasser lösen und mit der emulgierenden Ochsengalle versetzen.

Heitmann Flüssige Gallseife® enthält als wirksames Prinzip ebenfalls Ochsengalle. Sie wird zur Direktbehandlung und zur Fleck-Vorwäsche angeboten. Sie eignet sich für alle waschbaren und farbechten Gewebe.
Die Rahmenrezepturen des Velvart 1993 sind inzwischen unzulässig.

2.11.2 Fleckmilch

Hydrophile Verschmutzungen lassen sich nur durch Wasser entfernen, deshalb erfolgt oft eine Zumischung von Wasser. Die haltbare Verteilung der verschiedenen Phasen erfordert den Einsatz von Emulgatoren, die gleichzeitig als Reinigungsverstärker wirken. Die ionenaktiven Typen verhindern eine elektrische Aufladung der Textilien, die also antistatisch werden, d. h. keine Schmutzpartikel anlagern, die eine Vergrauung verursachen.

2.11.3 Fleckpasten

Auch Adsorbentien vermögen Schmutzstoffe aufzunehmen und werden zur Fleckentfernung genutzt. Aerosil, Magnesiumoxid, Kieselerde, Cellulosepulver können mit verschiedenen Lösemitteln zu pastenförmigen Zubereitungen kombiniert sein.

Paste zum Entfernen von Flecken

	3. Hag
Seifenrindenextrakt	30,0
Borax	30,0
Ochsengalle	120,0
Seife	450,0

Borax erst mit dem Extrakt, dann mit der Ochsengalle verreiben und der erwärmten Seife mischen.

2.11.4 Fleckseifen

Überwiegend aus Kokosfett gewonnene Seifen bilden Reinigungs- und Trägerstoff gleichzeitig. Sie enthalten Ethanol, Benzin, Tetralin, Galle u. a. Auch Fleckstifte benutzen als Trägermaterial Seifen, oft sind Bleichmittel eingearbeitet.

Tabelle 14.11 Emulgatoren als Reinigungsverstärker Typ W/O

Bezeichnungen	Handelsnamen	emulgierende Struktur	Typ	biol. abbaubar
Seifen, Na^+–, K^+–, Li^+–, NH_4^+–, Alkanolamin-, Morpholin-Salze		–COONa	A	+
Alkylsulfate, Na^+–, K^+–, NH_4^+–, -Salze	Mersolat®	–SO_3Na	A	+
Alkylbenzolsulfonate, Na^+–, K^+–, NH_4^+–, Li^+–, Amin-, Alkanolamin-	Marlon®	–C_6H_4–SO_3Na	A	+
Sulfobernsteinsäureester von Alkoholen, Aminen, Alkanolaminen	Aerosol OT® Erkantol RN®	–OOC–CH–CH_2–COO– $\mid$ SO_3Na	A	+
PEG-ether von Alkoholen	Peregal®	–OH · PEG	N	(+)
PEG-ether von Alkylphenolen	Igepal C®	–C_6H_4–OH · PEG	N	–

Legende: A = Aniontenside, N = Niotenside (nichtionische Tenside)

Heitmann Gallseife® gibt es außer in flüssiger auch in fester Form. Ihre Wirkung basiert in beiden Fällen auf emulgierender Ochsengalle.

2.11.5 Entfärber

Die Textilindustrie bezeichnet als Entfärber nur Substanzen, die Farben zerstören. Der Verbraucher benötigt sie lediglich zum Aufhellen vergilbter oder vergrauter Weißwäsche. Als Oxidantien eignen sich Natriumhypochlorit, Natriumchlorit und Wasserstoffperoxid sowie Verbindungen, die H_2O_2 oder Sauerstoff freisetzen, z. B. Peroxoessigsäure. Natriumhypochlorit-Lösung wurde früher als „Bleichwasser", Eau de Labarraque, hergestellt.

Liquor Natrii hypochlorosi
Natriumhypochlorit-Lösung, Eau de Labarraque – fälschlich Eau de Javelle und ebenfalls als Bleichwasser benannt.

Gehalt
EB 4,6: Wirksames Chlor mind. 0,5 %

	EB 6	BuO
Chlorkalk	40,0	50,0
Natriumcarbonat-Dekahydrat		100,0
Natriumsulfat-Dekahydrat	50,0	
Wasser	1.200,0	1.000,0

(→ Bd. 1.552)

EB 6: Chlorkalk in 200,0 Wasser anrühren und diese Mischung mit der Lösung des Natriumsulfats in 1000,0 Wasser vermischen. Nach dem Absetzen klare Flüssigkeit dekantieren.
BuO: Chlorkalk mit 600,0 Wasser anrühren, nach einigen Stunden abseihen, mit Natriumcarbonatlösung mischen, nach dem Abseihen dekantieren. Diese Vorschrift entspricht in etwa EB 4. Der Name Eau de Javelle galt früher nur für Liquor Kalii hypochlorosi (3. Hag).
Die Anwendung von Hypochlorit-Lösungen im Haushalt erfolgt zweckmäßig nur auf unbunten Baumwoll- und Leinenstoffen.

Bleichwasser für Wäsche

	BuO (A)	BuO (B)
Natriumperborat	0,1	
Wasserstoffperoxid-Lösung 3 %		1,0
Wasser	100,0	100,0

Natriumperborat, Natriumperoxoborat ∅ Trihydrat

Bleichen. Der Name Bleichen wird im korrekten Gebrauch für die Entfernung von farbigen Begleitkörpern verwandt, die bei der Herstellung eines Textilgutes nicht genügend durch die Waschprozesse entfernt werden konnten.
„Entfärber" im Haushalt sollen in der Regel farbige Flecken beseitigen unter Erhaltung der Eigenfärbung des zu reinigenden Stoffes. Sie bestehen meist aus Natriumdithionit („Hydrosulfit") und wirken als Reduktionsmittel. $Na_2S_2O_4$ hydrolysiert in wäßriger Lösung zu Natriumthiosulfat $Na_2S_2O_3$ und über Natriumdisulfit $Na_2S_2O_5$ zu $NaHSO_3$. Natriumhydrogensulfit ist letztlich das wirksame Agens, das schwach alkalische Reaktionen zwischen pH-Werten von 8 bis 13 stabilisiert. In stark alkalischer Lösung verläuft die Reaktion zu Sulfid und Sulfit. Starke Säuren fällen unter Zersetzung Schwefel aus. Natriumhydrogensulfit bildet mit Aldehyden haltbare Additionsverbindungen. Einige auf dem Markt befindliche Präparate enthielten deswegen zusätzlich Formaldehyd. Sie wurden inzwischen vorsorglich aus dem Angebot genommen. Natriumdithionit-Lösungen greifen die Haut nicht an, Spritzer im Auge sollen durch 10minütiges Spülen unter fließendem Wasser ausgewaschen werden.

2.11.6 Spezielle Fleckentfernung

Die Universal-Detachiermittel des Handels basieren überwiegend auf Anionentensiden, Fettalkoholethoxylaten, Seife in wechselnden Konzentrationen, gelöst in Wasser-Alkohol-Ester-Gemischen (Esdeform Spez. 99®).
Heitmann Fleckensalz® enthält Natriumperborat, das nur als Addukt und trocken gelagert haltbar

Tabelle 14.12 Sortiment Peprit®

Zusatz-bezeichnung	Einsatz-schwerpunkt	löslich in	pH-Wert
1. DLP	Blut- und Eiweißlöser	H_2O	9,9
2. FER	Metall- und Rostlöser	H_2O	2,0
3. GES	Harz-, Wachs-, Fettlöser	Lösemittel verdunstet	
4. INK	Farb- und Tintenlöser	H_2O	7,7
5. PIX	Harz-, Lack-, Wachslöser	org. Lösemitteln	5,7
6. TAN	Tannin- und Gerbstofflöser	H_2O	3,4

ist. Natriumperoxotriborat zerfällt in Lösung. Es unterstützt die Perborat-Waschmittel und kann auf Verunreinigungen zur Vorbehandlung mit Wasser angefeuchtet aufgetragen werden; es dient damit auch der unspezifischen oxidativen Entfleckung.

Peprit. Spezifischer einsetzbar sind Sortimente wie Peprit®.

1. *DLP.* Für enzymatisch zu entfernende Flecken wie Blut, Eiweiß, Eigelb, Milch, Erbrochenes, Stärke, Schweiß, Urin.

2. *FER.* Geeignet sind Lösungen aus Phosphorsäure, Citronensäure, Hydrogendifluorid, Kleesalz, Natriumdithionit.

Rostfleckenentferner auf Textilien

	Vel (A) [%]	Vel (B) [%]
Ammoniumhydrogenfluorid	10–25	< 10
Oxalsäure	10	
Ethanol, Propanol	10	
Flußsäure		< 10
Ammoniumacetat		< 5

Flußsäure und ihre Salze werden nur noch in Reinigungsbetrieben eingesetzt, der Normalverbraucher erhält sie nicht mehr.

3. *GES.* (evtl. mit Zusatzbez.) Diese Fleckentferner sollen außer Fetten und Harzen insbesondere Wachse lösen; deswegen eignen sich Perchlorethylen, Tetralin, Xylol, angewandt bei Allesklebern, Wachsen, Kaugummi sowie Kosmetika und Teer.

4. *INK.* Gegen Druckfarben, Tinten und Kugelschreiberstriche sowie Verunreinigungen durch Kosmetika, Lippenstifte, Parfüm und Liköre. Oxidationsmittel sind zweckmäßig (s. o. Entfärber).

5. *PIX.* Den pH-Wert halten lipophile Flüssigkeiten als Gemische polarer und unpolarer Lösemittel. Zur Beseitigung von Resten aus Harzen, Wachsen sowie zusätzlich von Lacken eignen sich Ethanol, Aceton sowie die Ester Ethyl- und Amylacetat ggf. im Gemisch mit Ethanol. Sie sollen Flecken von Allesklebern, Klebstoffen, Druckfarben, Harzen, Lacken z. B. Nagellacke, Lippenstifte, Make-up und Ölfarben lösen.

6. *TAN.* Für die Fleckentfernung von Tanninen sowie von Gerbstoffen, auch von solchen in Kaffee, Tee, Rotwein und Obst, eignen sich organische Säuren wie Essig- oder Weinsäure, auch saure Lösungen z. B. von Kleesalz oder Natriumhydrogensulfit, das gleichzeitig entfärbt.

Bei Flecken unbekannter Herkunft empfiehlt sich der Einsatz von kommerziellen Universalreinigern oder der Reihe nach von Seifenwasser, Geschirrspülmittel, Ethanol, Benzin und Aceton (nicht auf Acetatseide).

2.11.7 Hinweise für einzelne Anschmutzungen

Alkali. Einweichen in Wasser, mit Essig- oder mit Citronensäure 10% auswaschen, mit Wasser nachspülen.

Alleskleber. (s. o. GES und PIX).

Bier. Frische Flecken mit gleichen Teilen Wasser und Spiritus, alte Flecken mit Seifenspiritus unter Zusatz von Ammoniak-Lösung 10% behandeln, mit Feinwaschmittellauge nachwaschen.

Bismutsalze. Mit Essigsäure einweichen, Bismutiodidflecke mit Kaliumiodid zum wasserlöslichen Komplex umsetzen.

Blumenflecken. Mit Ethanol betupfen, mit Feinwaschmittel nachwaschen, ggf. mit Entfärber behandeln (s. o. Entfärber).

Blut. Auswaschen mit kaltem (!) Wasser, behandeln mit Wasserstoffperoxid-Lösung 3% oder mit Natriumhydrogensulfit-Lösung. Alte Flecken in Pepsin-Salzsäure-Lösung für 24 h einweichen, Reste ggf. mit Kleesalz bearbeiten.

Bohnerwachs. (s. u. Schuhcreme).

Brandflecken. Mit Ammoniak-Lösung 10% oder Borax-Lösung 2- bis 5% alkalisieren, dann oxidativ entfernen (s. o. Entfärber).

Bratensauce. Fettlöser einsetzen, in Feinwaschmittel waschen, Rückstände ggf. entfärben (s. o. Entfärber).

Cognac, Cola. Mit Feinwaschmittel auswaschen.

Dermatol®. (s. u. Bismutsalze).

Eier. Mit Pepsin-Salzsäure auswaschen (s. o. DLP). Ggf. trocknen lassen und ausbürsten, Reste mit Wasserstoffperoxid-Lösung 3%, die mit 1 bis 2% Ammoniak-Lösung 10% versetzt ist, behandeln.

Eisensalze. Mit Kleesalz- oder Citronensäure-Lösung 10% unter Zusatz von 5% Glycerol entfernen. Gründlich mit Seifenlösung nachwaschen. Für unbunte Wäsche eignet sich Natriumdithionit (Burmol®).

Eiter. (s. o. DLP).

Eiweißhaltige Reste. Mit Pepsin-Salzsäure betupfen (s. o. DLP). Evtl. enzymhaltige Waschpulver wie Burnus®.

Entwickler. Mit 2 % Kaliumpermanganat-Lösung in Braunstein umwandeln, der mit Wasserstoffperoxid-Lösung 3 % und schwacher Säure gelöst wird. Möglich ist ebenfalls die Behandlung mit Reduktionsmitteln wie Natriumhydrogensulfit oder Natriumdithionit (Burmol®).

Erbrochenes. (s. o. DLP). Pepsin-Salzsäure, enzymhaltige Waschpulver wie Burnus®.

Erdbeeren. Eine schwach ammoniakalische Borax-Lösung eignet sich.

Farbbandfarbe. Mit Ethanol-Glycerol-Gemisch behandeln, mit Feinwaschmittel waschen, ggf. s. o. Entfärber.

Farben. Ölfarben und Lackanstriche
– *auf Stoff:* Öl in Terpentinöl oder in mit Magnesiumoxid angeschütteltem Benzin lösen, Pigmentreste abbürsten und mit Aceton lösen.
– *auf Möbeln:* 3. Hag: Mischung aus 2 Teilen Ammoniak-Lösung 10 % und 1 Teil Terpentinöl, die Flüssigkeit nicht stehenlassen, immer wieder abwischen und neu auftragen, Reinigungsvorgang mit verdünnter Säure beenden.
– *auf Glas:* Durch 24stündiges Bedecken mit Schmierseife aufweichen und dann abschaben.

Farbstoffe. Bleichmittel, bei Einsatz von Cl_2-Entwicklern nachwaschen mit Natriumthiosulfat-Lösung 10 %, Wasserstoffperoxid-Lösung 3 % oder Kaliumpermanganat-Lösung 0,1 %, anschließend mit Oxalsäure-Lösung entfernen. Als Reduktionsmittel Natriumhydrogensulfit-Lösung, schwach salzsauer, gründlich auswaschen (s. o. Entfärber, s. o. INK).

Fette, Öle. Magnesiumoxid mit Benzin, Ether, Aceton, Amylalkohol (speziell für Leinöl), Ethanol (für Rizinusöl) anschütteln und auftragen. Nach Abdampfen des Lösemittels das Pulver ausbürsten. Auch Seifenspiritus eignet sich (s. o. GES und PIX).

Filzschreiber. Seifenspiritus, Geschirrspülmittel-Lösung (s. o. Entfärber).

Firnis. (s. o. Farben, Ölfarben, Lackanstriche).

Fliegendreck. Seifenspiritus oder verdünnte Ammoniak-Lösung 3 % für Gewebe, auf Gegenständen mit Seifenwasser.

Fruchtsaft. Seifenspiritus, frisch hergestellte ammoniakalische Wasserstoffperoxid-Lösung oder als Reduktionsmittel salzsaure Natriumhydrogensulfit-Lösung.

Gerbstoffe. (s. o. TAN).

Glanz- und Speckflecke. An Kragen und Revers: Waschen mit Feinwaschmittel oder mit Ammoniak-Lösung 10 % betupfen, mit Dampf bügeln.

Gras. Ethanol, Ether, auch ammoniakalische Wasserstoffperoxid-Lösung 3 %, Seifenspiritus oder Natriumhydrogensulfit-Lösung 5 %.

Grünspan. In verdünnter Essigsäure lösen oder mit einer Verreibung aus Oxalsäure und Kieselerde feucht abwischen.

Harn. Mit Citronensäure-Lösung 10 % oder bei Weißwäsche mit Salzsäure 5 % einweichen, dann mit Zusatz von Wasserstoffperoxid-Lösung 3 % in Waschflotte auswaschen, evtl. einlegen in eine Lösung aus 5 % Natriumhydrogencarbonat und 5 % Kochsalz.

Harze. Terpentinöl, das anschließend mit Ethanol entfernt wird, Aceton, Ether oder Benzin-Magnesiumoxidbrei auftragen (s. o. GES und PIX).

Heidelbeeren. Mit warmer Natriumthiosulfat-Lösung 10 % betupfen, nach 30 Minuten Weinsäure in das Gewebe einreiben. Evtl. ammoniakalische Wasserstoffperoxid-Lösung 3 % oder salzsaure Natriumhydrogensulfit-Lösung 10 % einsetzen.

Höllenstein. (s. u. Silber).

Ichthyol®. In Glycerol einweichen, mit Seifenwasser auswaschen.

Iod. Mit Natriumthiosulfat-Lösung oder Ammoniak-Lösung 10 % einweichen, nachspülen.

Kaffee, Kakao, Tee. Das Milchfett durch Waschen mit normalem Waschmittel lösen, mit ammoniakalischer Wasserstoffperoxid-Lösung 10 % nachbehandeln, Gerbstoffflecken mit Weinsäure-Lösung 20 % oder Oxalsäurelösung entfernen. 3. Hag: Einweichen in konzentriertem Kochsalzwasser, nachspülen, waschen.

Kaliumpermanganat. Oxalsäure-Lösung 20 % heiß auftragen oder mit Natriumhydrogensulfit-Lösung 20 % reduzieren, mit Wasser gründlich auswaschen.

Kalk. Rückstände auf Glas, Metallgefäßen oder Geweben mit Essig oder Citronensäure-Lösung 10 % lösen, auswaschen.

Kaugummi, Kautschukpflaster. Reste entfernen und mit Benzin, Xylol oder Ether auswaschen (s. o. GES).

Kerzen. Stearin sowie Hartparaffin abkratzen, Fließ- oder Löschpapier auflegen und heiß bügeln unter mehrfachem Verschieben der aufsaugenden Papierlage, Nachbehandlung mit Benzin, falls Farbreste verbleiben (s. o. Farben, Farbstoffe).

Klebstoff. Mit Aceton oder Estern (niederkettige) behandeln. Falls leimhaltige Klebstoffe vorliegen, mit warmem Sodawasser auswaschen.

Kollodium. Dieses löst sich in einer Mischung von Ether und Ethanol, Estern (niederkettige) und Aceton. Das gilt auch für Hühneraugenkollodium.

Kopierstift. Mit Ethanol, der mit 10 % Salzsäure versetzt ist, versuchen, bei Mißlingen mit Natriumhydrogensulfit-Lösung 10 % entfärben, nachwaschen.

Lack. Emaillelack mit Terpentinöl oder Xylol; Etikettenlack mit Ethanol-Ether-Gemisch oder Aceton; Nagellack mit Aceton oder Estern (niederkettige) und anschließender Entfärbung (s. o. Farbstoffe); Schellack mit Ethanol und/oder organischen Säuren.

Leim. (s. o. Klebstoff).

Leinöl. Mit warmem Amylalkohol oder Tetralin bearbeiten, evtl. auch ammoniakalische Ethanol-Lösung anwenden. Leinöl und Rizinusöl verhalten sich von den übrigen Ölen abweichend.

Lippenstift. Wachse und Fette entfernen (s. o. GES), anschließend Farbreste entfärben (s. o. INK, s. o. Entfärber).

Make-up. Ausbürsten, mit Feinwaschmittel waschen, falls notwendig entfärben (s. o. Entfärber).

Marmelade. Mit lauwarmer Waschflotte die Zuckeranteile lösen, die Obstverfärbungen mit Natriumhydrogensulfit-Lösung 5 % reduzieren, ggf. mit Wasserstoffperoxid-Lösung 1 % oder Natriumhypochlorit-Lösung 1 % oxidieren (s. o. INK).

Mineralöle. Eine Paste aus Magnesiumoxid und Benzin dick auftragen, einwirken lassen, auswaschen. Auf Betonböden (z. B. Garagen) konzentrierte Waschmittel-Lösungen mit Sägemehl andicken und für Stunden einwirken lassen.

Moderflecken. Zunächst mit Ammoniak-Lösung 10 % behandeln, mit Kleesalz-Lösung bearbeiten oder mit Salzsäure 1 % befeuchten, dann durch Wasserstoffperoxid-Lösung 3 % oxidieren.

Nagellack. (s. o. Lack).

Nicotin. Auf der Haut durch ammoniakalische Wasserstoffperoxid-Lösung und anschließendem Abreiben mit Citronensaft entfärben. Aus Geweben erst durch Ether-Ethanol-Mischungen, dann mit Petrolether, abschließend mit Citronensäure 20 % entfernen. Reste notfalls mit Wasserstoffperoxid-Lösung 3 % behandeln.

Obst. Mit Citronen- oder Weinsäure-Lösung 10 % bearbeiten, ggf. mit Wasserstoffperoxid-Lösung 3 % oder Natriumhypochlorit-Lösung oxidieren.

Eine Reduktion kann mit Natriumhydrogensulfit vorgenommen werden. Vollwaschmittel vermögen in der Regel bei 95 °C Obstflecke zu entfernen.

Oxidflecken auf Metallen. (s. Metallputzmittel).

Parfüm. Mit Seifenspiritus behandeln, mit Feinwaschmittel waschen, falls erforderlich entfärben (s. o. Entfärber).

Perubalsam. Einige Stunden mit Ethylacetat bedeckt stehenlassen, anschließend mit Ethanol, dann mit Seifenspiritus und Seifenlösung behandeln. Falls dieses ohne Erfolg ist, eine ethanolische Benzylbenzoat-Lösung einsetzen.

Petroleum. (s. o. Mineralöle).

Pikrinsäure. Mit Wasser angerührtes Magnesiumcarbonat auf die fleckigen Stellen für einige Stunden auftragen, mit Seifenflotte nachwaschen. Alte Flecken mit Natriumsulfid-Lösung 20 % für wenige Minuten behandeln, mit Seifenwasser auswaschen. Flecken auf der Haut mit ammoniakalischer Wasserstoffperoxid-Lösung 3 % entfernen.

Pyrogallol. Mit Eisensulfat-Lösung 5- bis 10 % zu tiefblauem Komplex umsetzen, der sich vielleicht in Kleesalz-Lösung 10 % entfärben läßt, mehrmals wiederholen.

Quecksilber und -salze. Mit ethanolischer Iod-Lösung betropfen, unter Zugabe von KI den löslichen Tetraiodomerkurat-Komplex bilden, überschüssiges Iod mit Natriumthiosulfat umsetzen.

Resorcin. Mit Citronensäure-Lösung behandeln, mit Seifenwasser auswaschen. Reste s. o. Farbstoffe.

Rhabarber. Mit Essigsäure 3 % und Ethanol 96 % (V/V) auswaschen.

Rivanol®, Ethacridinlactat. 0,1 g Kaliumpermanganat in 500,0 Wasser lösen und 500,0 Essigsäure 6 % dazugeben. Verfleckte Wäsche 3 bis 4 h einweichen, in Wasser nachspülen, die entstandenen dunklen Manganverbindungen in Natriumhydrogensulfit-Lösung 4 % legen und in Essigsäure-Lösung 3 % nachwaschen.

Rizinusöl. In Ethanol löslich oder in Ether sowie konzentrierter Essigsäure (hydrophile -OH-Gruppe!).

Rotwein. Mit Wasserstoffperoxid-Lösung 3 % oder Natriumperborat (Persil) behandeln.

Ruß. Benzin mit Magnesiumoxid zu Brei anrühren und für 30 Minuten auf die Verschmutzung auftragen, mit Seifenwasser auswaschen.

Schuhcreme und Bohnerwachs. Mit Terpentinöl anlösen, anschließend mit ammoniakalischem Seifenspiritus auswaschen, Farbreste s. o. Farbstoffe.

Schweiß. Nach 1tägigem Einweichen in Wasser in eine Lösung aus 1 Teil Borax, 2 Teilen Seifenspiritus, 2 Teilen Glycerol und 4 Teilen Wasser einlegen, spülen.

Sengflecken. (s. o. Brandflecken).

Siegellack. Feste Teile abkratzen, Rest mit Ethanol entfernen, evtl. entfärben (s. o. Entfärber).

Silber und -salze. Zunächst mit Kaliumiodid-Lösung 10% behandeln und mit Natriumthiosulfat-Lösung 10% auswaschen. Höllensteinflecken mit Kupferchlorid-Lösung betupfen und mit Natriumthiosulfat-Lösung nachbehandeln.

Stempelfarben. Glycerol-Stempelfarbe mit heißem Glycerol auf Filzpapierunterlage abreiben, falls notwendig Nachbehandlung (s. o. Farbstoffe).

Stockflecken. (s. o. Moderflecken).

Tee. (s. o. Kaffee).

Teer. Mit warmem Öl aufweichen, mit Seife eingerieben einige Stunden liegenlassen, auswaschen. Reste mit Benzin oder Seifenspiritus entfernen, mit Vollwaschmitteln waschen.

Teerfarbstoffe. (s. o. Farbstoffe).

Tinte. Eisengallustinte (Dokumententinte): Betupfen mit Oxal- oder Citronensäure-Lösung 10%, der 5% Glycerol zugesetzt wurde. Anilintinte s. o. Farbstoffe.

Tintenstift. (s. o. Kopierstift).

Tusche. Auswaschen mit Soda-Lösung und anschließend mit Burmol® behandeln.

Urin. (s. o. Harn).

Wasserglas. Feste Krusten abkratzen, mit Soda-Lösung einweichen und in Vollwaschmitteln waschen (schwierig).

Literatur

3. Hag; Rö; EB 6; Ull; BuO; Geb; PhT 9; Kreck; Vel

2.12 Frostschutzmittel für Autokühler

Motoren erzeugen mit Hilfe von Kraftstoffen Energie, die in mechanische Arbeit umgesetzt wird. Die Umwandlung verläuft nicht vollständig, ein Teil der Energie geht als Wärme verloren. Um Überhitzungen zu vermeiden, muß der Motor gekühlt werden. Das geschieht direkt oder indirekt mit Luft. Indirekt dient Wasser oder eine andere Kühlflüssigkeit als Wärmeträger. Wasser erleidet bei 0 °C eine Volumenvergrößerung von 9%, bei Temperaturen darunter vereist Wasser. Durch Zugabe von Frostschutzmitteln läßt sich der Gefrierpunkt senken.

Als geeignete Mittel befinden sich derzeit fast ausschließlich Ethylenglycol-Lösungen im Handel. Sie sind wirksam, billig und relativ ungefährlich. Nachteilig ist ihre Eigenschaft bei den herrschenden Temperaturen, die Korrosionswirkung des Wassers auf Eisenmetalle zu erhöhen. Eindringende saure Verbrennungsgase, wie sie gelegentlich nicht zu vermeiden sind, verstärken die oxidierenden Vorgänge.

Der Zusatz von Inhibitoren schränkt solche unerwünschten Reaktionen ein und soll gleichfalls die Oxidation des Ethylenglycols verhindern. Natriumcarbonat wirkt lediglich durch Anhebung des pH-Wertes. Zusätzlich bilden Alkaliphosphate, Natriumtetraborat, Natriummetasilikat und Borsäureamide Komplexe. Als organische Buntmetallinhibitoren eignen sich u. a. Benzotriazol sowie Benzimidazol-Derivate (s. Rostschutz S. 821).

Ethylenglycol-Lösung mit Korrosionsschutz

	Rö
Ethylenglycol	1000,0
Kaliumdihydrogenphosphat	4,0
Dinatriumhydrogenphosphat	4,75
Wasser	40,0

Rö	Rö
Ethylenglycol-Lösung [%]	Gefrierpunkt °C
10	– 4
20	– 9
30	–15
40	–24
50	–36

In Mitteleuropa läßt sich die Gefriertemperatur grob durch eine Mischung aus 1 Vol.-Teil Gefrierschutzmittel und 2 Vol.-Teilen Wasser ausreichend auf fast –20 °C senken.

Literatur

Rö, Ull, BuO, Vel

2.13 Fußboden-Reinigungs- und Pflegemittel

2.13.1 Grundreinigung

Die Übergänge zwischen Reinigung und Pflege fließen. Um hartnäckige Verschmutzungen oder alte Wachsschichten zu entfernen, wird eine Grundreinigung durchgeführt. Die entsprechenden Mittel eignen sich für Böden aus Stein und Fliesen, für versiegeltes Parkett sowie Kunststoffbeläge. Sie können Tenside, Schmierseife, Ammoniak, ggf. Komplexbildner und hydrophile Lösemittel wie Glycolether enthalten. Ältere Vorschriften basieren auf Mineralölen.

Grundreiniger

	Ull [%]	Kü [%]	Henk (A) [%]	Henk (B) [%]
Tenside	2–10	2–10		
– Alkylpolyglycolether			14	
– Salze von Fettalkoholsulfaten				20
– Schmierseife		10–30		
Phosphate	2– 6			3
Komplexbildner		2– 8		
Enthärter	0,1–0,5			
Lipophile Lösemittel				
– Glycolether	5–25	5–20	10	5
Ammoniak-Lösung 25 %	1– 3	1– 3	0,5–3	
Wasser	zu 100	zu 100	73–75,5	72

Handelsprodukte enthalten in der Regel zusätzlich Farb- und Duftstoffe, ggf. auch Konservierungsmittel.
Henk (A): Bestandteile mischen, am Schluß die Ammoniak-Lösung 25 % hinzufügen.
Henk (B): Die Tenside im Lösemittel Propylenglycol lösen, Wasser zugeben, danach das Phosphat (hier: Natriumtripolyphosphat) lösen.
Der 3. Hager empfiehlt als „staubbindendes Fußbodenöl" eine Mischung aus 10 Teilen Paraffin und 80 Teilen Petroleum.

2.13.2 Bohnerwachse

Vorbeugende schmutzabweisende Wirkungen sollen die nur noch in geringem Umfang verwendeten Bohnerwachse besitzen. Sie überziehen die Oberfläche des Bodens mit einer Schutzschicht und verleihen ihr Glanz. In der Regel beeinflussen sie die Rutschfestigkeit. Sie basieren entweder auf Petroldestillaten oder auf lösemittelfreien Dispersionen von polymeren Filmbildnern, Wachsen, Acrylaten, Paraffinen, Mikrowachsen, Emulgatoren und ggf. Detergentien sowie alkalisch wirkenden Stoffen. Die beiden letztgenannten Stoffgruppen verbinden den Pflege- mit dem Reinigungseffekt. Selbstglanzemulsionen bilden einen widerstandsfähigen Film. Die Produkte heißen Wischglanz- oder Wischpflegemittel. Sie können zunächst unverdünnt auf dem Boden verteilt werden. Der von ihnen gebildete Schutzfilm kann täglich mit Wischwasser gereinigt werden, dem ein kleiner Schuß desselben Mittels zugefügt wird. Dadurch regeneriert sich der Film in gewissem Ausmaß.

Pastöse und flüssige Bohnerwachse

	3. Hag (A)	3. Hag (B)	BuO	Ull [%]
Gelbes Wachs		40,0	20,0	
Hartparaffin	200,0		100,0	
oder andere Hartwachse				5–10
Paraffine, flüssig				15–25
Terpentinöl	300,0	4,0	880,0	
Benzin (130 bis 220 °C)				
oder andere Lösemittel				65–75
Kaliumcarbonat		5,0		
Wasser		zu 200,0		

(→ Bd. 1.700, Bohnerwachs)

3. Hag (A); BuO; Ull: Die Paraffine und Wachse auf dem Wasserbad schmelzen, der abgekühlten Mischung das Terpentinöl, Benzin oder die anderen Lösemittel hinzufügen.
3. Hag (B): Das gelbe Wachs mit 160,0 Wasser aufkochen, Kaliumcarbonat hinzugeben, noch einmal zum Sieden bringen, das Terpentinöl dazufügen und das Ganze unter Umrühren erkalten lassen und mit Wasser auf 200,0 ergänzen. Das Kaliumcarbonat verseift das Wachs teilweise zur überfetteten Wachsseife.

Kunststoffreiche, lösemittelfreie Selbstglanzemulsion

	Ull [%]	Vel (A) [%]	Vel (B) [%]	Vel (C) [%]
Polymerdispersion (div. 40 %)	20–50			
Polyethylenwachs		2		
Polyacrylat und Polystyrolemulsion			ca. 10	
Wachse	1– 5			
Harze	0– 3			
Zinkpolyacrylat				ca. 20
Natriummetasilikat			< 10	
Weichmacher, Filmbindner	2– 7			
Polyphosphat			5	
Tributoxyethylphosphat				< 1
Ammoniak-Lösung 25 %		0,1	2	
Ethanolamin				< 5
Emulgatoren	1– 3			
Nichtionische Detergentien		< 5		
Anionische Detergenten				< 5
Wasser zu	100	100	100	100

Ull: Als Wischglanzmittel zusätzlich 0,5 bis 2 % Tenside. Für unversiegelte Holzböden sind Emulsionen auf Wasserbasis ungeeignet.

Literatur

3. Hag; Rö; Kü; Ull; BuO; Vel

2.14 Glasätztinten

(s. Tinten)

2.15 Grillreiniger

(s. Backofenreiniger)

2.16 Holzbehandlungsmittel zum Abbeizen und Färben

Zur *Färbung* der Oberfläche von Hölzern unter Erhalt deren Struktur und Zeichnung eignen sich *Holzbeizen*. Billigere Fichten und Ahornhölzer gewinnen den Anschein teurer Holzarten. Damit bleibende Effekte entstehen, muß die Farbe tief in das Holz eindringen. Deswegen werden Wasserbeizen warm angewandt. Saure ethanollösliche Farbstoffe sollen in Ethanol 96 % *(V/V)* gelöst werden. Im Handel befinden sich außerdem Terpentinbeizen, Wachs- und Emulsionsbeizen. Chemische Beizen heißen auch Niederschlagsbeizen, da sich der Farbton erst nach dem Ablauf einer chemischen Reaktion bildet.

2.16.1 Vorbehandlung zum Holzfärben

Farben lassen sich auf Holz dauerhaft auftragen oder als Intarsienimitation einzeichnen nach einer Vorbereitung durch Schleifen und durch Bestreichen mit

1. einer heißen Gelatine-Lösung und anschließendem Trocknen ggf. Wiederholung der Prozedur,
2. einer Lösung aus 15,0 Zinn(II)chlorid, 15,0 Aluminiumkaliumsulfat, 3,0 Salzsäure 25 % und 67,0 Wasser.

Beide Lösungen nacheinander aufgebracht, verhindern nach Buchheister-Ottersbach das Auslaufen von Zeichnungen. Gleichzeitig bilden die Farben mit ihrer Hilfe eine feste Beize auf der Holzfaser.

Farbige Beizen
Bestreichen des vorbehandelten Holzes mit Lösungen für die Farben:

grau:	4 % Pyrogallol, nach dem Trocknen 3 bis 4 % Eisen(II)sulfat
rot:	1,0 Carmin, 4,0 Ammoniak-Lösung 25 %, 45,0 Wasser, 0,05 Salicylsäure nacheinander lösen
gelb:	Curcumatinktur (→ Bd. 1.550, 701) Hydrastisextrakt (→ Bd. 1.595)
blau:	Indigotinktur (2 % Indigocarmin in Ethanol 30 % *(V/V)*)
grün:	10,0 Curcumatinktur, 10,0 Glycerol 85 %, 5 bis 10,0 Indigotinktur (s. blau)

(→ Bd. 1.701, Farbcorrigentien)

Braune Beizen

	BuO (A)	BuO (B)	BuO (C)
Kaliumpermanganat	4,0		
Wasser	96,0	50,0	90,0
Ammoniak-Lösung 10 %		200,0	
Eisen(II)sulfat		0,2	
Rotholzextrakt			10,0
Kaliumcarbonat			1,0
Eosin			0,1 bis 0,3

(A): Das Holz mit der Lösung ein- bis zweimal bestreichen, nach dem Trocknen ölen und polieren.
(B): Die Ammoniak-Lösung 25 % mit der doppelten Menge Wasser mischen, die Flüssigkeit aufpinseln und nach dem Verdunsten des Ammoniaks die 0,2 %ige Eisen(II)sulfat-Lösung auftragen.
(C): Rotholzextrakt aus Fernambukholz herstellen und mit den anderen Bestandteilen mischen, es bildet sich eine rotbraune Mahagonifarbe.

Schwarze Beizen

I. Liquor Ferri subacetici, EB 6
   Basisch-Ferriacetatlösung

Gehalt: 4,8 bis 5 % Eisen
Dichte: 1,088 bis 1,098

Eisenchlorid-Lösung 10 %	50,0
Ammoniak-Lösung 10 %	50,0
Essigsäure	10,5
Wasser	n. B.

Die Eisenchlorid-Lösung 10 % mit 250,0 Wasser verdünnen und mit einer Mischung der Ammoniak-Lösung 10 % in 1000,0 Wasser versetzen. Die Flüssigkeit muß alkalisch bleiben. Den Niederschlag durch Dekantieren bis zur Chloridfreiheit auswaschen, sammeln und bis zu einer Masse von 75,0 auspressen. Mit der Essigsäure versetzen und stehenlassen, bis sich der Niederschlag fast vollkommen auflöst. Mit Wasser auf die vorgeschriebene Dichte einstellen.

II.	3. Hag	BuO
Basisch-Ferriacetat-Lösung	n. B.	500,0
Blauholzextrakt	20,0	100,0
Wasser	80,0	200,0
Holzessig		200,0

3. Hag: Zunächst das Holz mit basischer Eisenacetat-Lösung bestreichen, trocknen lassen, mit der wäßrigen Blauholzextrakt-Lösung bepinseln, wiederum trocknen lassen und mit Leinöl abreiben.
BuO: Blauholzextrakt in Wasser und Holzessig warm lösen, nach Abkühlen der Lösung mit der Basischen Eisenacetat-Lösung versetzen. Das Holz ein- bis zweimal damit tränken und nach 24 h ölen.

Abbeizmittel zur Entfernung von Farben und Lacken

	BuO (A)	BuO (B)	BuO (C)
Natronwasserglas-Lösung	700,0		
Natriumhydroxid-Lösung 40 %	150,0		
Ammoniak-Lösung 25 %	150,0		
Kopaivabalsam		500,0	
Ethanol 96 % *(V/V)*		500,0	
Natriumcarbonat-Monohydrat			500,0
Calciumoxid			500,0

(A): Flächen wiederholt bestreichen, die erweichte Masse abspachteln.
(B): Besonders geeignet zum Abbeizen von Ölfirnis. Das Bestreichen von Holz mit Kopaivabalsam verhindert das Werfen von hölzernen Gegenständen in feuchter Luft.
(C): Mischung mit Wasser zu Brei anrühren und auf die abzubeizenden Flächen auftragen. Nach dem Antrocknen mit heißem Wasser abbürsten, ggf. wiederholen.

Literatur

3. Hag; EB 6; BuO

2.17 Holzschutz und Holzschutzmittel

Biologische Materialien, also auch Holz, unterliegen einem natürlichen, überwiegend durch Mikroorganismen ausgelösten Abbau. Zusätzlich ernähren sich einige Insektenarten bevorzugt von Holz. Imprägnierungsmittel sollen vor den schädigenden Einflüssen schützen.
Da der Werkstoff Holz ein wichtiges Baumaterial bildet, regeln amtliche Auflagen die Qualität der Holzschutzmittel. Sie sollen wirksam sein, beständig gegen Verdunstung und Auslaugung, außerdem geruchlos sowie farblos bzw. dauerhaft entfärbend. Sie müssen tief in das Holz eindringen und sich mit anderen Werkstoffen wie Metallen, Leimen und Anstrichen vertragen.
Die vielfältigen Anforderungen erklären die Notwendigkeit der Kombination der Wirkstoffe mit Eindringhilfen, Netz-, Fixierungs-, Bindemitteln, mit Korrosionsinhibitoren und Pigmenten sowie Lösemitteln und ggf. anderen technologischen Hilfstoffen. Die letztgenannten bestimmen den Typ des Holzschutzmittels:

– hydrophile Lösemittel enthalten oft anorganische Salze,
– lipophile Holzschutzmittel basieren auf organischen Lösemitteln.

Wassergelöste Holzschutzmittel eignen sich für trockenes und halbtrockenes Holz bis zu einer Holzfeuchte von ca. 30 %.

Tabelle 14.13 Wichtige Holzschädlinge

Schädlinge	Schadort
Trockenholzinsekten	
Hausbock (Hylotrupes bajules L.)	Splintholz von Nadelhölzern (Dachstuhl)
Nagekäfer (Anobiidae: Anobium, Pilinus)	Nadel-, Laubholz, Bauholz, Möbel, Kunstwerke
Splintholzkäfer (Lyctidae: z. B. Lyctus, Minthea)	stärke- und eiweißreiche Laubhölzer (trop. Schnitthölzer, Parkett, Möbel, Wandverkleidungen)
Bohrkäfer (Brostrychidae: z. B. Bostrychus, Heterobostrychus)	stärkereiches Laubholz in frischem und trockenem Zustand
Meerwasserschädlinge	
Schiffsbohrwurm (Teredo navalis L.)	Holz unter Wasser (Hafenanlagen, Schiffsböden)
Bohrasseln (Limnoria lignorum R.)	Mindestsalzgehalt im Wasser > 0,7 %, Schäden nehmen mit Temperatur zu
Bakterien	
Moderfäuleerreger (Ascomycetes: Chamaetomium globosum K.)	Holz hoher Feuchte oder mit Erdkontakt
holzverfärbende Pilze, Bläuepilze (z. B. Aureobasidium pullulans)	Holz mit Feuchte > 25 %, frisches Rund- und Schnittholz, freibewitterte Flächen
Braunfäuleerreger (Echter Hausschwamm, Serpula lacrymans S. F. G., Kellerschwamm, Coniophora puteana K., Weißer Porenschwamm, Androdia simosa K., Blättlinge, Lenzites-Arten)	Holz mit Feuchte > 20 %
Weißfäuleerreger (Schmetterlingsporling, Coriolus versicolor Q.)	Holz mit Feuchte < 20 %

Je nach Verwendung klassifiziert der Industrieverband Bauchemie und Holzschutzmittel in Gefährdungsklassen und verleiht Prüfprädikate.

Tabelle 14.14 Gefährdungsklassen und Anforderungen an Holzschutzmittel

Gefährdungsklasse	Beanspruchung und Anwendung	Anforderungen an Holzschutzmittel	erforderliche Prüfprädikate
0	innen verbautes Holz, ständig trocken	keine Mittel erforderlich	–
1	Innenbauteile, mittl. rel. Luftfeuchte < 70 %, weder Erdkontakt, noch Witterung ausgesetzt	insektenvorbeugend	Iv
2	Innenbauteile, mittl. rel. Luftfeuchte über 70 %, Holzteile in Naßbereichen wasserabweisend abgedeckt, Außenbauteile ohne Wetterbeanspruchung	insektenvorbeugend, pilzwidrig	Iv, P
3	Außenbauteile mit Wetterbeanspruchung ohne ständigen Erd- und Wasserkontakt, Innenbauteile in Naßräumen	insektenvorbeugend, pilzwidrig, witterungsbeständig	Iv, P, W
4	Holzteile mit ständigem Erdkontakt und/oder Süßwasserkontakt, auch bei Ummantelung	insektenvorbeugend, pilzwidrig, witterungsbeständig, moderfäulewidrig	Iv, P, W, E

Legende und weitere Kurzzeichen für Holzschutzmittel:
E   für Holz mit Erdkontakt;
Iv gegen Insekten vorbeugend wirksam;
Ib gegen Insekten bekämpfend wirksam;
Kl ergibt mit Cr-Ni-Stahl keine Lochkorrosion;
L   leimverträglich;
M   auch geeignet zur Bekämpfung von Schwamm im Mauerwerk;
P   wirksam gegen Pilze (Fäulnisschutz);
S   zum Streichen, Spritzen (Sprühen!) und Tauchen geeignet;
St zum Streichen und Tauchen geeignet, zum Spritzen nur in besonderen Anlagen;
W   für Holz, das der Witterung ausgesetzt ist, ohne Erdkontakt.

Ölige Holzschutzmittel lassen sich bei trockenem Holz (Feuchte bis zu 20 %) und bei halbtrockenem Holz (Feuchte von 20 bis 30 %) anwenden.

2.17.1 Verfahren der Holzschutzbehandlung

Aus diesen Abkürzungen können die üblichen Verfahren der Schutzbehandlung entnommen werden. Streichen, Fluten und Spritzen erfordern zwei Arbeitsgänge, zwischen denen Wartezeiten zum Abtrocknen einzuhalten sind, um die erneute Aufnahmefähigkeit des Holzes zu gewährleisten. Das Spritzen außerhalb stationärer Anlagen verlangt besondere Schutzmaßnahmen und ist nur bei einigen Produkten möglich. Es soll möglichst durch Fachbetriebe vorgenommen werden. Ebenso eignen sich Kesseldruck- und Vakuumtränkung sowie Sprühverfahren im Spritztunnel und ähnliche aufwendigere Verfahren nur für Fabrikationsanlagen. Die Perforationstiefe für bestimmte Holzdicken, bei gemessenen Holzfeuchten sind präzis vorgegeben. Vor dem Einbau vorgenommene Grundanstriche sowie Zwischenanstriche erhöhen die Wirkung der Holzschutzmittel. Nach DIN 68 800 Teil 4/11.1992 soll im Innenausbau auf großflächige Anwendung von Holzschutzmitteln (Fläche: Raumverhältnis > 1 : 2) grundsätzlich verzichtet werden. Lediglich von Lyctus-Arten befallene, stärkereiche Laubhölzer wie Abachi, Limba, Eichensplintholz dürfen mit insektizidhaltigen Mitteln behandelt werden.

Bei allen Verfahren, den manuellen wie den technischen, kann die Einbringmenge in g/m² oder ml/m² ermittelt werden. Sie läßt sich durch Wägen eines Holzstückes vor und nach der Behandlung oder durch Vergleich der Flüssigkeitsstände berechnen. Nasse Hölzer (über 30 % Holzfeuchte) ergeben ggf. eine Absenkung der Konzentration der Wirkstoffe.

2.17.2 Veredlung und Schutzanstriche

Holzveredlungsmittel und Wetterschutzanstriche ohne Wirkstoffe als Holzschutz versiegeln die Oberfläche sowie die Poren der hölzernen Werkstücke. Sie konservieren physikalisch. Oft enthalten sie Lichtschutzmittel, da UV-Strahlung des Holzes zur Verwitterung führt. Lösemittelarme Produkte, deren Gehalt unter 10 % an organischen Lösern liegt, dürfen das Umweltschutzzeichen „Blauer Engel" tragen.

2.17.3 Behandlung von Antiquitäten

Spezialprodukte erfordert die Restauration von Antiquitäten. Sie sind oft durch Larven von Nagekäfern befallen. Sie basieren auf dem Insektizid

Tabelle 14.15 Einige Wirkstoffkombinationen von Holzschutzmitteln (→ Bd. 3)

Werkstoffe	Verfahren	Menge [ml/m^2] [g/m^2]	Einschränkungen
1. In Feuchträumen, Außenbereich unter Dach und ohne Erdkontakt, zum Schutz vor Insekten und Fäulnis			

– Adolit-Bor-Holzimprägnierung
  7,2 % Borax
  8,0 % Borsäure
	Spr, Str, T	120–160	7

2. Helle Laubhölzer in trockenen Innenräumen, Holz in Feuchträumen, Holz im Außenbereich unter Dach und ohne Erdkontakt, zum Schutz vor Insekten und Fäulnis			
– Basilit-Bor-Holzschutz 12,6 % Borsäure	Str, T	120–160	7

– Diffusit-Holzbau B
  15,6 % Borsäure
  2,0 % Borax
	Str, T, In	80–120	7

3. Im Außenbereich ohne Erdkontakt, zum Schutz vor Insekten, Bläue und Fäulnis			
– Priem-Holzschutzlasur			

– Wocosen-Holzschutzlasur
  1,50 % Propioconazole
  0,55 % Dichlofluanid
  0,03 % Permethrin
	Str, T	200–250	1

– Xyladecor U 4011
  0,75 % Tebuconazole
  0,55 % Dichlofluanid
  0,03 % Permethrin
	Sprg, Str, T	200–250	1

– Xylamon Farblos W
  1,0 % Propioconazole
  0,05 % Permethrin
	Sprg, Str, T	200–250	1

– Xylamon Farblos U 1023
  0,75 % Tebuconazole
  0,55 % Dichlofluanid
  0,03 % Permethrin
	Sprg, Str, T	200–250	1

– Xylamon Holzschutzgrundierung
  1,00 % Propioconazole
  0,05 % Permethrin
	Sprg, Str, T	200–250	1

4. Feuchträume, Außenbereich ohne Erdkontakt, zum Schutz vor Insekten, Bläue und Fäulnis			

– Aidol HK-Lasur 2000
  0,60 % Tebuconazole
  0,55 % Dichlofluanid
  0,10 % Permethrin
	F, Sprg, Str, T	200–250	7

– Basileum Grund U 2342			

– Basileum-Holzschutzgrund ölig U 2161
  0,60 % Tebuconazole
  0,55 % Dichlofluanid
  0,03 % Permethrin
	Sprg, Str, T	200–250	7

– Basileum-Holzschutzgrund wäßrig U 2210
  1,00 % Propioconazole
  0,05 % Permethrin
	Sprg, Str, T	200–250	7

– Exo 108
  3,00 % Tributylzinnaphtenat
  0,90 % Dichlofluanid
  0,20 % Permethrin
	Sprg, Str, T	120–160	7

– Holzschutzgrundierung RG 310
  1,20 % Iodpropinyl-Butylcarbamat
  0,10 % Permethrin
	Str, T	200–250	7

– Osmo-Color-Holzimprägnierung
  11,10 % Zinkoctoat
  0,50 % Dichlofluanid
  0,10 % Permethrin
	Str, T	200–250	7

– Xyladecor U 4012
  0,90 % Tebuconazol
  0,55 % Dichlofluanid
  0,01 % Cyfluthrin
	Sprg, Str, T	200–250	7

Tabelle 14.15 Fortsetzung

Werkstoffe	Verfahren	Menge [ml/m²] [g/m²]	Einschränkungen
5. Außenbereich ohne Erdkontakt, zum Schutz vor Insekten und Fäulnis			
– Impraleum T – Kulbanol P 100,00 % Steinkohlenteeröl	Sprg, Str, T	200–250	1
– Xylamon Echtbraun U 104 0,75 % Tebuconazole 0,03 % Permethrin	Sprg, Str, T	200–250	1
6. Fenster und Außentüren, zum Schutz vor Bläue und Fäulnis			
– Basileum Bläueschutz wäßrig U 2200 1,00 % Propioconazole	Sprg, Str, T	200–250	0
– Basiment Tauchgrundierung U 4100 0,60 % Tebuconazol 0,55 % Dichlofluanid	Sprg, Str, T	200–250	0
– Xylamon Grundierung W 1 % Propioconazole	Sprg, Str, T	200–250	0
– Xylamon Grundierung U 2012 0,75 % Tebuconazole 0,55 % Dichlofluanid	Sprg, Str, T	200–250	0
7. Mittel zur Bekämpfung eines vorhandenen Schädlingsbefalls			
7.1 Bekämpfung von Insekten und Vorbeugung gegen Befall			
– Bekarol-Hausbock-FG 0,02 % Deltamethrin	Sprg, Str, T	300–340	4
– Kill IC 350 2,50 % Permethrin	Sprg, Str, T Zugabe	300–350 (10 %)	4
– Lignex Holzwurm-Stop 0,25 % Permethrin	Sprg, Str, T	300–350	4
– Xylamon Holzwurm-Tod 0,25 % Permethrin	Sprg, Str, T	300–350	4
7.2 Bekämpfung von Insekten in Feuchträumen und im Außenbereich ohne Erdkontakt, Vorbeugung gegen Insekten und Fäulnisbefall			
– Wolmanol BX 1,00 % Propioconazole 0,25 % Permethrin	Sprg, Str, T	300–350	5
8. Mittel zur Bekämpfung von Hausschwamm im Mauerwerk			
– Adolit M flüssig 12 % Alkaliborat 20 % Benzalkoniumchlorid	Str, Tr Zugabe	500 (10 %)	6
– Diffusit M 52,50 % Borsäure 32,50 % Borax	Spr, Str, Tr Zugabe	500 (12 %)	6
– Serpalit 2000 17,00 % Iodpropinylbutylcarbamat	Spr, Str, Tr, Zugabe	500 (1 %)	6

Anwendungsverfahren: F = Fluten, Spr = Spritzen nur durch Fachbetriebe, Sprg = Spritzen in geschlossenen Anlagen, Str = Streichen, T = Tauchen, Tr = Bohrlochtränkung, Zugabe = Zugabe zum Anmachwasser des Mörtels
Anwendungseinschränkungen: 0 = keine. 1 = Nicht bei Holz, das bestimmungsmäßig in direkten Kontakt mit Lebens- oder Futtermitteln kommt. 4 = Wie 1 und zusätzlich: Nicht zur großflächigen Anw. in Wohn- und Aufenthaltsräumen. Nur zur Behandl. von Möbelstücken u. a. kleinen Holzgegegenständen. 5 = Wie 1 und zusätzlich: Anw. in Innenräumen nur durch Fachbetriebe und nur an tragenden und aussteifenden Holzbauteilen. 6 = Nicht anwenden bei Mauerwerk, das in direkten Kontakt mit Lebens- oder Futtermitteln kommt. 7 = Wie 1 und zusätzlich: Nicht zur Anw. in Wohn- und Aufenthaltsräumen. Aus: Liste der Gütegemeinschaft Holzschutzmittel mit RAL-Gütezeichen, Stand 28. 05. 1993. Stoffe s. Bd. 1, Kap. 5.5 und Monographien Bd. 3.

Permethrin. Hilfsstoffe sind lichtstabile Harze, die den durch den Schädling produzierten Mulm binden und verfestigen.

Holzwurm. Bei der praktischen Behandlung „Holzwurm"-befallener Möbel gilt es einige Regeln zu beachten:
- Lackierte Möbel zuvor abbeizen (s. Holzbeizmittel).
- Holzschutzlösungen direkt in Fraßgänge mit Pumpdosen oder Kännchen hineinspritzen, andere Bohrlöcher mit Wachs verstopfen, damit sich das Präparat im Gangsystem ausbreitet. Es reicht aus, jedes 10. Loch direkt zu behandeln. Bei starker Verbreitung das blanke Holz mehrfach großflächig bestreichen. Etwa 300 ml/m^2 einsetzen.
- Überschüssige Lösung abwischen.
- Nach der Behandlung das ganze Möbelstück luftdicht in Plastikfolie verpacken und für 2 Wochen stehen lassen.
- Möbel mit Pflegemitteln nachbehandeln.

Literatur

Rö; Ull, BuO, Vel, Voll
Deutsches Institut f. Gütesicherung und Kennzeichnung, Holzschutzmittel (1987), Beuth Verlag, Berlin
Industrieverband Bauchemie und Holzschutzmittel, Sonderdrucke zu DIN 68800 Teil 3 und 4 (Nov. 1992), Beuth Verlag, Berlin
Gütegemeinschaft Holzschutzmittel e. V. (Mai 1993) Verzeichnis der Holzschutzmittel mit RAL-Gütezeichen, Beuth Verlag, Berlin
BGA: Mitteilung Nr. 18, 6. Mai 1993, Pharm Ztg 138, 1405

2.18 Kerzen

Offen brennende Lichtquellen aus Dochten und Brennstoffen heißen Kerzen. Der Docht saugt vermittels Kapillarkräften das ihn speisende Material an. Diese lassen sich durch Bleichen der in Rund- oder Bandform geflochtenen Baumwollfäden erhöhen. Eine Imprägnierung mit Lösungen aus Borsäure oder ihren Salzen, Ammoniumsulfat, -phosphat oder -nitrat sowie seltener Wasserglas verhindert das Nachglühen sowie das allzu schnelle Abbrennen. Die energieliefernde Masse besteht aus Paraffin, Stearin (einem Gemisch von Stearin- und Palmitinsäure), Bienenwachs bzw. deren Gemischen. Zur Härtung werden pflanzliche Hartwachse wie Candelilla-, Carnauba- und Japanwachs zugefügt oder aus Erdöl gewonnene, also mineralische Mikrowachse.

Das Größenverhältnis zwischen Docht und Wachs muß ausgewogen sein. Bei zu starkem Docht leert sich die Brennschüssel aus geschmolzener Masse: die Kerze rußt. Ein schwacher Docht saugt zu wenig geschmolzene Brennstoffe an, die Flamme verlöscht oder die Schmelzschüssel läuft über: die Kerze tropft.

Eingearbeitete Luft trübt die an sich transparenten bis opaken Materialien oder auch Zusätze von Polymerisaten und anorganische Pigmente. Letztere bilden außerdem die Basis von Lackfarbstoffen, die durch Tauchüberzüge oder Durchfärbungen das Äußere verschönen.

Die Herstellung der Kerzen erfolgt durch Tunken, d. h. wiederholtem Eintauchen in die Schmelze, Formgießen, Pressen, Strangpressen oder Ziehen. Öllampen in alter und neuer Zeit verbrennen Talg und Öl mit einem Docht, der in der Antike aus Hanf oder Flachs bestand.

Bei jeder unvollständigen Verbrennung, so auch beim Kerzenabbrand, entstehen polycyclische aromatische Kohlenwasserstoffe (PAK). Als PAK-Indikator dient Benzo[α]pyren, dessen Wert nach einem Kerzenabbrand bei 1 ppb liegt, einer Größenordnung, die der der Konzentration in Reinluftgebieten entspricht.

2.18.1 Räucherkerzen

Mischungen aus Holzkohle verschiedener Genese mit wohlriechenden Harzen lassen sich durch Anstoßen mit Traganth-, Tylose- und anderen Schleimen auf Kohlenhydratbasis (→ Bd. 1 und 4) in eine knetbare Masse formen. Sie werden manuell oder durch Formpressen abgeteilt.

Der Zusatz von Kaliumnitrat verbessert das Fortglimmen. Er wird in heißem Wasser gelöst, in die gemischten Feststoffe eingearbeitet, die anschließend vor der Plastifizierung trocknen sollen.

Räucherkerzen
Candelae fumales nigrae DIETERICH 3. Hag

	3. Hag	BuO (A)	BuO (B)
Lindenkohle	90,0		
Holzkohlenpulver		86,5	63,0
Kaliumnitrat		2,5	3,0
Kaliumnitrat-Lösung 1,5 %	n. B.		
Benzoe		2,5	21,0
Benzoetinktur	5,0		
Tragant	2,0		
Perubalsam	2,0		2,5
Tolubalsam	2,0		
Styrax	2,0	1,5	21,0
Hoffmannscher Lebensbalsam	1,0		
Cumarin	0,05		
Moschus			0,025
Gewürznelken			3,0
Saccharose		3,0	3,0
Weihrauch	1,5		
Zimtkassia	2,5		

3. Hag: Die gepulverte Lindenkohle mit der Kaliumnitrat-Lösung 1,5 % tränken, trocknen und wie oben angegeben verfahren.
(Hoffmannscher Lebensbalsam – Bd. 1.571 ff, 625).
BuO (A, B): Die Saccharose mit Kaliumnitrat zusammen in heißem Wasser lösen, weiter s. o. (s. a. Rauch- und Räucherpulver).

2.18.2 Wunderkerzen

	BuO	Rö	Vel [%]
Eisenfeilspäne	10,0		
Eisenpulver		25,0	25
Aluminiumpulver	2,0	5,0	5
Dextrin		15,0	10
Bariumnitrat	22,0	55,0	40
Collodium		n. B.	
Stärke	6,0		

BuO: Bestandteile mischen, mit Wasser anteigen, trocknen und wie bei Rö beschrieben verfahren.
Rö: Die Masse in kochendem Wasser anteigen, die 20 bis 30 cm langen Drähte damit zu ⅔ ihrer Länge beschichten und ggf. nach dem Trocknen mit Collodium stabilisieren.
Vel: 1 Wunderkerze wiegt ca. 5,0.

Literatur

3. Hag; Rö; Ull; BuO; Vel

2.19 Kitte und Dichtstoffe

2.19.1 Klassifizierung

Plastische oder elastische Massen zum Verfugen hießen früher Kitte. Heute erfassen DIN-Blätter außer den Dichtungsmassen die Dichtstoffe, die oft mit Klebstoffen identisch sind (s. Klebstoffe), denn sie dienen dem fugenfüllenden Kleben, doch ebenso dem Ausgleichen von Unebenheiten und dem Abdichten und Befestigen von Gegenständen. Verfugungen sollen ggf. vor wetterbedingten Einflüssen durch Kitte geschützt werden. Formulierungen dieser Art ähneln den Vorschriften für die Lack-, insbesondere Siegellackherstellung (s. Lacke).
Ältere Bücher teilen Kitte nach ihrer Verwendung ein: Kitte für Aquarien, für Glas, für Metall oder nach einem der im Kitt enthaltenen häufigsten Dichtstoffe wie Öl- und Wachskitte, Kautschuk-, Guttaperchakitt sowie Leim-, Eiweiß-, Stärke-, Arabisch-Gummi-, Teer-, Kalk-, Gips-, Magnesia-, Wasserglaskitt u. a.
Diesen früher gebräuchlichen Materialien stehen die heute üblichen Basisstoffe gegenüber, 1K-(Einkomponenten-)Systeme, die Silicone (SI) und Polyacrylate sowie die Polysulfide und Polyurethane (PUR), die als 1K- oder 2K-(Zweikomponenten-)Systeme vorliegen können (s. Lacke, Bindemittel). Folgende Anwendungsformen gibt es:

- plastische, spritzbare, meist in Tuben gehandelte Dichtungsmassen,
- profilierte, also vorgeformte Dichtungsmassen,
- ungeformte Dichtungsmassen, beim Verlegen durch Kneten anzupassen.

Nach dem Abbindemechanismus lassen sich Dichtungsmassen unterscheiden in

- *feuchtigkeitshärtende*, die durch Luftfeuchtigkeit binden, z. B. 1K-Polysulfid-, 1K-Polysiloxan-, 1K-PUR-Kitte;
- *katalytisch härtende*, wie die 2K-Polysulfidmassen, bei denen Metalloxide den Reaktionsmechanismus beeinflussen;
- *chemisch vernetzende*, wie die 2K-PUR-Kitte, die 2K-Polysulfid-Epoxid-Massen, die Wasserglas- und Polyester-Kitte (ähnlich den Reaktionsklebstoffen);
- *hitzekonvertierbare* (Schmelzkitte), d. h. durch Wärme umwandelbar: irreversibel die PVC-Plastisole oder reversible Bitumenmassen, Wachs-Siegellackschmelzen und Ethylen/Vinylacetat-Copolymere (E/VAC-Harze);
- *oxidativ trocknende*, die durch Luftsauerstoff trocknen und auf Basis von trocknenden oder halbtrocknenden Ölen härten;
- *lufttrocknende*, die durch Verdunstung des Lösemittels härten, sog. Abdunstkitte wie Schellacklösungen, Lösungen von Natur- und Kunstkautschuk, Guttapercha, Leim, Celluloid;
- *nichttrocknende*, lösemittelfreie Massen sind dauerplastisch mit mehr oder weniger Dauerklebrigkeit aus Butylkautschuk-Polyisobutylen-Gemischen mit Zusätzen von Weichmachern und Füllstoffen.

Für die *Verarbeitung* sind einige grundsätzliche Regeln zu beachten. Die Kittlinge müssen zuvor

- gegenseitig angepaßt,
- staub- und fettfrei gereinigt und
- es muß die Haftbarkeit ihrer Substrate erhöht werden.

Primer verbessern, falls notwendig, die Haftung bei

- glatten Oberflächen (Glas, Metall, Kunststoffen) durch Lösungen von Kunstharzen oder Silanen mit Amino-, Mercapto-, Vinylgruppen u. a., die entweder physikalisch durch Trocknen und/oder durch Luftfeuchte abbinden.
- porösen Oberflächen (Holz, Mauerwerk) durch Lösungen von Kunstkautschuk-Harzen, Polysiloxanen, Acrylaten. Sie binden ebenfalls physikalisch trocknend und/oder durch Hydratation ab.

Nach dem Kitten sollen die Gegenstände unter Druckeinwirkung einige Tage verbleiben. Die überschüssigen Massen sind sofort zu entfernen.

2.19.2 Ölkitte

Die Grundlagen alter Fenster- und Glaserkitte basieren auf trocknenden Ölen. Neuere Vorschriften modifizieren die Eigenschaften derselben mit Alkydharzen. In jedem Fall benötigen sie Siccative, also Trockenstoffe, die als Pigmente die notwendige Festigkeit verleihen, wie Ruß, Ton, Sand und/oder Glas. Einige von ihnen, insbesondere Metalloxide reagieren mit den freien Fettsäuren der Öle oder mit zugefügten Fettsäuren zu festen Verbindungen. Sie verzögern oder variieren die sog. Topfzeiten und gelten deswegen gleichzeitig als

Verzögerungsmittel. Beispiele sind Zinkoxid, Bleioxide, Manganoxide, Calciumcarbonat, Eisen- und Chromoxide. Gesichtspunkte der Umweltverträglichkeit schränken heutzutage die Auswahl ein. Additive wie Ethylenglykol, Polybutylen, auch flüssige Paraffine beeinflussen die Verformbarkeit.

Leinölfirnis
3. Hag, BuO: Leinöl mit 2 % Siccativen wie Mangan(IV)oxid oder Mangan(II)borat versetzen und einige Stunden kochen. Der Braunstein läßt sich in erbsengroßen Stücken verarbeiten. Er färbt den Firnis zunächst dunkel, hellt beim Anstrich im Licht rasch auf.

Kitt für chemische Apparaturen

	BuO (A)	BuO (B)	BuO (C)
Weißer Ton	100,0	100,0	100,0
Calciumcarbonat		2,0	
Borsäure		3,0	
Glaspulver			2,0
Leinöl	10,0	10,0	10,0

(A, B, C): Zur gleichmäßigen Masse kneten.
(B): Geeignet für hohe Wärmegrade.
(C): Eignet sich für sehr starke Hitze.

Kitt für Edelstein und Glas auf Glas

	3. Hag (A)	3. Hag (B)	3. Hag (C)
Calciumoxid (frisch gebrannt)	10,0		
Gebrannter Gips	55,0		
Casein		100,0	
Wasserglas		n. B.	n. B.
Talk			n. B.
Wasser	10,0		

(A): Das frisch gebrannte Calciumoxid mit 25,0 Hühnereiweiß anteigen, mit dem Wasser verdünnen und mit dieser Mischung den gebrannten Gips anrühren. Zur sofortigen Verwendung.
(B): Zur gleichmäßigen honigdicken Masse anteigen.
(C): Bestandteile mischen.
3. Hager empfiehlt ohne Mengenangaben eine Mischung aus Wasserglas und Talk und hält die gegebenen Rezepturen ebenfalls dafür geeignet, *Porzellan* und *Marmor* zu kitten.
BuO findet einen mit Feststoffen eingedickten Leinölfirnis günstig.

2.19.3 Harzkitte

Naturharze wie Schellack oder Mastix bilden ebenso die Grundstoffe für Harzkitte wie Kunstharze vom Typ der Furan-, Silicon-, Polyisobutylen-, Polyacrylat-, Epoxid- und Polyesterharze. Die Syntheseprodukte zeigen Widerstandsfähigkeit gegen Mikroorganismen, Feuchtigkeit, Chemika-

lien und Temperaturschwankungen. Meist besitzen sie eine gute Abriebfestigkeit. Besonders die *Siliconkitte* aus aliphatischen Polysiloxanen zeichnen sich in den genannten Eigenschaften aus. Lediglich organische Lösemittel greifen sie an. Sie härten mit Aminen, Acetoxysilanen, Ketoximen zu quervernetzten Verbindungen. Anwendung finden sie im Sanitärbereich zum Abdichten von Wannen, Becken, Kacheln und anderen Keramiken sowie zur Versiegelung von Fenstern, Leichtmetallen und anderen Baustoffen.

Messerheftkitt

	BuO 3. Hag (A)	Voll 3. Hag (B)
Kolophonium	60,0	
Eisenfeilspäne	25,0	
Schwefel	15,0	
Schellack		50,0
Calciumcarbonat		25,0
Cumaron-Inden-Harz		100,0
Ziegelmehl		10,0
Bernstein		5,0

BuO, 3. Hag (A): Bestandteile schmelzen und die heißen Messerteile einfügen.
3. Hag (B): Die Mischung der Pulver in die Höhlung der Griffe füllen und das heiße Metallteil hineindrücken.

Kitt für Glas, Porzellan und silikatische Stoffe

	3. Hag (A)	BuO (B)	BuO (C)
Mastix (gepulvert)	n. B.	10,0	40,0	10,0
Copallack	n. B.			
Schellack			20,0	30,0
Terpentin			10,0	20,0
Ethanol 96 % *(V/V)*				110,0
Kanadabalsam		80,0		
Xylol		10,0		

3. Hag: Beide Bestandteile zur honigdicken Masse mischen.
BuO (A): Mastix im Xylol lösen und mit Kanadabalsam versetzen.
BuO (B): Bestandteile pulvern, mischen, auf dem Wasserbad schmelzen, mit wenig Terpentinöl lösen.
BuO (C) wie (B), anstelle in Terpentinöl, in Ethanol 96 % lösen.

2.19.4 Polyurethan-Dichtungsmassen

Polyether-Polyester-Polyole mit Di-, Tri- oder Polyisocyanaten bilden als Ein- oder Zweikomponentensysteme elastische Dichtungsmassen. Sie binden zu Polyurethanen. Als Weichmacher enthalten sie Alkylsulfonsäureester von aromatischen Hydroxylverbindungen und als Härter polymere Isocyanate, Aldimine, Ketimine. Zinnverbindungen katalysieren die Reaktion. Auch diese Systeme benutzen als Haftvermittler bifunktionelle Silane. Sie zeigen hervorragende physikalische Eigenschaften bei guter Elastizität. Die Bewegungsfähigkeit beträgt 25 %.

2.19.5 Andere überwiegend technisch genutzte Dichtungsmassen

Polyacrylat-Dichtungsmassen und Butylkautschuk-Polyisobutylen-Kitte. Sie finden im Hoch- und Tiefbau Verwendung. Beide Typen haben geringe Bewegungsfähigkeiten und eignen sich nicht zum Dichten von Dehnungsfugen. Der Handel bietet spritzfähige, lösemittelhaltige, lufttrocknende Präparate mit hohen Anteilen von Butylkautschuk an und andere mit höheren Anteilen von Polyisobutylen in profilierten oder in ungeformten Massen.

PVC-Dichtungsmassen. Sie sind lösemittelfrei, aber pastenförmig durch erhebliche Anteile an Weichmachern. Ihre Anwendung erfolgt bei Raumtemperatur als gut haftende Plastisole. Bei 100 bis 200 °C gelieren sie innerhalb von 15 bis 45 Minuten. Die Emballageindustrie setzt sie ebenso ein wie der Automobilbau und die Hersteller von Kühlmöbeln.

Polysulfid-Dichtungsmassen. Sie heißen auch Thioplaste und bilden elastische Kitte in Ein- oder Zweistoffsystemen. Flüssige Polysulfide vernetzen mit Oxidationsmitteln, die Wasserstoff binden, so daß die endständigen Sulfhydrilgruppen in Disulfidbrücken eines elastischen Polysulfidmoleküls übergehen. Als Oxidationsmittel eignen sich Metalloxide. Basische Aktivatoren leiten die Reaktion ein. Die Topfzeiten liegen zwischen 30 Minuten und 8 Stunden. Thioplaste besitzen ausgezeichnete Beständigkeiten, in allen Witterungen bleiben sie elastisch. Sie benötigen allerdings auf jeglichen Oberflächen Haftvermittler. Es eignen sich bifunktionelle Silane, Epoxidharze u. a. Thioplaste lassen sich vielfältig im Hoch- und Tiefbau, im Maschinenbau, und zwar im Flugzeug- ebenso wie im Schiffsbau einsetzen.

Kitte auf Basis ungesättigter Polyester. Sie bestehen aus Estern ungesättigter Säuren wie der Malein- und der Phthalsäure, aber auch Styrol ist als Alken enthalten. Die Polykondensation verläuft mit mehrwertigen Alkoholen. Kitte dieses Typs sind beständig gegen Oxidationsmittel, verdünnte Säuren und einige Lösemittel, unbeständig sind sie gegen Chlorkohlenwasserstoffe und Alkalien.

Ungesättigter Polyesterkitt für silikatische Stoffe

	Voll
I. Maleinsäure-phthalat-ester des Propylenglykols	15,0
Methylmethacrylat	45,0
Polyvinylmethylether	40,0
Diisopropyl-*p*-toluidin	0,5
Hydrochinon	0,1
II. Dibenzoylperoxid	1,5
Dibutylphthalat	1,5

Bestandteile II zu einer Paste verarbeiten und damit die Mischung I härten, zu der Füllstoffe gegeben werden. Bei Zimmertemperatur verläuft der Prozeß in 15 Minuten.

Literatur

3. Hag; Rö; Ull; BuO; Vel; Voll

2.20 Klebungsarten und Klebstoffe

2.20.1 Klassifizierungen der Klebungen

Unter dem Oberbegriff Klebstoff subsumieren sich Worte wie Bindemittel, Leime, Kleister und schließlich der inkorrekte Ausdruck Kleber. Die DIN 16921 definiert einen Klebstoff als „nichtmetallischen Werkstoff, der Körper (Fügeteile) durch Oberflächenhaftung (Adhäsion) und innere Festigkeit (Kohäsion) verbinden kann, ohne daß sich das Gefüge der Körper wesentlich ändert." Klebstoffe sollen Kräfte von einem Fügeteil auf das andere übertragen.

Grundstoffe für Klebemittel müssen gute Festigungseigenschaften zeigen, ebenso die Vorstufen der Grundstoffe, die im Laufe des Klebeprozesses zu solchen reagieren. Voraussetzung bildet die Möglichkeit, diese Grundstoffe als Lösungen, Dispersionen, Emulsionen oder als Schmelzen zu verarbeiten. Für die verschiedenen Zubereitungsformen sind in erster Linie Lösemittel und weitere Hilfsstoffe wie Harze, Verdickungsstoffe, Weichmacher, Füllstoffe, Alterungsschutzmittel, Härter oder Abbinder notwendig.

Durch Klebstoffe lassen sich Fügeteile aus gleichen sowie unterschiedlichen Materialien kombinieren. Manche binden in dickeren Schichten ab und ermöglichen ein Verfugen von Unebenheiten. Damit werden Übergänge zu Kitten deutlich. Klebstoffilme wirken schwingungsdämpfend. Durch ihre isolierenden Eigenschaften verhindern sie zwischen Metallen unterschiedlichen Normalpotentiales eine Kontaktkorrosion. Vorteile gegenüber dem Nieten, Schweißen und Löten bietet außerdem die geringere Energie, die der Klebvorgang benötigt. Meist läuft er bei Raumtemperatur ab, seltener bei einer Erwärmung, die die Substanz der Fügeteile nicht tangiert. Jedoch vertragen geklebte Fügungen mit Ausnahme von Spezialklebungen nur begrenzt Wärmeeinwirkungen: Sie zeigen ein temperaturabhängiges Festigkeitsverhalten.

Auch die unterschiedliche Beständigkeit gegen Licht, Wasser, Lösemittel und anderen Chemikalien erfordert eine Auswahl. Eine Oberflächenvorbereitung der Fügeteile durch mechanische, chemische oder elektrische Methoden soll die Verklebung aktivieren.

Adhäsionsklebung. Für die Haftung werden Klebstoff und die Festteile einander so stark genähert, daß sich Adhäsionskräfte im molekularen Bereich ausbilden können. Dafür eignet sich der flüssige

Zustand, der zu Beginn vorliegt oder den die Klebstoffzubereitung während des Prozesses durchläuft. Durch Abbindung zu einem Klebfilm erfolgt die sog. Adhäsionsklebung. Die Verfestigung kann durch Erstarren einer Schmelze stattfinden, durch Verdampfen eines Lösemittels, durch Gelatinierung (Gelbildung), durch Brechen einer Dispersion oder einer Emulsion und schließlich durch chemische Reaktionen zu Makromolekülen, die sich meist dreidimensional vernetzen. Gut verkleben lassen sich nur Stoffe mit höherer Oberflächenenergie als diejenige des abbindenden Klebfilms. Kunststoffe besitzen niedrige Oberflächenenergien und lassen sich deshalb nur schwerlich oder nach entsprechender Oberflächenbehandlung begrenzt verkleben.

Diffusionsklebung. Besonders haltbar sind Klebungen, bei denen die Grenzflächen verschwinden, weil Diffusion zwischen Molekülen oder Molekülteilen des Klebstoffes und der Oberfläche des Fügematerials ablaufen: Es kommt zur Diffusionsklebung. Auch dienen leichte Unebenheiten der besseren Vernetzung der verschiedenen Komponenten einer Klebung.

Tabelle 14.16 Verzeichnis der Kurzzeichen einiger synthetischer Klebstoffe

EP-	Epoxid-Harze
EVAC-	Ethylen-Vinylacetat-Copolymere
EVAL-	Ethylen-Vinylalkohol-Copolymere
IIR-	Butylkautschuk
MF-	Melamin-Formaldehyd-Harze
NBR-	Acrylnitril-Butadien-Kautschuk
NR-	Isopren-Kautschuk
PA	Polyamide
PC	Polycarbonat
PE	Polyethylen
PF-	Phenol-Harze
PI	Polyimide
PMA	Polymethacrylate
PS	Polystyrol
PTFE	Polytetrafluorethen
PUR	Polyurethan
PVAC	Polyvinylacetat
PVAL	Polyvinylalkohol (auch PVOH)
PVC	Polyvinylchlorid
PVDC	Polyvinylidenchlorid
PVE	Polyvinylester
PVFM	Polyvinylformal
PVP	Polyvinylpyrrolidon
RF-	Resorcin-Formaldehyd-Harze
SB-	Styrol-Butadien-Copolymere
SI	Silicone
UF-	Harnstoff-Harze
UP	Ungesättigte Polyester
VC/VAC-	Vinylidenchlorid-Vinylacetat-Copolymere

Der Bindestrich steht für das folgende Wort: -Copolymer, -Harz oder -Kautschuk. Die Kurzbezeichnung IIR leitet sich aus den beiden Monomeren Isobutylen und Isopren des Butylkautschuks ab.

2.20.2 Klebstofftypen

Physikalisch abbindende Klebstoffe

Heißsiegelklebungen. Die geeigneten Klebstoffe werden als Dispersionen oder Lösungen aufgetragen und getrocknet. Erst nach vollständiger Trocknung werden die Schichten durch Erhitzen geschmolzen. Die angewandte Temperatur, die die Feststoffe aktiviert, heißt Heißsiegeltemperatur. Zur Wirksamkeit ist außerdem Druck erforderlich. Fehlt dieser, kommt es nur zur Materialversiegelung, wie sie für andere Fertigungsgänge erwünscht wird. Basisstoffe sind Vinylchlorid (VC)-, Vinyliden-Vinylacetat-Copolymer (VC/VCA)-, Polymethylacrylsäureester (PMA), Polyurethane (PU), Polyvinylester (PVE), Polyamide (PA), Polyethylene (PE).
Die Verarbeitung erfolgt in Heizpressen wie bei der Schuh- und Lederreparatur oder im Hochfrequenzfeld (HF). HF-Schweißen ermöglicht die Produktion im technischen Maßstab von Regenkleidungen, Lederwaren, Behältern u. a. Im Heimwerker- und Handwerkerbereich reicht ein Bügeleisen, um Kanten zu umleimen oder Textilien zu verkleben.
Polyamid-Schmelzklebstoffe vertragen Temperaturen bis 130 °C, solche auf Basis von PE/PVAC nur Wärme bis 85 °C.

Diffusionsklebstoffe. Zu diesen gehören die Klebelöser oder Quellschweißmittel, denn Klebstoffe aus gleichartigen Materialien verbinden die Fügeteile. Die Oberflächen quellen in den auch für sie zutreffenden Lösemitteln, die Moleküle diffundieren ineinander, die Grenzflächen verschwinden. Die Wahl der Grundstoffe und der besten Lösemittel richtet sich nach den Stoffeigenschaften der Fügeteile. Zugaben von Verdickungsmitteln verzögern die Verdunstung und stellen die zur Handhabung geeignete Viskosität her.
Für Hart-PVC eignen sich THF-Klebstoffe aus PVC gelöst in Tetrahydrofuran (THF), Dimethylformamid (DMF) und/oder Cyclohexanon. Polyamide (PA) lassen sich u. a. mit Ameisensäure, Chloralhydrat- oder Resorcin-Lösung kleben. Zum Miteinanderverbinden von Teilen aus Polystyrol (PS), Acrylnitril-Butadien- (ABS) und anderen Styrol-Copolymerisaten genügen Lösungen mit Polystyrol oder Mischungen aus Lösemitteln.

Kontaktklebstoffe. Sie enthalten Lösungen von Elastomeren (Polychlorbutadien, synthetische Nitril- oder Styrol-Butadien-Kautschuktypen) und Klebharze (modifizierte Phenolharze, Kolophonium- und Kohlenwasserstoffharze). Auch liegen Lösungen von PU-Elastomeren vor. Metalloxide stabilisieren diese.
Auch sog. Gummilösungen von naturbelassenem, also nicht vulkanisiertem Kautschuk in aliphatischen oder aromatischen Kohlenwasserstoffen sowie in Ketonen fallen unter den Begriff Kontaktklebstoff. Sie sind nach wie vor für das Ausbessern von Fahrradschläuchen üblich. Relativ schnell verdunstet das Lösemittel und bewirkt kältefeste Verklebungen (bis 50 °C) mit nicht allzu hohen Fe-

stigkeiten, wie sie ausreichen für das Verlegen von Fußböden, Gummimatten, Leder, Filz und manchen Textilien. Sie erfordern allesamt gleichmäßige Auftragungen auf beide Fügeteile und einen hohen Kontaktdruck. Glasfaserverstärkte Kontaktklebstoffe verkleben wasserbeständig sogar Teichfolien. Als Sprühkleber dienen diese Systeme für Papier, Filz, Textilien, Styropor, darüber hinaus für Glas, Metall und Holz. Sie verhalten sich empfindlich gegen einige organische Lösemittel sowie Fette und eignen sich nicht für das Kleben von Kunststoffen vom Typ PE, PTFE und SI.

Adhäsionsklebstoffe. Entsprechend ihrem Namen üben diese Verbindungen, die auch *Lösungsmittelklebstoffe* heißen, nur Adhäsionskräfte zu den Oberflächen der Fügeteile aus, ohne Kontakteigenschaften zu entwickeln. Die gelösten hochmolekularen Substanzen können an vielen Oberflächen haften. Sie enthalten PVA, PC/VAC, PU, PE, Natur- und Synthesekautschuk, Polyacrylate und ggf. Lösungen von Harzen, als sog. Harzkleber. Weichmacher kann Dibutylnaphthalat sein. Als abgestimmte Lösemittel kommen Ketone, Ester, Alkohole und Wasser vor, die beim Wirksamwerden der Klebstoffe verdunsten. Bekannt sind diese Systeme unter den Namen „Alleskleber", „Vielzweckkleber". Aus den hydrophilen Anteilen der Lösemittel erklärt sich die geringe Anfangsklebkraft. Sie ermöglicht Korrekturen durch Verschiebungen bei nicht korrektem Sitz. Die flüssige Phase muß entweichen können. Bei Spaltverklebungen geschieht das seitwärts, anderenfalls muß das Material porös vorliegen, wie Holz, Papier, Leder. Nichtporöse Werkstoffe eignen sich nicht für diese Verfahren.

Haftklebstoffe. Dauerklebrige Stoffe haften bereits nach kurzem Andrücken. Sie halten kurzzeitige Überbelastungen besser aus als andauernde, bei denen sie beginnen, zu kriechen. Das zeigt sich besonders beim Erwärmen (Klebeetiketten!). Der Haftklebstoff besteht aus Hochpolymeren wie Natur- und Synthesekautschuken; Styrol-Butadien-Kautschuk (SBR); Butylkautschuk (IIR); Polyacrylaten und PMA, Polyvinylether, Siliconharze u. a.). Klebrigmachende Stoffe sind Naturharze (Balsame, Kolophonium-Derivate), Phenolharze (Novolacke, Resole), Kohlenwasserstoffharze und Niedrigpolymere der oben genannten Grundstoffe. Zu 10 bis 25 % enthalten Haftkleber die üblichen Füllstoffe, z. B. Zinkoxid, Talkum, Titandioxid, Weichmacher (Wollfett, Paraffine, Wachse, niedermolekulare Synthesekautschuke u. a.) sollen außer der Konsistenz die Adhäsion verbessern. Neben Haftetiketten sind Folienbänder und Dekorfolien mit Haftklebern beschichtet. Die Lösemittel verdunsten vor dem Kleben, dadurch unterscheiden sie sich von den ähnlich aufgebauten, zuvor genannten Adhäsionsklebstoffen, deren Lösemittel, u. a. Wasser, beim Verkleben abwandern. Der Haftklebefilm bildet sich bei solchen oft als Dispersionen vorliegenden Klebstoffen erst anschließend. Bei der Anwendung reicht ein Aufdrücken der klebstoffbeschichteten Seite.

Klebstoffreste lassen sich mit unpolaren organischen Lösemitteln wie Benzin entfernen.

Dispersionsklebstoffe. Der Name beruht auf der technologischen Einordnung: Sie liegen meist als wäßrige Dispersionen vor. Mit den Adhäsionsklebstoffen haben sie gemeinsam die Eigenschaft, daß die Lösemittel erst beim Kleben verdunsten und die Filmbildung anschließend verläuft. Ihre zu 40 bis 60 % vorliegenden Festkörper bestehen aus PVA, Polyvinylpropionat, Copolymeren aus Maleinsäure- und Acrylestern sowie solchen aus Estern anderer ungesättigter Fettsäuren, aus PE, PVC oder ABS. Sie enthalten Hilfsstoffe wie z. B. das Dibutylphthalat als Weichmacher oder Harze, die zusätzlich die Naßklebrigkeit erhöhen. Insbesondere nichtreaktive Harze erfüllen in den verschiedenen Klebstoffen mehrere Funktionen. Außer den Genannten wirken sie viskositäts-, haftungs- und siegelfähigkeitserhöhend. Im wesentlichen handelt es sich um Kolophonium und seine Derivate, Tallharze (Holzrohstoffe), synthetische Kohlenwasserstoffharze, Carbamidsäureester-Harze und Cyclohexanonharze. Polyvinylalkohol (PVAL) und Celluloseether verlängern die Abbindezeit und verbessern gleichzeitig die Klebrigkeit. Diese Klebsysteme dienen als „Bastelkleber", „Holzleime", „Wandbelagkleber", „Fliesen-, Platten-, Korkkleber" zu anderen vielfältigen Zwecken. Als „Latex-Klebstoffe" enthalten sie Natur- oder Synthesekautschuk und zusätzlich Harze in höhersiedenden organischen Lösemitteln.

Leime und Kleister
Eine besondere Klasse der physikalisch-abbindenden Klebstoffe stellen Leime und Kleister dar. Von altersher gibt es in der pharmazeutischen Fachliteratur entsprechende Vorschriften. Sie werden deshalb hier eigens vorgestellt. Als Grundstoffe waren ursprünglich pflanzliche und tierische Substanzen üblich, die später zu halbsynthetischen und weiter zu vollsynthetischen Makromolekülen wie Eiweiß- und Kohlehydrat-Derivaten entwickelt wurden. Leime lösen sich in Wasser, während Kleister bereits in geringer Konzentration hochviskose, nichtfadenziehende Massen bilden. Beide Begriffe sind nicht streng zu trennen. Die Zubereitungen erfordern zum Schutz vor mikrobieller Zersetzung den Zusatz von Konservierungsmitteln (Chlorphenole, Chlorkresole, Salicyl- und Benzoesäure, Natriumtetraborat, Aluminiumkaliumsulfat u. a.).

Kaltleime. Diese binden bei Raumtemperatur ab, sie enthalten in Wasser gelöste natürliche oder synthetische Makromoleküle. Als Kaltkleister bilden sie schmalzartige, kurzbreißende Verquellungen aus Stärken und Cellulose und deren Derivaten. Sie kommen wasserfrei in den Handel. Die gekörnten oder würfelförmigen Substanzen werden in Wasser angerührt und nach dem Quellen bei vorgeschriebenen Zeiten mit Bürsten oder Rollen gleichmäßig auf der Oberfläche eines Fügeteils verstrichen. Eines der beiden Werkstücke muß wasserdampfdurchlässig sein.

Tabelle 14.17 Leime

Leimstoffe	Ausgangsmaterialien	Zubereitung und Anwendung
Glutin (Abbauprodukt d. Kollagens Gelatine)	tier. Haut: Hautleim Lederabfälle: Lederleim Knochen: Knochenleim Fischabfälle: Fischleim	in kaltem H_2O vorquellen, bis 60 °C schmelzen – „Heißleim", Papier, Holz, Appreturen
Casein	Milcheiweiß	alkalisch lösen, mischen mit Stärkeleim – Leimfarben, Tischlerleim, in Linoleumersatz
Albumine	Serumalbumine aus Schlachttieren	Sperrholz
Arabisches Gummi, Tragant, Na-Alginat (→ Bd. 2.902) Stärken (→ Bd. 4 bis 6)		Papier, Pappen
Quellstärken	physikalisch modifizierte Stärkemehle als Trocknungsprodukte durch längeres Erhitzen bei 60 bis 70 °C erhalten	kalt H_2O löslich – Büroleim, gummierte Papiere, Schnellbinder pH-Verschieb. verbessert Klebeeig., $Na_2B_4O_7$ verhindert Klumpen
Pflanzenleime	alkalisch modifizierte Abbauprodukte von Stärken	wie Quellstärken – „Malerleim"
Kochstärken	säure- und oxidationsmodifizierte Abbauprodukte von Stärken	wie Quellstärken
Dextrine	säure- und enzymatisch abgebaute Stärken, > 200 °C	Zusatz von hygroskopischen Stoffen – gummierte Papiere, Schnellbinder, Verpackungen
Mischleime	Stärke-, Dextrinleim, Aminoplaste, Kunstharz-Dispersionen, tier. Leime	„Caseinleim-Kaltleim"
MC, CMC	Celluloseether	Trockenprodukte mit wenig H_2O dosieren, kurze Abbindezeit –
Hydroxyethyl-, Hydroxypropylstärke	halbsynthetische Stärkeether	Tapetenkleister, Buchbinderleim, Plakatleim
PVAL, Polyacrylate PVP	vollsynthetische: Polyvinylalkohol, Polyacrylsäureester, Polyvinylpyrrolidon im Seifen-Wasser-Gel	

Warm- und Heißleime. Einige kolloidlösliche Klebstoffe binden nur nach Erwärmen. Sie erstarren nach Verdampfen bzw. Abkühlung des Wassers unter Gelieren oder Gerinnen. Beispiele für diesen Typ sind tierische Leime.
Getrocknete Leimschichten können durch Befeuchten aktiviert werden (Klebebänder, Etiketten, Briefumschläge).

Stärkekleister

	3. Hag	BuO (A)	BuO (B)	BuO (C)
Kartoffelstärke	40,0	15,0	7,5	50,0
Gelatine	4,0			
Natriumhydroxid- Lösung 35 %		4,0		
Ethanol 96 % *(V/V)*			3,0	
Aluminiumkaliumsulfat	3,0		0,75	
Borsäure	9,0			
Salpetersäure 25 %		n. B.		
Thymol		n. B.		
Calciumchlorid- Hexahydrat				62,5
Wasser	280,0	90,0	113,5	zu 500,0

3. Hag: Die Gelatine nach Quellung in 180,0 heißem Wasser lösen, die Stärke mit 100,0 Wasser anreiben, in der Gelatinelösung verrühren, bis zur vollständigen Verkleisterung auf dem Wasserbad erwärmen, Borsäure sowie Alaun zur Verhinderung von Klumpenbildung eintragen. Ein geringer Zusatz von Terpentinöl erhöht die Klebkraft.
BuO (A): Bestandteile unter Erwärmen verkleistern, mit Salpetersäure neutralisieren und mit etwas Thymol konservieren.
BuO (B): Stärke mit Ethanol 96 % *(V/V)* anfeuchten, nach einiger Zeit mit 12,0 kaltem Wasser anrühren und in 100,0 kochendes Wasser eintragen. Aluminiumkaliumsulfat in 1,5 g warmen Wasser lösen und hinzufügen, das Ganze kochen, bis die Masse gummiartig geworden ist.
BuO (C): 250,0 einer 25 %igen Calciumchlorid-Hexahydrat-Lösung herstellen, die Stärke damit anreiben und bei 63 bis 65 °C bis zur Klärung der Masse erwärmen, mit Wasser auf 500,0 ergänzen und kaltrühren.

Dextrinleim

	3. Hag	BuO (A)	BuO (B)	BuO (C)
Dextrin	48,0	100,0	40,0	10,0
Glucose	5,0		10,0	
Glycerol 85 %		5,0	20,0	1,0
Wasserglas				2,5
Natriumtetraborat	6,0			
Salicylsäure		0,1		
Wasser	zu 100,0	45,0	60,0	n. B.

3. Hag: Natriumtetraborat durch Erwärmen in 42,0 Wasser lösen, das Dextrin und die Glucose hinzufügen, auf dem Wasserbad bis höchstens 90 °C unter Umrühren bis zur vollständigen Lösung erwärmen, das Wasser auf 100,0 ergänzen. Zum Kleben von Papier geeignet, mit hoher Klebkraft und schneller Trocknung.
BuO (A): Dextrin mit 45,0 Wasser kalt anreiben, das Ganze, ohne zu kochen, bis zur milchigen Lösung erwärmen, die Suspension von Salicylsäure und Glycerol nach Erkalten hinzufügen.
BuO (B): Das Ganze auf 90 °C erhitzen.
BuO (C): Dextrin mit Wasser anrühren, erhitzen, ohne zu kochen, die übrigen Bestandteile hinzufügen.

Caseinleim

	3. Hag	BuO	
Casein (trocken)	10,0	20,0	
Calciumoxid (gepulvert)	1,0		
Natriumtetraborat		2,0	
Wasser	n. B.	78,0	

3. Hag: Die Feststoffe mischen und mit Wasser zu einem Brei anrühren und sofort verwenden.
BuO: Bestandteile mischen und erwärmen.

Etiketten-, Schilderleim:

– *auf Glas:* Wasserglas, große Klebkraft, schlecht zu entfernen, nur mit Messer und heißem Wasser abkratzbar. Auch Dextrinkleister geeignet.
– *auf Blechgefäßen:* Dextrinkleister, Blechgefäße zuvor mit Tanninlösung bestreichen.

Von Etikettenklebstoffen erwartet der Verbraucher Mitnehmereigenschaft, d. h. der segmentweise aufgetragene Klebstoff muß bei der Entnahme aus dem Etikettenkasten klebrig bleiben, auf der zu beklebenden Oberfläche aus Plastik oder Glas darf er jedoch nicht verrutschen. Diese Bedingungen erfüllen Dextrinleime.
Für feuchte Räume mit Schwitz- und Eiswasser eignen sich Caseinleime, deren Viskosität in der Kälte ansteigt. Auch Stärkeleime zeigen Wasserbeständigkeit.

Flüssiger Leim: 2,0 Aluminiumsulfat in 98,0 Arabisch-Gummi-Schleim (2:1) (→ Bd. 1.626) lösen, einige Wochen kühl stehen lassen und abgießen. (→ Bd. 1.709, Syndetikon).

Holzleim (Schiffsleim nach Hildebrandt): 26,6 Rohkautschuk (klein geschnitten) mit 450,0 dickflüssigem Paraffin unter Rühren lösen, mit 125,0 Schellack versetzen, das Ganze auf dem Wasserbad schmelzen.

Klebmittel für Tuch, Filz und Leder auf Tischplatten: Stärkekleister.

Chemisch abbindende Klebstoffe

Reaktionsklebstoffe gelangen durch chemische Umsetzungen zur Wirkung. Entweder reagiert ein Partner mit Luftfeuchtigkeit oder bei Wasserzugabe als Einkomponentenklebstoff, oder zwei oder mehrere Komponenten müssen vor Gebrauch im richtigen Verhältnis gemischt werden und vernetzen dann zu Polyaddukten, Polymerisations- oder Polykondensationsklebstoffen. Einige Einkomponentenklebstoffe lassen sich durch Temperaturen von 80 bis 100 °C zu warmhärtenden oder bei 100 bis 250 °C zu hartärtenden Klebstoffen aktivieren. Zweikomponentensysteme lösen sich, solange sie weich sind in Aceton, Ethanol, Ethylacetat, aber nicht in Benzin.

Polyadditionsklebstoffe
Epoxidharz-Klebstoffe. EP-heißhärtende Systeme basieren oft auf Diglycidpolyethern des Bisphenol und können mit Fettsäuren verestert und damit elastifiziert werden. Als Härter bzw. Zweitkomponenten eignen sich Dicarbonsäureanhydride, Dicyandiamid und einige aromatische Amine. Kalthärtende Systeme bieten zur Addition aliphatische und cyclische Amine, Polyaminoamide u. a. Als Weichmacher enthalten sie ggf. Polysulfide. Angeboten werden flüssige, halbfeste, pulverförmige Produkte und Klebfilme (Nylon-EP-Harzfilme). Araldit®, Metallon®, Stabilit-Ultra®, Uhu-plus® sind geeignet zum Kleben von Metallen, Keramik, Kunststoffen.

Polyurethan-Klebstoffe. PUR-Klebstoffe können sowohl Polyurethanverbindungen enthalten als auch zu einer Urethanbindung reagieren. Die Prepolymere enthalten endständige Hydroxylgruppen oder Isocyanatgruppen, die sich miteinander eng und stark linear verknüpfen.
PUR-Elastomere können sich mit ihren Urethangruppen mit Isocyanaten vernetzen (Kontaktklebstoffe). Die Isocyanatenden der Prepolymere reagieren darüber hinaus mit Aminen oder nur mit Wasser, so daß schon Luftfeuchtigkeit als Härter reicht. Sie sind deswegen fest verschlossen aufzubewahren.

Polymerisationsklebstoffe
Ungesättigte Polyester. Sie können in Styrol oder (Meth)acrylsäureestern gelöst vorliegen. Reaktanten bzw. Härter sind Peroxide. Als Aktivatoren eignen sich Amine oder Schwermetallsalze. Sie gleichen den ungesättigten Polyesterharzbeschichtungen. Anwendung: Metalle, Keramik, Kunststoffe.

Acrylatklebstoffe. Eine Komponente besteht aus Estern der (Meth)acrylsäure im Gemisch mit den freien Säuren und Styrol und deren Polymeren u. a. Synthesekautschuken wie Polychloropren, Styrol-Butadien-Kautschuk, Butylkautschuk. Als Härter dienen Benzoylperoxid, als Beschleuniger Amine. Agomet®, Stabilit Express®. Anwendung: Metalle.

Cyanacrylat-Klebstoffe, „Sekundenkleber". Als Einkomponentensysteme fungieren die Methyl-, Ethyl-Butylester der Cyanacrylsäure. Die in den Präparaten enthaltenen zusätzlichen Polymere dienen der Viskositätseinstellung oder als Weichmacher. Sie polymerisieren bereits mit der Luftfeuchtigkeit und werden in dünnen Schichten aufgetragen. Sie erreichen hochfeste, kältebeständige Klebungen (bis ca. 80°C). Auf lediglich ein Fügeteil wird tropfenweise dosiert und für 10 bis 180 Sekunden das zweite Fügeteil nach dem schiebenden Verteilen fest daraufgepreßt. Die Endfestigkeit erreichen die verklebten Teile erst nach 6 bis 10 Stunden. Wasser bzw. Luftfeuchte beschleunigt

Tabelle 14.18 Einige Anwendungen von Klebstoffen als Übersicht (s. Tab. 16)

Anwendungen	Klebstoffsystem (K. = Klebstoff)	Grundstoff
Briefumschläge		
– Oberlappen	Leime, Kleister	Dextrine
	Dispersions-Mischleime	PVAL
– Unterlappen, Fenster	Leime, Dispersions-K.	Dextrine, Kunstharze
– selbstklebend	Adhäsions-K.	Naturkautschuk
Bücher		
– Korpus	Dispersions-K.	PVA
	Schmelz-K.	SB, PA, PMA, PVE
– Buchdecken	Heißleime	tierische Produkte
Elastomere		
– Gummi	Diffusions-K.	Naturkautschuk
	Kontakt-K.	SB-Kautschuk, Polychloroprenkautschuk
– Chloroprenkautschuk	Diffusions-K.	Chloroprenkautschuk
	Reaktions-K.	EP, PU
– Nitrilkautschuk	Diffusions-K.	Nitrilkautschuk
	Reaktions-K.	EP, PU
– SB-Kautschuk	Reaktions-K.	PU
Etiketten		
– Glas (s. o.)	Leime	Dextrine, Stärke, Casein
	Haft-K.	SBR, IIR, Polyacrylate
– Kunststoffe	Dispersions-K., Schmelz-K.	PVC/PVA, PVDC-Copolymere
	Haft-K.	SBR, IIR, Polyacrylate
Glas	Reaktions-K.	EP-Harze, Polyvinylbutyrat, Polymethacrylate, PVC/PVA, Phenolharze, Silicone
	Diffusions-K.	Wasserglas
Holz	Leime	Glutin, Casein
	Dispersions-K.	PVA, Acrylat-Copolymere
	Reaktions-K.	Resorcin-Melaminharze (MF)
	Schmelz-K.	PA, PE/VA, Harnstoffharze (HF-Harze)
Metalle	Reaktions-K.	EP, Phenolharze, Acrylate, PU, PVC-Plastisole, Polyesterharze, Cyanacrylate
Schuhe	Kontakt-K.	PU
	Schmelz-K.	PE/PVA
Tapeten	Kleister	Quellstärke, Stärkeether, MC, CMC (1 bis 10%), PVA
Textilien		
– Punktklebung	Schmelz-K.	PA, PE, Polyester
– Flächenklebung	Schmelz-K.	PU (reinigungsbeständig)
– Vliesherstellung	Imprägnieren	Polyacrylate, SB
Verpackungsautomaten		
– Falt-, Schiebeschachteln	Dispersions-K.	PVA, PVC, ABS
– Tiefkühlpackungen	Schmelz-K.	SB, PA, EVAC-Copolymere
Zellglas (Cellulosehydrat)		
– Folien, Tüten	Dispersions-K.	PVA-Copolymere, Glycerol
	Adäsions-K.	SBR, PUR, PVA, PC/PVA, PVDC
	Haft-K.	SBR, IIR, Polyacrylate

den Bindeprozeß. In Sekundenschnelle können sie Haut und Augenlider fast unlösbar verkleben. Lediglich die sofortige Einwirkung von Aceton verspricht einen Löseerfolg. In keinem Fall dürfen Hautflächen mit Gewalt auseinandergezogen werden. Sie sollen naß gehalten werden, bis sich nach einiger Zeit der Klebstoff lösen läßt. Anwendung: Metalle, Glas, Keramik, Papier, Kunststoffe, Gummi, auch in der Chirurgie z. B. für Hauttransplantationen.

Anaerob härtende Methacrylat-Klebstoffe. In Gegenwart von Luft härten einige Methacrylsäureester bestimmter Diole nicht. Sie bleiben unbestimmte Zeiten flüssig. Erst unter Luftabschluß und/oder in Gegenwart von Metallen polymerisieren sie zu zähen Kunststoffen. Deswegen sind sie in halbgefüllten Polyethylenflaschen aufzubewahren. Da sie langsam reagieren, benötigen sie Beschleuniger wie Kombinationen aus Peroxiden und schwefel- sowie stickstoffhaltigen Verbindungen. Omnifit®, Sicorob®. Anwendung: Metalle.

Polykondensationsklebstoffe
In diese Gruppe gehören die Phenolharze, die Resorcin-, Harnstoff-, Melaminharze, auch Kombinationen von Phenolharzen mit Polyvinylformalharzen, Nitrilkautschuk oder Epoxidharzen.
Neuer sind die hochtemperaturbeständigen polyaromatischen Klebharze wie Polyimide und Polybenzimidazole. Die Vorkondensate lassen sich als Lösungen auftragen und bei erhöhtem Druck und Temperatur kondensieren.
Siliconklebstoffe eignen sich als Dichtungsmittel im Hoch- und Tiefbau. Die Hydroxylgruppen der Silanole reagieren mit Essigsäure oder Aminen.

Literatur
3. Hag; 4. Hag; Rö; EB 6; Ull; BuO; Vel; Henk; Firmen-Literatur

2.21 Korrekturflüssigkeiten

(s. Tinten)

2.22 Korrosionsschutz

(s. Rostschutzmittel)

2.23 Lacke

2.23.1 Klassifizierung

Während in vergangenen Zeiten Lacke überwiegend ästhetische Zwecke erfüllten, stehen sie heute in erster Linie synonym für werterhaltende Überzüge. Das zu schützende Material und seine Beschichtungen bilden gemeinsam einen Verbundwerkstoff (s. Rostschutzmittel, Korrosionsschutz).
In der Alltagssprache verbindet sich mit dem Wort „Lack" der Begriff eines gegen Witterung und mechanische sowie chemische Einflüsse beständigen Anstrichs. Der Fachausdruck „Farblack" beinhaltet die Synthese von organischen Pigmenten durch Reaktion von wäßrigen Farbstofflösungen mit geeigneten Metall-Ionen. Der Vorgang heißt Verlakkung, es entstehen „Lackfarben".
Lacke enthalten Bindemittel, Weichmacher und Lösemittel zur Dispergierung sowie weitere Hilfsstoffe, ggf. auch Farbstoffe. Abdeckende Zusätze wie Füllstoffe und Pigmente verleihen einem Lack die Undurchsichtigkeit. Bei Pulverlacken entfällt das Lösemittel. Entsprechend der Applikation heißt eine solche Lackierung auch Pulverbeschichtung. Sie erfolgt durch Einbrennen oder elektrostatisch und gilt als ebenso umweltfreundlich wie das Elektrotauchverfahren, das in wäßrigen Lösungen auf elektrolytische Weise geschieht. Wie diese Methoden zählen auch das Fluten und Walzen zu den rein technischen Herstellungen, während Tauchen, Gießen, Spritzen in einfachen Variationen sowie das Auftragen mit dem Pinsel ggf. durch den Heimwerker erfolgen können. Aus den Handspritzgeräten entwickelte die Industrie für ihre Zwecke Preßluft- und Heißluftpistolen.
Die Formulierungen für die verschiedenen Arten der Aufbringung variieren entsprechend. Es gibt Träufellack, Tauchlack, Heißlackierlack, Spritzlack usw.

2.23.2 Bindemittel

Klassische Naturprodukte

Sie haben nur noch eine untergeordnete Bedeutung (→ Bd. 4 bis 6):

Copale: fossile und rezente Harze verschiedener afrikanischer, amerikanischer, indischer und neuseeländischer Bäume (→ Bd. 4.129).

Bernstein: fossiles Harz aus Pinus-Arten überwiegend nordeuropäischer Herkunft.

Fichtenharz, Resina Pini *EB 6*: rezente Harze aus Pinus pinaster und Picea excelsa oder aus dem geschmolzenen Destillationsrückstand der Terpentinölgewinnung.

Dammar DAB 6: Harz indonesischer oder tropisch-afrikanischer Dipterocarpaceae (→ Bd. 4.127).

Sandarak, Resina Sandaraca *EB 6*: Harz nordwestafrikanischer Zypressen.

Copaivabalsam, Balsamum Copaivae DAB 6, Balsamum brasiliense, Jesuitenbalsam: aus Copaifera-Arten (Caesalpinioideae), beheimatet in den nördlichen Ländern Südamerikas und aus Guajana (→ 4. Hager, Bd. IV.283).

Gurjunbalsam: Balsame indischer und asiatischer Dipterocarpus-Arten.

Schellack, Resina Lacca *DAB 7-DDR*: harzige Exkremente der Gummilackschildlaus.

Veredelte Naturprodukte

(s. Tab. 14.19)

Kolophonium, Colophonium DAB 6, DAB 7-DDR: bei der Wasserdampfdestillation von Terpentin verschiedener Pinus-Arten verbleibender Rückstand, der zur Entfernung des Restwassers bis zur amorphen Konsistenz geschmolzen wird. Das Harz fällt auch bei der Destillation von Bernsteinabfällen an.

Terpentin: Balsam aus Nadelhölzern, überwiegend Pinus-Arten, als Terebinthina *DAB 6* dickflüssig von teilweise honigartiger körniger Konsistenz, Ausgangsstoff des Terpentinöls, Oleum Terebinthina *DAB 6* mit 15 bis 30 % Anteilen von ätherischen Ölen und 70 bis 85 % Harz (s. Kolophonium und Fichtenharz). (→ Bd. 4, 14 ff).

Pflanzliche, trocknende Öle (1): überwiegend Leinöl, aber auch Mohnöl, Hanföl, Nußöl, die durch Zugabe von Mangansalzen als Siccative schneller abtrocknen (s. Leinölfirnis, Klebstoffe).

Cellulosenitrat (2), Kollodiumwolle *DAC 86*, Salpetersäurecelluloseester.

Andere Celluloseester (3): Ester der Cellulose mit Essigsäure und/oder anderen Acrylresten wie Celluloseacetobutyrate (CAB) sowie Celluloseacetopropionate (CAB) haben sich durch ihre ausgezeichnete Stabilität, ihre bleibende Farblosigkeit und Schwerbrennbarkeit bewährt. Sie besitzen Isoliervermögen, Wasser-, Öl-, Fett- und Schweißfestigkeit. Durch Kombination mit Alkyd- und Acrylharzen, mit Polyestern sowie mit Harnstoff- und Melaminharzen erhöht sich die Haftfestigkeit, ebenso der Glanz und die Schleif- und Polierbarkeit. CAB-Pulver eignen sich zum Einsatz als Pulverlacke.

Synthetische Produkte

Chlorkautschuk (4). Dieses Produkt wurde durch Chlorierung aus Naturkautschuk gewonnen, der inzwischen durch Kunstkautschuk substituiert wurde. Damit bilden diese Materialien ein Beispiel für die Entwicklung von halbsynthetischen zu vollsynthetischen Polymeren. Diese Produktklasse heißt deswegen korrekter: „Chlorierte Polymere mit Chlorkautschukcharakter". Sie besitzt gute Oxidationsbeständigkeit, verhält sich gegen Wasser, Säuren, Basen stabil und läßt sich mit Alkyd- und Acrylharzen kombinieren.

Polyvinylharze (5). Polymerisationsharze mit endständigen Vinylgruppen heißen kurz *Vinylharze*. Ihre Mannigfaltigkeit erhalten sie aus Derivaten und Copolymerisaten der verschiedenen Monomeren wie Polyolefinen, PVC, PVDC, PTFE, PVAL, PS, PVP und Polyvinylethern (Kurzbez. s. Klebstoffe). Die Reaktionen hängen von den Substituenten ab. Estergruppen sind verseifbar, Carboxylgruppen verbessern die Metallhaftung, Hydroxylgruppen die Wasseraufnahme der Filme. Sie beeinflussen Vernetzungsreaktionen, ebenso Pigmentbenetzung und -bindevermögen, Wasserquellbarkeit, aber auch Erweichungsbereiche und andere technologische Eigenschaften.

Acrylharze (6). Polymerisate aus Acryl- und/oder Methacrylmonomeren bzw. deren Ester heißen zusammengefaßt Acrylharze. Außer diesen „Reinacrylharzen" gibt es solche mit Styrol und verschiedenen Vinylmonomeren. Sie lassen sich u. a. direkt in wäßriger Lösung oder als Emulsion polymerisieren. In den Dispersionen liegt die Partikelgröße bei nur 0,1 bis 0,2 µm. Neben den umweltfreundlichen wäßrigen Dispersionen bietet der Markt Acrylharze nach wie vor sowohl als organische Lösungen als auch in Form von Feststoffen an, damit die Lackindustrie das Lösemittel selbst wählen kann.

Styrol-Butadien-Copolymere (7). SB-Polymere kommen als wäßrige Dispersionen in den Handel. Sie zeigen Beständigkeit gegen organische Lösemittel, gute Haftung auf Metallen und eine hohe Thermostabilität, deswegen eignen sie sich als Pulverlacke. Sie sind wenig licht- und wetterfest. Diese Mängel lassen sich durch Zugabe von wasserlöslichen und wasserverdünnbaren Harzen verringern. Sie bilden mit Alkyd/Epoxid sog. Hybridsysteme.

Alkydharze (8). Der Name weist auf die Zusammensetzung hin: al- von Alkohol und -kid von acid. Es handelt sich um Polyesterharze, die mit natürlichen Fetten bzw. Ölen und/oder synthetischen Fettsäuren modifiziert sind. Polyole kondensieren mit mehrbasischen Carbonsäuren zu Kondensationspolymeren. Die üblichen Lacke basieren meist auf dem Typ Fettsäure-Dicarbonsäure mit Polyalkoholen, die zum Teil als Glycerol vorliegen.
Die langöligen (fetten) Alkydharze mit einem Ölgehalt von 60 bis 70 % bilden die lufttrocknenden Harze. Bei kurzöligen (mageren) liegt der Ölgehalt unter 40 % und bei mittelöligen zwischen 40 und 60 %. Überfette Alkydharze enthalten 70 bis 85 % Öl und verlangen die Verwendung von Isophthalsäure als Komponenten. Als trocknende Öle dienen Sojaöl und Leinöl, das allerdings durch seine hohen Anteile an Linolensäure nachgilbt. Leinöl-Alkydharze bieten den Vorteil rascher Antrocknung und ausgezeichneter Wetterbeständigkeit. Sojaalkyde zeigen gute Lichtbeständigkeit, nur geringe Wärmevergilbung und eine schnelle Durchtrocknung. Mit Melamin- und/oder Harnstoffharzen gibt es ricinenhaltige Typen in Kombinationen mit Alkyden. Mit Rizinus-, Kokusnuß-, Erdnuß- oder Baumwollsaatöl hergestellte Alkydharze lassen sich mit Aminoplasten und Nitrocellulose oder anderen Celluloseestern kombinieren. Auch Phenolharze, Chlorkautschuk, Epoxidharze, Siliconharze, Polyisocyanate sowie Naturharze sind als Reaktions- und Mischungspartner möglich.

Gesättigte Polyesterharze (9). Kondensationsprodukte aus zwei- oder mehrwertigen Carbonsäuren wie Phthalsäure, Terephthalsäure, Adipinsäure und mehrwertigen Alkoholen, die je nach Typ im Überschuß vorliegen können. Die freien funktionellen Endgruppen bedingen die gute Löslichkeit in polaren Lösemitteln sowie die Fähigkeit, mit Aminoplasten Vernetzungsreaktionen einzugehen. Ohne weitere Bindemittel sind sie physikalisch trocknend.

Ungesättigte Polyesterharze (10). UP-Harze ermöglichen Einschichtverfahren mit guten Gebrauchseigenschaften. Als lineare Polykondensationsprodukte bestehen sie aus ungesättigten, teils auch gesättigten Dicarbonsäuren und zweiwertigen Alkoholen. Säurekomponenten sind oft Malein- und Fumarsäure als ungesättigte und Adipin- und Phthalsäure als gesättigte Säuren. Als Alkohole lassen sich Ethylen- und 1,2-Propylenglycol einsetzen. Sie liegen frei oder fast frei von organischen Lösemitteln vor, gelöst in einem ungesättigten Monomeren, das zur Copolymerisation befähigt ist, wie z. B. Styrol oder Diallylphthalat. Diese Reaktionspartner sind also gleichzeitig Lösemittel. Als Härter fungieren Peroxide. UP-Harze bilden die Basis der glasfaserverstärkten Gießharze. Hohe Festigkeit, Härte, Formbeständigkeit auch in der Wärme, elektrische Isolierfähigkeit und Witterungsbeständigkeit zeichnen diese aus.

Polyurethane (11). PUR bilden die Basis der nach ihnen benannten Lacke, die auch als DD-Lacke angeboten werden. Es handelt sich um Ein- oder Zweikomponenten-Systeme aus aromatischen Polyisocyanaten (Härtern) mit Polyalkoholen bzw. Polyester-Polyalkoholen. Sie härten an der Luft schneller als die Alkydharze, die sie außerdem in der Hydrolysebeständigkeit übertreffen. Darüber hinaus zeigen sie gute Härten, elektrische Isoliereigenschaften, Elastizität und Beständigkeit gegen mechanische und chemische Einflüsse.

Epoxidharze (12). EP-Harze heißen auch Ethoxylinharze. Sie bestehen in der Regel aus oligomeren Verbindungen mit mehreren Ethergruppen und endständigen Epoxidanordnungen. Sie polykondensieren oder polymerisieren zu Duroplasten. So reagieren die Epoxidgruppen mit Aminen, Polyaminen oder Isocyanaten als Härtern in Kalthärtung. Zur Hitzehärtung benötigen sie Melamin-, Harnstoff- oder Phenolharze. Als hochmolekulare lineare Polykondensate bestehen sie aus Bisphenol A und Epichlorhydrin und brauchen keinen Härter. Sie dienen in Form der rein physikalisch trocknenden Bindemittel als Primer. Durch Einbau freier Carboxylgruppen und deren Reaktion mit Aminen werden Epoxidharze mit Wasser verdünnbar, damit umweltfreundlich und gewinnen hydrophobe Eigenschaften beim Trocknen.

Silicone (13). Bindemittel für die Siliconlacke bilden vernetzte Polymethyl- und Polymethylphenylsiloxane. Die Elastizität und Wärmebeständigkeit steigt mit der Anzahl der Phenylgruppen. Sie lassen sich mit Alkyd- und Polyesterharzen kombinieren oder auch in niederpolymerer Form copolymerisieren. Bei Temperaturen zwischen 250 bis 600 °C zersetzen sie sich mit Pigmenten zu korrosionsschützenden Kieselsäurefilmen, die als Rostschutz z. B. an Auspuffrohren dienen. Gelöste oder pulverförmige Siliconharze vermögen Mauern wasserabweisend zu imprägnieren. Die Poren verstopfen nicht, die Atmung bleibt erhalten.

Ormocere (14). *O*rganic *M*odified *C*eramics entstehen durch einen molekularen Verbund von Alkoxiden des Siliciums und/oder des Aluminiums, Titans sowie des Zirkons mit derivatisierten Kieselsäuren. Damit addieren sich die Eigenschaften von organischen und anorganischen Kunststoffen ohne die sonst übliche Glasfaserverstärkung. Aus den Alkoholaten der genannten Metalle und den Kieselsäureestern bildet sich bei Wasser- und Katalysatorzugabe zunächst durch Hydrolyse ein Sol, das in einer Folgereaktion unter Wasseraustritt zu einem Gel polykondensiert. Die durch Trocknung gebildeten Filme zeigen hohe Kraftfestigkeit, Lichtbeständigkeit auch bei UV-reicher Strahlung und einen starken Widerstand gegen Abrieb.

Alkalisilikate (15). Beispiele für anorganische Bindemittel sind Kieselsäurederivate. Silikate als Salze oder Kieselsäureester reagieren zu bindungsfähigen Kieselsäuren, die sich wiederum mit anderen Silikaten, Oxiden, metallischem Zink oder Aluminium umsetzen. Es entstehen hochhitzebeständige, keramikähnliche Überzüge.

Tabelle 14.19 Eigenschaften und Anwendungen der Lacke

Typ -lacke	Lösemittel	Weichmacher	Eigenschaften und Anwendung (s. a. Bindemittel)
(1) Öl-	5–10 % Testbenzine	–	Trocknung durch O_2, dabei Vol.-Zunahme, Runzelbildung
pigmentierte –	10–20 % Testbenzine	–	TrZ 20 °C, 7–12 h, umweltfreundl., lager-, wetterbeständig Str, Ro, Spr, T Bauten-, Eisen-, Farblacke
+ Polybutadien – = High Solids	s. o.	–	El, verkürzte TrZ Motoren-, Fahrzeuglacke
Cellulose-	niedere Ester, Ketone,	Campher, Phthalate,	lufttrocknend, schrumpfend Str, Spr, T

Tabelle 14.19 Fortsetzung

Typ -lacke	Lösemittel	Weichmacher	Eigenschaften und Anwendung (s. a. Bindemittel)
(2) Nitro- – (3) Zapon- org.-Ester-	Glycolether, -ester, Phosphorsäureester als Verschnitt Alkohole, Ether	Rizinusöl	Leder-, Textil-, Nagellacke, Klebstoff-, Kittzusatz, Porenfüller, Möbellacke lichtecht, dehnbar Möbel-, Parkettlacke
(4) *Chlorkautschuk-*	Xylol, Estergemische, Testbenzine, Ketone	Chlorparaffine, Ethylsulfon-säureester, hydriertes Rizinusöl	physikalisch schnell, als Dickschichten sehr schnell trocknend, schwer entflammbar Str, Spr, Ro Behälter-, Wannen-, Schwimmbadlacke, Bautenlacke (Fassaden)
(5) *Vinylharz-*	Wasser, hydrophile Fl.	–	physikalisch trocknend, schwer entflammbar Str Zementanstriche, Spachtelmassen
(6) *Acrylharz-*	Wasser, hydrophile Fl. u. abhängig vom Aufbau: Testbenzine, Xylol, Butanol	Eigenelastizität	lufttrocknend, transparent, UV-, witterungsverseifungsbeständig, H_2O-lösl. Systeme durch Eigenvernetzung hydrophobe Eig. nach Aushärtung Str, Br, Spr, T, El Gummi-, Holz-, Konservendosen-, Fassaden-, Gerätelacke
(7) *SB-*	Styrol, Ester, Glycolether; Wasser für die Emulsions-polymerisation; Aromaten od. Aliphaten für die Lösungspolymerisation	Eigenelastizität	schlag- u. stoßfest, Cobinder für H_2O-lösl. Harze, Hybridsysteme mit verkürzter TrZ Str, Spr, R Korrosionsschutz
(8) *Alkydharz-* H_2O verdünnbare –	Testbenzine, Terpene, Aromaten, Alkohole, Glycole, -ether, -ester, Ester, Ketone Wasser, hydrophile Fl.	Eigenthixotropie	physikalisch schnell trocknend mit oxidativer Nachhärtung, säure-, hitzehärtend, Siccative beschleunigen, Hautverhinderung durch Oximzusatz H_2O-lösl. durch Einbau von Carboxyl-, Amin- u. Hydroxylgruppen Ro, Str, Br, T Möbel-, Maler-, Fenster-, Türen-, Geländer-, Zäune-, Reparaturlacke, Grundierungen
(9) *Polyesterharz-* Hydroxy- –	Butanol, Xylol, niedere Ester, Glycolether, -ester Wasser, hydrophile Fl.	Eigenelastizität Thixotropie	hitzeaushärtend, oxidativ durchtrocknend, härtefest, schlagelastisch Ro, Br, Spr Decklacke viele Hydroxyl- u. Carboxylgruppen, H_2O-verdünnbar, vernetzbar mit Aminoplasten, dann chemisch-trocknend
(10) *UP-*	Reaktionspartner	autoxidative Eigenvernetzung ergibt Elastizität	schnell lufttrocknend, ggf. chemisch trocknend kratz- u. abriebfest, gute Haftung, keine Vergilbung, resistent gegen Haushaltsreinigungsmittel Spa, Spr, Ro Möbel-, Parkett-, Bauten-, Metallacke, Spachtelmassen

Tabelle 14.19 Fortsetzung

Typ -lacke	Lösemittel	Weichmacher	Eigenschaften und Anwendung (s. a. Bindemittel)
(11) *PUR-*	Ester, Ketone, Ether	Eigenelastizität	2K-Systeme aus 2 fl. Reaktanden, lösemittelfrei, H_2O- und chemikalienbeständig, schnell lufttrocknend, auch
	als Verschnitt: Aromaten	gummielastisch	1K-PUR-Lacke schnell lufttrocknend Str, Spr, Ro Vergußmassen, Maschinen-, Kessel-, Beton-, Kunststoff-, Möbel-, Fenster-, Türen-, Sportartikel-, Karton-, Papierlacke
(12) *EP-Harze-*	Alkohole, Aromaten, Ketone, Glycolether	Phthalate, Adipate	haftfest, hart, abriebfest, chem. beständig, physikalisch trocknende Primer, nach Veresterung mit trocknenden Fettsäuren oxidative Lufttrocknung
H_2O verdünnbare High-Solids	Wasser, hydrophile Fl.	Vernetzung mit Aminen, Isocyanaten u. a.	2K-EP-Lacke mit reaktiven Verdünnern härten durch Luftfeuchtigkeit, lösemittelfrei, auch heißhärtende Systeme Spr, Br, El, Schm vielfältiger Oberflächenschutz, Schellackersatz
(13) *Silicon-*	Xylol, Essigsäureester, Glycoletherester	Eigenthermo-plastizität	wärmebeständig durch Überpigmentierung, antiadhäsive Beschichtungen ohne Pigment, durch Spezialmischung wetter-, UV-beständig, dennoch H_2O-dampfdurchlässig, hitzeaushärtend Beschichtung von Herden, Öfen, Fassaden, Antihaftlacke
(14) *Ormocere*	aliphatische u. aromatische KW, Ester, Alkohole	–	isolieren PE, PP u. a. Kunststoffbehälter, kratz- u. abriebfest, Filmdicke von 5 bis 15 μm, klar transparent T, Ro, Spr Beschichtung von CDs, Polyesterfolien, Skibrillen, Metalloberflächen, Möbeln, Dekorationen u. a.
(15) *Alkalisilikate*	schwach bas. oder schwach saure wäßrige Lsg. mit Alkoholen, Ethoxyethanol, Ketonen, Ethern, Estern	–	frische Mischungen schnell lufttrocknend, Luftfeuchtigkeit hydrolysiert die Ester u. führt zur Gelbildung mit zunehmender Vernetzung, chemikalien-, witterungs-, UV-beständig, temperaturfest Spr, Str Brücken-, Schornstein-, Rohrleitungslacke. Als Grundierlack mit anderen Decklacken verträglich.

Die Zahlen in Klammern beziehen sich auf die Bindemittel s. S. 809.
Br = Einbrennen, El = Elektrolysieren, elektrophoretisch Behandeln, 2K- = 2-Komponenten-Reaktionsprodukte (s. Klebstoffe), Ro = Rollen, Walzen, Schm = Schmelztauchen, Spa = Spachteln, Spr = Spritzen, Str = Streichen, T = Tauchen, TrZ = Trocknungszeit
High-Solids = Festkörperreiche Lacksysteme zur Erniedrigung der Lösemittelemission
(s. a. Kurzbezeichnungen der Tab. S. 803, Klebstoffe)
(s. Möbellacke, Möbelpflegemittel, s. Holzbeizmittel)

2.23.3 Lösemittel und neue Lacksysteme

Zur Arbeitserleichterung und gleichmäßigen Beschichtung enthalten Lacke 15 bis 60 Masse-% Lösemittel mit Ausnahme der Pulverlacke. Lösemittel machen den Lack flüssig, beeinflussen seinen Verlauf und Glanz sowie gleichzeitig seine Trocknung. Oberflächen- und Korrosionsschutz der unterschiedlichen kleinen und großen Gebrauchsgegenstände erfordern ihren Preis. Im Hinblick auf die Lösemittel schlägt er weniger als Kosten für veredelte Erdöldestillate zu Buche, vielmehr entstehen durch die flüchtigen KW-Verbindungen unabsehbare Folgen auch wirtschaftlicher Art für die Umwelt. Nach der Trocknungsweise unterscheiden sich:

- physikalisch-trocknende Lacke, die nach dem Abdampfen des Lösemittels den Film bilden;
- chemisch-trocknende Lacke, in denen die enthaltenen Komponenten zur Lackschicht polyaddieren, polymerisieren oder polykondensieren;
- lufttrocknende Lacke, die oxidativ durch Aufnahme von Luft-O_2 härten.

Zwischen den Systemen bestehen Übergänge, doch muß jede Entwicklung im Sinne einer verbesserten Umwelttechnologie die genannten Möglichkeiten berücksichtigen. Vier Alternativen zu den bewährten konservativen Lacken bieten sich an und erklären die oben genannten, in weiten Grenzen variierenden Masseanteilen an Lösemitteln:

- Lacke, die im wesentlichen auf Wasser als Lösemittel basieren;
- Lacke, die durch einen erhöhten Feststoffanteil weniger organisches Lösemittel benötigen und ggf. mit Wasser verdünnbar sind (High-Solids s. o.);
- lösemittelfreie Lacke, deren Bindemittel selber flüssig sind und sich als Reaktionslacke verfestigen (s. o.);
- Pulverlacke in fester Form.

Die letztgenannten Typen lassen sich nicht auf die herkömmlichen Weisen applizieren. Sie können durch elektrostatische Spritzverfahren nur für dickere Anstriche > 50 µm aufgetragen werden. Die Materialien der Werkstücke müssen Einbrenntemperaturen über 100 °C vertragen. Von den Bindemitteln eignen sich Epoxidharze, Polyester und deren Mischungen sowie Polyurethane und die Mischung PUR mit Epoxidharzen.

Wäßrige Systeme

Wäßrige Systeme unterscheiden sich nach den Eigenschaften ihrer Bindemittel. Sie können enthalten:

- *wasserlösliche Harze*, deren Hydrophilie auf Salzbildung der durch Carboxylgruppen chemisch modifizierten Alkyd-, Polyester- und Epoxidharze beruht. Sie enthalten neben Wasser Reste organischer Lösemittel.
- *wasserverdünnbare Harze*, die ebenfalls durch neutralisierte Carboxylgruppen hydrophil, jedoch nicht völlig wasserlöslich sind und durch Emulgatoren stabilisiert werden.
- *wasserunlösliche Harze*, die als *Dispersionen* vorliegen und deren Partikeln eine Größenordnung im Bereich der kolloiddispersen Systeme aufweisen. Auch diese Typen enthalten Emulgatoren, die sie stabilisieren und die Partikeln isolieren, jedoch nach der Auftragung mit den Dispersionsteilchen zu einem lückenlosen Film verschmelzen oder verfließen. Damit erlangt dieser dies die notwendige Hydrophobie und gleichzeitig Undurchlässigkeit gegen Wasser und Sauerstoff. Die enthaltenen Pigmente sorgen gleichzeitig für Absperrung.

Geeignete Bindemittel für Dispersionslacke sind Styrol-Butadien-Copolymere, die auch als Hybridsysteme mit wasserlöslichen oder -verdünnbaren Harzen (Epoxid/Alkyd) verarbeitet werden. Außer den thermischen Applikationen eignen sich die klassischen Methoden Streichen, Spritzen und Rollen für diese neuartigen Lacktypen.

2.23.4 Weitere Lackbestandteile

Pigmente. Zusammen mit den Füllstoffen rufen die Pigmente dekorative Wirkungen wie Farbgebung und Mattierung hervor. Sie besitzen darüber hinaus auch Schutzfunktionen wie eine antikorrosive Wirkung und beeinflussen die Viskosität. Pigmente dürfen sich weder in Löse- noch Bindemitteln lösen. Sie können bunte oder unbunte Farbmittel sein und geben dem Anstrich die Eigenschaften eines Decklackes. Als Weißpigment weist Titandioxid ein besonders hohes Lichtstreuvermögen auf, wohingegen die Zinkverbindungen wie ZnO und Lithopone aus $ZnS + BaSO_4$ geringere optische Effekte erbringen.
Die Carbonate, Sulfate und Silikate des Mg, Ca, Ba und Al gelten als weiße Füllstoffe. Von den Schwermetallverbindungen sind nur noch die Eisenoxid-Pigmente zulässig mit den Farben Rot α-Fe_2O_3, Schwarz Fe_3O_4 und Gelb $FeO(OH)$. Cr-, Pb-, Cd-Salze scheiden wegen ihrer Toxizität aus.

Organische Pigmente. Pigmente mit Kohlenwasserstoffstrukturen zeigen einige Besonderheiten, so Empfindlichkeit gegen Lösemittel, die sich bei höheren Temperaturen steigert. Durch Nebenvalenzen neigen sie zur Agglomeratbildung. Das erfordert für die Dispergierung einen erhöhten Arbeitsaufwand. Licht absorbieren sie in starkem Maße, streuen es jedoch gering, was wiederum die schlechte Abdeckung des Untergrunds erklärt. Im Handel sind Monoazo-Pigmente der Arylamide insbesondere der β-Hydroxynaphthoesäure, weiter Diazokondensate von Anthrachinonen, Flavanthronen, Naphthalintetracarbonsäure, Dioxazine, Chinacridone, Thioindigoverbindungen und Isoindolinone.

Pigmente für wäßrige Anstriche. Lacke mit spezifischen Bindemitteln, die höhere Wasseranteile besitzen oder wasserverdünnbare, lösemittelarme Decklacke erfordern variierende Sortimente mit stabilisierenden Tensiden. Die Eigenschaften der Füllstoffe müssen gleichfalls berücksichtigt sein. Geeignet sind nur Pigmente ohne basische Reaktion und mit Alkaliresistenz. Die genannten organischen wie anorganischen Pigmente sind für wäßrige Anstriche zu gebrauchen. Bei getrennter Dispergierung lassen sie sich gleichzeitig einsetzen. Die Gefahr der Pigmentflockung halten die Tenside geringer.

Füllstoffe. Die Technologie klassifiziert Füllstoffe nach der Größe der Partikeln in Grobmehle, Mittel-, Fein-, Feinstmehle mit Korngrößen zwischen 10 und 250 µm. Talk, Kaolin und Glimmer besitzen günstige Blättchenstrukturen. Kreide, Dolomit und Quarzmehl stehen als weitere Naturstoffe zur Wahl. Synthetische Substanzen bieten sich darüber hinaus an.

Lackadditive. Weitere Hilfsstoffe addieren sich zur ausgewogenen Rezeptur. So zählen die bereits genannten Siccative, Korrosionsinhibitoren, UV-Absorber und Antihautmittel, d. h. allgemein Stoffe gegen Oberflächenstörungen zu den Lackadditiven, außerdem Suspensionsstabilisatoren, Netzmittel und Emulgatoren, aber auch Antischaummittel sowie Verdickungs- und Thixotropiemittel, schließlich die Gruppe der Antifoulings mit Fungiziden, Molluskiziden und Bakteriziden.

2.23.5 Lackrezepturen

Nitrocelluloselacke, Zaponlacke

	3. Hag (A)	3. Hag (B)	BuO (A)	BuO (B)
Nitrocellulose (Collodiumwolle)	10,0		10,0	15,0
Campher	2,5		3,0	
Collodium		51,0		
Dammar				5,0
Fichtenharz		21,0		
Rizinusöl			0,5	
Terpentinöl			2,0	
Ether	30,0	30,0	2,5	
Ethylacetat			20,0	12,0
Amylacetat			1,0	
Butylacetat				20,0
1-Butanol				16,0
Ethanol 96 % *(V/V)*	40,0		68,0	32,0
Essigsäure 99 %				2,0

3. Hag (A): Nitrocellulose (Collodiumwolle) in Ether und Ethanol 96 % lösen, Campher hinzufügen.
3. Hag (B): Fichtenharz in Ether lösen, mit Collodium mischen, rot anfärben. Anw.: Flaschenlack.
BuO (A): Statt Nitrocellulose kann Celluloseacetat eingesetzt werden. Den Celluloseester mit dem Campher in warmem Ethanol 96 % lösen und mit den anderen Bestandteilen mischen.

BuO (B): Den Celluloseester in den Essigsäureestern lösen, dann das Harz und die übrigen Lösemittel hinzufügen.

Zaponlacke. Lösungen aus Celluloid in Aceton, Ethylacetat und Ethanol heißen in der Regel Zaponlacke. *Celluloid* besteht aus 10 Teilen Nitrocellulose, 3 bis 4 Teilen Campher und Ethanol. Die festen Bestandteile werden in heißem Ethanol durchgeknetet und das Ethanol abdestilliert.

Naturharzlacke I

	3. Hag (A)	3. Hag (B)	3. Hag (C)	3. Hag (D)
Schellack	15,0	20,0		
Benzoe	4,0			
Sandarak	4,0			12,5
Mastix, gepulvert	4,0			12,5
Terpentin		5,0		
Kolophonium			40,0	
Gurjunbalsam				1,0
Wasserfreies Ethanol	72,5			74,0
Ethanol 90 % *(V/V)*		75,0		
Ethanol 96 % *(V/V)*			50,0	
Terpentinöl			10,0	
Lavendelöl	0,5			

Anwendung
(A): Buchbinderlack, Portefeuillelack. (B): Flaschenkapsellack, der mit Talk und Ruß zur Grautönung gefärbt werden kann. (C): Holzlack. (D): Chinesischer Lack.

Naturharzlacke II

	3. Hag (A)	3. Hag (B)	3. Hag (C)	BuO (A)	BuO (B)
Terpentin	6,0		7,5		5,0
Kolophonium	12,0				
Schellack	20,0				
Sandarak			25,0		25,0
Copaivabalsam		20,0	3,75		
Copal		10,0		33,3	
Mastix			10,0		
Terpentinöl	4,0	15,0	10,0	20,0	
Ether				50,0	
Ethanol 96 % (V/V)			45,0		
Ethanol 90 % (V/V)					70,0
Quecksilbersulfid	8,0				
Bariumsulfat	10,0				
Calciumsulfat	6,0				
Lavendelöl					0,5

3. Hag (B): Copal mit Copaivabalsam schmelzen und im Terpentinöl lösen. Anstelle Copaivabalsam ist der Austausch mit Terpentin möglich.

Anwendung
3. Hag (A): Roter Siegellack. 3. Hag (B): Schleifbarer Wagenlack.
3. Hag (C), BuO (A, B): Etikettenlacke. Vor dem Auftrag sollen diese mit einer Mischung aus gleichen Teilen Ether und Collodium zweimal überstrichen werden.

Kunstharzlacke

	Ull (A) Malerlack	Ull (B) Möbellack
Langöliges Alkydharz 70 % in Testbenzin	55,30	
Kurzöliges Fettsäurealkydharz 70 % in Xylol		13,40
Collodiumwolle		16,40
Titandioxid (Rutiltyp)	27,00	
Miner. Thixotropiermittel in 10 % Aufquellung	0,80	
Zinkstearatpaste 30 %		3,50
Calciumnaphthenat 4 %	2,00	
Cobaltoctoat (6 % Metall)	0,25	
Bleioctoat (24 % Metall)	1,30	
Ketonharz, 50 % i. Kristallöl 60	3,85	
Kristallöl 40	6,00	
Ethyldiglycol	2,15	
2-Propanol	0,75	
Antihautmittel 55 % (Oxim)	0,60	
Dibutylphthalat		0,40
Ethylacetat		23,10
Methylisobutylketon		6,00
Toluol		27,40
Butylstearat		0,80
Aceton		9,00

Ull (A): Als Harz eignet sich Alkydharz F 650 Bayer; als TiO_2 das Mineral Rutil; Kristallöle sind aliphatische KW mit Siedebereichen von 145 bis 210 °C; Ethylglycol verbessert die Verstreichbarkeit ohne nachteiligen Einfluß auf Härtung und Trocknung. Als Siccative fungieren die Cobalt- und Bleisalze (nach GefStoffV i. d. Fassung vom 25. 09. 1991 in dieser Form zugelassen). Die Ergiebigkeit des Lackes liegt bei 12 m^2/kg bzw. 14 m^2/l. Falls eine Verdünnung erforderlich wird, eignet sich dafür Kristallöl 40. Der Lack ist leicht verstreichbar und mit Nylon- oder Wollplüschrollen strichfrei zu verteilen. Die Antrocknung bei 20 °C und 60 % rel. Luftfeuchte: 3 Stunden staubtrocken, 6 Stunden klebfrei, 24 Stunden bei Trockenfilmdicke von 50 µm durchgetrocknet.
Ull (B): Der Klarlack kann mit Spritzpistole oder Gießmaschine aufgetragen werden. Ggf. erforderliche Verdünnungen durch eine Mischung aus Ethylacetat 35,0, Butylacetat 15,0, Toluol 50,0 sind möglich. Das Ergebnis bringt helle elastische Filme mit Hervorhebung der Maserung, kaum dunkelvergilbend, von guter Wasser- und Alkoholbeständigkeit.

Literatur

3. Hag; 4. Hag; Rö; Kü; EB 6; Ull; BuO; Voll; DAB 6
Umweltratgeber f. Maler u. Lackierbetriebe (1989) Merkblatt D, Bundesausschuß f. Farbe u. Sachwertschutz, Frankfurt
Zorll U (1989) Wasserlack, Technische Rundschau 14, Hallwig, Bern
Benninghoff H (1988) Lackiertechnik, Technische Rundschau 42, Hallwig, Bern
Fritsche E (Hrsg.) (1988) Lacke, Anstriche und ähnliche Beschichtungsstoffe, 5. Aufl., Bd. 1 und 2, DIN-Taschenbücher, Beuth, Berlin
Benninghoff H (1991) Ormocere, Schichten mit hoher Kratzfestigkeit und Abriebbeständigkeit, Technische Rundschau 47, Hallwig, Bern
Jagrovic PS (1993) Farbe, Lacke und unsere Umwelt, Innovationen prägen den Fortschritt, Technische Rundschau 6, Hallwig, Bern

2.24 Löt-Hilfsmittel

Metallische Werkstücke lassen sich auf verschiedene Weisen verbinden, u. a. durch Löten. Falls dieses unter 450 °C erfolgt, heißt es Weichlöten. Arbeitsgänge in höheren Temperaturen werden Heißlöten genannt. Die Oberflächen der Metalle müssen absolut frei von oxidischen oder anderen Verunreinigungen sein. Das Reinigen kann mechanisch durch Bürsten u. U. mit Zusatz von Pulvern oder Salzen und/oder chemisch durch Auftragen von Lötmitteln erfolgen. Am beliebtesten sind Lötpasten. Zur Herstellung von Hartlötmitteln eignen sich Natriumtetraborat und andere Borverbindungen, ggf. mit Zusätzen von Fluoriden, Silikaten und Phosphaten. Ausgangsstoffe für Weichlötmittel sind Metallchloride, evtl. in Lösungen organischer Säuren und mit oder ohne Amine sowie Harze, von denen sich besonders Naturharze wie Kolophonium eignen.

Lötwasser

	3. Hag, (A)	BuO (B)	BuO (C)	Vel [%]
Zinkabfälle	100,0			
Rohe Salzsäure	500,0			
Wasser	100,0	700,0	300,0	n. B.
Ammoniumchlorid	100,0	100,0		10
Zinkchlorid		200,0		10–45
Milchsäure			100,0	
Glycerol 85 %			100,0	
Ethylenglycol, Ethanol				n. B.

3. Hag, BuO (A): Zinkabfälle in der rohen Salzsäure lösen, mit Wasser und Ammoniumchlorid versetzen.
BuO (B): Das Wasser kann zu 40 % durch Glycerol 85 % ersetzt werden, damit die Viskosität steigt.
Vel: Nur zum Weichlöten!

Lötsalz

	3. Hag	BuO
Ammoniumchlorid	100,0	100,0
Zinkchlorid	150,0	200,0
Wasser	300,0	350,0

3. Hag: Salze heiß lösen und auskristallisieren lassen.
BuO: Die Lösung der Salze bis zum Verdunsten des Wassers eindampfen.

Lötfett, Lötpaste

3. Hag		BuO (A)	BuO (B)
Ammoniumchlorid	20,0	100,0	
Zinkchlorid	10,0		250,0
Wasser	70,0		
Kolophonium	50,0	230,0	
Stearinsäure	150,0		
Talg		650,0	
Gelbes Vaselin			750,0

3. Hag: Ammoniumchlorid und Zinkchlorid in Wasser von 15 bis 18°C lösen und mit der geschmolzenen Mischung aus Kolophonium und Stearinsäure emulgieren.
BuO (A): Kolophonium und Talg auf dem Wasserbad schmelzen, Ammoniumchlorid darin suspendieren und bis zum Erkalten rühren.

Literatur

3. Hag; Rö; Kü; BuO; Vel; Voll

2.25 Luftverbesserer

(s. Rauchpulver, s. WC-Reiniger und Desodorantien)

2.26 Metallputzmittel

Metallputzmittel entfernen unansehliche Oxide und Sulfide von der Oberfläche der Metalle, um deren Glanz wieder herzustellen. Sie reinigen metallische Gegenstände von Fettflecken, die von der Benutzung herrühren. Sie können fest, halbfest oder pulverförmig sein.
Zur mechanischen Säuberung enthalten sie Scheuerkörper, die der Härte der behandelten Materialien angepaßt sind, um Kratzspuren zu vermeiden. Kreide, Kieselerde, Ton, Talk, Korund eignen sich. Alte Vorschriften geben Zigarrenasche an. Größere Schadstellen werden mit Schmirgelpapier (Körnung 180 bis 240) angeschliffen, mit Rostschutzmitteln oder Rostumwandlern behandelt, ausgespachtelt und mit Wasserschleifpapier (Körnung 240 bis 400) feingeschliffen.
Zur Herstellung von Suspensionen werden die gesiebten Feststoffe mit den flüssigen Bestandteilen gemischt. Durch Beigabe von Gelatine auf etwa 0,1 % oder von Tyloseschleim verringert sich die Sedimentation.
Lösemittel oder waschaktive Substanzen erhöhen die Reinigungswirkung ebenso wie Komplexbildner. Als solche geben die Vorschriften Oxal-, Citronen-, Milch- oder Weinsäure an. Sie erniedrigen zusätzlich den pH-Wert und können deswegen Wasserhärtebeläge auf Edelstahl lösen. Phosphorsäure dient gleichzeitig als Rostumwandler.
Reinigungsmittel für eloxiertes Aluminium dagegen müssen neutral sein, um die schützende Oxidschicht zu erhalten.

Die Basizität von Putzmitteln beruht auf Seifen oder Ammoniak, der selten als reine Base vorliegt. In der Regel wird er mit Ölsäure verseift. Für diese exotherme Reaktion wird die Säure zuvor mit einem Mineralöl versetzt. Die Ammoniak-Lösung kann mit Petroleum, Benzin, Brennspiritus verdünnt werden.
Bei der Anwendung einer Suspension darf diese nicht eintrocknen. Sofort soll mit einem weichen Lappen nachgerieben werden. Für metallische Verzierungen eignen sich nur Reinigungsmittel ohne Feststoffanteile (s. Rostschutzmittel).
Viele Metallputzmittel lassen sich auch auf anderen Materialien einsetzen (s. a. Scheuermittel).

Suspensionen

	3. Hag (A)	3. Hag (B)	BuO (A)	BuO (B)	BuO (C)
Ölsäure	10,0	6,0	18,0	10,0	
Kernseife					4,0
Stearinpalmitinsäure				5,0	
Ammoniak Lsg. 10 %	5,0				
Ammoniak Lsg. 25 %		12,0	12,0	6,0	
Wasser	45,0	50,0		5,0	21,0
Brennspiritus	5,0	10,0	13,5	5,0	30,0
Benzin			13,5	25,0	
Petroleum	5,0				
Terpentinöl				20,0	
Weinsäure					0,5
Calciumcarbonat	30,0		43,0		22,0
Weißer Ton		28,0			
Kieselerde				20,0	8,0
Wollwachs					0,3

BuO (B): Zur Schmelze aus Stearinpalmitinsäure (DAC 86, früher Stearin) und Ölsäure das Terpentinöl hinzufügen, mit den anderen Bestandteilen versetzen und mit dieser Mischung die Kieselerde verreiben.
BuO (C): Kernseife in 20,0 kochendem Wasser lösen und mit den Abrasiva suspendieren, die Lösung der 0,5 Weinsäure in 1,0 Wasser hinzufügen und das im Brennspiritus gelöste Wollfett einrühren.
Velvart gibt alternativ an:
- Alkali: Triethanolamin;
- oxidlösende Beizmittel: Ammoniumoxalat, Phosphorsäure;
- Lösemittel: 2-Propanol;
- Komplexbildner: Thioharnstoff (für Silbersulfid).

Anwendung

3. Hag (A): „Coal" besonders geeignet zum Putzen von Messing. 3. Hag (B): „Sidol".

Putzpasten, Putzpomaden

	3. Hag	BuO (A)	BuO (B)	BuO (C)	BuO (D)
Calciumcarbonat		30,0	45,0	12,5	
Bimsstein		16,0			
Schmirgel		8,0			
Kieselerde	60,0	16,0		25,0	
Zinkoxid			5,0		
Magnesiumoxid				5,0	
Eisen(III)oxid	5,0			7,5	
Chrom(III)oxid					55,0
Wollwachs	50,0				
Ölsäure	18,0		31,0	30,0	
Stearinpalmitin-					
säure				20,0	45,0
Stearinsäure	7,0				
Hartparaffin			6,0		
Dickflüssiges					
Paraffin			3,0		
Vaselin		20,0			
Vaselinöl			10,0		
Talg		10,0			

BuO (A): Anstelle von Vaselinöl kann der Anteil von dickflüssigem Paraffin erhöht werden.

Anwendung
BuO (C): Zum Putzen von Silber (s. u. Putzpulver, s. Silberlegierungen und -pflege).
BuO (D): Zum Putzen von Chrom (s. u. Putzpulver).

2.26.1 *Putzpulver*

	3. Hag	BuO (A)	BuO (B)	BuO (C)	BuO (D)
Schweres					
Magnesiumcarbonat	20,0				
Calciumcarbonat			25,0	20,0	
Kieselerde				20,0	40,0
Magnesiumoxid		20,0	25,0		40,0
Eisen(III)oxid		40,0	50,0	20,0	60,0
Chrom(III)oxid				80,0	
Weinsäure				20,0	

Anwendung
3. Hag: Für Stahl.
BuO (A): Für Aluminium.
BuO (B): Poliermittel für Chrom.
BuO (C): Für Messing, Bronze und andere Kupferlegierungen.
BuO (D): Für Silber (s. Silberputzmittel, s. o. Putzpasten).

Aluminium-Pflege. Im Handel befindliche Wasch- und Scheuermittel enthalten oft Soda. Ein Zusatz von Wasserglas hebt deren Aggressivität gegen Al auf. Das erklärt das Vorhandensein von Alkalisilikatkomponenten in Fertigprodukten. Blind erscheinende Stellen an Aluminiumgegenständen können auch ausschließlich mit Calciumcarbonat aufpoliert werden. Das Innere von Gefäßen aus Aluminium kann durch Kochen mit Aluminiumkaliumsulfat (Alaun) gereinigt werden. Aluminiumkaliumsulfat-Lösung reagiert sauer und löst die beim Kochen entstehenden dunklen Belege aus Leitungswasser, ohne Aluminium anzugreifen. Das gilt ebenso für das billigere Aluminiumsulfat. Die Schwärzung der Aluminiumtöpfe kann verhindert werden durch einstündiges Kochen der blankgescheuerten Geschirre mit gereinigtem Wasser. Es bildet sich eine farblose dünne Schutzschicht aus Aluminiumoxid. Diese Maßnahme sollte ggf. wiederholt werden.
Putzpulver werden mit einem mit Brennspiritus angefeuchteten Tuch aufgetragen, verrieben, dann wird der Gegenstand trocken nachpoliert (s. Scheuermittel).

2.26.2 *Putzseifen*

	BuO (A)	BuO (B)	BuO (C)	BuO (D)
Calciumcarbonat	12,5		15,0	10,0
Kaliumhydrogentartrat	5,0			
Weinsäure				10,0
Schweres Magnesiumoxid	7,5			10,0
Eisen(III)oxid		7,0	5,0	
Kieselerde			10,0	5,0
Ammoniumcarbonat		1,0		
Seife	75,0	85,0	70,0	100,0
Wasser		7,0		5,0

Kernseife hobeln, mit wenig Wasser schmelzen, die gesiebten und gemischten Pulver dazurühren, ausgießen und erkalten lassen, in Stücke schneiden.

Anwendung
(C): Für Silber (s. o. Putzpasten, s. o. Putzpulver, s. u. Putztücher).
(D): Für Aluminium (s. o. Putzpulver).
Auf dem Markt befindliche Handelsprodukte reinigen und schützen Metallgegenstände meist gleichzeitig (s. Rostschutzmittel).
Heitmanns Gallseife dient zur Fleckentfernung besonders durch Fette mit emulgierender Ochsengalle (s. Fleckentfernung).

2.26.3 *Putztücher*

Faserprodukte wie Tücher und Watten eignen sich insbesondere zur Pflege von Edelmetallen. In Bindemittel wie Kernseifen- oder Celluloseetherlösung werden die üblichen Abrasiva eingetragen, die Trägerstoffe werden mit der Suspension getränkt und getrocknet. Fein verteilt lassen sich Scheuerstoffe aus verdünnter Wasserglaslösung durch eine schwache Säure auf Fasern ausfällen. Kieselsäure schlägt sich in kleinsten Teilchen nieder.
Moderne Reinigungstücher können aus 65 % Polyester und 35 % Nylon oder ähnlichen Kombinationen bestehen. Durch besondere Verknüpfungen der in patentierten Verfahren geschrumpften Fasern, deren Feinheit ein Zehntel der Feinheit

der Seide ausmacht, erhalten sie die Fähigkeit, Schmutz aufzunehmen. Ihr Einsatz erfolgt zur Trocken- und Naßreinigung.
Zur Naßreinigung werden sie mit Wasser angefeuchtet, dem ein spezielles Reinigungsmittel in der geringen Konzentration von 2 Tropfen auf 5 Liter beigegeben wird. Das Hara®-Reinigungssystem enthält 15 bis 30 % Anionentenside, 5 bis 10 % Lösemittel, 5 bis 10 % Hautschutzstoffe, 1 bis 5 % Stellmittel und < 1 % Duftstoffe. Es ist biologisch abbaubar und belastet durch die geringfügigen Mengen die Umwelt wenig.
Andere Produkte heißen z. B. Hoya®, Hitecloth®. Sie werden nicht nur im Haushalt eingesetzt, sondern auch als Brillenputztücher und darüber hinaus zu technischen Zwecken.

2.26.4 Putzwasser

	BuO (A)	BuO (B)	BuO (C)	BuO (D)
Weinsäure	40,0			
Citronensäure		40,0		
Natriumhydrogensulfit				25,0
Aluminiumkaliumsulfat		80,0		
Kieselerde	140,0	80,0		5,0
Natriumthiosulfat			200,0	
Wasser	820,0	800,0	800,0	70,0

Anwendung
(A, B): Besonders geeignet für Messing und Kupferlegierungen (s. o. Putzpulver, s. o. Putzseifen). (C): Für Silber (s. o. Putzpasten, s. o. Putzpulver). (D): Zur Zinkblechreinigung.

Literatur
3. Hag; Rö; Ull; BuO; Vel

Hinweis: Zinngegenstände reinigen s. Ωmnibus.

2.27 Möbellacke

Holz unterliegt einem fortlaufendem Alterungsprozeß. Der Wassergehalt sinkt von ca. 45 % bis auf ca. 10 bis 15 %. Durch wechselnde Luftfeuchtigkeit arbeitet das Material, d. h. es verändert sein Volumen. Lackschichten sollen die damit verbundene Beanspruchung aushalten, um das Holz gleichmäßig und dauerhaft zu schützen.
Heimwerkerprodukte basieren entweder auf pflanzlichen Ölen, wie z. B. Leinöl, Rizinusöl, Sojaöl, oder enthalten als Bindemittel polymere Verbindungen wie Alkyd- oder Ketonharze, Phenolharze, teilweise mit Kolophonium modifiziert, auch Amin- und Epoxidharze, Polyvinylacetat, Cyclokautschuk und Acrylatharze. Als Lösemittel für diese Stoffgruppen werden benutzt: Benzine und Paraffine, Alkohole, Ketone, Ether, Ester, Hydroaromaten sowie Terpene und schließlich Wasser, das als umweltschonend in neueren Präparaten bevorzugt wird.

Farbige Lacke enthalten Farbpigmente, auf denen die deckenden Eigenschaften beruhen. Zusätze von Titandioxid, Eisenoxid, Ruß, Phthalocyanin- und Triarylmethanpigmente erhöhen die Deckfähigkeit (s. Lacke, S. 808 ff).

Literatur
Rö; Kü; Ull; Vel

2.28 Möbelpflegemittel

Möbelpolituren. Sie pflegen die Oberfläche des Holzes und sind ähnlich wie Bohnerwachse aufgebaut. Natürliche und synthetische Wachse bilden einen glänzenden, dünnen Schutzfilm, durch den die Maserung des Holzes hindurchschimmert. Die Lösemittel verfliegen. Als solche fungieren Petroldestillate wie Testbenzin mit Siedetemperaturen von 130 bis 220 °C und flüssiges Paraffin oder cyclische Kohlenwasserstoffe wie Toluol, Xylol, Decalin. Auch Ester wie Butylacetat oder Alkohole, Terpentinöl und ätherische Öle eignen sich. Durch Emulgierung werden bis zu 20 % dieser Stoffe eingespart. Ebenfalls belasten die Silikonöle weniger die Umwelt und verleihen den Produkten als weiteren Vorteil hydrophobe Eigenschaften.

Möbelreinigungsmittel. Diese basieren lediglich auf den genannten flüssigen Stoffen, Wachsanteile fehlen, jedoch können sie Schleifmittel enthalten.

Möbelpolituren

	BuO	Rö [%]	Henk [%]
Carnaubawachs oder		2–4	
Hartparaffin		2–4	
Flüssiges Paraffin (40 cSt)			10
Leinöl	50,0		
Terpentinöl	400,0		
Decalin oder			
Testbenzin (140 bis 200 °C)		92–96	45
Benzin	350,0		
Ether	200,0		
Eumulgin ET 10			5
Dehydol LS 2			2
Methylsiliconöl		2–4	
Wasser			38

(→ Bd. 1.710, Weiche Möbelpolitur).

Henk: Eumulgin und Dehydol mit dem flüssigen Paraffin auf 50 °C erwärmen, das auf die gleiche Temperatur erwärmte Testbenzin einrühren, mit dem Wasser von 50 °C emulgieren und bis zum Erkalten rühren.
Eumulgin® ET 10: Oleyl-Cetylalkohol-10 EO (EO = Ethylenoxid-Addukte)
Dehydol LS 2: $C_{12}H_{25}OH$ bis $C_{14}H_{29}OH$-2 EO
Dehydol TA 20: $C_{16}H_{33}OH$ bis $C_{18}H_{37}OH$-20 EO
Testbenzin: raffinierte Benzine Sdp. 130 bis 220 °C.

Antistatisches Möbelpoliertuch

	Henk [%]
Ruhrwachs J 324 ST	8
Dehydol TA 20	2
Dehyquart SP	4
Glycerol 85 %	3
Silikonöl M 100	2
Flüssiges Paraffin 40 cSt	2
Wasser	79

Ruhrwachs J 324 ST (Scholven-Chemie, Gelsenkirchen), Glycerol 85%, flüssiges Paraffin, Silikonöl (Bayer AG) und Dehydol TA 20 (s. o.) aufschmelzen, mit Zweidrittel des Wassers emulgieren und unter Rühren abkühlen. Im restlichen Wasser das Dehyquart (quartäre Ammoniumverbindungen, Henkel) lösen und einarbeiten. Das Tuch in diese Emulsion eintauchen und auspressen (s. Holzbeizmittel, s. Lacke).

Literatur

Rö; BuO; Henk

2.29 Ostereierfarben aus Naturstoffen

Einige pflanzliche und wenige tierische Drogen eignen sich zum Färben von Eiern. Sie sind von altersher bekannt und auch ohne diese Anwendung apothekenüblich.

Tabelle 14.20 Drogen zum Ostereierfärben

Farbe	Droge auf 1 Liter H_2O	Chromophore (wesentliche)
Gelb	Allii cepae bulbus: 1 Tasse mit gehackter Schale, kurz eingelegt gelb, länger braun	Flavonoide
	Matricariae flos: 5 bis 6 Eßl.	Flavonoide
Gelb bis Braun	Calendulae flos: 4 bis 6 Eßl.	Rubixanthin, Violaxanthin, Lycopin (Carotinoid)
	Hyperici herba: 4 bis 6 Eßl. mit Zusatz von Aluminiumkaliumsulfat	Hypericin (Anthrachinonderivat)
	Curcumae radix: 2 Eßl.	Curcumin
Grün	Mate folium: 4 Eßl. des grünen Tees kalt grün, heiß gelb	Gerbstoffähnliche Stoffe wie Kaffeesäure und Chlorogensäure
Braun	Allii cepae bulbus: s. o.	
	Juglandis folium: 1 bis 2 Eßl.	Hydrojuglon (Naphtholderivat), Flavonoide
	Frangulae Cortex: 2 Eßl.	Anthrachinonglykoside
Gelbgrün	Absinthii herba: 3 Eßl.	Sesquiterpenlactone
	Betulae folium: 3 Eßl.	Flavonoide, Gerbstoffe
Graublau	Altheae roseae flos: 2 Eßl.	Anthocyane
	Myrtilli fructus: 2 Tassen	Anthocyane, Katechingerbstoffe, Flavonoide
Lila	Campechiani lignum: 3 Eßl. aufkochen, nicht lichtecht	Hämatoxylin (Pyranderivat)
	Sambuci fructus: 1 h in heißem Saft mit Zusatz von 1 bis 2 Eisennägeln	Anthocyane, Flavonoide, Gerbstoffe
Rot	Santali lignum rubri: 10 bis 20 g 15 min kochen	Santalin A und B
	Coccionella: 2 g	Carminsäure

Die Rückbesinnung auf Naturprodukte schafft Nachfrage, zumal die Beobachtung, daß einige synthetische Handelsprodukte auch intakte Eierschalen durchdringen, Kritik an diesen hervorruft.

Eierschalen sind 0,2 bis 0,4 mm dick. Sie bestehen zu ca. 3 % aus einem Protein-Mucopolysaccharid-Komplex, in den Calciumcarbonat und geringe Anteile anderer Calcium- und Magnesiumsalze eingelagert sind. Proteinfasern füllen die 7000 bis 17000 Poren eines Eies. Reaktionen der Drogeninhaltsstoffe sind an diesen Stellen denkbar, bei ausgewählten Bioprodukten jedoch unschädlich. Als carcinogen geltende Krappwurzeln dürfen deshalb nicht eingesetzt werden.

Herstellung: Kräuter, Blüten, Blätter analog einem Infus mit kochendem Wasser übergießen und für kürzere oder längere Zeit – je nach gewünschter Farbintensität – ziehenlassen. Hölzer, Rinden, Wurzeln, hartschalige Früchte mit kaltem Wasser für ½ bis 1 h einweichen und anschließend für kürzer oder länger aufkochen. Die Brühen können zum Erlangen einer einheitlichen Farbe abgegossen oder filtriert werden. Bleiben die Drogen im Sud, lassen sich durch Wenden der zu färbenden Eier auf den Rückständen Abdrücke als Muster erzielen. Gekochte oder ausgeblasene Eier sollen vor der Färbung gründlich mit Wasser gereinigt werden.

Farbverändernd wirken durch pH-Verschiebung Zusätze von 1 Teelöffel Kaliumcarbonat oder 1 Teelöffel Aluminiumkaliumsulfat pro 1 Liter Wasser. Das letztere vertieft zusätzlich die Nuancen durch Reaktion mit Eiweiß. Beide Chemikalien sind dem Laien als Pottasche bzw. Alaun bekannt und als unbedenklich zu erklären.

Literatur

4. Hag
Deutsches Arzneibuch 10. Ausgabe (1992) DAB 10
Wichtl M (1989) Teedrogen, 2. Aufl., Wiss Verlagsges, Stuttgart
Bott J (Hrsg.) (1984) Ostereier mit Pflanzen färben und verzieren, Frech, Stuttgart
Glas M und H (1990) Ostereier natürlich färben und verzieren, Christophorus, Freiburg
Auterhoff H, Knabe J, Höltje HD (1991) Lehrbuch der Pharmazeutischen Chemie, 12. Aufl., Wiss Verlagsges, Stuttgart
Roth L, Kormann K, Schweppe H (1992) Färbepflanzen, Pflanzenfarben, Ecomed, Landsberg

2.30 Putzmittel

(s. Metallputzmittel, s. Scheuermittel)

2.31 Polstermöbelreinigung

(s. Teppichreinigung)

2.32 Rauch- und Räucherpulver, Luftverbesserer

Rauchpulver. Sie entwickeln beim Abbrennen einen starken Rauch und dienen als Signalgeber. Rauchpulver enthalten Mischungen aus Schwefel, Ruß, Naphthalin, Anthracen, Kaliumchlorat und Milchzucker sowie Natriumhydrogencarbonat als Stabilisator. Die *Berger-Mischung* besteht aus Hexachlorethan und Zink-, Magnesium- und Aluminiumstaub. Beim Entzünden reagiert das Gemisch unter intensiver Rauchbildung zu entsprechenden Metallchloriden und Tetrachlorethen.

Räucherpulver. Diese Pulver sollen dagegen angenehme Düfte bilden und ggf. lästige Gerüche in Räumlichkeiten überdecken. Sie wurden früher auf Ofenplatten oder glühende Kohlen gestreut wie heute noch das Weihrauchpulver. Als basisbildende Hölzer eignen sich nicht Späne von Kiefern- oder Tannenholz, da sie langfaserig vorkommen und beim Erwärmen terpentinartig riechen.

Luftverbesserer. Die neuzeitigen Produkte zur Verbesserung der Luft werden überwiegend als Sprays, gelegentlich als Sticks und Räucherstäbchen angeboten (s. Kerzen). Sie basieren wie die alten Rezepturen meist auf ätherischen Ölen, deren Duft stärker wahrgenommen wird als ein störender. Oft sind mikrobielle Besiedlungen Verursacher, deswegen enthalten sie vielfach Desinfizientien. Frühere Vorschriften erzielen gute Wirkungen durch Formaldehyd-Zumischungen, die heute entfallen. Zur Beseitigung störender Gerüche eignen sich weiterhin Adsorptionsmittel wie Kohle, Kieselgele, Kaolin u. a. In Kühlschränken wird ausschließlich Kohle als Geruchsbinder eingesetzt. Desodorantien für Windeleimer bestehen zu 100 % aus Paradichlorbenzol.

Räucherpulver

	BuO (A)	BuO (B)	BuO (C)
Zimtrinde	9,0		
Styrax	9,0		12,5
Lavendelblüten	12,0	10,0	
Veilchenwurzel	12,0		
Gewürznelken	9,0		
Benzoe	9,0	5,0	20,0
Rosenblätter	12,0		
Weihrauch		20,0	50,0
Stinkasant		5,0	
Petersilienfrüchte		15,0	
Kümmel		15,0	
Dillfrüchte		10,0	
Wacholderfrüchte		10,0	
Kaskarillrinde			5,0
Moschustinktur (1+100)	0,25		
Saccharose			6,0
Kaliumnitrat		5,0	6,5
Bergamottöl	1,5		
Lavendelöl	1,5		
Perubalsam	1,5		

Alle Zubereitungen gleichmäßig mischen, das Kaliumnitrat und ggf. die Saccharose in heißem Wasser lösen und mit dieser Flüssigkeit die anderen Bestandteile besprengen, das Ganze vorsichtig trocknen.

Anwendung
(A) in Wohnräumen; (B) in Viehställen; (C) Weihrauchmischung für kirchliche Zwecke.

Luftverbesserer für Wohnräume

	Vel (A) [%]	Vel (B) [%]	Vel (C) [%]
Natürliche und synthetische ätherische Öle	<2	1	
Gelkonzentrate von natürl. und synth. äth. Ölen			3
Acetaldehyd	<0,5		
Acetaldehyd 40%		1	
2-Propanol	<5		
Mineralöl, geruchlos	<5		
Anionische und nichtanionische Tenside		1,5	
Natriumbenzoat		1	
Chlorophyll			<5
Chlorophyll-Lösung		95	
Paraldehyd oder Paraformaldehyd			1
Treibgas		n. B.	

Anwendung
(A) als Spray; (B) als Flüssigkeit; (C) als Sticks und Blöcke.

Literatur

3. Hag; Rö; BuO; Vel

2.33 Reinigungsmittel

(s. Fleckentfernung, s. Fußboden-Reinigungsmittel, s. Teppichreinigung, s. Waschmittel)

2.34 Rostschutzmittel, Korrosionsschutz, Rostentferner, Rostumwandler

Das Einreiben von rostanfälligen Gegenständen mit Fetten beruht auf alten Erfahrungen: Korrodierende Agentien können nicht angreifen, der Werkstoff wird passiv geschützt, aber nicht passiviert. Triglyceride eignen sich nicht, da sie hydrolyseanfällig und durch freiwerdende Fettsäuren aggressiv sind. Mineralische Fette wie Paraffine, Vaselin, Silikonöle werden heute unter Zusatz von Netzmitteln ebenso eingesetzt wie streichbare Wachse z. B. wasserfreies Wollwachs. Bei Lagerung in geschlossenen Räumen halten sie für 2 bis 3 Jahre Rost fern.

Beschichtungsverfahren. Durch Kleben, Wickeln, Aufstreichen, Tauchen, Spritzen, Sprühen werden Beschichtungen aufgebracht. Anstriche bestehen z. B. aus Alkydharzgraphit (s. Lacke). Auch Pigmente können schützen. Solche aus Bleioxiden (Mennige) oder Chromate werden aus Umweltschutzgründen nicht mehr angewandt. Zinkphosphate haben sich allgemein durchgesetzt.

Passivierung. Als Passivierung der Metalloberfläche wird eine Erhöhung der Ionisierungsenergie verstanden, d. h. das Metall wird edler. Al, Sn, Fe, Cr, Pb, Co, Ni können sich in diesem Zustand ähnlich wie ein Edelmetall verhalten. Das kann durch anodische oder chemische Oxidation erreicht werden, z. B. durch rauchende Salpetersäure. Es bildet sich eine lückenlos zusammenhängende Oxidschicht, oder Sauerstoff-Atome wandern in die Oberfläche der Metalle ein (Chemisorption).

Phosphatierung. Auch bei der Phosphatierung durch Phosphorsäure und phosphathaltige Lösungen kann das Kation aus dem Trägerstoff stammen, es kann aber ebenso wie das Anion mit der Lösung zugeführt werden. Außer Fe können auf diese Weise Al, Cd, Mg und Zn konserviert werden (Atrament®, Granodine®). Bei Kephos® handelt es sich um ein nicht-wäßriges Phosphatierungsmittel.

Rostumwandler. Das Prinzip der Rostumwandler beruht gleichfalls auf Einsatz von Lösungsgemischen aus Phosphorsäure und Phosphaten. Die Zugabe von Netzmitteln erhöht das Eindringen in die Rostschicht. Zusätzliche Netzmittel entfernen störenden lipophilen Schmutz. Weiterhin werden komplexbildende Tannine als Rostumwandler angeboten. Jeder Konverter muß richtig dosiert oder nach der Behandlung entfernt werden, denn zuviel schadet durch die saure Reaktion, zuwenig läßt Rostreste als Herde für neue Rostbildung übrig. Eine Lackierung als Schlußanstrich erhöht die Dauer der Konservierung.

Versiegelungen. Wasserleitungen können durch Phosphat- oder Silikatschichten versiegelt sein. Die Industrie speist geschlossene Systeme sowie Kessel und Kühlrohre vorbeugend mit sauerstofffreiem Wasser und/oder setzt ggf. Reduktionsmittel ein wie Natriumsulfit oder Hydrazin (Levoxin®).
Die Rezepturen der 2. und 3. Auflage des Hagers sowie des Buchheister-Ottersbach führen umweltschädigende Bestandteile, deren Anwendung die Gefahrstoffverordnung einschränkt. Lediglich die Anwendung von Kaliumhexacyanoferrat (II) scheint vertretbar. Es wird zu gleichen Teilen mit Holzkohle gemischt, mit Tischlerleim suspendiert und als rostschützender Überzug empfohlen. Neuere Präparate beruhen überwiegend auf der Wirkung von Emulgatoren, Fettaminen, Natriumbenzoat und Propargylalkohol.

Emulgatoren und Emulgierhilfsstoffe. Eine Übersicht gibt die folgende Tabelle:

Tabelle 14.21 Emulgatoren und Emulgierhilfsstoffe

Bezeichnung	Handelsnamen	emulgierende Struktur	Typ	biol. abbaubar
A. überwiegend als *Rostschutz*, Typ O/W				
Sarkoside	Medialan®	$-CON(CH_3)CH_2COONa$	A	+
Sulfoseifen (Sulfoamidocarbonsäuren)		$-SO_2NHCH_2COONa$	A	+
Alkylsulfonate	Mersolate®	$-SO_3Na$	A	+
(K^+, NH_4^+-Salze)		$-CH_2-$ $\vert$ SO_3Na		+
Phosphorsäureester von Glycolen und Glyceriden			A	+
Polyphosphate u. kompl. Phosphate			A	eutrophiert
Quartäre Amidoaminverbindungen		$[-CONH-NH_3]^+Cl^-$	K	(−)
Eiweißampholyte, wie Acylderivate von teilweise abgebautem Eiweiß			M	+
Lanolin			N	+
B. überwiegend als *Polierpasten*, Typ O/W				
PEG-ether von Alkoholen	Peregal®	$-OH \cdot PEG$	N	(+)
PEG-ether und -ester	Emulphor®	$-COOH \cdot PEG$	N	+
PEG-ether von Alkylphenolen	Igepal C®	$-C_6H_4-OH \cdot PEG$	N	−
C. überwiegend als *Metallreiniger* O/W oder W/O				
PEG-ether von Alkylphenolen	Igepal C®	$-C_6H_4-OH \cdot PEG$	N	−
Kationische Tenside			K	−
Salze von Alkylendiaminen und Polyaminen		$[(-NH-)_n\,^{(+)}NH_3]Cl^-$	K	+
Sulfatierte Mono- und Polyglyceride			A	+

A = anionenaktiv, K = kationenaktiv, M = Ampholyte, N = nichtionisch.
(s. Metallputzmittel, Putzpasten).

Fettamine. Dieser Sammelbegriff umfaßt primäre, sekundäre und tertiäre 1-Alkylamine, die Reste von C_8 bis C_{24} C-Atomen besitzen, sowie Derivate derselben, auch Diamine wie Fettalkylpropylendiamin, Dimethylaminpropylfettamin, verzweigtkettige Amine und Hydroxyamine. Sie leiten sich von nativen Fettsäuren oder aus petrochemisch gewonnenen Grundstoffen ab. Sie setzen die Korrosion durch Bildung von Metall-Amin-Säurekomplexen herab.

Natriumbenzoat. Durch die Löslichkeit in Wasser, Alkoholen und einigen anderen organischen Stoffen kann Natriumbenzoat vielseitig als Korrosionsinhibitor eingesetzt werden, denn es passiviert mehrere Metalle.

Propargylalkohol. 2-Propin-1-ol verhindert die Korrosion von Eisen und seinen Legierungen sowie von Nickel in nichtoxidierenden Säuren in Konzentrationen von 0,05 bis 0,25 % G/G, bezogen auf die wasserfreie Säure.

Literatur

3. Hag; 4. Hag; Rö; Jak; Kü; EB 6; Ull; BuO; Vel

2.35 Scheuermittel

Unter dieser Überschrift werden Pulver und Suspensionen beschrieben, die zur allgemeinen Raumreinigung und eventuell als Universalputzmittel bevorzugt in Küche und Bad dienen. (Reinigung von Metall s. Metallputzmittel). Die gängigen Handelspräparate genügen den gültigen Vorschriften für biologische Abbaubarkeit und den Anforderungen der Gefahrstoffverordnung.
Während Metalle in der Regel durch Gemische mit einem pH-Wert unter 7 gereinigt werden, enthalten Allzweckmittel meist Alkalien. Sie werden pulverförmig, pastös oder flüssig gehandelt.
Als Abrasiva enthalten sie Quarzmehl, Marmormehl, Kreide, Feldspat und Bimsstein. Die Körnung soll einheitlich fein und möglichst unter 0,15 mm liegen. Marmormehl schont wegen seiner geringen Härte empfindliche Oberflächen wie Fliesen, Glas, Emaille. Alkalien bzw. Polyphosphate, Silikate und Tenside verleihen den Gemischen ein Netz- und Emulgiervermögen, das entfettet und damit die Reinigungswirkung erhöht. Chlor und Sauerstoff abspaltende Komponenten desinfizieren und bleichen. Duft- und Farbstoffe gelten als werbewirksame Corrigentia. *Scheuerpasten* und *-suspensionen* enthalten etwa 50 % Scheuerkörper und zusätzlich Verdickungsmittel. *Scheuerkissen*

oder *Scheuerschwämme* bestehen aus Stahlwolle oder Kunststoffknäueln, die mit Seife und/oder Tensiden imprägniert sind. Solche auf Metallbasis enthalten Anti-Rost-Faktoren. Sie beseitigen auch hartnäckigen Schmutz auf Metall, Emaille, Holz, Stein, Keramik, Glas und Kunststoff.

Scheuerpulver

	BuO (A)	BuO (B)	BuO (C)
Seifenpulver	5,0		
Schmierseife		2,5	
Bimssteinpulver	20,0	15,0	
Scheuersand	55,0	52,5	82,5
Wasserfreies Natriumcarbonat	10,0	20,0	4,5
Trinatriumphosphat	10,0	10,0	10,0
Ammoniumsulfat			3,0

Beispiele neuerer Produkte

	Rö (A) [%]	Rö (B) [%]	Ull [%]
Quarzmehl	85–95	93,1	85–95
Alkalien bzw. Polyphosphate	0– 5	2,5	1– 5
Trinatriumphosphat			1– 5
Tenside	0– 7		1– 5
Alkylbenzolsulfonat		4,0	
Aktivchlorverbindungen			0– 1
Natriumdichlorisocyanurat		0,4	
Chlor oder Sauerstoff abspaltende Stoffe	0– 1		

Rahmenrezepturen für pulverförmige, flüssige Scheuermittel und von flüssigen Allzweckreinigern

	Kü pulverförmig	Kü flüssig	Kü Allzweckreiniger
Seifen	–	–	0–20
Andere anionische Tenside	1–5	0–5	0–10
Nichtionische Tenside	0–2	0–5	0–10
Komplexbildner, Ionenaustauscher	0–2	0–5	0– 5
Alkalien	0,5–2	0–2	0– 5
Hydrotope Substanzen	–	–	0–10
Wasserlösliche Lösemittel	–	0–5	–
Organische Polymere	–	0–2	0– 2
H$_2$O-lösliche Lösemittel	–	0–5	–
Bleichmittel	0–2	–	–
Duftstoffe	+	+	+
Farbstoffe	+	+	+
Abrasiva	20–60		
Wasser	zu 100	zu 100	zu 100
Gesamttensidgehalt			
Produkte auf Seifenbasis			10–20 %
Produkte mit synth. Tensiden			4–10 %
pH-Wert des unverdünnten Produktes			
Produkte auf Seifenbasis			10–12
Produkte mit synth. Tensiden			7–10

(s. Metallputzmittel, Suspensionen).

Literatur

Rö; Kü; Ull; BuO

2.36 Selbstverteidigungssprays

In Form von Aerosolen können Augenreizstoffe der Selbstverteidigung dienen. Sie erhöhen den Tränenfluß, bewirken Bindehautentzündungen mit Schwellung der Lider bis zum Lidschluß, ähnlich wie das vom Propanthial-S-oxid, dem Wirkstoff der Zwiebel, bekannt ist. Im Ersten Weltkrieg wurden Weißkreuzkampfstoffe als Tränengase eingesetzt wie Bromessigsäureester, Bromaceton, Bromphenylacetonitril. In neuerer Zeit traten zu diesen das Chloracetophenon (CN) (→ Bd. 3.271), Dibenz-1,4-oxaepin (R), (Chlorbenzyliden)malonitril (CS) (→ Bd. 3.279) und das Chlorphenarzasin (Adamsit → Bd. 3.21). Alle diese Verbindungen eignen sich nicht zur Anwendung für Privatpersonen, denen nur Abwehrsprays mit 0,2 bis 3 % Capsicain zur Verfügung stehen. Spritzer aus kurzer Entfernung können außer den genannten Wirkungen die Cornea schädigen. Die Behandlung erfolgt analog einer Säure- oder Basenverätzung durch Spülen unter fließendem Wasser für 10 bis 15 min bei offengehaltenen Lidern.

Literatur

3. Hag; Rö; Vel

2.37 Silberlegierungen und ihre Pflege

Der Gebrauch von Silber hat im Vergleich zu anderen Edelmetallen in der Menge und Vielfalt die größte Bedeutung und rechtfertigt eine eigene Besprechung. Der Beliebtheitsgrad von silbernen Schmuckgegenständen und Tafelgeräten beruht auf dem leuchtenden Glanz, der relativ guten Beständigkeit und der leichten Verformbarkeit. Benutzer von Silberbestecken begründen zusätzlich die Anschaffung mit dem oligodynamischen Effekt dieses Metalls, der auch zur Herstellung von Zahnstochern führte. Die Zahnmedizin beurteilt sie wegen ihrer Härte weniger gut. Sie benutzt Silber lediglich in einer ternären Legierung mit Zinn und Quecksilber als Amalgam zum Füllen von Kavitäten. Als Knochenersatz verwendet die Chirurgie Feinsilber kompakt oder als Draht und Netz wegen seiner Korrosionsbeständigkeit sowie nicht zuletzt wegen seiner bakteriziden Eigenschaften. Verbraucherverbände verfechten die Ausgabe von Münzen mit deren Bakterizidie. Die früheren Kurantmünzen deckten den Ausgabewert mit ihrem Metallgehalt im Gegensatz zu den heutigen unterwertigen Scheidemünzen.

Der Feingehalt der Silberartikel bestimmt ihren Wert, ihre Verarbeitung und ihre Pflege. Er bezieht sich auf 1000 Teile Legierung, die restlichen Anteile bestanden früher überwiegend und bestehen heute ausschließlich aus Kupfer.

Tabelle 14.22 Feingehalt gebräuchlicher Ag-Legierungen

$1/1000$	Punzierung			Bezeichnung	Verwendung
800	800				Bestecke, Korpuswaren, Schmuck
835	835				Schmuck, Korpuswaren
925	925			Sterlingsilber	hochwertige Bestecke
958	958			Britanniasilber	hochwertige Bestecke, Emaillearbeiten
970					
750	12		(Zepter)	12lötig	Berliner Silber
781	12½		(Adler)	12½lötig	Frankfurter Silber
812,5	13		(Tannenzapfen)	13lötig	Augsburger Silber
812,5	13		(N)	13lötig	Nürnberger Silber
888,8	14			14lötig	Venezianisches Silber
	60			Versilberung	in g Ag pro Dutzend eines dreiteiligen
	100			Versilberung	Tafelbestecks, z. B. 36 µm Dicke
	90			Versilberung	

Versilberung. Die Versilberung erfolgt mit Feinsilber, das einen entsprechend guten Gebrauchswert ergibt, falls eine ausreichende Dicke erzielt wird. Bestecke lassen sich an Stellen höherer Beanspruchung in der Auflage verstärken. Der Kern besteht in der Regel aus Neusilber, Kupfer oder Nickel, die eine gute Haftfestigkeit für Silber besitzen. Eisenmetalle lassen sich nicht mit Silber legieren. Gegenstände aus diesen Metallen bedürfen deswegen einer Absperrschicht aus Kupfer oder Nickel. Auch Formstücke aus Kunststoffen und Keramik benötigen vor der Versilberung eine Verkupferung oder Vernickelung.

Neusilber. Neusilber hieß früher Alpaka. Das ternäre System enthält 50 bis 65 % Cu, 8 bis 26 % Ni und als Rest Zn.

Glanzverstärkung. Der Glanz von Silberschichten läßt sich durch Zugabe von Xanthogenat, Thioharnstoff und anderen Stoffen erhöhen. Versuche, Silbergegenstände durch Lackierungen mit Zapon-, Kunstlack oder Siliconen vor dem Anlaufen zu schützen, schlugen fehl. Diese Überzüge büßen an Aussehen ein und blättern auf Dauer ab.
Mit Feinsilber galvanisierte Waren sind nach wie vor oxidationsbeständiger als Silber-Kupfer-Legierungen. Sie zeigen jedoch einen höheren mechanischen Verschleiß. Die neuzeitlichen Kupferzuschläge sind chemisch rein und ergeben deshalb Qualitäten mit guter Gebrauchshärte und beständigeren Eigenschaften als alte Silberwaren, die außer Kupfer noch Cadmium, Zink, Mangan und Nickel in geringen Prozenten enthielten.

Anlaufschichten. Zur Beseitigung der dunklen Anlaufschichten überwiegend aus Silbersulfid gibt es verschiedene Möglichkeiten. Mechanisch lassen sie sich durch feinste Abrasiva entfernen. Putzpulver, Putzpasten, Suspensionen, Putzseifen (s. Metallputzmittel) polieren gleichzeitig feine Kratzer und Beschädigungen. Das Silber gewinnt den alten Glanz.

Putzwässer. Sie können ebenso wie Tauchbäder verschiedene Komplexbildner und Reduktionsmittel enthalten. In Frage kommen Ammoniak, Natriumthiosulfat, Thioharnstoff, Natriumdithionit, Borax, Citronensäure und Gluconsäure. Zusätze von Tensiden und Siliconen verleihen darüber hinaus einen gewissen Anlaufschutz, der ebenfalls durch imprägnierte Tücher gegeben ist, auf denen geputzte Silberwaren aufbewahrt werden. Sie enthalten einen feinen Silberstaub, der durch seine geringe Korngröße die Sulfide der Luft adsorbiert. Das Dunkelwerden verhindern ebenfalls Papiere, die mit flüchtigen Reduktionsmitteln getränkt sind und einige Monate wirken.

Reinigung nach der Spannungsreihe. In Gegenwart von Aluminiumfolie kann eine Reinigung des Silbers in heißem Wasser erfolgen. Die elektrochemische Reaktion erfordert einen Zusatz kleiner Mengen eines Elektrolyten wie Natriumchlorid oder Natriumhydrogencarbonat.

Verfahren zur Versilberung. Versilberungen können technisch durch mechanisches oder thermisches Plattieren, Bedampfungsverfahren, Einbrennen sowie durch Galvanisieren vorgenommen werden. Die letztgenannte Methode erfordert alkalisch reagierende Bäder von löslichen Silbersalzen.
Durchgesetzt hat sich ein Verfahren, in dem die Badflüssigkeit aus Kaliumdicyanoargentat (I) mit einem Überschuß von Kaliumcyanid und Kaliumcarbonat besteht. Die Anoden aus Silber liefern das Metall nach, das die als Kathode fungierenden Gegenstände für ihren Überzug benötigen. Wie bereits ausgeführt zeigt Feinsilber geringe Härte, die Schichten lassen sich jedoch mit Badzusätzen aus Antimon, Bismut, Arsen und Selen in Grenzen festigen.
Auch chemisch lassen sich Werkstücke versilbern. Günstige Ergebnisse ergibt die Kontaktversilberung, bei der cyanidische Elektrolyte wie $K[Ag(CN)_2]$-Lösung in Gegenwart von Aluminiumfolie oder Zinkgranalien oder von Reduktionsmitteln wie Natriumhypophosphit bzw. Hydrochinon wirken. Der Zusatz von Komplexbildnern wie EDTA fördert diese Art Versilberung. Bei Kunststoffen und keramischen Artikeln ermöglicht eine Vorbehandlung mit Zinn(II)chlorid den Verlauf. Für die Glasversilberung fungiert eine ammonia-

kalische Silbernitrat-Lösung als Silberdonater; der 3. Hager schlägt als Reduktionsmittel eine Lösung aus Saccharose und Kaliumnatriumtartrat vor.

Versilberungen

	BuO 3. Hag (A)	BuO 3. Hag (B)	BuO (B)	BuO (C)	BuO (D)
Lösung I:					
Silbernitrat	1,0	2,0		5,0	6,0
Kaliumnatrium-tartrat				4,0	
Ammoniak-Lösung 25 %	n. B.	n. B.			
Wasser				980,0	20,0
Lösung II:					
Silbernitrat	0,25	0,4			10,0
Kaliumnatrium-tartrat	2,0	2,0			
Saccharose		2,0			
Kaliumnitrat			1,0		
Natriumhydrogen-sulfit				100,0	
Natriumthiosulfat					20,0
Ammoniumchlorid					5,0
Calciumcarbonat					20,0
Gereinigtes Wasser	zu 100,0	95,6	499,0	250,0	200,0

Voraussetzung aller Versilberungen bilden sorgfältig gereinigte Werkstücke, die völlig fettfrei sind, ggf. müssen sie mit Ether und Ethanol 96 % *(V/V)* behandelt werden. Sie sollen von der Flüssigkeit vollständig bedeckt sein, evtl. in dieser aufgehängt werden.
3. Hag, BuO (A): Lsg. I: Silbernitrat in 8,0 Wasser lösen, mit Ammoniak-Lösung 25 % tropfenweise versetzen, bis sich der ND gerade noch auflöst. Es darf kein NH_3 im Überschuß vorliegen, ggf. mit Silbernitrat nachdosieren, mit Wasser auf 100,0 ergänzen. Lsg. II: Silbernitrat in 2,0 Wasser lösen, in die siedende Lösung aus Kaliumnatriumtartrat und dem restlichen Wasser eintragen, aufkochen und filtrieren. Unmittelbar vor dem Gebrauch beide Lösungen mischen. Zu versilbernde Gefäße damit einige Zeit in vollkommener Ruhe stehenlassen.
3. Hag (B): Lsg. I wie (A) herstellen. Lsg. II: Die festen Bestandteile in 20,0 Wasser lösen, mit Wasser auf 100,0 auffüllen und filtrieren. Lsg. I und II mischen und in die zu versilbernden Hohlgefäße füllen, nach 30 bis 60 min entsteht ein fester Belag, der nach Spülen und Trocknen mit Gelatine-Lösung fixiert werden kann.
BuO (B): Lsg. I herstellen und erhitzen, ND abfiltrieren. Mit der klaren Flüssigkeit die zu versilbernden Gefäße halb füllen, die andere Hälfte mit Lsg. II auffüllen, umschütteln und einige Zeit stehenlassen.
BuO (C): Lsg. I und Lsg. II gesondert herstellen, dann mischen und die zu versilbernden Gegenstände in die Mischung tauchen, anschließend werden diese zunächst in einer verdünnten Natriumcarbonat-Lösung gespült, dann erst mit Wasser nachgewaschen und getrocknet.
BuO (D): Die Salze in Wasser lösen, das Calciumcarbonat mit der Lösung suspendieren und die Suspension mit einem weichen Tuch auf die zu versilbernden Teile einreiben.

Löten von Silber. Silbergegenstände lassen sich wie alle Silberlegierungen mit Löt-, Schweiß- und Klebeverfahren aneinanderfügen. Die thermische Behandlung verlangt eine nichtoxidierende Umgebung, die Schutzgase wie Stickstoff oder Kohlendioxid gewährleisten. Zum Löten eignen sich binäre Legierungen des Silbers mit Al, Mn, Li oder Titan.

Silberätztinte (s. Tinten).

Entfernung von Silberflecken (s. Fleckentfernung).

Literatur

3. Hag; 4. Hag; Rö; EB 6; Ull; BuO; Vel; Voll

2.38 Spülmittel

Manuelle Reinigung. Die Reinigungsmittel zur manuellen Reinigung von Glas, Porzellan und Besteck sind in der Regel flüssig auf Basis von grenzflächenaktiven Verbindungen aufgebaut. Sie benetzen das Geschirr, lösen und dispergieren Fett- und Speisereste. Der hauchdünne Wasserfilm trocknet ohne Flecken durch Härtebildner ab. Durch diesen *Klartrockeneffekt* entfällt das Nachtrocknen und Polieren mit hygienisch bedenklichen Tüchern.
Produkte mit Soda und Seife greifen die Haut und feine Glasuren an. Sie sind nicht mehr üblich.
Die modernen Inhaltsstoffe sind synthetische Detergentien. Sie benetzen die Verunreinigungen, die ohne solche Zusätze durch die hydrophoben Fette vor dem Angriff des Wassers geschützt sind. Sie schieben die Essensrückstände zu umnetzten Tropfen zusammen, die der Wasserstrahl abheben kann. Die Spüllösung wird zur Dispersion. Ein Aufrahmen zu einer Schicht von Speiseresten unterbleibt, die beim Entnehmen des Geschirrs dieses erneut verschmutzen würde. Als Nachteil läßt sich die Aufnahme kleinster Mengen von Spülmittelrückständen mit der Nahrung nicht vermeiden. Bei ungünstiger Berechnung liegt die Belastung durch Tensidaufnahme zwischen 100 bis 150 mg jährlich und ist damit nicht gesundheitsschädlich.

Maschinelle Reinigung. Reiniger in Geschirrspülautomaten waschen zwischen 50 und 70 °C und damit bei höheren Temperaturen für die Dauer von 60 min und also längeren Zeiten. Jedoch müssen sie die im Vergleich zum manuellen Spülen geringere mechanische Reinigungsleistung des Wasserdrucks durch stärkere chemische Einwirkung ausgleichen. Die wiederum greift Aufglasurmalereien und Gläser mit höherem Bleioxidanteil an, der den Hydrolysewiderstand herabsetzt.

Spülmittel zur maschinellen Anwendung dürfen wegen der intensiven Wasserumwälzung nicht schäumen. In der Regel werden ein alkalisches Reinigungsmittel und anschließend ein Klarspülmittel für den filmartigen Ablauf der Spüllösung benötigt.

Spülmittel zum manuellen Gebrauch

	Rö [%]	Kü [%]	Vel [%]
Tenside	10–30		
Anionische			1–22
– Alkansulfonate		10–40	
– Fettalkoholsulfate, Ölsäuremethyltaurid, Fettalkoholethersulfate			
Nichtionische			1–20
– Alkylphenolpolyglykolether, Alkanolamide		0–5	
Hydrotrope Substanzen	0–10	0–6	
– Cumolsulfonat, Harnstoff			
Lösungsvermittler			
– Alkohole		0–5	5
Hochpolymere Phosphate			10
Konservierungsmittel			
– p-Toluolsulfonchloramid Na	> 0,1		1
Stabilisatoren:			
Ethylendiamintetraacetat			2
Duftstoffe, Farbstoffe		0,1–1	
Hautschutzstoffe, Polymere	2	2	
Wasser		zu 100,0	

Henkel-Rahmenrezepturen enthalten u. a. Natriumlaurylethersulfat, Kokosfettsäurediethanolamid und Diethanolamide anderer Fettsäuren, PEG-etherlaurat.

Klarspüler. Sie enthalten PEG-ether von Fettalkoholen und Propylenglycol und/oder Arylsulfonate in Mengen von etwa 15 % und als Lösungsvermittler Alkohole mit einem Zusatz von Fruchtsäuren wie Citronensäure als Komplexbildner.

Literatur

Rö; Kü; Ull; Vel; Henk

Alkalische Spülmittel zum maschinellen Gebrauch

	Rö [%]	Kü [%]	Ull [%]	Vel [%]
Nichtionische Tenside				
Alkylpolyglykolether	1	0–3	0–3	
Nonylphenolethoxylat				1
Oxidantien auf Cl_2-Basis, z. B.				
Dichlorisocyanurat	2	0,5–2		1–2
oder auf O_2-Basis z. B. Natriumperborat				0,5
Oxidationsschutz für Metalle				
Benzotriazol				0,3
Alkalien				
Natriumcarbonat-Dekahydrat	12	0–30	0–50	5–13
Natriumsilikate	55	20–60	10–50	10–35
Komplexbildner				
Polyphosphate	30	15–40	20–70	40–65
Wasser zu	100	100	100	Mengenangabe entfällt

2.39 Stempelfarben

(s. Tinten)

2.40 Teppichreinigung

Teppiche und Teppichböden lassen sich durch Klopfen, Saugen, Bürsten entstauben. Das Entflecken erfolgt mit Detachiermitteln (s. Fleckentfernung). Reinigungsanstalten führen in entsprechend dimensionierten Maschinen eine Teppichwäsche oder Drycleaning aus.

Trockenschaumreinigung. Bei der Trockenschaumreinigung feuchtet die Teppichbasis nur mäßig durch. Die schmutztragenden Schaumreste werden nach dem Einreiben und Auftrocknen abgesaugt.

Naßschaumreinigung. Der Naßschaum des anderen Verfahrens zeigt eine Tiefenwirkung. Die Reinigungslösung fließt aus einem Vorratstank auf rotierende Bürstenscheiben, die den Schaum in den Teppichflor einbürsten. Gleichzeitig sorgt ein Wassersauger für die Rückführung überschüssiger Flüssigkeit. Nach dem Trocknen werden die Reste abgesaugt. Die *Shampoos* enthalten anionenaktive Tenside von Fettalkoholsulfaten, Bernsteinsäuredialkylestersulfonate u. a. Sie benötigen außerdem hydrophile Lösevermittler und Schaumstabilisatoren. Neben Wasser basieren sie auf organischen Lösemitteln wie 2-Propanol und Kohlenwasserstoffen sowie organischen Polymeren. Diese rechnen zu den „Anti-soil-Komponenten" zur Verhinderung des erneuten Verschmutzens.

Sprühextraktion. Auch die Sprühextraktion erfordert den Einsatz von Spezialmaschinen und möglichst von Fachpersonal. Schaumgebremste wäßrige Reinigungslösungen werden heiß oder kalt in den Teppich gedrückt und gleichzeitig abgesaugt. Der Flor wird durchflutet.

Trockenpulverreinigung. Ein Laie kann sie leichter durchführen. Inerte Trägermaterialen z. B. auf Cellulose-Basis oder aus Harnstoffkondensaten (früher mit Formaldehyd) und Polyurethan-Hartschaummehlen sind mit tensidhaltigen Lösungen aus Wasser und Alkoholen getränkt.

Reinigung von Polstermöbeln. Hierzu eignen sich ähnliche Produkte. Das feuchtigkeitsempfindliche Untermaterial muß berücksichtigt werden. Zunehmend setzen sich die Spezialreinigungstücher zu diesen Zwecken durch (s. Metallputzmittel, Putztücher).

Teppichreiniger

	Ull (A) [%]	Ull (B) [%]	Kü (A) [%]	Kü (B) [%]
Tenside			5–20	2–30
Natriumdodecylsulfat	10			
Kokosfettsäure-diethanolamid	2			
Organische Polymere			2– 8	
Polymethacrylat als wäßrige Dispersion	5			
Ethoxylierter Fettalkohol 50 mol EO pro mol Alkohol		30		
Komplexbildner			0– 2	2–30
Pentanatriumtriphosphat		5		
2-Propanol	5	10		
oder andere Lösemittel			0–20	
Silikon-Entschäumer		1		
Wasser zu	100	100	100	100

Kü (A, B): Konservierungsmittelzusatz; Kü (A): Duftstoffezusatz.
Ull (A); Kü (A): Anwendung als Teppich-Shampoos.
Ull (B): Reiniger zur Sprühextraktion.

Literatur

Rö; Kü; Ull; Vel

2.41 Textilreiniger

(s. Waschmittel)

2.42 Tinten, Tuschen, Stempelfarben

Tinten. Aus der Ableitung des Namens *tinetum* = benetzt, getränkt, gefärbt ergibt sich die Definition. Tinten sind farbige Flüssigkeiten, die Materialien zur Kennzeichnung dauerhaft benetzen und sich ggf. in der mit ihnen getränkten Papierfaser umsetzen, wie die dadurch stabilen Dokumententinten, die auch heute noch auf diesem Prinzip beruhen. Alte Vorschriften des Hagers und des Buchheister-Ottersbach zur Herstellung von *Tinten* enthalten als Bestandteile geschnitzelte Galläpfel oder deren Auszüge und Eisensalze, mit denen sie zu tiefblauem Eisen(III)gallat reagieren. Die Faser ist damit haltbar gebeizt. Sie sind mit Ausnahme der Urkundentinten ebenso wie Blauholz-, Chrom- und Alizarintinten überholt.

Bei den derzeitigen Tinten handelt es sich um Lösungen von Farbstoffen mit geringen Bindemittelzusätzen, die für eine Haftung auf dem Papier sorgen. Besonders eignet sich dafür Arabisches Gummi. Zur leichteren Verschreibbarkeit auf dem Papier dient ein kleiner Anteil von oberflächenaktiver Substanz. Feuchthaltemittel wie Glycol, Glycerol oder andere mehrwertige Alkohole verzögern das Verkrusten der Feder und verbessern die Fließeigenschaften. In Füllfederhaltern, Minen und Tintengefäßen erwartet der Verbraucher eine klare Flüssigkeit, die jedoch auf dem Papier rasch trocknen soll. Das verlangt eine sorgsame Auswahl der Bestandteile. Als Konservierungsmittel dient Phenol, da auch geringe Anteile von Formaldehyd unerwünscht sind.

Tinten müssen unbedingt fusselfrei sein, auch deswegen werden sie mit Konservierungsmitteln versetzt.

Schreibtinten
blau: BuO (A, B), Vel (A); schwarz: BuO (C, D), Vel (B)

	BuO (A)	BuO (B)	BuO (C)	BuO (D)	Vel (A) [%]	Vel (B) [%]
Tannin	18,0	18,0	20,0			
Gallussäure	7,0	7,0	11,0			
Eisen(II)sulfat	16,0	18,0			0,6	
Eisen(II)sulfatchlorid			21,0			
Tintenblau	4,0	4,0				
Tintenschwarz			4,0			
Triarylmethanfarbstoff					3,0	3,0
Monoazofarbstoff					2,0	2,0
Oxalsäure	3,0		2,0			0,03
Salzsäure		5,0				
Schwefelsäure 30 %					0,2	0,2
Arabisches Gummi (1+1)			10,0			
Glycerol 85 %				25,0	2,0	2,0
Saccharose					2,0	2,0
Anionenaktive Tenside					0,7	0,7
Kaliumferocyanid-Lösung 5 %			600,0			
Eisen(III)chlorid-Lösung 3 %			500,0			
Phenol	1,0	1,0				
Wasser zu	1000,0	1000,0	1000,0			

BuO (A, B, C): Tannin und Gallussäure in einem Teil des Wassers warm lösen, mit den Säuren versetzen, die Lösung der Eisensalze im restlichen Wasser hinzufügen und das Ganze mit dem Farbstoff auffärben.
BuO (D): Kaliumferrocyanid heiß lösen und in die Eisen(III)chlorid-Lösung eintragen. Den entstehenden Niederschlag in einem Filter sammeln, mit wenig Wasser auswaschen, in ein tariertes Gefäß einwägen und mit Wasser auf 1.000,0 ergänzen. Nach einigen Stunden filtrieren.
Alle Eisengallustinten können als Dokumententinte eingesetzt werden.

Tuschen. Sie basieren auf farbigen Pigmenten, die durch höhere Anteile von Verdickungsmitteln suspendiert werden. Sie dienen als Zeichenflüssigkeiten.

Säurefarbstoffe eignen sich zur Herstellung von Tinten, da sie auf Fasern aufziehen und ggf. mit basischen Gruppen, aber auch Hydroxygruppen reagieren. Beschriebenes Papier bis zur Mitte des 19. Jahrhunderts erhielt sich, da es haderhaltig war. Mit dem Übergang auf Zellstoff als Grundlage änderte sich das. Vor allem die zugesetzten Bleichmittel führten zum Verblassen von Tinte. Als Farbstoffe lassen sich einsetzen: Azo-Triarylmethan- und Anthrachinonfarbstoffe als wichtigste sowie außerdem Chinolon-, Pyrazolon-, Naphthol- und Azinfarbstoffe.

Galluskopiertinten

	3. Hag (A)	3. Hag (B)
Tannin	30,0	75,0
Gallussäure		25,0
Pyrogallol	2,0	
Eisen(II)lactat	30,0	
Eisen(II)sulfat	30,0	100,0
Pyoktannin	2,0	
Indigocarmin		7,0
Weinsäure	30,0	
Schwefelsäure		7,0
Arabisches Gummi-Lösung 50 %	30,0	
Gereinigtes Wasser	4000,0	900,0

(A): Tannin, Pyrogallol und Pyoktannin nacheinander heiß lösen, mit Weinsäure versetzen und die Lösung der Eisensalze im restlichen Wasser hinzufügen. Einige Tage stehenlassen, filtrieren und die Lösung des Arabischen Gummis dazugeben.
(B): Entsprechend (A) verfahren. Am Schluß in dem Tintenkörper das Indigocarmin zugeben, mit dem die Eisengallustinte gleichzeitig als Alizarintinte eingestuft werden kann.
Beide Tinten fließen leicht aus der Feder und lassen sich obendrein in der Kopierpresse mehrmals abziehen.
Andere *Farbtinten* enthalten im Tintenkörper (B) anstelle des Indigocarmins variierende Farbstoffe und deren Mischungen wie Eosin, Diamantfuchsin, Rhodanin, Tartrazin, Phthalocyaninderivate, Malachitgrün, Lichtgrün, Kristallviolett.

Geheimtinten, sympathetische Tinten

3. Hag Zum Schreiben		3. Hag Zum Sichtbarmachen durch	
Wäßrige Lösungen von			
(A) Cobaltchlorid		(A, B, C)	Erwärmen, beim Erkalten verschwindet die Farbe
(B) Cobaltacetat mit etwas Kaliumnitrat			
(C) Cobaltchlorid gemischt mit Nickelchlorid			
(D) Eisen(II)sulfat		(D, E)	Bestreichen mit einer Kaliumferrocyanid-Lösung
(E) Kupfersulfat-Pentahydrat			
(F) Bleiessig		(F)	Dämpfe von Schwefelwasserstoff

2.42.1 Ätztinten

Ätztinten für Glas, Glasätztinten

	3. Hag, BuO
Lösung I:	
Natriumfluorid	30,0
Kaliumsulfat	7,0
Wasser	500,0
Lösung II:	
Zinkchlorid	14,0
Salzsäure 25 %	56,0
Wasser	500,0

Lösungen einzeln aufbewahren. Vor dem Gebrauch gleiche Teile in einem Plastikgefäß mischen. Mit einer Stahlfeder schreiben. Ggf. nach 5 min mit Druckerschwärze dunkel oder mit Titandioxid weiß färben.

Ätztinte für Silber
BuO: Mit einer Lösung von Hexachlorplatin(IV)-säure kann Silber beschrieben bzw. geätzt werden. Anschließend wird mit Ammoniak-Lösung 10 % gespült und getrocknet.

Ätztinte für Zinn und Kupfer

	BuO
Kupfersulfat	25,0
Arabisches Gummi	10,0
Ruß	5,0
Salzsäure 25 %	10,0
Ammoniumchlorid	24,0
Wasser	26,0

Unauslöschliche Tinte für Glas und Metall

	3. Hag, BuO schwarz	3. Hag, BuO weiß
Natronwasserglas-Lösung	15,0	35,0
Flüssige Tusche	10,0	
Bariumsulfat		10,0

Diese Suspensionen luftdicht mit einem eingefetteten Stopfen verschließen. Vor Gebrauch umzuschütteln. Mit einer Stahlfeder schreiben.

Tinte zur Kennzeichnung von Kautschukgegenständen

	BuO
Benzin	30,0
Schwefelkohlenstoff	20,0
Nigrosin (fettlöslich)	n. B.

Wäschezeichentinten
Vorbehandlung
Das Ausfließen der Schriftzüge läßt sich durch vorheriges Appretieren der zu beschriftenden Stellen vermeiden. Dazu eignet sich ein mit Natriumcarbonat versetzter Schleim von Arabischem Gummi, der eingeplättet wird. Da Anwender diese Vorbereitung selten vornehmen, enthalten die Rezepturen stärkende Bestandteile, wie Zuckersirup oder Gummischleim. Das sind Zusätze, die sie bakteriell anfällig machen.

	BuO schwarz	3. Hag (A) schwarz	3. Hag (B) rot
Silbernitrat	2,0	5,0	12,0
Kupfersulfat	5,0		
Ammoniak-Lösung 25 %	10,0	10,0	n. B.
Natriumcarbonat-Dekahydrat	1,5	7,0	
Arabisches Gummi-			
Lösung 50 %		5,0	20,0
Zuckersirup	10,0		
Weinsäure			15,0
Carmin			0,5
Nigrosin (H_2O lösl.)	1,0		
Gereinigtes Wasser	10,0	12,0	20,0

BuO: Kupfersulfat und Silbernitrat in der Ammoniak-Lösung 25 % lösen, das Natriumcarbonat-Dekahydrat und Nigrosin im Wasser, beide Flüssigkeiten mischen und den Sirup dazugeben.
3. Hag (A): Das Silbernitrat in der Ammoniak-Lösung 25 % lösen, die weiteren Bestandteile dazumischen und 1 h in der Wärme stehenlassen.
3. Hag (B): Das Silbernitrat trocknen, mit der Weinsäure verreiben und mit soviel Ammoniak-Lösung 25 % übergießen, wie zum Auflösen erforderlich. Die klare Lösung mit der Gummi-Carmin-Lösung versetzen.

Tuschen

	BuO (A)	BuO (B)	Vel [%]
Ruß	n. B.	n. B.	6,0
Schellack	60,0	150,0	1,5
Natriumtetraborat	90,0	25,0	
Arabisches Gummi	75,0		
Gelatine			5,6
Phenol			1,0
Wasser	900,0	1000,0	zu 100

BuO (A): Schellack und Natriumtetraborat durch Kochen im Wasser lösen, filtrieren. Mit der warmen Flüssigkeit den Arabisch-Gummi-Schleim herstellen und nach dem Erkalten den Ruß einarbeiten oder andere Farbstoffe (s. Tinten, auch Roter Ton ist möglich). Geeignet zum Säcksignieren.
BuO (B): Schellack und Natriumtetraborat in kochendem Wasser lösen, Farbstoffe oder Ruß hinzufügen, nach dem Abkühlen dekantieren. Als Auszugtusche, Notentinte oder Stoffmalfarbe geeignet.

Stempelfarben
Pigmentfarben: Methylviolett, Methylenblau, Eosin, Naphthalingrün, Ruß, Nigrosin.
Als Lösemittel: Glycerol 85 %, Rizinusöl.
Stempel aus Gummi verlangen ölfreie Farben, da Fette den Kautschuk quellen (s. Fleckentfernung).

Stempelkissen

	BuO
Gelatine	10,0
Glycerol 85 %	30,0
Farbstoff	1,0

Gelatine einweichen, in der gesättigten warmen Lösung des Farbstoffes lösen und in ein Blechkistchen ausgießen. Nach dem Erstarren mit mehreren Lagen Mull überziehen. Diese Masse ist mit Farbstoff durch und durch getränkt, gibt ihn langsam ab und schont die Stempel. Die abgenutzte Oberfläche kann durch Umschmelzen erneuert werden. Bei Erhärten wird sie mit einigen Tropfen Wasser wieder weich.

Korrekturflüssigkeiten, Korrekturlacke
Zum Überdecken von Tipp-, Schreib- oder Zeichenfehlern eignen sich Suspensionen von Weißpigmenten wie Kreide oder Titanweiß mit Dickungsmitteln in wäßrigen-alkoholischen Dispergiermitteln oder in organischen Lösemitteln, z. B. Toluol oder Tetrachlorethen.

Literatur
3. Hag; Rö; Ull; BuO; Vel

2.43 Tränengas

(s. Selbstverteidigungssprays)

2.44 Tuschen

(s. Tinten)

2.45 Waschmittel

Schmutz läßt sich aus Textilien durch Wasche oder Reinigen entfernen. Das Waschen erfolgt mit wäßrigen Lösungen von waschaktiven Substanzen, die

Reinigungsprozesse erfordern in der Regel organische Lösemittel und deren Mischungen ggf. auch mit Wasser (s. Fleckentfernung).

2.45.1 Faserarten

Für die Wahl des Verfahrens ist die Art der zum Textil gesponnenen, gewebten, gewirkten oder anderweitig verbundenen Faser ausschlaggebend.

Naturfasern lassen sich nach pflanzlicher, tierischer oder mineralischer (hier ohne Bedeutung) Herkunft unterscheiden. Pflanzenfasern können Bast- (b), Samen- (sa) oder Hartfasern (ha) sein. Tierfasern unterteilen sich in Wollen (w), feine (ft) oder grobe (gt) Tierhaare und Seiden (s).

Chemiefasern bestehen aus halbsynthetischen oder reinsynthetischen Fasern. Zur erstgenannten Gruppe gehören die umgefällten bzw. regenerierten Cellulosefasern (c), die Celluloseacetate (ca), die Alginate (a) und Polyisoprene (→ Bd. 1 und 4). Synthesefasern sind Elastofasern (e), Fluorofasern (f), Polyacrylfasern (p), Polyamidfasern (pa), Polychloridfasern (pc), Polyesterfasern (pe), Polyolefinfasern (po) und Polyvinylalkoholfasern (pva). Anorganische Chemiefasern werden hier nicht beschrieben.

Tabelle 14.23 Übersicht über Textilfasern

Benennung der Faser (Herkunft oder Beschaffenheit)	Kurzzeichen DIN 60001 T 4, Aug. 1991
Celluloseacetat (ca)	CA
Alginat (a)	ALG
Alpaka (w)	WP
Angora (ft)	WA
Baumwolle (sa)	CO
Kupferacetatseide (c)	CUP
Elastan (e)	EL
Flachs (b)	LI
Fluoro (f)	PTFE
Guanako (ft)	WU
Hanf (b)	HA
Jute (b)	JU
Kamel (ft)	WK
Kanin (ft)	WN
Kapok (sa)	KP
Kaschmir (ft)	WS
Kokos (ha)	CC
Lama (ft)	WL
Manila (ha)	AB
Modacryl (p)	MAX
Modal (c)	CMD
Mohair (ft)	WM
Polyacryl (p): Orlon®, Dralon® Dolan®, Crylor®, Courtelle®, Leacril®, Redon®	PAN
Polyamid (pa)	PA
Polyester (pe): Trevira®, Diolen® Vestan®, Terylene®, Crimplene®, Schapira®, Terital®, Dacron®	PES
Polyethylen (po) Curlene, Styroflex	PE
Polypropylen (po)	PP

Tabelle 14.23 Fortsetzung

Benennung der Faser (Herkunft oder Beschaffenheit)	Kurzzeichen DIN 60001 T 4, Aug. 1991
Polyvinylalkohol (pva)	PVAL
Polyvinylchlorid (pc)	CLF
Polyvinylidenchlorid (pc)	CLF
Ramie (b)	RA
Rinderhaar (gt)	HR
Rosella (b)	JS
Roßhaar (gt)	HS
Schurwolle (w)	WV
Seide (s)	SE
Sisal (ha)	SI
Sunn (ha)	SN
Triacetat (ca): Arnel®, Trilan®, Tricel®, Courpleta®	CTA
Tussahseide (s)	ST
Urena (b)	JR
Vikunja (ft)	WG
Viskose (c)	CV
Wolle (Schaf) (w)	WO
Yak (ft)	WY
Ziegenhaar (gt)	HZ

Textilfasern mit hohen *Calciumgehalten* an ihrer Oberfläche, wie sie die Baumwolle besitzt, verhalten sich anders als synthetische Fasern mit niederen Calciumanteilen. Das *Verhältnis der Hydrophilie zur Hydrophobie* beeinflußt außerdem die Benetzbarkeit und Auswaschbarkeit.
So bleiben an hydrophilen Fasern wie veredelter Baumwolle, Polyamiden und Polyacrylnitrilen die Anionentenside wirkungslos, erst durch den Zusatz von Komplexbildnern wie Natriumtriphosphat erzeugen sie eine Waschwirkung. Sogar Natriumtriphosphat allein reinigt diese Fasern besser. Hingegen werden Polyester oder deren Mischgewebe mit Baumwolle durch reine Tenside sauber, weil diese Fasern hydrophober sind. Noch stärker hydrophob verhalten sich Polyolefinfasern.

2.45.2 Schmutzarten

Die Art des Schmutzes beeinflußt den Waschvorgang. Er kann wasser- oder fettlöslich sein sowie als Pigmentschmutz vorliegen. Er kann als Aerosolschmutz oder Kontaktschmutz die Textilien verunreinigen.

Pigmentschmutz. Von der Aufbringung wenig abhängig ist die Teilchengröße der Pigmente. Die Partikeln besitzen in etwa Größen zwischen 0,1 bis 150,0 Mikron. Makroteilchen befinden sich zwischen den Fasern des Gewebes und können teilweise als Klopfstaub entfernt werden. Mikroteilchen sind in Rissen und Spalten der Oberfläche adsorbiert, also durch Oberflächenkräfte gehalten. Außerdem können auch Nebenvalenzen an die Faser binden. Als Maß für die Oberflächenladung gilt das Zeta-Potential bzw. die elektrophoretische Beweglichkeit der Partikeln. In wäßriger Phase laden sich Fasern und Teilchen in der Regel negativ auf. Mit steigendem pH-Wert nehmen die Abstoßungskräfte zwischen beiden zu. Alkalien erhöhen demnach (OH^--Ionen!) die Waschwirkung. Die Tensid-Adsorption greift in das Wechselspiel der Oberflächenladung in Abhängigkeit der verschiedenen hydrophilen Gruppen ein. Anionentenside fördern die negative Aufladung und die gegenseitige Abstoßung. Sie steigern die Waschwirkung und die Dispergierfähigkeit, aber auch die Neigung des abgelösten Schmutzes zur Redeposition auf dem Gewebe. Folgerichtig mindern Kationentenside die negative Ladung und die resultierende Abstoßung. Erst der Einsatz hoher Konzentrationen ergibt eine Ladungsumverteilung und Waschwirkung, die jedoch beim Spülen durch Redeposition aufgehoben werden kann. Kationentenside eignen sich als Waschstoffe weniger.

Anionentenside und nichtionische Tenside können an allen hydrophoben Oberflächen adsorbiert werden, während Komplexbildner durch ihren Elektrolytcharakter Oberflächen mit Ladungsschwerpunkten zur Chemisorption bevorzugen. Da Anschmutzungen überwiegend aus Mischungen hydrophiler und hydrophober Bestandteile bestehen, ergänzen sich Komplexbildner und Tenside in ihrer Reinigungskraft.

Lipophile Anschmutzungen. Diese benetzen Textilien in Form mehr oder weniger geschlossener Deckschichten, die sich oberhalb von 40 °C in der Regel verflüssigen. Die Waschlauge benötigt eine kleinere oder mindestens gleiche Oberflächenspannung wie sie auf dem Textil herrscht. Nur unter dieser Voraussetzung kann sie spontan auf dem Festkörper spreiten und ihn völlig benetzen. Polyamid hat beispielsweise eine Oberflächenspannung bei 20 °C von γ_c 46 $mN \cdot m^{-1}$ und ist durch die üblichen Tenside leicht zu benetzen, leichter als Polyethylen mit γ_c ca. 31 $mN \cdot m^{-1}$ bei 20 °C. Wasser hat eine Oberflächenspannung bei 20 °C von γ_c ca. 72 $mN \cdot m^{-1}$. Die üblichen Tenside ermäßigen sie auf γ_c ca. 30 bis 35 $mN \cdot m^{-1}$ bei 20 °C. Infolge dessen kann der lipophile Schmutz emulgiert bzw. solubilisiert werden.
Lösemittel wie Benzin, Ethanol, Perchlorethylen haben generell eine niedrige Oberflächenspannung von ca. γ_c 20 bis 25 $mN \cdot m^{-1}$ bei 20 °C. Tenside können diese kaum noch erniedrigen. Sie werden in der Chemischen Reinigung (s. Fleckentfernung) überwiegend zur Bindung des erforderlichen Wassers beigefügt.
Elektrolyte beeinflussen ebenfalls die Entfernung der lipophilen Verschmutzungen. Im System Wasser/Öl ohne Tenside bleiben sie indifferent. Bereits der Zusatz von Ölsäure wirkt auf das Verhältnis der Phasen ein. Der Zusatz eines Komplexbildners verändert es gravierend. Er erhöht den Durchtritt der Fettsäure in die Ölphase, setzt mit anderen Worten die Grenzflächenspannung flüssig/flüssig herab. Infolge dessen können Grenzflächen die Tenside, insbesondere Anionentenside, besser adsorbieren. Elektrolyte mit Komplexbildnereigenschaften erhöhen deutlich den Wascheffekt.
Außer diesen grenzflächenaktiven Trennvorgängen können beim Waschen auch chemische Umsetzungen wie Redoxvorgänge durch Bleichmittel sowie enzymatisch oder anderweitig ausgelöste Abbaureaktionen erfolgen.
Der Zusammensetzung des Waschpulvers kommt daher entscheidende Bedeutung zu. Die Inhaltsstoffe lassen sich in Gruppen zusammenfassen:

- Tenside,
- Builder,
- Bleichmittel,
- Hilfsstoffe.

2.45.3 Waschmittelinhaltsstoffe

Tenside

Die Wirkungen der Tenside beruhen auf der Adsorption, der Wasch- und Netzwirkung.
Tenside bestehen bekanntlich aus größeren lipophilen und kleineren hydrophilen Molekülbausteinen (→ Bd. 1 und 2). Die Adsorption und Waschwirkung der Tenside nehmen mit wachsender Kohlenstoffzahl zu. Wenig verzweigte hydrophobe Strukturen zeigen meist gute Wasch-, aber geringere Netzwirkungen. Umgekehrt steht bei stärker verzweigten Alkylresten des hydrophoben Anteils die Netzwirkung im Vordergrund, während die Adsorption und Waschwirkung abnehmen. Für den Effekt der Reinigung im Haushalt entscheidet weniger die Netzwirkung als die Fähigkeit der *Umnetzung*, das ist das Zusammenschieben der lipophilen Schmutzfilme zu Tropfen durch den Spreitungsdruck der Tenside.
Die lose an der Faser hängenden Tropfen lassen sich leicht abschwemmen. Die Faser wird am Schluß nur noch von der Flotte benetzt.
Die Anionentenside nehmen am Markt mit Zweidritteln den größten Umsatz ein. Niotenside besonders Ethylenoxid-Addukte wachsen in der Bedeutung; Kationentenside eignen sich nur für die Wäschenachbehandlung. Amphotenside spielen eine geringere Rolle.

Tabelle 14.24 Die wichtigsten Tenside in Waschmitteln

Formel		Chemische Bezeichnung
Anionische Tenside		
$R-CH_2COONa$	$R = C_{10-16}$	Seife
$R-C_6H_4-SO_3Na$	$R = C_{11-13}$	Alkylbenzolsulfonat
$\begin{array}{c}R\\ \diagdown \\ R^1 \diagup \end{array} CH-SO_3Na$	$R+R^1 = C_{10-17}$	Alkansulfonat

Tabelle 14.24 Fortsetzung

Formel		Chemische Bezeichnung
$R-CH_2-CH=CH-(CH_2)_n-SO_3Na$ + $R^1-CH_2-CH-(CH_2)_n-CH_2-SO_3Na$ OH	$R = C_{10-14}$ $R^1 = C_{9-13}$ $n = 1$ od. 2 od. 3; $n_1 = 1$ od. 2	α-Olefinsulfonat + Hydroxyalkansulfonat
$R-CH-C{\overset{O}{\underset{OCH_3}{\lessgtr}}}$ $|$ SO_3Na	$R = C_{14-16}$	α-Sulfofettsäuremethylester
$R-CH_2-O-SO_3Na$	$R = C_{11-17}$	Alkylsulfat Fettalkoholsulfat
$\overset{R}{\underset{R^1}{>}}CH-O-(C_2H_4O)_2-SO_3Na$	$R = C_{11-13}$ a) $R^1 = H$ b) $R + R^1 = C_{10-14}$	Alkylethersulfat a) Fettalkoholethersulfat b) sek. Alkylethersulfat
Nichtionische Tenside (Niotenside)		
$\overset{R}{\underset{R^1}{>}}CH-O-(CH_2-CH_2-O)_nH$	$R = C_{8-18}$ a) $R^1 = H$ $n = 3-15$ b) $R + R^1 = C_{10-14}$ $n = 3-12$	a) prim. Alkoholethoxylat b) sek. Alkoholethoxylat
$R-C_6H_4-O-(CH_2-CH_2-O)_nH$	$R = C_{8-12}$ $n = 5-10$	Alkylphenolethoxylat
$R-\overset{O}{\overset{\|}{C}}-N{\overset{(CH_2-CH_2O)_nH}{\underset{(CH_2-CH_2O)_{n_1}H}{<}}}$	$R = C_{11-17}$ $n = 1$ od. 2 $n_1 = 0$ od. 1	Fettsäureethanolamid
$C_{12}H_{25}-\overset{CH_3}{\underset{CH_3}{\overset{\|}{\underset{\|}{N}}}}\to O$		Aminoxid
Kationische Tenside		
$\overset{R^1}{\underset{R^2}{\diagdown}}\overset{+}{N}\overset{R^3}{\underset{R^4}{\diagup}}\quad Cl^-$	$R^1, R^2 = C_{16-18}$ $R^3, R^4 = C_1$	Tetraalkylammoniumchlorid (QAV) z. B. Distearyldimethylammoniumchlorid (DSDMAC)
Amphotere Tenside		
$\overset{R^1}{\underset{R^2}{\diagdown}}\overset{+}{N}\overset{R^3}{\underset{CH_2-COO^-}{\diagup}}$	$R^1 = C_{12-18}$ $R^2, R^3 = C_1$	Betain

Außer den genannten Primärforderungen an Tenside erwartet der Anwender eine gute Lagerstabilität und technische Handbarkeit, beste humantoxikologische und ökologische Verträglichkeit, geringe Härteempfindlichkeit, leichte Löslichkeit sowie eine maschinen- ggf. handwaschgeeignete Schaumcharakteristik und schließlich noch ein preiswertes Produkt. Diese Bedingungen erfüllen die Hersteller durch eine geeignete Auswahl der Tenside und der weiteren Komponenten in angepaßten Rezepturen.

Vergleich von Vor- und Nachteilen der wichtigsten Tenside
Seifen: gut abbaubar; härteempfindlich, deswegen Inaktivierung der Waschwirkung, Vergrauung, Minderung der Luftdurchlässigkeit und des Saugvermögens der Wäsche; längerkettig schaumbremsend.

Lineare Alkylbenzolsulfonate (LAS): leicht abbaubar, Härteempfindlichkeit erfordert spezielle Builder, Fischtoxizität steuerbar. Sie ersetzen mehr oder weniger die Alkylbenzolsulfonate (ABS), die weniger gut biologisch abbaubar sind.

Alkansulfonate (SAS): hydrolyseunempfindlich, da C-S-Bindung in der Kette, deshalb für flüssige Produkte geeignet, weitere Eigenschaften wie LAS.

α-Sulfofettsäureester, sekundäre Fettsäuresulfonate (SES): gute Waschwirkung, hydrolysebeständig, da Sulfonatgruppe nachbarständig zur Estergruppe, gering härteempfindlich, Kalkseife dispergierend.

Alkylsulfate, Fettalkoholsulfate (FAS): Wasch- und Waschhilfsmittel, gute Schaumbildner, in Handwaschmitteln (Fewa®), Maschinenanwendung erfordert Schaumbremser.

Alkylethersulfate, Fettalkoholethersulfate (FES): gut hautverträglich, leicht löslich und kältestabil, deswegen für Flüssigprodukte geeignet; sehr schaumintensiv, da Komplexierung von Erdalkali-Ionen, deswegen als Hand- und Wollwaschmittel. Ein Komplexbildner mit Waschwirkung; geringe Konzentrationen erforderlich, weil die kritische Mizellkonzentration (KMK) niedrig.

Niotenside: Adsorption ohne Elektrolyteinfluß nur durch hydrophobe Wechselwirkungen. Schwächung des negativen Zeta-Potentials durch mehrwertige Kationen, folgende Verminderung der Schmutzablösung. Durch Wahl verschiedener EO-Gruppen Möglichkeit einer variierenden Hydrophilie/Hydrophobieeinstellung; Löslichkeitsanomalie, da einzelne Vertreter charakteristische Trübungspunkte zeigen, deshalb Waschwirkung temperaturabhängig, denn günstige Effekte bei Anwendung etwas oberhalb des Trübungspunktes. Niedrige KMK, deshalb trotz geringer Konzentrationen sehr gute Waschwirkungen; Vergrauungsinhibierung bei Synthesefasern. Bei Alkylphenolethoxylaten und primären sowie sekundären Alkoholethoxylaten umstrittene biologische Abbaubarkeit. Anwendung von Fettsäurealkylolamiden und Aminoxiden als Schaumbooster in Feinwasch- und Spezialwaschmitteln.

Kationentenside: gutes Sorptionsvermögen an Textilfasern besonders der Langkettigen; durch positive Ladung Minderung des negativen Zeta-Potentials der Festkörper, infolge dessen geringe Schmutzablösung. Bei höheren Konzentrationen Umladung der Oberflächen und Möglichkeit der gegenseitigen Abstoßung, jedoch bei Spülvorgängen Repositionierung leicht. Anwendung nur noch zur Avivage, als Antistatica und als Mikrobizide.

Builder

Gerüst- und Aufbaustoffe komplettieren die Waschwirkung der Tenside durch
1. Eliminierung der Erdalkali- und Schwermetall-Ionen aus Wasser, Schmutz und Textilien.
2. Verstärken der Wascheffekte gegen Fette und Pigmente, verbesserte Dispergierung des Schmutzes, Unterstützung der Tensidwirkung bei bestimmten Textilfasern, Beeinflussung des Schaumverhaltens, Erhöhung des Schmutztragevermögens, Vermeidung von Korrosionen.

Tabelle 14.25 Calciumbindevermögen einiger Komplexbildner (K) und Ionenaustauscher (I)

Chem. Bezeichnung	Ca-Bindevermögen in mg CaO/g		Primärwaschvermögen	Inkrustationen auf Textil und Maschine	Biol. Abbau	Hygroskopizität
	20°C	90°C				
Na-Triphosphat (K)	158	113	sehr gut	wenig	geringe Eutrophierung	kaum
Nitrilessigsäure (NTA) (K)	285	202	sehr gut	sehr wenig	keine Belastg.	ja
EDTA (K)	219	154	gut	sehr wenig	keine Belastg.	noch
Citronensäure (K)	195	30	mäßig	wenig	keine Belastg.	kaum
Polyacrylsäure (I)	305	259	gut	wenig	keine Belastg.	hoch
Poly-α-hydroxy-acrylsäure (I)	228	182	gut	wenig	keine Belastg.	ja
Na-Aluminiumsilikate (I)	hoch	hoch	gut	wenig	irrelevant	kaum

3. Verbesserung der technischen Eigenschaften.
4. Verleihen humantoxikologischer und ökologischer Unbedenklichkeit.

ad 1: Pottasche und Soda erhöhen den pH-Wert, laden Schmutz und Fasern stärker negativ auf und vergrößern dadurch die gegenseitige elektrostatische Abstoßung. Gleichzeitig fällen sie Härtebildner unlöslich aus, hingegen neuzeitliche Builder diese durch Komplexbildung oder Ionenaustausch entziehen.

Natriumaluminiumsilikate, Sodium-Aluminium-Silikat, Sasil® bildet Kristallgitter aus SiO_4- und AlO_4-Tetraedern, die über Sauerstoffbrücken verknüpft sind. Die Hohlräume des Gitters wirken wie Molekularsiebe. Die Modifikation Zeolith 4A mit einer Porenöffnung von 4,3 Å wird 20 bis 25% in Kombinationen mit 5 bis 15% Natriumcarbonat und 2 bis 5% Polycarboxylat (meist Natriumsalze von Homo- und Copolymeren auf Basis von Acrylsäure) eingesetzt. Zeolith 4A kann auch mit NTA und/oder Citronensäure in sog. Buildersystemen vorliegen.

Bleichmittel

Bleichaktive Verbindungen. Physikalisch definiert erhöht die Bleiche die Remission des sichtbaren Lichtes durch Verminderung der Adsorption (s. Fleckentfärbung). Für oxidierende Prozesse stehen Peroxide und Hypochlorite zur Verfügung. Die Bleichwirkung von Natriumperborat-tetrahydrat bzw. Dinatriumdiperoxo-tetrahydroxo-diborathexahydrat steigt mit dem pH-Wert und der Temperatur, deswegen eignet es sich für die Anwendung in Kochwaschmitteln. Allerdings nur für pulverförmige, da es sich in wäßriger Lösung instabil verhält. Die 60°C-Wäsche und die Feinwäsche bei niedrigeren Temperaturen erfordern zusätzlich Aktivatoren. Natriumpercarbonat bzw. Natriumcarbonat-Peroxohydrat zeigt eine geringere Lagerbeständigkeit und wird deswegen weniger benutzt.
Natriumhypochlorit kann nur in Flüssigkeiten eingesetzt werden, Überdosierungen führen zu Wäscheschäden. Als Vorteil gilt die Temperaturunabhängigkeit.

Bleichaktivatoren. Bei niederen Waschtemperaturen setzen Säuren aus Perborat bereits aktive Persäuren frei. Acylierungsmittel kommen in Frage. Sie bilden im Vergleich zu Peroxiden im Bereich niederer Temperaturen höhere Oxidationspotentiale, wie z. B. das Tetraacety-ethylendiamin (TAED). Spuren von Schwermetall-Ionen katalysieren den Zerfall des Perborats mit der Entwicklung von bleichtechnisch unwirksamen molekularem Sauerstoff.
Bleichstabilisatoren wie Magnesiumsilikate oder Phosphonate verhindern diese Umsetzung.

Waschhilfsstoffe

Enzyme. In geringen Mengen enthalten Waschmittel Substanzen mit spezifischen Wirkungen. So besitzen etwa 80 bis 85% der Handelsprodukte Enzymanteile. Ihr Einsatz verlangt Stabilität gegenüber den anderen Komponenten wie Tensiden, Bleichmitteln, Komplexbildnern. Sie sollen gegen Autolyse beständig sein und bei pH-Werten zwischen 9 und 11 bis zu einer Temperatur von 95°C wirken. Im wesentlichen beruht ihre Effektivität auf der enzymatischen Hydrolyse von Peptid-, Ester- und Etherbindungen, wie sie Proteasen, Amylasen, Lipasen u. a. zeigen.

Vergrauungsinhibitoren. Abgelöster Schmutz liegt in der Waschflotte feinst dispergiert vor. Falls das Schmutztragevermögen nicht ausreicht, zieht er mit irreversibler Haftung auf die Faser auf. Diese Vergrauung verhindern Inhibitoren, die Schmutz und Faser gleichzeitig besetzen. Für Textilien aus Baumwolle eignen sich Carboxymethylcellulose (CMC) und das Na-Salz der Carboxymethylstärke (CMS). Kunstfasern lassen sich durch Mischungen aus Tensiden sowie nichtionischen und anionischen Polymeren z. B. Methylcellulose/Carboxymethylcellulose schützen.

Tabelle 14.26 Übersicht der wichtigsten Waschmittel-Aufheller

Grundstruktur	Chem. Name	Kurzzeichen der Faser (s. Tab. 14.23)
Stilbene	4,4'-Bis(triazinylamino)stilben-2,2'-disulfonsäuren	CO, LI, WG, PA, WO, CMD
	4,4'-Bis(v-trizol-2-yl)stilben-2,2'-disulfonsäuren	CO, LI, WG, PA, CMD
	Stilbenyl-naphtho-triazole	CO, LI, CV, CMD, PA, WO, SE
	4,4'-Distyryl-biphenyle	CO, LI, CV, CMD, PA
Diphenylpyrazoline	Pyrazoline	CA, CTA, WO, SE, PAN, PA
Cumarine/Chinolone (Carbostyryle)	Cumarine	CA, CTA, PA, PE, WO, SE
	Chinolone	CA, CTA, PA, WO, SE
Benzoxazol oder Benzimidazole mit konjugierten Systemen	Bis-(benzoxazol-2-yl)-Derivate	CA, CTA, PA, PE, CLF, PP
	Bis-(benzimidazol-2-yl)-Derivate	CA, CTA, PA, CLF, PP
	2-Styryl-benzoxazole und -naphthoxazole	CA, CTA, PA, PE

Optische Aufheller. Weißtöner täuschen eine Bleiche vor. Sie wandeln unsichtbares UV-Licht in sichtbares, langwelligeres, blaues Licht um. Da aus weißem Licht beim Auftreffen auf gewaschene Textilien ein Anteil der blauen Strahlung absorbiert wird, erscheint der Stoff gelbnuanciert. Der optische Aufheller addiert das fehlende Blau zum helleren, intensiven Weiß.
Davon muß die Bläuung der Wäsche differenziert werden. Zugefügtes Wäscheblau absorbiert substraktiv die gelbe Strahlung, es entsteht zwar ein Weiß, das aber in der Helligkeit gemindert ist.
Die verschiedenen Weißtoner zeichnen sich durch unterschiedliche Affinitäten zu den verschiedenen Faserarten aus. Dem Typ nach gibt es vier Gruppen: Baumwoll-Aufheller, chlorresistente Aufheller, Polyamid-Aufheller, Polyester-Aufheller.

Schaumregulatoren. Schaumstabilisatoren (Schaumbooster) stabilisieren den aus psychologischen Gründen und Tradition erwünschten Schaum in Handwaschmitteln. Sie gehören im wesentlichen zu den Gruppen der Fettsäureamide, der Fettsäurealkanolamide, der Betaine und Aminoxide. Für Trommelwaschmaschinen soll die Schaumentwicklung gebremst werden. Schaumregulatoren verdrängen partiell Tenside von den Grenzflächen und erzeugen Fehlstellen im Tensidfilm. Sie benötigen dafür eine gewisse Wasserunlöslichkeit sowie eine hohen Oberflächenspreitungsdruck und funktionieren nur in Abhängigkeit von spezifischen Waschstoffkombinationen:

- Seifen mit längeren Ketten (C_{12-22}), mit ABS/Alkanolethoxylaten bilden unlösliche, schaumhindernde Calciumseifen; genügend Calcium-Ionen müssen im Wasser vorliegen. Nitrilessigsäure (NTA) komplexiert Ca-Ionen sehr stabil und mindert die Seifeneffektivität.
- Trialkylamine, Silicone und Paraffine sind universeller anwendbar.

Korrosionsinhibitoren. Trommeln und Bottiche aus Aluminium lassen sich durch Wasserglas schützen. Es bildet einen feinen kolloiden Schutzfilm als Inertschicht auf dem Metall.
Rostschutzeigenschaften besitzen auch Fettsäurealkylolamide und Fettaminsalze; beide liegen seltener in Waschmitteln vor.

Duftstoffe. Riechstoffe überdecken den unangenehmen Geruch der Waschflotte und verleihen den gewaschenen Textilien einen angenehmen Duft. Sie kommen als komplexe Mischungen in Konzentrationen von 0,3 bis 1 % in den Produkten vor.

Farbstoffe. Farbzusätze sollen haut- und textilverträglich sein. Zur Kennzeichnung sind Flüssigwaschmittel überwiegend blau, rosa und grün gefärbt.

Technische Hilfsstoffe. Stellmittel und Rieselhilfen erhöhen die Lagerfähigkeit, die Staubbindung und die Fließfähigkeit, wie sie zur Entnahme und Dosierung der Pulver notwendig ist. Anticakingents verhindern das Verklumpen durch Luftfeuchtigkeit, wie z. B. Toluol- und Xylolsulfonate. In Flüssigprodukten dienen oft die gleichen Stoffe der Vermeidung von Phasentrennungen, von Ausfällungen und der Einstellung einer sinnvollen Viskosität.

2.45.4 Haushaltswaschmittel

Anwendungstechnisch unterscheiden sich

- Universalwaschmittel,
- Spezialwaschmittel,
- Waschhilfsstoffe,
- Nachbehandlungsmittel.

Der Handel bietet sie pulverförmig und flüssig an.

Universalwaschmittel

Universalwaschmittel, früher als Vollwaschmittel bezeichnet, eigenen sich nach Firmenangaben für alle Temperaturbereiche, für Kochwäsche bis 95 °C ebenso wie für die Wäsche von 30 bis 60 °C. Chemiefasern erfordern u. a. zur Vermeidung von Permanentknittern eine Reduktion der Temperatur, die gleichzeitig bei farbigen Textilien die Farbstoffe schont. Die neueren Kompaktwaschmittel in Deutschland ermöglichen eine Konzentrationserniedrigung der Waschmittel auf ca. 5,5 g/l Flotte. Das ist im Vergleich zu alten Formulierungen eine Halbierung. Als Beispiel für die Möglichkeit Masse zu vermindern, dient das Natriumperborat-Tetrahydrat mit einem theoretischen Gehalt an aktivem Sauerstoff von 10 bis 40 %. Durch Wasserentzug kann Natriumperborat-Monohydrat gewonnen werden mit einem theoretischen Gehalt an aktivem Sauerstoff von 16,3 %, wie er bevorzugt in Kompaktwaschmitteln vorliegt.
Die modernen Mischgewebe führen zu einem Rückgang der Kochwäsche und erfreulicherweise zu einer Verminderung des Energieverbrauches, gleichzeitig steigt der Wasserbedarf scheinbar an. In einer Trommelmaschine beträgt das Verhältnis von Wasser zu Gewebe bei Baumwolle zu Wasser 1:3, für pflegeleichte Wäsche zu Wasser 1:15 bis 1:20. Zu berücksichtigen ist jedoch die geringere Masse der Chemiefasertextilien. Auch benötigen neuere Maschinen mit bis zu 100 l Wasser pro Waschgang weniger Wasser als ältere Modelle.

Waschpulver auf Seifenbasis

	BuO (A)	BuO (B)	BuO (C)
Kernseife	600,0		
Gepulverte Seife		200,0	
Natriumcarbonat-Dekahydrat	80,0		
Natriumcarbonat-Monohydrat	160,0	700,0	
Ammoniumcarbonat			340,0
Natriumhydroxid-Lösung 25 %			180,0
Palmkernöl			100,0
Ölsäure			80,0
Natronwasserglas-Lösung			200,0
Natriumperborat-Tetrahydrat		100,0	100,0
Wasser	160,0		

(A): Die fein zerkleinerte Seife in der wäßrigen Lösung des Natrium-Dekahydrats schmelzen, das Natriumcarbonat-Monohydrat einrühren, die Masse auf Bleche ausbreiten, umschaufeln, bis sie sich in Körner zerreiben und sieben läßt.
(B): Bestandteile mischen.
(C): Die Natriumhydroxid-Lösung 25 % aufkochen, das Pflanzenöl und die Ölsäure hinzugeben, bis zur Verseifung rühren, mit Wasserglas mischen. Ammoniumcarbonat einarbeiten, die Masse wie unter (A) weiterbehandeln. Dem erkalteten, trockenen Pulver das Natriumperborat-Tetrahydrat zumischen. Diese Vorschrift wird aus der Augsburger-Seifen-Zeitung zitiert unter dem Namen „Natriumperborat-Waschpulver, Persil-ähnlich".

Universalwaschmittel

	Ull [%]	Sta [%]	Henk [%]
Antionentenside			
FAS oder LAS	5–10	5–10	8
Niotenside			
Fettalkoholpolyglycolether	1–5	1–5	
– Dehydol LT 7®			4
Schauminhibitoren			
Seifen, Silikonöle	1–5	1–5	
Stearinsäure			1,5
Builder			
Komplexbildner			
– Natriumtripolyphosphat	10–40		
Ionenaustauscher			
– Zeolith 4A	0–30	15–30	24
Natriumcarbonat, wasserfrei			10
Polycarboxylate			
– Akrylsäure und Maleinsäure		0–6	
– – Sokalan CP 5®			2,5
Bleichmittel			
Natriumperborat-Tetrahydrat	15–35	14–35	15
Bleichaktivatoren			
Tetraacetylethylendiamin	0–4	2–4	2
Stabilisatoren			
EDTA, Mg-Silikat	0,2–2	0,2–2	
Vergrauungsinhibitoren			
CMC u. a. Celluloseether	0,5–2	0,5–2	
– Relatin DM 4050®			0,5
Enzyme			
Proteasen	0,3–1	0,3–1	
– Optimase L 330®			0,5
Stellmittel			
Natriumsulfat	2–20	0–20	20
Optische Aufheller			
Stilbendisulfonsäure, Bis-(styryl)biphenyl-Derivate		0,1–0,3	
– Blankophor®			0,2
Korrosionsinhibitoren			
Natriumsilikate, Wasserglas	2–7	2–7	
– Portil N®			3
Duftstoffe	0,05–0,3	+	0,1
Farbstoffe	0–0,001	–	–

Ull: Der angegebene Phosphat-Komplexbildner darf seit 1990 für den Vertrieb in Deutschland nicht mehr in Präparaten enthalten sein. Die deutschen Produzenten verpflichteten sich freiwillig zu diesem Verzicht.

Flüssige Waschmittel

Durch flüssige Waschmittel sollen Transport-, Verpackungsmittel und zusätzlich Chemie gespart werden. Das geschieht durch Reduktion von Waschmittelhilfsstoffen.
Geräte für das Komponenten-Waschverfahren enthalten automatische Dosier-Systeme (ADS), die die flüssigen Komponenten vor und während des Waschprozesses in angepaßten Mengen einzeln dosieren.
Der Tensidgehalt der Flüssigwaschmittel liegt mit 40 % relativ hoch. Sie enthalten jedoch keine Builder und keine Bleichmittel. Als Tenside eignen sich ABS, Fettalkohol-PEG-Ether und Seifen, die ggf. aus langkettigen Fettsäuren mit Erdalkali-Ionen entstehen und zusätzlich als Schaumregulatoren und Enthärter fungieren. Triethanolamin dient der Avivage, puffert, ist Antistatikum und gleichzeitig Hydrotropikum.

Flüssige Universalwaschmittel

	Ull [%]	Henk [%]
Anionentenside		
ABS, Seifen	20–30	–
Niotenside		
Alkyl-PEG-Ether	10–15	
– Dehydol HD-FC 4®		30,0
Kationentenside		
Triethanolamin	–	5,0
Natriumhydroxid	1,2	1,2
Schauminhibitoren		
Seifen	3–6	
Palmkernölfettsäure		
– Edenor HPK 12-18®		10,0
Enzyme		
Proteasen	0,4–0,6	
Optimase L 330®		0,4–0,6
Optische Aufheller		
Stilbendisulfonsäure, Bis-(styryl)biphenyl-Deriv.	0,15–0,25	
– Blankophor MBBH®		0,06
Trübungsmittel		
Lytron®		0,5
Konfektionierhilfen		
Alkohole, PEG-Ether	10–15	
– Ethanol 96 % *(V/V)*		10,0
– Propylenglycol 1,2		5,0
pH-Wert-Korrektur		
Citronensäure	–	+
Duftstoffe, Farbstoffe	+	–
Wasser	n. B.	37,4

Henk: Natriumhydroxid in Wasser auf 60 bis 70 °C erwärmen, Edenor aufschmelzen und in die Lösung einrühren, Triethanolamin zugeben, dann Dehydol. Ethanol 96 %, Propylenglycol, Blankophor und Lytron in das erkaltete Gemisch einrarbeiten, zum Schluß die Optimase (20 bis 25 °C) hinzufügen und mit Citronensäure-Lösung 1 % auf einen pH-Wert von 8 bis 9 einstellen.

Dosierung von Waschmitteln
Für den Verbraucher signiert die Industrie die notwendigen Waschmittelmengen nach dem Schweregrad der Verschmutzung und der Wasserhärte. Die Dosierung von Pulvern wird in Meßbechern vorgenommen und bezieht sich auf kg Wäsche. Sparsam im Hinblick auf die eigene Ökonomie im speziellen und die Ökologie im allgemeinen wirkt sich die Beachtung dieser Regeln aus. Flüssige Präparationen können in ältere Waschmaschinenmodelle in Waschkugeln eingegeben werden.

Härtebereich 1
bis 1,3 mmol Ca^{2+} Gesamthärte je Liter
Härtebereich 2
1,3 bis 2,5 mmol Ca^{2+} Gesamthärte je Liter
Härtebereich 3
2,5 bis 3,8 mmol Ca^{2+} Gesamthärte je Liter
Härtebereich 4
über 3,8 mmol Ca^{2+} Gesamthärte je Liter

Spezialwaschmittel
Für Buntwäsche, die sich zum Kochen nicht eignet, entstanden Formulierungen mit Wirkoptima zwischen Temperatur und Farbbeständigkeit bei ca. 60 °C. Natriumperborat entwickelt bei niedriger Temperatur keine Bleichwirkung, 60 °C-Waschmittel sowohl wie Niedrigtemperatur-Bleichmittel bedürfen deshalb einen Zusatz von Aktivatoren. Üblich sind Acetylverbindungen wie das Tetraacetyl-Ethylendiamin (TAED). Feinwaschmittel für empfindliche Faserstoffe gestatten eine Reinigung nur bei 30 bis 40 °C und einem 10 nicht überschreitenden pH-Wert. Für die Handwäsche sollen sie gut hautverträglich sein. Wollwaschmittel enthalten ggf. zusätzlich Lanolin als natürlichen Rückfetter, um das Wollwachs der Schafwolle zu substituieren. Gardinenwaschmittel benötigen in jedem Fall optische Aufheller, der in Wollwaschmitteln fehlt.

60 °C-Waschmittel

	Ull [%]	Sta [%]
Anionentenside		
ABS	0–8	0–8
Niotenside		
Fettalkohol-PEG-Ether	3–11	3–11
Schauminhibitoren		
Seifen, Silicone	0,1–3	0,1–3
Komplexbildner		
(Natriumtriphosphat)	20–40*	20–40*
Ionenaustauscher		
Zeolith 4A	0–30	0–30
und/oder Polycarboxylate		0–30
Bleichmittel		
Natriumperborat-Tetrahydrat	0–15	0–15
Aktivatoren		
TAED	0,1–0,5	0,1–0,5
Vergrauungsinhibitoren		
CMC, Celluloseether	0,2–2	0,2–2
Enzyme		
Proteasen	0,2–1	0,2–1
Optische Aufheller		
Stilbendisulfonsäure,	0,15–0,25	0,1–0,3
Bis-(styryl)biphenyl-Deriv.		
Korrosionsinhibitoren		
Na-Silikate	2–6	2–6
Stellmittel		
Natriumsulfat	5–20	5–20
Duftstoffe	+	+

* Natriumphosphat wird nicht mehr in der BRD eingesetzt

Spezialwaschmittel

	Sta Fein- und Buntwaschmittel [%]	Sta Wollwaschmittel [%]	Sta Gardinenwaschmittel [%]	Sta Handwaschmittel [%]
Anionentenside				
ABS, FES	5–15	0–15	0–10	12–25
Niotenside				
Fettalkohol-PEG-Ether	1–5	2–25	2–7	1–4
Seife	1–5	0–5	1–4	0–5
Kationentenside				
Dialkyldimethylammoniumchlorid	–	0–5	–	–
Zeolith 4A	–	–	–	0–35
Polycarboxylate	–	–	–	0–6
Natriumperborat	–	–	0–12	–
Natriumsilikat	2–7	2–7	3–7	3–9
Vergrauungsinhibitoren	0,5–1,5	0,5–1,5	0,5–1,5	0,5–1,5
Enzyme	0–0,4	–	–	0,2–0,5
Optische Aufheller	0–0,2	–	0,1–0,2	0–0,1
Duftstoffe und Stellmittel	+	+	+	+

2.45.5 Vorbehandlungsmittel

Hartnäckige Verunreinigungen verlangen ggf. eine Vorbehandlung. Sie lockern den Schmutz und quellen die Fasern, da sie meist auf einen pH-Wert zwischen 12 bis 12,5 eingestellt sind. In der Regel werden sie bei niedrigen Temperaturen benutzt und benötigen deshalb einen hohen Tensidgehalt.

Einweichmittel

	Sta [%]	Ull [%]
Anionentenside		
ABS	2–7	2–7
Niotenside		
Fettalkohol-PEG-Ether	0–2	0–2
Seife	0–2	0–2
Akalien		
Natriumcarbonat-Monohydrat	50–80	50–80
Natriumsilikat	5–10	5–10
Vergrauungsinhibitoren		
CMC	0–2	0–2
Stellmittel		
Natriumsulfat-Dekahydrat	+	+

Waschpasten

Waschpasten sollen örtlich begrenzte meist schmierige Verschmutzungen, wie festanhaftenden Schmutz an Kragenrändern oder Manschetten vorbehandeln. Die Einwirkung erfordert eine gewisse Zeit, im Gegensatz zu Sprayformulierungen, die schneller Fette anlösen aufgrund ihrer Lösemittelanteile. Im Gegensatz zur Detachur mit reinen Lösemitteln wird eine Kranzbildung vermieden (s. Fleckentfernung).

Waschpasten

	Ull [%]	Sta [%]	Henk [%]
Anionentenside			
ABS, FAS, FES	15–30	15–30	
FAS: Sulfopon K 35®			34
FAS + FES:			
Texapon N40/N25®			15
Niotenside			
Alkyl-PEG-Ether,	3–10	3–10	
Fettsäureethanolamide,			
Fettsäureester			
Fettsäureethanolamid:			
Comperland KD®			3
Konservierungsmittel	0–1	0–1	
Vergrauungsinhibitor			
CMC			7
Elektrolyt			
NaCl			6
Wasser	zu 100	zu 100	35

Henk: CMC in Wasser quellen lassen, die übrigen Bestandteile hinzufügen.

2.45.6 Nachbehandlungsmittel

Maschinelle Waschprozesse beanspruchen die Fasern. Beim Trocknen in ruhender Luft werden die nassen Wäschestücke starr und hart. Sie verlieren ihre Anpassungsfähigkeit, mit anderen Worten ihren Sitz, sollen jedoch eine gewisse Formbeständigkeit behalten, also als Bekleidung für einige Zeit tragefähig und ansehnlich bleiben. Um diese Forderungen zu erfüllen, werden Avivagemittel und Wäschestärken sowie Formspüler angeboten.

Avivagemittel

Weichspüler verleihen den Textilien einen weichen Griff, indem sie Faser- und Schlingenflor aufrichten. Sie basieren meist auf Kationentensiden. Damit sie sich mit den Anionentensiden der Waschmittel nicht inaktivieren, werden sie erst ins letzte Spülbad eingebracht. Sie wirken gleichzeitig antistatisch, ein Effekt, der das Kleben, Knittern und das Anziehen von Schmutzpigmenten der Synthesefasern vermindert.

Weichspülmittel

	Ull, Sta [%]	Henk (A) [%]	Henk (B) [%]
Kationentenside			
Dialkyldimethylammonium-			
chlorid, Alkylimidazolinium-			
methylsulfat	1–9		
Dehyquart DAM®		13	
Dehyquart AU®			46
Niotenside			
Fettalkohol-PEG-Ether			
Dehydol 100®		1	
Optische Aufheller			
Stilbendisulfonsäure-Derivate	0–0,2		
Konservierungsmittel			
Benzoesäure	0,1–0,5		
(Mikrobizide: Alkylbenzyl-			
dimethylammoniumchlorid)	0,1–0,5		
Polyglycol 400		1	
Natriumacetat		1	
Farb-, Duftstoffe	< 0,5		
Wasser	zu 100,0	84	54

Henk (A): Dehyquart, Dehydol und Polyglycol bei 40 bis 50 °C verrühren, das Natriumacetat im Wasser lösen und portionsweise warm zu der Schmelze geben, bis zum Erkalten rühren.

Wäschestärken

Von Berufskleidung, Tischdecken und bestimmten anderen textilen Gegenständen verlangt der Verbraucher anstelle des flauschigen Griffes eine gewisse Steife, die Schmutz abstößt und Form hält. Naturstärken verleihen eine brettige, dagegen synthetische Polymere eine elastische, besser angepaßte Steife, deren Hauptbestandteil Polyvinylacetat (PVA) teilweise zu Polyvinylalkohol verseift wurde. Sie eignen sich nicht für Natur- und Kunstseiden.

Steifedispersionen aus synthetischen Polymeren heißen auch Permanentsteifen, da sie im Gegensatz zu Naturstärken mehrere Waschgänge aushalten.

Stärkeglanz-Rezeptur

	3. Hag	BuO
Weizenstärke	40,0	1000,0
Gelatine	4,0	
Borsäure	3,0	
Natriumtetraborat	1,0	
Cetylstearylalkohol	1,0	
Arabisches Gummi	1,0	
Glycerol 85%	2,5	
Gebleichtes Wachs		10,0
Stearinsäure		10,0
Ammoniak-Lösung 25%		2,5
Wasser	n. B.	n. B.

3. Hag: Aus 40,0 Stärke durch Anreiben mit 100,0 Wasser Stärkekleister herstellen, diesen übergießen mit einer heißen Lösung aus 4,0 Gelatine und 180,0 Wasser, in der 3,0 Borsäure gelöst ist (Borsäure und ihre Salze verhindern Klumpenbildung!). Das Ganze bis zur Verkleisterung umrühren und mit den übrigen Bestandteilen versetzen, die in einer Mischung des Glycerols 85% mit 24,5 Wasser gelöst wurden.
BuO: Wachs und Stearinsäure schmelzen und mit Ammoniak-Lösung 25% vermischen, die dabei verdickte Masse durch Erwärmen verflüssigen, mit 200,0 kochendem Wasser verdünnen, mit 1.000,0 Stärke versetzen und in Formen gießen.

Flüssigsteifen

	Ull [%]
Alkyl/Alkylarylpolyglycolether	0,1–2
Polyvinylacetat (teilverseift)	15–40
Stärke	0–5
Polyethylenglycol (Polywachs)	0,5–1,5
Optische Aufheller	0,01–0,3
Duftstoffe	0,1–0,4
Wasser	zu 100,0

(→ Bd. 1.709, Plättflüssigkeit).

Formspüler

Ohne Schichtbildung vermögen Formspüler die Wäsche zu festigen. Sie können dem letzten Spülgang beigegeben werden und erleichtern die folgenden Waschbehandlungen, da sie nicht zur Depositionierung von Pigmenten und Farbstoffen aus der Waschflotte führen. In diesen flüssigen Produkten liegt das Vinylacetat in Copolymeren mit ungesättigten organischen Säuren vor. Die enthaltenen Polywachse geben Glanz und Bügelglätte.

Formspüler

	Ull, Sta [%]
Aklylsulfate, Fettalkohol-PEG-Ether	0–2
Schauminhibitor	0,1–2
Copolymerisat	20–45
PEG (Polywachs)	0,5–2,5
Optische Aufheller	0,01–0,3
Duftstoffe	0,1–0,4
Konservierungsstoffe	<0,3
Wasser	zu 100,0

Wäscheimprägnierung

Im allgemeinen versteht der Verbraucher unter einer imprägnierten Textilware ein wasser- oder wasserdampfdichtes Kleidungsstück. Die Herstellung kann durch Beschichten mit Kautschuk oder Kunststoffen erfolgen unter Zusatz von Weichmachern und Substanzen, die eine gewisse Alterungsbeständigkeit verleihen. Die Imprägniermittel basieren oft auch Wachsen, Paraffinen, insbesondere polyfluorierten Kohlenwasserstoffen, Siliconen und Kunstharzen. Die Übergänge zu Stoffen mit wasserabstoßenden Eigenschaften sind fließend, bei diesen bleibt die Durchlässigkeit für Gase und Dämpfe also auch für Luft erhalten. Hochviskose Massen gelöst in organischen Lösemitteln oder dispergiert in Wasser werden auf den Geweben verstrichen. Als Kunstharze eignen sich Polyacrylsäure- oder Polymethacrylsäureester, Polyvinylchlorid (PVC), Copolymere aus Vinylchlorid und Vinylacetat (PVCA), Polyisobutylene (PIB), Polyurethane (PUR). Wetterkleidung kann auch Membranen aus Polytetrafluorethylene (PTFE) enthalten. Sie besitzen Poren, die für Wassertropfen zu klein, für molekularen Wasserdampf jedoch durchlässig sind (Gore-Tex®, Sympa-Tex®).

Wäscheimprägnierung (Everclean)
3. Hag: Acetollack herstellen aus 10,0 Celluloseacetat und 90,0 Tetrachlorethen oder 5% Natriumtetraborat-Schellack-Lösung, die dispergiertes Zinkoxid und Stärke enthält. 3. Hag; BuO: 4% Kollodium in Amylacetat lösen, darin Zinkoxid dispergieren und diese Suspension auf das Wäschestück streichen. Eine zweite Schicht aus Amylacetat-Kollodium ohne Zinkoxid auftragen, die ein wenig Rizinusöl als Weichmacher enthält.

Literatur

3. Hag; Rö; Jak; Kü; Ull; BuO; Kreck; Vel; Henk; Sta

2.46 Wäschezeichentinten

(s. Tinten)

2.47 WC-Reiniger und Desodorantien

Sanitärreiniger sollen Kalkablagerungen und Urinreste lösen. Das verlangt in der Regel den Einsatz von Säuren wie Citronen-, Essig-, Ameisen-, Amidosulfonsäure oder von Salzen mit saurer Reaktion z. B. Natriumhydrogensulfat sowie von Salzen mit hohem Komplexierungsvermögen wie Trinatriumcitrat (TNZ). Die pulverförmigen Produkte enthalten Natriumcarbonat oder -hydrogencarbonat und setzen in Wasser CO_2 frei, das mechanisch für eine gute Verteilung sorgt und den Schmutz von der Wand abhebt. Als Reinigungsverstärker und Verhinderer einer schnellen Wiederverschmutzung enthalten sie Tenside. 00 von Yankee Polish besteht aus bis zu 5 % Tensiden und Citronensäure.
Neben den sauren Präparaten gibt es alkalische Reiniger auf Basis von bleichenden und desinfizierenden Hypochloriten, die oft mit Natriumhydroxid eine ätzende Wirkung ausüben. In keinem Fall dürfen beiden Typen gemischt werden, da sie miteinander zu Chlor reagieren.

Pulverförmige WC-Reiniger oder Granulate

	Kü [%]	Henk [%]	Vel [%]
Säuren, Ameisensäure, Citronensäure	5–20		
Salzsäure			10
Amidosulfonsäure		20	15
Natriumhydrogensulfat			70–95
Natriumhydrogencarbonat	1–20		< 30
Natriumcarbonat, wasserfrei		10	< 15
Natriumsulfat, Natriumchlorid	4–60	55	
Rieselhilfen (Cellulose, Silikate)	0–5		
Tenside			
Alkylbenzolsulfonat			1
Alkanolsulfate: Texapon F35		15	

Vel: Die Bestandteile liegen in wechselnder Kombination als Granulat oder flüssig vor.

Flüssige WC-Reiniger

	Kü (A) [%]	Kü (B) [%]	Henk [%]
Säuren s. o.	5–10		
Phosphorsäure 85 %			27
Eisen(II)sulfat			2
Natriumhydroxid		0–5	
Natriumhypochlorit-Lösung		1–5	
2-Propanol			10
Tenside			
Alkanolsulfate: Dehydol 100			10
Wasser zu	100	100	100

2.47.1 WC-Desodorantien

Bei der Zersetzung von Exkrementen entwickeln sich schlechte Gerüche, die überwiegend durch mikrobielle Zersetzung entstehen.
Die im Handel befindlichen Steine enthalten deshalb sowohl Desinfizientien wie geruchsüberdeckende Stoffe. Für die Toilette eignen sich zum letztgenannten Zweck besonders Cumarin, Eucalyptol, Fichten(Kiefern)nadelöl und Phantasienoten (s. Rauchpulver, Luftverbesserer).

WC-Steine

	Vel (A) [%]	Vel (B) [%]	Henk (A) [%]	Henk (B) [%]
Paradichlorbenzol	20–60			
Fettalkohole				
Hydrenol D			10	
PEG	15			
Synthetische Wachse		40		
Quartäre Ammoniumverbindungen				
Dehyquart LDB				3
Kationische Tenside (andere)		< 10		
Anionische Tenside				
Fettalkoholsulfate	10–70			
Nichtionische Tenside		40		
Fettalkohol∅EO				
– Dehydol TA 20			65	54
– Dehydol TA 30			20	
Wasserfreies Natriumsulfat				40
Duftstoffe			5	3

Henk (A): Die Fettalkohole und ihre Polyethylenoxidglycolether bei 80 °C aufschmelzen und den Duftstoff einarbeiten, bis kurz vor dem Erstarren rühren und in Formen gießen.
Henk (B): Den Fettalkoholpolyethylenglycolether (Dehydol TA 20 bzw. TA 30) bei 80 °C schmelzen, die übrigen Stoffe bei dieser Temperatur einarbeiten und kurz vor dem Erstarren ausgießen.
Hydrenol D: $C_{16}H_{33}OH$ bis $C_{18}H_{37}OH$
Dehydol TA 20: $C_{16}H_{33}OH$-EO bis $C_{18}H_{37}OH$-20-EO
Dehydol TA 30: $C_{16}H_{33}OH$-EO bis $C_{18}H_{37}OH$-29-EO

Literatur:

3. Hag; Rö; Vel; Henk; Kü

2.48 Windschutzscheibenreiniger

(s. Fensterputzmittel)

2.49 Ωmnibus

Die Preußische Apothekenbetriebsordnung von 1902 verbot ausdrücklich das Vorrätighalten der Anbrüche von Fertigarzneimitteln, wie sie mitunter bei der Herstellung einer Rezeptur anfielen. Sparsame Apotheker richteten für diese ein Geheimfach ein. Es enthielt auch andere verwerfliche Dinge, wie auf Vorrat produzierte Anfertigungen sowie nicht erlaubte Stammlösungen und rief bei einer Revision die amtliche Neugier des Pharmazierates hervor. Jede Apotheke hatte ihre eigenen, wohlgehüteten Verstecke. Allen gemeinsam war der Name:

Omnibus.

Er steht hier mit einem großen griechischen Omega, damit seine Anordnung am Ende des Kapitels gerechtfertigt ist, denn in diesem Unterkapitel findet eine Blütenlese von amüsanten Kleinigkeiten Platz.

Algenverhinderung, Algenvertilgung

Zur Vorbeugung gegen Algenbewuchs lassen sich in Aquarien und Teichen Kupferplatten oder -bleche ins Wasser hängen (BuO). Ähnlich wirkt Kupfersulfat durch Citronensäure, Gluconsäure oder Triethanolamin im Chelat-Komplex gebunden. Aluminiumsulfat flockt die für Algen notwendigen Phosphate aus und kann in belebten Wässern eingesetzt werden. Als biologische Algizide gibt es spezifische Virusstämme. In Schwimmbädern gelangen Diuron (Bd. 1.361, 3.505) und Quinonamid zur Anwendung. p-Benzochinone heißen angelsächsisch p-Quinone (→ Bd. 3.163) und sind als solche stark oxidierend. Als Oxidationsmittel gehören alle Chlorungsmittel zu den Schwimmbadpflegemitteln wie Chloramin T, Chlorate, Hypochlorite und die Salze der Chlorisocyanursäuren. Ebenfalls eignen sich quartäre Ammoniumverbindungen wie Benzalkoniumchlorid. (BuO, Ull)

Aluminiumlegierungen

	BuO (A)	BuO (B)	BuO (C)	BuO (D)	BuO (E)
Aluminium	10	3	95	97	95
Kupfer	90				1
Zinn		97			4
Silber				5	
Zink				3	

Anwendung
BuO (A): Goldnachahmung. BuO (B): Harte und widerstandsfähige „Aluminiumbronze". BuO (C): Harte, dehnbare, glänzende Legierung. BuO (D): Harte, dehnbare Legierung für Obstmesser. BuO (E): Eine zum Löten für Aluminium geeignete Legierung.

Backpulver

Durch Gasbildung lockern Treibmittel während des Backvorganges die Backwaren.
A. *ABC-Trieb.* Ammoniumhydrogencarbonat, rein, zerfällt in der Backhitze in NH_3, CO_2, H_2O.
B. *Hirschhornsalz.* Ammonium carbonicum DAB 6, Ammonii hydrogenocarbonas et carbamas, verhält sich wie A; von beiden haften Reste am Teig mit Eigengeschmack des Ammoniaks, geeignet deshalb nur für gewürzte, scharf ausgebackene Flachgebäcke.

Von A und B auf 1 kg Mehl 14,0 bis 30,0 g.
C. *Pottasche.* Kaliumcarbonat, säurebildende Mikroorganismen setzen im gesüßten Teig CO_2 frei, Ansatz vor dem Anbacken 24 h stehenlassen!
D. *Natron.* Natriumhydrogencarbonat, entwickelt in der Hitze außer CO_2 übelschmeckende Soda. Durch Zusatz von Säureträgern ist das zu vermeiden. Wein- oder Citronensäure setzen CO_2 zu schnell frei, deswegen wird heute Dinatriumdihydrogendiphosphat, saures Natriumpyrophosphat, $Na_2H_2P_2O_7$ als Protonendonator bevorzugt. Gleichzeitig verbessert es das Mehl durch Erhöhung der Wirkung von Klebereiweiß.

Für 1 kg Mehl:

11,2	Natriumhydrogencarbonat
13,2	Dinatriumhydrogendiphosphat
5,6	Stärkemehl
30,0	mischen

Literatur

3. Hag; Rö; Ull; 5. Hager Bd. 1.700; PZ 134 Nr. 28 vom 14. 7. 1994 S. 88

Bleichen von Geweihen, Knochen, Billardkugeln, Elfenbein

Die zu bleichenden Teile mit Ether, Benzin und/oder Natriumcarbonat-Dekahydrat entfetten und anschließend trocknen, darauf in eine Lösung legen aus Wasserstoffperoxid 10 % mit Zusatz von 5 % Ammoniak-Lösung 10 %. Die notwendige Bleichzeit hängt von der Stärke der Vergilbung ab. Falls erforderlich können die Teile mit Kaliseife dünn eingerieben und mit Calciumcarbonat poliert werden.
Die Schädelteile eines Geweihes vertragen das Bleichen in Kalkmilch, die ggf. mit Chlorkalk versetzt ist. Während des notwendigen tage- bis wochenlangen Liegenlassens muß das Geweih als solches vor der Einwirkung der Flüssigkeit geschützt werden. (BuO)

Bleichen von Gamsbartspitzen

Gamsbärte gut entfetten und trocknen. Die Bärte zusammenbinden und die Spitzen mehrmals mit einer ammoniakalischen Wasserstoffperoxid-Lösung entsprechend der Bleichflüssigkeit für Geweihe abspritzen bis zum gewünschten Effekt, spülen und trocknen. (BuO)

Bürsten-Reinigung

Bürsten in lauwarmem Wasser mit Zusatz von Ammoniak-Lösung 10 % waschen, in kaltem Wasser spülen und die Borsten in eine Aluminiumkaliumsulfat-Lösung 40 % einlegen und dadurch härten. (BuO)

Formwachs für Abgüsse

Wachs 4,0 und Schellack 1,5 zusammenschmelzen, die Masse kann mehrfach umgeschmolzen werden. (BuO)

Geigenharz

	BuO (A)	BuO (B)	BuO (C)
Kolophonium	20,0	95,0	90,0
Gelbes Wachs	1,0		
Terpentin		5,0	
Dammar			10,0

BuO (A, B): Schmelzen und in kleine Formen gießen.
BuO (C): Dammar sehr vorsichtig schmelzen, mit Kolophonium versetzen, zusammen aufschmelzen, auf dem Wasserbad eine halbe Stunde verrühren und ausgießen.

Gipsfiguren

Das Auffrischen von Gipsfiguren geschieht mit einer Anschüttelung von Zinkoxid und roher Milch. Glänzend werden Gipsfiguren durch Eintauchen in geschmolzene Stearinpalmitinsäure. Sie lassen sich nach dem Erhärten mit einem Ledertuch abreiben und glänzend polieren. (BuO)

Glasballone und Glasflaschen hälften

BuO empfiehlt folgendes: Glasgegenstand mit einer Schnur umspannen. Mit einer in Natriumhydroxid-Lösung getauchten, mit Sand bestäubten Feile neben der Schnur tief eine Rinne ritzen. Eine in Terpentinöl getränkte Schnur in die Markierung legen und die Schnur anzünden.

Grabstein-Reinigung

BuO (A): Eine Mischung aus je 200,0 Trinatriumphosphat, gepulverte Seife und Calciumcarbonat mit 250,0 weißem Ton verreiben und als Abrasivum einsetzen.
BuO (B): Gepulverte Oxalsäure 75,0 mit gepulvertem Kleesalz 25,0 mit Wasser zu einem Brei anrühren, auf den Stein auftragen und nach 2 Stunden abwaschen (Vorsicht, Handschuhe!).

Hartspiritus
(s. Trockenspiritus)

Hunde fernhalten

BuO (A): Mit Stinkasantöl Wände bestreichen. Oleum Asae foetidae ist das durch Wasserdampfdestillation gewonnene ätherische Öl der Gummiharze einiger asiatischer Ferula-Arten. BuO (B): Schwefel und Schleim aus Arabischem Gummi oder Tylose verreiben und auf Flächen aufstreichen. BuO (C): Bespritzen der Wände mit Cresolseifenlösung oder mit Terpentinöl. BuO (D): Pulver aus Calciumsulfat 83,0 Bockshornsamenpulver 5,0, Schwefel 10,0 und Stinkasantöl 2,0 zum Bestreuen.

Kältemischungen

Feingepulverte Salze			Wasser	Herabsetzung der Temp. um °C
(A)	Kaliumchlorid	100,0	400,0	10 °C
(B)	Ammoniumchlorid	200,0	600,0	20 °C
	Kaliumnitrat	200,0		
(C)	Natriumsulfat-Dekahydrat	240,0	460,0	20–25 °C
	Kaliumnitrat	150,0		
	Ammoniumchlorid	150,0		
(D)	Ammoniumnitrat	500,0	500,0	30 °C
Gepulverte Salze			Schnee oder Eis	Herabsetzung der Temp. auf – °C
(E)	Natriumchlorid	500,0	500,0	–14 °C
(F)	Calciumchlorid-Hexahydrat	600,0	400,0	–30 °C
(G)	Ammoniumchlorid	20,0	50,0	–20 °C
	Kaliumnitrat	20,0		
(H)	Natriumcarbonat-Dekahydrat	10,0	10,0	–25 °C
	Ammoniumchlorid	10,0		

Literatur
BuO

Knetwachs, Plastelline

	BuO (A)	BuO (B)	BuO (C)	BuO (D)
Gelbes Wachs	55,0	74,0		28,0
Schweineschmalz	3,5			
Terpentin	6,5	15,0		
Sesamöl		4,0		
Wollwachs			10,0	
Kolophonium				10,0
Hammeltalg				15,0
Gelbes Vaselin				2,0

	BuO (A)	BuO (B)	BuO (C)	BuO (D)
Dickflüssiges Paraffin				45,0
Leichtes Magnesiumoxid			10,0	
Weizenstärke			15,0	
Weißer Ton				3,0
Roter Ton	35,0			
Rotes Quecksilbersulfid			7,0	
Zinkoxid				6,0

BuO (A bis D): Feststoffe mit den geschmolzenen Lipiden und Harzen zu plastischen Massen verkneten.

Meerwasser für Aquarien

	BuO (A)	BuO (B)
Natriumchlorid	1325,0	78,0
Kaliumsulfat	30,0	
Magnesiumsulfat	100,0	5,0
Magnesiumchlorid	150,0	11,0
Calciumsulfat		3,0
Kaliumchlorid		3,0
Wasser	50 L	3 L

Münz-Reinigung

Für empfindliche alte Münzen keine ätzenden Mittel verwenden! Sie sind in lauwarmem Seifenwasser oder einer schwachen Kaliumcarbonat-Lösung zu spülen, anschließend in lauwarmem Wasser abzubürsten und nach dem Trocknen mit einer Lösung zu schützen aus: Dammar 15,0; Benzin 130,0; Mohnöl 20,0; Terpentinöl 170,0. (BuO)

Ohrenschutz gegen Geräusche

Ein Gemisch aus weißem Wachs 75,0 und weißem Vaselin 25,0 auf dem Wasserbad schmelzen und damit 100 Wattekügelchen ⌀ 0,75 cm tränken. Mit Alkannin-Lösung (→ Bd. 1.701) weitere Watte rosa färben und in getrockneter Form die noch nicht völlig festen Wachskügelchen in dünnen Lagen umwickeln. (BuO)

Raucherentwöhnung

	BuO (A)	BuO (B)
Silbernitrat	0,1	
Eisen(II)ammoniumsulfat		1,0
Wasser	25,0	9,0
Ethanol 96 % *(V/V)*	5,0	
Pfefferminzöl	0,1	

BuO (A): Ein Teelöffel der Lösung mit einem Glas Wasser verdünnen und mit dieser Mischung vor dem Rauchen den Mund spülen. Diese Prozedur etwa 2 Wochen durchhalten. Sie mindert den Rauchgenuß, nicht den Nicotingehalt.
BuO (B): Mit der Lösung einen Wattebausch tränken, von dem ein Pfropf in der Zigarren- oder Zigarettenspitze den Nicotingehalt reduziert. (Eisen(II) ammoniumsulfat, Mohrsches Salz, 3. Hag 1.290).

Spiegelbelag-Schutz

Spiegel bestanden in der Antike aus polierten Metallegierungen, im Hochmittelalter verbreiteten sich mit Quecksilber unterlegte Glasformen, später setzten sich Amalgame durch, z. B. aus 77 % Hg und 23 % Sn. Diese im Antiquitätenhandel echten alten Spiegel verlieren stellenweise durch Abdampfen des Quecksilbers ihren Glanz, falls die Metall-schichten nicht abgedeckt werden. Mit Folien oder Belägen werden auch derzeit noch anspruchsvolle Silberspiegel vor der Oxidation geschützt. Liebig entwickelte 1857 für Silberspiegel ein Herstellungsverfahren. Selbst preiswerte Aluminiumspiegel benötigen Spiegellackierungen, die sie vor Beschädigungen bewahren. Für den Heimwerker eignen sich zum Ausbessern ggf. mit Eisen(III)oxid gefärbte konzentrierte Schellacke (s. S. 823).

Literatur

BuO, Ull, Rö

Schuhweiß

	BuO (A)	BuO (B)
Weißer Ton	25,0	25,0
Zinkoxid	25,0	
Lithopone		25,0
Gummischleim	10,0	
Glycerol 85 %	1,5	
Essigsäure 30 %	0,5	
Schellack		9,0
Terpentin		1,0
Ethanol 96 % (V/V)		50,0
Wasser	n. B.	

BuO (A): Festbestandteile mit den Flüssigkeiten suspendieren, vor Auftrag umschütteln und ggf. mit Wasser bei der Anwendung verdünnen. Der Gummischleim (→ Bd. 1.626) kann durch Tyloseschleim ersetzt werden.
BuO (B): Mit der Lösung von Schellack und Terpentin in Ethanol 96 % *(V/V)* die Feststoffe anreiben.

Schwamm-Reinigung

Schwämme nicht in kochendes Wasser legen! Sie lassen sich in einer lauwarmen, schwachen Natriumcarbonat-Lösung auswaschen. (BuO)

Sportplatz-Markierungen

BuO (A): Zu gleichen Teilen Wasserglaspulver mit Calciumcarbonat mischen, als Pulver ausstreuen und die Markierungen mit Wasser besprengen.
BuO (B): Calciumcarbonat mit Natronwasserglas-Lösung kurz vor der Anwendung anrühren und mit dem Malerquast auftragen.

Tapeten-Reinigung

	BuO (A)	BuO (B)
Mehl	65,0	80,0
Wasser	20,0	
Hefe	1,5	
Aluminiumkaliumsulfat	5,0	
Kieselerde		20,0
Natriumtetraborat	5,0	
Wasserhaltiges Aluminiumoxid	2,0	
Ammoniak-Lösung 10 %		n. B.

BuO (A): Mehl, Wasser und Hefe zu einem Kuchen verbacken, der zu Pulver zermahlen wird. Dieses Pulver mit den weiteren Feststoffen mischen und mit Wasser zu einem steifen Teig verkneten.

BuO (B): Das Mehl mit Kieselerde oder gefällter Kieselsäure mit schwach ammoniakalischem Wasser zum Teig kneten, der auf dem Wasserbad zu einer geschmeidigen Masse gerührt wird.

Anwendung
BuO (A, B): Mit beiden Zubereitungen lassen sich Verschmutzungen der Wände abradieren.

Tee-Ränder

Die Häutchenbildung auf Getränken des schwarzen Tees sowie deren Haftung an Tassen und Kannen erfolgt durch Oxidation von löslichen Teebestandteilen, besonders der Phenole unter Einwirkung von Luftsauerstoff in Gegenwart von Calcium- oder Magnesiumhydrogencarbonat. Keine Haut entsteht bei Zubereitung mit destilliertem Wasser oder durch Zusatz von komplexierendem Zitronensaft. Milchgaben verstärken die Abscheidung.

Literatur

DAZ 134 Jg. Nr. 28 vom 14. 7. 1994 S. 88

Trockenspiritus, Hartspiritus

	BuO (A)	BuO (B)
Seife	12,5	80,0
Ethanol 96% (V/V)	100,0	930,0
Schellack		20,0

BuO (A, B): Vorsichtig schmelzen, auf ein Blech aus Weißblech ausgießen und in Würfel schneiden. Schwarzblech rostet.

Wasserbad-Temperatur erhöhen

BuO

Gesättigte Lösungen von	Temp.-Erhöhung auf
Kaliumnitrat (ca. 50%)	120 °C
Kaliumcarbonat (ca. 50%)	135 °C
Calciumchlorid (ca. 50%)	180 °C

Wetterpropheten; Lösungen zur Wetterprophezeiung

	BuO (A)	BuO (B)	BuO (C)	BuO (D)
Nickeloxid			32,5	
Cobalt(II)chlorid	1,0		0,5	
Kupferchlorid		1,0	22,5	
Gelatine	10,0	10,0	10,0	
Wasser	64,0	100,0	100,0	64,0
Ammoniumchlorid				1,0
Kaliumnitrat				2,0
Aluminiumkaliumsulfat				1,0
Campher				2,0
Ethanol 96% (V/V)				30,0

BuO (A, B, C): Die mit den Lösungen getränkten Papierstreifen reagieren mit der Luftfeuchte, bei klarem Wetter (A) in blauer, (B) gelber, (C) grüner Farbe.

BuO (D): Campher im Ethanol 96% *(V/V)*, Salze im Wasser lösen, beide Lösungen mischen, in enge hohe Flaschen füllen und fest verschließen. Je nach Luftdruck bilden sich Kristallausfällungen, lockere bedeuten schlechtes, feste Schichten zeigen schönes Wetter an.

Zinngegenstände reinigen

Gegenstände in einer Natriumcarbonat-Lösung aufkochen oder mit darin getränkten Lappen umwickeln, dann mit dem in der gleichen Lösung erweichten Schachtelhalmkraut abreiben. In keinem Fall Sandpapier oder Schmirgel einsetzen. (BuO)

Kapitel 15

Desinfektionsmittel und -verfahren

F. v. Rheinbaben, U. Kirschner

1 Allgemeine Grundlagen

Desinfektion ist die gezielte Reduktion der Anzahl unerwünschter Mikroorganismen und anderer infektiöser Agenzien durch chemische oder physikalische Inaktivierung, so daß sie unter den gegebenen Umständen keine Schäden (Infektion, Verderbnis) mehr verursachen können (ergänzt nach[212]). Verfahren, die dies sicherstellen bezeichnet man als Desinfektionsverfahren. In ihrer Wortbedeutung ist die Desinfektion eine Umkehrung der Infektion, d. h. die Behandlung eines Gegenstandes mit dem Zwecke, diesen aus einem infektiösen in einen nicht mehr infektiösen Zustand zu versetzen. Der Gegenstand selbst muß deshalb nicht zwangsläufig frei von lebenden Mikroorganismen sein. Vielmehr ist die Dosis zur Manifestierung einer Infektion und die Pathogenität des Mikroorganismus wichtig. Durch die Verwendung von Desinfektionsmitteln wird unter Praxisbedingungen eine ausreichende Sicherheit angestrebt. Desinfektionsmittel und Desinfektionsverfahren dürfen nicht mit Verfahren zur Sterilisation oder Entkeimung gleichgesetzt werden (s. 2). Vielmehr versteht man unter Sterilisation die Behandlung von Gegenständen mit dem Ziel der vollständigen Abtötung/Inaktivierung von Mikroorganismen, Viren und anderen infektiösen Agenzien.

Unter Entkeimung versteht man dagegen die vollständige Entfernung von Mikroorganismen, gegebenenfalls auch von konventionellen Viren und unkonventionellen Agenzien (Prionen), unabhängig davon, ob sich diese in einem vermehrungsfähigen Zustand befinden oder nicht.

Die lokale Anwendung eines der Infektion entgegenwirkenden Agens (Antiinfektivum) an einem Patienten bezeichnet man als Antiseptik, das betreffende Mittel als Antiseptikum[84,131]. In einer präziseren Definition umfaßt Antiseptik nach Kramer et al.[131] antimikrobielle Maßnahmen am Ausgangsort bzw. der Eintrittspforte einer möglichen Infektion und/oder am Infektionsherd auf der Körperoberfläche (Haut, Schleimhaut, Wunde) oder auf chirurgisch freigelegten bzw. eröffneten endosomatischen Arealen mit der prophylaktischen und/oder therapeutischen Zweckbestimmung, einer unerwünschten Kolonisation oder Infektion vorzubeugen bzw. diese zu behandeln, unabhängig vom Funktionszustand der Mikroorganismen.

Die Abgrenzung gegenüber klassischen Desinfektionsmitteln ist leicht anhand der Übertragungswege von Krankheitserregern zu definieren. Desinfektionsmittel wirken der Übertragung von einem Objekt (Instrument/Fläche) auf den Patienten entgegen, wobei auch die Hand einer beliebigen Person, zum Beispiel eines Chirurgen, als „Instrument" zu betrachten ist. Antiseptika hingegen schützen den Patienten gegebenenfalls sogar vor seiner eigenen Bakterienflora. Somit ist der Ausdruck Händedesinfektion korrekt, der Begriff Hautdesinfektion, zum Beispiel für die praeoperative Hautdesinfektion, ist jedoch sprachlich ungenau und sollte eigentlich als Hautantiseptik bezeichnet werden.

1.1 Pilze, Bakterien, Viren, unkonventionelle Agenzien

Desinfektionsmittel und -verfahren können die Bekämpfung der folgenden Erreger zum Ziel haben:

- Helminthen (Würmer), vor allem deren Dauerstadien
- Protozoen (einzellige Eukaryonten)
- Pilze und Hefen
- Bakterien, ggf. auch von bakteriellen Sporen
- Rickettsien/Chlamydien
- Viren, Bakteriophagen
- Viroide, Virusoide
- Unkonventionelle Agenzien, (Prionen/Virinos)

Würmer und Protozoen. Würmer sind mehrzellige Organismen (Metazoen), die im Erwachsenenstadium zumeist ohne optische Hilfsmittel erkennbar sind. Sie bilden hartschalige oft nur mikroskopisch sichtbare Dauerformen, die in der Regel das infektiöse Stadium des betreffenden Wurmes darstellen. Protozoen sind dagegen einzellige, kernhaltige (eukaryontische) Mikroorganismen, meist Erreger von Tropenkrankheiten, zum Beispiel der Malaria. In der Regel sind sie wegen ihres Generationswechsels und des damit verbundenen Aufenthalts in Zwischenwirten durch Desinfektionsmaßnahmen nicht erreichbar. Eine Ausnahme bilden zum Beispiel Trichomonas vaginalis und manche Erreger opportunistischer Infektionen bei immungeschwächten Patienten, insbesondere AIDS-Patienten (z. B. Erreger von Darminfektionen wie Lamblien, Kokzidien oder Amöben sowie Erreger von Lungeninfektionen wie Pneumocystis carinii und gegebenenfalls sogar übrige Opportunisten wie Kryptosporidien und andere).

Pilze und Hefen. Pilze und Hefen sind eukaryontische, mehr- oder einzellige Organismen. Sie können unter anderem auf aerogenem Wege durch Sporen verbreitet werden. Beim Menschen treten einige Pilze als Erreger von Haut-, Nagel- oder Haarmykosen auf. Ebenso können manche Arten Lungen- und Verletzungsmykosen verursachen. Unter den Hefen finden sich ebenfalls humanpathogene Arten, die besonders die Schleimhautoberflächen des Genitalbereichs, der Atemwege und des Verdauungstraktes besiedeln. Pilzsporen unterscheiden sich in Bau und Funktion erheblich von Bakteriensporen und zeigen nicht die hohe Hitze- und Chemikalienresistenz bakterieller Sporen.

Bakterien. Bakterien sind einzellige, etwa 0,5 bis 10 µm große (prokaryontische) Lebewesen mit einem Kernäquivalent, in dem die Erbsubstanz (DNA) konzentriert ist, dem Cytoplasma mit seinen Zellorganellen, der Cytoplasmamembran, die das Zellinnere gegen die äußere Zellwand abgrenzt, und gegebenenfalls einer zusätzlichen Kapsel. Der Bau der Zellwand entscheidet über

Tabelle 15.1 Übersicht der wichtigsten humanpathogenen Bakterienarten

Gattung	Art/Beispiel	Merkmal	Krankheiten/Beispiele
Actinomyces	A. israelii	Bakterien mit starrer Zellwand, grampositive Stäbchen	– Aktinomykose (Strahlenpilzkrankheit)
Aeromonas	A. hydrophila	stäbchenförmige, gramnegative Bakterien mit starrer Zellwand	– Erreger opportunistischer Infektionen
Alcaligenes	A. faecalis	Bakterien mit starrer Zellwand, gramnegative Stäbchen	– opportunistische Infekte des Darmes – der Harnwege – des Respirationstraktes
Bacillus	B. anthracis B. cereus B. subtilis	Bakterien mit starrer Zellwand, aerobe, sporenbildende, grampositive Stäbchen	– Milzbrand – „Pseudomilzbrand", Diarrhoe – Wundinfektion u. ä.
Bacteroides	B. melaninogenicus	Bakterien mit starrer Zellwand, gramnegative Stäbchen	– Eiterungen, Abzesse der Schleimhäute der Atemwege und des Urogenitaltraktes, Erreger opportunistischer Infektionen
	B. pneumocystis		– Atemwegserkrankungen, Stirnhöhleninfekte
	B. fragilis		– Angehöriger der natürlichen Darmflora bisweilen Erreger untypischer Infektionskrankheiten
Bartonella	B. bacilliformis	obligat intrazelluläre Bakterien	– Carrion-Krankheit, Bartonellose
Bordetella	B. pertussis B. parapertussis B. bronchiseptica	Bakterien mit starrer Zellwand, gramnegative Stäbchen	– Pertussis (Keuchhusten) – Parapertussis – Pertussis-ähnliche Erkrankung
Borrelia	B. vincenti B. recurrentis B. burgdorferi B. duttoni	schraubenförmige Bakterien mit flexibler Zellwand	– Angina – epidemisches Rückfallfieber – Lyme-Krankheit – endemisches Rückfallfieber
Brucella	B. abortus B. melitensis B. suis	Bakterien mit starrer Zellwand, gramnegative Stäbchen	– Bang-Krankheit meistens – Maltafieber Lebensmittel- – Schweinebrucellose vergiftungen
Campylobacter	C. coli C. jejunii C. fetus	bewegliche, spiralförmige, gramnegative Bakterien mit starrer Zellwand	– Enteritis – Diarrhoe, später Arthritis, Enteritis, Kolitis, Proktitis – Karditis, Phlebitis, Meningitis, Arthritis, Abzesse, sept. Abort, Gastroenteritis
Chromo- bacterium	C. violaceum	Bakterien mit starrer Zellwand, gramnegative Stäbchen	– Durchfallerkrankungen Erreger opportunistischer Infektionen
Citrobacter	C. freundii C. intermedius	Bakterien mit starrer Zellwand, grampositive Kokken	– Harnwegsinfektionen, Erreger opportunistischer Infektionen – wie vorstehend
Clamydia	C. psittaci C. trachomatis	obligat intrazelluläre Bakterien	– Ornithose – Trachom
Clostridium	C. botulinum C. tetani C. perfringens C. novyi C. septicum C. sporogenes C. histolyticum C. difficile	Bakterien mit starrer Zellwand, aerobe, sporenbildende, grampositive Stäbchen	– Botulismus (Lebensmittelvergiftung) – Wundstarrkrampf (Tetanus) – Gasbrand – Gasbrand – Gasbrand – Gasbrand – Gasbrand – Kolitis, Diarrhoe
Coryne- bacterium	C. diphtheriae C. xerosis C. pseudo- diphtheriticum C. ulcepans	Bakterien mit starrer Zellwand, grampositive Stäbchen	– Diphtherie – natürliche Haut- und Schleimhautflora, Erreger opportunistischer Infektionen – wie vorgehend – Erreger entzündlicher toxischer Infekte
Coxiella	C. burnetii	obligat intrazelluläre Bakterien	– Q-Fieber

Allgemeine Grundlagen 849

Tabelle 15.1 Fortsetzung

Gattung	Art/Beispiel	Merkmal	Krankheiten/Beispiele
Edwardsiella	E. tarda	Bakterien mit starrer Zellwand, gramnegative Stäbchen	– Gastroenteritis
Eikenella	E. corrodens	Bakterien mit starrer Zellwand, gramnegative Stäbchen	– Wundinfektionen, Meningitis, Endokarditis, Erreger opportunistischer Infektionen
Enterobacter	E. aerogenes E. cloacae	Bakterien mit starrer Zellwand, gramnegative Stäbchen	– Harnwegsinfektionen, Darminfektionen – Harnwegsinfektionen, Darminfektionen
Erysipelothrix	E. rhusiopathiae	Bakterien mit starrer Zellwand, grampositive Stäbchen	– Rotlauf besonders bei Schweinen, auf den Menschen übertragbar
Escherichia	E. coli	Bakterien mit starrer Zellwand, gramnegative Stäbchen	– Säuglingsenteritis – enterohämorrhagische Kolitis – Harnweg- und Darminfektionen, auch Haut- und Wundinfektionen
Flavobacterium	F. meningosepticum	pleomorphe, gramnegative Langstäbchen	– Neugeborenen-Meningitis – Neugeborenen-Sepsis
Francisella	F. tularensis	Bakterien mit starrer Zellwand, gramnegative Stäbchen	– Tularämie
Fusobacterium	F. nucleatum F. necrophorum	Bakterien mit starrer Zellwand, gramnegative Stäbchen	– Sekundärerreger bei Angina, fötiden Eiterungen – lokale Weichteilinfektionen
Haemophilus	H. influenzae H. ducreyi H. aegypticus H. vaginalis H. parainfluenzae	Bakterien mit starrer Zellwand, gramnegative Stäbchen	– Sekundärinfektion nach Virusinfluenza, respiratorische Infekte – Ulcus molle (weicher Schanker) – epidemische Konjunktivitis – Vaginitis, Urethritis – Endokarditis
Helicobacter	H. pylori	bewegliche, spiralförmige, gramnegative Bakterien mit starrer Zellwand	– Gastritis, Ulcus
Klebsiella	K. pneumoniae K. rhinoscleromatis K. ozaenae	Bakterien mit starrer Zellwand, gramnegative Stäbchen	– Pneumonie, Wundinfektion, Augeninfektionen, Urogenitalinfektionen, Meningitis, – Rhinosklerom – Ozäna, Nebenhöhlen- und Urogenitalinfektionen
Lactobacillus	L. acidophilus	Bakterien mit starrer Zellwand, grampositive Stäbchen	– auf Schleimhäuten der Mundhöhle (Karies) und Vagina
Legionella	L. pneumophila	pleomorphe, gramnegative Kurzstäbchen	– Legionärskrankheit, Pleuritis, Diarrhoe, – Pneumonie – Pontiac-Fieber (ohne Pneumonie)
Leptospira	(Serogruppen) L. icterohaemorrhagiae L. grippotyphosa L. canicola L. pomona L. interrogans	schraubenförmige Bakterien mit flexibler Zellwand	– Weilsche Krankheit – Schlammfeldfieber – Canicolafieber – Schweinehüterkrankheit
Leptotrichia	L. buccalis	stäbchenförmige gramnegative Bakterien mit starrer Zellwand	– natürliche Mundflora, Eitererreger
Listeria	L. monocytogenes	Bakterien mit starrer Zellwand, grampositive Stäbchen	– Listeriose, uncharakteristische Infektionskrankheit mit Symptomen bis hin zu Meningoenzephalitis
Moraxella	M. lacunata	Bakterien mit starrer Zellwand, gramnegative Stäbchen	– Lidwinkelkonjunktivitis

Tabelle 15.1 Fortsetzung

Gattung	Art/Beispiel	Merkmal	Krankheiten/Beispiele
Mycobacterium	M. tuberculosis M. bovis M. avium M. leprae M. kansasii	Bakterien mit starrer Zellwand, grampositive, säurefeste Stäbchen	– Tuberkulose – Tuberkulose – Tuberkulose bei Vögeln und Menschen – Lepra – Lungeninfektionen, Arthritis, Nephritis, Meningitis
Mycoplasma	M. pneumoniae M. hominis	Bakterien ohne Zellwand	– Pneumonie, Bronchitis etc. – u. a. Salpingitis (Eileiterentzündung) Bartholinitis (gonorrhöische Entzündung)
Neisseria	N. meningitidis N. gonorrhoeae N. catarrhalis	Bakterien mit starrer Zellwand, gramnegative Kokken	– Meningitis epidemica (eitrige Gehirnhautentzündung) – Gonorrhoe – Rachenkatarrh
Nocardia	N. asteroides N. brasiliensis	Bakterien mit starrer Zellwand, grampositive Stäbchen	– Nocardiose, ähnlich der Aktinomykose, Abzesse – Aktinomyzetom
Pasteurella	P. gallinarum P. pneumotropica P. haemolytica P. ureae P. aerogenes P. multocida	Bakterien mit starrer Zellwand, gramnegative Stäbchen	– Septikämie – Septikämie – Septikämie – Septikämie – Septikämie – Respiratorische Infekte
Peptococcus	P. asaccharolyticus P. magnus	grampositive Kokken	– Wundinfektion – septische Arthritis
Peptostreptococcus	P. anaerobius P. foetidus P. putridus	Bakterien mit starrer Zellwand, grampositive Kokken	– Foetide Prozesse an Mittelohr, Schleimhäuten, Zahnapparat – wie vorstehend – wie vorstehend
Plesiomonas	P. shigelloides	stäbchenförmige Bakterien mit starrer Zellwand	– Gastroenteritis
Propionibacterium	P. acnes	Bakterien mit starrer Zellwand, grampositive Stäbchen	Beteiligung an Akne vulgaris
Proteus	P. vulgaris P. mirabilis P. morganii P. rettgeri	Bakterien mit starrer Zellwand, gramnegative Stäbchen	– u. a. septische Erkrankungen, Harnwegsinfektionen (Endotoxinbildung), Gastroenteritis, Wundinfektionen, Erreger nosokomialer opportunistischer Infektionen – wie vorstehend, vor allem Harnwegsinfektionen – wie vorstehend, vor allem Harnwegsinfektionen – wie vorstehend, vor allem Harnwegsinfektionen
Pseudomonas	P. aeruginosa P. mallei P. pseudomallei P. fluorescens P. maltophilia	Bakterien mit starrer Zellwand, gramnegative Stäbchen	– Augeninfektionen – Erkrankungen des Respirationstraktes – Wundinfektion – Gastroenteritis bei Säuglingen – Cholecystitis (Gallenblasenentzündung) – Urogenitalinfektionen – Meningitis bei Säuglingen – Infektionskrankheit bei Einhufern, Rotz = Malleus (auf Menschen übertragbar) – multiple Abzesse verschiedener Organe – Erreger opportunistischer Infektionen – Erreger opportunistischer Infektionen

Tabelle 15.1 Fortsetzung

Gattung	Art/Beispiel	Merkmal	Krankheiten/Beispiele
Rickettsia	R. prowazeki	obligat intrazelluläre Bakterien	– epidem. Fleckfieber, Übertragung: Kleiderlaus → Mensch
	R. mooseri		– endem. Fleckfieber, Übertragung: Ratte → Floh → Mensch
	R. typhi R. quintana		– Wolhynisches Fieber, 5-Tage-Fieber, Übertragung: Milbenlarven
	R. rickettsii		– Felsengebirgsfleckfieber, 5-Tage-Fieber, Übertragung: Nagetier→Zecke→Mensch
	R. akari		– Rickettsienpocken, Übertrag.: Hausmaus/Ratte → Milbe → Mensch
	R. tsutsugamushi		– asiatisches Milbenfleckfieber
Salmonella	S. typhi S. paratyphi S. typhimurium S. enteritis	Bakterien mit starrer Zellwand, gramnegative Stäbchen	– Typhus – Paratyphus – Gastroenteritis – Gastroenteritis
Serratia	S. marcescens	Bakterien mit starrer Zellwand, gramnegative Stäbchen	– bedingt pathogen – Allergieauslöser, hohe Antibiotikaresistenz, Erreger nosokomialer opportunistischer Infektionen
Shigella	S. dysenteriae S. flexneri S. boydii S. sonnei	Bakterien mit starrer Zellwand, gramnegative Stäbchen	– Ruhr – Ruhr – Ruhr – Ruhr
Spirillum	S. minus	Spirille, Korkenzieher-ähnliches Bakterium mit polarer Begeißelung	– Rattenbißkrankheit, Sodoku
Staphylococcus	S. aureus	Bakterien mit starrer Zellwand, grampositive Kokken	– leichte bis schwere Entzündungen der Haut, Schleimhäute, Organe, Wundinfektionen
	S. epidermidis S. saprophyticus		– wie vorstehend, Implantatinfektionen – Harnwegsinfektionen
Streptobacillus	S. moniliformis	Bakterien mit starrer Zellwand, gramnegative Stäbchen	– Bakterien – Rattenbißkrankheit (Erythema arthriticum)
Streptococcus	S. pneumoniae S. pyogenes	Bakterien mit starrer Zellwand, grampositive Kokken	– Pneumonie, Meningitis – Hautinfektion (Erysipel), Angina, Scharlach
	S. viridans S. agalactiae S. faecalis		– Endokarditis, Karies – Sepsis, Meningitis bei Neugeborenen – Harnwegsinfektionen, Endokarditis
Treponema	T. pallidum T. pertenue T. carateum	schraubenförmige Bakterien mit flexibler Zellwand	– Syphilis – Frambösie – Pinta (tropische Hautfleckenkrankheit)
Ureaplasma	U. urealyticum	Bakterien ohne Zellwand	– Prostata – Urethritis
Veillonella	V. parvula	Bakterien mit starrer Zellwand, gramnegative anaerobe Kokken	– Parasiten des Verdauungs- und Respirationstraktes und der Harnwege, Erreger opportunistischer Infektionen
	V. alcalescens		– wie vorstehend
Vibrio	V. cholerae V. para-haemolyticus	Bakterien mit starrer Zellwand, gramnegative Stäbchen	– Cholera – Gastroenteritis
Yersinia	Y. pestis Y. enterocolitica Y. pseudo-tuberculosis	Bakterien mit starrer Zellwand, gramnegative Stäbchen	– Pest – Enterokolitis, Lymphadenitis – Lymphadenitis, Enteritis

das Verhalten bei der differentialdiagnostisch wichtigen Gram-Färbung. Die meisten Bakterienarten lassen sich danach der Gruppe der Grampositiven oder Gram-negativen Keime zuordnen (Tab. 15.1). Darüber hinaus werden sie unter anderem anhand ihrer morphologischen, genetischen oder physiologischen Eigenschaften unterschieden. Manche Arten, zum Beispiel Mykobakterien, erlauben wegen ihrer besonderen Zellwandeigenschaften keine klare Einordnung in das System der Gram-Färbung.

Die Cytoplasmamembran von Bakterien ist eine Elementarmembran und besteht unter anderem aus sauren Phospholipiden, wie zum Beispiel Phosphatidylglycerin. Ihr Aufbau unterscheidet sich grundlegend von demjenigen eukaryontischer Membranen, die in der Regel einen höheren Anteil an neutralen bis basischen Lipiden, zum Beispiel Phosphatidylcholin und Phosphatidylethanolamin, besitzen. Die Cytoplasmamembran ist ein wesentlicher Angriffspunkt von Desinfektionswirkstoffen und Antiinfektiva.

Manche Bakterienarten vermögen unter bestimmten Bedingungen sehr resistente Dauerformen, sogenannte Sporen (Endosporen) zu bilden. Man unterscheidet bei ihnen deshalb zwischen der vegetativen, d. h. der Wachstums- und der Sporenform.

Mycoplasmen, Rickettsien, Chlamydien. Mycoplasmen sind Bakterien, die keine Zellwand ausbilden (Tab. 15.1). Gegenüber vielen Umwelteinflüssen und Desinfektionswirkstoffen verhalten sie sich ähnlich empfindlich wie Bakterien mit flexibler Zellwand. Rickettsien und Chlamydien sind dagegen obligate Zellparasiten. Lange Zeit wurden sie für virusartige Agenzien gehalten. Heute weiß man, daß auch sie bakterienähnliche Lebensformen sind, die durch ihren defekten Stoffwechsel allerdings zu einer intrazellulären, parasitären Lebensweise gezwungen sind. Allem Anschein nach sind sie gegenüber Umwelteinflüssen und Desinfektionsmitteln weniger resistent als Gram-positive oder Gram-negative Bakterien.

Viren. Viren zeigen keine zelluläre Organisation mehr, sondern einen kristallartigen Bau und können als Übergangsform zur unbelebten Materie angesehen werden. Sie bestehen im einfachsten Fall aus einem DNA- oder RNA-Molekül, das in ein ikosaederförmiges Proteincapsid integriert ist. Mit einem Durchmesser von 20 bis 250 nm sind sie etwa 40 bis 250mal kleiner als Bakterien und besitzen keinen eigenen Stoffwechsel. Für ihre Replikation sind sie auf lebende Wirtszellen angewiesen. Komplexere Viren weichen von der Ikosaederform beträchtlich ab und werden durch eine oder mehrere Hüllen stabilisiert. Alle Viren lassen sich deshalb entweder der Gruppe der unbehüllten oder der behüllten Partikel zuordnen (vergl. Tab. 15.2 und Abb. 15.1). Behüllte Viren enthalten in ihrer Hülle Lipide, in die unterschiedliche Mengen an Proteinen eingelagert sind. Der Lipidanteil kann dadurch bei den verschiedenen Virusfamilien beträchtlich schwanken, verleiht den Partikeln aber stets mehr oder weniger stark lipophile Eigenschaften. Man spricht deshalb auch von lipophilen Viren. Unbehüllte Viren sind dagegen meist hydrophil. Allerdings zeigen manche Arten in Folge ihres besonderen Kapsidbaus ebenfalls eingeschränkt lipophile Eigenschaften, so daß es sich bewährt hat, zur Abschätzung des Verhaltens der Viren gegenüber Desinfektionswirkstoffen diese in 4 Gruppen zu unterteilen (Abb. 15.2; Tab. 15.3).

Bakteriophagen. Bakteriophagen unterscheiden sich in der Wahl ihrer Wirtszellen (ausschließlich Bakterienzellen) in Bau und Morphologie sowie in einigen Besonderheiten ihres Replikationszyklus von den übrigen Viren. Ihre medizinische Relevanz ist eher gering, wenn man von ihrer Bedeutung im Zusammenhang mit der Exotoxinproduktion von Bakterien (z. B. Diphtherie-, Verotoxin[120]) oder als Hilfsmittel bei der Diagnostik (Lysotypie) absieht. Als Störfaktoren in biotechnologischen Fermentationsprozessen können sie überall dort eine hohe Bedeutung erlangen, wo mit

Unbehülltes Virus

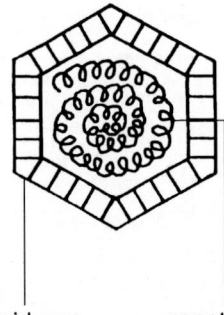

Behülltes Virus

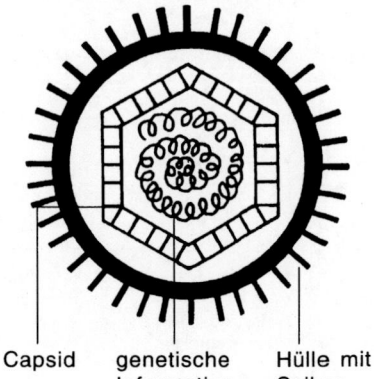

Capsid aus Capsomeren   genetische Information

Capsid   genetische Information   Hülle mit Spikes

Abb. 15.1 Schema eines unbehüllten und eines behüllten Virus

Tabelle 15.2 Übersicht der wichtigsten humanpathogenen Viren und deren Einteilung nach der Art der genetischen Information und dem Vorhandensein oder Fehlen einer Hülle

Virusgruppe	Bau	Beispiele/Erkrankung
Adenoviren	Unbehüllt/DNA	Humane Adenoviren; Ursache respiratorischer Erkrankungen, Enteritiden oder einer Keratokonjunktivitis
Arenaviren	Behüllt/RNA	z. B. Lassavirus, LCM-Virus; Vorkommen hauptsächlich in den Tropen; Ursache haemorrhagischer Fieber mit Hepatitis und Nephritis
Bunyaviren	Behüllt/RNA	Vorkommen in den Tropen; Übertragung durch blutsaugende Insekten; Ursache fiebriger Erkrankungen
Caliciviren	Unbehüllt/RNA	Norwalk-Virus; Ursache einer Enteritis bei Kindern, Hepatitis-E-Virus (Zuordnung noch fraglich); E-Hepatitis
Coronaviren	Behüllt/RNA	Humane Coronaviren; Ursache von Enteritiden, respiratorischen Infekten, Pneumonien
Filoviren	Behüllt/RNA	z. B. Marburg-Virus/Ebolavirus; Vorkommen in den Tropen; Ursache haemorrhagischer Fieber mit Hepatitis und Nephritis
Hepadnaviren	Behüllt/DNA	Hepatitis-B-Virus, Erreger der klassischen Serum-Hepatitis
Herpesviren	Behüllt/DNA	Herpes simplex Virus, Varizella-Zoster-Virus, Epstein-Barr-Virus, Cytomegalievirus; hervorgerufene Erkrankungen je nach Virus u. a.: Stomatitis, Meningitis, Encephalitis, Konjunktivitis, Myocarditis, Neuritis, Pericarditis u. a.
Orthomyxoviren	Behüllt/RNA	Influenzavirus A, B und C; Ursache respiratorischer Infekte, Grippe
Papovaviren	Unbehüllt/DNA	Humane Papillomviren; Warzen, Beteiligung an der Genese bestimmter Tumorerkrankungen
Paramyxoviren	Behüllt/RNA	Parainfluenzavirus, Mumpsvirus, Masernvirus, Respiratory-Syncytial-Virus; hervorgerufene Erkrankung je nach Virus u. a.: respiratorische Erkrankungen, Pneumonie, Encephalitis, Parotitis
Parvoviren	Unbehüllt/DNA	Parvovirus B 19; Ursache der Ringelröteln
Picornaviren	Unbehüllt/RNA	Enteroviren, Polioviren, Coxsackie- u. ECHO-Viren, Hepatitis-A-Virus, Rhinoviren; u. a. Ursachen für Gastroenteritis, Pneumonie, Myocarditis, Pericarditis, Hepatitis, respiratorische Erkrankungen
Pockenviren	Behüllt/DNA	Humanes Pockenvirus, gilt als ausgerottet; Infektionen durch andere Pockenviren werden aber immer wieder beschrieben
Reoviren	Unbehüllt/RNA	Rotavirus; Enteritis, vor allem bei Säuglingen
Retroviren	Behüllt/RNA	Human Immunodeficiency Virus, T-Zell-Leukämieviren; verantwortlich für AIDS bzw. Adulte T-Zell-Leukämie
Rhabdoviren	Behüllt/RNA	Rabiesvirus; verantwortlich für Tollwut
Togaviren	Behüllt/RNA	Flaviviren, Rubellavirus, Hepatitis-C-Virus; je nach Art u. a. verantwortlich für: Gelbfieber, Röteln, Rötelnembryopathie, C-Hepatitis

Bakterienkulturen gearbeitet wird. Die unterschiedliche Morphologie der verschiedenen Phagenfamilien und manche experimentellen Befunde lassen im Vergleich zu Wirbeltierviren (Vertebratenviren) auf eine ähnlich große Vielfalt im Verhalten gegenüber physikalischen und chemischen Einflüssen schließen[223]. Die Handhabung von Bakteriophagen ist, nicht zuletzt deshalb, weil auf Zellkulturen verzichtet werden kann, wesentlich einfacher als die von Vertebratenviren. Viele Untersuchungen zur Entwicklung von Desinfektionsmitteltestmethoden, zur Viruzidie von Desinfektionswirkstoffen und zur Wirkungsweise physikalischer Verfahren wurden daher an Phagen durchgeführt[2, 3, 30, 58, 59, 60, 69, 74, 89, 92, 100, 101, 108, 110, 113, 121, 125, 136, 141, 142, 149, 152, 153, 154, 155, 168, 170, 171, 178, 184, 199, 200, 201]. Die Ergebnisse solcher Studien sind aber nur bedingt auf humanpathogene Viren übertragbar.

Viroide, Virusoide. Viroide sind sehr resistente, einsträngige, zirkuläre, infektiöse RNA-Moleküle und treten bisher nur als Erreger von Pflanzenkrankheiten in Erscheinung. Virusoide sind dagegen viroid-ähnliche RNA Moleküle, die jedoch zu ihrer Vermehrung auf die Helferfunktion höherer Viren angewiesen sind. Beim Menschen erinnert das Delta-Virus (Hepatitis D-Virus) an ein Agens dieses Typs.

Unkonventionelle Agenzien. Unkonventionelle Agenzien (unkonventionelle Viren) werden auch als Prionen oder als Virinos bezeichnet. Sie sind Erreger von Infektionskrankheiten, deren Natur noch weitgehend im Dunkeln liegt. Die wohl revolutionärste Hypothese diskutiert sie als infektiöse Proteinmoleküle ohne DNA- oder RNA-Anteile (Prionen). Andere Arbeitsgruppen verwen-

854 Desinfektionsmittel und -verfahren

	Viren		
Behüllt		**Unbehüllt**	
Hohe Lipophilie	Geringere Lipophilie	Geringere Hydrophilie	Hohe Hydrophilie
Enthalten hohen Anteil an Lipiden reagieren gut mit Lipiden	Enthalten wenig Lipide reagieren schwächer mit Lipiden	Enthalten keine Lipide reagieren aber mit Lipiden	Enthalten keinen Anteil an Lipiden reagieren nicht mit Lipiden
Beispiele: Herpesviren Flavivieren Togaviren Retroviren	Beispiele: Pockenviren Hepadnaviren	Beispiele: Reo-/Rotavirus Adenoviren Papovaviren Caliciviren ECHO 6 u. 18 T1-Bakteriophagen	Beispiele: Picornaviren Parvoviren Coxsackie B1

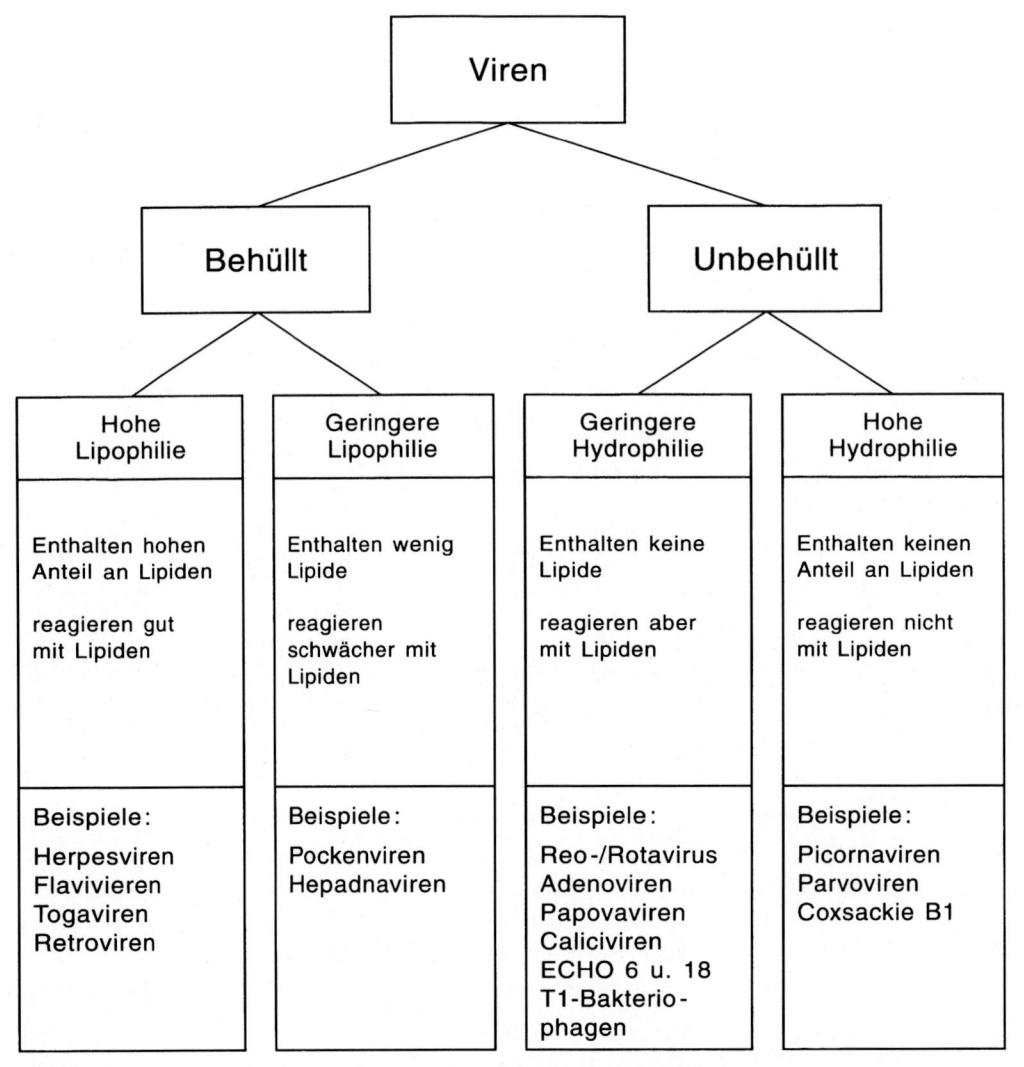

Abb. 15.2 Einteilung der Viren nach dem Grad ihrer Lipophilie in 4 Gruppen

den dagegen den Begriff Virino, weil ihrer Meinung nach geringste Mengen an Nukleinsäuren in derartigen Erregern nicht ausgeschlossen werden können. Beispiele für solche, durch unkonventionelle Agenzien verursachte Erkrankungen sind die Creutzfeldt-Jakob-Erkrankung (CJE) des Menschen, Scrapie bei Schafen und die Bovine Spongiforme Encephalopathie (BSE) bei Rindern.

Desinfektionswirkstoffe bezeichnet man als bakterizid, tuberculozid, fungizid oder sporizid, wenn sie die entsprechenden Mikroorganismen abtöten. Unterhalb eines kritischen Konzentrationsbereichs wirken solche Substanzen im allgemeinen wachstumshemmend, d. h. bakteriostatisch oder fungistatisch. Viren sind keine Lebewesen im eigentlichen Sinne und können daher nicht getötet werden. Werden sie durch ein physikalisches oder chemisches Verfahren zerstört oder so verändert, daß sie ihre Vermehrungsfähigkeit verlieren, so bezeichnet man dies korrekterweise als virusinaktivierend. Obgleich der Begriff „viruzid", also „virustötend" deshalb unpassend ist, hat er sich trotzdem im allgemeinen Sprachgebrauch durchgesetzt und wird als Synonym für den Begriff „virusinaktivierend" verwendet.

Der Begriff „antiviral" sollte dagegen nur für Substanzen verwendet werden, die in den Replikationszyklus von Viren eingreifen, zum Beispiel für antivirale Chemotherapeutika oder Interferone, und die sich im allgemeinen gegenüber dem Partikel selbst neutral verhalten. Nur in seltenen Fällen können solche Substanzen gleichzeitig auch viruzid sein, das Virus also außerhalb der Wirtszellen zerstören.

Im Zusammenhang mit Produktaussagen zu kommerziellen Desinfektionsmitteln beinhaltet der

Tabelle 15.3 Relative Wirksamkeit der wichtigsten Desinfektionswirkstoffe gegen Viren (+ + gute Wirksamkeit, + eingeschränkte Wirksamkeit, +/– unsichere Wirksamkeit, – fehlende Wirksamkeit)

Desinfektionswirkstoff	Behüllt lipophil	Behüllt schwach lipophil	Unbehüllt schwach lipophil	Unbehüllt hydrophil
Formaldehyd	+ +	+ +	+ +	+ +
Glyoxal	+ +	+ +	+/–	+/–
Glutardialdehyd	+ +	+ +	+ +	+ +
Ethanol	+ +	+ +	+	+/–
n-Propanol	+ +	+ +	+ +	–
iso-Propanol	+ +	+ +	+ +	–
Phenole u. Derivate	+ +	+	+/–	–
Metalle/-salze	+/–	+/–	+/–	+/–
QAV	+ +	+ +	–	–
Kat. Tenside	+ +	+ +	–	–
Amphotenside	+ +	+ +	+/–	–
Glucoprotamin	+ +	+ +	+ +	–
Iod u. Iodophore	+ +	+	+/–	+/–
Chlor, Chlorverb.	+ +	+ +	+ +	+ +
Basen	+/–	+/–	+/–	+/–
Säuren	+/–	+/–	+/–	+/–
Peressigsäure	+ +	+ +	+ +	+ +
H_2O_2	+ +	+ +	+	+
Aktivsauerstoff-freisetzende Verb.	+ +	+ +	+ +	+ +

Begriff „viruzid" darüber hinaus auch eine Qualitätsaussage[50] und zeigt, daß das betreffende Produkt nach festgelegten Normen geprüft und für wirksam befunden wurde (s. 4.2.1). Eine Verallgemeinerung der Wirksamkeitsaussage auf alle Viren ist in diesem Falle akzeptierbar. Wird dagegen eine Formulierung wie „... wirksam gegen Viren..." gebraucht, also etwa ...wirksam gegen HIV..." oder „... wirksam gegen Hepatitis B-Virus im MADT..." so darf keinesfalls auf eine weitergehende Viruswirksamkeit geschlossen werden. In diesem Fall wurde das Mittel lediglich gegen das AIDS- oder Hepatitis B-Virus geprüft und in der Regel keinem standardisierten oder festgelegten Test unterzogen (MADT, s. 4.2.2).
Desinfektionsmittel und -verfahren wirken keineswegs einheitlich auf die unterschiedlichen Arten von Mikroorganismen und Agenzien. Schon einfache Parameter, wie deren Anwendungskonzentration und Einwirkungszeit sowie die Umgebungstemperatur, können bei den verschiedenen Gruppen einen erheblichen Einfluß auf die Wirksamkeit zeigen. Im Extremfall kann ein Verfahren gegenüber einer Gruppe hochwirksam und gegenüber einer anderen vollständig unwirksam sein. Manchmal bleiben nur wenige Wirkstoffe und Verfahrensweisen zur erfolgreichen Bekämpfung von Angehörigen der jeweiligen Gruppen übrig.
Die wichtigsten Krankheitserreger gehören zu den Prokaryonten (Bakterien) und Viren, einige zu den einfachen Eukaryonten (Pilze, Hefen, Protozoen). Das vorliegende Kapitel beschränkt sich auf Desinfektionsmittel und -verfahren gegen Pilze, Hefen, Bakterien, Viren und gegebenenfalls gegen unkonventionelle Agenzien unter besonderer Berücksichtigung humanmedizinisch relevanter Keime einschließlich opportunistischer Erreger und nosokomialer Infektionen.

1.2 Resistenz von Mikroorganismen und Viren

Abhängig von ihrem Bau, ihrer Lebensweise und der Art des Biotops, das sie besiedeln, können Mikroorganismen und Viren große Unterschiede in ihrer natürlichen Resistenz und damit in ihrem Verhalten gegenüber physikalischen und chemischen Noxen zeigen. Die meisten Bakterien und Pilze vermehren sich bei Temperaturen zwischen 4° und 45°C, wobei ihr Temperaturoptimum je nach Standardbiotop variiert. Bei Temperaturen von 80°C und darüber werden sie jedoch bis auf wenige Ausnahmen in wenigen Minuten abgetötet. Manche thermotolerante Bakterien, zum Beispiel Enterococcus faecium, vertragen über einige Zeit Temperaturen von mehr als 70°C und eignen sich deshalb zur Prüfung thermischer und chemothermischer Desinfektionsverfahren. Bakterielle Sporen werden sogar erst bei Temperaturen von 121°C in gespanntem Wasserdampf bei doppeltem Atmosphärendruck in 10 min oder durch trockene Hitze von 180°C nach 30 bis 60 min Einwirkungszeit sicher abgetötet. Eine Auswahl von Daten zur Hitzeresistenz einiger Bakterienarten findet sich in Tab. 15.4.
Zu den psychrophilen, eher kälteliebenden Arten zählen Pilze und Hefen, aber auch Pseudomonaden und Salmonellen. Einige Pseudomonas-Arten vermehren sich noch bei +5°C, manche Hefen und Schimmelpilze sogar noch bei Temperaturen zwischen –3°C und –12°C.
Wasser ist für das Wachstum, nicht aber für das Überleben von Mikroorganismen unabdingbar. Der Wassergehalt eines Milieus und der Gehalt an tatsächlich verfügbarem Wasser können beträchtlich divergieren. Nur wenn es nicht durch osmo-

Tabelle 15.4 Abtötungszeit in Minuten von Bakterien bei Exposition gegenüber Heißluft[230]

	120°C	140°C	160°C	180°C
Staphylococcus aureus	30	15	8	–
Escherichia coli	30	10–15	8	–
Salmonella typhi	20	10	5	–
Milzbrandsporen	120	60	15–30	10
Tetanussporen	–	30	12	1
Erdsporen	–	–	30–90	15

tisch aktive Substanzen oder in anderer Weise, zum Beispiel durch Eisbildung, gebunden vorliegt ist Wasser nutzbar. Vor allem Schimmelpilze benötigen zum Wachstum oft nur geringe Mengen verfügbaren Wassers. In geeigneten Substraten oder auf Oberflächen genügt bereits eine relative Luftfeuchte (RF) von 70 %. Unter 65 % RF ist jedoch kein Wachstum an Oberflächen mehr möglich. Vegetative Bakterien bestehen zu 80 bis 90 % aus Wasser. Ihre Resistenz gegenüber Eintrocknen ist unterschiedlich und richtet sich unter anderem nach dem Bau der Zellwand, der relativen Luftfeuchte, der Temperatur und dem gewählten Trocknungsverfahren. Gram-positive Keime, wie zum Beispiel Staphylokokken, vertragen das Antrocknen auf Oberflächen und können gegebenenfalls einen Zeitraum von 5 Monaten und länger überstehen (Tab. 15.5). Gram-negative Keime, zum Beispiel Pseudomonaden, sind meist etwas anfälliger. Manchmal zeigen sie sogar während des Antrocknens auf Modelloberflächen, die für Desinfektionsmittelprüfungen verwendet werden, erhebliche Reduktionsraten. Wählt man dagegen schonende Verfahren wie die Lyophilisierung, so kann man auch Pseudomonaden ohne Schwierigkeiten über mehrere Jahre kryokonservieren.

Die Gesamtheit der bekannten Mikroorganismen deckt einen relativ großen pH-Toleranzbereich von 1 bis etwa 11 ab. Die meisten vegetativen Bakterien werden aber bei pH-Werten unter 2,5 und über 10 abgetötet. Einige Keime, zum Beispiel Helicobacter pylori oder Mykobakterien, überstehen jedoch auch stark saure pH-Werte. Manche Pseudomonaden können noch Werte bis pH 11 tolerieren. Einige Schimmelpilze sind demgegenüber sehr säuretolerant. Kein Desinfektionswirkstoff vermag daher allein aufgrund seines pH-Wertes sämtliche Arten von Mikroorganismen abzutöten.

Bakterielle Sporen sind nicht nur besonders hitzeresistent. Auch gegenüber Trockenheit sind sie unempfindlich. Gefriergetrocknet lassen sie sich praktisch unbegrenzt aufbewahren. Auch in ihrer pH-Toleranz unterscheiden sie sich erheblich von vegetativen Bakterien und ertragen in manchen Fällen sogar einige Minuten Behandlung mit kochender konzentrierter Salzsäure. Das Verfahren dient daher zur Selektion besonders widerstandsfähiger Sporen. Pilz-Sporen sind in ihrer Resistenz dagegen nicht mit bakteriellen Sporen zu vergleichen. Gegenüber Hitze und Chemikalien verhalten sie sich wesentlich empfindlicher und werden durch Desinfektionsmittel in der Regel nicht abgetötet.

Mycoplasmen (und wahrscheinlich auch Rickettsien und Chlamydien) zeigen im allgemeinen keine besonders hohe Umweltresistenz. Um einen längeren Aufenthalt in der Umwelt zu vermeiden, sind sie deshalb auf Übertragungswege wie direkte Kontakte, zum Beispiel Sexualkontakte, angewiesen. Mycoplasma pneumoniae wird auf aerogenem Wege weitergegeben. Trotzdem muß damit gerechnet werden, daß auch solche Erreger in ihren natürlichen Begleitmaterialen für einige Zeit überleben können. Die Umweltresistenz (Tenazität) von Viren zeigt große Unterschiede und ergibt für die einzelnen Virusfamilien kein einheitliches Bild. Sie ist unter anderem vom Bau, also von der Tatsache ob es sich um ein behülltes oder unbehülltes beziehungsweise um ein lipophiles oder hydrophiles Partikel handelt, von der Größe (steigende Resistenz bei abnehmender Größe), der Dichte (steigende Resistenz mit zunehmender Dichte) und gegebenenfalls sogar von der Art der genetischen Information abhängig. Darüber hinaus sind zahlreiche weitere Einflußfaktoren von Bedeutung. So haben die Fähigkeit zur Bildung von Aggregaten, d. h. von kristallartigen Strukturen, die aus vielen infektiösen Einzelpartikeln bestehen, der Grad der Assoziation an Wirtszellreste, die Art und Menge natürlicher Begleitmaterialien wie Stuhl, Urin, Blut, Serum, Muttermilch, Gewebe u. s. w., die Assoziation der Partikel an Oberflächen, der pH-Wert, die Temperatur, der Antrocknungsgrad, die relative Luftfeuchte, die Exposition gegenüber Licht und gegebenenfalls sogar die Anwesenheit niedermolekularer

Tabelle 15.5 Effekt von Temperatur und relativer Luftfeuchtigkeit auf die Überlebenszeit in Tagen von Bakterien bei Eintrocknung

Species	Überlebenszeit (Tage)								
	4°C			15°C			25°C		
	Relative Feuchtigkeit								
	0%	34%	75%	0%	34%	75%	0%	34%	75%
Pseudomonas sp.	132	130	165	59	67	59	10	11	19
Staphylococcus sp.	153	153	145	84	79	72	58	64	47
Coryneform	92	114	91	104	72	59	46	32	5
Staphylococcus aureus	59	148	52	79	65	54	8	11	25
Acinetobacter calcoaceticus	125	133	107	140	91	107	27	27	20

Tabelle 15.6 Trockenstabilität einiger Viren auf Kunststoffoberflächen; dargestellt sind die reisolierbaren Virustiter (ID_{50}/ml) zu den angegebenen Zeitpunkten

Verwendetes Prüfvirus	Antrocknungszeit					
	0	1 Std.	6 Std.	1 Tag	3 Tage	8 Tage
Poliovirus Typ 1	6,2	5,75	3	2,8	1,9	0
ECBO-Virus	5,2	5,5	4,75	2,6	1,25	0
Reovirus	5	4,5	5	3,75	2,8	1,1
Adenovirus	5,5	5,5	5,5	2,7	2,7	1,7
SV 40-Tumorvirus	6,6	5,5	4,5	4,2	2,75	1,5

Verbindungen und Salze einen Einfluß auf die Umweltresistenz von Viren. Die Stabilität vieler Viren wird deutlich erhöht, wenn diese bei niedrigen Temperaturen lagern und an Zellen assoziiert, in Gewebe oder natürlichen Begleitmaterialien, vielleicht sogar angetrocknet vorliegen. Wurde der Antrocknungsprozeß, der oftmals mit hohen Titerverlusten verbunden sein kann überstanden, so können die restlichen, auf Oberflächen oder in Begleitmaterialien verbleibenden Partikel sehr stabil sein[25,27,75,115]. Generell ist zu beachten, daß Viren an ihre natürlichen Umweltbedingungen, Begleitmaterialien und Infektionswege angepaßt sind und hier eine erhebliche Resistenz zeigen können. Hydrophile unbehüllte Viren, zum Beispiel manche Picornaviren, die mit Fäkalien ausgeschieden und auf fäkal-oralem Wege übertragen werden, können im Abwasser mehrere Jahre persistieren. In Einzelfällen sind Zeiträume von mehr als 2 Jahren belegt. Gegenüber Eintrocknen sind Picornaviren anscheinend wesentlich empfindlicher und büßen innerhalb weniger Tage oder Wochen ihre Aktivität vollständig ein (s. Tab. 15.6). Andererseits zeigen einige behüllte Viren, vor allem solche, die durch indirekte Kontakte übertragen werden können, eine hohe Trockenresistenz. Schon im letzten Jahrhundert wußte man, daß der Erreger der Pocken, ein behülltes, schwach lipophiles Virus, über Monate im Staub persistieren kann. Sogar behüllte Viren mit einem hohen Lipidanteil dürfen nicht generell als umweltlabil angesehen werden. Vom HIV ist bekannt, daß es in stabilisierenden Begleitmaterialien angetrocknet mehr als eine Woche persistieren kann. In Leitungswasser findet man unter Umständen noch nach 12 h intakte Partikel (s. auch Tab. 15.7).

1.3 Resistenz bakterieller Sporen

Die Resistenz von bakteriellen Sporen, insbesondere gegenüber physikalischen Einflüssen, wurde bereits erwähnt (s. 1.2). Verfahren wie die Behandlung mit Ultraschall oder UV-Licht, aber auch die Anwendung thermischer Verfahren unter 100 °C zeigen keine ausreichende Wirksamkeit. Auch gegenüber vielen Desinfektionswirkstoffen wie zum Beispiel gegenüber Alkoholen, Glyoxal,

Tabelle 15.7 Resistenz von HIV unter verschiedenen Bedingungen (RF = Reduktionsfaktor $\log_{10}$)

Ausgangsmaterial	Behandlung mit / Ergebnis	Literaturquelle
In Gewebekulturmedium ohne Proteinzusätze	7 Tage Lagerung bei Raumtemperatur / Probe infektiös	Barré-Sinoussi et al., 1985
In Zellkulturmedium mit 50 % Plasmazusatz	15 Tage Lagerung bei Raumtemperatur / Probe infektiös	Resnick et al., 1986
In Zellkulturmedium mit 10–20 % Kälberserum	Lagerung bei 37 °C für 4,8 Tage / RF = 1 Lagerung bei 37 °C für 19,3 Tage / RF = 4	Zeichardt et al., 1987
In Gewebekulturmedium ohne Serum	20 Minuten Lagerung bei 56 °C / RF = 1	Resnick et al., 1986
In Medium mit 50 % Plasmazusatz	5 Stunden Lagerung bei 56 °C / Probe infektiös	Resnick et al., 1986
Getrocknete Virussuspension ohne Eiweißzusatz	7 Tage Lagerung bei Raumtemperatur / Probe infektiös	Barré-Sinoussi et al., 1985
Getrocknete Virussuspension mit 50 % Plasmaanteil	Bis 7 Tage Lagerung bei Raumtemperatur / Probe infektiös	Resnick et al., 1986
Getrocknetes, zellassoziiertes Virus	1 Tag Lagerung bei 30 °C / Probe infektiös	Resnick et al., 1986
Lyophilisat	34 Stunden Lagerung bei 68 °C / Restinfektiosität vorhanden	Levy et al., 1985

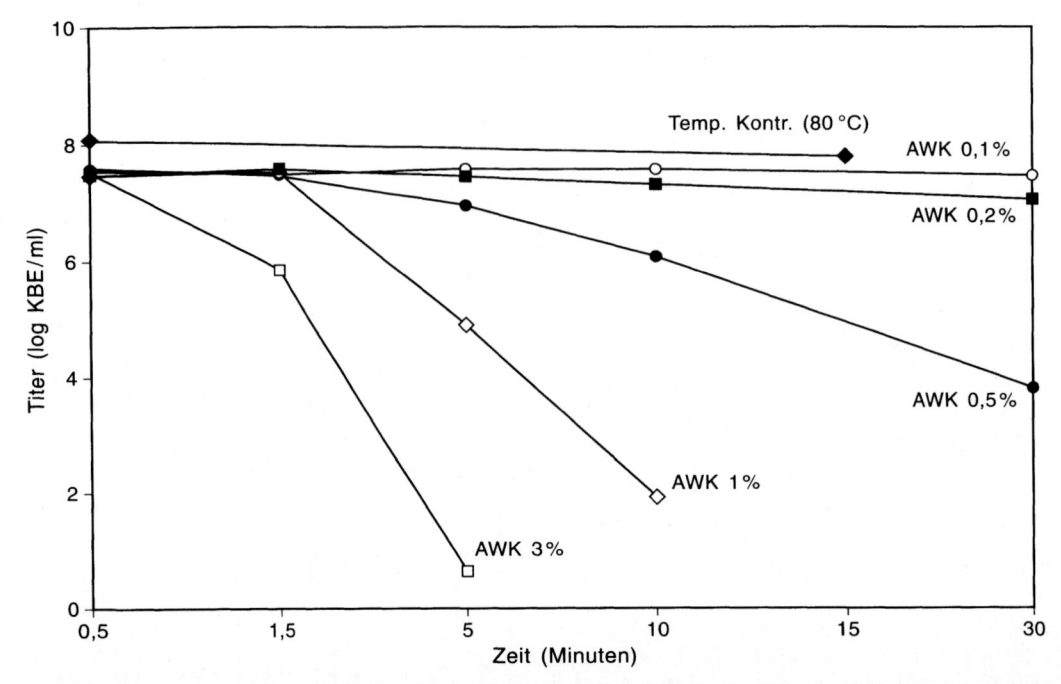

Abb. 15.3 Wirksamkeit eines kommerziellen Desinfektionsmittels auf Basis Peressigsäure/H_2O_2 gegen Sporen von Bacillus subtilis im Suspensionsversuch bei 80 °C (AWK = Anwendungskonzentration, KBE = Kolonie-bildende Einheiten)

Phenolen, kationischen Tensiden – insbesondere quartären Ammoniumverbindungen – sowie gegenüber Amphotensiden verhalten sich Sporen unter den zur Desinfektion üblichen Anwendungsbedingungen resistent[237]. Dagegen erweisen sich Aktiv-Sauerstoff freisetzende Verbindungen und Halogene (Kap. 3.2.2/3.2.3) im allgemeinen als wirksam. Aus der Gruppe der Aldehyde eignen sich Formaldehyd und Glutardialdehyd. Besonders gut wirken aber Peressigsäure/Wasserstoffperoxid-haltige Desinfektionsmittel gegen bakterielle Sporen[77,237]. Abb. 15.3 zeigt die Wirkungsweise einer Formulierung, die im Konzentrat 3,5 % Peressigsäure und 30 % H_2O_2 enthält und auf die jeweiligen in der Abbildung aufgeführten Anwendungskonzentrationen verdünnt wird. In diesem Fall wurden Suspensionstests (Kap. 4.1.1) mit B. subtilis Sporensuspension durchgeführt. Aber auch an Oberflächen lassen sich Sporen durch geeignete Desinfektionsmittelformulierungen erreichen, wie die in Abb. 15.4 aufgeführten Beispiele zeigen. Reduziert man den Ca^{2+}-Gehalt der Sporenhülle durch die komplexierende Wirkung organischer Säuren, zum Beispiel durch Citronensäure, Milchsäure, Apfelsäure, Nitrilotriessigsäure (NTA) oder Ethylendi-

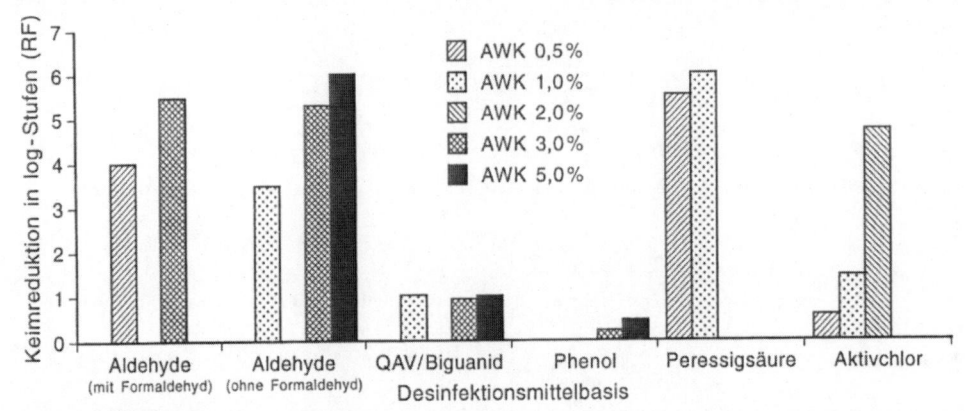

Abb. 15.4 Wiederfindungsrate von Testsporen nach Einwirkung von Desinfektionsmitteln unterschiedlicher Wirkstoffbasis im Keimträgertest auf Kacheloberflächen bei Raumtemperatur und einer Einwirkungszeit von 12 h

amintetraessigsäure (EDTA) oder durch Salze organischer Säuren, so läßt sich die Thermoresistenz der Sporen in gespanntem Wasserdampf von > 120 °C auf < 100 °C senken.

1.4 Resistenz unkonventioneller Agenzien

Unkonventionelle Agenzien (Prionen) sind die stabilsten bisher bekannten Krankheitserreger. Es ist zu befürchten, daß sie unter gewöhnlichen Umweltbedingungen über Jahrzehnte persistieren. Der Erreger der BSE konnte noch nach 3 Jahren im Erdreich nachgewiesen werden. In Formaldehyd-fixierten, Alkohol-entwässerten und Paraffin-eingebetteten Hirnschnitten blieben die Erreger von Scrapie oder der Creutzfeldt-Jakob-Erkrankung (CJE) über mehr als 2 Jahre infektiös, und dies nachdem die Hirnschnitte zum Nachweis ihrer Infektiösität wieder in Xylol entparaffiniert und in einer absteigenden Alkoholreihe rekonstituiert wurden. Das Beispiel der Bovinen Spongiformen Encephalopathie (BSE) bei Rindern zeigt auch, wie rasch unkonventionelle Agenzien durch moderne Technologie verbreitet werden können. Im Falle der BSE wurden unzureichende Aufbereitungsverfahren bei der Futtermittelherstellung (Tiermehle) für die Ausbreitung der Seuche verantwortlich gemacht.

Als humanpathogene Erreger haben unkonventionelle Agenzien nach bisherigem Kenntnisstand keine exponierte Bedeutung. Eine der von ihnen verursachten sehr seltenen Erkrankungen des Menschen ist die CJE. Ihre akzidentelle Übertragung auf medizinisches oder Laborpersonal ist bisher nicht dokumentiert, wohl aber iatrogene Infektionen die entweder durch infektiöse Transplantate oder durch kontaminiertes Instrumentarium verursacht wurden.

Alle unkonventionellen Agenzien zeigen eine extrem hohe Resistenz gegenüber physikalischen und chemischen Einflüssen (Tab. 15.8 und 15.9). Da bisher keine standardisierten Bedingungen für

Tabelle 15.8 Resistenz unkonventioneller Agenzien gegenüber gängigen thermischen Verfahren (nach[47]); dargestellt ist die Titerreduktion ($\log_{10}$), die durch den jeweils genannten Einfluß von verschiedenen Autoren festgestellt wurde. (SDS = Natriumdodecylsulfat; CJD = Creutzfeldt-Jakob-Krankheit; ST. 139 und St 22A = Versuche wurden mit zwei unterschiedlichen Stämmen durchgeführt)

Temperaturstabilität	Temp. (°C)	Zeit	Titer Reduktion	Bemerkung
Erwärmung im Flüssigkeitsbad	ca. ≤ 80	60 Min.	keine	
	85	60 Min.	0,8	
	95	30 Min.		totale Inaktivierung bei unbekanntem Ausgangstiter
	98	60 Min.	≥ 5,9 (St. 139 A)	mit 0,5 % SDS
			≥ 3,7 (St. 22 A)	mit 0,5 % SDS
	100	5 Min.	4,3	
		30 Min.	4,3	
		10 Min.	1,6	
		20 Min.	2,7	
		60 Min.	2,8	
		60 Min.	2,0	
		10–60 Min.	3,0–4,0	
	118	10 Min.	ca. 4,0	Restinfektiosität
	141	10 Min.	≥ 5,0	keine Restinfektiösität
Trockene Hitze	160	24 h		noch Restinfektiosität vorhanden
Autoklavieren	121	5 Min.	7,0	
		1 h	7,5	
		1 h	≥ 8,4	
		1 h	≥ 7,5	CJD-Agens
	124	10 Min.	4,3	
	126	0 Min.	6,0	An- und Auslaufzeit
		15 Min.	5,9	
		30 Min.	5,9	
		60 Min.	≥ 6,9	
		120 Min.	≥ 6,9	Versuche mit 2 unterschiedlichen Stämmen
		0 Min.	1,4	
		15 Min.	1,8	
		30 Min.	2,1	
		60 Min.	3,6	
		120 Min.	2,0	
	136	4 Min.	≥ 6,9	
		4 Min.	≥ 5,0	
	132	1 h	≤ 8,8	
			≤ 5,0	CJD - Agens

Tabelle 15.9 Resistenz unkonventioneller Agenzien gegenüber verschiedenen chemischen Desinfektionswirkstoffen und physikalisch-chemischen Inaktivierungsverfahren. (SDS = Natriumdodecylsulfat)

Sterilisierungsverfahren
- Autoklavieren bei 121 °C für 4,5 h
  Autoklavieren bei 135 °C für 18 min
- Einlegen in 1–2 M NaOH für mindestens 1 h anschließendes Autoklavieren für 1,5 h/121 °C
- Einlegen in 5 % SDS für mindestens 1 h anschließendes Autoklavieren für 1,5 h/121 °C
- Einlegen in 5 % Glutardialdehyd für mindestens 1 h anschließendes Autoklavieren für 1,5 h/121 °C

Wirksame Verfahren*
- Einlegen in 0,3 M NaOH bei 4 °C mindestens 18 h
  Einlegen in 0,3 M NaOH bei 30 °C mindestens 2 h
  Einlegen in 0,3 M NaOH bei 70 °C mindestens 1 h

  Einlegen in Natriumhypochlorit 0,1 % mindestens 1 h
  Einlegen in Natriumhypochlorit 1,0 % mindestens 15 min

Unwirksame oder unsichere Desinfektionsmittel oder Verfahren*
- Wasserstoffperoxid
- Phenol
- Formalinbehandlung
- Beta-Propiolaktonbehandlung
- Detergenzbehandlung/ Quartäre Ammoniumverbindungen
- Schwermetallsalze
- K-Thiocyanat
- Kaliumpermanganatlösung
- Iod/Alkoholische Iodlösung
- Chlordioxid
- Behandlung mit Aceton/Diäthylether/Ethanol
- Säuren
- Ethylenoxidsterilisation

* Im Sinne einer Titerreduktion von ca. 4 log-Stufen

die Untersuchung von Desinfektionsverfahren an solchen Erregern existieren, schwanken die jeweiligen Angaben zur Wirksamkeit von Inaktivierungsverfahren. Sie sind unter anderem vom untersuchten Erreger (Scrapie, CJE, BSE), der Art des Untersuchungsmaterials und der Untersuchung selbst, sowie vom jeweils gewählten Nachweissystem abhängig. So ist es zum Beispiel wichtig, ob das Material vorbehandelt oder gar aufgereinigt wurde, welches Tiermodell für den Nachweis verwendet wurde und in welcher Weise dem Versuchstier das Untersuchungsmaterial appliziert wurde. Selbst innerhalb einer Versuchsanordnung kommt es mitunter zu beachtlichen Schwankungen[47]. Trotzdem lassen sich wirksame und mehr oder weniger unwirksame Verfahren unterscheiden. Als wirksam im Sinne einer Titerreduktion von mindestens 99,99 % können die Behandlung mit Natronlauge, Natriumhypochlorit, Natriumdodecylsulfat (SDS) oder Glutardialdehyd gelten (Tab. 15.9). Allerdings ist selbst bei diesen Verfahren noch keine absolute Sicherheit im Sinne einer restlosen Inaktivierung zu erwarten. So hält Prusiner[172] die Behandlung mit 1 N NaOH während 1 h für unsicher. Bei der Dekontamination von Instrumentarium verwendet er 2 N NaOH während 30 Minuten bei Raumtemperatur und empfiehlt diese Behandlung 3 mal zu wiederholen. Nur in Kombination mit 1,5 h Autoklavieren bei 121 °C akzeptiert er die Anwendung von 1 N NaOH. In Fällen, in denen keine Natronlaugebehandlung möglich ist, soll nach seinen Angaben 4,5 h autoklaviert werden. Nimmt man solche Bedingungen als Basis für absolut sichere Verfahren, so sind unkonventionelle Agenzien durch die gängigen chemischen Desinfektionsmittel und -verfahren praktisch nicht zu inaktivieren.

2 Physikalische und chemische Desinfektionsverfahren

Grundsätzlich unterscheidet man physikalische, chemisch-physikalische und rein chemische Verfahren. Im humanmedizinischen Bereich sollten diese mindestens eine fungizide, bakterizide und viruzide Wirksamkeit besitzen. Lassen die verwendeten Wirkstoffe keine uneingeschränkte Viruzidie zu, so ist die Wirksamkeit gegen HBV und HIV eine Mindestforderung. Auch bei der bakteriziden Wirksamkeit kennt man gelegentliche Einschränkungen. Besonders die tuberculozide oder sporizide Wirksamkeit ist bisweilen schwer oder gar nicht zu realisieren.
Im Ergebnis ist nicht immer eine klare Trennung zwischen Desinfektion und Sterilisation möglich. Sogar klassische Sterilisationsverfahren können unter Umständen keine absolute Wirksamkeit zeigen. So ist zum Beispiel die Inaktivierung von Prionen nur sehr schwierig zu realisieren (s. 1.4.). Ein Verfahren wie das Autoklavieren bei 121 °C, das als klassisches Sterilisationsverfahren gilt, kann unter diesen Umständen zum Desinfektionsverfahren werden, d. h. vielleicht nur zur Reduktion von Erregern auf ein ungefährliches Maß führen. Nicht zuletzt aus diesem Grund werden in 2.1. und 2.2. auch einige klassische Sterilisationsverfahren behandelt.

2.1 Physikalische Verfahren

Ausschließlich physikalische Verfahren sind vorwiegend Sterilisationsverfahren und nutzen die keimtötende Wirkung von UV-Licht, ionisierender Strahlung (meist Gamma-Strahlung), feuchter oder trockener Hitze und gegebenenfalls von Mikrowellen. So gehören die Hitzesterilisation bei > 180 °C/15 min und das Autoklavieren in gesättigtem Wasserdampf bei doppeltem Atmosphärendruck, 121 °C und 15 min Einwirkungszeit, zu den gängigsten Verfahren in der Praxis. Beide Verfahren erreichen alle Mikroorganismen, bakterielle Sporen und Viren. Unkonventionelle Agenzien werden hingegen nicht vollständig inaktiviert (s. 1.4.).

Tabelle 15.10 Inaktivierung virushaltigen Materials nach 1stündiger Wärmebehandlung (nach[145], um eigene Beobachtungen ergänzt)

Hitzeinaktivierung von Viren		
55–60 °C / 1 h	65–70 °C / 1 h	> 90 °C / 1 h
Picornaviren	Pockenviren	Parvoviren
Herpesviren	Paramyxoviren	Hepadnaviren?
Togaviren	Reoviren	Papovaviren
Caliciviren	Adenoviren	Bakteriophage Phi × 174 (E. coli-Phage)
	Orthomyxoviren	
	Bunyaviren	Bakteriophage P008 (Laktokokken-Phage)
	Rhabdoviren	
	Arenaviren	
	Coronaviren	
	Retroviren	

Zur Sterilisation muß die Reduktion des gegen das Verfahren resistentesten Keimes, über die Zahl der vorhandenen Kontamination (= Bioburden) hinaus, mindestens 10^6 koloniebildende Einheiten (KBE) betragen. Für die Abschätzung der Leistungsfähigkeit eines Sterilisationsverfahrens in der Praxis heißt das, daß von 10^6 zu sterilisierenden Einheiten theoretisch weniger als 1 Muster unsteril bleiben kann. Für die praktische Überprüfung wird ein mit 10^3 Mikroorganismen und/oder bakteriellen Sporen belasteter Gegenstand zusätzlich mit Sporenstreifen (von mindestens 10^9 Zellen) überprüft.

Zur Inaktivierung konventioneller Viren sind oft Temperaturen von weit unter 100 °C ausreichend, wobei sich die verschiedenen Virusgruppen in ihrer Temperaturresistenz allerdings unterscheiden können. Neben ausgesprochen thermolabilen Vertretern finden sich solche, die kurzzeitig Temperaturen bis 90 °C tolerieren können. Eine Übersicht zeigt Tab. 15.10. Picornaviren werden zum Beispiel schon bei einer Temperatur von 55 °C rasch inaktiviert. Der Titerabfall für das Poliovirus Typ 1 beträgt bei 55 °C in 5 min 3 Zehnerpotenzen, bei 60 °C sogar 8 Zehnerpotenzen. Es scheint allerdings innerhalb der Picornaviren auch Ausnahmen geben zu können, etwa beim Hepatitis A-Virus, das von manchen Autoren als erhöht temperaturresistent eingestuft wird. Eine besonders hohe Thermostabilität ist von Parvoviren bekannt, die unter geeigneten Umständen sogar Temperaturen ≥ 90 °C überstehen können. Auch dem Hepatitis B-Virus wird eine hohe Hitzeresistenz nachgesagt. Es verträgt unter Umständen mehrere Stunden Inkubation bei 60 °C ohne größeren Infektiösitätsverlust[197]. 10^4 bis 10^6 infektiöse Dosen können erst durch 10stündiges Erhitzen auf 60 °C inaktiviert werden, bei 98 °C sind hierfür nur noch 2 min erforderlich[112]. Einer Forderung der WHO entsprechend wird deshalb zur Erhöhung der Hepatitissicherheit bei der Produktion von Blutprodukten eine Hitzebehandlung angewandt (10h, 60 °C)[239].

Da die Resistenz der Viren gegenüber physikalischen Einflüssen ebenso von den in 1.2. genannten Faktoren abhängt, sollte die Einwirkungszeit der Temperatur mindestens 1 h betragen, um eine vollständige Inaktivierung sicherzustellen. Temperaturempfindliche Viren scheinen unter Umständen sogar die Eigenschaften der nächsthöheren Resistenzgruppe annehmen zu können. So wurde beobachtet, daß lyophilisiertes Virus gegenüber suspendierten Partikeln eine erhöhte Temperaturresistenz aufweisen kann, die auch nach der Rekonstituierung des Lyophilisats erhalten bleibt[22]. Das Phänomen wurde durch die Assoziation von Begleitproteinen an Viruspartikel während der Lyophilisierung erklärt, die diese Partikel noch nach der Rekonstituierung stabilisieren.

UV-Strahlung. Auch UV-Strahlung ist in der Lage, Mikroorganismen abzutöten. Sie wird unter anderem zur Entkeimung von Trinkwasser angewendet. Zu dessen sicherer Dekontamination ist allerdings eine geringe Schichtdicke des Wasserfilms bei der Bestrahlung mit UV-Leuchten erforderlich, denn die Wirksamkeit des Verfahrens wird durch die Eindringtiefe der Strahlung limitiert. Weitere Fehlerquellen für die Sicherheit des Verfahrens sind die Ablagerung abgetöteter Bakterien auf der Bestrahlungsoptik oder die Überalterung der Lichtquelle. Wird an der Grenze der wirksamen Dosis gearbeitet, so kann es zur Selektion hochresistenter Bakterienstämme kommen. Viren sind gegenüber UV-Licht sehr empfindlich. Der kritische Wellenlängenbereich liegt bei 230 bis 280 nm[198]. Die höchste Wirksamkeit wurde bei 260 nm festgestellt. Sie stimmt mit dem Absorptionsmaximum der Nukleinsäuren überein. Grundsätzlich können aber auch Virusproteine betroffen sein[80]. Von besonderer Bedeutung für die Effizienz von UV-Entkeimungsverfahren ist die Art des Trägermaterials, in dem sich das Virus befindet. Der Wirksamkeitsverlust für UV-Licht beträgt bei destilliertem Wasser bei einer Eindringtiefe von 11 cm nach Angaben von Klein und Deforest[124] zwar nur 9 %, eine 5 %ige Albuminlösung bewirkt jedoch bereits bei einer Schichtdicke von 0,045 mm eine 50 %ige Aktivitätseinbuße. In getrocknetem Zustand liegen Viren in oder an Staubpartikeln oder festen Oberflächen assoziiert vor. Derartige Partikel sind ebenso wie Lyophilisate durch UV-Strahlung sehr viel schwieriger zu inaktivieren.

Ionisierende Bestrahlung. Gegenüber ionisierender Bestrahlung sind alle Mikroorganismen und Viren sehr empfindlich und werden auch in Begleitmaterial, Gewebeproben und ähnlichem rasch abgetötet beziehungsweise inaktiviert[23]. Der Verlauf der Inaktivierungskinetik von Viren kann jedoch etwas differieren und scheint neben der Strahlendosis auch vom Partikelbau abhängig zu sein. Doppelsträngige Viren oder solche mit einem hohen Molekulargewicht zeigen oft eine etwas höhere Empfindlichkeit als Partikel mit einer einsträngigen Nukleinsäure oder einem geringen Molekulargewicht (Abb. 15.5).

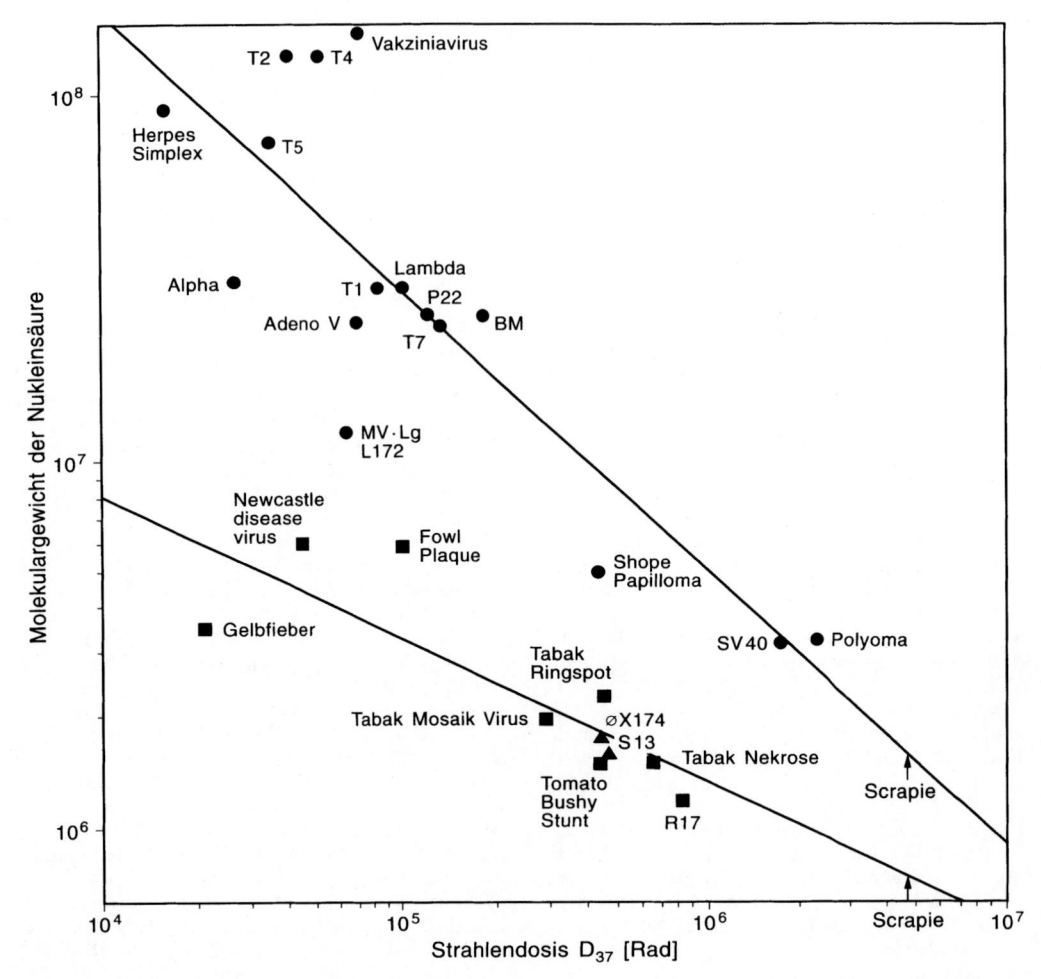

Abb. 15.5 Einfluß ionisierender Strahlung auf konventionelle Viren und das Skrapie-Agens, D_{37} = Dosis, bei der 37 % der Erreger nicht inaktiviert werden (nach[180])

Mikrowellen. Mikrowellen sind elektromagnetische Wellen, die aufgrund ihrer Wellenlänge (zwischen 3 bis 300 GHz) in den Grenzbereich zwischen Radio- und Infrarotstrahlung eingeordnet werden können. Zu Desinfektionszwecken wird ausschließlich die Frequenz genutzt, die die Eigenrotation des Wassermoleküls verstärkt. Durch die damit verbundene Erwärmung zeigen Mikrowellen eine gute Wirksamkeit gegen Mikroorganismen, sporenbildende Bakterien (Abb. 15.6) und Viren. Allerdings ist auf einen ausreichenden Wassergehalt des zu behandelnden Gutes und auf dessen mögliche Abschirmung durch Metall zu achten. Mit ihrer breiteren Anwendung in der Praxis ist künftig zu rechnen. Erfolgversprechende Versuche wurden unter anderem mit viruskontaminierten Kontaktlinsen und Dentalinstrumentarium durchgeführt[174,179,241].

Ultraschallwellen. Ultraschallwellen liegen mit > 20 kHz jenseits des menschlichen Wahrnehmungsvermögens. Ihre Anwendung ist mittels spezieller Ultraschallbäder oder ähnlicher Vorrichtungen möglich. Ultraschall allein hat in den gebräuchlichen Dosisbereichen keine ausreichende Wirkung auf Mikroorganismen und Viren und wird daher nur zur Reinigungsverbesserung verwendet. In Kombination mit Desinfektionsmittellösungen dient Ultraschall allerdings bei der Tauchdesinfektion von Instrumenten zur Verkürzung der Einwirkzeit, indem es Mikroorganismen und Viren aus Begleitmaterialien freisetzt.

D-Wert. Die Abtötungszeit eines Desinfektionsverfahrens kann als sogenannter D-Wert angegeben werden. Dieser Wert ist die Zeit, in der ein vorgegebener Titer um eine $\log_{10}$ Stufe reduziert wird. In Abb. 15.7 sind die durchschnittlichen D-Werte nach Einwirkung feuchter Hitze für unterschiedliche Erreger angegeben. Der D-Wert kann sich aber auch auf die Dosis einer physikalischen Noxe beziehen. In Tab. 15.11 und Abb. 15.5 ist mit

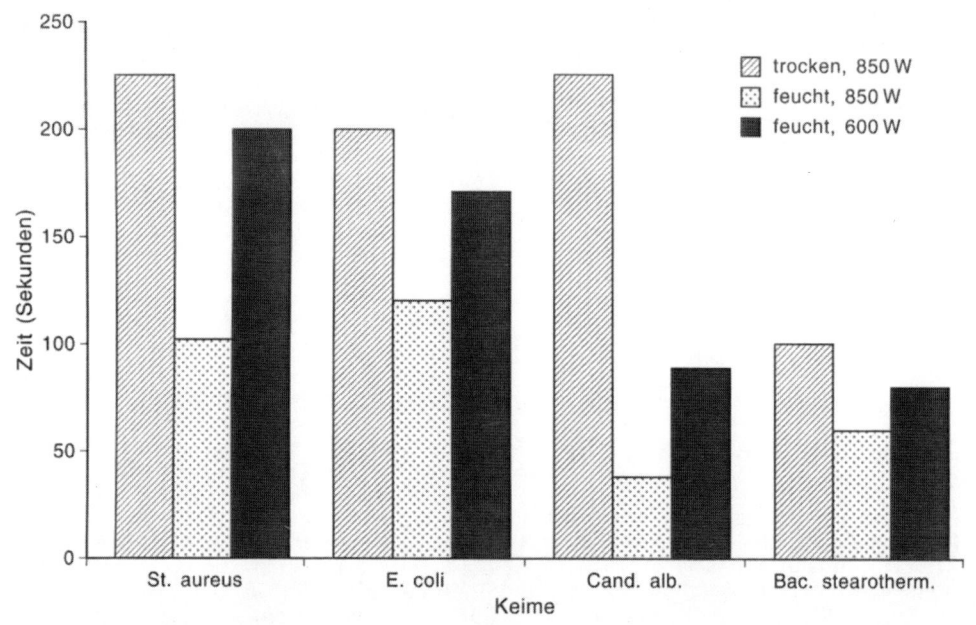

Abb. 15.6 Überlebenszeit verschiedener Prüfkeime (vegetative Keime und Sporen) bei Mikrowellenbestrahlung (2,45 GHz) in feuchter oder trockener Umgebung und unterschiedlicher Dosierung (W = Watt) [nach[139]].

D_{37} diejenige Dosis an UV- oder ionisierender Bestrahlung genannt, bei der 37 % der genannten Erreger nicht inaktiviert werden.

In der Desinfektionspraxis werden rein physikalische Verfahren zur Behandlung von Abfällen und Abwasser, aber auch zur Instrumenten- und Wäschedesinfektion angewendet. Meist handelt es sich um maschinelle Verfahren, die die Wirksamkeit erhöhter Temperaturen nutzen. Beispiele finden sich in der Liste der von Bundesgesundheitsamt geprüften und anerkannten Desinfektionsmittel und -verfahren[40], so etwa ein thermisches Reinigungs- und Desinfektionsverfahren, das bei 93 °C/10 min mit genau spezifizierten Thermo-Desinfektionsapparaten arbeitet. Es umfaßt die Wirkungsbereiche A und B und ist zur Abtötung vegetativer Bakterien – einschließlich Mykobakterien, von Pilzen und Pilzsporen (A) sowie zur Inaktivie-

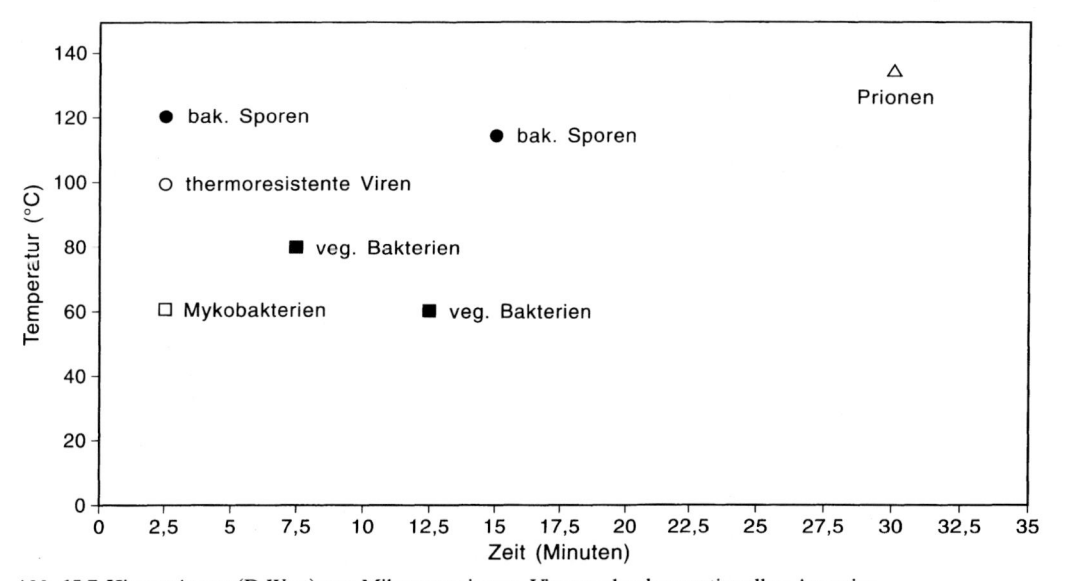

Abb. 15.7 Hitzeresistenz (D-Wert) von Mikroorganismen, Viren und unkonventionellen Agenzien

Tabelle 15.11 Inaktivierung kleiner infektiöser Agenzien durch UV-Strahlung mit einer Wellenlänge von 254 nm, D_{37} = Dosis, bei der 37% der Erreger nicht inaktiviert werden (nach[211])

Agens	D_{37} (J/m2)
Bakteriophagen:	
T2	4
S13	20
Phi x 174	20
Viren:	
Rous-Sarkom	150
Polyoma	240
Friend-Leukämie	500
Ratten-Leukämie	1400
Viroide:	
Spindelknollensucht der Kartoffel	5000
Prionen:	
Scrapie	42000

rung von Viren (B) geeignet. Bei Instrumenten kann jedoch die hohe thermische Belastung, insbesondere an Kunststoff- und Gummiteilen, zu einer erhöhten Materialbelastung führen.

2.2 Physikalisch-chemische Kombinationsverfahren

Die Möglichkeit, chemische Desinfektionsmittel oder -wirkstoffe durch physikalische Einflüsse, insbesondere durch Wärme, in ihrer Wirksamkeit zu verbessern, wird in der Praxis schon lange genutzt. Auch Mikrowellen oder Ultraschall (s. 2.1.) können zu diesem Zweck verwendet werden.

Chemothermische Verfahren. Bei chemothermischen Verfahren erfolgt die Desinfektion und gegebenenfalls auch die Reinigung des zu desinfizierenden Gutes entweder in einem gemeinsamen oder in getrennten, hintereinander durchgeführten Arbeitsgängen, oft bei Temperaturen von 55 bis 65 °C. Chemothermische Desinfektionsverfahren werden in wachsendem Umfang für die Aufbereitung chirurgischer Instrumente, Endoskope, Steckbecken, Wäsche oder Eßgeschirr eingesetzt. Sie ermöglichen eine schonendere Behandlung empfindlicher Materialien. Zudem kann durch die potenzierende Wirkung des Einflußfaktors Wärme die eingesetzte Wirkstoffmenge sehr gering gehalten werden. Andererseits ermöglicht der Zusatz chemischer Wirkstoffe es, das Verfahren bei einer Temperatur durchzuführen, die für sich allein keine sichere Wirksamkeit gewährleisten würde. In der Regel werden Anwendungslösungen klassischer chemischer Desinfektionsmittel eingesetzt.

Ethylenoxid-Verfahren. In einigen Fällen lassen sich aber auch gasförmige Wirkstoffe verwenden. Ein Beispiel hierfür ist das Ethylenoxid-Verfahren (ETO-Verfahren) und im weitergefaßten Sinne auch die sogenannte Plasmasterilisation mit H_2O_2. Beide Verfahren gehen über die klassischen Desinfektionsverfahren hinaus, indem sie unter gewissen Einschränkungen (ebenso wie auch Formaldehyd und Peressigsäure) zur Sterilisation, insbesondere thermolabiler Materialien, eingesetzt werden.
Ethylenoxid (C_2H_4O) ist ein farbloses stechend riechendes Gas mit sehr guter Wasserlöslichkeit. Die Halbwertszeit in Wasser beträgt mehrere Stunden. Im sauren Bereich ist Ethylenoxid dagegen deutlich instabiler und nur einige Minuten nachweisbar. Es ist giftig und in höheren Konzentrationen explosiv. Restmengen werden in der Regel kontrolliert verbrannt oder nach Ansäuerung mit Schwefelsäure katalytisch in ungiftiges Ethylenglykol umgesetzt. Ethylenoxid-Gas wirkt aufgrund seiner hohen Oxidationskraft auf Mikroorganismen, bakterielle Sporen und Viren und ist hier dem Ergebnis nach als Sterilisationsverfahren einzustufen. Da es in der Praxis nur in einer geschlossenen Kammer bei Temperaturen zwischen 40 und 60 °C und definierter Feuchte angewendet werden kann, handelt es sich um ein typisches physikalisch-chemisches Mischverfahren. Das Verfahren wird im industriellen Bereich zum Beispiel bei 45 bis 50 °C und 40 bis 60 % relativer Luftfeuchte mit 90 %igem Ethylenoxid (ETO) in 10 % CO_2 bei einer Gaskonzentration von 590 mg/l bei einer Einwirkungszeit von 1,5 bis 3 h durchgeführt. Es erfordert zusätzlich eine Präkonditionierung des Behandlungsgutes von mindestens 6 h bei 40 bis 50 °C und 80 bis 90 % relativer Luftfeuchte. Nach Ablauf der Einwirkungszeit muß die Kammer der Begasungsapparatur mehrfach evakuiert und wieder belüftet werden, um ETO-Rückstände zu entfernen. Zur restlosen Ausgasung unter dem vom Bundesgesundheitsamt (heute Robert-Koch-Institut) festgesetzten Grenzwert von 1 ppm sollte das Behandlungsgut für 20 bis 48 h bei Raumtemperatur postkonditioniert und anschließend für mindestens 14 Tage gut belüftet unter Anwendung spezieller Sicherheitsvorkehrungen zwischengelagert werden. Das Verfahren ist auf jeden Fall für das jeweilige Behandlungsgut hinsichtlich des ETO-Restgehaltes und seiner Wirksamkeit zu validieren. Für das ETO-Verfahren gelten im Krankenhaus andere Verfahrensparameter. Aus Sicherheitsgründen werden nicht explosive Mischungen mit höherem CO_2-Gehalt (15 % ETO/85 % CO_2 oder 6 % ETO/94 % CO_2) verwendet. Die Lüftung des Behandlungsgutes darf nur in speziellen Lager-Containern erfolgen.

Plasma-Sterilisation. Bei der Plasma-Sterilisation wird gasförmiges H_2O_2 mittels elektrischer Entladung in einer speziellen Sterilisationskammer aktiviert. Zwar ist das Verfahren geeignet, Mikroorganismen einschließlich bakterieller Sporen abzutöten, es bedarf jedoch ebenfalls einer gründlichen Validierung um sicherzustellen, daß ein ausreichender Kontakt mit dem Behandlungsgut stattfindet.

Photodynamische Desinfektionsverfahren. Zu den chemisch-physikalischen Mischverfahren zählen auch photodynamische Desinfektionsverfahren.

Tabelle 15.12 Inaktivierung des Virus der vesikulären Stomatitis (VSV), des Herpes-simplex-Virus (HSV), sowie des Influenza- und des Adenovirus in menschlichem Plasma durch Behandlung mit Methylenblau und Bestrahlung mit sichtbarem Licht (nach[140]) (ND = nicht durchgeführt)

Bestrahlungs-dauer 30 Min.	Farbstoff-konzentration, µM	$\log_{10}$ Virustiter VSV	$\log_{10}$ Virustiter HSV	$\log_{10}$ Virustiter Influenza	$\log_{10}$ Virustiter Adeno
–	0	6,25	3,5	7,34	5,5
–	1,0	6,25	3,75	7,34	5,5
+	0	6,25	4,0	7,43	5,5
+	0,01	5,75	3,25	7,38	ND
+	0,05	5	2,75	7,16	ND
+	0,25	2,25	1,5	6,54	4,5
+	0,5	≤ 0,5	≤ 0,5	5,0	4,5
+	1,0	≤ 0,5	≤ 0,5	1,7	4,5

Hierbei hat die chemische Komponente praktisch keinen eigenen mikrobiziden oder viruziden Effekt. Das Verfahrensprinzip besteht vielmehr darin, daß die photoaktive Substanz eine starke Affinität zu Oberflächenstrukturen von Mikroorganismen oder Viren besitzt oder in diese penetriert. Erst bei Lichteinwirkung nimmt sie Energie auf und überträgt diese auf die Moleküle, an die sie gebunden ist. Die Folge ist eine Denaturierung von Proteinen und Fragmentierung von DNA beziehungsweise RNA. An diesem Prozeß sind auch hochreaktive Sauerstoffradikale beteiligt. Pflanzeninhaltsstoffe, zum Beispiel Psoralene oder Phenothiazin-Farbstoffe, wie Methylenblau und Toluidinblau, sowie zahlreiche weitere Verbindungen können als photodynamische Substanzen angewendet werden[140]. Als physikalische Komponente kommt Licht unterschiedlichster Wellenlängenbereiche bis hin zu UV-Licht, monochromatischem Licht und sogar gepulstem Laserlicht in Frage. Ein Beispiel für die Anwendung photodynamischer Desinfektionsverfahren ist das Methylenblau-Verfahren. Es wird zur Aufbereitung von Blutprodukten eingesetzt. Zur Inaktivierung gegebenenfalls vorhandener Viren wird zum Beispiel humanes Frischplasma mit einer geringen Menge Methylenblau versetzt und dann für längere Zeit mit sichtbarem Licht bestrahlt. Das Verfahren dient hier zur Inaktivierung gegebenenfalls vorhandener behüllter lipophiler Viren (Tab. 15.12), vor allem des HIV. Auch unbehüllte Viren können inaktiviert werden. Allerdings werden diese nur unter sehr viel selektiveren Bedingungen, zum Beispiel bei erhöhtem pH-Wert erreicht[140].

2.3 Chemische Verfahren

Chemische Desinfektionsverfahren beruhen ausschließlich auf der Wirksamkeit chemischer Wirkstoffe oder komplexer Desinfektionsmittel. Sie müssen bei Raumtemperatur (20 °C) und gegebenenfalls auch bei geringeren Temperaturen (z. B. in Kühlhäusern, bei der Lagerung und Verarbeitung von Lebensmitteln u. ä.) wirken, dürfen sonst aber nicht von physikalischen Parametern abhängig sein. Einige Desinfektionsmittel, insbesondere Mittel auf der Basis von Aldehyden und organischen Säuren sollten möglichst nur bei Raumtemperatur eingesetzt werden. Bei einer Temperatur von 10 °C zeigen sie bereits eine deutliche Wirksamkeitsverschlechterung, die durch eine Erhöhung der Anwendungskonzentration ausgeglichen werden muß. Aldehydische Desinfektionsmittel sollten bei dieser Temperatur zum Beispiel mit einer dreifach höheren Anwendungskonzentration als bei Raumtemperatur eingesetzt werden.
Auch alkoholische Desinfektionsmittel zeigen bei niedrigen Temperaturen Wirksamkeitseinbußen. Andere Desinfektionswirkstoffe werden durch geringe Temperaturen dagegen wesentlich weniger beeinflußt. Hierzu gehört vor allem die Peressigsäure, die deshalb auch oft in der Lebensmittelverarbeitenden Industrie insbesondere in geschlossenen Systemen, als Desinfektionswirkstoff Verwendung findet.
Im Krankenhausalltag werden chemische Desinfektionsverfahren überwiegend für die Flächen-

Tabelle 15.13 Zusammenstellung der wichtigsten Desinfektionswirkstoffe in kommerziellen Produkten. In der Auflistung finden sich die von Herstellern kommerzieller Desinfektionsmittel in deren Produktinformationen verwendeten Stoffbezeichnungen

Gebräuchliche Desinfektionswirkstoffe Desinfektionswirkstoff	Sonstige Bezeichnung
2-Alkoxi-3,4-dihydro-2-H-pyran	
Alkylguanidiniumchlorid	
N-Alkyl-propylen-1,3-diamin	
DL-Apfelsäure (ABV)	
Benzalkoniumacetat	
Benzalkoniumchlorid (ABV)	Lauryldimethylbenzylammoniumchlorid
	Myristyldimethylbenzylammoniumchlorid

Tabelle 15.13 Fortsetzung

Gebräuchliche Desinfektionswirkstoffe Desinfektionswirkstoff	Sonstige Bezeichnung
Benzoesäure (ABV)	
2-Benzyl-4-chlorphenol (ABV)	Chlorophen (INN)
2-Biphenylol (ABV)	o-Phenylphenol
Bis(3-aminopropyl)dodecylamin	
Bromchlorophen	
5-Brom-5-nitro-1,3-dioxacyclohexan	
5-Chlor-2-hydroxybenzoesäure	
Chloramin-T	Tosylchloramid-Natrium
Chlorhexidin (ABV)	
5-Chlor-2-hydroxybenzoesäure	
p-Chlor-m-cresol	Chlorcresol
4-Chlor-3,5-xylenol	Chloroxylenol (INN)
Citronensäure (ABV)	
Citronensäure-Monohydrat (ABV)	
Cocosammoniumbetain	
Cocospropylendiamin	
Cocospropylendiaminguanidiniumdiacetat	
Didecyldimethylammoniumchlorid (ABV)	
Didecylmethylalkoxiammoniumpropionat	Didecylmethyloxethylammoniumpropionat
1,6,-Dihydroxy-2,5-dioxahexan	
2,5,-Dimethoxytetrahydrofuran	
Dodecylbispropylentriamin	
Ethanol (ABV)	
2-Ethylhexanal	
2-Ethylhexanol	
Formaldehyd (ABV)	
Glucoprotamin	
Glutardialdehyd	Glutaral
Glyoxal (ABV)	
Kaliumhydroxid	
Kaliumperoxomonosulfat	
Kaliumthiocyanat	
Magnesiummonoperphthalat	
Mecetroniumetilsulfat	
(RS)-Milchsäure (ABV)	
Natriumbenzoat (ABV)	
Natriumdichlorisocyanurat	
Natriumhypochlorit	
Natriumperborat	
Octenidindihydrochlorid	
Peressigsäure	
Pfefferminzöl	
Phenol (ABV)	
2-Phenoxyethanol (ABV)	Phenoxyethanol
Phenoxypropanol	
Phenylcarbinol	Benzylalkohol (INN)
Polyhexamethylenbiguanid-hydrochlorid	Polyhexanid (INN) / Oligo-[di(imminoimidocarbonyl)-imminohexamethylen]
Polymethylolharnstoffderivat	
Poly-(1-vinyl-2-pyrrolidon)-Iod-Komplex mit Angaben zum mittleren Molekulargewicht und Iodgehalt (ABV)	PVP-Iod
1-Propanol (ABV)	
2-Propanol (ABV)	
Succinaldehyd	Bernsteinsäuredialdehyd
Tetraalkylphosphoniumchlorid	
3,4,5,6-Tetrabrom-o-cresol (ABV)	
Tributylzinn(IV)benzoat (ABV)	
2,4,4,Trichlor-2-hydroxydiphenylether	
Wasserstoffperoxid (ABV)	
Weinsäure (ABV)	

ABV = Arzneimittelbezeichnungsverordnung
INN = intern. Freiname

desinfektion, die manuelle Instrumentendesinfektion (Tauchdesinfektion), die Händedesinfektion sowie für die Hautantiseptik eingesetzt. Die Auswahl der Wirkstoffe für Desinfektionsmittel ist begrenzt. Eine Liste der gebräuchlichsten Substanzen findet sich in Tab. 15.13.

3 Desinfektionswirkstoffe, Hilfsstoffe und komplexe Desinfektionsmittel

3.1 Wirkungsweise

Desinfektionsmittel wirken in unterschiedlicher Art auf Mikroorganismen und Viren[109]. Zum einen gibt es solche, die aufgrund ihrer chemischen Reaktivität den Stoffwechsel der Bakterienzelle beeinträchtigen. Sie reagieren mit Zellbestandteilen, zum Beispiel mit Membranrezeptoren oder Enzymen und inhibieren diese über kovalente Bindungen. Dazu gehören zum Beispiel alle Aldehyde und Oxidationsmittel wie Halogene oder Sauerstoffabspalter. Eine große Anzahl von Stoffen wirkt aufgrund ihrer oberflächenaktiven Eigenschaften auf physikochemischem Wege, zum Beispiel durch Einlagerung in die Zytoplasmamembranen und durch deren Auflösung. Dazu gehören quartäre Ammoniumverbindungen, Alkohole und Biguanide. Manche dieser Substanzen wirken durch den Entzug der Hydrathülle und die dadurch bedingte Denaturierung auch auf zelluläre Proteine. Metallsalze oder Metallionen, zum Beispiel Silber oder Kupferverbindungen, wirken oft als Zellgifte, indem sie wichtige Enzyme inhibieren.

Bakterien mit stark hydrophober Zellwand sind häufig schwer für die in wäßriger Lösung vorliegenden Desinfektionswirkstoffe permeabel. Aus diesem Grund zählen zum Beispiel die Mykobakterien zu den chemoresistentesten Erregern. Bei komplexen Desinfektionsmittelrezepturen hat deshalb die Auswahl der Hilfsstoffe, besonders der Tenside, einen erheblichen Einfluß auf den Transport des Wirkstoffes in die Zelle und damit auf die Wirksamkeit einer Desinfektionsmittelformulierung. Bakterielle Sporen sind durch ihren kompakten Aufbau und die für Wasser und Desinfektionswirkstoffe fast undurchdringliche Sporenhülle hochresistent. Da sie praktisch keinen meßbaren Stoffwechsel besitzen, können sie durch Desinfektionswirkstoffe auch nicht ohne weiteres in ihren Vitalfunktionen beeinträchtigt werden. Lediglich chemisch sehr reaktive, wie zum Beispiel stark oxidierende (Peressigsäure, H_2O_2, Natriumhypochlorit) oder alkylierende Wirkstoffe (Aldehyde) sind in der Lage, Sporen abzutöten (s. 1.3.).

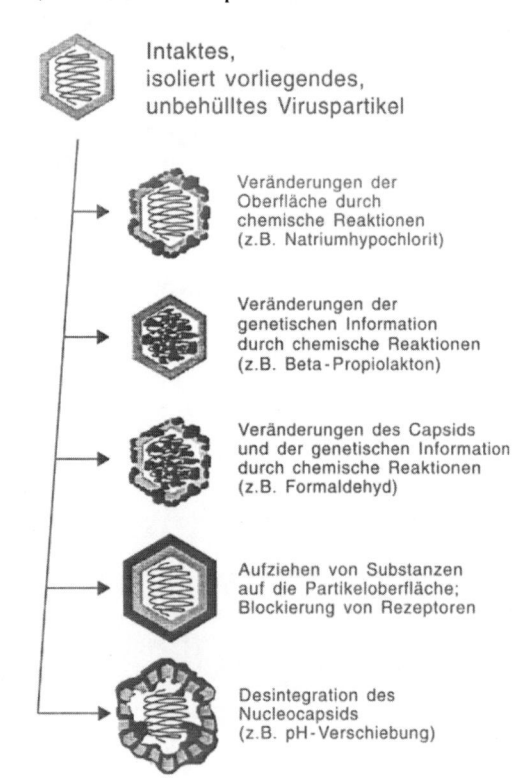

Intaktes, isoliert vorliegendes, unbehülltes Viruspartikel

→ Veränderungen der Oberfläche durch chemische Reaktionen (z.B. Natriumhypochlorit)

→ Veränderungen der genetischen Information durch chemische Reaktionen (z.B. Beta-Propiolakton)

→ Veränderungen des Capsids und der genetischen Information durch chemische Reaktionen (z.B. Formaldehyd)

→ Aufziehen von Substanzen auf die Partikeloberfläche; Blockierung von Rezeptoren

→ Desintegration des Nucleocapsids (z.B. pH-Verschiebung)

Abb. 15.8 Wirkungsweise inaktivierender Substanzen (schwarz) auf unbehüllte Viren

In welcher Weise eine chemische Substanz Viren zu inaktivieren vermag, hängt grundsätzlich vom Bau des jeweiligen Partikels ab. Für unbehüllte Viren sind 5 unterschiedliche Inaktivierungsmechanismen in Abb. 15.8 dargestellt: Bei nackten Viren wird das genetische Material durch das Proteinkapsid geschützt. Die Kapsidproteine verfügen über spezifische Rezeptorbindungsstellen, die für den Eintritt des Virus in die Zelle notwendig sind, so daß deren Zerstörung, Maskierung oder die Desintegration der Proteinstruktur zur Einschränkung beziehungsweise zur Aufhebung der Infektiosität führt. Da manche dieser Effekte unter Umständen reversibel sein können, wird eine endgültige Virusinaktivierung aber erst durch die irreversible Schädigung der Nukleinsäure erreicht[102].

Desinfektionswirkstoffe reagieren aber keineswegs nur selektiv mit Kapsidproteinen oder Nukleinsäuren, wie dies aus Abb. 15.8 vielleicht geschlossen werden könnte. Vielmehr sind in der Regel beide Komponenten betroffen. Die Veränderung der Proteinhülle ist häufig jedoch der geschwindigkeitsbestimmende Schritt bei der Virusinaktivierung. Behüllte Viren verhalten sich im allgemeinen gegenüber Desinfektionsmitteln labiler als nackte Viren. Aus elektronenmikroskopischen Untersuchungen (Morphologischer Alterations- und Desintegrationstest, MADT; s. 4.2.2.) kennt man die unterschiedlichen Wirkungsweisen chemischer Verbindungen, wie sie schematisch in

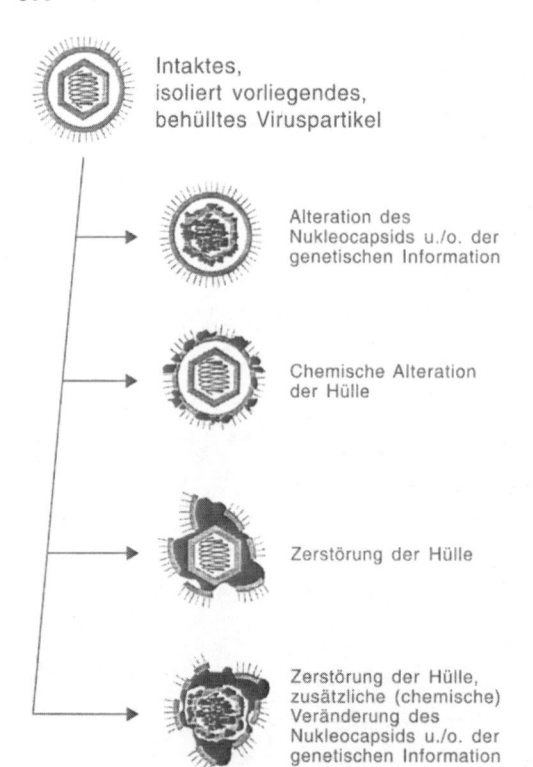

Abb. 15.9 Wirkungsweise inaktivierender Substanzen (schwarz) auf behüllte Viren

Zeichnungslegenden:
- Intaktes, isoliert vorliegendes, behülltes Viruspartikel
- Alteration des Nukleocapsids u./o. der genetischen Information
- Chemische Alteration der Hülle
- Zerstörung der Hülle
- Zerstörung der Hülle, zusätzliche (chemische) Veränderung des Nukleocapsids u./o. der genetischen Information

Abb. 15.9 dargestellt sind. Lediglich das zuerst aufgezeigte Wirkungsprinzip ist mittels elektronenmikroskopischer Untersuchungen kaum nachweisbar. Eine rasche Inaktivierung ist vor allem durch lipidlösende und oberflächenaktive Substanzen, zum Beispiel Alkohole, Phenole, Glucoprotamin, quartäre Ammoniumverbindungen oder Tenside möglich.
Auf die Unterteilung der Viren anhand ihrer physikochemischen Eigenschaften in mindestens 4 Kategorien wurde in Abschn. 1.1. eingegangen (vgl. Abb. 15.2). Manche unbehüllten Viren mit lipophilen Eigenschaften werden deshalb ebenfalls durch Alkohole oder oberflächenaktive Substanzen inaktiviert. Dies gilt zum Beispiel für Rotaviren, die mit einem mehrlagigen Nukleokapsid versehen sind (s. a. Tab. 15.18).

3.2 Wirkstoffe

Die Auswahl an Desinfektionswirkstoffen ist auf wenige Stoffklassen begrenzt, denn neben der Wirksamkeit gegen Mikroorganismen und Viren muß auch eine Vielzahl anderer Kriterien erfüllt werden. Vor allem müssen Desinfektionswirkstoffe für den Anwender toxikologisch weitestgehend unbedenklich sein. Eine akute orale oder dermatologische Toxizität ist bei den meisten Wirkstoffen allerdings kaum vermeidbar. Desinfektionswirkstoffe sollten aber ein möglichst geringes allergenes Potential besitzen und dürfen in ihrer Anwendung keine mutagene oder kanzerogene Wirkung zeigen[78]. Ferner müssen sie ökologisch unbedenklich, d. h. biologisch abbaubar beziehungsweise in Kläranlagen eliminierbar sein[79]. Weitere Forderungen sind eine gute Material- und gegebenenfalls Hautverträglichkeit, eine angemessene Lagerstabilität und die Kompatibilität mit anderen Wirk- oder Hilfsstoffen, falls sie in komplexen Rezepturen eingesetzt werden sollen. Für ausführlichere Arbeiten, die Teilaspekte des genannten Anforderungsprofils behandeln, muß auf weiterführende Literatur verwiesen werden[68,129,145,169,202,219,220,221,222,227,230].

Eine Auflistung der gebräuchlichsten Substanzen wird in Tab. 15.13 gegeben. Selbstverständlich gilt das oben erstellte Anforderungsprofil auch für die Hilfsstoffe in Desinfektionsmitteln. Die wichtigsten Stoffklassen von Wirk- und Hilfsstoffen und deren augenfälligsten Eigenschaften werden in der Folge am Beispiel einzelner Vertreter vorgestellt.

3.2.1 Aldehyde

Formaldehyd. Aldehyde reagieren mit jeglicher Art organischen Materials. Aus dieser relativ unspezifischen Wirkungsweise ist deren gute keimtötende Eigenschaft, insbesondere diejenige des Formaldehyds, abzuleiten[148,229]. Formaldehyd kommt als 35 bis 37 %ige wäßrige Lösung, die zur Stabilisierung zusätzlich noch 10 % Methanol enthält (Formalin), in den Handel. Formaldehydlösungen neigen bei Temperaturen unter 10 °C oder nach Überlagerung zur Polymerisation. Durch Verunreinigungen kann dieser Vorgang beschleunigt werden. Der entstehende Paraformaldehyd setzt sich als weißer Belag ab.
Die Vorteile des Formaldehyds liegen neben der umfassenden Wirksamkeit gegen Bakterien, Sporen, Pilze und Viren in seiner guten biologischen Abbaubarkeit. Auch die Tatsache, daß Formaldehyd bereits in sehr geringen Konzentrationen weit unterhalb der maximalen Arbeitsplatzkonzentration von 0,5 ppm durch seinen stechenden Geruch bemerkbar ist, erhöht die Sicherheit im Umgang mit diesem Wirkstoff. Aufgrund seines hohen Dampfdruckes bildet Formaldehyd für gewöhnlich keine Rückstände auf Oberflächen. Andererseits sollten Formaldehyd oder formaldehydhaltige Desinfektionsmittel gerade wegen dieser Flüchtigkeit nicht mit heißem Wasser angesetzt oder erwärmt werden. In manche Kunststoffe, zum Beispiel Plexiglas oder Polyurethan, kann Formaldehyd eindringen und danach über mehrere Tage ausgasen. Formaldehydhaltige Flächendesinfektionsmittel sollten deshalb nicht zur Desinfektion von Inkubatoren auf Neugeborenenstationen verwendet werden[36,37,238]. Formaldehyd ist verträglich mit den meisten Tensiden, jedoch unverträglich mit Ammoniak (Bildung von Urotropin), H_2O_2, Iod, Kaliumpermanganat und Schwermetallsalzen.

Formaldehydhaltige Desinfektionsmittel wirken durch ihre eiweißfällenden und Blut koagulierenden Eigenschaften der Reinigungsleistung von Tensiden entgegen. Bei hoher Eiweißbelastung besteht die Gefahr der Einkapselung von Mikroorganismen und Viren in koaguliertem Material und ein erhöhtes Allergisierungspotential, weniger gegenüber Formaldehyd selbst, als gegenüber einem der vielen chemischen Endprodukte, die sich nach der Umsetzung des Aldehyds mit organischem Material bilden[21,35]. Berichte über die mutagene und kanzerogene Wirkung des Formaldehyds sind dagegen aufgrund der unzureichenden experimentellen Daten mit Zurückhaltung zu bewerten. Versuche an Ratten mit extra hohen Dosen in der Atemluft (15 ppm) während der gesamten Lebensdauer der Tiere haben zu Nasenschleimhautnekrosen und in einigen Fällen auch zu Karzinomen geführt, doch lassen sich diese Werte nicht auf die Einsatzbedingungen Formaldehyd-haltiger Desinfektionsmittel übertragen. Für den Menschen konnte in mehreren diesbezüglichen Studien kein kanzerogenes Risiko festgestellt werden. Natürlich sollte jeder direkte Kontakt und jede unnötige Exposition gegenüber Formaldehyd vermieden werden, eine Forderung, die sich aber auch auf jeden anderen Desinfektionswirkstoff bezieht.

Die Wirksamkeit von Formaldehyd ist praktisch unabhängig vom pH-Wert im Bereich von pH 3 bis 10 angegeben. Wirksame Konzentrationen des reinen Formaldehyds liegen bei Einwirkungszeiten von 60 bis 240 min zwischen 0,5 und 2%. Selbst Mykobakterien werden sicher abgetötet[203,204,205]. Der Reduktionsfaktor ($\log_{10}$) von M. terrae in Kunstsputum betrug nach 2 h Einwirkungszeit 2,7 Zehnerpotenzen; nach 4 h wurde $\geq 4{,}81$ gemessen (BGA-Flächentest[41,42]), wobei stets eine 1%ige Lösung zur Anwendung kam. Sporen von Bacillus subtilis werden mit einer 2%igen Lösung innerhalb von 36 h abgetötet. Hochresistente Sporen von Bacillus stearothermophilus wurden innerhalb von 16 Tagen um > 4 log-Stufen reduziert. Bei der Kombination von Formaldehyd mit geeigneten Tensiden lassen sich die Anwendungskonzentrationen unter Beibehaltung der Wirksamkeit jedoch bis unter 0,05% senken. Formaldehyd ist bei kurzen Einwirkungszeiten kleiner 10 min unter Umständen nicht ausreichend wirksam. Für die Anwendung bei der Flächen- und Instrumentendesinfektion ist dies aber auch nicht notwendig (s. 5.2. und 5.3.).

Formaldehyd zeigt eine gute Wirksamkeit gegen Viren, wobei jedoch zu beachten ist, daß diese relativ langsam eintritt. Sie ist anscheinend die Folge einer bevorzugt ablaufenden chemischen Reaktion mit Aminogruppen von Purin- und Pyrimidinbasen der DNA oder RNA der Viren. Bei der Reaktion mit Aminogruppen entstehen zum Beispiel Methylole, die mit weiteren funktionellen Gruppen über Methylenbrücken zu einer Vernetzung zum Beispiel von Proteinen führen. Solange nur eine Methylolgruppe mit einer funktionellen Gruppe reagiert, ist die Formaldehydbindung durch Zusatz von Aminosäuren oder Hitze reversibel. In schwächerem Maße findet offenbar auch eine Reaktion mit terminalen Gruppen der Kapsidproteine statt und verhindert dadurch zunehmend die Permeation von Aldehydmolekülen in das Partikelinnere. Wahrscheinlich zeigen Inaktivierungskinetiken mit Formaldehyd aus diesem Grund bei Viren einen biphasischen Verlauf. Für das relativ resistente Poliomyelitisvirus sind zur Inaktivierung im Suspensionstest 1 h bei Anwendung einer 1%igen Lösung und 8 h mit einer 0,1%igen Lösung erforderlich. Im Flächentest ist die viruzide Wirkung allerdings deutlich geringer. Durch eine 0,1%ige reine Formaldehydlösung wird die Aktivität der reversen Transkriptase des HIV sehr rasch inhibiert, eine Restinfektiösität kann unter Umständen aber noch nach 2 h gefunden werden. Aus Sicherheitsgründen wird deshalb eine Anwendungskonzentration von 3,5 bis 4% empfohlen.

Die Wirksamkeit des Formaldehyds gegen Viren bleibt auch in Gegenwart von Blut erhalten, unter Umständen wird sie sogar durch Blut oder Serumeiweiße verstärkt oder beschleunigt. Die Entstehung künstlicher Aggregate durch Quervernetzung von Viruspartikeln mit Begleitproteinen ist wahrscheinlich der Grund für diese Beobachtung. Unter Einwirkung von Formaldehyd wird die Antigenität von Proteinen wenig beeinflußt. Dies kann zum Beispiel für die Herstellung formaldehydinaktivierter Impfstoffe genutzt werden. Wählt man deshalb zur Ermittlung der Wirksamkeit gegen Viren indirekte Nachweisverfahren, wie zum Beispiel den Antigentest auf der Basis des ELISA (s. 4.2.2.), so muß man mit unrealistischen Ergebnissen rechnen[96,99,203,204,205,207].

Glutardialdehyd. Zweiwertige Aldehyde, vor allem Glutardialdehyd(1,6 Hexandial, Glutaral, Glutaraldehyd), wirken stärker vernetzend auf Blut oder Eiweiß-Verschmutzungen als die entsprechenden einwertigen Aldehyde[43,128]. Die Reinigungswirkung von Desinfektionsmitteln auf Glutardialdehydbasis kann deshalb geringer sein, als diejenige von Mitteln auf Basis einwertiger Aldehyde. Glutardialdehyd bildet mit Proteinen gefärbte Reaktionsprodukte. Die bekannte Gelbfärbung bei einem Hautkontakt ist auf diese Eigenschaft zurückzuführen.

Die bakterizide und viruzide Wirksamkeit von Glutardialdehyd ist in starkem Maße vom pH-Wert abhängig[122,173]. Erst bei neutralem bis alkalischem pH-Wert reagiert die Aldehydgruppe mit anderen funktionellen Gruppen, zum Beispiel von Proteinen. Bei pH ≤ 5 besitzt der Wirkstoff eine größere Stabilität, dafür aber keine ausreichende Wirksamkeit. Vor der Verwendung ist deshalb eine Aktivierung des Glutardialdehyds durch Alkalisierung erforderlich. Im sauren Bereich liegt das Molekül in der Enol-Form vor (Keto-Enol-Tautomerie). Wird der pH-Wert jedoch in den hochalkalischen Bereich verschoben, zeigen Proteine eine verminderte Reaktionsfähigkeit und die Substanz damit wiederum eine geringe Wirksamkeit. Außerdem sinkt die Stabilität der Aldehyd Cannizarro-Reaktion. Glutardialdehyd zeigt auch bei optimalem pH-Wert in Gegenwart von Verunreinigungen eine ausgeprägte Wirkungsverminderung (Eiweißfehler[28]). Bei Verwendung von Glutardialdehyd zur Instrumentendesinfektion kann aus diesem Grund eine Vorreinigung der Instrumente nützlich sein. In geschlossenen Systemen, zum Beispiel bei der maschinellen Desinfektion, kann die Wirksamkeit durch Temperaturerhöhung zusätzlich gesteigert werden. Gegenüber Bakterien zeigt eine 2%ige alkalische Glutardialdehydlösung in 10 bis 30 Minuten eine gute Wirksamkeit gegen vegetative Bakterien, die auch Mycobacterium terrae einschließt. Andererseits existieren Stämme von Mycobacterium chelonae, die bei der gleichen Anwendungskonzentration innerhalb einer Stunde nur um 1 log-Stufe reduziert werden. Ob dies einer entwickelten oder einer stammesspezifischen Resistenz zuzuschreiben ist, bedarf der weiteren Klärung. Alkalische aktivierte Glutardialdehydlösungen zeigen bei Einwirkzeit > 10 h auch eine sporizide Wirkung[123,213] (vergl. auch 1.3). Auch die Wirksamkeit gegen Viren ist pH-Wert abhängig[182]. Eine 2%ige Lösung mit dem pH-Wert 7,4 reduziert bei 25°C den Titer von Coxsackievirus B3 in 1 min um mindestens 2 Zehnerpotenzen. Bei pH 7,4 ist diese Wirksamkeit zehnmal größer als bei pH 5[81,128,213].

Glyoxal. Glyoxal (Ethandial, Ethandialdehyd, Ethan-1,1-dial) hat als Einzelsubstanz ein ähnliches Wirkungsspektrum wie Glutardialdehyd. Die quervernetzende Eigenschaft und damit auch die biozide Wirkung ist wegen des geringeren Abstandes der beiden funktionellen Gruppen im Molekül jedoch schwächer ausgeprägt. Bei schwach alkalischem pH-Wert sind vergleichsweise hohe Anwendungskonzentrationen zwischen 1 bis 4% und Einwirkungszeiten von mehr als einer Stunde zur Abtötung vegetativer Bakterien und behüllter Viren notwendig. Gegen das Hepatitis B-Virus ist Glyoxal wirksamer als Formaldehyd und Glutardialdehyd. Bei Prüfungen im MADT (s. 4.2.2) zeigte eine 0,1%ige Lösung mit einem pH-Wert von 6,5 bei einer Einwirkungszeit von 1 h einen Reduktionsfaktor, der nicht ganz 2 Zehnerpotenzen entsprach. Gegen unbehüllte Viren ist für ein vergleichbares Ergebnis die Erhöhung der Anwendungskonzentration auf 1% und eine Einwirkungszeit von etwa 2 h erforderlich. Gegen Pilze und Sporen ist unter den bei der Desinfektion üblichen Anwendungsbedingungen keine ausreichende Wirksamkeit gegeben.

Tabelle 15.14 Übersicht der wichtigsten Aldehyd-freisetzenden Verbindungen

Aldehyd-freisetzende Verbindungen
Hexamethylentetramin (Urotropin-Aminoform-Hexamin)
Paraformaldehyd (Paraform-Triformol-Polyoxymethylen)
2-Alkoxy-3,4-dihydro-2H-pyran
Hexamethylendiamin
Hexaminiumsalz
N-(3-Chlorallyl)-hexaminium-chlorid
Dimethylol-dimethyl-hydration (Glydant)

Aldehyde können ebenso als Aldehyd-freisetzende, insbesondere Formaldehyd-freisetzende Verbindungen zur Desinfektion genutzt werden. Hierfür eignen sich besonders Hexamethylentetramin (Urotropin-Aminoform-Hexamin), Paraformaldehyd (Paraform-Triformol-Polyoxymethylen) sowie Dimethyloldimethylhydantoin (Glydant). Eine Auflistung der gebräuchlichsten Formaldehyd-freisetzenden Verbindungen findet sich in Tab. 15.14. Auch Additionsverbindungen aus Formaldehyd und Glutardialdehyd (z.B. 2-Alkoxy-3,4-dihydro-2H-pyran) oder Hexamethylendiamin, ein Additionsprodukt aus Harnstoff und Formaldehyd, setzen im sauren Bereich Formaldehyd frei.

3.2.2 Aktiv-Sauerstoff freisetzende Substanzen

Aktiv-Sauerstoff freisetzende Substanzen wirken durch die Freisetzung von Singlet-Sauerstoff (aktiviertem Sauerstoff). Über die unspezifische Oxidation von Proteinen und Membranbausteinen sind sie äußerst aktive Desinfektionswirkstoffe. Andererseits zeigen sie eine hohe Abhängigkeit vom Redoxpotential des Milieus und bedürfen wegen ihrer erhöhten Instabilität oft besonderer Stabilisatoren[190]. Charakteristisch für Aktiv-Sauerstoff freisetzende Verbindungen ist die O_2^{2-}-Gruppe. Für Desinfektionszwecke werden sowohl organische Persäuren (z.B. Peressigsäure, Perbernsteinsäure, Perbenzoesäure etc.) als auch anorganische Peroxoverbindungen (z.B. Wasserstoffperoxid, Carbamidperoxid, Natriumperborat, Peroxosulfate etc.) und Ozon (O_3) eingesetzt.
Alle Aktiv-Sauerstoff freisetzenden Verbindungen haben einen beachtlichen Eiweißfehler und sind nur begrenzt lagerfähig. Desinfektionsmittel auf Peroxidbasis sollten deshalb niemals in ihren unteren Wirksamkeitskonzentrationen eingesetzt werden. Metallionen setzen Peroxide katalytisch zu Sauerstoff, Wasserstoffperoxid und der entsprechenden organischen Säure (z.B. Essigsäure bei der Peressigsäure) um. Eine vergleichbare Reaktion läuft auch bei der Desinfektion ab. Mitunter ist eine schlechte Materialverträglichkeit festzustellen. Peroxide reagieren zum Beispiel häufig mit Acrylharzen, Klebstoffen, Dichtungen und Metallen.

Peressigsäure. Das wichtigste organische Peroxid für den Einsatz in Desinfektionsmitteln ist die Peressigsäure. Sie kommt als Mischung von Essigsäure, H_2O_2 und der dazu im Gleichgewicht stehenden Peressigsäure in den Handel. Darüber hinaus sind Stabilisatoren (meist Phosphonsäuren oder andere Komplexbildner) erforderlich. Bei Anwendungskonzentrationen von ca. 0.02% Peressigsäure werden vegetative Bakterien, Pilze und Viren innerhalb von 5 bis 15 min sicher abgetötet beziehungsweise inaktiviert (Reduktionsfaktor $\log_{10} > 5$). Auf die gute Wirkung gegen bakterielle Sporen wurde bereits in Abschn. 1.3 hingewiesen. Bei der Anwendung Peressigsäure-haltiger Desinfektionsmittel ist allerdings zu beachten, daß der Wirkstoff nicht durch eine übermäßige Belastung mit organischem Material vorzeitig aufgezehrt wird und die Gleichgewichtsreaktion für die Entstehung von Peressigsäure aus Essigsäure und Wasserstoffperoxid durch den Gehalt an H_2O_2 beeinflußt wird. Die Wirksamkeit der Fertigpräparate ist somit stark rezepturabhängig. Anwendungsfertige Lösungen sind nur kurze Zeit haltbar (wenige Tage bis Wochen) und sollten deshalb nicht länger als einen Tag verwendet werden. Insbesondere Blut erweist sich aufgrund seiner zusätzlichen Katalaseaktivität und des Gehaltes an Fe^{3+} (Redox-Potential)-Ionen als stark wirkstoffzehrend. Es ist deshalb zu empfehlen, einen Sicherheitszuschlag von etwa der 6fachen mindestwirksamen Konzentration einzusetzen. Ebenso sind Metallionen, insbesondere Fe^{3+}, Fe^{2+}, Zn^{2+} und alle Buntmetalle, von den Wirkstofflösungen fernzuhalten.

Peressigsäure zersetzt sich unter Bildung von Sauerstoffgas vollständig zu Essigsäure und Wasser. Sie ist deshalb außerordentlich umweltschonend. Allerdings ist dadurch auch die Haltbarkeit begrenzt und die Verschlüsse der Behältnisse müssen Entgasungsventile besitzen. Für die Lagerung und den Transport bestehen gesonderte Vorschriften, die unbedingt zu beachten sind. Hochkonzentrierte Peressigsäure (> 10 %) ist brandfördernd und darf nicht mit zellstoffhaltigen oder anderen brennbaren Materialien in Kontakt kommen, da sonst die Gefahr einer Selbstentzündung besteht. Mit entzündlichen Stoffen, wie zum Beispiel alkoholischen Desinfektionsmitteln, darf sie nicht gelagert werden. Ein Zurückschütten von Konzentratresten in das Originalbehältnis hat aus Sicherheitsgründen unbedingt zu unterbleiben, ebenso ein Mischen mit anderen Desinfektionsmitteln oder mit Reinigern. Nur speziell geschultes und eingewiesenes Personal sollte mit Peressigsäurekonzentraten umgehen dürfen.

Wegen ihrer stark korrodierenden Eigenschaften wird Peressigsäure heute fast ausschließlich in geschlossenen, automatisierten Systemen angewendet, so zum Beispiel zur Desinfektion von Dialysegeräten oder zur Wäschedesinfektion. Peressigsäure läßt sich auch in fester Form, zum Beispiel an Borat gebunden konfektionieren. Derartige Verbindungen liegen als Pulver mit einem Wirkstoffgehalt von 26 bis 28 % Peressigsäure vor und zeigen bei einer Anwendungskonzentration von 1 % und Einwirkungszeiten von 5 bis 15 min sehr gute mikrobizide und viruzide Eigenschaften. Durch den neutralen pH-Wert und die erhöhte Stabilität können sie weitere anwendungstechnische Vorteile bieten.

Andere Persäuren. Neben der Peressigsäure werden vereinzelt auch andere Persäuren, wie zum Beispiel die Perbernsteinsäure und die Perbenzoesäure eingesetzt[94]. Magnesium-Monoperoxyphthalat ist ein weiteres Beispiel einer organischen Persäure, die zu Desinfektionszwecken verwendet werden kann. Im Wirkungsspektrum ähnelt sie der Peressigsäure, allerdings sind wesentlich längere Einwirkzeiten und höhere Anwen-

dungskonzentrationen notwendig. Bei pH-Werten ≤ 7 zeigt eine 1 %ige Lösung eine ausreichende Wirkung gegen Bakterien. Pilze und Hefen erfordern die dreifache Anwendungskonzentration. Mit steigendem pH-Wert und zunehmender Belastung (Blut/Eiweiß) nimmt die Wirksamkeit allerdings rasch ab. Eine Reduktion bakterieller Sporen (B. subtilis) um etwa 2 Zehnerpotenzen ist bei einer Konzentration von 1 % innerhalb von 24 h beschrieben[15].

Wasserstoffperoxid. Wasserstoffperoxid kommt als 30 bis 35 %ige wäßrige Lösung mit Spuren oxydationsstabiler Komplexbildner im Handel. Die Verbindung besitzt, wie alle Sauerstoffabspalter, das komplette Wirkungsspektrum gegenüber Bakterien, Pilzen, Viren und Sporen. Ihre Wirkung tritt jedoch wesentlich langsamer und im Vergleich zu Peressigsäure erst bei sehr viel höheren Konzentrationen ein. Ein 3 bis 4 %ige H_2O_2-Lösung ist im Suspensionstest innerhalb von 60 Minuten gegen Staphylococcus aureus wirksam (Reduktionsfaktor $\log_{10} > 4$, s. auch 4.1.1). Für Candida albicans wird eine Einwirkungszeit $> 4h$ empfohlen[83]. Zur Abtötung von bakteriellen Sporen sind bei 60 Minuten Anwendungskonzentrationen $> 10 \%$ notwendig. Auch gegen Viren ist H_2O_2 verwendbar[90,132]. Adenovirus Typ 12 wird durch eine 4 %ige Lösung bereits nach 1 bis 2 min, durch eine 3 %ige Lösung in 15 bis 30 min inaktiviert. Zur Inaktivierung anderer Adenovirusstämme sind bei Einsatz einer 2 %igen Lösung mindestens 60 min erforderlich. Für Coxsackievirus B 3 sind unter Praxisbedingungen 2,5 bis 4 h erforderlich, wenn eine 3 %ige Lösung verwendet wird. Im Suspensionstest wird Coxsackievirus Typ A 21 dagegen durch eine 0,75 %ige Lösung in 25 min inaktiviert. Hepatitis B-Virus Oberflächenantigen (HBsAg) wird durch eine 4 %ige Lösung erst nach 90 min zerstört, während 6 bis 10 %ige Lösungen in wenigen Minuten hoch wirksam sind. Gegen HIV empfiehlt die WHO die Anwendung von H_2O_2 in größerem Überschuß (6 %ige Lösung)[7,239]. Blut beschleunigt die Zersetzung von Wasserstoffperoxid. Durch diesen Effekt lassen sich die oft unterschiedlichen Untersuchungsergebnisse mit hämolysiertem beziehungsweise frischem Blut als Belastung erklären. Auch ein hoher pH-Wert wirkt destabilisierend. Neben der in seiner Lagerung problematischen wäßrigen Lösung von Wasserstoffperoxid kann man auch auf Anlagerungsverbindungen zurückgreifen, die H_2O_2 als Kristallwasser in fester Form enthalten und freisetzen. Carbamidperoxid, Natriumcarbonat-Peroxohydrat und Natriumperborat sind die gebräuchlichsten Formen.

Carbamidperoxid (CP) ist eine wasserfreie, neutrale Anlagerungsverbindung aus Wasserstoffperoxid und Harnstoff ($CO(NH_2)_2 \times H_2O_2$). Nach Auflösung in Wasser setzt eine Tablette von 1 g Carbamidperoxid etwa 0,3 g Wasserstoffperoxid bei einem pH-Wert von 4 bis 5 frei. Der Gehalt an Aktivsauerstoff beträgt etwa 16 %.

Natriumcarbonat-Peroxohydrat ($2Na_2CO_3 \times 3 H_2O_2$) ist ein weißes, kristallines Pulver mit einem

Aktivsauerstoffgehalt von etwa 13%. Es setzt H_2O_2 bei einem pH-Wert von 10 bis 11 frei. Natriumperborat ($NaBO_3$) setzt in wäßriger Lösung ebenfalls Wasserstoffperoxid frei. Die Substanz kommt als pulverförmiges Desinfektionsmittel in den Handel und zeigt in Verbindung mit Tetraacetylethylendiamin oder Tetraacetylglykoluril schon bei 0,2 bis 0,4% und 60 bis 120 min eine gute bakterizide und viruzide Wirksamkeit gegen Poliovirus. HIV, Adeno- und Simianvirus 40 werden bei diesen Anwendungskonzentrationen sogar innerhalb von 5 min inaktiviert. Gegen Hepatitis B-Virus sind im MADT (s. 4.2.2) 0,2%/10 min ermittelt worden. Als anwendungstechnischer Vorteil ist darüber hinaus die bleichende und geruchsbeseitigende Wirkung hervorzuheben.

Ozon. Ozon (O_3) ist ein instabiles, farbloses bis leicht blau gefärbtes Gas mit charakteristischem Geruch, der noch gut unterhalb der Reizschwelle von 5 bis 10 ppm, d. h. bei etwa 0,02 ppm, wahrnehmbar ist. Es wird in sogenannten Ozonisatoren mittels stiller elektrischer Entladung aus atmosphärischem Sauerstoff für den unmittelbaren Gebrauch hergestellt und infolgedessen praktisch ausschließlich zur Wasseraufbereitung eingesetzt. Hier bildet es eine Alternative zur Chlorierung von Trinkwasser, wobei insbesondere die fehlende Möglichkeit zur Bildung von Trihalomethanverbindungen (THM, s. 3.2.3) positiv erscheint. Ozon ist ein sehr starkes Oxidationsmittel mit ausgeprägt biozider Wirkung. 1 bis 5 ppm Ozon wirken abtötend beziehungsweise inaktivierend auf Bakterien, Sporen, Pilze und Viren.

Kaliumperoxomonosulfat. Ein breites bakterizides und viruzides Wirkungsspektrum einschließlich Polio- und Adenoviren weist Kaliumperoxomonosulfat (KMPS; $2KHSO_5 \times KHSO_4 \times K_2SO_4$; Tripelsalz der Carot'schen Säure) in Anwendungskonzentrationen von 2 bis 5% und Einwirkungszeiten zwischen 5 und 60 Minuten auf. Die Wirksamkeit und Stabilität ist jedoch stark von der Art und Menge des Lösungsmittels und vom pH-Wert abhängig[15,16,95]. Bei pH 4,5 beträgt die Halbwertszeit etwa 12 h, bei pH 7,0 nur noch 20 Minuten. KMPS wird unter anderem zur Abwasserbehandlung, als Zahnprothesen-Desinfektionsreiniger (5 bis 10%ig) sowie als Maschinen-Geschirrspülmittel eingesetzt. Unter geeigneten Bedingungen ist der Wirkstoff über mehrere Monate lagerfähig[16,163].

3.2.3 Halogene

Alle Halogene (Fluor, Chlor, Brom, Iod) sind gegen Mikroorganismen und Viren wirksam; als Desinfektionswirkstoffe haben jedoch nur Chlor und Iod breitere Verwendung gefunden[49,185]. Aus ökologischen Gründen ist der Einsatz von chlorhaltigen Desinfektionswirkstoffen insbesondere in Deutschland stark zurückgegangen.

Chlor. Chlor wird in Form seiner Oxide (OCl^- = Chlorit, ClO_2 = Chlordioxid) und als elementares Chlorgas insbesondere zur Desinfektion von Trink- und Badewasser eingesetzt. Die Nachteile der Wasserchlorierung werden in der Bildung von chlorierten organischen Verbindungen (z. B. Trihalomethan, s. a. 3.2.2 Ozon) und deren angeblich kanzerogener Wirkung diskutiert. Da Chlor jedoch keinen Beitrag zur organischen Befrachtung des Trinkwassers liefert, ist es immer noch das vorwiegend eingesetzte Verfahren zur Wasserbehandlung[4,7,151,228]. Entscheidend beim Einsatz von Chlor und chlorhaltigen Verbindungen ist das verfügbare freie Chlor, dessen Konzentration in ppm angegeben und leicht titrimetrisch bestimmt werden kann. Die biozide Wirkung von Chlor ist speziesunabhängig und erfaßt bei einer Konzentration von 100 ppm freiem Chlor Bakterien, Pilze und Viren (Tab. 15.15). Für Trinkwasser wird Chlor so dosiert, daß nach dem Aufbereitungsvorgang immer noch ein Restgehalt von mindestens 0,1 mg/l im Wasser verbleibt. Dieser ist im allgemeinen ausreichend, um vor allem die Virusfreiheit des Trinkwassers zu garantieren[196,210].

Der übliche Weg zur Herstellung von Aktivchlor ist die Ansäuerung von Natrium- (NaOCl), Kalium- (KOCl) oder Calciumhypochloritlösung

Tabelle 15.15 Mikrobizide Wirkung von frei verfügbarem Chlor (nach[230])

Mikroorganismus	Verfügbares Chlor in ppm	pH-Wert	Temp. in °C	Einwirkungszeit in Min.	Abtötungsquote in %
Staphylococcus aureus	0,8	7,2	25	0,5	100
Streptococcus faecalis	0,5	7,5	20	2	100
Mycobacterium tuberculosis	50	8,5	50 bis 60	1 bis 3	100
Bacillus anthracis	2,5	7,2	22	120	100
Bacillus globigii	2,5	7,2	22	120	99,99
Clostridium botulinum A	0,5	7	25	0,5	100
Pseudomonas fluorescens	5	6	21	0,25	100
Escherichia coli	0,055	7	20	1	100
Salmonella typhi	0,1	8,5	20 bis 25	1	100
Aspergillus niger	100	10	20	30 bis 60	100
Rhodotorula flava	100	10	20	5	100
Adenovirus	0,2	9	25	1	99,8
Coxsackie-Viren	0,3 bis 1,0	7	25 bis 29	1 bis 3	99,9
Polioviren	0,2 bis 0,3	7	25	2 bis 10	99,9

($Ca(OCl)_2$), sowie von Chlorkalk ($CaCl(OCl)$). Dabei werden sehr schnell große Mengen an Chlorgas freigesetzt. Dies kann mitunter auch unbeabsichtigt geschehen. Da in der Vergangenheit, insbesondere im Haushaltsbereich, Zwischenfälle vorgekommen sind, ist darauf hinzuweisen, daß Hypochlorit-haltige Desinfektionsmittel niemals zusammen mit sauren Produkten, zum Beispiel Reinigern, gelagert oder eingesetzt werden dürfen.

Chlordioxid. Es besitzt gegenüber Chlor eine 2,6fache höhere Oxidationskraft und ist deshalb entsprechend wirksamer. Für die Trinkwasseraufbereitung wird es mit 1,0 bis 1,5 mg ClO_2/l eingesetzt. Mit organischer Verschmutzung wird die Wirkung herabgesetzt. Chlordioxid ist erst bei Konzentrationen etwa ab 0,4 mg/l am Geruch erkennbar. Als Reinsubstanz ist es hochexplosiv und wird deshalb erst zum unmittelbaren Gebrauch, zum Beispiel aus Natriumchlorit und Salzsäure, hergestellt (5 $NaClO_2$ × 4 HCl → 4 ClO_2 + 2 H_2O + 5 NaCl).

Natriumhypochlorit. Zur Instrumentendesinfektion werden Chlorverbindungen meist als Hypochlorite in wäßriger, alkalischer Lösung eingesetzt. Sie sind auch nur in diesem pH-Bereich ausreichend stabil. Vor allem Natriumhypochlorit (Chlorbleichlauge) hat sich wegen seiner guten mikrobiziden und viruziden Eigenschaften zur Desinfektion in maschinellen Systemen bewährt, selbst wenn die hohe Alkalität, Korrosivität sowie Wirkstoffzehrung durch Eiweiß dessen Einsatzmöglichkeiten limitieren. Abhängig von der Eiweißbelastung wirkt NaOCl in Konzentrationen von 0,2 bis 3% innerhalb von 3 bis 30 min bakterizid, fungizid und virusinaktivierend. Im MADT (s. 4.2.2) konnte mit einem Handelsprodukt auf Natriumhypochloritbasis in 5 bis 30 min eine ausreichende Wirksamkeit gegen Hepatitis B-Virus gemessen werden. Dabei hatten die Anwendungslösungen einen Wirkstoffgehalt von 0,7 bis 1,75%. Wurde das gleiche Mittel im Virussuspensionstest geprüft, so konnte Poliovirus bei Anwendung einer 0,7%igen Lösung in 15 min vollständig inaktiviert werden. Gereinigte Viruspräparationen sind auch bei wesentlich geringeren Anwendungskonzentrationen inaktivierbar.

Organische Chlorabspalter. Neben den bisher genannten Desinfektionswirkstoffen werden auch organische Chlorabspalter (Chloramin B, Chloramin T, Dichloramin T, Halazon, Halane, Trichlorisocyanursäure, Trichlormelamin, Dichlordimethylhydantoin, Dichlorglycuril, Succinchlorimid, Chloroazodin u. a.) eingesetzt. Eine Übersicht Chlor-freisetzender Verbindungen gibt Tab. 15.16. Die Substanzen geben Chlor sehr viel langsamer ab als die anorganischen Hypochlorite. Desinfektionsmittel auf Chlorbasis, insbesondere zur Wischdesinfektion, werden heute in größerem Umfang jedoch nur noch in England, Frankreich und den USA eingesetzt. Die Wirksamkeit chlorabspaltender Verbindungen kann nur dann voll

Tabelle 15.16 Aktiv-Chlor freisetzende Desinfektionswirkstoffe (nach[230])

Verbindung	Strukturformel (Chlorgehalt)
Chloramin B N-Chlorbenzolsulfonamido-Na	$C_6H_5SO_2NNaCl \cdot 2 H_2O$ MG: 249,66 29,5% verfügbares Chlor
Chloramin T – Clorina p-Toluolsulfonchloramid-Na	$C_7H_7ClNNaO_2S \cdot 3 H_2O$ MG: 281,7 24–36% verfügbares Chlor
Dichloramin T p-Toluolsulfodichloramid	$C_7H_7NSO_2Cl_2$ MG: 240,12 56–60% verfügbares Chlor
Halazon p-Dichlorsulfamylbenzoesäure	$C_7H_5Cl_2NO_4S$ MG: 270,10 48–52,8% verfügbares Chlor
Halane – Cyanursäurederivate Dichlorisocyanursäure –	70,9% verfügbares Chlor
Trichlorisocyanursäure	89,7% verfügbares Chlor
Trichlormelamin – TCM	70% verfügbares Chlor

Tabelle 15.16 Fortsetzung

Verbindung	Strukturformel (Chlorgehalt)
Dichlor-dimethyl-hydantoin – DCDMH	66 % verfügbares Chlor
Dichloroglycoluril	66,8 % verfügbares Chlor
Succinchlorimid	50–54 % verfügbares Chlor
Chloroazodin – N,N'-dichlorazo-dicarbonamidin	77,8 % verfügbares Chlor

genutzt werden, wenn es gelingt, die Wirkstoffzehrung durch Begleitproteine auszuschließen. Organische Chlorabspalter werden durch Blut weniger stark inhibiert als NaOCl. Ein gut untersuchter Wirkstoff ist Chloramin T (Tosylchloramidnatrium) (DAB 10), der immer noch als einziger Wirkstoff zur Händedesinfektion der gemäß § 10 c BSeuchG aufzustellenden Liste (BGA-Liste)[40] mit den Wirkungsbereichen A (bakterizid) und B (viruzid) gelistet ist. Im Seuchenfall ist die Substanz daher das einzige zugelassene viruzide Händedesinfektionsmittel (s. 4.3). Allerdings ist auf Grund von Modellversuchen eine sichere Wirksamkeit gegen HBV und wahrscheinlich auch gegen unbehüllte hydrophile Viren innerhalb praxisrelevanter Einwirkungszeiten sehr fraglich: Die fungizide Wirksamkeit von Chloramin T ist dagegen unzureichend. Auch hinsichtlich der Hautverträglichkeit ist die Substanz nicht unproblematisch.

Iod. Es wird als Desinfektionswirkstoff in seiner elementaren Form (J_2) eingesetzt und kann nur dann in wäßriger Lösung gehalten werden, wenn es mit einem Lösungsvermittler kombiniert wird. Hierfür werden üblicherweise Polyvinylpyrrolidon (PVP) oder Kaliumiodid (KJ) eingesetzt. Aufgrund der komplizierten Freisetzungskinetik ist die hochkonzentrierte Iodlösung im allgemeinen weniger wirksam als die wäßrige Anwendungslösung. Da keine lineare Abhängigkeit zwischen Iod-freisetzender Verbindung und freiem Iod vor-

liegt, kann bei Unter-, aber auch bei Überschreitung der optimalen Anwendungskonzentration der Iod-haltigen Verbindung eine geringere Verfügbarkeit freien Iods und damit eine Wirksamkeitsverschlechterung die Folge sein (vgl. Tab. 15.17). Auch der pH-Wert kann die sich einstellende Gleichgewichtsreaktion beeinflussen. Im Bereich bis pH 8 wird die mikrobizide Aktivität des Iods nur unwesentlich beeinflußt. Eine erhebliche Verminderung der Reaktionsbereitschaft tritt erst ab pH 8,5 ein. Schließlich kann bei zusätzlicher Eiweißbelastung die Wirksamkeit von Iod durch Bindung an Proteine und dadurch bedingte Depoteffekte modifiziert werden. Nach Zusatz von Frischblut ist deshalb zum Beispiel eine 10 bis 20fache höhere Iodkonzentration notwendig[6,82,105,174,232,235]. Die biozide Wirkung ist der Oxidationskraft des freien, elementaren Iods und der sich in wäßriger Lösung bildenden Hypoiodigen Säure (HOJ) zuzuschreiben. Je nach Prüfverfahren wird die Wirksamkeit gegenüber vegetativen Bakterien und Pilzen mit 10 bis 100 mg/l innerhalb von 10 min angegeben (vgl. auch[82]). Bei Zusatz von 10 % Vollblut steigt die notwendige Konzentration auf > 1 g/l. Mykobakterien werden ebenfalls abgetötet. Auch die viruzide Wirkung Iod-abspaltender Verbindungen beruht auf der Konzentration frei vorliegenden Iods (J_2) und Hypoiodiger Säuren. Die mitunter widersprüchlichen Literaturbefunde zur Iodwirkung gegen Viren finden hierin ihre Begründung. Gegen behüllte Viren ist Iod im allgemeinen gut wirksam[8]. Unbehüllte Viren werden dagegen nur in einem kritischen Konzentrationsbereich sicher inaktiviert. Von Schönemann[187] wurde gezeigt, daß iodhaltige Desinfektionsmittel zum Beispiel gegen Bakteriophagen nur dann wirksam sind, wenn dieser weder über- noch unterschritten wird (Tab. 15.17). Iodophore, insbesondere PVP-Iod, sind nur unter dieser Einschränkung auch gegen Vertebratenviren, zum Beispiel Vakzinia-, Herpes-simplex- und Rubella-, mitunter auch gegen Poliovirus wirksam. Von der WHO wird PVP-Iod 2,5 %ig gegen HIV empfohlen[239]. Gegen HBV war es nach morphologischer Beurteilung (MADT, s. 4.2.2) nur wenig wirksam. Auch nach Anwendung von Iodspiritus auf der Haut waren noch geringe Restmengen HBsAg nachweisbar. Das gilt ebenso für Zubereitungen mit vermindertem Iodgehalt, aber optimiertem J_2/KJ-Verhältnis[104].
In konzentrierten Lösungen wird freies J_2 durch die Bildung von J_3^--Ionen und anderen Assoziationsverbindungen gebunden. Dadurch kann die Menge an verfügbarem Iod im Konzentrat unter Umständen soweit sinken, daß adaptierte Mikroorganismen (z. B. P. aeruginosa) und bakterielle Sporen überleben können. Konzentrate von Desinfektionsmitteln (meist Händedesinfektionsmittel und Hautantiseptika) auf Iodbasis sind deshalb aseptisch aufzubewahren und dürfen nicht offen verwahrt werden[46,85]. Da elementares Iod sehr gut über die Haut und Schleimhaut resorbiert wird, kann es bei Personen mit Schilddrüsenproblemen zur Hyperthyreose führen.

Tabelle 15.17 Einfluß der Konzentration Iod-haltiger Desinfektionsmittel auf die viruzide Wirksamkeit gegenüber dem Bakteriophagen f2 im Suspensionsversuch (nach[187])

Desinfektions- mittel	Konzentration in %	Einwirkungszeit ½ Min.	Einwirkungszeit 1 Min.	Einwirkungszeit 2 Min.	Einwirkungszeit 5 Min.
Alkohole und	0,125	+ + + +	+ + + +	+ + + +	+ + + +
iodabspaltende	0,25	+ + + +	+ + + +	+ + + +	+ + + +
Verbindungen	0,5	+ + +	+ + +	+ + +	+ + +
	1,0	+ + +	+ + +	+ + +	+ +
	10	+ + +	+ + +	+ + +	+ + +
	25	–	–	–	–
	50	–	–	–	–
	100	–	–	–	–
iodabspaltende	0,125	+ + + +	+ + + +	+ + +	+ +
Verbindungen	0,25	+ + + +	+ + +	+ +	+ +
	0,5	+ + + +	+ + +	+ +	+ +
	1,0	+ + +	+ + +	+ +	+ +
	10	(+)	–	–	–
	25	–	–	–	–
	50	+	–	–	–
	100	+ + + +	+ + +	+ +	–

– = unter 10 Plaques; (+) = 10–30 Plaques; + = 31–300 Plaques; + + = 301–1000 Plaques; + + + = 10^3–10^5 Plaques; + + + + = 10^6–10^7 Plaques

3.2.4 Alkohole

Unter den Alkoholen haben vor allem Ethanol sowie n- und iso-Propanol (Ethan-1-ol, Propan-1-ol, Propan-2-ol) als Desinfektionswirkstoffe Verwendung gefunden. Methanol besitzt zwar ebenfalls eine sehr gute mikrobizide und viruzide Wirksamkeit, wird aber aufgrund seiner negativen toxikologischen Eigenschaften und leichten Entzündlichkeit praktisch nicht eingesetzt. Die Temperatur spielt für die Wirksamkeit von alkoholischen Desinfektionsmitteln eine erhebliche Rolle. Im Vergleich zu anderen Desinfektionswirkstoffen nimmt sie bei sinkender Temperatur stärker ab (zur Temperaturabhängigkeit von Desinfektionsmitteln vgl. auch 2.3).
Aufgrund seiner hohen Volumenkontraktion in Wasser muß die Angabe der Zusammensetzung alkoholischer Lösungen immer mit dem Zusatz „Vol %" (v/v = volume per volume) oder „Gewichts %" (w/w = weight per weight oder g/g = Gramm auf Gramm oder m/m = Masse/Masse oder g/100 g = Gramm in 100 Gramm) erfolgen. Auch die Angabe Gramm in 100 ml (w/v weight per Volume) ist insbesondere im Laborbereich üblich, sie findet sich vereinzelt aber auch auf den Etiketten kommerzieller Desinfektionsmittel. Dies ist insbesondere beim Vergleich verschiedener Händedesinfektionsmittel/Hautantiseptika von Bedeutung. Eine Hilfe zur Umrechnung der verschiedenen Angaben gibt Tab. 15.22.
Die mikrobizide Wirksamkeit der Alkohole ist die Folge einer Dehydratation und dadurch bedingten Denaturierung von Membran- und cytoplasmatischen Proteinen und Nukleinsäuren. Konzentrationen unter 5 Vol % Ethylalkohol haben in der Regel keine Wirksamkeit. Zwischen 10 und 20 Vol % beobachtet man einen wachstumshemmenden Effekt. Auch das Auskeimen von Sporen wird verhindert. Die Wirksamkeit gegenüber Bakterien und Pilzen steigt mit abnehmendem Wassergehalt und erreicht bei Ethylalkohol mit etwa 80 bis 85 Vol % ein Maximum. Absoluter Ethylalkohol ist gegen Bakterien und Pilze weitaus weniger wirksam, da er schlechter die Cytoplasmamembran mit ihrer hydrophilen und hydrophoben Schichtung durchdringt. Mykobakterien werden durch 80 %igen Ethanol sehr rasch (< 30 Sek.) abgetötet. Eine sporizide Wirksamkeit ist nicht gegeben. Beim Einsatz von Alkohol zur Hautantiseptik muß deshalb eine Sporenfreiheit der Präparate durch besondere Maßnahmen oder Verfahren gewährleistet werden. Sie ist zum Beispiel durch Sterilfiltration oder durch Zusatz kompatibler sporizider Wirkstoffe erreichbar, zum Beispiel durch den Zusatz von H_2O_2 (Europapatent der Fa. Henkel EP0016319). Das bakterizide Wirkungsoptimum für n-Propanol liegt bei etwa 60 Vol %, für iso-Propanol bei etwa 70 Vol %.
Anders als bei Bakterien und Pilzen steigt die viruzide Wirksamkeit der Alkohole kontinuierlich mit Erhöhung der Anwendungskonzentration. Sie richtet sich allerdings auch nach dem Grad der Lipophilie der zu desinfizierenden Viruspartikel und der Dielektrizitätskonstante des verwendeten Alkohols. Behüllte Viren werden ohne Schwierigkeiten durch alle genannten Alkohole inaktiviert. Dies gilt unter Praxisbedingungen offenbar auch für das Hepatitis B-Virus. In Schimpansenversuchen konnte eine Inaktivierung des HBV sowohl durch 80 Vol %igen Ethanol als auch durch Propan-2-ol nachgewiesen werden[24,25,126]. In-vitro-Untersuchungen weisen für Alkohole im Konzentrationsbereich um 80 Vol % dagegen nur eine unvollständige Desinfektionswirkung gegen HBV auf[137]. Gegenüber unbehüllten Viren verhalten sich Alkohole weit differenzierter. Diejenigen unter ihnen, die über schwach lipophile Eigenschaf-

Tabelle 15.18 Relative Wirksamkeit der in Desinfektionsmitteln verwendeten Alkohole auf die vier physiko-chemischen Typen der Viren (vergl. Abb. 15.2)

Alkohol		Lipophilie Hydrophilie	Relative Wirksamkeit gegenüber Viren			
			unbehüllte Viren mit hoher Hydrophilie	unbehüllte Viren mit reduzierter Hydrophilie	behüllte Viren mit geringem Lipidgehalt	behüllte Viren mit hohem Lipidgehalt
Methanol	CH_3-OH	▲ zunehmende Hydrophilie der Alkohole / zunehmende Lipophilie der Alkohole ▼	+ + + +	–	+ + + +	+ + + +
Ethanol	CH_3-CH_2-OH		+ +	+ +	+ + + +	+ + + +
n-Propanol	$CH_3-CH_2-CH_2-OH$		–	+ + + +	+ + + +	+ + + +
iso-Propanol	$CH_3-CHOH-CH_3$		–	+ + + +	+ + + +	+ + + +
Butanol	$CH_3-CH_2-CH_2-CH_2-OH$		–	+ + + +	+ + + +	+ + + +

+ + + = gute Wirksamkeit;   – = keine Wirksamkeit

ten verfügen, zum Beispiel Adeno- aber auch Rotaviren, zeigen eine begrenzte Empfindlichkeit gegen Ethanol. Verwendet man jedoch Alkohole mit einer höheren Dielektrizitätskonstante, d. h. mit einem erhöhten Lipidlösungsvermögen, so steigt die Wirksamkeit gegen unbehüllte, schwach lipophile Viren. Umgekehrt sinkt sie gegen alle unbehüllten, rein hydrophilen Viren, zum Beispiel Entero-, Polio- oder Parvoviren. Propan-1-ol zeigt gegenüber letzteren bereits Wirkungslücken (Tab. 15.18). Für die Inaktivierung von Poliovirus durch 70 Vol%igen Ethanol sind je nach zusätzlicher Belastung durch Begleitmaterialien ungefähr 10 bis 60 min erforderlich. Eine Erhöhung der Ethanolkonzentration steigert die Wirksamkeit gegenüber diesem Virus. Der kurzkettigere und damit hydrophilere Methanol ist schon bei einer Anwendungskonzentration von 60 Vol% und einer Einwirkungszeit von 5 min wirksam. Dagegen zeigen n- oder iso-Propanol keine besondere Wirkung mehr gegenüber Poliovirus. Adenovirus kann mit 70 Vol%igem Ethanol erst nach 15 bis 30 min Einwirkungszeit sicher inaktiviert werden. Mit n-Propanol dagegen erzielt man unter Umständen bereits bei 30 bis 40 Vol% und 5 min Einwirkungszeit eine gute Wirksamkeit[160].

3.2.5 Phenol und Phenolderivate

Phenolderivate werden in Deutschland nur noch vereinzelt als Desinfektionswirkstoffe eingesetzt. Sie sind lipophil und lösen sich oft nur schlecht in Wasser. Wegen ihrer guten Aktivität insbesondere gegen Mykobakterien, ihrer Remanenzwirkung (s. Kap. 5.1.1 und 5.3) und ihrer besseren Wasserlöslichkeit verwendet man meist alkylierte oder halogenierte Derivate geringerer Toxizität, zum Beispiel o-Phenylphenol (2-Biphenylol), 2-Benzyl-4-Chlorphenol sowie p-Chlor-m-Kresol oder Phenolether beziehungsweise Glykolderivate wie zum Beispiel Phenoxypropanole oder Phenoxyethanol.

Reines Phenol ist einer der ältesten Desinfektionswirkstoffe, zeigt jedoch einige anwendungstechnische Nachteile. Aufgrund seiner hohen Toxizität und Hautresorbierbarkeit wird es heute als Desinfektionswirkstoff so gut wie nicht mehr eingesetzt. Der biologische Abbau der Phenole führt oft zu toxischen Abbauprodukten, die aus dem Abwasser nur schwer zu entfernen sind. Oft handelt es sich um starke Geschmacksstoffe, die noch im ppb-Bereich wahrnehmbar sind.

Der Wirkungsmechanismus von Phenolderivaten ähnelt demjenigen von Alkoholen. Im sauren pH-Bereich reagieren Phenolderivate mit freiliegenden OH-Gruppen am stärksten. Die bakterizide Wirkung liegt für eine Anwendungskonzentration von 0,5 % zwischen 15 und 60 min; bei 0,2 bis 0,3 % wirken die Substanzen vorwiegend bakteriostatisch. Ausschlaggebend für die Wirkung ist der Substitutionsgrad der Phenole. So ist zum Beispiel Kresol etwa doppelt so wirksam gegen Mykobakterien wie Phenol und 2,4-Dichlorphenol besitzt eine 10fach stärkere fungizide Wirkung als Phenol. Generell steigert die Substitution mit Halogenen (J > Br > Cl) die bakterizide und fungizide Wirksamkeit der Verbindung.

Oft werden Kombinationen verschiedener Phenolderivate verwendet. Ein kommerzielles Desinfektionsmittel mit 20 g o-Phenylphenol und 10 g p-Chlor-m-Kresol in 100 g Konzentrat wird zum Beispiel mit 2,5 %/1 h zur Instrumentendesinfektion eingesetzt und zeigt unter diesen Anwendungsbedingungen auch eine ausreichende tuberculozide Wirksamkeit. Gegen Hepatitis B-Virus ist es mit 2 %/15 min, gegen HIV mit 2 %/5 min wirksam. Als Flächendesinfektionsmittel zur Hospitalismusprophylaxe lauten die erforderlichen Einsatzparameter 1 %/4 h (alternativ auch 1,5 %/ 1 h). Wenn bei der Flächendesinfektion auch eine tuberculozide Wirksamkeit erforderlich ist, so muß das Mittel mit 3 %/1 h (alternativ auch 1,5 %/ 4 h) eingesetzt werden. Organische Verunreinigungen können die mikrobizide Wirkung der Phenolderivate reduzieren. Bakterielle Sporen werden nicht erreicht. Bei den in der Desinfektionspraxis üblichen Anwendungskonzentrationen haben Phenole eine Wirkungslücke, vor allem gegen unbehüllte hydrophile Viren. Selbst wenn die Desinfektion bei Temperaturen bis 60 °C stattfindet, kann eine ausreichende Wirksamkeit gegen bestimmte Viren, zum Beispiel Parvoviren, nicht vorausgesetzt werden[226].

3.2.6 Metalle und Metallsalze

Die mikrobizide und viruzide Wirkung von Silber- und Quecksilbersalzen macht man sich auch heute noch bei der Wasserbehandlung[146], der Konservierung von Augentropfen und Kosmetika, bei Wund- und Vaginalspüllösungen sowie bei Gurgellösungen zunutze. Sie ist eher unspezifisch und kann in Folge von Resistenzbildungen mancher Mikroorganismen sehr unterschiedlich ausgeprägt sein. Verbindungen wie Phenylquecksilberborat, Phenylquecksilberchlorid, Ethylquecksilber(II)-thiosalicylsäure-Na (Thiomersal), Kupfersulfat, Zinkoxid, Tributylzinnbenzoat, Merbromin, Silberacetat, Silbernitrat und andere sind bekannte Desinfektionswirkstoffe. Manche von ihnen wurden schon Anfang diesen Jahrhunderts verwendet. Ebenso zeigen $CuCl_2$ und sogar $FeCl_3$ in wäßriger Lösung (PBS-Puffer, pH 7,4) bereits bei Raumtemperatur und Anwendungskonzentrationen von 1 g/l insbesondere gegen Viren eine deutliche Wirksamkeit[181]. Allerdings besitzen Metallverbindungen eine hohe Toxizität, werden leicht durch Begleitmaterialien inhibiert (Eiweißfehler) und halten manchmal nicht den modernen Prüfkriterien für Desinfektionsmittel stand. Bei Quecksilbersalzen heben Glutathion oder schwefelhaltige Aminosäuren, wie zum Beispiel Cystein, die Wirkung durch Komplexierung auf. Dieser Effekt kann durch Licht verstärkt und umgekehrt in der Dunkelheit um den Faktor 10 bis 20 verlangsamt werden. Gegen Viren wirken Schwermetallsalze offenbar durch ihre eiweißdenaturierenden Eigenschaften. Abhängig von der Oberflächenbeschaffenheit des jeweiligen Virus findet man Wirksamkeitsunterschiede.

Dissoziierbare Metallsalze, auch die organischer Verbindungen, können in komplexen Desinfektionsmittelrezepturen über ihren Einfluß auf den pH-Wert wirksam werden. Dabei spielt auch die Wahl des Lösungsmittels eine wichtige Rolle. In alkoholischen Rezepturen zeigen viele Salze eine viruzide Wirksamkeit, die bei einer wäßrigen Lösung des gleichen Salzes nicht beobachtet wird. Manche wäßrigen Salz-Lösungen wirken auch erst bei Temperaturen unterhalb des Gefrierpunktes auf Viren, insbesondere dann, wenn es zur Bildung von Eiskristallen kommt. Einige Metallsalze lassen sich mit Wasserstoffperoxid kombinieren und zeigen dann insbesondere gegen behüllte und unbehüllte Viren eine gute Wirksamkeit[181]. Sogar Metalloberflächen, zum Beispiel Silber, Kupfer oder Zink zeigen biozide Eigenschaften. Insbesondere metallischem Silber kommt bei der Beschichtung von Kathetermaterial zur Verhinderung einer Biofilmbildung eine steigende Bedeutung zu. Poliovirus kann man durch Adsorption an Aluminiumpulver irreversibel inaktivieren. Das Wirkungsprinzip erinnert an eine klassische Katalyse, bei der offenbar virale Oberflächenproteine gespalten werden[183].

3.2.7 Oberflächenaktive Verbindungen/Tenside

Oberflächenaktive Verbindungen (Tenside) sind organische Moleküle mit einem hydrophilen und einem hydrophoben Teil. In wäßrigen Lösungen besetzen sie zunächst die Grenzflächen und verringern die zwischen hydrophilen und lipophilen Substanzen bestehende Abstoßung. Bei steigender Konzentration finden sich frei vorkommende Tensidmoleküle im Lösungsmittel selbst. Bei Überschreitung einer für das jeweilige Tensid spezifischen Grenzkonzentration (kritische Mizellbildungskonzentration) kommt es schließlich zur Mizellbildung (Abb. 15.10).

Der Begriff Tensid ist chemisch nicht eindeutig definiert. Ein Tensid im allgemeinen Sinne ist jeder Stoff, der die Oberflächenspannung von Wasser erniedrigt. Daher könnten im Extremfall sogar manche Phenole oder Alkohole als Tensid ausgewiesen werden. Die Angabe zum Tensidgehalt eines Desinfektionsmittels kann so zur Ermessenssache werden. Entsprechende Aussagen sollten deshalb nur unter Benennung des Tensidtyps gemacht werden.

Einige Tenside sind sehr wirksame Biozide, andere werden als Hilfsstoffe in Desinfektionsmitteln eingesetzt. In komplexen Desinfektionsmittelrezepturen verbessern sie zum Beispiel als Netzmittel oder als Substanzen zu Erhöhung der Reinigungsleistung, deren anwendungstechnisches Verhalten (s. 3.3). Da die meisten Tenside aber mehr oder weniger gut gegen behüllte Viren mit hohem Lipidgehalt wirken ist eine klare Trennung zwischen ihrer Eigenschaft als Wirkstoff und derjenigen als Hilfsstoff nicht immer eindeutig. Antimikrobielle Tenside wirken vor allem auf die Cytoplasmamembran von Mikroorganismen und durch ihre denaturierenden Eigenschaften. Es besteht in der Regel aber keine lineare Abhängigkeit zwischen der Wirksamkeit und der Anwendungskonzentration solcher Tenside. Vielmehr ist die kritische Mizellbildungskonzentration ausschlaggebend. Wird sie erreicht und überschritten, so kann sich die Wirksamkeit entsprechend den in Abb. 15.11 dargestellten Kurvenverläufen ändern. Es empfiehlt sich deshalb, die Tensidwirkung genau zu überprüfen. Bei behüllten Viren lösen Tenside die Hülle vom Viruscore[144]. Durch gleichzeitige Einwirkung von Alkoholen kann hier sogar ein synergistischer Effekt erzielt werden. Gegenüber unbehüllten, insbesondere gegen unbehüllte hydrophile Viren, sind Tenside im allgemeinen nicht ausreichend wirksam. Man kennt jedoch auch bei ihnen einen Effekt, der der Alkoholwir-

Freie Tensidmoleküle   **Tensidmizelle**

Tensidkonzentration → Kritische Mizellbildungskonzentration → Mizellbildung

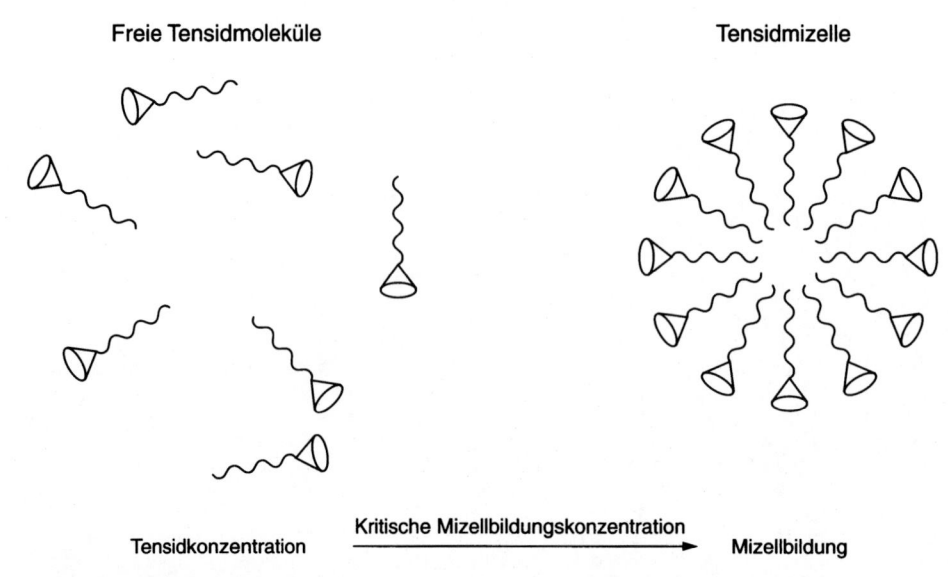

Abb. 15.10 Mizellbildung bei Tensiden

kung prinzipiell ähnelt (s. 3.2.4), jedoch weit schwächer ausgeprägt ist und erst bei langen Einwirkungszeiten oder einer Erhöhung der Temperatur auf 30 bis 40 °C deutlich wird. In diesem Fall gelingt auch der Wirksamkeitsnachweis gegen unbehüllte, jedoch schwach lipophile Viren (s. Abb. 15.2).
Je nach Aufbau der hydrophilen (ionischen) Struktur unterscheidet man zwischen kationischen, anionischen, amphoteren und nichtionischen Tensiden (Tab. 15.19). Als Desinfektionswirkstoffe finden vor allem kationische und amphotere Tenside Anwendung (s. auch Tab. 15.20). Anionische und nichtionische Tenside werden dagegen bevorzugt als Hilfsstoffe (s. 3.3) eingesetzt.

Kationische Tenside, quartäre Ammoniumverbindungen und andere Aminderivate, Di- und Biguanide

Kationenaktive Tenside bestehen aus einem großen organischen Kation, meist quartärer Stickstoff, und einem kleinen Anion (z. B. Chlorid). Im Gegensatz zu den normalen Seifen, bei denen

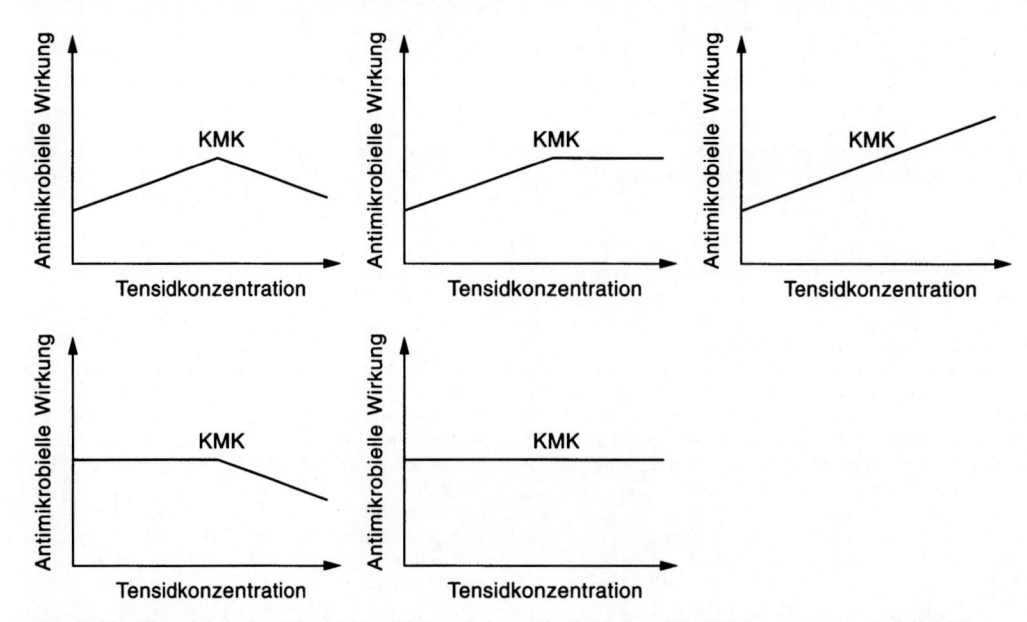

Abb. 15.11 Abhängigkeit der mikrobiziden Wirksamkeit von der kritischen Mizellbildungskonzentration (KMK)

Tabelle 15.19 Übersicht der verschiedenen Tensidtypen (nach[111])

Struktur	Name
Anionische Tenside	
$[R-CH_2-COO]^- \, Na^+$ $R = C_{10} - C_{16}$	Seifen
$[R-C_6H_4-SO_3]^- \, Na^+$ $R = C_{10} - C_{13}$	Alkylbenzolsulfonate
$[R_1R_2CH-SO_3]^- \, Na^+$ $R_1 + R_2 = C_{11} - C_{17}$	Alkansulfonate
$[H_3C-(CH_2)_m-CH=CH-(CH_2)_n-SO_3]^- \, Na^+$ $n + m = 9 - 15$ $n = 0, 1, 2 \ldots \quad m = 1, 2, 3, \ldots$ + $[R-CH(OH)-(CH_2)_x-CH(SO_3)]^- \, Na^+$ $R = C_7 - C_{13}$ $x = 1, 2, 3 \ldots$	α-Olefinsulfonate
$[R-CH(SO_3)-C(O)-O-CH_3]^- \, Na^+$ $R = C_{14} - C_{16}$	Sulfofettsäuremethylester
$[R-CH_2-O-SO_3]^- \, Na^+$ $R = C_{11} - C_{17}$	Fettalkoholsulfate/Alkylsulfate

Tabelle 15.19 Fortsetzung

Struktur	Name
[Structure: alkyl ether sulfate with R_1, R_2, $(OCH_2CH_2)_n$-OSO_3^- Na^+] a) $R_1 = H$ und $R_2 = C_{10}$-C_{12} b) $R_1 + R_2 = C_{11}$-C_{13} $R_1 = H, C_1, C_2 ...$ $n = 1$-4	Alkylethersulfate a) Fettalkoholethersulfate b) Oxoalkoholethersulfate

Kationische Tenside

Struktur	Name
[Structure: quaternary ammonium $[R_1R_2R_3R_4N]^+ Cl^-$] $R_1, R_2 = C_{16}$-C_{18} $R_3, R_4 = C_1$	Quartäre Ammoniumverbindungen Tetraalkylammoniumchlorid

Nichtionische Tenside

Struktur	Name
[Structure: alkyl polyethylene glycol ether with R_1, R_2, $(OCH_2CH_2)_n$-OH] a) $R_1 = H$ und $R_2 = C_6$-C_{16} $n = 3$-15 b) $R_1 + R_2 = C_7$-C_{13} $R_1 = H, C_1, C_2 ...$ $n = 3$-15	Alkylpoly-ethylenglycol-ether a) Fettalkoholpoly-ethylenglycol-ether b) Oxoalkoholpoly-ethylenglykol-ether
[Structure: alkylphenol polyethylene glycol ether] $R = C_8$-C_{12} $n = 5$-10	Alkylphenolpoly-ethylenglycol-ether
[Structure: fatty acid alkanolamide, R-CO-$N[(CH_2CH_2O)_nH][(CH_2CH_2O)_mH]$] $R = C_{11}$-C_{17} $n = 1, 2$ $m = 0, 1$	Fettsäurealkanolamide

Tabelle 15.19 Fortsetzung

Struktur	Name
RO–[CH$_2$CH$_2$O]$_n$–[CH(CH$_3$)CH$_2$O]$_m$–H R = C$_8$ - C$_{18}$ n = 3 - 6 m = 3 - 6	Fettalkoholpolyglycolether (EO/PO Addukte)
H–[O–CH$_2$CH$_2$]$_m$–[O–CH(CH$_3$)CH$_2$]$_n$–[O–CH(CH$_3$)CH$_2$]–[O–CH$_2$CH$_2$]$_m$–H n = 2 - 60 m = 15 - 80	Ethylenoxid-Propylenoxid Blockpolymere
R–N(CH$_3$)(CH$_3$)→O R = C$_{12}$ - C$_{18}$	Alkyldimethylaminoxide
Amphotere Tenside R–N$^+$(CH$_3$)(CH$_3$)–CH$_2$–COO$^-$ R = C$_{12}$ - C$_{18}$	Alkylbetaine
R–N$^+$(CH$_3$)(CH$_3$)–(CH$_2$)$_3$–SO$_3^-$ R = C$_{12}$ - C$_{18}$	Alkylsulfobetaine

der hydrophile Bereich im Anion lokalisiert ist, befindet sich bei ihnen dieser Anteil im Kation. Sie werden deshalb auch Invertseifen genannt. Mit anionischen Seifen, Syndets und einigen amphoteren Tensiden bilden sie meist wasserlösliche, fettartige Komplexe, die als klebrige Rückstände auf Oberflächen auffallen können. Aus diesem Grunde dürfen Desinfektionsmittel mit kationischen Tensiden nicht mit Reinigern kombiniert werden. Auch die mikrobizide Wirksamkeit des Desinfektionsmittels kann dadurch aufgehoben werden. Sogar Materialschäden bei der Instrumentendesinfektion sind oft auf die Verwendung nicht kompatibler Reiniger und Desinfektionsmittel zurückzuführen, selbst wenn diese in getrennten Arbeitsgängen aufgebracht wurden.
Tenside sind in der Regel schwer flüchtig. Rein kationische Desinfektionsmittelformulierungen können deshalb, im Gegensatz zu den leicht flüchtigen Aldehyden, auch gut bei erhöhter Temperatur angewendet werden. Dies ist insbesondere bei der chemothermischen Tauchdesinfektion von Instrumenten, aber auch beim Verdünnen der Flächendesinfektionsmittel-Konzentrate mit handwarmem Wasser von Bedeutung.

Kationische Tenside. Sie besitzen die Eigenschaft, auf Oberflächen aufzuziehen. Besteht die Oberfläche aus anionischen Polymerverbindungen, langkettigen Ethern, Estern, Silikaten oder Metallen, so orientiert sich der lipophile Molekülteil nach außen, wodurch ein wasserabstoßender, imprägnierender Effekt auftreten kann. Dies gilt offenbar auch für bakterielle Zelloberflächen. Bei der Desinfektionsmittelprüfung (s. 4.1) muß deshalb auf eine wirksame Enthemmung tensidischer Formulierungen geachtet werden. In der Praxis kann die aufziehende Eigenschaft von kationenaktiven Tensiden über kumulative Effekte jedoch auch zur Senkung der Wirkstoffkonzentration bei Mehrfachbehandlung von Oberflächen genutzt werden[17]. Die Reinigungskraft kationischer Ten-

882 Desinfektionsmittel und -verfahren

Tabelle 15.20 Antimikrobielle Wirksamkeit einiger ausgewählter Tenside

Nichtionische Tenside

Tensidtyp	Beispiel	chem. Bezeichnung	antimikrobiell
Polyoxyethylene	Tween 80	Polyoxyethylensorbitanmonooleat	unwirksam (1 %)
	Triton X 100	Octylphenol +9,5 ethoxyliert	unwirksam (1 %)
Alkylglucoside	APG 600	C 12/14-Alkylpolyglucosid	unwirksam (1 %)

Anionische Tenside

Tensidtyp	Beispiel	chem. Bezeichnung	antimikrobiell
Sulfate	Texapon L 100	Na-Laurylsulfat	wirksam gegen grampositive Keime
	Texapon K 14S	Na-Laurylmyristylethersulfat	unwirksam (1 %)
	Lanette E	Na-Cetylstearylsulfat	unwirksam (1 %)
Sulfonate	Maranil	Na-Alkylbenzolsulfonat	wirksam gegen grampositive Keime

Kationische Tenside

Tensidtyp	Beispiel	chem. Bezeichnung	antimikrobiell
Quartäre Ammoniumverbindungen	Dehyquart LDB	Lauryl-dimethylbenzylammoniumchlorid (Benzalkoniumchlorid)	stark wirksam
	Dehyquart A	Cetyltrimethylammoniumchlorid	gering wirksam
	Dehyquart DAM	Distearyldimethylammoniumchlorid	unwirksam

Amphotere Tenside

Tensidtyp	Beispiel	chem. Bezeichnung	antimikrobiell
Betaine	Tego 51	Dodecyldi (aminoethyl)-glycin	stark wirksam

side ist nur mäßig. Antimikrobielle kationenaktive Verbindungen wirken als Reinsubstanz gegen vegetative Formen von Mikroorganismen, zeigen im allgemeinen aber gegen Mykobakterien eine fehlende oder eingeschränkte Wirkung. In Kombination mit andersartigen Tensidtypen (z. B. Tween) kann die Zellwandpermeabilität dieser Verbindungen und damit auch die Wirksamkeit gegen Mykobakterien allerdings verbessert werden. Die wichtigsten in Desinfektionsmitteln verwendeten Vertretern dieser Stoffklasse sind die quartären Ammoniumverbindungen (QAV), die Di- und Biguanide sowie aliphatische Diamine und deren Derivate (s. auch Abb. 15.12 und 15.13).

Quartäre Ammoniumverbindungen. Wichtige Desinfektionsmittelwirkstoffe wie Benzalkoniumchlorid, Benzalkoniumacetat, Didecylmethylalkoxiammoniumpropionat oder Didecyldimethylammoniumchlorid gehören zu den quartären Ammoniumverbindungen. Eine optimale Wirkung wird erreicht, wenn der lipophile Anteil des Moleküls eine Kettenlänge von 10 bis 16 C-Atomen aufweist. Metallkationen, ein saurer pH-Wert < 3, organische Substanzen sowie eine hohe Wasserhärte können die Wirksamkeit negativ beeinflussen. QAV wirken im allgemeinen bereits in sehr niedrigen Anwendungskonzentrationen mikrobizid. Die Einsatzkonzentration von Benzalkoniumchlorid liegt zum Beispiel bei 0,005 % bis 0,02 %. Einige QAV sind gegenüber manchen grammnegativen Bakterien und Schimmelpilzen nur schwach wirksam. Auch gegenüber Viren zeigen sie ein lückenhaftes Wirkungsprofil. Unbehüllte hydrophile und schwach lipophile Viren werden im allgemeinen nicht inaktiviert. Alkyl-dimethyl-benzyl-ammoniumchlorid (Benzalkoniumchlorid) bildet hier anscheinend eine Ausnahme, indem es selektiv bei 0,1 %/30 min gegen Simianvirus 40 (unbehülltes, schwach lipophiles Virus) wirksam ist. Gegen Poliovirus ist die Substanz unter den gleichen Bedingungen selbst bei Einwirkungszeiten von 1 h vollkommen unwirksam. QAV können deshalb nur in Kombinationen mit Aldehyden eingesetzt werden, wenn ein breites mikrobizides und viruzides Spektrum erforderlich ist. Bei zu geringem Aldehydanteil ist aber eine sichere Wirksamkeit gegen HBV schon nicht mehr zu gewährleisten.

Biguanide. Die Biguanide, zum Beispiel Chlorhexidin oder Polyhexamethylenbiguanid und die Diguanide, zum Beispiel Cocospropylen-diaminguanidiniumdiguanid besitzen ebenfalls kationenaktive Eigenschaften. Im Gegensatz zu quartären Ammoniumverbindungen stehen sie aber im Gleichgewicht mit ihrer ungeladenen Form und ziehen deshalb wesentlich schwächer auf Oberflächen auf. Chlorhexidin ist in diesem Punkt eine Ausnahme. Es ist ein in desinfizierenden Syndets häufig verwendetes Biguanid und hat eine gute Remanenzwirkung. Die Substanz zeigt jedoch in einem vergleichsweise breiten Konzentrationsbereich ausschließlich eine bakteriostatische Wirk-

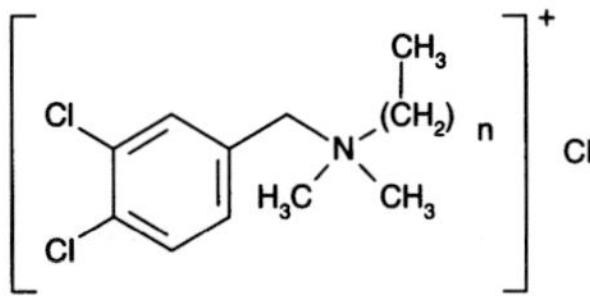

Benzalkon B

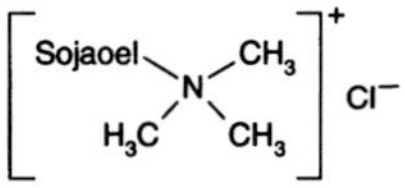

Sojatrimethylammoniumchlorid

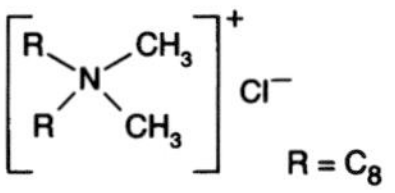

Diacetyldimethylammoniumchlorid

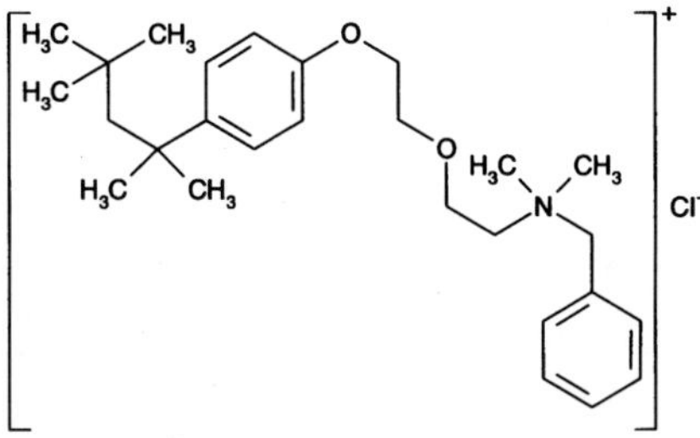

Benzetoniumchlorid (Diisobutyl-phenoxyethoxyethyl-dimethylbenzyl-ammoniumchlorid)

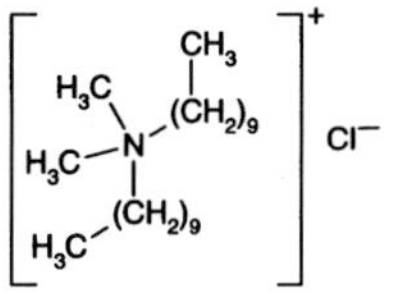

Didecyldimethyl-ammoniumchlorid

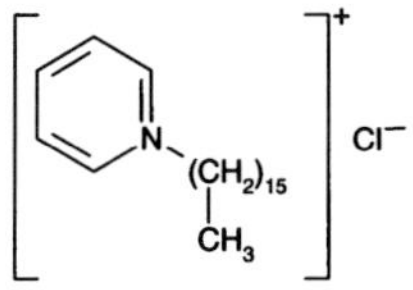

Cetylpyridinchlorid

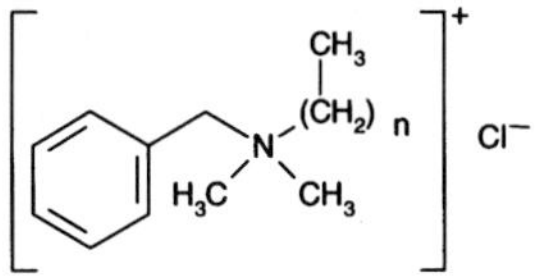

Benzalkon A

Abb. 15.12 Beispiele quartärer Ammoniumverbindungen (QAV)

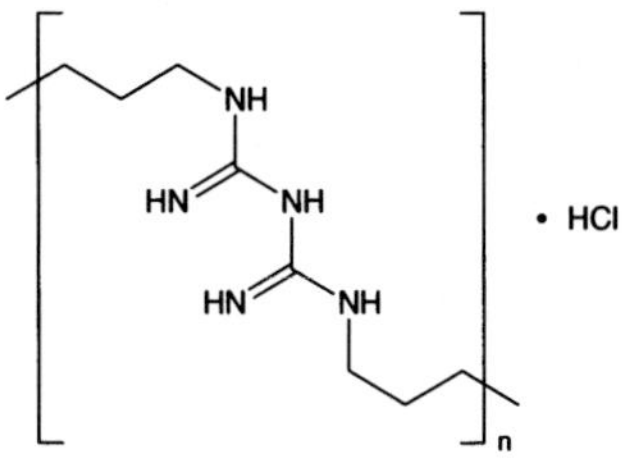

Polyhexamethylenbiguanidhydrochlorid

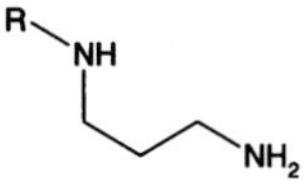

N–Alkyl-propylen-1,3-diamin

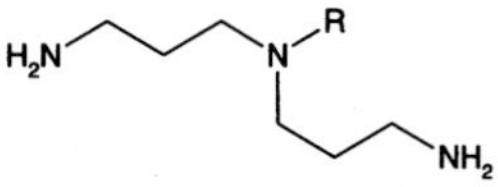

Bis-3-(aminopropyl)-alkylamin (Cocospropylendiamin)

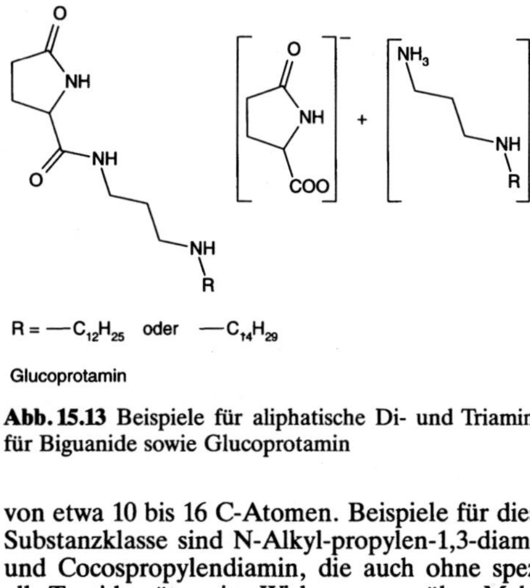

$R = -C_{12}H_{25}$ oder $-C_{14}H_{29}$

Glucoprotamin

Abb. 15.13 Beispiele für aliphatische Di- und Triamine, für Biguanide sowie Glucoprotamin

samkeit. Für Polyhexamethylenbiguanid-hydrochlorid (PHMB) ist diese Bandbreite wesentlich schmaler. Die Substanz ist ein weißes, amorphes Pulver von beißendem Geruch, das die Schleimhäute reizt. Sie ist in Wasser, Dimethylsulfoxid und Methanol leicht löslich, in Dimethylformamid schwer und in Acetonitril, Ethylacetat und Chloroform praktisch unlöslich. Die bakterizide Konzentration für PHMB liegt, abhängig von der jeweiligen Bakterienart zwischen 0,00005 % bis 0,005 %.

Aliphatische Diamine. Sie sind seit langem als Desinfektionswirkstoffe bekannt[107]. Auch hier liegt das Wirkungsoptimum bei einer Kettenlänge von etwa 10 bis 16 C-Atomen. Beispiele für diese Substanzklasse sind N-Alkyl-propylen-1,3-diamin und Cocospropylendiamin, die auch ohne spezielle Tensidzusätze eine Wirkung gegenüber Mykobakterien aufweisen. Nachteilig ist jedoch, daß Diamine nur in alkalischer Lösung (> pH 10) eine ausreichende Wirksamkeit zeigen. In neutraler oder saurer Lösung ist die Aminogruppe protoniert und das Molekül zu hydrophil, um die lipophile Membran der Mykobakterien zu durchdringen.

Glucoprotamin. Ein neuer Wirkstoff in der Desinfektionspraxis ist das Glucoprotamin[64]. Glucoprotamin ist das Umsetzungsprodukt aus L-Glutaminsäure und Cocos-propylen-1,3-diamin. Die Substanz zeigt eine gute mikrobizide und viruzide Wirksamkeit. Neben behüllten Viren werden zusätzlich auch unbehüllte Viren mit lipophilen Eigenschaften inaktiviert. Der Wirkstoff ist bei 0,05 %/60 min zum Beispiel gegen Adeno- und

Tabelle 15.21 Zusammenstellung einiger komplexer Desinfektionsmittel für verschiedene Anwendungsbereiche (AWK = Anwendungskonzentration; EWZ = Einwirkungszeit)

Produkt-Typ	Handelsname	Wirkstoffe	(g in 100 g)	Geprüfte Wirksamkeit gegen	Anwendungsparameter
Händedesinfektions- mittel/ Hautantiseptikum	Freka®-Derm	Ethanol Benzalkoniumchlorid 2-Biphenylol 2-Benzyl-4-chlorphenol	80,0 0,1 0,025 0,025	Bakterien einschließlich Tbc Hautpilze behüllte Viren (HBV, HIV) unbehüllte Viren (Polioviren, Rotaviren)	Einsatz unverdünnt, zwischen 0,5 und 10 Minuten, abhängig vom gewünschten Wirkungsgrad
	Freka®-Derm gefärbt	Ethanol Benzalkoniumchlorid 2-Biphenylol 2-Benzyl-4-chlorphenol	80,0 0,1 0,025 0,025	Bakterien einschließlich Tbc Hautpilze behüllte Viren (HBV, HIV) unbehüllte Viren (Polioviren, Rotaviren)	Einsatz unverdünnt, zwischen 0,5 und 10 Minuten, abhängig vom gewünschten Wirkungsgrad
	Freka-San®	2-Propanol	62,8	Bakterien behüllte Viren (HBV, HIV)	Einsatz unverdünnt, zwischen 1 und 10 Minuten, abhängig vom gewünschten Wirkungsgrad
	Freka-Sept 80®	Ethanol Benzalkoniumchlorid 2-Biphenylol 2-Benzyl-4-chlorphenol	80,0 0,1 0,025 0,025	Bakterien einschließlich Tbc Hautpilze behüllte Viren (HBV, HIV) unbehüllte Viren (Polioviren, Rotaviren)	Einsatz unverdünnt, zwischen 0,5 und 5 Minuten, abhängig vom gewünschten Wirkungsgrad
	Freka-Steril®	1-Propanol 2-Propanol	50,0 20,0	Bakterien einschließlich Tbc Hautpilze behüllte Viren (HBV, HIV) unbehüllte Viren (Rotaviren)	Einsatz unverdünnt, zwischen 0,5 und 5 Minuten, abhängig vom gewünschten Wirkungsgrad
	Freka-Steril Gel®	1-Propanol 2-Propanol	50,0 20,0	Bakterien behüllte Viren (HBV, HIV) unbehüllte Viren (Rotaviren)	Einsatz unverdünnt, zwischen 1 und 5 Minuten, abhängig vom gewünschten Wirkungsgrad
	Silnet®	Ethanol (96 Vol%) Isopropanol	46,0 27,0	Bakterien Hautpilze	Einsatz unverdünnt, Mindesteinwirkzeit 1 Minute
	Spitacid®	Ethanol (96 Vol%) Isopropanol (100 %) Benzylalkohol	46,0 27,0 1,0	Bakterien einschließlich Tbc Hautpilze behüllte Viren (HBV, Vakziniaviren, HIV, HSV) unbehüllte Viren (Rotaviren, Adenoviren)	Einsatz unverdünnt, zwischen 0,5 und 5 Minuten, abhängig vom gewünschten Wirkungsgrad
	Spitaderm®	Isopropanol Chlorhexidin-digluconat Wasserstoffperoxid	70,0 0,5 0,45	Bakterien einschließlich Tbc Hautpilze behüllte Viren (HBV, Vakziniaviren, HIV, HSV) unbehüllte Viren (Rotaviren)	Einsatz unverdünnt, zwischen 0,5 und 5 Minuten, abhängig vom gewünschten Wirkungsgrad

Tabelle 15.21 Fortsetzung

Produkt-Typ	Handelsname	Wirkstoffe (g in 100 g)	Geprüfte Wirksamkeit gegen	Anwendungsparameter
Fußantiseptikum	Incidin M-Spray extra®	73,05 Isopropanol (100 %) 0,0083 Tri-n-butylzinnbenzoat	Hautpilze und Bakterien	Einsatz unverdünnt
Fußpilzprophylaxe, Körperwaschung; ggf. auch zur Flächendesinfektion	Laudamonium®	10,0 Benzalkoniumchlorid	Pilze und Bakterien Simianvirus 40	Einsatz 0,5 bis 2 % 2 Minuten bis 1 h, abhängig vom gewünschten Wirkungsgrad
Manuelle Instrumentendes-infektionsmittel	Afid®	31,5 Didecylmethyl-alkoxyammonium-propionat 12,5 Benzalkoniumchlorid 7,0 Cocospropylendiamin-guanidiniumdiacetat	Bakterien einschließlich Tbc Pilze behüllte Viren (HBV, HIV)	Einsatz 2 bis 6 % 15 Minuten bis 1 h, abhängig vom gewünschten Wirkungsgrad und der jeweiligen AWK-/EWZ-Relation
	Afid® plus	19,0 Benzalkoniumchlorid 8,0 Bis-(3-aminopropyl)-dodecylamin 7,0 Cocospropylen-diaminbisguanidin-diacetat	Bakterien einschließlich Tbc Pilze behüllte Viren (HBV, HIV) unbehüllte Viren (Rotaviren)	Einsatz 0,5 bis 3 % 5 Minuten bis 1 h, abhängig vom gewünschten Wirkungsgrad und der jeweiligen AWK-/EWZ-Relation
	Sekusept extra Neu®	6,0 Glutaraldehyd 5,0 QAV	Bakterien einschließlich Tbc, Pilze behüllte Viren (HBV, Vakziniaviren, HIV) unbehüllte Viren (Polioviren, Adenoviren, Simianvirus 40)	Einsatz 0,5 bis 6 %, zwischen 5 Minuten und 2 h, abhängig vom gewünschten Wirkungsgrad und der jeweiligen AWK-/EWZ-Relation
	Sekusept forte®	11,1 Formaldehyd 12,0 Glyoxal 3,75 Glutaraldehyd 2,7 Benzalkoniumchlorid	Bakterien einschließlich Tbc und sporenbildende Bakterien Pilze behüllte Viren (HBV, Vakziniaviren, HIV) unbehüllte Viren (Polioviren, Adenoviren, Coxsackieviren, Simianvirus 40)	Einsatz 1,5 bis 4 %, zwischen 5 Minuten und 6 h, abhängig vom gewünschten Wirkungsgrad und der jeweiligen AWK-/EWZ-Relation
	Sekusept plus®	25,0 Glucoprotamin	Bakterien einschließlich Tbc Pilze behüllte Viren (HBV, HIV, Vakziniaviren) unbehüllte Viren (Simianvirus 40, Adenoviren)	Einsatz 1,5 bis 5 % <5 Minuten bis 1 h, abhängig vom gewünschten Wirkungsgrad und der jeweiligen AWK-/EWZ-Relation

Tabelle 15.21 Fortsetzung

Produkt-Typ	Handelsname	Wirkstoffe (g in 100 g)		Geprüfte Wirksamkeit gegen	Anwendungsparameter
	Sporcid®	12,4	2-Alkoxy-3,4-dihydro-2-H-pyran als aldehydisches Addukt	Bakterien einschließlich Tbc Pilze bakterielle Sporenbildner behüllte Viren (HBV, HIV) unbehüllte Viren (Polioviren, Parvoviren, Rotaviren)	Einsatz 2 bis 10 % 10 Minuten bis 1 h, abhängig vom gewünschten Wirkungsgrad und der jeweiligen AWK-/EWZ-Relation (Parvoviren und bakterielle Sporen bei 50 °C)
		5,25	Formaldehyd		
		4,0	Ricinolsäurepropyl-amidotrimethyl-ammoniummethosulfat		
		8,0	Oleylaminooxethylat		
	Sporcid® FF	8,0	Glutaraldehyd	Bakterien einschließlich Tbc Pilze behüllte Viren (HBV, HIV)	Einsatz 2 bis 4 % 15 Minuten bis 1 h, abhängig vom gewünschten Wirkungsgrad und der jeweiligen AWK-/EWZ-Relation
		6,0	Benzalkoniumchlorid		
		2,0	Didecyldimethyl-ammoniumchlorid		
	Ultra Scope®	18,7	Glutaraldehyd	Bakterien einschließlich Tbc Pilze behüllte Viren (HBV, HIV) unbehüllte Viren (Polioviren, Parvoviren, Rotaviren)	Einsatz 1 bis 7 % 5 Minuten bis 2 h, abhängig vom gewünschten Wirkungsgrad und der jeweiligen AWK-/EWZ-Relation
		3,0	Glyoxal		
	Velicin forte®	20,0	o-Phenylphenol	Bakterien einschließlich Tbc Pilze behüllte Viren (HBV, HIV)	Einsatz 1 bis 3 %, 15 Minuten bis 4 h, abhängig vom gewünschten Wirkungsgrad und der jeweiligen AWK-/EWZ-Relation
		10,0	p-Chlor – m-Kresol		
Desinfektionsmittel für Hämodialyse	Maranon H®	35,0	Natriumhypochlorit Alkalihydroxid	Bakterien, Pilze behüllte Viren (HBV, Vakziniaviren, HIV, HSV) unbehüllte Viren (Polioviren, Adenoviren, Simianvirus 40, Coxsackieviren)	Einsatz 3 % 2,5 bis 10 Minuten, abhängig vom gewünschten Wirkungsgrad und der jeweiligen AWK-/EWZ-Relation
	Peresal®	4,0	Peressigsäure	Bakterien Pilze behüllte Viren (HBV, Vakziniaviren, HIV) unbehüllte Viren (Polioviren, Adenoviren, Simianvirus 40)	Einsatz 3 % 2,5 bis 10 Minuten, abhängig vom gewünschten Wirkungsgrad
		26,0	Wasserstoffperoxid		
Spezialprodukt für rotierende zahnärztliche Instrumente	Sekudrill®	50,0	Propylenglycol	Bakterien Pilze behüllte Viren (HBV, Vakziniaviren, HIV, HSV) unbehüllte Viren (Polioviren, Adenoviren, Simianvirus 40)	Einsatz unverdünnt, 5 bis 30 Minuten, abhängig vom gewünschten Wirkungsgrad und der jeweiligen AWK-/EWZ-Relation
		5,0	Kaliumhydroxyd		

Tabelle 15.21 Fortsetzung

Produkt-Typ	Handelsname	Wirkstoffe (g in 100 g)		Geprüfte Wirksamkeit gegen	Anwendungsparameter
Instrumenten- und Flächendesinfektionsmittel	Sekusept Pulver®	20,0 15,0	Natriumperborat Tetraacetylethylendiamin (TAED)	Bakterien Pilze behüllte Viren (HBV, Vakziniaviren, HIV) unbehüllte Viren (Polioviren, Rotaviren, Adenoviren, Simianvirus 40)	Einsatz 0,5 bis 5 %, 5 Minuten bis 4 h, abhängig vom gewünschten Wirkungsgrad und der jeweiligen AWK-/EWZ-Relation
Desinfektionssprays für Oberflächen	Freka®-Nol	42,0 0,16 0,04	Ethanol Glyoxal Didecyldimethylammoniumchlorid	Bakterien einschließlich Tbc Pilze behüllte Viren (HBV, HIV)	Einsatz unverdünnt, 1 Minute bis 2,5 h, abhängig vom gewünschten Wirkungsgrad
	Incidur Spray®	0,018 0,05 0,01 40,0 10,0	Benzalkoniumchlorid 5-Brom-5-nitro (1,3)-dioxacyclohexan Ethanol (96 Vol%) n-Propanol	Bakterien einschließlich Tbc Pilze behüllte Viren (HBV, Vakziniaviren, HIV) unbehüllte Viren (Polioviren, Adenoviren, Simianvirus 40)	Einsatz unverdünnt, 15 Minuten bis 2 h, abhängig vom gewünschten Wirkungsgrad
	Incidin Spezial Spray®	0,13 0,065 0,019 40,0	Formaldehyd Glyoxal Glutaraldehyd Ethanol (96 Vol%)	Bakterien einschließlich Tbc Pilze behüllte Viren (HBV, Vakziniaviren, HIV, HSV) unbehüllte Viren (Rotaviren, Adenoviren, Coxsackieviren, Simianvirus 40)	Einsatz unverdünnt, 10 Minuten bis 6 h, abhängig vom gewünschten Wirkungsgrad
Flächendesinfektionsmittel	Incidin perfect®	11,1 12,0 3,75 2,7 1,0	Formaldehyd Glyoxal Glutaral Benzalkoniumchlorid Oligo-[di(iminoimidocarbonyl)imidohexamethylen]	Bakterien einschließlich Tbc, Pilze behüllte Viren (HBV, Vakziniaviren, HIV, HSV) unbehüllte Viren (Polioviren, Adenoviren, Simianvirus 40)	Einsatz 0,25 bis 3 %, 5 Minuten bis 4 h, abhängig vom gewünschten Wirkungsgrad und der jeweiligen AWK-/EWZ-Relation
	Incidin extra®	15,0 2,0 2,0	Benzalkoniumchlorid Oligo-[di (iminoimidocarbonyl) iminohexamethylen] 2-Oxydiphenyl	Bakterien, Pilze behüllte Viren (HBV, Vakziniaviren, HIV) unbehüllte Viren (Rotaviren)	Einsatz 0,5 bis 3 % 5 Minuten bis 4 h, abhängig vom gewünschten Wirkungsgrad und der jeweiligen AWK-/EWZ-Relation
	Incidin Plus®	26,0	Glucoprotamin	Bakterien einschließlich Tbc Pilze behüllte Viren (HBV, Vakziniaviren, HIV, HSV) unbehüllte Viren (Adenoviren, Simianvirus 40)	Einsatz 0,25 bis 2 %, 5 Minuten bis 4 h, abhängig vom gewünschten Wirkungsgrad und der jeweiligen AWK-/EWZ-Relation

Tabelle 15.21 Fortsetzung

Produkt-Typ	Handelsname	Wirkstoffe (g in 100 g)		Geprüfte Wirksamkeit gegen	Anwendungsparameter
	Incidur®	4,5 8,8	Glutaral Glyoxal	Bakterien einschließlich Tbc Pilze behüllte Viren (HBV, Vakziniaviren, HIV) unbehüllte Viren (Rotaviren, Polioviren)	Einsatz 0,5 bis 3 % 15 Minuten bis 4 h, abhängig vom gewünschten Wirkungsgrad und der jeweiligen AWK-/EWZ-Relation
	Indulfan plus®	4,8 8,0 1,2 4,5	Formaldehyd Glyoxal Glutaraldehyd Benzalkoniumchlorid	Bakterien einschließlich Tbc Pilze	Einsatz 0,5 bis 5 % 30 Minuten bis 4 h, abhängig vom gewünschten Wirkungsgrad und der jeweiligen AWK-/EWZ-Relation
	Minutil®	8,0 8,0 4,5	Formaldehyd Glyoxal Glutaraldehyd	Bakterien einschließlich Tbc, Pilze behüllte Viren (HBV, Vakziniaviren, HIV) unbehüllte Viren (Polioviren, Adenoviren, Simianvirus 40)	Einsatz 0,25 bis 2 % 1 bis 4 h, abhängig vom gewünschten Wirkungsgrad und der jeweiligen AWK-/EWZ-Relation
	Teta®S	14,0 7,0 5,0	Didecylmethylalkoxy-ammoniumpropionat Cocospropylendiamin-guanidiniumdiacetat Polyhexamethylen-biguanid	Bakterien einschließlich Tbc Pilze behüllte Viren (HBV, HIV) unbehüllte Viren (Rotaviren)	Einsatz 0,25 bis 2 % 5 Minuten bis 4 h, abhängig vom gewünschten Wirkungsgrad und der jeweiligen AWK-/EWZ-Relation
	Teta® extra	8,0 2,5	Didecyldimethyl-alkoxiammonium-propionat Polyhexamethylen-biguanid	Bakterien Pilze behüllte Viren (HBV, HIV)	Einsatz 0,25 bis 5 % 15 Minuten bis 4 h, abhängig vom gewünschten Wirkungsgrad und der jeweiligen AWK-/EWZ-Relation
	Teta clean®	0,15 0,105 0,075	Benzalkoniumchlorid Polyhexamethylen-biguanid Cocosammonium-betain	Bakterien Pilze behüllte Viren (HBV, HIV)	Einsatz unverdünnt 1 Stunde
	Ultrasol®F	15,5 6,0 4,5 1,75	Benzalkoniumchlorid Glyoxal Formaldehyd Glutaraldehyd	Bakterien einschließlich Tbc Pilze behüllte Viren (HBV, HIV) unbehüllte Viren (HAV, Rotaviren, Coxsackieviren)	Einsatz 0,25 bis 5 % 30 Minuten bis 12 h, abhängig vom gewünschten Wirkungsgrad und der jeweiligen AWK-/EWZ-Relation
	Ultrasol®K	5,0 3,5	Didecyldimethyl-ammoniumchlorid Benzalkoniumchlorid	Bakterien Pilze	Einsatz 1 bis 5 % 1 bis 4 h, abhängig vom gewünschten Wirkungsgrad und der jeweiligen AWK-/EWZ-Relation

Tabelle 15.21 Fortsetzung

Produkt-Typ	Handelsname	Wirkstoffe (g in 100 g)		Geprüfte Wirksamkeit gegen	Anwendungsparameter
	Ultrasol®S	15,5 6,0 4,5 1,75	Benzalkoniumchlorid Glyoxal Formaldehyd Glutaraldehyd	Bakterien einschließlich Tbc Pilze	Einsatz 0,25 bis 1 % 30 Minuten bis 4 h, abhängig vom gewünschten Wirkungsgrad und der jeweiligen AWK-/EWZ-Relation
Chemothermische Desinfektionsmittel	Citrosteril®	21,0	Citronensäure-1-hydrat	Bakterien einschließlich Tbc bakterielle Sporenbildner Pilze behüllte Viren (HBV, HIV) unbehüllte Viren (Polioviren, Parvoviren, Rotaviren)	Einsatz 0,5 bis 3 % 1 Minute bis 15 Minuten, 60 °C bis 93 °C, abhängig vom gewünschten Wirkungsgrad und der jeweiligen AWK-/EWZ/Temperatur
Chemothermische Desinfektionsmittel für maschinelle Anlagen	Sekumatik FD®	20,0	Glutaraldehyd	Bakterien Pilze unbehüllte Viren (Vakziniaviren) behüllte Viren (Polioviren, Adenoviren, Simianvirus 40)	Zum maschinellen Einsatz mit speziellem Programm zur Desinfektion und Reinigung, mind. 10 ml/l bei 60 °C
Desinfektionsmittel für Betten- und Containerwaschanlagen	Sekumatik FDR®	2,0 2,0 0,75	Glucoprotamin Didecylmethylpoly (oxethyl) ammoniumpropionat Tributyltetradecyl- phosphoniumchlorid	Bakterien Pilze behüllte Viren (Vakziniaviren) unbehüllte Viren (Polioviren, Adenoviren, Simianvirus 40)	Zum maschinellen Einsatz 5 bis 10 ml/l 90–220 Sekunden/60 °C
Fußpilzprophylaxe, Fläche/Wäsche u. a.	Incidin GG®	3,0 9,25 8,0	Tri-n-butylzinnbenzoat Formaldehyd Glyoxal	Bakterien einschließlich Tbc, Pilze	Einsatz 0,1 bis 3 % 1 bis 12 h, abhängig vom Einsatzbereich sowie der gewünschten AWK-/EWZ-Relation

Papovaviren (Simianvirus 40) wirksam. Um eine vollständige Viruzidie auch gegen hydrophile, unbehüllte Viren zu erzielen, muß er allerdings entweder mit zusätzlichen Verbindungen kombiniert oder bei erhöhter Temperatur eingesetzt werden. In einigen Handelsprodukten wird Glucoprotamin bereits verwendet (Tab. 15.21).

Amphotenside

Amphotere Tenside besitzen sowohl einen anionischen, als auch einen kationischen Molekülteil. Sie verhalten sich deshalb im sauren Bereich wie kationische, im alkalischen Bereich wie anionische Tenside. Gegen Mikroorganismen und behüllte Viren besitzen einige amphotere Tenside auch in Gegenwart von Blut eine gute Wirksamkeit. Carbobetaine, zum Beispiel Dodecyl-di(aminoethyl)-glycin oder Sulfobetaine, sind Beispiele für diese Substanzklasse. Es ist von Interesse, daß einige von ihnen bei höheren Anwendungskonzentrationen auch gegen unbehüllte hydrophile Viren wirksam sind. In geeigneter Derivatisierung spalten sie in wäßriger Lösung Formaldehyd ab und sind dann sogar gegen Poliovirus wirksam. 1,1-Dimethyl-3-hydroxymethylsulfonylmethyl-4-sulfomethyl-pyrrolidiniumbetain (Patentlit: EP 0437900[161,193]) ist zum Beispiel bei einer Anwendungskonzentration von 3 % und einer Einwirkungszeit von 5 min gegen Poliovirus wirksam. Eine 1 %ige Lösung zeigt dagegen im DVV-Virussuspensionstest (s. 4.2.1) nach 60 min lediglich 2 Zehnerpotenzen Virustiterreduktion.
Amphotere Tenside lassen sich gut mit Alkoholen kombinieren. Da sie sowohl mit Säuren, als auch mit Laugen Salze bilden, sind sie in breitem pH-Bereich einsetzbar. Auch im neutralen Milieu gewährleistet ihre Struktur eine ausreichende Wasserlöslichkeit.

3.2.8 Sonstige Desinfektionswirkstoffe

Mit den bisher genannten Stoffklassen sind die bedeutendsten Desinfektionswirkstoffe erfaßt. Darüber hinaus ist die mikrobizide und viruzide Wirksamkeit zahlreicher weiterer Substanzen bekannt. Dazu gehören zum Beispiel Phosphorsäure, Borsäure, Teersäuren, Benzoesäure und andere anorganische und organische Säuren sowie deren Salze. Ebenso naturidentische organische Säuren, zum Beispiel Citronensäure, Milchsäure, Essigsäure sowie deren Salze[103,231]. Laugen, insbesondere Natronlauge, Beta-Propiolakton, Carbamate, Sulfone, Vitamine[152,153,154,155,194]. Manche dieser Substanzen werden fallweise als Desinfektionswirkstoffe, meist für spezielle Anwendungsfelder, eingesetzt. Kaliumpermanganat ($KMnO_4$) wurde zum Beispiel zur Wundspülung und sogar zur Trinkwasserdesinfektion verwendet. Die Substanz eignet sich ebenso zur Behandlung von Lebensmitteln (Obst und Gemüse), wenn andere Verfahren nicht zur Verfügung stehen. Die biozide Wirkung im Suspensionsversuch ohne zusätzliche Belastung liegt im Bereich zwischen 0,01 % und 0,3 % zwischen 5 und 60 Minuten. Sogar Parvoviren werden inaktiviert. Einem Einsatz in modernen Desinfektionsmitteln steht jedoch die starke Eigenfärbung entgegen. Ein anderes Beispiel ist Natronlauge, die gelegentlich vor allem im Veterinärbereich bei Anwendungskonzentrationen von 2 % eingesetzt wird und zum Beispiel unbehüllte Viren in 30 Sekunden inaktiviert.

3.3 Hilfsstoffe und Formulierungshilfen

Reine Monopräparate bilden in der Desinfektionspraxis die Ausnahme. Moderne Desinfektionsmittel kommen je nach Anwendungsfeld nicht ohne Hilfsstoffe wie Tenside, Korrosionsinhibitoren, Viskositäts- und pH-Stabilisatoren, Entschäumer, Komplexbildner, Substanzen zur Verbesserung der Hautverträglichkeit oder Farb- und Duftstoffe aus. Desweiteren werden Formulierungshilfen wie Stabilisatoren, Lösungsmittel und Lösungsvermittler sowie weitere spezielle Hilfsstoffe eingesetzt. Tenside verbessern vor allem die Benetzbarkeit von Oberflächen und sind zur Verstärkung der Reinigungskraft notwendig[88]. In der Anwendungslösung von Desinfektionsmitteln haben sie nicht nur die Aufgabe, die abzutötenden Mikroorganismen aus Begleitmaterialien freizusetzen, sondern sie transportieren offenbar auch bakterizide Wirkstoffe in feinste Oberflächenunebenheiten und erleichtern deren Permeation in das Innere von Mikroorganismen. Im wesentlichen werden als Hilfsstoffe nichtionische und anionische Tenside eingesetzt.

Nichtionische Tenside. Der hydrophile Teil dieser Tenside trägt keine volle Ladung, sondern ist lediglich leicht polarisierbar. Ähnlich wie das Wassermolekül besitzen die meisten nichtionischen Tenside Sauerstoffbrücken. Die wichtigste Gruppe ist die der Fettalkoholethoxylate, die gegenüber den früher verwendeten Alkylphenolethoxylaten (APEO) hervorragend biologisch abbaubar sind und sehr gute Reinigungseigenschaften haben. Fettalkoholethoxylate werden meist aus nachwachsenden Rohstoffen wie zum Beispiel Cocosöl gewonnen und sind ökologisch besonders verträglich. Generell besitzen nichtionische Tenside zwar eine mittelmäßige Reinigungskraft, dafür aber ein besseres Schmutztragevermögen als zum Beispiel anionische Tenside. Nichtionische Tenside sind mit anionischen oder kationischen Tensiden kombinierbar. Sie besitzen im allgemeinen keine nennenswerte biozide Wirksamkeit.

Anionische Tenside. Bei anionischen Tensiden ist der hydrophile Anteil im Anion lokalisiert. Hierzu zählt man unter anderem die Natrium- und Kaliumsalze organischer Fettsäuren und damit alle klassischen Seifen. Mit hartem Wasser bilden sie schwerlösliche Calciumsalze (Kalkseifen), mit kationischen Tensiden dagegen wasserunlösliche fettartige Komplexe (s. 3.2.7). Heute kommen bevorzugt synthetische Tenside (Syndets = Synthetic Detergents) zum Einsatz, die nicht zur Bildung von Kalkseifen neigen, oftmals in Verbindung mit anderen Tensidklassen. Auch die meisten anionischen Tenside besitzen keine nennenswerte biozide oder viruzide Wirkung, wenn man von den oben genannten Einschränkungen absieht. Allenfalls bei stark saurem pH-Wert ($<2,5$) ist eine Lyse der Cytoplasmamembran von Mikroorganismen zu beobachten.

3.4 Komplexe Desinfektionsmittel

Moderne handelsübliche Desinfektionsmittel bestehen in der Regel aus den in Abschn. 3.2 genannten Wirkstoffen (s. auch Tab. 15.13) sowie aus Hilfsstoffen und Formulierungshilfen. Produkte mit mehr als einem Dutzend Einzelbestandteilen sind keine Seltenheit. Der Anwender kann zwischen unterschiedlichen Zubereitungen, zum Beispiel zwischen anwendungsfertigen Lösungen oder wasserarmen Hochkonzentraten wählen, die erst unmittelbar vor der Verwendung mit Wasser zu verdünnen sind. Bei Sprays und Händedesinfektionsmitteln, sowie bei Haut-, Schleimhaut- und Wundantiseptika, werden in der Regel sterile, anwendungsfertige Lösungen angeboten. In speziellen Fällen gilt dies auch für Instrumenten- und manchmal sogar für Flächendesinfektionsmittel. Für die Flächendesinfektion werden auch mit anwendungsfertiger Lösung getränkte Wischtücher (meist auf Alkohol- oder Wasser/Tensid-Basis) angeboten. In der Regel kommen für diesen Anwendungsbereich sowie für die Instrumenteninfektion jedoch flüssige Desinfektionsmittelkonzentrate, vereinzelt auch pulverförmige Desinfektionsmittel, in den Handel. Mittel auf Aktivchlor- und Aktivsauerstoffbasis lassen sich auch in Tablettenform konfektionieren.
Desinfektionsmittel enthalten meistens mehrere Wirkstoffe (vgl. Tab. 15.13 und 15.21). Oft gelingt es die mikrobizide Wirksamkeit der Einzelwirkstoffe dadurch zu potenzieren. Durch ungeeignete Zusammenstellung von Wirk- und Hilfsstoffen können bei solchen Rezepturen allerdings auch Wirksamkeitsverluste eintreten. Desinfektionsmittelrezepturen müssen deshalb unbedingt auf ihre mikrobizide und viruzide Wirksamkeit geprüft werden (s. 4). Dies gilt auch für die im folgenden als kompatibel beschriebenen Wirkstoffkombinationen (vgl. auch Tab. 15.21).

1. *Desinfektionsmittel auf Aldehydbasis:* Sie gelangen meist als Konzentrate für Flächen- und Instrumentendesinfektionsmittel in den Handel. Häufig werden Formaldehyd, Glutardialdehyd und Glyoxal in den unterschiedlichsten Konzentrationen gemischt. Dabei kann über hochwirksame Intermediärprodukte ein synergistischer Effekt auftreten. Gelegentlich finden sich Formulierungen von Handelsprodukten, die ganz auf Formaldehyd verzichten. Bei allen diesen Konzentraten spielt die richtige Einstellung des pH-Wertes (s. 3.2.1) eine wesentliche Rolle für die Kompatibilität. Oft werden auch QAV, zum Beispiel Benzalkoniumchlorid oder Didecyldimethylammoniumchlorid als zusätzliche Wirkstoffe verwendet. Ebenso kann man auch Aldehyddepotverbindungen mit Aldehyden und QAV kombinieren. In seltenen Fällen werden auch Rezepturen beschrieben, die Aldehyde mit Phenolen, Biguaniden oder Schwermetallen kombinieren sowie Dreier-Kombinationen von Aldehyd/QAV/Biguanid, Aldehyd/organische Säure/QAV oder Aldehyd/Phenolderivate/QAV. Als Hilfsstoffe werden regelmäßig Tenside verwendet.

2. *Desinfektionsmittel auf Alkoholbasis:* Diese Produkte gelangen meist als anwendungsfertige Lösungen, zum Beispiel zur Desinfektion von Flächen, vor allem aber zur Händedesinfektion sowie zur Hautantiseptik in den Handel. Für die Anwendung auf der Haut werden bevorzugt Kombinationen aus hochkonzentriertem Ethanol sowie n- oder iso-Propanol ($>70\%$) verwendet. Da Desinfektionsmittel auf Alkoholbasis zusätzliche Wirkstoffe in nur sehr geringer Konzentration enthalten, lassen sich fast alle Wirkstoffgruppen kombinieren. Unter anderem sind folgende Rezepturen beschrieben: Alkohol/Aldehyd, Alkohol/QAV, Alkohol/Biguanid, Alkohol/Amphotensid, Alkohol/Iod, Alkohol/organische Säuren, Alkohol/Schwermetallverbindungen und Alkohol/Phenolderivate. Auch 3 und mehr Wirkstoffgruppen, zum Beispiel Alkohol/QAV/Peroxid, Alkohol/QAV/Biguanid, Alkohol/QAV/Amphotensid, Alkohol/QAV/Phenolderivate, Alkohol/Biguanid/Peroxid, Alkohol/Aldehyd/QAV, Alkohol/Aldehyde/QAV/Biguanid oder Alkohol/Aldehyd/QAV/Phenolderivat lassen sich zusammenstellen. Es ist jedoch zu berücksichtigen, daß Ethylalkohol in der Regel vergällt wird und daß manche Inkompatibilitäten mit anderen Wirkstoffen, aber auch mit Hilfsstoffen zum Beispiel mit Parfümölen, durch das Vergällungsmittel verursacht werden können. Ebenso ist das Einbringen von Substanzen zur Verbesserung der Hautverträglichkeit oder von Farbstoffen problematisch. Letzteres kann vor allem bei Hautantiseptika stören, weil hier neben farblosen auch gefärbte Varianten einer Rezeptur angeboten werden müssen, um besonders in der Chirurgie bereits behandelte Hautareale besser erkennen zu können. Soweit alkoholische Desinfektionsmittel am Menschen angewendet werden, ist zu beachten, daß solche Produkte sporenfrei sein müssen. Handelsüblicher Ethylalkohol kann durchaus einen hohen Titer an bakteriellen Sporen aufweisen. Bei Fertigprodukten ist deshalb die Sporenfreiheit sicherzustellen (s. 3.2.4). Bei der Deklaration der Wirkstoffmengen muß wegen der hohen Volumenkontraktion ersichtlich sein, ob es sich um Gewichts- oder Volumenprozent handelt. Zum Beispiel ist 80 (Gewichts-)%iger Ethylalkohol 85,5 Vol%ig (Tab. 15.22). Gemäß

Tabelle 15.22 Umrechnungstabelle für den Ethanolgehalt wäßriger Lösungen (v/v = Volumenprozent, volume per volume; w/w = Gewichtsprozent, weight per weight)

Dichte	Ethanolgehalt in % (v/v)	Ethanolgehalt in % (g/g)
0,7893	100,0	100,0
0,7941	99,0	98,4
0,8041	96,8	95,0
0,8112	95,0	92,5
0,8178	93,3	90,0
0,8291	90,0	85,7
0,8308	89,5	85,0
0,8433	85,5	80,0
0,8448	85,0	79,4
0,8555	81,3	75,0
0,8592	80,0	73,5
0,8675	77,0	70,0
0,8727	75,0	67,9
0,8855	70,0	62,4
0,8910	67,8	60,0
0,9092	60,0	52,1
0,9137	57,9	50,0
0,9302	50,0	42,4
0,9351	47,4	40,0
0,9480	40,0	33,3
0,9538	36,2	30,0
0,9622	30,0	24,6
0,9686	24,6	20,0
0,9736	20,0	16,2
0,9819	12,4	10,0
0,9848	10,0	8,0
0,9893	6,3	5,0
0,9910	5,0	4,0
0,9982	0,0	0,0

AMG sollte die Angabe der Konzentration deshalb stets in g/100 g gemacht werden. In jedem Fall muß die Einheit der Konzentrationsangabe genannt werden. In diesem Zusammenhang ist auch hervorzuheben, daß sich die meisten Wirksamkeitangaben der Literatur auf Volumen-prozentige alkoholische Lösungen beziehen.

3. *Desinfektionsmittel auf der Basis von Tensiden:* Desinfektionsmittel auf der Basis kationischer Tenside werden als Konzentrate für die Flächendesinfektion und vereinzelt auch für die Instrumentendesinfektion angeboten. Neben reinen QAV-Produkten sind Kombinationen mit Biguaniden, Amphotensiden und organischen Säuren sowie Dreierkombinationen mit Peroxid/Biguanid oder Biguanid/Phenolderivaten beschrieben. Auf der Basis reiner Amphotenside finden sich Kombinationen mit organischen Säuren.
4. *Desinfektionsmittel auf der Basis von Phenolderivaten:* Phenolische Desinfektionsmittel sind nicht so vielseitig kombinierbar wie die oben beschriebenen Gruppen. Außer rein phenolischen Präparaten finden nur QAV/Phenol-Kombinationen in der Praxis Anwendung.
5. *Desinfektionsmittel auf Peroxidbasis sowie chlorabspaltende Verbindungen:* Desinfektionsmittel auf Peroxidbasis werden in der Regel für die Flächendesinfektion sowie für die Wäsche- und Instrumentendesinfektion in eng umrissenen Anwendungsfeldern eingesetzt. Aufgrund ihrer hohen Reaktivität werden sie nicht mit anderen Wirkstoffgruppen kombiniert.
6. *Desinfektionsmittel auf Iodbasis:* Iod-enthaltende Desinfektionsmittel werden als Konzentrate, aber auch als anwendungsfertige Verdünnung angeboten. In der Regel werden Monopräparate, sowie Kombinationspräparate mit Alkohol eingesetzt.
7. *Anorganische und organische Säuren:* Kombinationspräparate auf der Basis von Citronensäure, Ameisensäure, Milchsäure, Essigsäure, etc. werden zur Instrumentendesinfektion in eng umrissenen Anwendungsfeldern, meist in chemothermischen Desinfektionsverfahren (s. 2.2 und 5.2.1) eingesetzt. Organische und anorganische Säuren sowie deren Salze lassen sich vor allem gut mit Alkoholen kombinieren.

Komplexe Desinfektionsmittel können durch spezielle Zusätze in ihrem Wirkungsbereich oder in Bezug auf andere Produkteigenschaften erweitert werden. Ein Beispiel hierfür ist die Aktivierung von Glutardialdehyd-Anwendungslösungen durch Alkali-Zusatz zur Erlangung einer Wirksamkeit gegen unbehüllte hydrophile Viren. In ähnlicher Weise wird bei manchen Handelsprodukten eine fehlende Wirksamkeit gegen Mykobakterien (Tb) und gelegentlich sogar gegen Sporen erzielt. Bei Instrumentendesinfektionsmitteln wird durch spezielle Reinigungsverstärker gelegentlich das Blutlösevermögen verbessert. Bei Flächendesinfektionsmitteln kann man durch ähnliche Zusätze das Schmutztragevermögen und sogar die Pflegeleistung verbessern. Allerdings sind solche Kombinationen stets nur nach sorgfältiger Überprüfung der mikrobiziden und viruziden Wirksamkeit verwendbar.

4 Festlegung der Anwendungsparameter von Desinfektionsmitteln

Die Wirksamkeit von Desinfektionsmitteln gegenüber Mikroorganismen und Viren unterliegt zahlreichen Einflußgrößen. Nicht nur die Art der Desinfektionsmittelrezeptur, d.h. die Auswahl und Zusammenstellung der Wirkstoffe, sondern auch die Hilfsstoffe haben hier eine grundlegende Bedeutung. Darüber hinaus können zahlreiche weitere Faktoren, wie zum Beispiel die Wasserhärte, der pH-Wert, organisches Begleitmaterial und die Anwendungstemperatur die Wirksamkeit in erheblichem Umfang modifizieren. Es gehört deshalb zum Stand der Technik, dem Verwender die wichtigsten Anwendungsparameter mitzuteilen. Hierzu gehören insbesondere die Anwendungs-

konzentration und die Einwirkungszeit, bei der eine ausreichende mikrobizide und viruzide Wirksamkeit gewährleistet wird, wenn das Desinfektionsmittel seinem bestimmungsgemäßen Gebrauch unterliegt. Beide Parameter müssen für jedes Desinfektionsmittel experimentell ermittelt werden. Hierfür sind standardisierte Methoden erarbeitet worden, teilweise sogar vom Bundesgesundheitsamt[206]. Neben solchen, die bislang nur für Deutschland gelten, gibt es diejenigen anderer europäischer und nicht-europäischer Länder. Manche ausländischen Zulassungsbehörden erkennen auch deutsche Prüfmethoden an, andere haben sie unverändert oder modifiziert als nationale Richtlinie übernommen.
Seit 1991 wird in der europäischen Normenorganisation CEN an der Erstellung einer einheitlichen Prüfmethodik gearbeitet. Auf nationaler Ebene haben sich in den jeweiligen Ländern Expertengruppen organisiert. Die Methodenvorschläge dieser Gruppen sollen für den human- und veterinärmedizinischen Bereich, für öffentliche Institutionen, für die Tierhaltung, Nahrungsmittelverarbeitung und Industriehygiene zu verbindlichen und europaeinheitlichen Prüfrichtlinien werden. Ferner soll der Umgang mit Desinfektionsmitteln einheitlich und abhängig vom Anwendungsbereich im Biozidgesetz, im Medizinproduktegesetz (Instrumentendesinfektionsmittel sowie Desinfektionsmittel für medizinisches Inventar) und im Arzneimittelgesetz (Händedesinfektionsmittel, Hautantiseptika sowie andere, am Menschen und im Veterinärbereich einzusetzende Antiinfektiva) reglementiert werden.
Von den zur Zeit gültigen Richtlinien können hier stellvertretend nur die wichtigsten vorgestellt werden. Wegen der völlig unterschiedlichen Vorgehensweise werden die Methoden zur Ermittlung der mikrobiziden und viruziden Wirksamkeit getrennt voneinander behandelt.

4.1 Prüfung bakterizider und fungizider Wirksamkeit

Die Prüfverfahren zur Ermittlung der bakteriziden und fungiziden Wirksamkeit von Desinfektionsmitteln nach der Richtlinie der Deutschen Gesellschaft für Hygiene und Mikrobiologie (DGHM) haben allgemeine Anerkennung gefunden[51]. Sie wurden aus der Notwendigkeit heraus entwickelt, die auf dem Markt befindlichen Desinfektionsmittel vergleichbar zu machen. Folgende Standardkeime werden eingesetzt:

- Staphylococcus aureus, DSM 799 (ATCC 6538)
- Escherichia coli, DSM 787 (ATCC 11 229)
- Proteus mirabilis, DSM 788 (ATCC 14 153)
- Pseudomonas aeruginosa, DSM 939 (ATCC 15 442)
- Candida albicans, DSM 1386 (ATCC 10 231)

Für die Prüfung der fungiziden Wirksamkeit auf rohem Holz wird zusätzlich Trichophyton mentagrophytes, DSM 4870 (ATCC 9 533) verwendet.

Für die Instrumentendesinfektion ist gemäß DGHM-Richtlinie die Wirksamkeit gegenüber Mykobakterien Voraussetzung für eine Listung. Nachdem die Prüfung für die Eintragung in die VII. Liste der DGHM (s. 4.3) noch mit dem humanpathogenen Mycobacterium tuberculosis durchgeführt wurde, ist man heute dazu übergegangen, die Wirksamkeit gegenüber Mykobakterien mit dem hoch chemoresistenten Stamm Mycobacterium terrae, DSM 43227 (ATCC 15 755) zu prüfen. Zur Kontrolle mikrobizider chemothermischer Verfahren dient Enterococcus faecium, DSM 2146 (ATCC 6057).
Man unterscheidet qualitative Testverfahren mit den verschiedenen Keimsuspensionen, bei denen der jeweilige Prüfkeim vollständig abgetötet werden muß, ohne daß das Maß dieser Abtötung näher quantifiziert wird, und quantitative Bestimmungen, bei denen in der Regel eine Mindestreduktion des Prüfkeimes von 5 log-Stufen (d. h. 99,999 %) erzielt werden muß. Lediglich für Händedekontaminationspräparate (HD-Präparate, nicht für Händedesinfektionsmittel!) ist eine Mindestwirkung von 3,5 log-Stufen (99,97 %) ausreichend. Es ist stets erforderlich, in den Vorversuchen wirksame und unwirksame Konzentrationsbereiche zu erfassen. Abschluß einer jeden Untersuchung ist der sogenannte praxisnahe Versuch, bei dem die praktische Anwendung simuliert werden muß.

4.1.1 Qualitativer und quantitativer DGHM-Suspensionstest

Im qualitativen Suspensionstest wird die Wirksamkeit des Produktes in unterschiedlichen Konzentrationsbereichen ermittelt. Dieser Test dient vor allem der Ermittlung der effizientesten Enthemmungssubstanzen für Desinfektionswirkstoffe und muß für jedes Desinfektionsmittel durchgeführt werden. Dazu werden 0,1 ml einer 24 bis 72 h vorinkubierten Keimsuspension mit einer ausreichend hohen Anzahl koloniebildender Einheiten (KBE; für Bakterien 10^8 bis 10^9/ml, für Candida albicans 10^7 bis 10^8/ml) mit der zu prüfenden Desinfektionsmittelanwendungslösung (10 ml) inkubiert. Nach Ablauf der festgelegten Einwirkzeit (5, 15, 30 und 60 min für Wäsche-, Flächen- und Instrumentendesinfektionsmittel beziehungsweise ½, 1, 2 und 5 min bei Händedesinfektionsmitteln und 15 Sekunden, 1 min und 10 min bei Hautantiseptika) werden 0,1 ml der Desinfektionsmittel-Keimsuspension in 10 ml Nährbouillon (Casein-Sojabohnenmehl-Pepton-Lösung, CSL) verimpft. Zur Verhinderung einer Nachwirkung des Desinfektionsmittels wird diese mit sogenannten Enthemmungssubstanzen (meist Kombination aus Tween, Lecitin, Histidin, Cystein und gegebenenfalls Natriumthiosulfat oder anderen geeigneten Substanzen) versetzt. Haben die Anwendungsbedingungen zur Abtötung der Mikroorganismen nicht ausgereicht, so kommt es bei der Bebrütung des Ansatzes zum Keimwachstum und damit zu einer Trübung der Nährlösung.

Im quantitativen Suspensionsversuch wird der gleiche Test mit Staphylococcus aureus und dem im qualitativen Suspensionstest resistentesten Keim durchgeführt. Falls Staphylococcus aureus sich als der resistenteste Keim erweist, muß als zweiter Prüfkeim Candida albicans gewählt werden. Der Reduktionsfaktor der Prüfkeime wird über das Anlegen einer Verdünnungsreihe bestimmt. Zur Ermittlung des Eiweißfehlers eines Desinfektionsmittels wird der Versuch zusätzlich mit 0,2 % Albuminbelastung im Prüfansatz durchgeführt.

4.1.2 Prüfung der Händedesinfektions- und Händedekontaminationsmittel

Hygienische Händedesinfektion. Für die Prüfung von Desinfektionsmitteln für die hygienische Händedesinfektion muß ein Präparat in der zu empfehlenden Einwirkzeit (½ oder 1 min) auch unter Eiweißbelastung (0,2 % Albumin) eine Reduktion der Testkeime von mindestens 5 $\log_{10}$-Stufen erreichen. Dazu muß das Mittel im qualitativen und quantitativen Suspensionstest vorgeprüft und für wirksam befunden werden. Zusätzlich muß es in einem praxisnahen Versuch seine Wirksamkeit an künstlich kontaminierten Händen von Probanden unter Beweis stellen. Die Testpersonen müssen ihre Hände durch Eintauchen in eine ca. 10^8 KBE/ml enthaltende E. coli Keimsuspension bis zur Hälfte der Mittelhand kontaminieren. Das geprüfte Mittel darf sich im anschließenden Desinfektionsversuch im Durchschnitt nicht weniger wirksam erweisen als 60 Vol % iso-Propanol (Referenzpräparat). Desinfektionsverfahren, die eine Wasserzugabe vor oder während des Desinfektionsvorganges auf die Hände fordern, werden von der DGHM abgelehnt.

Chirurgische Händedesinfektion. Für Präparate zur chirurgischen Händedesinfektion sind als Vorprüfungen ebenfalls der qualitative und der quantitative Suspensionstest erforderlich. Im Unterschied zur hygienischen Händedesinfektion wird die Hand bei der Prüfung zur chirurgischen Händedesinfektion allerdings nicht künstlich kontaminiert, sondern die Wirksamkeit des Mittels auf die natürlicherweise vorhandenen Keime ermittelt. Dazu werden die Kuppen der Finger zunächst in eine Petrischale mit 10 ml Sammelflüssigkeit getaucht und unter kreisenden Bewegungen während 1 Minute ausgeknetet, um die Anzahl der Keime zu ermitteln, welche von der zu prüfenden Hand vor der Desinfektion abgegeben werden. Danach wird die Hand mit fließendem, lauwarmem Wasser abgespült und mit dem zu prüfenden Desinfektionsmittel, beziehungsweise mit dem Referenzpräparat (60 Vol % n-Propanol) desinfiziert. Bei der chirurgischen Händedesinfektion wird standardmäßig 2 bis 3mal mit 5 ml des Desinfektionsmittels befeuchtet. Dabei sind Einwirkzeiten von 3 und 5 Minuten vorgesehen.

Zur Händedesinfektion werden fast ausschließlich anwendungsfertige Lösungen auf Alkoholbasis (s. 3.4) angeboten. Weder bei der hygienischen, noch bei der chirurgischen Händedesinfektion ist im Praxistest der Zusatz von Wasser erlaubt. Bei den Vorversuchen beträgt aus versuchstechnischen Gründen dagegen die maximal prüfbare Anwendungskonzentration 80 Vol %. Unverdünnt anzuwendende Desinfektionsmittel können daher nie als unverdünnte Produkte geprüft werden. Deshalb können sie in den Vorversuchen eine andere Wirksamkeit aufweisen als im praxisnahen Test an der menschlichen Hand. Einerseits ist eine bessere Wirksamkeit möglich, weil die Wirkstoffkonzentration entsprechend höher ist, andererseits kann aber durch die höhere Anwendungskonzentration einiger Wirkstoffe auch eine Wirksamkeitsverschlechterung eintreten. So ist zum Beispiel 80 Vol %iger Ethanol stärker bakterizid als absoluter Ethylalkohol.

Hände-, Haut-, Schleimhautdekontaminationsmittel. Im Gegensatz zu Präparaten zur Händedesinfektion sind Händedekontaminationsmittel (HD-Präparate) und Haut- sowie Schleimhautdekontaminationspräparate (z. B. Intimwaschlotionen, Gesichtswässer mit antimikrobiellen Eigenschaften u. a.) keine zulassungspflichtigen Arzneimittel gemäß AMG. Bei diesem Präparatetyp handelt es sich meist um alkoholhaltige oder tensidhaltige Flüssigseifen und anwendungsfertige Waschlotionen mit Zusatz weiterer biozider Wirkstoffe. HD-Präparate sollten im Krankenhaus ausschließlich im nichtmedizinischen Bereich, zum Beispiel im Küchenbereich, allenfalls noch zur Körperwaschung oder hygienischen Katheterpflege bei Patienten eingesetzt werden. Sie sind kein Ersatz für Händedesinfektionsmittel. Händedekontaminationsmittel werden mit einer Einwirkungszeit von 30 Sekunden, ähnlich dem tatsächlichen Vorgehen beim Händewaschen angewendet. Die Vorprüfungen dieser Präparate werden in gleicher Weise wie für Händedesinfektionsmittel durchgeführt. Im qualitativen Suspensionstest darf keine der Testkeimarten gegen das Mittel resistent sein. Im quantitativen Suspensionstest muß das Präparat bei einer Anwendungskonzentration von 75 % gegenüber S. aureus und dem im quantitativen Suspensionsversuch resistentesten Prüfkeim eine Titerreduktion von mindestens 3,5 log-Stufen in 30 Sekunden erreichen. Im praxisnahen Versuch wird die Keimreduktion nach künstlicher Kontamination der Hände geprüft. Nach Ablauf der Einwirkungszeit werden die Hände für 15 Sekunden oder entsprechend den Angaben des Herstellers unter fließendem Wasser abgespült (ggf. unter Aufschäumen des Präparates). Ein Händedekontaminationsmittel gilt als ausreichend wirksam, wenn es die Keimabgabe der künstlich kontaminierten Hand im Durchschnitt um mindestens 3,5 Zehnerpotenzen reduziert. Auflagen zu Wirksamkeit gegen Viren werden für diesen Präparatetyp bisher nicht gemacht.

4.1.3 Prüfung der Hautantiseptika

Die Richtlinie zur Prüfung und Bewertung von Hautantiseptika wurde erst 1991 von der DGHM verabschiedet[44]. Bis zu diesem Zeitpunkt wurden Hautantiseptika wegen ihres oft gleichen Anwendungsbereiches genauso wie Händedesinfektionsmittel überprüft und gelistet. Die Haut des Menschen ist jedoch, unabhängig vom Körperareal, unterschiedlich ausgestaltet. So findet man zum Beispiel Hautpartien mit einer besonders hohen Anzahl an Talg- oder Schweißdrüsen. Die hier vorkommende Hautflora unterscheidet sich in qualitativer und quantitativer Hinsicht deutlich von derjenigen stärker keratinisierter Hautpartien. Dementsprechend sind unterschiedliche Anforderungen an ein Hautantiseptikum zu stellen. Das von der DGHM ausgearbeitete Prüfverfahren sieht zunächst den qualitativen und quantitativen Suspensionstest vor. Darüber hinaus müssen Hautantiseptika die Bedingungen für die hygienische Händedesinfektion erfüllen[51]. Die Prüfung an der nicht künstlich kontaminierten Haut wird mit Hilfe eines Abstrichverfahrens am Oberarm (talgdrüsenarme Haut) und an der Stirn (talgdrüsenreiche Haut) vorgenommen, wobei Einwirkzeiten zwischen 1 min und längstens 24 h (Oberarm) geprüft werden. Zur Bestimmung des Keimgehaltes auf der Haut wird das entsprechende Areal (5 cm^2) mittels eines sterilen Tupfers abgerieben und die aufgenommenen Keime, nach Ausschütteln in CSL, quantitativ bestimmt. Als Vorwert wird so zunächst der Keimgehalt der unbehandelten Haut ermittelt. Anschließend erfolgt die Behandlung eines Areales mit dem zu prüfenden Antiseptikum und das abermalige Überprüfen des Haut-Keimgehalts. Als Einwirkungszeiten werden im Regelfall 15 Sekunden und 1 Minute bei der Prüfung an talgdrüsenarmer Haut, beziehungsweise 10 Minuten und 30 Minuten bei der Prüfung an talgdrüsenreicher Haut gewählt. Von dem Präparat wird eine mikrobizide Wirksamkeit gefordert, die mindestens der von 70 Vol%igem n-Propanol entspricht. Die Deutsche Gesellschaft für Krankenhaushygiene (DGKH) arbeitet zur Zeit an einer Prüfrichtlinie für Schleimhaut- und Wundantiseptika, die dann, ähnlich wie Desinfektionsmittel, zu prüfen wären[53].

4.1.4 Prüfung der Instrumentendesinfektionsmittel

Die für solche Mittel festgesetzten Prüfzeiten[51] liegen bei 15, 30, 45 und 60 Minuten. Neben den qualitativen und quantitativen Suspensionstesten sind für die Instrumentendesinfektion im praxisnahen Versuch Experimente mit zwei unterschiedlichen Keimträgern vorgesehen. Zum einen werden genormte Läppchen aus Baumwolle verwendet, die mit einer definierten Menge Mykobakterien, suspendiert in 20% defibriniertem Rinderblut, kontaminiert und in das zu prüfende Desinfektionsmittel unter Zusatz von 0,5% Rinderserumalbumin eingelegt wurden. Nach Ablauf der Einwirkzeit, längstens aber nach 60 min und Enthemmung der Desinfektionsmittelreste, darf sich auf dem Läppchen kein lebensfähiger Keim mehr befinden. Im zweiten Testansatz zur Prüfung unter praxisnahen Bedingungen werden 1 cm lange Gummischläuche aus Weichgummi mit einem Innendurchmesser von 6 mm und 2 mm Wanddicke als Keimträger mit den zu prüfenden Keimen, suspendiert in 20%igem defibriniertem Rinderblut, kontaminiert und für 4 h bei 36°C angetrocknet. Im darauffolgenden Desinfektionsversuch muß, wie in allen anderen Versuchen auch, der wirksame wie unwirksame Bereich, sowohl bezüglich der Konzentration, als auch der Einwirkzeit erfaßt werden. Ein Präparat gilt als ausreichend wirksam, wenn es bei einer frei wählbaren Anwendungskonzentration sämtliche Testkeime in allen Schlauchstücken innerhalb der vorgesehenen Einwirkungszeit, längstens aber in 60 Minuten abtötet. Außerdem muß bei dieser Anwendungskonzentration im quantitativen Suspensionsversuch eine Keimzahlreduktion um mindestens 5 log$_{10}$-Stufen erzielt werden.

4.1.5 Prüfung der Flächendesinfektionsmittel

Die DGHM-Prüfrichtlinie unterscheidet zwischen der „Flächendesinfektion zur Hospitalismusprophylaxe und in der allgemeinen Praxis" und der „Flächendesinfektion gegen Pilze auf rohem Holz." Als Keimträger im praxisnahen Versuch zur Hospitalismusprophylaxe werden OP-Keramik- und PVC-Fliesen verwendet. Auf die sterilen Testflächen werden definierte Mengen in ihrer Keimzahl eingestellter Bakteriensuspensionen aufgebracht und angetrocknet. Zunächst wird die natürliche Absterbe- und Wiederfindungsrate bestimmt. Danach wird eine definierte Menge der zu prüfenden Desinfektionsmittelanwendungslösung aufgebracht und für die Dauer der Einwirkzeit dort belassen. Ein Produkt gilt dann als geeignet, wenn es die geforderten Testkeime bei Einwirkungszeiten zwischen 15 min und 4 h, abhängig von der jeweiligen Einwirkungszeit, um jeweils festgelegte Mindestwerte (maximal 5 log$_{10}$-Stufen; abhängig von den Prüfkeimen, bei Ps. aeruginosa ggf. nur 3,5 log$_{10}$-Stufen) reduziert. Die Einwirkungszeit darf 4 h jedoch nicht überschreiten. Mit der geringsten empfohlenen Gebrauchskonzentration muß außerdem im quantitativen Suspensionsversuch auch unter Albuminbelastung (vgl. 4.1.1) eine ausreichende Reduktion innerhalb der empfohlenen Einwirkungszeit, längstens jedoch innerhalb von einer Stunde, erreicht werden. Außerdem muß im Keimträgerversuch in maximal 120 min eine vollständige Abtötung aller Testkeime erzielt werden.
Der in analoger Weise auf rohem Holz ermittelte Wert ist für den Sauna- und Badebereich relevant. Hier wird gegenüber den oben genannten Anforderungen zusätzlich im qualitativen Suspensionsversuch (s. 4.1.1) innerhalb der vorgesehenen Einwirkungszeit, längstens jedoch nach 60 min, eine

vollständige Abtötung des Testkeimes Candida albicans gefordert. Außerdem muß im Keimträgerversuch mit der empfohlenen Gebrauchskonzentration, spätestens nach 120 min, eine vollständige Abtötung von Candida albicans erreicht werden. Schließlich darf in einer Prüfung unter praxisnahen Bedingungen auf rohem Holz (Buchenkernholzfurnier) keiner der Testkeime (Candida albicans und Trichophyton mentagrophytes) bei der zu empfehlenden Anwendungskonzentrations-/Einwirkungszeit-Relation Wachstum zeigen. An dieser Stelle ist also hervorzuheben, daß bei der Flächendesinfektion zur Hospitalismusprophylaxe auch Candida albicans zu den Prüfkeimen gehört. DGHM-gelistete Flächendesinfektionsmittel zur Hospitalismusprophylaxe und in der allgemeinen Praxis erhalten auf diese Weise auch eine Wirksamkeitsaussage gegenüber Pilzen und Hefen. Zur Ermittlung der Wirksamkeit von Flächendesinfektionsmitteln gegenüber Tuberkuloseerregern wurde vom Bundesgesundheitsamt ein eigenes Testverfahren veröffentlicht[41]. In diesem Verhalten dient M. terrae als Prüfkeim, aufgerauhtes Glas als Testfläche und geronnenes Blut als Zusatzbelastung. Die Beschreibung der Methode selbst wurde durch einen ausführlichen Kommentar ergänzt[42].

4.1.6 Prüfung der Wäschedesinfektionsmittel

Für den Bereich der Wäschedesinfektion stehen, je nach Anwendungsart des Präparats, Prüfverfahren für chemische oder chemothermische Wäschedesinfektionsmittel mit und ohne Tb-Wirksamkeit zur Verfügung. Zur Überprüfung von chemischen Wäschedesinfektionsmitteln werden neben einem qualitativen und quantitativen Suspensionsversuch auch Keimträgertests durchgeführt. Als Keimträger verwendet man Standardbaumwollgewebe. Wäschedesinfektionsmittel mit ausgewiesener Tb-Wirksamkeit müssen neben den oben genannten 5 Standardkeimen (s. 4.1) auch Mycobacterium terrae abtöten. Die Anwendungskonzentrationen sind auch hier frei wählbar. Mycobacterium terrae sowie die übrigen Testkeime müssen in längstens 12 h (vorzugsweise in 4 oder 6 h) bei 12 bis 14 °C vollständig abgetötet werden. Zur Prüfung chemothermischer Wäschedesinfektionsmittel sind die gleichen Keimträgerversuche gegebenenfalls in einer Waschmaschine (halb- und vollautomatische bzw. Ein- und Mehrbadverfahren nach DIN 11 905) anzuwenden[61]. Als Prüfkeim wird zusätzlich Enterococcus faecium gefordert. Neben der vollständigen Abtötung der Keime im Standardbaumwollgewebe darf in 500 ml Waschflotte kein lebender Testkeim gefunden werden. Der Desinfektionsvorgang hat vor dem ersten Ablassen der Flotte zu erfolgen.

4.2 Prüfung der viruziden Wirksamkeit

Die für einen Wirkstoff oder ein komplexes Desinfektionsmittel an Mikroorganismen gewonnenen Ergebnisse lassen sich nicht ungeprüft auf Viren übertragen, denn diese verhalten sich oft ganz anders. Ebensowenig ist es möglich, die an einem Virus gewonnenen Ergebnisse auf alle Viren zu übertragen. Vielmehr muß wenigstens ein Vertreter der 4 in Abb. 15.2 gezeigten Virustypen geprüft werden. Weil Viren sich nur in lebenden Zellen vermehren können, unterscheiden sich die Viruzidieprüfungen wesentlich von den in Abschn. 4.1 behandelten Methoden der Bakteriologie. Vor der Einführung der Zellkulturtechnik konnten Wirksamkeitsprüfungen nur mit Hilfe von Versuchstieren durchgeführt werden. Die modernen Testverfahren kommen heute im allgemeinen ohne Tierversuche aus. Der Virusnachweis wird in der Regel mit Hilfe permanenter Zellkulturen durchgeführt. In manchen Fällen, zum Beispiel bei der Züchtung und Testung von bovinen Parvoviren, die man für die Prüfung chemo-thermischer Desinfektionsverfahren benötigt, ist man allerdings auf primäre Zellen aus dem Lungen- oder Nierengewebe von Rinderfeten angewiesen. Eine Prüfung der Viruzidie von Desinfektionsmitteln vollzieht sich, je nach Testverfahren, in 3 oder in 4 Arbeitsschritten. Diese sind:

1. Die Herstellung des Ausgangsmaterials, d. h. vor allem der Virussuspension für den Test
2. Die eigentliche Desinfektionsmittelprüfung
3. Die Reisolierung des Virus und gegebenenfalls Neutralisation des Desinfektionsmittels
4. Die Titration und der Nachweis von nicht-inaktiviertem Restvirus

Abhängig vom jeweils zu prüfenden Virus kann sich die im einzelnen Arbeitsschritt erforderliche Vorgehensweise erheblich unterscheiden. Für einen Suspensionstest sind die Testphasen anhand Abb. 15.14 nachvollziehbar.

Gewinnung von Viruspräparationen für Desinfektionsmitteltests: Im ersten Arbeitsschritt müssen hochtitrige, d. h. hochkonzentrierte Virussuspensionen hergestellt werden, die später mit dem Desinfektionsmittel in der zu prüfenden Anwendungskonzentration und für die zu prüfende Einwirkungszeit zusammengebracht werden sollen. Dazu müssen die Testviren zunächst in großen Mengen angezüchtet werden. Eine Auswahl heute üblicher Testviren für Desinfektionsmittelprüfungen findet sich in Tab. 15.23. Manche von ihnen, zum Beispiel das Polio- oder das Herpes simplex Virus, lassen sich auch gut in einer Vielzahl weiterer nicht genannter tierischer oder menschlicher Zellinien vermehren. Andere Viren, zum Beispiel Adeno- oder Simianvirus 40 (SV40), vermehren sich dagegen in den meisten gängigen Zellinien nur schlecht oder gar nicht. Um sie in einer ausreichenden Anzahl zu züchten, sollte man auf die in der Tabelle genannten Zellarten zurückgreifen.

Festlegung der Anwendungsparameter von Desinfektionsmitteln 897

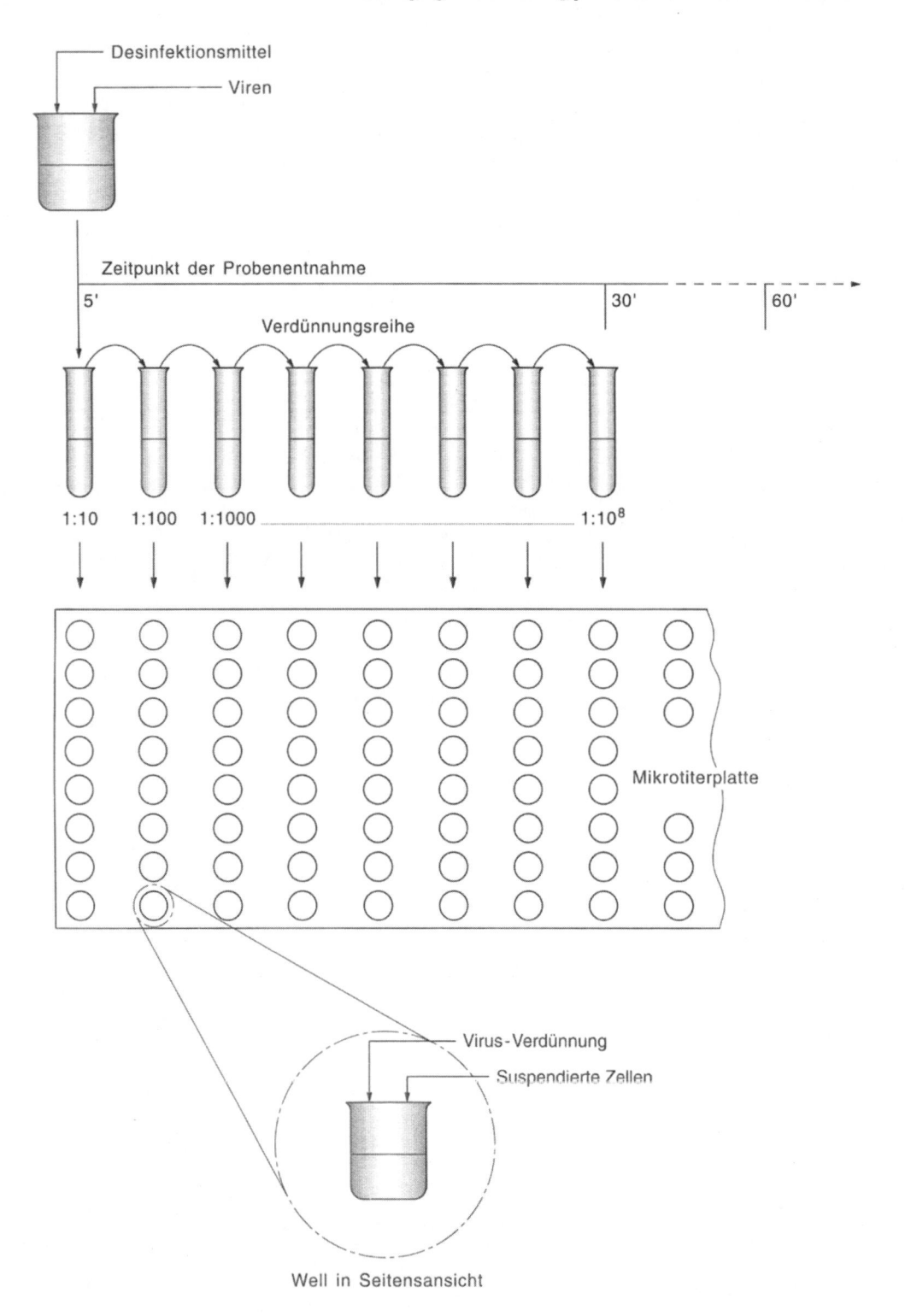

Abb. 15.14 Ablauf eines Virussuspensionstests im Mikrotitrationssystem auf 96-well-Platten

Tabelle 15.23 Auswahl der gebräuchlichsten für Desinfektionsmittelprüfungen verwendeten Viren sowie der Zellinien für deren Anzucht und Nachweis; [1] vergl. 1.1.; [2] die Anzucht der Virussuspension findet besser in der Alantoishöhle eines bebrüteten Hühnereis statt

Prüfvirus	Indikatorzellen
Unbehüllte hydrophile sowie unbehüllte leicht lipophile Viren[1]	
Bovines Parvovirus, Stamm Haden	Primäre embryonale Rinderlungenzellen
	Primäre embryonale Rindernierenzellen
ECBO-Virus, Stamm LCR-4	MDBK-Zellen
Poliovirus Typ 1, Stamm Mahoney	RD-Zellen
Poliovirus Typ 1, Stamm Sabin	RD-Zellen
Poliovirus Typ 2	RD-Zellen
Coxsackie-Virus B3	GMK-Zellen
ECHO-Virus Typ 11 u. 24	GMK-Zellen
Simianvirus 40, Stamm 777	CV1-Zellen
Adenovirus, Stamm Adenoid 6	HeLa-Zellen
Adenovirus, Typ 5	Hep II-Zellen
Reo-Virus Typ A	Vero-Zellen
Humanes Rota-Virus, Stamm Wa	MA104-Zellen
Simian Rota-Virus, Stamm SA11	MA104-Zellen
Behüllte, lipophile Viren mit geringem oder hohem Lipidanteil[1]	
Vakziniavirus, Stamm Elstree	Vero-Zellen
Orthopox-Virus	Vero-Zellen
Influenzavirus	MDCK-Zellen
Newcastle Disease Virus	HeLa-Zellen[2]
Virus der vesikulären Stomatitis (VSV)	Vero-Zellen
Herpes-simplex-Virus Typ 1	Vero-Zellen
HIV	MT4-Zellen
Sindbis-Virus	BHK-Zellen
Röteln-Virus	RK13-Zellen

Oft muß man auch dann noch mindestens 6 beziehungsweise 12 Tage bis zur Endauswertung des Tests abwarten. Bisweilen, zum Beispiel bei der Testung von Vakzinia-, Orthopox- und vor allem Newcastle Disease Virus, kann es auch sinnvoll sein, bei der Anzucht völlig auf Zellkulturen zu verzichten. Das Virus wird in diesem Fall einfacher, schneller und in hohen Titern auf angebrüteten Hühnereiern vermehrt. Zellkulturen sollten erst bei der Virustitration verwendet werden. Bei primären Zellen, die von fetalem Gewebe abgeleitet werden, hat anscheinend auch das Entwicklungsstadium des Embryos einen großen Einfluß auf den Verlauf der späteren Virusanzucht und Titration. Die Anzucht boviner Parvoviren (BPV) gelingt besser auf Zellen, die von einem Fetus gegen Ende der Tragezeit abgeleitet werden. In diesen Zellen repliziert es sich ähnlich gut wie Poliovirus. Ferner sollten nur Zellen der ersten bis maximal dritten Passage verwendet werden, weil in späteren Passagen die Empfänglichkeit der Zellkultur für BPV verloren gehen kann.
Virus für eine HIV-Untersuchung gewinnt man aus persistent infizierten lymphoblastoiden T-Zellinien (z. B. CEM-HIV-1-/LAI-Zellen), die das Virus ständig produzieren und in den Kulturüberstand abgeben, ohne daß es dabei zum Verlust der Kultur kommt. Persistent infizierte Kulturen können natürlich nur für die Virusanzucht verwendet werden. Der Virusnachweis muß mit einer virusfreien Zellinie durchgeführt werden.

Oft ist es trotz geeigneter Anzuchttechniken nicht möglich, ausreichend hochtitriges Virus zu erhalten. In diesem Fall muß man das angezüchtete Virus zum Beispiel durch Ultrazentrifugation aufkonzentrieren.

Einige Viren haben sich bisher allen Züchtungsversuchen auf Zellkulturen widersetzt. Zu dieser Gruppe gehört das Hepatitis B- und das Hepatitis C-Virus (HBV, HCV). Um an Ausgangsmaterial für die Desinfektionsmittelprüfung von Hepatitis B-Virus zu kommen, ist man auf das Blut eines akut oder chronisch erkrankten Menschen angewiesen.

Manche Viren erfordern nicht nur spezielle Zellkulturen, sondern auch spezielle Zellkulturmedien. So ist zur Züchtung von Rota- oder Influenzaviren ein Trypsinzusatz im Medium erforderlich, weil diese Viren erst dann an Gewebekulturzellen adsorbieren und penetrieren können, wenn der entsprechende Rezeptor auf der Virusoberfläche durch das Trypsin freigelegt wurde.

Desinfektionsmittelprüfung: Den einfachsten Versuchsaufbau zeigt der Virus-Suspensionstest. Hier wird die Desinfektionsmittelempfindlichkeit von suspendiertem Virus ermittelt. Inzwischen gibt es aber auch Modelle für Flächen- und Instrumenten-, ja sogar für Hauttests, die jedoch bisher nur in wenigen Fällen in Form bindender Richtlinien festgelegt wurden. Für die Prüfung von Schleimhaut- und Wunddesinfektionsmitteln existieren bisher noch keine befriedigenden Labortests. Die Desinfektionsmittelprüfung kann auch unter Praxisbedingungen stattfinden, indem man den fraglichen Gegenstand zunächst mit Virus kontaminiert und anschließend das Desinfektionsverfahren durchführt.

Da Viren unter natürlichen Bedingungen stets in Begleitmaterialien vorkommen, die immer auch einen Einfluß auf die Desinfektionsmittelwirksamkeit ausüben, muß zusätzlich eine Belastung durch organisches Material geprüft werden. Hierfür eignen sich Serum oder Serumalbumin und in Anwendungskonzentrationen bis ca. 20 % auch Blut. Bei zu hohen Konzentrationen erweisen sich Begleitsubstanzen oft für Zellkulturen unverträglich. Dies gilt insbesondere dann, wenn als Zusatzbelastung unverdünnte Milch oder gar Stuhl verwendet wird. Wird Blut als Zusatzbelastung gewählt, so stören die Erythrocytenverunreinigungen in den ersten Verdünnungsstufen der Virustitration (s. Abb. 15.14). Sie werden jedoch bereits in einer Verdünnung von 1:100 gut von der Gewebekultur vertragen. Es gibt auch Fälle, in denen zusätzliche Eiweißbelastungen nicht oder nur sehr schwierig zu testen sind. Bei der Prüfung von Rotavirus wird meist auf Eiweißzusätze verzichtet, weil diese die Aktivität des Trypsins im Medium stören. Insbesondere bei Suspensionstesten wurde immer wieder eine einheitliche Virusausgangskonzentration bei Testbeginn gefordert. Diese Forderung ist jedoch nur dann sinnvoll, wenn man völlig ohne Eiweißbelastung und mit gereinigtem Virus arbeitet. Eine normale Virussuspension enthält auch ohne zusätzliche Eiweiß- oder Serumbelastung bereits einen hohen Anteil an Proteinen, der sich aus Resten der Kulturzellen herleitet. Dieser ist, gemessen am Virusproteinanteil, erheblich höher. Selbst wenn also die Viruskonzentrationen in verschiedenen Versuchsansätzen um 2 bis 3 Zehnerpotenzen schwanken ist dies im allgemeinen für das Endergebnis solange bedeutungslos, solange die Zelleiweiße nicht aus der Präparation entfernt wurden und der Titer der Virussuspension für eine zulässige Wirksamkeitsaussage ausreicht.

Virusrückgewinnung: Überall dort, wo Praxisverfahren überprüft oder die Desinfektionsmittelwirkung an Flächen, Instrumenten oder Haut untersucht wurde, muß nicht-inaktiviertes Virus möglichst vollständig für den anschließenden Virusnachweis wieder von den jeweiligen Oberflächen zurückgewonnen und gegebenenfalls sogar erneut angereichert werden. Hierfür gibt es die unterschiedlichsten Verfahren, von der Elution mittels Glassand oder Ultraschall und Adsorptionsverfahren, zum Beispiel an Fleischextrakt oder Silikate, bis hin zum simplen Tupferabstrich. Aus großen Volumina von Spülflüssigkeiten reichert man nicht-inaktiviertes Restvirus durch Ultrafiltration mit virusdichten Filtern, mittels säulenchromatographischer Verfahren oder durch Ultrazentrifugation an. Leider führen alle Anreicherungsverfahren zu Virusverlusten. Wird dagegen ein Suspensionstest mit einer hochtitrigen Virussuspension durchgeführt, so sind Rückgewinnungs- und Anreicherungsverfahren in der Regel nicht notwendig.

Stoppen der Desinfektionsmittelwirkung und Cytotoxizität: Jede Probe, die einem Desinfektionsmittel-Virus-Ansatz entnommen wurde, enthält gegebenenfalls nicht nur aktives Restvirus, sondern immer auch Desinfektionsmittel und eventuell einen Anteil der Eiweiß-Zusatzbelastung (s. o.). In der anschließenden Verdünnungsreihe werden all diese Bestandteile in gleicher Weise verdünnt. Gibt man die einzelnen Proben nun jeweils auf Zellkulturen, so können die Zellen auch an Desinfektionsmittelresten oder Resten der Zusatzbelastung zugrunde gehen. Es hat daher nicht an Versuchen gefehlt, entsprechende Neutralisationsverfahren zu entwickeln. Unter anderem wurde dafür Tryptose-Phosphat, Natriumthiosulfat, Natriumhydrogensulfat, Lecithin, Natriumbisulfit und Histidin verwendet. Zur Inaktivierung von Formaldehyd benutzte Schönemann Semicarbazid[186] und Briefman-Kline und Mitarbeiter zur Neutralisation von Peressigsäure Zusätze von Glutathion[29]. Die publizierten Ergebnisse sind widersprüchlich, weil alle zur Inaktivierung eingesetzten Chemikalien selbst mehr oder minder cytotoxisch sind. Ein Inaktivierungsmittel muß daher so gewählt werden, daß es chemisch mit dem Infektionsmittel zu einer nichttoxischen Verbindung reagiert, ohne daß nach der Reaktion noch Reste beider Reaktionspartner vorhanden sind. Dies ist eine in der Praxis der Desinfektionsmittelprüfung kaum realisierbare Forderung, wenn unterschiedliche Anwendungskonzentrationen geprüft werden müssen und das Mittel aus einer Vielzahl von Wirk- und Hilfsstoffen besteht. Wesentlich bessere Ergebnisse werden durch Zusatz von Magermilch, Serum oder Mischungen aus beidem erzielt. Auch ein 10 bis 15 %iger Serumzusatz im Medium der Verdünnungsreihe und gegebenenfalls der Wechsel des Kulturüberstands ca. 3 Stunden nach Verimpfung der Verdünnungsreihe, wenn das Virus bereits in seine Indikatorzellen eingedrungen ist, hat sich bewährt. Natürlich kann man auch durch physikalische Verfahren, zum Beispiel durch Dialyse, Gelfiltration (Minisäulen) oder durch Ultrazentrifugation versuchen, Desinfektionsmittelreste zu beseitigen. Aber auch diese Verfahren führen zu Virusverlusten oder zeigen andere Nachteile. Es ist deshalb weit praktikabler, für den Test eine hochkonzentrierte Virussuspension zu verwenden. In der Verdünnungsreihe werden Desinfektionsmittelreste dann auf eine nicht toxische Konzentration herabverdünnt und stören dann schon nach wenigen Verdünnungsstufen nicht mehr. Um bei der Testauswertung ablesen zu können, ob die Indikatorzellen durch nichtinaktiviertes Restvirus oder durch die

Toxizität von Desinfektionsmittelverdünnungen zugrunde gegangen sind, muß bei jedem Desinfektionsmitteltest zur Kontrolle auch ein sogenannter Cytotoxizitätstest mitgeführt werden. Dabei handelt es sich um einen Versuchsansatz, bei dem statt der Virusspension Zellkulturmedium in das Desinfektionsmittel gegeben wird, sonst jedoch alle anderen Arbeitsschritte unverändert bleiben.

Nachweis und Titration von nicht-inaktiviertem Restvirus: Für den Virusnachweis stehen die unterschiedlichsten Techniken zur Verfügung. Am einfachsten gestaltet sich der Virusnachweis immer dann, wenn das Virus in permissiven Zellkulturen innerhalb von 2 bis 5 Tagen vermehrt werden kann. In diesem Fall wird die Desinfektionsmittelverdünnung aus der Verdünnungsreihe oder das auf andere Weise angereicherte oder reisolierte Virus einfach auf die entsprechenden Zellkulturen gegeben. Gewöhnlich wird das Mikrotitrationsverfahren in 96-well-Mikrotiterplatten angewendet. Ein anderes Nachweisverfahren arbeitet mit wesentlich größeren Glas-Reagenzgläsern, die in Schräglage beimpft einen mehrere cm^2 umfassenden Zellrasen besitzen und ca. 1,5 ml Kulturmedium benötigen. Toxische Effekte treten in Folge des höheren Verdünnungseffekts bei diesem Verfahren nur selten auf. Auf Zellkulturen, die in Petrischalen gehalten werden, kann auch ein sogenannter Plaque-Test durchgeführt werden. Die Desinfektionsmittelverdünnungen werden in diesem Fall in jeweils eine Petrischale mit vorinkubiertem Zellrasen entleert, der Kulturüberstand nach 1 bis 3 Stunden wieder entfernt und die Zellen mit Weichagar überschichtet. Das Verfahren erlaubt eine sehr exakte Bestimmung der Viruskonzentration, weil nach der Färbung des Zellrasens in den Endverdünnungen Viruseinzelpartikel anhand der von ihnen verursachten Plaques ausgezählt werden können.
Besonders einfach und kostengünstig wird die Routinetestung immer dann, wenn ein Prüfvirus auf seinen Gewebekulturzellen einen cytopathischen Effekt verursacht, d. h. die Zellen so verändert, daß ihnen der Virusbefall mit Hilfe eines Umkehrmikroskopes anzusehen ist. Das Bild einer „gesunden" Kontrollkultur und einer infolge der Virusvermehrung zerstörten Versuchskultur ist in Abb. 15.15 zu sehen. Für Desinfektionsmittelprüfungen werden solche Virus-Zellkultursysteme bevorzugt. Es kommt jedoch auch vor, daß sich ein Virus nur sehr langsam in seinen Indikatorzellen vermehrt. Simianvirus 40 braucht 10 bis 14 Tage bis der typische cytopathische Effekt vollständig, d. h. auch in den hohen Verdünnungsstufen abgelesen werden kann. In einigen Fällen, zum Beispiel bei Wirksamkeitsprüfungen gegen Hepatitis A-Virus, wartet man oft viele Wochen. Permanente Zellkulturen vertragen andererseits keinen allzulangen Aufenthalt in einem Gewebekulturgefäß. Nur mit großer Erfahrung ist der stark gealterten Kultur noch die Virusvermehrung anzusehen und oft muß der Kulturüberstand auf frische Zellen überimpft werden. Andernfalls besteht die Gefahr, daß das Bild überalterter Zellkulturen mit einem cytopathischen Effekt verwechselt wird.

Oft vermehren sich Viren auch ganz ohne charakteristische Veränderungen in Zellkulturen. Die befallene Kultur ist in diesem Fall mikroskopisch nicht mehr von einer uninfizierten Kontrolle unterscheidbar. Dies ist zum Beispiel häufig bei Rotavirus der Fall. Mitunter wird nicht einmal mehr vollständiges Virus gebildet, sondern vielleicht nur bestimmte Virusproteine oder andere Virusbestandteile. Der Virusnachweis gelingt dann nur mittels serologischer oder molekularbiologischer Techniken. Einige der in solchen Fällen verwendbaren Techniken sind zum Beispiel der ELISA, der RIA, die direkte und indirekte Immunfluoreszenz und Enzymtests wie der Polymerase- oder der Reverse-Transkriptase-Test, ebenso Hybridisierungsverfahren zum Nachweis der genetischen Information und die PCR (Polymerase Chain Reaction). Für den Nachweis von Rotaviren verwendet man zum Beispiel den Peroxidase-Test – möglichst mit monoklonalen Antikörpern – oder den ELISA. HIV kann mit Hilfe des Reversen-Transkriptase-Tests bestimmt werden.

Testauswertung: Desinfektionsmittel gelten im allgemeinen dann als ausreichend wirksam, wenn sie den Virustiter, d. h. die Viruskonzentration, um mindestens 4 log-Stufen zu reduzieren vermögen. In Prozent ausgedrückt bedeutet dies eine Reduktion von 99,99%. Die Titration auf Schrägröhrchen (s. o.) läßt solche Aussagen im allgemeinen ohne komplizierte Berechnungen zu. Aber schon beim Plaquetest und vor allem beim Mikrotitrationsverfahren können zur Ermittlung der Titerreduktion aufwendigere Rechenverfahren notwendig werden. Bei einer Mikrotitration werden aus jedem Röhrchen der Verdünnungsreihe im allgemeinen zwischen 6 und 8 Kulturen beimpft. Titrationsendpunkt ist dann diejenige Virusverdünnung, bei der genau die Hälfte (50%) dieser Kulturen infiziert werden und die anderen virusfrei bleiben. Da dies in der Praxis ein seltenes Ereignis ist, müssen die abgelesenen Werte für infizierte und nicht-infizierte Kulturen mathematisch auf diesen Wert hochgerechnet werden. Dazu ist zum Beispiel das Verfahren von Reed und Münch[175] geeignet. Die Titerangabe erfolgt anschließend in ID_{50}/ml. In einem anderen Verfahren wird der Virustiter dagegen nach Spearman und Kaerber (zitiert nach Starke[208]) berechnet, so daß sich aufgrund des Rechenverfahrens durchaus etwas abweichende Werte ergeben können. Bei älteren Untersuchungen zur Wirksamkeit von Desinfektionswirkstoffen werden bisweilen auch nur 3 Zehnerpotenzen zugrunde gelegt, so daß sich bereits in diesem Punkt eine völlig unterschiedliche Bewertungsbasis ergeben kann. Bei Aussagen, die anhand indirekter Tests, zum Beispiel anhand des ELISA, des RIA oder ähnlicher Verfahren gemacht werden, wird man in den meisten Fällen Angaben über Reduktionsfaktoren ganz vermissen. Insbesondere bei Prüfungen von Viren, die nicht in Zellkulturen zu züchten sind, wie zum Beispiel beim Hepatitis B-Virus (Kap. 4.2.2), sind solche Aussagen praktisch nicht möglich.

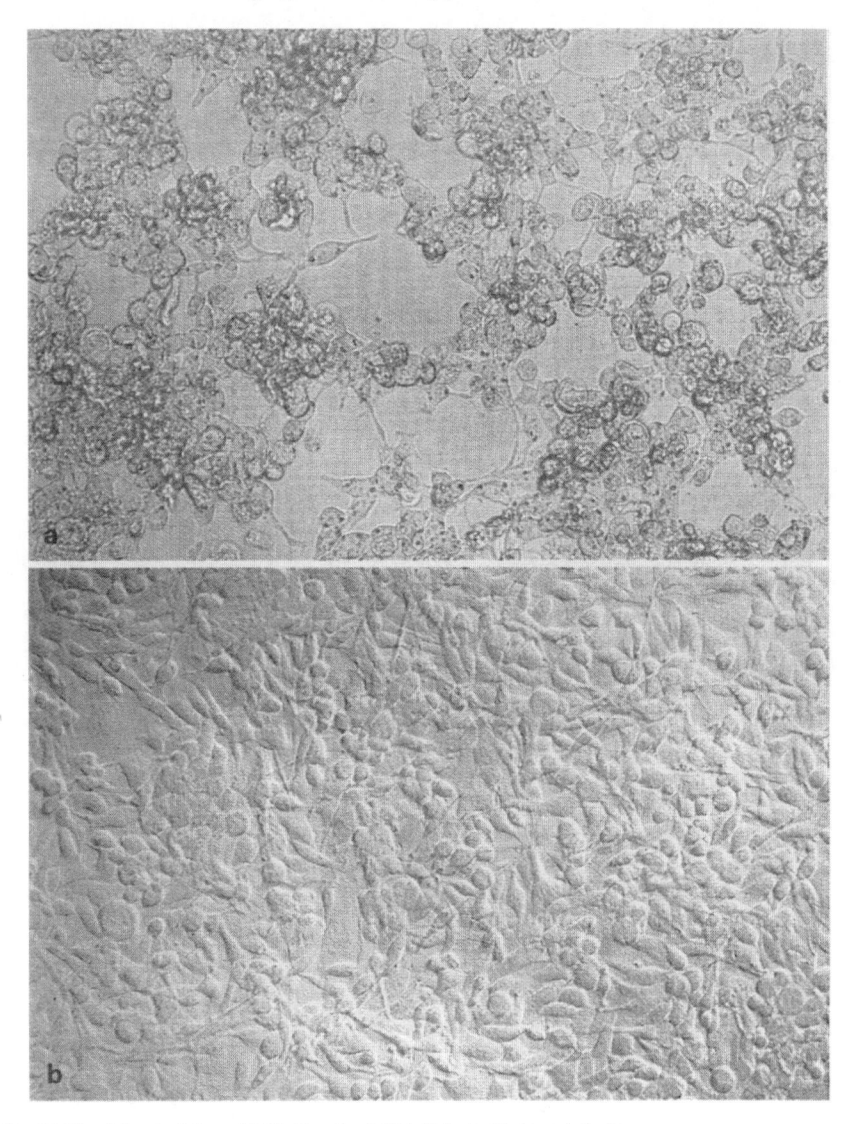

Abb. 15.15 a Virusinfizierte Zellkultur, **b** nicht-infizierte Vergleichskultur

4.2.1 Testmethoden und Richtlinien zur Ermittlung der viruziden Wirksamkeit

Es gibt bisher nur wenige europäische Länder mit festgelegten Normen für Viruzidieprüfungen. Neben der Richtlinie des Bundesgesundheitsamtes (BGA) und der Deutschen Vereinigung zur Bekämpfung der Viruskrankheiten (DVV)[39] für den humanmedizinischen Bereich und der Richtlinie der Deutschen Veterinärmedizinischen Gesellschaft, DVG[54] für den Veterinär- und Lebensmittelbereich existiert die französische Richtlinie der Association Francaise de Normalisation, AFNOR[11], die für den Bereich der Lebensmittelverarbeitung zusätzlich auch einen Test mit Bakteriophagen beschreibt[12]. England hat zwar keine humanmedizinische, dafür aber eine veterinärmedizinische Viruzide-Prüfrichtlinie. In anderen europäischen Ländern werden deutsche und/oder französische Prüfmethoden anerkannt (Tab. 15.24). Für die Niederlande wurde eine Richtlinie vorgeschlagen, die der DVV-Methode ähnlich ist, jedoch auf Vakziniavirus als Prüfvirus verzichtet. Anstelle von Polio- kann auch Coxsackie-Virus verwendet werden[48]. Erwähnenswert ist auch eine von der American Society for Testing and Materials vorgeschlagene Richtlinie für die USA[5], in der Flächendesinfektionsmodelle mit frei wählbaren Testviren standardisiert werden. Der Vollständigkeit halber sollte auch die Prüfrichtlinie der ehemaligen DDR für den Veterinärbereich erwähnt werden[215].

Tabelle 15.24 Richtlinien für Viruzidie-Prüfungen einiger europäischer Länder für den humanmedizinischen Bereich (vergl. 4.2.1.)

Land	Richtlinie
Deutschland	BGA-DVV
Finnland	Keine festgelegte Norm
England	Keine festgelegte Norm
Frankreich	AFNOR
Italien	Keine festgelegte Norm
Niederlande	Ähnlich DVV, ohne Vakziniavirus, ggf. mit Coxsackie-Virus
Österreich	Skizzierte Vorschläge analog DVV
Polen	Keine festgelegte Norm
Schweiz	DVV und/oder AFNOR werden anerkannt

DVV-Richtlinie: Dem Erfordernis, Desinfektionsmittel nach einem einheitlichen Verfahren zu beurteilen, entsprach als erste deutsche Richtlinie die 1982 publizierte Methodik des BGA und der DVV[32]. Sie wurde schon kurze Zeit später um einen Kommentar ergänzt[33]. Eine englische Übersetzung, die 1990 veröffentlicht wurde, zeigt in manchen Details geringfügige Abweichungen von der deutschen Originalfassung. So wurde zum Beispiel die Auswahl der Prüfzeiten, die in der Fassung von 1982 noch einen gewissen Spielraum zuläßt, strikt auf maximal 60 Minuten beschränkt. In Zweifelsfällen sollte man sich deshalb nach der aktuelleren Version richten[39].
Die BGA/DVV-Richtlinie fordert einen Suspensionstest mit Polio-, Adeno-, Vakzinia- und Simianvirus 40 (Tab. 15.25). Der Titer der Prüfviren muß mindestens $10^8 ID_{50}$/ml betragen. Es muß bei Raumtemperatur (20 °C) sowohl ohne ($>0,1$ mg Protein/ml) als auch mit einer zusätzlichen Eiweißbelastung von 0,2 % Rinderserumalbumin (8 bis 15 mg Protein/ml) und 10 % fötalem Kälberserum (12 bis 13 mg Protein/ml) geprüft werden. Die Anwendungskonzentrationen des Desinfektionsmittels können frei gewählt werden. Die Einwirkungszeiten sind dagegen festgelegt und dürfen bei Instrumenten- und Flächendesinfektionsmitteln 1 h nicht überschreiten (genaue Werte: 0; 15; 30 und 60 min). Für Hautantiseptika sind auch kürzere Einwirkungszeiten bis 5 min zulässig (genaue Werte: 0 / 0,5 / 1 / 1,5 / 2 und 5 min). Der Prüfeinsatz besteht aus 1 Teil Virussuspension, 1 Teil Eiweißbelastung und 8 Teilen Desinfektionsmittelverdünnung. Da sich das Desinfektionsmittel durch die Virussuspension und den Zusatz der Eiweißbelastung verdünnt, ist es um den Faktor 1,25 höher zu konzentrieren, damit sich die tatsächlich gewünschte Anwendungskonzentration einstellt. Unverdünnt einzusetzende Desinfektionsmittel können wegen dieses Ansatzes nur als 80 %ige Wirkstofflösungen geprüft werden. Im Test sind ferner eine Zellkontrolle, eine Viruskontrolle, eine Kontrolle der Cytotoxizität und ein Formaldehydstandard (0,7 %) mitzuführen. Die Wirksamkeit wird als ausreichend definiert, wenn der Virustiter um mindestens 4 Zehnerpotenzen reduziert wird.

Die BGA/DVV-Richtlinie läßt den Vergleich der Leistungsfähigkeit von Handelsprodukten zu. Die Versuchsbedingungen können relativ leicht konstant gehalten werden, so daß die Ergebnisse im allgemeinen gut reproduzierbar sind. Das Hauptanwendungsgebiet dieser Prüfmethode besteht in der vergleichenden Untersuchung zur Optimierung der Zusammensetzung von Desinfektionsmitteln. Synergistische Effekte von Wirkstoffen sowie Einflüsse der Zusatzstoffe einer Desinfektionsmittelformulierung lassen sich ebenfalls mit dieser Methode gut erfassen. Man kann leicht dutzende Varianten einer Desinfektionsmittelformulierung parallel prüfen und die virologisch wirksamste bestimmen.
Es hat sich eingebürgert, die gefundenen Anwendungsparameter von Desinfektionsmitteln für die Praxis zu übernehmen. Ein in dieser Weise überprüftes und für wirksam befundenes Desinfektionsmittel darf als „viruzid" bezeichnet werden (s. 1.1)[50].

DVG-Richtlinie: Während bei der Überprüfung der bakteriziden Wirkung von Desinfektionsmitteln der Nachweis der Wirksamkeit an Modellflächen längst zum Standard gehört, ist die viruzide Wirksamkeit bisher nicht generell unter diesen Bedingungen geprüft worden. In diesem Punkte schließt die DVG-Richtlinie eine Lücke. Sie wurde erstmalig 1984 (2. Aufl. 1988) für den veterinärmedizinischen Bereich veröffentlicht und sieht neben einem als Suspensionsversuch konzipierten Vortest auch eine Hauptprüfung vor, die an viruskontaminierten Pappelholz- und Mullträgern durchgeführt werden muß[54,55]. Mit ECBO- und Reo-Virus sowie Newcastle Disease und Vakziniavirus wurden jeweils ein Paar unbehüllte und ein Paar behüllte Viren gewählt (Tab. 15.25). Wird in einem DVG-Test die Anwendungskonzentration und Einwirkungszeit für ein kommerzielles Desinfektionsmittel ermittelt, so darf man aus der Wirksamkeit gegen die beiden behüllten Viren eine Teilviruzidie gegen alle behüllten Viren ableiten. Stützt sich die Empfehlung jedoch auf sämtliche Prüfungen gegen alle 4 Viren, so darf das Mittel als voll viruzid und gegen jedes konventionelle Virus wirksam bezeichnet werden.

AFNOR-Richtlinie: Die französische AFNOR-Richtlinie für den humanmedizinischen Bereich (T 72–180) fordert bei Viruzidietesten einen Suspensionsversuch, der sich jedoch von einer DVV-Prüfung in vielen Details unterscheidet[11]. Der Test wird mit festgelegten Stämmen von Polio-, Adeno- und Orthopoxvirus durchgeführt (Tab. 15.25). Als Ausgangskonzentrationen sind Virussuspensionen mit Titern zwischen 10^6 bis 10^9 ID_{50}/ml zugelassen. Es kann bei 20 °C aber auch bei 37 °C geprüft werden. Die Prüfzeiten sind auf 15, 30 und 60 Minuten festgelegt. Der Desinfektionsmittelansatz ist mit doppelter Anwendungskonzentration vorzubereiten und mit gleichem Volumen der Virussuspension zu mischen. Er verdünnt sich damit auf die tatsächlich gewünschte Anwendungskonzentration. Unverdünnt einzuset-

Tabelle 15.25 Prüfviren verschiedener deutscher und europäischer Länder

Prüfvirusstämme des Bundesgesundheitsamtes (heute Robert-Koch-Institut) und der Deutschen Vereinigung zur Bekämpfung der Viruskrankheiten für den humanmedizinischen Bereich:
    Poliovirus Typ 1, Stamm Mahoney
    Adenovirus, Stamm Adenoid 6
    Simianvirus 40, Stamm 777
    Vakziniavirus, Stamm Elstree

Prüfvirus des Bundesgesundheitsamtes für chemothermische Desinfektionsverfahren:
    Bovines Parvovirus, Stamm Haden

Prüfvirus der Deutschen Veterinärmedizinischen Gesellschaft für den veterinärmedizinischen Bereich:
    ECBO-Virus, Stamm LCR-4
    Reo-Virus Typ A
    Newcastle Disease Virus
    Vakziniavirus, Stamm Elstree

Prüfviren der französischen AFNOR-Richtlinie:
    Poliovirus Typ 1, Stamm Sabin
    Adenovirus, Typ 5
    Orthopox-Virus

zende Handelsprodukte, zum Beispiel Spray-Desinfektionsmittel, sind bei einer solchen Versuchsanordnung jedoch nicht mehr prüfbar, weil sie in der Regel bei einer 50%igen Testkonzentration einer zu starken Wirksamkeitseinbuße unterliegen. Desweiteren ist bei allen Untersuchungen keine Zusatzbelastung, zum Beispiel durch Eiweiß oder Serum vorgesehen. Zur Elimination der Cytotoxizität dürfen Dialyse oder Gel-Chromatographieverfahren angewendet werden. Erwähnenswert sind schließlich die zahlreichen Kontrollen, die unter anderem auch Interferenzphänomene aufdecken können, indem das Verhalten stark verdünnter Desinfektionsmittel auf die Indikatorzellen untersucht wird. Auch ein Phagensuspensionstest für den Küchenbereich und den Bereich der lebensmittelverarbeitenden Industrie wurde in die Richtlinie aufgenommen[12,13].

4.2.2 Wirksamkeitsprüfungen gegen das Hepatitis B-Virus

Das Hepatitis B-Virus läßt sich bisher nur im Schimpansen, nicht jedoch in Zellkulturen vermehren. Tierversuche an Schimpansen bilden aber die Ausnahme bei der Überprüfung HBV-wirksamer Desinfektionsmittel. Einige dem HBV sehr ähnliche Hepatitisviren (Hepadnaviren) vermehren sich zwar auch in Enten (Duck) oder Waldmurmeltieren (Woodchuck), für eine routinemäßige Desinfektionsmittelprüfung eignen sie sich aber ebenfalls nicht. So stehen zur Überprüfung der HBV-Wirksamkeit gegenwärtig nur 4 Testverfahren zur Verfügung. Der Morphologische Alterations- und Desintegrations-Test, MADT[137,138,195], bei dem die Beurteilung des Desinfektionserfolges anhand elektronenmikroskopischer Untersuchungen vorgenommen wird, der Antigentest, bei dem alternativ die Zerstörung viraler Proteine untersucht wird[76], der Polymerasetest, der die Inhibierung der HBV-spezifischen DNA-Polymerase mißt[106,157] und der Hybridisierungstest[19], bei dem die Zerstörung der DNA als Marker für die Wirksamkeit eines Desinfektionsmittels bestimmt wird.

MADT. Der MADT mißt strukturelle Veränderung an Danepartikeln, d. h. an kompletten infektionstüchtigen Hepatitis-B Viruspartikeln. Die Wirksamkeit des Desinfektionsmittels wird hierbei durch eine elektronenmikroskopische Untersuchung kontrolliert. Eine Aufhebung der Infektiosität wird nur dann angenommen, wenn nach der Reaktion mit einem Desinfektionsmittel keine intakten Danepartikel mehr festgestellt werden (100% Alteration) und mindestens 80% der Viruspartikel desintegriert sind. Der elektronenmikroskopischen Untersuchung wird eine Gradientenzentrifugation vorgeschaltet, um unverändertes, nicht desintegriertes Hepatitis-B Virus aus der Desinfektionsmittel-haltigen Probe zu isolieren. Der MADT ist aufwendig und erfordert große Erfahrung bei der Virusanreicherung und Elektronenmikroskopie. Er liefert immer dann unzutreffende Ergebnisse, wenn eine Substanz das Virus zwar inaktiviert, ohne es jedoch morphologisch zu verändern. Insgesamt gilt er jedoch als das beste und sicherste Verfahren für Wirksamkeitsuntersuchungen an HBV[67].

Antigentest. Das einfachere, in seiner Aussagekraft jedoch umstrittenere Verfahren ist der Antigentest. Bei diesem Test wird die Denaturierung eines isolierten Eiweißbestandteiles, des HBs-Antigens, durch das Desinfektionsmittel gemessen, wobei angenommen wird, daß sich das Mittel dem vollständigen Viruspartikel gegenüber in gleicher Weise verhält. Der Wirkungsnachweis wird über einen RIA oder ELISA geführt.

Polymerasetest. Patientenseren mit einer hohen Polymeraseaktivität dienen als Ausgangsmaterial für den Polymerasetest. Das Hepatitis B-Virus besitzt nämlich in seinem Inneren ein Enzym, die sogenannte Polymerase, deren Aktivität man vor und nach der Behandlung einer virushaltigen Probe mit Desinfektionsmittel messen kann. Für den Polymerasetest wird das Virus nach der Inkubation des Serums mit dem Desinfektionsmittel über eine Ultrazentrifugation angereichert und vom Desinfektionsmittel getrennt. Anschließend wird die Polymerase durch eine Behandlung mit Detergenzien aus gegebenenfalls nicht inaktivierten Partikeln freigesetzt und die Enzymaktivität bestimmt. Auch dieser Test kann nur einen ungefähren Anhalt zur Desinfektionsmittelwirksamkeit geben.

Hybridisierungstechnik. In der Vergangenheit wurde immer wieder versucht, auch die DNA-Hybridisierungstechnik zur Überprüfung der Wirksamkeit von Desinfektionsmitteln gegen HBV anzuwenden. Diese äußerst sensitive Technik mißt den Einfluß eines Desinfektionsmittels auf die Vi-

Tabelle 15.26 Wichtige Eigenschaften der primären Hepatitisviren und Empfehlungen zur Auswahl geeigneter Desinfektionsmittel für ihre Inaktivierung (DVV = Verwendung eines nach der Richtlinie der Deutschen Vereinigung zur Bekämpfung der Viruskrankheiten geprüften Desinfektionsmittels, Orientierung am Prüfergebnis gegenüber Poliovirus); *) Verwendung eines HBV-geprüften Desinfektionsmittels, welches möglichst im MADT = Morphologischer Alterations- und Desintegrations-Test untersucht wurde[137]

Virus	Abkürzung/ Virusfamilie	Merkmale	Bevorzugter Übertragungsweg	Relative Resistenz gegen Umwelteinflüsse und Desinfektionsmittel	Ermittlung der Anwendungskonzentration/ Einwirkzeit nach Prüfverfahren
Hepatitis A	HAV/Picorna-Virus	RNS/unbehüllt, hydrophil	Fäkal – Oral	sehr hoch	DVV
Hepatitis B	HBV/Hepadna-Virus	DNS/behüllt	Parenteral	hoch	HBV* (z. B. MADT)
Hepatitis C	HCV/Flavi-Virus	RNS/lipophil	Parenteral	bei Flaviviren eher gering	HBV* (z. B. MADT)
Hepatitis D	HDV	„Viroid"-ähnliche RNA mit Hüllbestandteilen des HBV	Parenteral	ähnlich Hepatitis B	HBV* (z. B. MADT)
Hepatitis E	HEV/Calici-Virus	RNS/unbehüllt	Fäkal – Oral	sehr hoch	DVV

rus-DNA, scheint sich aber nur bei bestimmten Wirkstoffen zu bewähren. Insbesondere bei Eiweißbelastung versagt sie immer dann, wenn es durch das Desinfektionsmittel zu Proteinausfällungen kommt. Die zunehmende Einführung der Polymerase-Ketten-Reaktion (PCR) in die Routinediagnostik eröffnet vielleicht bei dieser Methode neue Möglichkeiten.
Alle Verfahren zur Überprüfung der Wirksamkeit gegen Hepatitisviren sind bisher nicht im Sinne einer Richtlinie standardisiert. Wirksamkeitsaussagen liegen damit in gewissem Umfang im Ermessen des jeweiligen Prüflabors[50]. Für die unterschiedlichen Viren der primären Hepatitiden gelten daher verschiedene Anwendungsempfehlungen (vgl. Tab. 15.26).

4.2.3 Wirksamkeitsprüfungen für Aussagen gegenüber HIV, HCV und anderen Viren

Beim HIV ist der Vergleich mit HBV immer noch zulässig: Ein Desinfektionsmittel oder Verfahren, das sich gegenüber HBV als wirksam erwiesen hat, darf ungeprüft auch zur Inaktivierung von HIV angewendet werden. In Anbetracht der Folgenschwere einer HIV-Infektion und der in der Vergangenheit immer wieder korrekturbedürftigen Auffassung über die tatsächliche Virusstabilität und Chemikalienresistenz[127], sollte jedoch auch beim HIV eine Testung der Desinfektionsmittel stattfinden[91,156,176,217,243]. Selbst dann bedürfen die in vitro gewonnenen Ergebnisse noch der Praxisüberprüfung, wie Untersuchungen mit Nonoxynol 9 gezeigt haben. In Labortests hatte dieses Spermizid eine gute Wirksamkeit gezeigt, in einer Studie mit afrikanischen Prostituierten versagte es dagegen völlig. Wegen der Züchtbarkeit auf Zellkulturen sind HIV-Untersuchungen heute unproblematisch. Auch wenn man das Virus durch Bestimmung der Reversen Transkriptase-Aktivität (RT) titriert, also im Grunde ein indirektes Verfahren wählt, so kann man durch Überimpfung auf frische Zellkulturen und erneute RT-Bestimmung jederzeit verläßliche Ergebnisse erhalten. Für HIV-Wirksamkeitsprüfungen gibt es bisher kein standardisiertes Testverfahren, so daß auch hier die Festlegung von Versuchsdetails im Ermessen des jeweiligen Untersuchungslabors steht. Deshalb sollte bei Begutachtungen von Desinfektionsmitteln stets auf die Wahl eines renommierten Instituts mit langjähriger Erfahrung in der Durchführung solcher Versuche Wert gelegt werden.
Vor einiger Zeit gelang es, innerhalb der Non-A, Non-B-Gruppe das Hepatitis C-Virus (HCV, Tab. 15.26) näher zu charakterisieren. Man ordnete es den Flaviviren zu. Desinfektionsmittelprüfungen mit diesem Virus sind bisher unmöglich. Wie das HBV ist es auf Zellkulturen nicht züchtbar. Ein dem HCV vergleichsweise ähnliches Virus ist das Virus der europäischen Schweinepest (Hog cholera Virus), das jedoch wegen der strengen Sicherheitsmaßnahmen (Klasse 4 Laboratorien) und der geringen Titer, mit denen es in Zellkulturen wächst praktisch nicht verwendbar ist. Da inzwischen auch für HCV serologische Tests existieren, lag es nahe, diese für Desinfektionsmittelprüfungen zu verwenden[144]. Für die Praxis sind aus solchen Versuchen jedoch kaum brauchbare Aussagen abzuleiten. Sinnvoller scheint der Ansatz, vergleichbare Viren zu prüfen. Zur Validierung von Blutprodukten werden für diesen Zweck zum Beispiel andere Flaviviren oder das Sindbisvirus eingesetzt.

Neben Wirksamkeitsaussagen gegen HBV, HCV und HIV wird vom Anwender oft nach der Effizienz von Desinfektionsmitteln gegen Rotaviren und gelegentlich auch gegen Hepatitis A- und E-Virus gefragt. Hepatitis A-Virus verhält sich als Picornavirus wahrscheinlich nicht wesentlich anders als Poliovirus, auch wenn es gelegentlich als etwas resistenter eingestuft wird. Hepatitis E-Virus ist vermutlich in seiner Chemikalienresistenz ebenfalls mit Poliovirus vergleichbar. Wirksamkeitsaussagen gegen diese beiden Viren können deshalb im Analogieschluß aus den Ergebnissen des DVV-Virussuspensionstests abgeleitet werden (s. 4.2.1, Tab. 15.25). Rotaviren werden in der Regel separat geprüft. Wegen ihres lipophilen Charakters sind sie auch gegenüber manchen Desinfektionswirkstoffen empfindlich, die für gewöhnlich gegenüber unbehüllten Viren wirkungslos bleiben (Tab. 15.3; Abb. 15.1 und 15.2). Um deshalb nicht unverhältnismäßig hohe Wirkstoffkonzentrationen einzusetzen, sind separate Prüfungen gegen Rotavirus sinnvoll. Auf einzelne Besonderheiten dieser Prüfungen wurde bereits oben hingewiesen (s. 4.2).

4.2.4 Flächen- und Keimträgertests sowie andere Prüfmethoden

Auf die standardisierten DVG-Tests wurde bereits eingegangen (s. 4.2.1). An Oberflächen haftendes Virus ist oftmals schwieriger zu inaktivieren, als aufgrund von Suspensionsversuchen angenommen wird. Aus diesem Grunde sind zahlreiche Methoden für Flächentests auf festen Oberflächen und sogar auf der Haut beschrieben worden[14,158,191,192,209]. Die meisten Autoren verwendeten Keimträger aus Glas, Holz, Plastik, Edelstahl oder Keramik, in manchen Versuchen aber auch abgezogene frische Tierhaut, gegerbtes Leder und ähnliches, auf denen das Virus angetrocknet wird und den Antrocknungsvorgang im allgemeinen gut übersteht. Meist werden nur geringfügige Titerverluste beobachtet und selbst wenig Umwelt-resistente Viren wie zum Beispiel Herpesviren halten sich gut auf solchen Flächen. Gelegentlich wurden bei bestimmten Materialien, zum Beispiel bei Glas und Kunststoffen bestimmter Qualität oder bei Eierschalen, die man in einigen Versuchen als Keimträger benutzt hat, aber auch höhere Titerverluste beschrieben. Die Eignung eines Trägers muß deshalb in Vorversuchen stets sehr sorgfältig geprüft werden. Sogar für HBV wurden Flächentests mit HBs-Antigen als Marker vorgeschlagen. Für die Untersuchung der Wirkung auf Hepatitis B-Virus wurden verschiedene Untersuchungen an Mäuse- und Meerschweinchenhaut durchgeführt. Bei vergleichenden Untersuchungen erwies sich Meerschweinchenhaut als am schwersten zu desinfizieren[116,117,158]. In Umgebungsuntersuchungen diente HBs-Antigen auch zur Identifizierung viruskontaminierter Gegenstände. In Dentaleinheiten wurden zum Beispiel Tupferabstriche in Puffern eluiert und auf HBs-Antigen untersucht, ebenso auch Luftproben[166]. Die Kontamination patientennaher Oberflächen mit Hepatitis B-Virus kann auf diese Weise nachgewiesen werden[71,72,73,214].

4.3 Listungen, Zertifikate, Richtlinien

Es ist Stand der Technik, die Wirksamkeit von Desinfektionsmitteln durch Gutachten zu belegen, in denen vorwiegend die Ergebnisse standardisierter experimenteller Prüfungen gegen Mikroorganismen und Viren ausgewiesen werden. Diese Werte können, in Listen zusammengefaßt, dem Anwender die Auswahl von Desinfektionsmitteln und -verfahren erleichtern. In Seuchenfällen, d. h. bei gehäuftem Auftreten bestimmter Infektionskrankheiten, wird die Auswahl geeigneter Desinfektionsmittel durch das Bundesseuchengesetz (BSeuchG) reglementiert. Bei behördlich angeordneter Entseuchungen dürfen nur solche Mittel und Verfahren verwendet werden, die vom Bundesgesundheitsamt auf ihre Brauchbarkeit geprüft und in einer eigens zu diesem Zweck veröffentlichten Liste aufgeführt werden[40]. Gemäß dieser Liste sind 4 Wirkungsbereiche von Desinfektionsmitteln zu unterscheiden:

Wirkungsbereich A
umfaßt solche Mittel, die zur Abtötung vegetativer Bakterien einschließlich Mykobakterien sowie von Pilzen und deren Sporen geeignet sind.
Wirkungsbereich B
umfaßt solche Mittel, die zur Inaktivierung von Viren geeignet sind. Dabei wird nicht zwischen behüllten und unbehüllten Viren unterschieden.
Wirkungsbereich C
umfaßt solche Mittel, die zur Abtötung von Sporen des Erregers des Milzbrandes geeignet sind.
Wirkungsbereich D
umfaßt schließlich solche Mittel, die sich zur Abtötung von Sporen der Erreger von Gasbrand, Gasödem und Wundstarrkrampf eignen.

Desweiteren gibt es gelistete Verfahren und Produkte für thermische Verfahren sowie für chemische Mittel und Verfahren zur Wäschedesinfektion, Scheuerdesinfektion und zur Desinfektion von Ausscheidungen sowie für die hygienische Händedesinfektion. Ferner werden als besondere Verfahren die Wäschedesinfektion in Waschmaschinen, die desinfizierende chemische Reinigung (Trockenreinigung) von Krankenhausdecken und Oberbekleidung, die Instrumentendesinfektion in Reinigungsautomaten und die Raumdesinfektion behandelt. Im Rahmen von amtlichen Veröffentlichungen werden in regelmäßigen Abständen darüber hinaus die Ergebnisse von Prüfungen der Desinfektionsmittel-Dosiergeräte im Bundesgesundheitsblatt publiziert, die von der Bundesanstalt für Materialprüfung (BAM) geprüft wurden. Die Kriterien, nach denen die Einstufung in die amtliche List erfolgt, werden oft nicht veröffentlicht. Zur Listung eines Mittels für den Wirkungsbereich B wird eine Überprüfung der Viruzidie nach der DVV-Richtlinie (s. 4.2.1) gefordert. Die Prüfergebnisse wurden früher unverändert in die Liste übernommen. In neuerer Zeit erfolgt jedoch offenbar auch auf diese Werte ein Sicherheitsaufschlag. Für die Prüfung viruswirksamer chemothermischer Desinfektionsverfahren, zum Beispiel von Wäschedesinfektionsverfahren, existiert bisher keine festgelegte Norm. Das Bundesgesundheitsamt bzw. dessen Rechtsnachfolger fordert jedoch einen Wirksamkeitsnachweis gegenüber bovinem Parvovirus (BPV), wenn der Hersteller eine Aufnahme in die BGA-Liste beantragt.

Die Festlegung der Anwendungsparameter durch die BGA-Listung führt oft zu der Fehlannahme, daß man sich immer beim Auftreten meldepflichtiger Krankheiten nach ihr zu richten habe. Dies ist aber erst dann erforderlich, wenn das Gesundheitsamt an Zahl und Herkunft der gemeldeten Fälle einen Seuchenausbruch und damit eine Gefahr für die Bevölkerung zu erkennen glaubt und eine Entseuchung anordnet.

Im Krankenhausalltag werden Desinfektionsmittel im allgemeinen gemäß den Empfehlungen der Deutschen Gesellschaft für Hygiene und Mikrobiologie DGHM eingesetzt. Diese für den humanmedizinischen Bereich gegründete Institution erstellt anhand ihrer Prüfkriterien (s. 4.1) eine eigene Liste und unterteilt in Flächendesinfektionsmittel (ohne Wirkung gegen Mykobakterien) und Instrumentendesinfektionsmittel, bei denen auch eine Wirkung gegen Mykobakterien gefordert wird. Um bei der Flächendesinfektion auch Mykobakterien erreichen zu können sind in der Regel höhere Anwendungskonzentrationen erforderlich als in der DGHM-Liste ausgewiesen (im Bereich von 3 bis 5 %) und meist Desinfektionsmittel mit einem hohen Gehalt an Formaldehyd notwendig. Im Krankenhausalltag reicht im allgemeinen jedoch eine Routinedesinfektion. In der DGHM-Liste werden die Präparate mit einer definierten Anwendungskonzentration und der korrespondierenden Einwirkzeit empfohlen. Die Bedeutung der Einwirkzeit liegt in erster Linie in der Vergleichbarkeit der Wirkungskinetiken unterschiedlicher Präparate. Es werden Einwirkzeiten von 15 Minuten, 30 Minuten, 1 h und 4 h sowohl für den Bereich der allgemeinen Flächendesinfektion in Krankenhaus und Praxis, als auch für den Bereich der Flächendesinfektion von rohem, mit Pilzen kontaminiertem Holz ausgewiesen. Zur Wirksamkeit gegenüber Viren wurden in den DGHM-Listen der Vergangenheit keine Angaben gemacht. Dies hat sich mit dem Erscheinen der neuen Auflage geändert. Zunächst sind nur für einige Instrumentendesinfektionsmittel entsprechende Werte in die Liste aufgenommen worden. Diese sind nach der BGA/DVV-Methodik ermittelt worden, wobei lediglich die gegenüber Poliovirus gefundenen Werte in die DGHM-Liste aufgenommen worden sind. Weil Poliovirus im Normalfall die höchste Chemoresistenz aufweist, wird auf die übrigen Prüfergebnisse gegenüber Adeno-, Vaksinia- und Simianvirus 40 verzichtet.

Zusätzlich zur Desinfektionsmittelliste der DGHM gibt es speziell für den Lebensmittelbereich die Liste der nach der „Richtlinie für die Prüfung und Bewertung von Hände-Dekontaminationsverfahren geprüften und von der DGHM als wirksam befundeten Hände-Dekontaminationsverfahren" kurz HD-Liste genannt[52]. Inzwischen kann auch bei der DVV selbst die Ausstellung von Zertifikaten zur Viruzidie eines Desinfektionsmittels beantragt werden. Das Mittel muß dazu vorher entsprechend nach der BGA/DVV-Methodik mit allen 4 Testviren geprüft und begutachtet worden sein. Für die Zertifizierung wird von der DVV das Produkt aus dem Markt entnommen und die Übereinstimmung mit den Gutachtenwerten geprüft. Nicht immer ist jedoch eine derartig aufwendige Absicherung von Desinfektionsmitteln sinnvoll. Dem Praktiker genügt oft anstelle von DVV-Untersuchungen der Wirksamkeitsnachweis gegen die wichtigsten praxisrelevanten Viren – im humanmedizinischen Bereich sind dies vor allem HIV, HBV und Rotavirus (s. 4.2.2 und 4.2.3).

Für den Veterinärbereich erstellt die DVG separate Listen, in der Aussagen zur Bakterizidie, Fungizidie, Viruzidie und antiparasitären Wirksamkeit von Desinfektionsmitteln für den veterinärmedizinischen Bereich, insbesondere für die Tierhaltung und Lebensmittelverarbeitung gemacht werden (DVG, 8. Liste Tierhaltung[56] sowie 3. Liste Lebensmittelbereich[57]). Die Bakterizidie von Desinfektionsmitteln wird mit den Werten für „vorbeugende Desinfektion" und für „spezielle Desinfektion gegen besonders resistente Erreger" in zwei separaten Spalten abgehandelt. Die Wirksamkeit gegen Mykobakterien ist eine eigene Spalte vorbehalten. Auch bei der Wirksamkeit gegen Viren wird zwischen einer Teilviruzidie gegen behüllte und einer Vollviruzidie gegen unbehüllte und behüllte Viren unterschieden. Zur Wirksamkeit gegen Sporen werden keine Angaben gemacht.

Der Vollständigkeit halber sollte schließlich auch die Liste des Ministeriums für Land-, Forst- und Nahrungsgüterwirtschaft der ehemaligen DDR erwähnt werden[150].

4.3.1 Sonstige Bestimmungen und Richtlinien

Bisher wurden nur die Methoden zur Festlegung der Wirksamkeitsparameter gegen Mikroorganismen und Viren und die Auswahl geeigneter Präparate eingehender besprochen. Darüber hinaus unterliegen aber auch Herstellung, Kennzeichnung, Lagerung, Verpackung, Transport, Vertrieb, Anwendung und Entsorgung von Desinfektionsmitteln heute einer Vielzahl gesetzlicher und sonstiger Reglementierungen. Viele Desinfektionsmittel sind Gefahrstoffe. Der Hersteller ist damit verpflichtet, über mögliche Risiken beim Umgang durch Gefahrstoffsymbole und durch Sicherheitsdatenblätter aufzuklären. Im Rahmen der vorliegenden Übersicht kann jedoch nur auf die wichtigsten Vorschriften verwiesen werden. Dazu gehören das Arzneimittelgesetz, das Chemikaliengesetz und gegebenenfalls das Wasch- und Reini-

Tabelle 15.27 Maximale Lagermengen brennbarer Flüssigkeiten in geschlossenen Räumen. (A = nicht wasserlöslich; B = wasserlöslich; I = Flammpunkt < 21 °C; II = Flammpunkt > 21 °C aber < 55 °C)

Ort der Lagerung	Behälterart	Lagermenge in Litern A I	A II oder B
Wohnungen und Räume, die mit Wohnungen in unmittelbarer, nichtfeuerbeständig abschließbarer Verbindung stehen	zerbrechliche Gefäße	1	5
	sonstige Gefäße	1	5
Keller von Wohnhäusern (Gesamtkeller)	zerbrechliche Gefäße	1	5
	sonstige Gefäße	20	2
Verkaufs- und Vorratsräume des Einzelhandels mit einer Grundfläche bis 60 qm	zerbrechliche Gefäße	5	10
	sonstige Gefäße	60	120
über 60–500 qm	zerbrechliche Gefäße	20	40
	sonstige Gefäße	200	400
über 500 qm	zerbrechliche Gefäße	30	60
	sonstige Gefäße	300	600

gungsmittelgesetz (bei desinfizierenden Reinigern, Flächen und Instrumentendesinfektionsmitteln). Ebenso gelten die Gefahrgutverordnungen für die verschiedenen Transportwege Straße, Schiene, Wasser, Luft (regeln die jeweiligen Transportbedingungen wie: Verpackung, Kennzeichnung etc.), die Verordnung über brennbare Flüssigkeiten (VbF, regelt die Lagerung von brennbaren Flüssigkeiten und damit ggf. auch brennbarer Desinfektionsmittel Flammpunkt < 21 °C) und die Unfallverhütungsvorschriften der Berufsgenossenschaften (UVV, regeln den sicheren Umgang mit den Produkten). Auch die Gefahrstoffverordnung, die die Kennzeichnung und den Umgang mit Gefahrstoffen regelt, muß gegebenenfalls beachtet werden. Für die Lagerung von Desinfektionsmittelkonzentraten muß vor allem die Wassergefährdungsklasse (WGK) und die Einstufung gemäß VbF bekannt sein. Wassergefährdende Stoffe und Zubereitungen dürfen nur auf gesondert abgesicherten Stellflächen gelagert werden, die auch im Falle von Undichtigkeiten der Behältnisse ein Eindringen in den Boden sowie in Grund- und Oberflächenwasser sicher verhindern. Sind solche Stoffe zusätzlich brennbar, so muß dies auch für gegebenenfalls anfallendes Löschwasser sichergestellt werden. Eine Übersicht der zulässigen Lagermengen brennbarer Flüssigkeiten, die sich nach der Beschaffenheit des Lagerraums und der Art der Flüssigkeit richten, wird in Tab. 15.27 gegeben.

Soweit Desinfektionsmittel im Lebensmittelbereich verwendet werden, unterliegen sie den Bestimmungen des LMBG. Im Krankenhaus verwendete Desinfektionsmittel und Antiseptika unterliegen in Deutschland dagegen nach § 3 Arzneimittelgesetz (AMG) grundsätzlich dem Arzneimittelrecht, wobei zwischen echten, beim Bundesgesundheitsamt (bzw. dessen Rechtsnachfolger Bundesinstitut für Arzneimittel und Medizinprodukte, BfArM) zulassungspflichtigen Arzneimitteln gem. § 2 Abs. 1 (Händedesinfektionsmittel, Händedekontaminationsmittel, Fußpilzprophylaktika, Haut/Wundantiseptika) und den fiktiven, nicht zulassungspflichtigen Arzneimitteln gem. § 2 Abs. 2 (Instrumenten-, Flächen- und Wäschedesinfektionsmittel) unterschieden wird. Fiktive Arzneimittel sind lediglich den Arzneimittelüberwachungsstellen der jeweiligen Bundesländer zu melden.

Die Herstellung von Desinfektionsmitteln muß stets nach festgelegten Herstell- und Prüfvorschriften erfolgen (s. Pharmabetriebsverordnung, Pharma BtrVO). Der Herstellungsbetrieb muß von der zuständigen Überwachungsbehörde die Genehmigung zur Produktion besitzen. Gemäß AMG muß darüber hinaus ein Herstellungs- und ein Kontrolleiter benannt sein. Soweit Desinfektionsmittel beziehungsweise Antiseptika dem Arzneimittelrecht unterliegen, müssen die Wirkstoffe der Formulierungen für den Verbraucher ersichtlich nach Art und Menge angegeben werden. Für Hilfsstoffe genügt eine qualitative Deklaration der verwendeten Substanzen. Eine Ausnahme bilden die sogenannten Händedekontaminations- (HD-Präparate) sowie die Haut- und Schleimhautdekontaminationspräparate (z. B. Gesichtswässer oder Intimwaschlotionen mit antimikrobiellen Eigenschaften), die der Kosmetikverordnung unterliegen. Letztere dienen in erster Linie der Reinigung und Körperpflege, können aber auch eine nachweisbare biozide Wirksamkeit gegenüber Mikroorganismen besitzen (s. 4.1.2) und werden daher als kosmetische Produkte eingestuft.

Der Arbeitgeber, im Falle der Desinfektionsmittel der Anwender beziehungsweise der Krankenhausträger, hat gemäß Unfallverhütungsvorschrift (UVV), BGA-Richtlinie Krankenhaushygiene[31] und des Bundesseuchengesetzes, aber auch nach dem anerkannten Stand des Wissens die Pflicht, auf die richtige Anwendung der Desinfektionsmittel zu achten und dies schriftlich in einem Hygiene- und Desinfektionsplan zu fixieren. Bezüglich der Aufbewahrung und Anwendung von Desinfektionsmitteln, der Verwendung von Schutzkleidung bei Desinfektionsmaßnahmen sowie des Verhaltens bei Infektionsgefährdung gibt es eine Reihe von zusätzlichen Durchführungsverordnungen. Beispielhaft soll hier nur auf die Ausbringung alkoholhaltiger Flüssigkeiten zum Zwecke der Desinfektion hingewiesen werden. Bei der Flächendesinfektion ist dabei gemäß den Sicherheitsregeln zur Vermeidung von Brand- und Explosionsgefahr durch alkoholische Desinfektionsmittel der Berufsgenossenschaften auf einen Flammpunkt (nach DIN 51755) von mindestens 24 °C zu achten. Alkoholhaltig im Sinne dieser Vorschrift sind Präparate mit einem Alkoholgehalt von mehr als 10 % in der Anwendungslösung. Die ausgebrachte Menge darf 50 ml je m^2 zu behandelnder Fläche und insgesamt 100 ml je m^2 Raumgrundfläche nicht übersteigen. Ein weiteres Beispiel ist die Einhaltung der zur anmeldungsfreien Lagerung genehmigten Maximalmengen an leicht brennbaren Produkten (VbF-Produkten, zum Beispiel alkoholische Händedesinfektionsmittel).

5 Desinfektionsmittel und -verfahren in der Praxis

5.1 Desinfektion/Antiseptik am Menschen

Haut und Schleimhäute des Menschen werden in unterschiedlicher Keimdichte von Mikroorganismen besiedelt (vergl. Tab. 15.28). Man unterscheidet hier zwischen der transienten und der residenten Flora der Haut. Unter der transienten Flora versteht man Mikroorganismen und gegebenenfalls auch Viren, die nur kurze Zeit auf der Hautoberfläche, zum Beispiel nach Haut- oder Händekontakt mit keimhaltigem Material, gegebenenfalls auch nach sozialen Kontakten (Händeschütteln etc.) zu finden und von dort relativ leicht wieder zu entfernen sind. Unter der residenten Flora versteht man demgegenüber die in der Haut, zum Beispiel in Haarfollikeln, Talg- und Schweißdrüsen, angesiedelten und an dieses episomatische Biotop angepaßten Mikroorganismen. Die residente Hautflora eines Menschen ist, je nach Körperregion und Art der Haut, unterschiedlich ausgeprägt. Durch die Händedesinfektion und Hautantiseptik wird angestrebt, eine Übertragung von Mikroorganismen und Viren zu verhindern oder deren unerwünschte Einschleppung in gefährdete Körperbereiche zu unterbinden. Im Rahmen der Händedesinfektion und der Hautantiseptik ist eine vollständige Keimfreiheit allerdings nie zu erreichen[65]. Antiseptika werden auf der Haut oder im Falle der Wund- und Schleimhautantiseptik am Menschen angewendet. Sie sind deshalb zulassungspflichtige Arzneimittel. Aus toxikologischen Gründen muß neben der ausreichenden Wirksamkeit vor allem die Verträglichkeit für den Menschen sichergestellt sein[1,130,131,132,133,135].

5.1.1 Händedesinfektion und Händedekontamination

Aus krankenhaushygienischer Sicht ist die Händedesinfektion die wichtigste Maßnahme zur Verhütung einer Verschleppung von Mikroorganismen und Viren. Dies kann sogar für Erreger gelten, denen eine überwiegend aerogene Übertragungsweise nachgesagt wird[86,87].
Die Hände- und Hautdekontamination ist dagegen eine prophylaktische Maßnahme in sensiblen Bereichen, wie zum Beispiel Großküchen oder Lebensmittel-verarbeitenden Betrieben. Im Krankenhaus wird sie bevorzugt zur Patientenwaschung angewendet. Sie dient vor allem der Keimreduktion während des Waschvorganges, kann die Händedesinfektion jedoch nicht ersetzen. Noch viel weniger leistet in diesem Punkt ein einfaches Waschen der Hände mit Wasser und Seife[134].
Experimentelle Befunde belegen, daß Mikroorganismen und Viren unter Umständen viele Stunden auf artifiziell kontaminierten Händen persistieren. Durch Händewaschen ist bestenfalls eine Titerreduktion von 2 Zehnerpotenzen zu erzielen. Mit verschiedenen alkoholischen Desinfektionsmittelrezepturen werden erheblich höhere Reduktionsfaktoren erreicht. Untersuchungen mit Poliovirus haben zum Beispiel gezeigt, daß bei einer Ausgangsmenge von 10^9 ID$_{50}$ noch nach 90 min ca. 10^7 bis 10^8 ID$_{50}$ auf den Händen gefunden werden können. Beim Hepatitis A-Virus konnte gezeigt werden, daß sich nach einem 20minütigen Antrocknungsvorgang noch 23 % der Virusausgangsmenge von einer Hand auf die andere übertragen ließ. Nach 4 h Antrocknungszeit waren noch 16 bis 30 % der ursprünglich auf eine Hand aufgebrachten Ausgangsmenge nachweisbar. Oft ist gerade bei Viren mit sehr hohen Konzentrationen in den jeweiligen Patientenmaterialien zu rechnen. In Stuhlproben können Rotaviren zum Beispiel in einer Konzentration bis zu 10^{10} Partikel pro g vorkommen. Im Blut eines chronischen HBV-Trägers kann die Zahl der Danepartikel bis zu 10^8 pro ml betragen[188].
Die meisten Präparate zur Händedesinfektion sind auf der Wirkstoffbasis kurzkettiger Alkohole formuliert und enthalten als Hilfsstoffe meist Rückfetter und Duftstoffe zur Verbesserung der Hautverträglichkeit und Akzeptanz. Zur Verstärkung der Wirksamkeit und zur Erzielung einer Remanenzwirkung, die einen Wiederanstieg der Keimzahlen auf den Händen verhindern soll, enthalten die Präparate oft auch geringe Mengen zusätzlicher Wirkstoffe wie Biguanide (z. B. Chlorhexidin), QAV (z. B. Benzalkoniumchlorid), Phenolderivate (z. B. o-Phenylphenol), organische Säuren und andere Zusätze. Wäßrige Iodpräparate sind für die Händedesinfektion oder für die Hautantiseptik weniger geeignet[85,94,236]. Die Händedesinfektion dient dem Schutz des Patienten und des Anwenders. Man unterscheidet die hygienische und chirurgische Händedesinfektion. Durch die hygienische Händedesinfektion soll die transiente Flora unschädlich gemacht werden. Die chirurgische Händedesinfektion soll neben der Reduktion der transienten auch eine deutliche Reduktion der residenten Flora bewirken. Für die Dauer einer chirurgischen Operation wird zudem eine Remanenzwirkung angestrebt, um gegebenenfalls bei der Perforation eines Handschuhs die in das Operationsfeld gelangende Keimmenge so gering wie möglich zu halten[97,98].

Tabelle 15.28 Durchschnittliche aerobe und anaerobe Keimzahlen pro cm² Haut in verschiedenen Körperregionen

Region	aerobe Keimzahl	anaerobe Keimzahl	vorwiegend gefundene Arten
Arme, Beine	10^2-10^3	10^2-10^3	Staphylokokken, Mikrokokken, Corynebakterien, Propionibakterien, wenig Acinetobakter spp. u. a.
Hände	10^2-10^3	10^2-10^3	Staphylokokken, relativ wenig Propionibakterien und Corynebakterien
Fußsohle	10^4-10^5	10^1-10^2	Staphylokokken, Corynebakterien, gramnegative Stäbchen, wenig Propionibakterien und Pilze
Abdomen	10^3	10^3-10^4	Staphylokokken, Corynebakterien, Propionibakterien
Rücken	10^3-10^4	10^4-10^5	Staphylokokken, Propionibakterien, wenig andere Spezies
Sternum	10^3-10^4	10^4-10^5	Staphylokokken, Corynebakterien, Propionibakterien
Leiste	10^3-10^4	10^3-10^4	Staphylokokken, Corynebakterien, Propionibakterien, wenig gramnegative Stäbchen und Pilze
Stirn	10^4-10^5	10^5-10^6	Staphylokokken, Mikrokokken, Corynebakterien, Propionibakterien
Kopfhaut (Skalp)	10^5-10^6	10^5-10^6	Staphylokokken, Mikrokokken, Corynebakterien, Propionibakterien, wenig andere Spezies
Axilla	10^4-10^6	10^5	Staphylokokken, gramnegative Stäbchen (v.a. Klebsiella, Enterobakter, Alcaligenes spp.), wenig Corynebakterien und Propionibakterien
Perineum	in Literatur praktisch nur qualitat. Untersuchungen zu finden (zu geringe Fläche)	in Literatur praktisch nur qualitat. Untersuchungen zu finden (zu geringe Fläche)	Staphylokokken (auch S. aureus), Corynebakterien, gramnegative Stäbchen (v. a. E. coli, Proteus und Pseudomonas spp.)

Hygienische Händedesinfektion. Zur hygienischen Händedesinfektion werden mindestens 3 ml des Desinfektionsmittels für wenigstens 30 Sekunden bis zur Trocknung auf den Händen verrieben. Nur bei starker Verschmutzung sollten die Hände vor dem Patientenkontakt auch gewaschen werden. Ist es während der Maßnahmen am Patienten zu einer massiven Kontamination gekommen, so sind die Hände mit einem Desinfektionsmittel-getränkten Tuch vorzureinigen und anschließend hygienisch zu desinfizieren. Desinfektionsmittel dürfen niemals auf nasse Hände gegeben werden, weil die Mittel dabei zu stark verdünnt und unwirksam gemacht werden können und weil Hautirritationen die Folge sein können.

Die hygienische Händedesinfektion ist indiziert:

– vor und nach pflegerischen, diagnostischen oder therapeutischen Maßnahmen
– vor und nach dem Kontakt mit dem Patienten (eine Händedesinfektion nach Sozialkontakten ist nicht zwingend erforderlich)
– nach Kontakt mit Patientenmaterialien, infektiösem oder potentiell infektiösem Material
– nach Kontamination der behandschuhten Hand mit infektiösem oder potentiell infektiösem Material, wenn der Handschuh ausgezogen wird
– beim Verlassen von Isolierstationen, bei Schleusungen zwischen Bereichen mit unterschiedlichem Infektionsrisiko
– in Abhängigkeit vom Tätigkeitsbereich nach Toilettenbenutzung, Niesen, Naseputzen u.a. (z. B. im Lebensmittel-verarbeitenden Bereich)
– in Abhängigkeit vom Tätigkeitsbereich vor Arbeitsbeginn (z. B. im Lebensmittel-verarbeitenden Bereich)
– in Abhängigkeit vom Tätigkeitsbereich am Arbeitsende, um keine Infektionserreger aus Problemzonen auszutragen

Chirurgische Händedesinfektion. Die chirurgische Händedesinfektion wird unmittelbar vor operativen Eingriffen durchgeführt und umfaßt zwei Verfahrensschritte:

1. Die Reinigung der Haut, um oberflächlichen Schmutz zu entfernen. Dazu werden Hände und Unterarme kurz mit einer flüssigen Handwaschlotion auf Seifen- oder Syndetbasis gewaschen und mit einem nur einmal zu verwendenden Handtuch abgetrocknet. Nur der Nagelbereich sollte mit einer weichen Bürste gebürstet werden. Das Bürsten der Arme sollte unterbleiben[63,97].

2. Die Desinfektion durch mehrmaliges Einreiben mit mindestens 2×5 ml eines vorzugsweise alkoholischen Präparates während 5 Minuten. Die Entnahme des Desinfektionsmittels hat über einen Spender mit Ellenbogenbedienung zu erfolgen. Anfangs sind auch die Unterarme in den Desinfektionsvorgang mit einzubeziehen. Danach ist stufenweise zu den Fingerspitzen vorzuarbeiten. Die Hände sind während der Desinfektion nach oben zu halten, ein abschließendes Abtrocknen hat zu unterbleiben.

Häufige Händedesinfektion ist weitaus verträglicher als normales Händewaschen mit Seife. Bei der Händedesinfektion mit einem alkoholischen Präparat wird der Lipidgehalt auf der Haut wenig beeinträchtigt. Dagegen sinkt er bereits nach 1 Minute Waschen mit Seife stark ab. Derartig vorbehandelte Haut ist oft empfindlich. Deshalb kann es beim Auftragen hochprozentiger alkoholischer Händedesinfektionsmittel auf die durch Waschen vorgeschädigte Haut gelegentlich zu Hautreizungen kommen[119]. Die Hände sollten aus diesem Grund nicht unnötig mit Seife gewaschen und mehrmals täglich mit einer schnell einziehenden Creme geschützt werden.

5.1.2 Hautantiseptik

Die Hautantiseptik soll einer Eigeninfektion bei Maßnahmen wie Injektionen, Punktionen oder anderen hautdurchtrennenden Eingriffen am Patienten vorbeugen. Die durchschnittlichen Keimzahlen bei talgdrüsenarmer Haut (Extremitäten, Abdomen, Leistengegend etc.) liegen bei etwa 10^2 bis 10^4, bei talgdrüsenreicher Haut (Stirn, Kopfhaut, Axilla) bei etwa 10^4 bis 10^6 KBE/cm^2 (s. auch Tab. 15.28). Hautantiseptika unterscheiden sich in ihrer Wirkstoffzusammensetzung nicht wesentlich von Händedesinfektionsmitteln, sollten jedoch keine Rückfetter und Parfümzusätze enthalten. Die Mittel werden entweder auf die Haut gesprüht oder mittels Tupfer aufgebracht. Die mechanische Bearbeitung der Hautoberfläche durch Tupfer führt zwar zu einer gleichmäßigeren Verteilung, aber nicht zwangsläufig auch zu einer signifikant besseren Desinfektionswirkung[98]. Es ist deshalb unbedingt auf eine ausreichende Einwirkungszeit von mindestens 15 Sekunden bei Injektionen und Punktionen zu achten. Bei Punktionen von Gelenken, Körperhöhlen oder Hohlorganen und bei präoperativer Anwendung ist dagegen eine Einwirkungszeit von mindestens 1 Minute einzuhalten. Bei der Anwendung an talgdrüsenreicher Haut (s. Tab. 15.28) sind sogar 10 Minuten Einwirkungszeit erforderlich, was in der Regel eine mehrfache Nachbehandlung erforderlich macht. Die insbesondere vor Bagatelleingriffen (z. B. vor Punktionen) leider immer noch praktizierte Kurzdesinfektion der Haut mittels eines alkoholgetränkten Tupfers, der sofort, d.h. ohne ausreichende Einwirkungszeit, der Eingriff folgt, ist abzulehnen.

5.1.3 Schleimhautantiseptik

Ähnlich wie die Hautantiseptik dient auch die Schleimhautantiseptik in erster Linie der Prävention von Eigeninfektionen. Lediglich in Ausnahmefällen (Dekontamination der Nasenschleimhäute, präpartale Scheidenspülung) kann die Behandlung der Schleimhaut mit mikrobiziden Präparaten auch die Verhinderung der Übertragung von Krankheitserregern zum Ziel haben (Schleimhautdesinfektion). Ebenso wie bei der Haut unterscheidet man bei der Schleimhaut zwischen der residenten und der transienten Flora; das Keimspektrum der Schleimhäute unterscheidet sich allerdings beträchtlich. Die Schleimhautantiseptik findet vor allem im HNO-Bereich, der Gynäkologie, Urologie, Ophthalmologie sowie in der Zahnheilkunde Anwendung. Der Begriff Schleimhaut wird nicht ausschließlich unter histologischen Gesichtspunkten definiert, er schließt daher auch andere episomatische Biotope, wie zum Beispiel das äußere Auge ein[131].

Antiseptische Maßnahmen an der Schleimhaut sind durchzuführen:

- vor jeder Durchtrennung der Schleimhaut, zur Verhinderung einer Keimverschleppung (z. B. bei gynäkologischen oder kieferchirurgischen Eingriffen)
- als prophylaktische Maßnahme zum Schutz vor unerwünschter Kolonisation, zum Beispiel als Crede'sche Prophylaxe[216] oder antiseptische Waschungen im Genitoanalbereich
- vor diagnostischen Eingriffen (z. B. bei transurethraler Katheterisierung oder gynäkologischen Untersuchungen)
- als therapeutische Maßnahmen (z. B. bei der Behandlung von infektiösen Erkrankungen wie bakterieller und viraler Konjunktivitis, entzündlichen Parodontalerkrankungen oder infizierten Extraktions- oder Operationswunden in der Mundhöhle)

Der Wirkungsbereich von präoperativ anzuwendenden Schleimhautantiseptika sollte Pilze und Bakterien umfassen (ausgenommen Mykobakterien und bakterielle Sporen) und die residente wie die transiente Flora einschließen. Auch eine remanente Wirkung sollte angestrebt werden. Bei der prophylaktischen Schleimhautantiseptik ist nur in Ausnahmefällen auch eine viruzide Wirksamkeit erforderlich. Sie ist anscheinend aber auch nicht ohne weiteres erreichbar[66]. Antiseptika müssen direkt auf der Schleimhaut wirken. Gegebenenfalls vorhandenes Begleitmaterial wie Blut, Schleim, Urin, Stuhl, etc. muß daher zunächst mechanisch entfernt werden, anschließend wird das Präparat aufgebracht – in der Regel mit Hilfe eines sterilen Tupfers. In Einzelfällen, zum Beispiel zur Scheidenspülung oder der Spülung der Mundhöhle, ist die Applikation der anwendungsfertigen, sterilen Lösung in Form einer Spülung angebracht. Die Einwirkungszeiten sind, je nach Präparatetyp unterschiedlich. Am praktikabelsten sind jedoch kurze Einwirkungszeiten (1 bis 5 Minuten). Bei planbaren Eingriffen hat sich die mehrfache Anwendung 1 bis 2 Tage vor dem eigentlichen Eingriff als sinnvoll erwiesen. Dadurch kann einer späteren Kolonisation mit pathogenen Keimen vorgebeugt werden.

Aufgrund der guten Resorptionseigenschaften der Schleimhaut ist die Wirkstoffauswahl begrenzt. Auf dem Markt befinden sich zur Zeit Produkte auf der Basis von PVP-Iod, H_2O_2, Biguaniden, QAV (Didecyl-dimethyl-ammoniumchlorid) sowie Biguanid/QAV- und Phenoxypropanol/Octenidin-Kombinationen. Ebenso eignet sich Chlorhexidin in Verbindung mit Milchsäure. Präparate zur Schleimhautantiseptik müssen steril und in einem gebrauchsfertigen Zustand sein. Je nach Anwendungsbereich sollten sie ein gutes Haftungs- und Benetzungsvermögen besitzen und für den Patienten hinsichtlich Verträglichkeit, Geschmack, Farbe oder Geruch tolerierbar sein. Zur Anwendung am narkotisierten Patienten eignen sich auch alkoholhaltige Hautantiseptika, die sonst ein Brennen verursachen und deshalb abgelehnt werden. Sie dürfen allerdings nicht am Auge angewendet werden.

5.1.4 Wundantiseptik

Bei einer 5 bis 10 %igen Inzidenz von Wundinfektionen nach chirurgischen Eingriffen[45] ist die Wundantiseptik eine ebenso sinnvolle Maßnahme wie die Hautantiseptik und Händedesinfektion und für die Wundheilung so bedeutend wie die ausreichende Wundreinigung oder chirurgische Wundrevision incl. Debridement[240]. In der Praxis wird sie mit prophylaktischer wie therapeutischer Zielsetzung durchgeführt und dient unter anderem:

- zur Verringerung der Keimzahl im Wundbereich
- zur Verbesserung der Wundheilung
- zum Abtöten beziehungsweise Inaktivieren von Mikroorganismen und Viren in frischen, kontaminierten Schnitt-, Stich- oder Bißwunden, Schußverletzungen und ähnlichem
- zur Behandlung akzidenteller Stich- oder Schnittverletzungen mit Eintrag von HIV-, HBV- oder HCV-haltigem Blut
- zur Spülung infizierter beziehungsweise infektionsgefährdeter Wunden, eröffneten Abszessen und Phlegmonen, bei exulzerierten und infizierten Weichteiltumoren und zur antiseptischen Spülung (Spül-Saug-Drainage) von Ostitisherden[167]
- zur Behandlung von infizierten Wunden (prae- und postoperativ) oder lokalen Infekten (superinfizierte Ekzeme, Pyodermien etc.)

Die Applikation der Wundantiseptika erfolgt nicht nach standardisierten Vorgaben wie dies zum Beispiel für die Händedesinfektion oder die Hautantiseptik üblich ist. In der Regel wird das Wundgebiet chirurgisch gereinigt und mit einem geeigneten Wundantiseptikum oder auch mit einem lokal anzuwendenden Antibiotikum behandelt. Bei stark verschmutzten Wunden hat schon die Spülung mit Ringer-Lösung einen reinigenden und damit die Wunde dekontaminierenden Effekt. Bessere Wirkung erzielt man jedoch durch Spülung mit Ringer-Lösung, die mit einem wirksamen, gewebeverträglichen Antiseptikum versetzt ist. Eine vorbereitende Spülung von Ostitisherden erfolgt mit stumpfer Kanüle durch vorhandene Fistelgänge oder über einen Steckdrain, die Spülung von eröffneten Abszessen und Phlegmonen mittels Kanüle von Drainstellen aus oder über eingelegte Spüldrains. Auch bei antiseptischen Abdeckung von oberflächlichen und tiefen Weichteilwunden, insbesondere jedoch dann, wenn die Notwendigkeit zur offenen Wundbehandlung besteht (z. B. bei offenen Frakturen, bei infektionsgefährdeten offenen oder partiell offen belassenen Weichteilwunden sowie bei großflächigen Verbrennungen), haben sich mit Antiseptika getränkte Kompressen und Longuetten als geeignet erwiesen. Das Abdeckmaterial wird 2 bis 4mal täglich befeuchtet. Wunden können so über mehrere Tage bis Wochen ohne Störung der Wundheilung behandelt werden.

Bei den gängigen Wundantiseptika handelt es sich in den meisten Fällen um anwendungsfertige, wäßrige Lösungen beziehungsweise mit Wasser oder Ringer-Lösung zu verdünnende Konzentrate. Für spezielle Anwendungen werden auch Salben, Gele, Rektal- und Vaginalsuppositorien sowie Lutschtabletten angeboten.

Lavasept. Als ein ausgezeichnet verträgliches und gut wirksames Wunddesinfektionsmittel hat sich Lavasept, ein nahezu nicht resorbierbares, polymeres Biguanid (Polyhexanidum) mit einem Zusatz von Macrogolum erwiesen. Lavasept (Fa. Fresenius) wird mit Ringerlösung ohne Lactat oder anderen gewebeverträglichen Spüllösungen je nach Ort der Anwendung in etwa 0,1–0,2 %iger Verdünnung eingesetzt. Die Anwendung von PVP-Iod Präparaten ist dagegen wegen deren hoher Resorbierbarkeit, der raschen Inhibierung der Wirksamkeit durch Blut und der hohen Cytotoxizität nur an primär verschlossenen Wunden angezeigt[118,131,234,240].

Wundantiseptika müssen bei guter lokaler Verträglichkeit eine mikrobiozide Wirkung zumindest gegenüber Bakterien aufweisen. Eine antifungale Wirkung ist insbesondere bei Verbrennungen und zur Behandlung von Ulcera, eine viruzide Wirksamkeit nur bei speziellem Infektionsrisiko (akzidentelle Stich- oder Schnittverletzung mit Eintrag virushaltigen Blutes) erforderlich. Da Wundantiseptika auch mit sehr variablen Kontaktzeiten appliziert werden, können Einwirkzeiten von wenigen Minuten bis zu vielen Stunden notwendig sein.

5.2 Instrumentendesinfektion und Instrumentendesinfektionsmittel

Unter der Instrumentendesinfektion versteht man die Behandlung vollständig eintauchbarer Geräte zur Eliminierung von Infektionserregern. In der Regel handelt es sich um chirurgisches Instrumentarium, Anästhesiematerial, zahnärztliche Abformungen und ähnliches, sowie um kleinere Gerätschaften wie zum Beispiel Endoskope. Da die weitaus überwiegende Zahl der Instrumente nach der Desinfektion sterilisiert wird, dient vor allem die manuelle Instrumentendesinfektion dem Personenschutz und der Reduktion der mikrobiellen Belastung. Darüber hinaus wird das Antrocknen von Verschmutzungen und gegebenenfalls eine Korrosion verhindert. Manche Instrumente, wie zum Beispiel Endoskope, Tonometer, elektrische Antriebe etc., vertragen keine Sterilisation. Ihre

Aufbereitung ist nur mittels effizienter Desinfektionsverfahren möglich. Ein weiteres Spezialproblem innerhalb der Instrumentendesinfektion stellt die Behandlung zahnärztlicher Abformmassen dar. Die richtige Instrumentenaufbereitung ist von herausragender Bedeutung für die Verhütung nosokomialer Infektionen. An die Verfahren werden deshalb sehr hohe Anforderungen gestellt.

Die Aufbereitung von Instrumentarium erfolgt gewöhnlich in drei Schritten:

1. Desinfektion (zum Schutz des Personals)
2. Reinigung (zur Entfernung von Blut, Geweberesten o. ä. Anschmutzungen)
3. Sterilisation

Die Unfallverhütungsvorschrift der Berufsgenossenschaft für Gesundheitsdienst und Wohlfahrtspflege schreibt aus Personenschutzgründen die Desinfektion vor der Reinigung zwingend vor[20]. Eine Reinigung vor der Desinfektion hat deshalb entweder zu unterbleiben oder darf nur unter Einhaltung strenger Schutzmaßnahmen durchgeführt werden. Nur bei der Anwendung maschineller Verfahren in geschlossenen Systemen können Desinfektion und Reinigung zeitgleich erfolgen. Dabei muß eine Koagulation oder Fixierung von Eiweiß, Blut oder ähnlichem Material auf dem Instrumentarium vermieden werden[159]. Dies kann bei überhöhten Anwendungskonzentrationen, insbesondere von aldehydischen Präparaten, geschehen. Eine zusätzliche Reinigungswirkung von Instrumentendesinfektionsmitteln ist grundsätzlich erwünscht. Nur für leicht verschmutzte Instrumente eignen sich auch Präparate mit einer geringen Reinigungsleistung.

Einteilung der Instrumente. Medizinisches Instrumentarium kann in 3 Gruppen eingeteilt werden:

1. Instrumentarium für den Einsatz auf der Hautoberfläche, zum Beispiel Stethoskope, Blutdruckmanschetten, EEG-Elektroden und ähnliches.
2. Instrumentarium für den Einsatz im Bereich von Schleimhäuten und in natürlichen Körperhöhlen, zum Beispiel Endoskope, Anästhesieutensilien, Thermometer, Tonometer und ähnliches.
3. Instrumente für den Einsatz bei gewebsdurchtrennenden Eingriffen oder in künstlich eröffneten Körperhöhlen, zum Beispiel chirurgische Instrumente, Angioskope und ähnliches.

Entsprechend vielfältig sind auch die Anforderungsprofile für die Aufbereitungsverfahren. Instrumente und Gerätschaften der Gruppe 1 werden je nach Erfordernis und Beschaffenheit täglich oder nach Benutzung desinfizierend gereinigt. Die Instrumente der Gruppe 2 stellen die höchsten Anforderungen an die Wirksamkeit der anzuwendenden Desinfektionsmittel, da diese vor Einsatz am Patienten nicht mehr sterilisiert werden. Die hier verwendeten Mittel sollten eine umfassende mikrobizide Wirksamkeit aufweisen und auch Tuberkuloseerreger einschließen. Eine Teilviruzidie gegen HBV/HDV, HCV und HIV ist hier mindestens erforderlich. In manchen Fällen ist eine uneingeschränkte Viruzidie notwendig[162]. Bei Instrumenten der Gruppe 3 ist dagegen eine umfassende Viruzidie in der Regel nicht erforderlich, da sie am Ende des Aufbereitungsverfahrens im Regelfall einem Sterilisationsverfahren unterworfen werden[164]. Zum Schutze des Personals sollte aber zumindest eine Wirksamkeit gegen HIV und Hepatitisviren gewährleistet sein.

5.2.1 Verfahren

Die zur Instrumentendesinfektion anwendbaren Verfahren sind von der Art des zu desinfizierenden Instrumentariums und der Organisation im Krankenhaus abhängig. Gewöhnlich werden Tauchverfahren angewendet. In der Praxis findet man alle Zwischenstufen, vom manuellen Tauchverfahren bis zur maschinellen, rein thermischen Desinfektion.

Manuelle Tauchdesinfektion

Die manuelle Tauchdesinfektion erfolgt in der Regel bei Raumtemperatur. Das zu desinfizierende Instrumentarium wird entweder unmittelbar nach Gebrauch in das anwendungsfertig verdünnte Desinfektionsmittel eingelegt und über die vorgeschriebene Zeit dort belassen („naß-Abwurf", dezentral), oder zunächst trocken in einem verschließbaren Behälter gesammelt und erst später einer zentralen Aufbereitung zugeführt („trocken-Abwurf"). Die Behandlung mit einer Desinfektionsmittellösung erfolgt bei einer solchen zentralen Aufbereitung oft erst nach 12 bis 24 h. Da sich zentrale Aufbereitungsverfahren aus organisatorischen Gründen immer stärker durchsetzen, sind immer höhere Anforderungen an die Reinigungsleistung der Präparate zu stellen. Bei der Durchführung ist sicherzustellen, daß alle Teile durch die Lösung benetzt werden. Um die Raumluftbelastung mit Wirkstoffen einzuschränken, sollten nur abdeckbare Wannen verwendet werden. Schläuche, Kapillaren und sonstige Hohlräume müssen gegebenenfalls mit einer Spritze befüllt werden. Nach Möglichkeit sollten alle an den Oberflächen anhaftenden Verschmutzungen von der Desinfektionsmittellösung entfernt werden. Besonders problematisch sind deshalb poröse oder rauhe Oberflächen aus Gummi und Kunststoffen.

Nach Ablauf der Einwirkzeit werden die Instrumente der Desinfektionsmittellösung entnommen und möglichst mit keimfreiem Wasser abgespült. Für Instrumente der Gruppe 2 ist das Nachspülen mit keimfreiem Wasser sogar obligatorisch. Präparate mit hoher Reinigungskraft besitzen oft auch eine gute Oberflächenhaftung. Bei mangelhafter Spülung kommt es leicht zur Bildung von Belägen. Dies ist vor allem bei Kunststoffen, Optiken und schwer zugänglichen Oberflächen problematisch. Einige Wirkstoffe, vor allem Phenole oder Ethylenoxid, vermögen in Gummimaterialien und Kunststoffe einzudringen und werden hier nur sehr langsam freigesetzt. Auch aus diesem Grund

ist auf eine ausreichende Freispülung/Entgasung zu achten.
Desinfektionsmittel für die manuelle Tauchdesinfektion müssen gegenüber Pilzen und Bakterien einschließlich Tuberkuloseerregern wirksam sein. Ihre viruzide Wirksamkeit sollte mindestens HBV, HCV und HIV umfassen[26]. Für die HBV-Wirksamkeit ist die Prüfung unter Serumbelastung maßgeblich. Dies ist insbesondere bei verkürzten Einwirkzeiten in der Endoskopie und Anästhesie von Bedeutung. In jüngster Zeit setzen sich immer stärker aldehyd- und phenolfreie Desinfektionsmittel durch. Sie bieten besonders dann anwendungstechnische Vorteile, wenn die Arbeitsräume sehr klein und überhitzt sind und keine ausreichende Be- und Entlüftung vorhanden ist. Bei solchen Präparaten muß aber besonders auf ein ausreichendes Wirksamkeitsprofil geachtet werden.
Die Lagerzeit und damit die Festlegung der Verwendbarkeit eines Desinfektionsmittelkonzentrates ist Sache des Herstellers. Sie kann im allgemeinen nur durch experimentelle Prüfung von Rückhaltemustern ermittelt werden. Diese werden einer entsprechend langen Lagerung, oft bei unterschiedlichen Temperaturen (Raumtemperatur, 0 °C / 4 °C sowie 30 °C / 40 °C), unterzogen und müssen danach ihre Wirksamkeit erneut unter Beweis stellen. Zuverlässige Aussagen zur Verwendbarkeit fertiger Anwendungslösungen gehören bisher dagegen nicht zum Standard. Oft werden solche Lösungen aber im voraus durch Verdünnen von Desinfektionsmittelkonzentraten hergestellt und erst Tage später verwendet. Dies entspricht zwar nicht dem Wortlaut der Richtlinie des Bundesgesundheitsamtes, nach der eine jeweils frische Desinfektionsmittellösung Verwendung finden soll, ist jedoch gängige Praxis im Krankenhaus[31,165]. Da bei einer solchen Vorgehensweise Wirkstoffverluste durch Verdampfen oder chemische Reaktionen auftreten können, sind Aussagen zur Standzeit solcher Lösungen ebenfalls erwünscht. In keinem Fall kann der Hersteller jedoch zuverlässige Aussagen zur Wirksamkeit einer Anwendungslösung machen, die schon mehrere Tage in Gebrauch ist, auch wenn diese noch nach 10 bis 14 Tagen dem Anschein nach eine ausreichende Wirksamkeit im Suspensionsversuch aufweisen sollte[218]. Besonders Wirkstoffe, die einer sehr starken Eiweißzehrung unterliegen, wie zum Beispiel Aktiv-Chlor oder Sauerstoff-freisetzende Verbindungen, aber auch Aldehyde, sind in dieser Hinsicht problematisch[31,70,165,177,189].
Die manuelle chemische Eintauchdesinfektion mit sporizider Wirkung bei Raumtemperatur ist ein Verfahren zur Wiederaufbereitung von nicht sterilisierbarem Instrumentarium, in der Regel solches der Gruppe 3. Das Abspülen dieser Instrumente muß hinsichtlich Keimfreiheit und toxischer Rückstände validiert sein und darf nur mit keimfreiem Wasser durchgeführt werden. Ein generell sehr hoher Desinfektionsmittelverbrauch, die meist sehr starke Geruchsbelästigung, extrem lange Einwirkzeiten und die oft schlechte Entfernbarkeit von Restmengen sind schwerwiegende Nachteile dieses Verfahrens. Als Desinfektionsmittel mit sporizider Wirksamkeit eignen sich Präparate auf der Basis von Formaldehyd, Glutardialdehyd oder Peroxiden. Einen besonders schnellen Wirkungseintritt gewährleistet Peressigsäure.

Manuelle chemothermische Desinfektionsverfahren

Die chemothermische Tauchdesinfektion kann ebenfalls ein manuelles Aufbereitungsverfahren sein, wenn in einem Temperaturbereich bis 60 °C gearbeitet wird. In der Praxis wird sie vor allem zur Aufbereitung von Endoskopen und Anästhesiematerialien eingesetzt. Dabei können allerdings nur Desinfektionsmittel auf der Basis nicht verdampfbarer Wirkstoffe verwendet werden. Zum Einsatz bieten sich einige kationische Tenside und organische Säuren an, nicht jedoch leicht flüchtige Aldehyde und Phenole. Es können sogar Desinfektionsmittel auf der Basis von Lebensmittelzusatzstoffen wie zum Beispiel Citronensäure und Milchsäure, die bei Raumtemperatur keine nennenswerte bakterizide oder fungizide Wirkung aufweisen, eingesetzt werden. Die viruzide Wirksamkeit derartiger Verfahren ist allerdings explizit zu prüfen, da sie nicht ohne weiteres vorausgesetzt werden kann. Mit Hilfe der chemothermischen Tauchdesinfektion kann, aufgrund der unterstützenden Wirkung der Temperatur, eine wesentlich stärkere Reinigungskraft und eine Verringerung der notwendigen Desinfektionsmittelkonzentration, etwa um den Faktor 6 bis 10, erreicht werden. Die Verwendung organischer Säuren kann zu einer wesentlichen Verringerung der Abwasserbelastung führen. Gegebenenfalls vorhandene Rückstände zeigen im allgemeinen keine toxischen Effekte.

Maschinelle chemothermische Desinfektionsverfahren

Die maschinelle chemothermische Desinfektion in speziellen Automaten bei 55 bis 60 °C ist das gängige Verfahren für die Aufbereitung thermolabiler Materialien, zum Beispiel von Anästhesie-Zubehör oder von Endoskopen. Auch Bettenwaschanlagen, Containerwaschanlagen und Matratzenwaschanlagen arbeiten nach dem chemothermischen Desinfektionsprinzip. Die Desinfektion der Leitungssysteme von Dialysemaschinen ist in den meisten Fällen ebenfalls als ein solches Verfahren einzustufen. Die Desinfektionswirkung umfaßt Pilze, Bakterien einschließlich des Tuberkuloseerregers sowie mindestens HBV, HCV und HIV. Geeignet sind Präparate auf der Basis von Glucoprotamin. Es können aber auch leicht verdampfbare Wirkstoffe eingesetzt werden. Die entstehenden Dämpfe müssen dann allerdings kondensiert und separat abgeleitet werden.
Die maschinelle chemothermische Desinfektion kann mit zwei unterschiedlichen Gerätetypen durchgeführt werden. Man unterscheidet Desinfektionsmaschinen, die lediglich der Desinfektion von vorgereinigtem Instrumentarium/Endoskopen dienen und Aufbereitungsmaschinen, die das Behandlungsgut in einem abgeschlossenen Ar-

beitsgang nicht nur desinfizieren, sondern auch reinigen. Die chemothermische Desinfektion in Ultraschallbädern nimmt eine Sonderstellung ein. Sie ist ein übliches Verfahren vor allem zur Aufbereitung von Dentalinstrumentarium. Durch den Einsatz von Ultraschall können Temperaturen von 45 bis 50 °C aufgebaut werden. Manche Bäder sind aber von vornherein mit einer Aufheizeinrichtung ausgerüstet. Ultraschall dient vor allem der Verbesserung des Reinigungsvermögens. Aber auch die mikrobizide Wirkung wird unterstützt. Chemothermische Desinfektionsverfahren können auch für höhere Temperaturen ausgelegt sein. Einige spezielle Wirkstoffkombinationen (Citronensäure/Milchsäure/Äpfelsäure) ermöglichen bei Temperaturen zwischen 93° und 96 °C sogar eine Abtötung bakterieller Sporen. Die Anwendung einer solchen maschinellen chemothermischen Tauchdesinfektion mit sporizider Wirkung ist vor allem für thermolabile Instrumente der Gruppe 3 von Bedeutung. Sie können ersatzweise (z. B. in Entwicklungsländern, Katastrophenfällen) sogar als Sterilisationsverfahren Anwendung finden und zur regelmäßigen Entkeimung von Spülmaschine benutzt werden, wobei sich als Wirkstoffe organische Säuren, auch in Kombination mit starken Komplexbildnern eignen.

Maschinell – thermische Desinfektionsverfahren

Die thermische Desinfektion im Spülautomaten ohne chemischen Desinfektionszusatz wird als BGA geprüftes Verfahren mit dem Wirkungsbereiche AB (s. 4.3) bei 93 °C und 10 min Einwirkungszeit angewendet. Dabei ist darauf zu achten, daß erst nach Einhaltung der vorgeschriebenen Verfahrensparameter die Flotte abgepumpt werden darf. Als Vorteil des Verfahrens gilt die geringe Umweltbelastung und das Fehlen von Desinfektionsmittelrückständen. Weil das Verfahren jedoch keine Reinigungsleistung aufweist müssen oft zusätzlich Reinigungsmittel eingesetzt werden. Bei ausschließlich thermischen Verfahren sind Mängel der Spülmaschine bakteriologisch schwierig zu validieren, weil die Temperaturverteilung im Spülgutraum von der Beschickung der Maschine abhängig ist. Auch eine schlechte Reinigungsleistung kann Anlaß für eine ungenügende Wirksamkeit sein, da selbst hitzesensible Erreger durch Begleitmaterial geschützt werden können.

5.3 Flächendesinfektion

Unter der Flächendesinfektion versteht man die Desinfektion von Gebäudeinnenflächen, Einrichtungsgegenständen und Oberflächen solcher Geräte, die nicht vollständig in eine Desinfektionsmittellösung eintauchbar sind. Deshalb zählt zum Beispiel die Wischdesinfektion von Fußböden, Wänden, Arbeits-, Wickel- und Nachttischen oder anderer Einrichtungsgegenstände ebenso zur Flächendesinfektion wie die äußerliche Behandlung von Dialysegeräten, Inkubatoren, Herz-Lungen-Maschinen oder OP-Leuchten. Mit dem Auftauchen immer neuer Materialien, Kunststoffe und Versiegelungen steigen die Anforderungen an die Qualität der Mittel und die Qualifikation des Personals, das für die korrekte Ausbringung verantwortlich ist. Zur Notwendigkeit einer routinemäßigen Flächendesinfektion im Krankenhaus gibt es zur Zeit unter Hygienikern unterschiedliche Positionen. Unbestritten ist die Forderung nach einer täglichen Desinfektion aller Risikobereiche, zum Beispiel der Intensivstation, des OP-Bereichs, der Dialysestation und vergleichbar kritischer Bereiche. Bei der routinemäßigen Desinfektion von Patientenzimmern herrschen unterschiedliche Auffassungen über deren Notwendigkeit. Unbestritten ist zwar eine tägliche Reinigung, führt man hier jedoch nur Reinigungsmaßnahmen durch, so ist mit einem Restkeimgehalt zu rechnen, der in der Regel mindestens 20 % der Ausgangskeimmenge umfaßt. Zudem besteht die Gefahr, daß ein wesentlicher Anteil der Keime durch Reinigungsmaßnahmen lediglich auf der Fläche verteilt und gar nicht entfernt wird, was die Gefahr einer Verschleppung in andere Räume oder Bereiche erhöht. Da moderne Flächendesinfektionsmittel bei richtiger Formulierung in einem Arbeitsschritt reinigen und desinfizieren, sollte dies für den medizinischen Bereich genutzt werden.

Gegenüber der Reinigung erzielt die Desinfektion eine Reduktion von mindestens 99 %. Geht man von einer Flächenkontamination mit einer Million Keimen aus, so würde der Restkeimgehalt nach einer Reinigung daher immer noch mindestens 200 000 Keime betragen. Nach der Desinfektion würde man dagegen höchstens noch 10 000 Keime wiederfinden. Die DGHM fordert in ihren Richtlinien für die Prüfung von Flächendesinfektionsmitteln unter Laborbedingungen sogar eine Keimreduktion von mindestens 5 $\log_{10}$ Stufen (s. 4.1.5.). Nach der Desinfektion dürften unter Laborbedingungen demzufolge höchstens 10 Keime auf den Testflächen verbleiben. Bereiche, in denen keine besonderen Maßnahmen zur Desinfektion getroffen werden müssen, sind sicherlich Verwaltungsräume, Eingangshallen und Hörsäle, allgemeine Flure, allgemeine Treppen, allgemeine Fahrstühle, Technik- und Lagerräume für unkritische Materialien. Hier kann man sich im Normalfall mit Reinigungsmaßnahmen begnügen.

Flächendesinfektionsmittel sollen Mikroorganismen (Bakterien und Pilze) und diejenigen Viren beseitigen, die eine hohe Umweltresistenz aufweisen und Patienten durch Kontakt- und Schmierinfektionen infizieren können (z. B. Rotaviren). Soweit es sich um Arbeitsflächen oder vergleichbare Bereiche handelt, sollten auch durch Blut-Blut-Kontakt übertragbare Viren inaktiviert werden. Aerogen übertragene Viren sind dagegen nur in Ausnahmefällen durch Flächendesinfektionsmaßnahmen bekämpfbar. Neben einer Reduktion der Gesamtkeimzahl ist eine möglichst vollständige Beseitigung nosokomialer Keime und Viren zu fordern. Wie bei allen anderen Desinfektionsmaßnahmen muß die Keimzahl auf ein solches Maß gesenkt werden, daß von der behandelten Fläche

keine Infektionsgefahr mehr ausgeht. Unkonventionelle Agenzien (Prionen) brauchen nach momentanem Kenntnisstand im Stationsbereich durch Flächendesinfektionsmaßnahmen nicht erreicht zu werden.
Gegen Mikroorganismen zeigen Flächendesinfektionsmittel noch Stunden nach ihrer Ausbringung eine Wirkung. Dies gilt auch dann, wenn eine Anwendungskonzentration gewählt wurde, die einer 4stündigen Einwirkungszeit entspricht. Da Bakterienzellen als flüssigkeitsgefüllte Räume zu betrachten sind, können die Mittel selbst dann noch nachwirken, wenn die Fläche dem äußeren Anschein nach vollkommen abgetrocknet ist. Gegenüber Viren beobachtet man meist keine derartig verlängerte Nachwirkungszeit. Hier sollte man nach Möglichkeit hohe Anwendungskonzentrationen, dafür aber kurze Einwirkzeiten bis zu einer Stunde wählen.
Zur Flächendesinfektion werden unterschiedliche Präparate angeboten, die den vielfältigen Anwendungsbereichen genügen müssen, sowie einige Spezialpräparate mit eng umrissenem Einsatzbereich. Da fast alle Mittel Tenside enthalten, zeigen moderne Präparate im allgemeinen auch eine gute Reinigungsleistung, die in manchen Fällen sogar diejenige klassischer Reiniger übertrifft. Man hat deshalb Flächendesinfektionsmittel früher, je nach ihrer Reinigungsleistung, als desinfizierende Reiniger oder reinigende Desinfektionsmittel eingestuft. Die meisten Flächendesinfektionsmittel enthalten als Wirkstoffe oder Wirkstoffkombinationen Aldehyde, QAV und Biguanide. Sie werden in der Regel als Flüssigkonzentrate angeboten. In jüngster Zeit befinden sich auch Präparate auf der Basis von Glucoprotamin auf dem Markt. Nur vereinzelt werden pulverförmige Mittel angeboten, vorwiegend solche, die in wäßriger Lösung Aktivsauerstoff freisetzen. Zur Behandlung kleiner Flächen werden anwendungsfertige Lösungen zum Sprühen sowie desinfektionsmittelgetränkte Tücher (meist mit Mitteln auf Alkohol- oder Wasser/Tensid-Basis) angeboten. In einigen Bereichen, zum Beispiel bei der Desinfektion von Badewannen, werden bisweilen Produkte verwendet, die auch für die Instrumentendesinfektion vorgesehen sind – bei der Fußpilzprophylaxe auch Präparate, die als Hautantiseptika zugelassen sein können.
Besonders wichtig bei der Flächendesinfektion ist die korrekte Dosierung der Präparate. Eine Unterdosierung ist wegen der dann mangelhaften Wirksamkeit unbedingt zu vermeiden. Bei Überdosierung können dagegen Klebeeffekte, Beschädigung von Versiegelungen und Pflegefilmen, Farbveränderungen, Geruchsbelästigung oder Korrosion auftreten. Eine Überdosierung sollte aber auch aus ökonomischen Gründen vermieden werden. Darüber hinaus führt sie zu einer unnötigen und daher vermeidbaren Umweltbelastung.
Manche Flächendesinfektionsmittel zeigen eine durchaus erwünschte Remanenzwirkung und lassen nach mehrmaliger Aufbringung eine Senkung der Anwendungskonzentration zu. Die mikrobizide Wirksamkeit verschlechtert sich hierbei nicht. Man spricht von sogenannten kumulativen Effekten[17]. Gegenüber Viren konnten solche Effekte allerdings bisher nicht nachgewiesen werden.
Hilfe bei der Auswahl der Mittel gibt Tabelle 15.21 oder die Liste der Deutschen Gesellschaft für Hygiene und Mikrobiologie (DGHM-Liste, s. 4.3.). Sie enthält die Anwendungsparameter anerkannter kommerzieller Präparate. Die im Krankenhausalltag anzuwendende Konzentration ist der gelistete 1 bis 4 h-Wert aus der Spalte „Flächendesinfektion in Krankenhaus und Praxis". Allenfalls in Hochrisikobereichen und bei medizintechnischen Geräten, die einer Wischdesinfektion unterzogen werden müssen, wird mit einer Anwendungskonzentration desinfiziert, die dem 15- beziehungsweise 30-Minuten Wert entspricht. Auch für die Sprühdesinfektion kleiner Flächen mit alkoholischen Präparaten ist es sinnvoll, mit Kurzzeitwerten zu arbeiten. Zur Erzielung einer ausreichenden viruziden Wirksamkeit gibt die DGHM-Liste allerdings keine Empfehlung. Hier sollte man Mittel verwenden, die nach der Richtlinie des Bundesgesundheitsamtes und der Deutschen Vereinigung zur Bekämpfung der Viruskrankheiten geprüft und für wirksam befunden wurden.
Zur Durchführung von Flächendesinfektionsmaßnahmen werden Flüssigkonzentrate oder Pulver entsprechend den Angaben des Herstellers mit kaltem Leitungswasser verdünnt. Warme Anwendungslösungen zeigen unter Praxisbedingungen keine Vorteile, weil sie bei der Ausbringung auf Flächen sofort auskühlen. Dafür entstehen dem Anwender jedoch oft Nachteile wie zum Beispiel eine erhöhte Geruchsbelästigung. Flüssigkonzentrate sollten nach Möglichkeit mittels spezieller Dosierautomaten verdünnt werden. Stehen solche nicht zur Verfügung, so sollte man sich der jeweils angebotenen oder empfohlenen Dosierhilfen bedienen. Die Notwendigkeit der peinlich genauen Dosierung besteht natürlich auch für gegebenenfalls anwendbare Zusätze wie Reinigungsverstärker oder Pflegemittel. In solchen Fällen dürfen selbstverständlich auch nur vom Hersteller empfohlene und experimentell überprüfte Produktkombinationen verwendet werden. Jede nicht empfohlene Kombination ist unzulässig, da sie mit hoher Wahrscheinlichkeit keine ausreichende Wirksamkeit besitzt. Bestimmte Tensidklassen sind zudem schlecht miteinander kombinierbar und können die Wirksamkeit des Desinfektionsmittels vollständig aufheben. Hierin liegt die Begründung für das grundsätzliche Verbot der Kombination von Reinigungs- und Desinfektionsmitteln, die deshalb auch nie in einem Arbeitsgang ausgebracht werden dürfen, es sei denn, der Hersteller übernimmt die erforderliche Wirksamkeitsgarantie für die spezielle Kombination. Beim Umgang mit Desinfektionsmitteln sind stets Gummihandschuhe (Haushaltshandschuhe) und Schutzkleidung (Schutzkittel) zu tragen. Dies gilt selbstverständlich nicht nur für den Umgang mit Konzentraten, bei dem unter Umständen weitere Schutzmaßnahmen erforderlich sind (flüssigkeitsdichte Schürze, Schutzbrille, Schutzmaske). Auch während des Ausbringens von Flächendesinfektionsmitteln sollte keinesfalls auf das Tragen von

Handschuhen verzichtet werden. Hautkontakte sind grundsätzlich zu vermeiden.

Scheuer-, Wischdesinfektion. Die Flächendesinfektion erfolgt als Scheuer- oder Wischdesinfektion. Normal verschmutzte Flächen können in der Regel allein durch das Desinfektionsmittel desinfiziert und gereinigt werden. Grobe Verunreinigungen, zum Beispiel durch Blut, Erbrochenes, Sputum, Stuhl und ähnliches müssen vor der eigentlichen Flächendesinfektion mit einem Desinfektionsmittel-getränkten Einmalwischtuch entfernt werden. Nur in wenigen Bereichen, etwa im Küchenbereich, machen stark verschmutzte (fettige) Flächen regelmäßig Reinigungsmaßnahmen vor der Desinfektion erforderlich. Sind diese notwendig, so ist darauf zu achten, daß die Oberfläche vor der Desinfektion abgetrocknet und frei von Reinigungsmittelresten ist.

Sprühdesinfektion. Zur Sprühdesinfektion benutzt man Druck-Sprühgeräte, Handsprüher oder FCKW-freie Spraydosen. Letztere können Umwelt-schonend nach dem Preßpack-System arbeiten, bei dem das Produkt in der Spraydose durch eine Folie von der Druckluft getrennt wird. Bei alkoholischen Sprays ist deren Brennbarkeit zu beachten. Sie sind deshalb so auszubringen, daß keine Brand- oder Explosionsgefahr auftreten kann. Wichtig ist, insbesondere bei der Sprühdesinfektion, auch eine geschlossene Benetzung der behandelten Oberfläche. Sie wird durch Nachbearbeitung der Fläche mit einem Wischtuch erreicht. Ein einfaches Ansprühen von kontaminierten Flächen ist im allgemeinen nicht ausreichend.

Wischdesinfektion. Bei der Wischdesinfektion können verschiedene Verfahren angewendet werden. Eine ältere Methode zur Flächendesinfektion arbeitet nach dem zwei-Eimer-Verfahren. Dabei wird der Wischlappen zuerst mit der sauberen Desinfektionsmittellösung getränkt und anschließend die zu desinfizierende Fläche behandelt. Danach wird der gleiche Lappen mit der nunmehr belasteten Desinfektionsmittellösung im zweiten Eimer möglichst mit Hilfe einer speziellen Preßvorrichtung ausgewrungen und wieder in den ersten Eimer mit Desinfektionsmittellösung getaucht. Sinn dieser Vorgehensweise ist stets, die Überlastung der Desinfektionsmittellösung mit wirkstoffzehrenden Substanzen zu vermeiden. Ein anderes modernes Verfahren mit hoher Flächenleistung ist das Rasantsystem. Von großer Wichtigkeit bei der Ausbringung von Flächeninfektionsmitteln ist die Menge der ausgebrachten Anwendungslösung. Sie sollte zwischen 20 bis 60 ml pro m² betragen. Die teilweise langen, vom Hersteller empfohlenen Einwirkungszeiten von einer und mehr Stunden bedeuten insbesondere bei der Fußboden-Wischdesinfektion nicht, daß der Raum für diese Zeit nicht mehr betreten werden darf. Für Bereiche wie zum Beispiel Operationssäle ist zwar eine Anwendungskonzentration zu wählen die einer einstündigen Einwirkungszeit entspricht, der Raum ist aber unmittelbar nach der Flächendesinfektion wieder benutzbar.

Die Häufigkeit von Flächendesinfektionsmaßnahmen richtet sich nach den Erfordernissen des jeweiligen Bereichs. Im allgemeinen erfolgt sie 1 × täglich. In sensiblen Bereichen wird sie unter Umständen auch öfter und dann unmittelbar nach der Benutzung durchgeführt. Bei der Flächendesinfektion wird oft empfohlen, nach wenigen Wochen der Anwendung das Desinfektionsmittel zu wechseln, d. h. auf einen neuen Präparatetyp umzusteigen. Man will durch eine solche Maßnahme das Auftreten resistenter Mikroorganismen ausschließen. Solange Flächendesinfektionsmittel jedoch korrekt angewendet werden, insbesondere jedoch auf eine ausreichende Anwendungskonzentration geachtet wird, ist eine solche Maßnahme nicht notwendig.

5.4 Dosieranlagen, Dosierhilfen

Dosieranlagen können als zentrale oder dezentrale Systeme konzipiert sein. In beiden Systemen wird ein Desinfektionsmittelkonzentrat in einem festen Verhältnis mit Wasser vermischt und dem Anwender zur Verfügung gestellt. Erfolgt die Herstellung der Anwendungslösung mit Hilfe von Trinkwasser, so muß gemäß DIN 1988[62] immer mit Systemtrennern gearbeitet werden, die ein Rücklaufen des Desinfektionsmittels in die Trinkwasserleitung sicher verhindern. Meist werden dazu Freifallstrecken im Gerät eingebaut. Die Anwendungslösung ist in diesem Fall drucklos und muß gegebenenfalls über eine nachgeschaltete Druckerhöhungsstufe geleitet werden. Es sind jedoch auch andere Systemtrenner im Handel, die ein Zumischen des Konzentrates unter Druck erlauben.

Zentrale Dosieranlagen. Sie versorgen meist das gesamte Krankenhaus mindestens aber eine größere Anzahl von Zapfstellen mit anwendungsfertiger Lösung, die in der Dosierzentrale angemischt und unter Druck in ein eigens verlegtes Rohrleitungssystem für Desinfektionsmittel eingespeist wird. Wird die Anwendungslösung dem System jedoch nicht laufend entnommen, einzelne Stränge stillgelegt oder werden die Mittel unterdosiert, so kann es in den Leitungen zum Wachstum resistenter Mikroorganismen unter Bildung von Biofilmen kommen. Solche Biofilme bestehen aus abgestorbenen und lebenden Keimen, die durch Schleim- oder Kapselsubstanzen vor dem Desinfektionsmittel geschützt sind und ein gefürchtetes Keimreservoirs darstellen. Häufig sind Pseudomonaden für eine solche Art der Verkeimung verantwortlich. Eine Sanierung des Leitungssystems ist schwierig und gelingt nur, wenn das komplette System mit einem hochkonzentrierten Desinfektionsmittel durchströmt wird und der Biofilm zuvor entfernt wurde, zum Beispiel durch Wasser, dem Abrasivstoffe zugemischt werden. Ferner sollte ein Wechsel des Desinfektionsmittels zu einem Präparatetyp mit vollkommen anderer Wirkstoffbasis stattfinden (z. B. von Aldehyd- auf QAV-Basis oder umgekehrt). Eine wirksame Sanierung ist auch durch kurzzeitigen Einsatz von

Peressigsäure oder Hypochlorit möglich, da sich beide Wirkstoffe ebenfalls zur Ablösung von Biofilmen eignen. Eine in der Praxis wirksame Konzentration von Peressigsäure in Kombination mit Wasserstoffperoxid liegt bei etwa 0,05–0,1 % Peressigsäure sowie +0,5–1,0 % H_2O_2. Zuvor muß jedoch die Materialienkompatibilität geprüft werden. Aufgrund der geschilderten Problematik erscheint es heute aber sinnvoller, ganz auf den Einsatz zentraler Zumischanlagen zu verzichten und die einzelnen Abteilungen eines Krankenhauses mit dezentralen Dosiergeräten zu versorgen.

Dezentrale Dosiergeräte. Sie sind in der Regel direkt auf der Station installiert und dosieren das Konzentrat mittels wasserdruckgesteuerter Doppelkolbenhubpumpen oder auch peristaltischer Schlauchpumpen. Dosiereinrichtungen nach dem Prinzip der Wasserstrahlpumpe sind abzulehnen. Hier wird die Anwendungskonzentration vom Durchmesser der Düse bestimmt, sie ist jedoch auch von unbeeinflußbaren Parametern wie dem Wasserdruck, der Viskosität des Konzentrates und anderen Größen abhängig. Der Dosierfehler kann bei solchen Systemen leicht über 100 % liegen. Moderne, computergesteuerte Dosiergeräte können wichtige Parameter wie entnommene Menge, Entnahmezeitpunkte, Entnahmepersonal, verwendetes Desinfektionsmittel etc. über lange Zeiträume speichern und weisen auch eine wesentlich höhere Dosiergenauigkeit auf. Die Auswertung ihrer Daten sowie deren Vergleich bei mehreren Geräten kann darüber hinaus ein wertvolles Hilfsmittel zur Planung und zur Dokumentation des Hygienestandards sein.

Neben Dosiergeräten finden auch einfachere Dosierhilfen wie Meßbecher, Handpumpen, Schütt-Dosierer, Kappen, Kleinstabpackungen als Beutel oder Patronen Anwendung.

Literatur

1. Adam C, Adrian V, Kramer A (1990) Phytotoxizität und Zytotoxizität als Kriterien für die Verträglichkeit von Desinfektionsmitteln und Antiseptika. Hyg + Med 15: 373–374
2. Adams MH (1948) Surface inactivation of bacterial viruses and proteins. J Gen Physiol 31: 417–431
3. Akers TG (1969) Survival of airborne virus, phage and other minute microbes. In: Dimmick RL, Akers AB (Hrsg.) Introduction to Experimental Aerobiology. Wiley-Interscience, New York
4. Allgeier GD, Mullins RL, Wilding DA (1980) Trihalomethane levels at selected water utilities in Kentucky. Environmental Health Res 473–512
5. American Society for Testing and Materials (1989) Annual book of ASTM standards, section 11: water and environmental technology E 1053–85, 621–624, 11. 4. 1989
6. Anderson RL (1989) Iodophor antiseptics: intrinsic microbial contamination with resistant bacteria. Infection Control Hosp Epidemiol 10: 443–446
7. Ando Y, Tsuzuki T (1986) The effect of hydrogen peroxide on spores of Clostridium perfingens. Letters in Appl Microbiol 2: 65–68
8. Apostolov K (1980) The effects of iodine on the biological activities of myxoviruses. J Hyg 84: 381–388
9. Arbeitskreis Endoskopie (1991) Anforderungen an Reinigungs- und Desinfektionsgeräte für flexible Endoskope. Endo-Praxis 3/7: 38–39
10. Association Francaise de Normalisation, AFNOR (1989) recueil de normes francaises, 2. edition. Afnor tour europe cedex 7 92080 Paris La Défense
11. Association Francaise de Normalisation, AFNOR (1986) Antiseptiques et désinfectants utilisé à l'état liquide, miscibles à l'eau. Détermination de l'activité virucide vis-à-vis des virus des vertébrés. T72–180, Mars 1986
12. Association Francaise de Normalisation, AFNOR (1986) Antiseptiques et désinfectants utilisé à l'état liquide, miscibles à l'eau. Determination of virucidal activity with respect to bacteriophages. T72–181, January 1986
13. Association Francaise de Normalisation, AFNOR (1989) Water miscible antiseptics and disinfectants used in liquid form. Determination of virucidal activity vis-à-vis bacteriophages. NF T72–181, December 1989
14. Ayliffe GAJ, Babb JR, Bradley CR, Davies JG (1990) Virucidal testing of disinfectants on skin. 2nd Intenat Conf Hosp Infect Soc London, 2.–6. 9. 1990
15. Baldry MGC (1984) The antimicrobial properties of magnesium monoperoxyphthalate hexahydrate. J Appl Bacteriol 57: 499–503
16. Baldry MGC (1985) A note on the biocidal properties of Caro's acid triple salt. J Appl Bacteriol 58: 315–318
17. Bansemir K, Borneff H, Martiny H, Rüden H, Werner HP (1987) Kumulative Effekte bei der Flächendesinfektion. Hyg + Med 11: 426–428
18. Barré-Sinoussi F, Nugeyre MT, Chermann JC (1985) Resistance of AIDS virus at room temperature. Lancet II 721–722
19. Berninger M, Hammer M, Hayer B, Gerin JL (1982) An assay for the detection of DNA gnome of hepatitis B virus in serum. J Med Virol 9: 57–68
20. Berufsgenossenschaft für Gesundheitsdienst und Wohlfahrtspflege (1986) Unfallverhütungsvorschrift, VBG 103. Stand April 1986, Hamburg
21. Binding N (1990) Exposure to Formaldehyde and Glutardialdehyde in operating theaters. Int Arch Occup Environ Health 62: 233–238
22. Bock M (1956) Zur Thermoresistenz der Viren. Arzneimittel-Forsch 6: 527–531
23. Bohne L, Coquerelle T, Hagen U (1970) Radiation sensitivity of bacteriophage DNA. II. Breaks and cross-links after irradiation in vivo. Int J Radiat Biol 17: 205–215
24. Bond WW, Favero MS, Petersen NJ, Ebert JW (1983) Inactivation of hepatitis B virus by intermediat-to-high-level disinfectant chemicals. J Clin Microbiol 18: 535–538
25. Bond WW, Favero MS, Petersen NJ, Gravelle CR, Ebert JW, Maynard JE (1981) Survival of hepatitis B virus after drying and storage for one week. Lancet I: 550–551
26. Bond WW, Moncada RE (1978) Viral hepatitis B infection risk in flexible fiberoptic endoscopy. Gastrointest Endosc 24: 255–230
27. Bond WW, Petersen NJ, Favero MS (1977) Viral hepatitis B: aspects of environmental control. Health Lab Sci 14: 235–252
28. Borick PM, Dondershine FH (1964) Alkalinized

glutaraldehyde, a new antimicrobial agent. J pharmaceutical Sciences 10: 1273–1275
29. Briefman-Kline L, Hull RN (1960) The virucidal properties of peracetic acid. Am J Clin Pathol 33: 30–33
30. Budowsky MA, Zalesskaya MA (1985) Principles of selective inactivation of the viral gnome. III. Kinetic of bacteriophage MS2 infectivity inactivation by beta-propiolactone. Mol Biol (Moscow) 19: 1139–1147
31. Bundesgesundheitsamt (1980) Richtlinie für Krankenhaushygiene und Infektionsprävention, Anlage zu Ziffer 7.2 der Richtlinie für Krankenhaushygiene und Infektionsprävention. Bundesgesundheitsblatt 23: 356–364
32. Bundesgesundheitsamt (1982) Richtlinie des Bundesgesundheitsamtes und der Deutschen Vereinigung zur Bekämpfung der Viruskrankheiten zur Prüfung von chemischen Desinfektionsmitteln auf Wirksamkeit gegen Viren. Bundesgesundhbl 25: 397–398
33. Bundesgesundheitsamt (1983) Kommentar zur Richtlinie des Bundesgesundheitsamtes und der Deutschen Vereinigung zur Bekämpfung der Viruskrankheiten e. V. zur Prüfung von chemischen Desinfektionsmitteln auf Wirksamkeit gegen Viren. Bundesgesundhbl 26: 413–415
34. Bundesgesundheitsamt (1983) Empfehlungen des Bundesgesundheitsamtes zu Formaldehyd in Inkubatoren. Bundesgesundheitsblatt 26: 54–55
35. Bundesgesundheitsamt (1984) Empfehlungen des Bundesgesundheitsamtes, der Bundesanstalt für Arbeitsschutz und des Umweltbundesamtes zu Formaldehyd: Formaldehyd – ein gemeinsamer Bericht des BGA, der BA und des UBA. Kohlhammerverlag, Stuttgart
36. Bundesgesundheitsamt (1985) Empfehlungen des Bundesgesundheitsamtes zu Formaldehyd in Inkubatoren. Bundesgesundheitsblatt 28: 156
37. Bundesgesundheitsamt (1985) Vom Umgang mit Formaldehyd, eine Informationsschrift des BGA. ISBN 3-924403-57-0
38. Bundesgesundheitsamt (1987) Liste der vom Bundesgesundheitsamt geprüften und anerkannten Desinfektionsmittel und -verfahren. Bundesgesundhbl 30: 279–292
39. Bundesgesundheitsamt (1990) Guidelines of Bundesgesundheitsamt (BGA; German Federal Health Office) and Deutsche Vereinigung zur Bekämpfung der Viruskrankheiten e. V. (DVV; German Association for the Controll of Virus Diseases) for testing the effectiveness of chemical disinfectants against viruses. Zbl Hyg 189: 554–562
40. Bundesgesundheitsamt (1994) Liste der vom Bundesgesundheitsamt geprüften und anerkannten Desinfektionsmittel und -verfahren, Stand vom 1. 2. 1994 (12. Ausgabe) Hyg + Med 19: 349–363
41. Bundesgesundheitsamt (1994) Richtlinie des Bundesgesundheitsamtes zur Prüfung der Wirksamkeit von Flächendesinfektionsmitteln für die Desinfektion bei Tuberkulose. Bundesgesundhbl 37/6: 274–275
42. Bundesgesundheitsamt (1994) Kommentar zur Richtlinie des Bundesgesundheitsamtes zur Prüfung der Wirksamkeit von Flächendesinfektionsmitteln für die Desinfektion bei Tuberkulose. Bundesgesundhbl 37/6: 275–278
43. Burge S (1989) Occupational risk of glutardialdehyde. Brit Med J 342

44. Christiansen B, Eggers HJ, Exner M, Gundermann K-O, Heeg P, Hingst V, Höffler U, Krämer J, Martiny H, Rüden H, Schliesser Th, Schubert R, Sonntag H-G, Spicher G, Steinmann J, Thofern E, Thraenhart O, Werner HP (1991) Richtlinie für die Prüfung und Bewertung von Hautdesinfektionsmitteln. Zbl Hyg 192: 99–103
45. Cottier H (1980) Wundheilung, Reparation und ihre Störungen mit Hinweisen auf Fremdkörperreaktionen. In: Cottier H (Hrsg.) Pathogenese, Bd. 2, Springer, Berlin, Heidelberg, New York, S. 1357–1391
46. Craven DE (1981) Pseudobacteremia caused by PVP-Iodine solution contaminated with P. cepatia. New Engl J Med 305/11: 621–623
47. Danner K (1991) Übertragung spongiformer Encephalopathien durch Arzneimittel, Grundzüge einer Risikobetrachtung. Pharm Ind 53/7: 613–623
48. De Jong JC (1989) Dutch requirements for activity of disinfectants against human viruses. Symposium Européen Les Désinfectants, Fougéres 26. et 27 Septembre 1989
49. Dee SW, Fogleman JC (1992) Rates of inactivation of waterborne coliphages by monochloramine. Appl Environ Microbiol 58: 3136–3141
50. Deinhardt F, Habermehl KO, Kuwert E, Spicher G (1983) Stellungnahme zur Prüfung von Desinfektionsmitteln auf Wirksamkeit gegenüber dem Hepatitis B-Virus. Bundesgesundhbl 26: 222
51. Deutsche Gesellschaft für Hygiene und Mikrobiologie (1981) Richtlinien für die Prüfung und Bewertung chemischer Desinfektionsverfahren. Gustav Fischer Verlag, Stuttgart, New York
52. Deutsche Gesellschaft für Hygiene und Mikrobiologie (1992) Liste der nach der „Richtlinie für die Prüfung und Bewertung von Hände-Dekontaminationspräparaten" geprüften und von der Deutsche Gesellschaft für Hygiene und Mikrobiologie als wirksam befundenen Hände-Dekontaminationsverfahren, Stand 1. 1. 1992. mhP-Verlag, Wiesbaden
53. Deutsche Gesellschaft für Krankenhaushygiene (DGKH), Fachkommission Klinische Antiseptik; Bansemir K, Brühl P, Butt U, Goroncy-Bermes P, Heeg M, Hepper M, Hingst V, Jülich WD, Kaiser R, Kirschner U, Kramer A, Lütgens M, von Rheinbaben F, Rödger HJ, Topoll HH, Wewalka G, Weuffen W, Zippel M (1991) Indikationen und Anforderungen für die klinische Anwendung von Antiseptika. Hyg + Med 16: 422–424
54. Deutsche Veterinärmedizinische Gesellschaft e. V. (1984) Richtlinien für die Prüfung chemischer Desinfektionsmittel. Gießen
55. Deutsche Veterinärmedizinische Gesellschaft e. V. (1988) Richtlinien für die Prüfung chemischer Desinfektionsmittel, 2. Auflage. Gießen
56. Deutsche Veterinärmedizinische Gesellschaft e. V. (1994) 8. Desinfektionsmittelliste der DVG geprüften und als wirksam befundenen Desinfektionsmittel für die Tierhaltung (Handelspräparate), Stand 1. Juli 1993. Hyg + Med 19: 40–47
57. Deutsche Veterinärmedizinische Gesellschaft e. V. (1994) 3. Liste der nach den Richtlinien der DVG geprüften und als wirksam befundenen Desinfektionsmittel für den Lebensmittelbereich (Handelspräparate), Stand 1. Juli 1993. Hyg + Med 19: 48–55
58. Dichtelmüller H, Stephan W (1988) Kontrolle von Sterilisationsverfahren für Plasmaderivate mit Bakteriophagen. Immunität u Infektion 16: 18–20

59. Dickgiesser N (1989) Zur viruziden Wirkung von ausgewählten in der VII. Liste der DGHM empfohlenen Händedesinfektionsmitteln sowie von Ethanol, Isopropanol und Phenol auf die Bakteriophagen T4 und f2. Hyg + Med 14: 142
60. Dickgiesser N, Primavesi CA (1988) Zur viruziden Wirkung von ausgewählten in der VII. Liste der DGHM empfohlenen Instrumentendesinfektionsmitteln auf die Bakteriophagen T4, 01 und f2. Hyg + Med 13: 407–412
61. DIN 11905 (1985) Wäscherei und Chemischreinigungsmaschinen; Waschmaschinen, Begriffe, Maschinenausführungen, Anforderungen. Beuth Verlag GmbH Berlin, Köln (07. 1975)
62. DIN 1988 (1988) Technische Regeln für Trinkwasserinstallation. Beuth Verlag GmbH Berlin, Köln (12. 1988)
63. Dineen P (1969) An evaluation of the duration of the surgical scrub. Surg Gynecol Obstec 129: 1181–1184
64. Disch K (1992) Glucoprotamin – ein neuer antimikrobieller Stoff. Hyg + Med 17: 529–537
65. Dragas AZ, Marvin J, Derganc M (1991) Ist die übliche Händedesinfektion in der pädiatrischen Intensivstation für die Inaktivierung von Mikroorganismen ausreichend? Hyg + Med 16: 217–220
66. Eckhoff B, Grell-Büchtmann L, Steinmann J (1986) Viruzide Wirksamkeit von Mund- und Rachentherapeutika im Suspensionsversuch. Hyg + Med 11: 324–326
67. Eggensperger H (1993) Zur Wirksamkeit von Desinfektionsmitteln gegenüber Viren. Infektionsklinik 6: 21–28
68. Esanu V, Profeta A (1987) Antiviral Antiseptics. In: Kramer A, Weuffen W, Krasilnikow AP, Gröschel D, Bulka E, Rehn D (Hrsg.) Handbuch der Antiseptik, Bd. II/3, Antibakterielle, antifungielle und antivirale Antiseptik – ausgewählte Wirkstoffe. Berlin, Volk und Gesundheit 100–104
69. Evison LM (1978) Inactivation of enteroviruses and coliphages with ozone in water and waste waters. Prog Water Technol 10: 365–374
70. Färber U (1987) Untersuchungen zur Standzeit von Instrumentendesinfektionsmitteln. Krh-Hyg + Inf. verh 4: 115–118
71. Favero MS, Bond WW, Petersen NJ, Berquist KR, Maynard JE (1974) Detection methods for study of the stability of hepatitis B antigen on surfaces. J Infect Dis 129: 210–212
72. Favero MS, Maynard JE, Petersen NJ, Boyer KM, Bond WW, Berquist KR, Szmuness W (1973) Hepatitis B antigen on environmental surface. Lancet 1455
73. Favero MS, Petersen NJ, Bond WB (1986) Transmission and control of laboratory-aquired hepatitis infection. In: Miller BM, Gröschel DHM, Richardson JH, Vesley D, Songer JR, Housewright RD, Barkley WE (eds) Laboratory safety: principles and practices, Washington D.C., ASM 56
74. Finch GR, Fairbairn N (1991) Comparative inactivation of poliovirus type 3 and MS2 coliphage in demand-free phosphate buffer by using ozone. Appl Environ Microbiol 57: 3121–3126
75. Francis DP, Favero MS, Maynard JE (1981) Transmission of hepatitis B virus. Sem Liver Dis 1: 27–32
76. Frösner G, Jentsch G, Utemann H (1982) Zerstörung der Antigenität und Beeinflussung der immunochemischen Reaktivität von Antigenen des Hepatitis-B-Virus (HBsAg, HBcAg und HBeAg) durch Desinfektionsmittel – ein Prüfmodell. Zbl Bakt Hyg I Abt Orig B: 176: 1–14
77. Fuhrmann H, Floerke L, Böhm KH (1986) Untersuchungen zum Problem der Hitzeinaktivierung bakterieller Sporen nach Desinfektionsmitteleinwirkung im Hinblick auf ein Aerosolverfahren zur Dekontamination von Geräten und Räumen. Zbl Bakt Hyg I Abt Orig B 182: 515–524
78. Gall H (1986) Hautschäden durch Desinfektionsmittel. Hyg + Med 11: 13–16
79. Godc P, Hachmann K (1992) Zur Ableitung von desinfektionsmittelhaltigem Abwasser ins kommunale Abwassernetz. Hyg + Med 17: 153–162
80. Gordon MP (1976) Role of protein in the inactivation of viruses by ultraviolet radiation. Aging, Carcinog, Radiat Biol, (Proc Int Conf) 105–122
81. Gorman SP, Scott EM (1980) Antimicrobial activity, use and mechanism of action of glutaraldehyde. J Appl Bacteriol 48: 161–190
82. Gottardi W (1986) Keimtötungsversuche mit wäßrigen PVP-Iod enthaltenden Desinfektionslösungen. Zbl Bakt Hyg B 182: 372–380
83. Gould GW, Hitchins AD (1963) Sensitization of bacterial spores to lysozyme and to hydrogen peroxide with agents which rupture disulphide bonds. J Gen Microbiol 33: 413–423
84. Gröschel D, Kramer A, Krasilnikow AP, Spoulding EH, Weuffen W (1989) Antiseptik und Desinfektion. Notwendigkeit einer begrifflichen Abgrenzung. Zbl Hyg 188: 526–532
85. Grün L (1982) Unzulängliche Keimabtötung durch wäßrige Jodophor-Präparate im Hinblick auf hygienische und chirurgische Händedesinfektion. Hyg + Med 7: 157–170
86. Gwaltney JM, Moskalski PB, Hendley JO (1978) Hand-to-hand-transmission of rhinovirus colds. Ann Intern Med 88: 463–467
87. Gwaltney JM, Moskalski PB, Hendley JO (1980) Interruption of experimental rhinovirus infection. J Infect Dis 142: 811–815
88. Hachmann K (1993) Reinigungswirkung von Desinfektionsmitteln. Pharma-Technol J 14: 60–64
89. Hajenian H, Butler M (1980) Inactivation of f 2 coliphage in municipal effluent by the use of various disinfectants. J Hyg 84: 247
90. Handrick W, Stein H-E, Schmidt J, Ludewig R (1969) Untersuchungen über die viruzide Wirksamkeit von Wasserstoffperoxid. Z ges Hyg 15: 612–615
91. Hanson PJV, Gor D, Jeffries DJ, Collins JV (1989) Chemical inactivation of HIV on surfaces. Br Med J 298: 862–864
92. Harakeh MS (1984) Inactivation of enteroviruses, rotaviruses and bacteriophages by peracetic acid in a municipal sewage effluent. FEMS Microbiol Letters 23: 27–30
93. Harke HP (1982) Händedesinfektion unter Berücksichtigung der Hepatitis B in Klinik und klinischem Labor mit Primasept M. GIT Lab Med 5: 35–36
94. Harke HP (1987) Anorganische Persäuren – ihre Verwendung als Wirkstoffe in Desinfektionsmitteln. Hyg + Med 12: 224–225
95. Harke HP (1990) Desinfektionsmittel und Antiseptika, Trends und Neuentwicklungen. Hyg + Med 15: 422–425
96. Hayes PS, McGiboney DL, Jeffrey DB, Freeley JC (1982) Resistance of Mycobacterium chelonei-like organisms to formaldehyde. Appl Environm Microbiol 43/3: 722–724
97. Heeg P (1989) Neue Aspekte der Hände- und Hautdesinfektion. Das Krankenhaus 12: 638–670

98. Heeg P, Bernau A (1984) Vergleichende Untersuchungen zur Prüfung der Wirksamkeit verschiedener Händedesinfektionsverfahren. Hyg + Med 9: 468–470
99. Heicken K (1982) Zum Wirkungsmechanismus von Formaldehyd. In: Rödger J (Hrsg) Desinfektionswirkstoff Formaldehyd. Frankfurt, Umwelt u Medizin 7–12
100. Heicken K, Spicher G (1956) Über die Kinetik der Inaktivierung und der Reaktivierung von Phagen. I. Mitteilung. Zbl Bakt Hyg Abt Orig 167: 97–122
101. Heicken K, Spicher G (1961) Über die Kinetik der Inaktivierung und Reaktivierung von Phagen. V. Mitteilung. Zbl Bakt Hyg I. Abt Orig 182: 1–19
102. Heicken K, Spicher P (1962) Mechanismus der reversiblen und irreversiblen Inaktivierung von Mikroorganismen. Zbl Bakt I Orig 184: 105–119
103. Herbst W, Wekerle J, Strauch O (1990) Zur inaktivierenden Wirkung organischer Säuren auf Parvoviren bei verschiedenen Temperaturen. Hyg + Med 15: 313–318
104. Hetmanek R, Jülich WD, Kramer A, Manigk W, Weuffen W, Wigert H (1988) Zur Notwendigkeit einer Standortbestimmung der Desinfektionspraxis mit Zubereitungen, die elementares Iod enthalten. In: Machmerth RM, Winkler H, Kramer A (Hrsg) Ergebnisse krankenhaushygienischer Forschung – Experimentelle und praktische Keimtötung und Dekontamination. Schriftenreihe Mikrobielle Umwelt und antimikrobielle Maßnahmen Bd. 11. Leipzig, Verlag E Barth 117–119
105. Heuberger E, Werner HP (1984) Iodophore zur Desinfektion? 3. Mitteilung: Die Abgabe von molekularem Iod aus wässriger Iodophor-Lösung. Hyg + Med 9: 319–322
106. Howard CR, Dixon J, Young P, v. Eerd P, Schellekens H (1983) Chemical inactivation of hepatitis B virus: the effect of disinfectans on virus-associated DNA polymerase activity, morphology and infectivity. J Virol Meth 7: 135–148
107. Hoyt A, Djang AHK, Smith RC (1956) Public tuberculosis disinfection with diamine. Health Reports 71: 1097
108. Hudson JB, Fong R, Altamirano M, Towers GHN (1987) Comparative anti-bacteriophage activity of naturally-occuring photosensitizers. Planta Med 53: 536–538
109. Hugo WB (1981) The mode of action of antiseptics. In: Weuffen W, Kramer A, Gröschel D, Berencsi G, Bulka E (Hrsg) Handbuch der Antiseptik Bd. I/2, Berlin, Volk und Gesundheit 39–77
110. Iwase M (1987) A new series of fluorine-containing derivatives of ascorbic acid with phage-inactivating activity. Agric Biol Chem 51: 2847–2849
111. Jakobi G, Löhrl A (1987) Detergents and textile washing. Verlag Chemie, Weinheim
112. Jilg W (1989) Inactivation of hepatitis B virus. Int conference of blood-borne infections in the workplace. Stockholm 28.–30. 8. 1989
113. Jones MV, Bellamy K, Alcock R, Hudson R (1991) The use of bacteriophage MS2 as a model system to evaluate virucidal hand disinfectants. J Hosp Infect 17: 279–285
114. Jülich WD (1991) Prüfung von Desinfektionsmitteln auf ihre Wirkung gegen Hepatitis B und C Viren. Internationales Symposium Dentalhygiene und Infektionskontrolle in Klinik und Praxis. Ulm 6.–9. 10. 1991
115. Jülich W-D, Kramer A, Reinholz D, Höppe H, Manigk W, Nordheim W, Bräuninger S (1990) Vergleichende Untersuchungen verschiedener Methoden zur Erfassung der Wirkungsbeeinträchtigung von Desinfektionsmitteln durch Blut. Hyg + Med 15: 357–361
116. Jülich WD, Kramer A, Weuffen W, Höppe H (1993) Der Mehrschweinchenhauttest mit HBV-Kontamination – eine neue Methode zur Prüfung der antiviralen Wirksamkeit unter Praxisbedingungen. 11. Symposium der Österreichischen Gesellschaft für Hygiene, Mikrobiologie und Präventivmedizin, Wien Nov. 1990, Wiesbaden, mhp-Verlag
117. Jülich WD, Kramer A, Wiebeck F, Weuffen W (1988) Desinfektionsmittelprüfung im Keimträgertest mit HBsAG als Infektiositätsmarker für das Hepatitis-B-Virus. In: Knoll KH (Hrsg) Angewandte Krankenhaushygiene Bd. 3, Marburg, Schröder 249–257
118. Kallenberger C (1972) Aktuelle Probleme in Chirurgie und Orthopädie, Untersuchungen zur Geweberträglichkeit von Desinfektionsmittellösungen. 12: 87–96
119. Kalmar P (1985) Händedesinfektion mit alkoholischen Einreibepräparaten. Swiss Med 7: 57–59
120. Karch H, Kaulfers PM (1988) Bakteriophagen als Überträger von Verotoxinen: Vorkommen und Inaktivierung. Hyg + Med 13: 81–85
121. Kedziora S (1993) Bakteriophagen – ein Modell zur Virusdesinfektion. Zentrum für Hygiene, Präventivund Umweltmedizin. Med-Diss, Erfurt
122. King JA, Woodside W, McGucken PV (1974) Relationship between pH and antibacterial activity of glutaraldehyde. J Pharmaceutical Sciences 5: 804–805
123. Klausmann K-J, Machmerth R, Goehring R (1988) Zur Widerstandsfähigkeit nativer Erdbazillensporen gegenüber Glutaraldehyd. In: Machmenert RM, Winkler H, Kramer A (Hrsg) Ergebnisse krankenhaushygienischer Forschung – Experimentelle und praktische Keimtötung und Dekontamination. Schriftenreihe Mikrobielle Umwelt und antimikrobielle Massnahmen Bd. 11. Leipzig, Verlag E Barth 44–46
124. Klein M, Deforest A (1983) Principles of viral inactivation. In: Block SS (Hrsg) Disinfection, Sterilization and Prevention, 3. Aufl. Philadelphia, Verlag Lea & Febiger, 422–434
125. Klein M, Kalter SS, Mudd S (1945) The action of synthetic detergents upon certain strains of bacteriophage and virus. J Immunol 51: 389–396
126. Kobayashi H, Tsuzuki M, Koshimizu K, Toyama H, Yoshikara N, Shikata T, Abe K, Mizuno K, Otoma N, Oda T (1984) Susceptibility of hepatitis B virus to disinfectants or heat. J Clin Microbiol 20: 214–216
127. Koch HA, v. Rheinbaben F (1991) HIV-Resistenz und Inaktivierung. Desinfektionsmittel zeigen unterschiedliche Wirkungen gegen Viren. Desinfektor 11/2: 4–8
128. Korn AH, Feairheller SH, Filachione EM (1972) Glutaraldehyde: Nature of the reagent. J Mol Biol 65: 525–529
129. Kramer A (1992) Wirkstoffbasis und Anwendungscharakteristik der in den alten und neuen Bundesländern eingesetzten Desinfektionsmittel. PharmaTechnol J 13: 20–30
130. Kramer A, Adrian V, Adams C (1993) Vergleich der Toxizität von Lavasept und ausgewählten Antiseptika. Hyg + Med 18: 9–16

131. Kramer A, Gröschel D, Heeg P, Hingst V, Lippert H, Rotter M, Weuffen W (1993) Klinische Antiseptik. Springer Verlag, Berlin
132. Kramer A, Hetmanek R, Weuffen W, Ludewig R, Wagner R, Jülich W-D, Jahr H, Manigk W, Berling H, Pohl U, Adrian V, Hübner G, Paetzelt H (1987) Wasserstoffperoxid. In: Kramer A, Weuffen W, Krasilnikow AP, Gröschel D, Bulka E, Rehn D (Hrsg.) Handbuch der Antiseptik, Bd. II/3, Antibakterielle, antifungielle und antivirale Antiseptik – ausgewählte Wirkstoffe. Berlin, Volk und Gesundheit S. 447–491
133. Kramer A, Wallhäußer KH (1993) Wirkungsspektrum und Anwendungseigenschaften häufig aus prophylaktischer Indikation angewandter Antiseptika. In: Kramer A, Gröschel D, Heeg P, Hingst V, Lippert H, Rotter M, Weuffen W (Hrsg.) Klinische Antiseptik, Berlin, Heidelberg, New York, London, Paris, Tokyo, Hong Kong, Barcelona, Springer Verlag, S. 23–65
134. Kramer A, Weuffen W (1973) Zur hygienischen Bedeutung von Seifen mit antiseptischen Zusätzen. Z ges Hyg 18: 221–224
135. Kramer A, Weuffen W, Adrian V (1987) Toxische Risiken bei der Anwendung von Desinfektionsmitteln auf der Haut. Hyg + Med 12: 134–142
136. Kriviskii AS, Esipova VV, Koudelka J (1973) Effect of acridine orange pretreatment of phage sd on the mutagenic and lethal action of UV-irradiation. Stud Biophys (STBIBN) V 36/37: 343–354
137. Kuwert E, Thraenhart O, Dermietzel R, Scheiermann N (1983) Zur Hepatitis-B-Wirksamkeit und Hepatoviruzidie von Desinfektionsverfahren auf der Grundlage des MADT. 4. Aufl. Mainz mhp-Verlag
138. Kuwert E, Thraenhart O, Dermietzel R, Scheiermann N (1984) The morphological alteration and disintegration test (MADT) for quantitative and kinetic determination of hepato-virucidal effect of chemical disinfectants. Hyg+ Med 9: 379–384
139. Lachmann JP, Wolff MH (1993) Kann Mikrowellenbestrahlung zur Keimreduktion in der täglichen Praxis beitragen? ZWR 12: 862–865
140. Lambrecht B, Mohr H, Knüver-Hopf J, Schmitt H (1991) Photoinactivation of viruses in human fresh plasma by phenothiazine dyes in combination with visible light. Vox Sang 60: 207–213
141. Lehmann RH, Bansemir KP (1987) Bakteriophagen als Testviren für die Desinfektionsmittel-Prüfung. 1. Mitteilung: Quantitativer Suspensionstest mit Desinfektionswirkstoffen. Hyg + Med 12: 9–12
142. Lembke J, Teuber M (1981) Inaktivierung von Bakteriophagen durch Desinfektionsmittel. Deutsche Molkereizeitung 102: 580–587
143. Levy JA, Mitra GA, Wong MF, Mozen MM (1985) Inactivation by wet and dry heat of AIDS-associated retrovirus during factor VIII purification from plasma. Lancet I: 1456–1457
144. Mahnel H (1979) Resistenzunterschiede zwischen Viren verschiedener Gruppen gegenüber einigen chemisch-physikalischen Dekontaminationsverfahren. Infection 7: 240–246
145. Mahnel H (1984) Virusdesinfektion in Labor und tierärztlicher Praxis. Tierärztl Prax 12: 117–130
146. Mahnel H, Schmidt M (1986) Über die Wirksamkeit von Silberverbindungen auf Viren in Wasser. Zbl Bakt Hyg B 381–392
147. Mahnel H, Stettmund v. Brodorotti H (1981) Thermoinaktivierung von Viren durch Mikrowellen. Zbl Veterinärmed 28: 509–517

148. Meissner C, Künzel W, Jacobi HD (1977) Untersuchungen zur mikrobiziden Wirkung von Aldehyden und Aldehydkombinationen. Z ges Hyg 23: 400–403
149. Millard JY, Beggs TS, Day MJ, Hudson RA, Russel AD (1993) Effect of biocides on Pseudomonas aeruginosa phage F116. Letters Appl Microbiol 17: 167–170
150. Ministerium für Land-, Forst- und Nahrungsgüterwirtschaft der Deutschen Demokratischen Republik, Hauptabteilung Veterinärwesen (1987) Liste der Desinfektionsmittel und Desinfektionsverfahren für die Veterinärmedizin. Institut für angewandte Tierhygiene Eberswalde-Finow, August 1987
151. Morimoto K, Koizumi A (1983) THM's induce sister chromatid exchanges in human lymphocytes in vitro and mouse bone marrow cells in vivo. Environ Res 32: 72–79
152. Murata A, Harada M, Kato F (1987) The mechanism of inactivation of phage Phi x 174 by ascorbic acid. Agric Biol Chem 51: 933–934
153. Murata A, Imazu K, Tokunaga K, Soejima T, Miyata S, Katsuki K, Kato F (1985) A new biological activity in vitro of fat-soluble vitamins and related substances: phage inactivating effect of vitamins E and K, and coenzyme Q. Agric Biol Chem 49: 1903–1904
154. Murata A, Sakai S, Oda K, Oshima K, Kato F (1985) Phage-inactivating effect of riboflavin phosphate and flavin-adenine dinucleotide. Agric Biol Chem 49: 1881–1883
155. Murata A, Yokoo K, Oshima K, Kato F (1986) Mechanism of potentiating effect of lysine and glutamic acid on inactivation of phage J1 by ascorbic acid. J Agric Chem Soc Japan 60: 9–14
156. N. N. (1986) Wie lange bleibt HTLV-III/LAV bei Zimmertemperatur infektiös? Inaktivierung von HTLV-III/LAV. AIFO 1: 10–11
157. Nath N, Fang CT, Dodd RY (1982) Inactivation of DNA-polymerase associated with hepatitis B-Virus. J Med Virol 10: 131–140
158. Nehrkorn R, Steinmann J, Goroncy-Bermes P (1991) Entwicklung einer Methode zur Überprüfung der Viruzidie an der Fläche. Hyg + Med 16: 258–262
159. Nelson KE, Larson PA, Schaufnagel DE, Jackson J (1983) Transmission of tuberculosis by flexible fiberbronchoskopes. Am Rev Respir Dis 127: 97–100
160. Noda N, Watanabe M, Yamada F, Fujimoto S (1981) Virucidal activity of alcohols. Virucidal efficiency of alcohols against viruses in liquid phase. J Jap Ass Infect Dis 55: 355–366
161. Nordheim S, Bräunninger S, Fischer J, Ohme R, Schulze P, Jülich WD, Dittmann S (1990) Wirkung von Sulfobetainen auf Viren. Hyg + Med 15: 545–550
162. Pappas SA, Schaaf DM, DiConstanzo MB, King FW, Sharp JT (1983) Contamination of flexible fiberoptic bronchoscopes. Am Rev Respir Dis 127: 391–392
163. Peters J, Spicher G (1985) Grenzen der Anwendungsmöglichkeiten von Desinfektionsmitteln auf der Grundlage von aktivem Sauerstoff. Hyg + Med 10: 49
164. Peters J, Spicher G (1987) Zur Auswahl der Desinfektionsmittel bei AIDS. Bundesgesundheitsblatt 30: 1–5
165. Peters J, Spicher G (1991) Standzeit von chemischen Mitteln zur Instrumentendesinfektion. Bundesgesundheitsblatt 34: 262

166. Petersen NJ, Bond WW, Favero MS (1979) Air sampling for hepatitis B surface antigen in a dental operatory. J Amer Dental Assoc 99: 465-467
167. Pfister A, Ochsner PE (1993) Erfahrungen mit geschlossenen Spül-Saug-Drainagen und gleichzeitiger Anwendung eines Antiseptikums. Unfallchirurg 96: 332-340
168. Pollard EC, Solosko W (1971) The thermal inactivation of T4 and bacteriophage. Biophys J 11: 66-74
169. Poshni IA (1968) Chemical inactivation of viruses. Dissertation Univ. Missouri
170. Pouwels PN, van Rotterdam J, Cohen JA (1969) Structure of the replicative form of bacteriophage Phi x 174. VII. Renaturation of denatured double-stranded Phi x DNA. J Mol Biol 40: 379-390
171. Primavesi CA (1987) Desinfektionsmitteluntersuchungen mit Bakteriophagen. Hyg + Med 12: 6-8
172. Prusiner SB, McKinley MP (1987) Prions – novel infectious pathogens causing scrapie and Creutzfeldt-Jakob Disease. Academic Press, New York
173. Rasmussen K-E, Albrechtsen J (1974) Glutaraldehyde, the influence of pH, temperature and buffering on the polymerization rate. Histochemistry 38: 19-26
174. Rebentisch E (federführend für den wissenschaftlichen Beirat der Bundesärztekammer) (1985) Zur Anwendung von Polyvinylpyrrolidon-Jod-Komplexen (PVP-Jod). Deutsches Ärzteblatt 19: 1434-1436
175. Reed JH, Muench H (1938) A simple method for estimating fifty percent endpoints. Amer J Hyg 27: 493-497
176. Resnick L, Veren K, Salahuddin SZ, Tondreau ST, Markham PD (1986) Stability and inactivation of HTLV-III/LAV under clinical and laboratory environments. J Am Med Assoc JAMA 255: 1887-1891
177. Rehork B, Naumann C (1990) Wirksamkeit von Instrumentendesinfektionsmitteln unter erhöhter Eiweißbelastung bei Standzeiten von mehreren Tagen. Abstract-Band 42. DGHM Tagung 4.-6. Okt. 1989, Hannover
178. Remsen JF, Miller N, Cerutti PA (1970) Photohydration of uridine in the RNA of coliphage R17. II. The relationship between ultraviolet inactivation and uridine photohydration. Proc Nat Acad Sci USA 65: 460-466
179. Rohrer MD, Terry MA, Bulard RA, Graves DC, Tylor EM (1986) Microwave sterilization of hydrophilic contact lenses. Amer J Ophthalmol 101: 49-57
180. Rohwer RG (1984) Scrapie infectious agent is virus-like in size and susceptibility to inactivation. Nature 308: 658-662
181. Sagripanti JL, Routson LB, Lytle CD (1993) Virus inactivation by copper or iron ions alone and in the presence of peroxide. Appl Environm Microbiol 59: 4374-4376
182. Saitanu K, Lund E (1975) Inactivation of enterovirus by glutaraldehyde. Appl Microbiol 29: 571-574
183. Salle AJ (1983) Heavy metals other than mercury and silver. In Block SS (Edt.) Disinfection, Sterilization and Preservation. Philadelphia, pp 390-398
184. Sands JA, Auperin DA, Landin PD, Reinhardt A, Cadden SP (1978) Antiviral effect of fatty acids and derivatives: lipid-containing bacteriophages as a model system. In: Kabara JJ (Hrsg.) The pharmacological effect of lipids. The American Oil Chemists Society; Champaign, Ill: 75-95
185. Schmeiß U, Süß W (1987) Halogene. In: Kramer A, Weuffen W, Krasilnikow AP, Gröschel D, Bulka E, Rehn D (Hrsg) Handbuch der Antiseptik

Bd. II/3, Antibakterielle, antifungielle und antivirale Antiseptik – ausgewählte Wirkstoffe. Berlin, Volk und Gesundheit 191-193
186. Schönemann W (1986) Inaktivierung von Formaldehyd durch Semicarbazid bei Desinfektionsmittelversuchen mit Viren. Zbl Bakt Mikrobiol Hyg Ser B 182: 525-536
187. Schönemann W (1989) Die Rolle der VII. Liste der DGHM im Rahmen der Virusdesinfektion. Referateband des V. internationalen Hygienesymposiums, Ulm, 8.-13. Okt.
188. Schönemann W, Dickgiesser N (1989) Viruzide Wirkung von 30 Händedesinfektionsmitteln aus der VII. Liste der DGHM sowie von Ethanol, n-Propanol, Isopropanol und Phenol auf Poliovirus Typ I im quantitativen Suspensionsversuch. Hyg + Med 14: 279-282
189. Schorcht S, Nehrkorn R, Steinmann J (1991) Einfluß der Standzeit auf die Viruzidie aldehydischer Instrumentendesinfektionsmittel. Hyg + Med 16: 401-405
190. Schubert R, Helm F (1985) Zur Frage der Inaktivierung von Desinfektionsmitteln auf Peroxidbasis. Umweltmedizin 1: 15-17
191. Schürmann W, Eggers HJ (1983) Antiviral activity of an alcoholic hand disinfectant: comparison of the in vitro suspension test with in vivo experiments on hands, and on individual fingertips. Antiviral Res 3: 25-41
192. Schürmann W, Eggers HJ (1985) An experimental study on the epidemiology of enteroviruses: water and soap washing of poliovirus 1 contaminated hands, its effectivenes and kinetics. Med Microbiol Immunol 174: 221-236
193. Schuster G, Jülich W-D (1990) Untersuchungen zur antiviralen Aktivität von Alkanmonosulfonaten. Hyg + Med 15: 385-386
194. Schuster JM, Hollinger B, Dreesman GR, Melnick JL (1981) Immunological and biophysical alteration of hepatitis B virus antigens by sodium hypochlorite disinfection. Appl Environ Microbiol 42: 762-767
195. Schwalbach G (1983) Untersuchung über die Hepatitis B-Virus (HBV) zerstörende Wirksamkeit. Gutachten Stoffwechselklinik Akad Lehrkrankenh Univ Heidelberg vom 11.7.1983
196. Shah PC, McCamish J (1972) Relative chlorine resistance of poliovirus I and coliphages f2 and T2 in water. Appl Microbiol 24: 658
197. Shikata T, Karasawa T, Abe K, Takahashi T, Mayumi N, Oda T (1978) Incomplete inactivation of hepatitis B after heat treatment at 60 °C for 10 hours. J Infect Dis 138: 242-244
198. Simme EH, Bedson HS (1973) A comparison of ultraviolet action spectra for vaccinia virus and T2 bacteriophage. J Gen Virol 18: 55
199. Simukova NA, Budowsky EI (1974) Conversion of non-covalent interactions in nucleoproteins into covalent bonds: UV-induced formation of polynucleotide-protein crosslinks in bacteriophage Sd virions. FEBS Lett 38: 299-303
200. Sing EL, Elliker PR, Sandine WE (1964) A method for evaluating the destruction of airborne bakteriophages. J Milk Food Technol 27: 125-128
201. Sing EL, Elliker PR, Sandine WE (1964) Comparative destruction of airborne lactic bacteriophage by various germicides applied as aerosols. J Milk Food Technol 27: 129-134
202. Spicher G (1985) Desinfektion und Desinfektionsmittel. Pharma Tech J 6: 40-48

203. Spicher G, Peters J (1976) Resistenz mikrobieller Keime gegenüber Formaldehyd. I. Vergleichende quantitative Untersuchungen an einigen ausgewählten Arten vegetativer Bakterien, bakteriellen Sporen, Pilzen, Bakteriophagen und Viren. Zbl Bakt Hyg Abt Orig B 163: 486–508
204. Spicher G, Peters J (1981) Resistenz mikrobieller Keime gegenüber Formaldehyd. Zbl Bakt Hyg Abt Orig B 174: 133–150
205. Spicher G, Peters J (1981) Hitzeaktivierung von bakteriellen Sporen nach Behandlung durch Formaldehyd. Zbl Bakt Hyg I Abt Orig B 173: 188–196
206. Spicher G, Peters J (1985) Eine Methode zur Kontamination von Testobjekten mit gerinnendem Blut. Zbl Bakt Hyg I Abt Orig B 182: 89–94
207. Spicher G, Peters J (1991) Wirksamkeit von Formaldehyd, Glutaraldehyd, Peressigsäure, Chloramin T (N-Chlor-4-toluol(sulfonsäureamid), m-Kresol, Ethanol und Benzyldimethyldodecyl-ammoniumbromid gegen Bakterien, die sich in geronnenem Blut befinden. Zbl Hyg 191: 457–477
208. Starke G (1968) Virologische Praxis. 2. Aufl. Gustav Fischer Verlag, Jena
209. Steinmann J, Nehrkorn R, Lösche E, Sasse E, Bogumil-Pucherth B (1990) Viruswirksamkeit der hygienischen Händedesinfektion. Hyg + Med 15: 7–14
210. Taylor GR, Butler M (1982) A comparison of the virucidal properties of chlorine, chlorine dioxide, bromide chloride and iodine. J Hyg 89: 321–328
211. Tezeren N (1982) Prion, neues infektiöses Wesen – und kleiner als ein Viroid. Selecta 40: 3737–3745
212. Thofern E, Botzenhart K (1983) Hygiene und Infektion im Krankenhaus. Gustav Fischer Verlag, Stuttgart
213. Thomas S, Russel AD (1974) Temperatur-induced changes in the sporicidal activity and chemical properties of glutaraldehyde. Appl Microbiol 28: 331–335
214. Thompson RA, Rennison W (1987) Contamination by hepatitis B surface antigen in dental surgeries. Br Med J 295: 473–474
215. Tierhygiene-Information DDR (1987) Methoden zur Prüfung chemischer Desinfektionsmittel, Sonderheft ISSN 0138-1881 des Instituts für angewandte Tierhygiene Eberswalde-Finow beim Ministerium für Land-, Forst- und Nahrungsgüterwirtschaft der Deutschen Demokratischen Republik. Tierhygiene-Information, Eberswalde 62: 24–29
216. Tietze KW (1994) Die Crede'sche Prophylaxe, Bericht einer Kommission des Bundesgesundheitsamtes. Bundesgeshbl Heft 5: 198
217. v. Briesen H (1987) Stabilität und Desinfektion von HIV: Ein Überblick. Therapiewoche 37, 23–27
218. v. Rheinbaben F (1992) Effectiveness of instrument disinfectants on virus contaminated model instruments depending on the shelf life. Hyg + Med 17: 110–116
219. v. Rheinbaben F (1992) Grundlagen der viruswirksamen Desinfektion. I. Virusinfektionen und deren Bekämpfung. Desinfektor 12: 100–103
220. v. Rheinbaben F (1993) Grundlagen der viruswirksamen Desinfektion. II. Bau und Besonderheiten der Viren. Desinfektor 13/1: 3–7
221. v. Rheinbaben F (1993) Grundlagen der viruswirksamen Desinfektion. III. Epidemiologische Besonderheiten der Viren. Desinfektor 13/2: 36–39
222. v. Rheinbaben F (1993) Grundlagen der viruswirksamen Desinfektion. IV. Testmethoden und Richtlinien für Viruzidieprüfungen. Desinfektor 13/3: 68–78
223. v. Rheinbaben F (1993) Grundlagen der viruswirksamen Desinfektion. V. Bakteriophagen – Viren mit großer Bedeutung. Desinfektor 13/4: 98–107
224. v. Rheinbaben F (1994) Grundlagen der viruswirksamen Desinfektion. VI. Viruzidie von Wirkstoffen und Wirkstoffgruppen. Desinfektor 14/1: 3–11
225. v. Rheinbaben F (1994) Grundlagen der viruswirksamen Desinfektion. VII. Resistenz gegenüber physikalischen und physikalisch-chemischen Einflüssen und Verfahren. Desinfektor 14/2: 43–47
226. v. Rheinbaben F, Bansemir KP, Heinzel M (1992) Viruzidieprüfungen einiger Handelsprodukte im chemothermischen Desinfektionsverfahren an temperaturresistenten Viren und Bakteriophagen. Erprobung eines Testmodells. Zbl Hyg 192: 419–431
227. v. Rheinbaben F, Wolff MH (1991) Anmerkung zur Stabilität und chemischen Desinfektion von Viren. Lab.-med 15: 327–335
228. Vogt C, Regli S (1981) Controlling trihalomethanes while attaining disinfection. Research and Technology – Journal AWWA 33–40
229. Walker JF (1964) Formaldehyde. 3rd edn. New York, London, Reinhold Chapman & Hall
230. Wallhäußer KH (1988) Praxis der Sterilisation, Desinfektion und Konservierung. 4. Aufl. Thieme Verlag, Stuttgart
231. Weckerle J (1988) Untersuchungen zur Wirkung organischer Säuren auf Viren. Tierärztl Umschau 43: 646–654
232. Werner HP (1982) Jodophore zur Desinfektion? I. Mitteilung: Scheinbar bakterizide Wirkung im Suspensionstest. Hyg + Med 7: 205–212
233. Werner HP (1986) Jodophore zur Desinfektion? 4. Mitteilung: Scheindesinfektion infolge methodischer Fehler. Hyg + Med 11: 238–241
234. Werner HP (1992) Die bakterizide Wirksamkeit ausgewählter Antiseptika. Hyg + Med 17: 51–59
235. Werner HP, Heuberger E (1984) Jodophore zur Desinfektion? 2. Mitteilung: Verminderung bakterizider Wirksamkeit in Gegenwart von Blut. Hyg + Med 9: 142–147
236. Werner HP, Rotter M, Flamm H (1972) Sofort- und Langzeitwirkung bei der chirurgischen Händedesinfektion mit Alkohol und Hexachlorofen. Zbl Bakt Hyg I Abt Orig B 155: 512–519
237. Werner HP, Wewalka G (1973) Abtötung von Sporen in Alkohol durch Peressigsäure. Zbl Bakt Hyg I Abt Orig B 157: 387–391
238. Weuffen W, Kramer A, Hetmanek R, Jülich WD, Höppe H (1988) Untersuchungen zur Möglichkeit der Desinfektion von Inkubatorhauben mit einer alkoholischen Formulierung als Alternative für die bisher übliche Formaldehyd-Anwendung. In: Knoll KH (Hrsg.) Kongreßbericht II. Krankenhaushyg Kongreß Marburg 395–401
239. WHO-Report (1988) Guidelines for sterilization and high level disinfection methods effective against human immunodeficiency virus (HIV). Genf, 22. Januar 1988
240. Willenegger H (1994) Lokale Antiseptika in der Chirurgie – Wiedergeburt und Weiterentwicklung 2/ 20: 94–110
241. Young SK, Graves DC, Rohrer MD, Bulard RA (1985) Microwave sterilization of nitrous oxide nasal hoods contaminated with virus. Oral Surg Oral Med Oral Pathol 60: 581–585
242. Zeichhardt H, Scheiermann N, Spicher G, Deinhard F (1987) Stabilität und Inaktivierung des Hu-

man Immunodeficiency Virus (HIV). Bundesgesundheitsblatt 30: 172–177
243. Zeichhardt H, Scheiermann N, Spicher G, Deinhardt F (1987) Stabilität und Inaktivierung des Human Immunodeficiency Virus (HIV). Dtsch Ärztbl 84: C791–C796

Kapitel 16

Medizinprodukte

H. Haindl, H. Müller, A. Obermayer,
A. Quilling

1 Theoretische Grundlagen der Medizinprodukte

A. QUILLING

1.1 Rechtliche Bestimmungen – Medizinproduktegesetz

Die rasante Entwicklung auf dem Sektor der Medizinprodukte läßt sich am Sortiment einer Offizinapotheke ablesen; zumal, wenn dieselbe homecare betreibt oder ein Krankenhaus beliefert. Sie zeigt sich noch deutlicher im Umschlag einer Krankenhaus- und Bundeswehrapotheke. Nur Gegenstände, die die Apotheke passieren, bzw. durch den Apotheker eingekauft werden, sind hier als Ergänzung zu den im ersten Band in den Kapiteln 1 und 2 genannten Waren aufgeführt. (1) Die Aufzählung bleibt beispielhaft, insbesondere in bezug auf im Text genannte Fertigprodukte.
Die wachsende Vielfalt der Erzeugnisse forderte den Eingriff des Gesetzgebers.
Ein Teil der heute als Medizinprodukte bezeichneten Artikel unterlag bisher den Bestimmungen des Arzneimittelgesetzes, ein weiterer Teil unterlag den Bestimmungen des Gerätesicherheitsgesetzes und der darauf gestützten Medizingeräteverordnungen (MedGV) und ein großer Teil unterlag bisher überhaupt keiner besonderen rechtlichen Regelung, die den medizinischen Aspekt bei der Anwendung berücksichtigt.
Die Rechtslage hat sich nun entscheidend verändert, denn inzwischen wurde im Juli 1994 das Gesetz über Medizinprodukte (Medizinproduktegesetz – MPG)[2] verabschiedet, das die bereits Gültigkeit besitzenden Richtlinien der Europäischen Union – EG-Richtlinien – sowie weitere noch nicht verbindliche EG-Richtlinien über Medizinprodukte umsetzt oder für eine Umsetzung vorsieht. Das Medizinproduktegesetz ist ein Rahmengesetz, welches den Vorgaben der Richtlinien der Europäischen Kommission Rechnung trägt. Das Gesetz enthält eine Reihe von Ermächtigungsbestimmungen für den Erlaß von Rechtsverordnungen. Diese Art der Anlage des Gesetzes erlaubt es, neuen Gegebenheiten flexibel begegnen zu können, ohne jedesmal eine förmliche Gesetzesänderung vornehmen zu müssen. Einzelheiten werden in den zum Gesetz gehörenden Rechtsverordnungen geregelt. Dadurch ist es möglich geworden, die in Kürze verbindlich werdenden neuen Richtlinien auf dem Gebiet der Medizinprodukte bereits in die jetzt gültige rechtliche Grundsatzregelung einzubringen.
Mit dem Medizinproduktegesetz wird einer neuer Rechtsbereich für viele Produkte geschaffen, die bisher in verschiedenen Rechtsbereichen oder auch nicht geregelt waren, zumindest nicht unter den spezifischen Gesichtspunkten der medizinischen Zweckbestimmung, wie sie für Produkte dieser Art und Nutzung notwendig sein sollten.

1.1.1 Begriffsdefinitionen

Der Begriff Medizinprodukt[3] stellt einen neuen Terminus dar, der bisher in dieser Form im deutschen Sprachgebrauch nicht üblich war. Er steht für die ins Deutsche übertragene englische Bezeichnung „Medical Devices" für die im medizinischen Bereich gebräuchlichen Geräte und Hilfsmittel. Nach derzeitigen Schätzungen ist davon auszugehen, daß unter den neuen Begriff Medizinprodukt etwa 400 000 verschiedene Artikel fallen werden.
Die Schwierigkeit, einen eindeutigen und übergeordneten Begriff zur Bezeichnung der Produkte zu finden, besteht darin, daß medizinische Geräte und medizinische Hilfsmittel sehr unterschiedlich strukturiert sein können – Mullbinden z. B. sind nun einmal keine Geräte –, aber dennoch zu einem Begriff zusammengefaßt werden sollen. Der ursprünglich vorgesehene Begriff „Medicalprodukte" hat letztlich doch keinen Eingang in die Rechtsregelung gefunden.
Das Medizinproduktegesetz definiert:

1. Medizinprodukte sind alle einzeln oder miteinander verbundene Instrumente, Apparate, Vorrichtungen, Stoffe und Zubereitungen aus Stoffen oder andere Gegenstände einschließlich der für ein einwandfreies Funktionieren des Medizinproduktes eingesetzten Software, die vom Hersteller zur Anwendung für Menschen mittels ihrer Funktionen zum Zwecke

   a) der Erkennung, Verhütung, Überwachung, Behandlung oder Linderung von Krankheiten,
   b) der Erkennung, Überwachung, Behandlung, Linderung oder Kompensierung von Verletzungen oder Behinderungen,
   c) der Untersuchung, der Ersetzung oder der Veränderung des anatomischen Aufbaus oder eines physiologischen Vorgangs
   oder
   d) der Empfängnisverhütung

   zu dienen bestimmt sind und deren bestimmungsgemäße Hauptwirkung im oder am menschlichen Körper weder durch pharmakologisch oder immunologisch wirkende Mittel noch durch Metabolismus erreicht wird, deren Wirkungsweise aber durch solche Mittel unterstützt werden kann. Dem neuen steht ein als neu aufbereitetes Medizinprodukt gleich.

2. Medizinprodukte sind auch solche Produkte nach Nummer 1, die einen Stoff oder eine Zubereitung aus Stoffen enthalten oder auf die solche aufgetragen sind, die bei gesonderter Verwendung als Arzneimittel im Sinne des Paragraphen 2 Abs. 1 des Arzneimittelgesetzes angesehen werden können und die in Ergänzung zu den Funktionen des Produktes eine Wirkung auf den menschlichen Körper entfalten können.

Als weitere Begriffe definiert das Gesetz: „Aktives Medizinprodukt", „Für klinische Prüfungen bestimmte Medizinprodukt", „Sonderanfertigung von Medizinprodukten", „Zubehör für Medizinprodukte", „In-vitro-Diagnostikum", „Inverkehrbringen bzw. Inbetriebnahme", „Klinische Bewertung", „Harmonisierte Normen" und „Benannte Stelle".

1.1.2 Sinn und Zweck des Gesetzes

Die Definitionen im Gesetz lassen erkennen, wie umfangreich der Bereich ist, der hier geregelt ist und noch geregelt werden muß.
In Paragraph 1 des Medizinproduktegesetzes wird ausgeführt, daß das Gesetz eine ordnungsgemäße Medizinproduktenversorgung gewährleisten, für die Sicherheit und Leistung von Medizinprodukten sowie für den mit Medizinprodukten verbundenen Schutz von Patienten, Anwendern und Dritten sorgen und den freien Warenverkehr ermöglichen soll.
G. Schorn führt aus[3]:

„Dieses Gesetz vollzieht eine tiefgreifende inhaltliche und systematische Umgestaltung des Rechtes hinsichtlich der Medizinprodukte mit dem Ziel, eine hohe Produktsicherheit zu verwirklichen. Dieses Ziel konzentriert sich auf die Forderungen, daß das Medizinprodukt medizinisch und technisch unbedenklich (Nutzen-Risiko-Abwägung) ist, der medizinische Zweck, den das Medizinprodukt nach den Angaben des Herstellers besitzen soll, durch ihn zu belegen ist und daß das Medizinprodukt die erforderliche Qualität aufweist. Die Schutzregelungen beziehen den Patienten, Anwender und Dritten ein.
Somit wird ein neuer Regelungsbereich für Produkte zur Erkennung, Behandlung und Vorbeugung von Krankheiten von Menschen geschaffen, wobei diese Produkte im Gegensatz zu den Arzneimitteln überwiegend auf physikalischen Wege ihre Zweckbestimmung erfüllen – wie z. B. Herzschrittmacher. Diese Produkte müssen hohe medizinische und technische Anforderungen erfüllen, die vergleichbar mit dem Ziel des Arzneimittelgesetzes bzw. der Medizingeräteverordnung sind. Mit dem EG-Richtlinienpaket sollen in allen Vertragsstaaten des Europäischen Wirtschaftsraumes (EWR) die aktiven implantierbaren medizinischen Geräte sowie die anderen Medizinprodukte einschließlich der In-vitro-Diagnostika, die zur Anwendung bei bzw. für Menschen bestimmt sind, nach den gleichen Anforderungen und mit dem gleichen medizinischen und technischen Niveau EWR-weit in den Verkehr gebracht und in den Betrieb genommen werden. Geschützt werden sollen Patienten, Anwender und Dritte. Der freie Warenverkehr für Medizinprodukte soll innerhalb des EWR ermöglicht werden. Diese Ziele werden somit auch mit dem Medizinproduktegesetz verfolgt."

Schon bei der Beratung der entsprechenden Richtlinien der Europäischen Kommission wurde stets großer Wert darauf gelegt, daß in diesen Rechtsnormen neben der Sicherheit der Medizinprodukte die entsprechend deklarierte medizinische Leistung und Wirkung entsprechend gewährleistet sein muß. Der Hersteller entsprechender Produkte muß die von ihm vorgegebene Wirkung tatsächlich belegen. Daher werden Medizinprodukte künftig einem klinischen Bewertungsverfahren und gegebenenfalls einer klinischen Prüfung unterzogen, ehe ein Inverkehrbringen mit der CE-Kennzeichnung erfolgen darf. Die Ergebnisse der klinischen Prüfung gehen in das Konformitätsbewertungsverfahren mit ein. Dadurch ist von der Europäischen Kommission und vom deutschen Gesetzgeber klargestellt, daß nicht nur die bisher notwendigen Arbeitsschutzmaßnahmen nach dem Gerätesicherheitsgesetz, sondern auch der Gesundheitsschutz und der Verbraucherschutz sowie die vorgegebene medizinische Wirkung nachgewiesen sein müssen. Dies trägt zu einer verbesserten Qualität der Medizinprodukte bei.

1.1.3 Regelungen im Medizinproduktegesetz

Das Medizinproduktegesetz enthält nunmehr zusammenfassend und umfassend die gesetzlichen Bestimmungen für alle bisher unter verschiedenen Begriffen im medizinischen Bereich eingesetzten bekannte Geräte und Hilfsmittel, soweit sie in der Humanmedizin zur Anwendung kommen. Für den tiermedizinischen Bereich werden gesonderte Regelungen erwartet. Das Medizinproduktegesetz überführt die Regelungen der „Richtlinie des Rates über aktive implantierbare medizinische Geräte"[4] und die „Richtlinie des Rates über Medizinprodukte"[5] in deutsches Recht. Die Regelungen für In-vitro-Diagnostika (Labordiagnostika) und für Analysengeräte werden nach Abschluß der entsprechenden Rechtsetzung der EU in das Gesetz eingefügt.

Die bisher Medizinprodukte betreffenden gültigen Bestimmungen des Arzneimittelgesetzes, des Lebensmittel- und Bedarfsgegenständegesetzes, des Gerätesicherheitsgesetzes, der Medizingeräteverordnung und anderer rechtlicher Regelungen werden dort herausgenommen und in das Medizinproduktegesetz und die darauf gestützten Rechtsverordnungen übernommen. Unberührt bleiben nach wie vor die rechtlichen Regelungen nach der Röntgenverordnung, der Strahlenschutzverordnung und der Gefahrstoffverordnung.

Tabelle 16.1 Harmonisierung von Vorschriften aus dem bisherigen Recht im Medizinprodukterecht (nach G. Schorn)

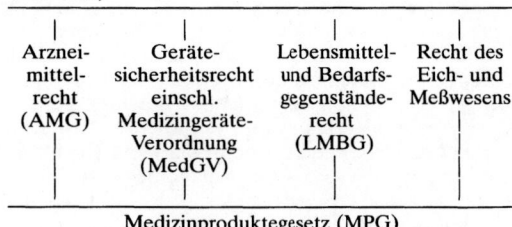

Arznei-mittel-recht (AMG)	Geräte-sicherheitsrecht einschl. Medizingeräte-Verordnung (MedGV)	Lebensmittel- und Bedarfs-gegenstände-recht (LMBG)	Recht des Eich- und Meßwesens
Medizinproduktegesetz (MPG) und dazugehörige Rechtsverordnungen			

Nach dem Inkrafttreten des MPG und den dazugehörigen Rechtsverordnungen zeichnen sich vielfältige Änderungen hinsichtlich der bisherigen Zuordnung der verschiedenen Produktgruppen ab, was auch anhand einiger Beispiele nochmals dargestellt werden soll. In besonderem Maße ist hiervon die Abgrenzung zwischen Arzneimittel und Medizinprodukt betroffen.

Tabelle 16.2 Beispiele für die neue Zuordnung zu den Medizinprodukten und dem Medizinproduktegesetz:

Beispiele	ehemaliges Recht
Teile der „fiktiven Arzneimittel"	aus AMG
Knochenzement	aus AMG
Ärztliche Instrumente	aus MedGV
Verbandmittel	aus LMBG
OP-Textilien	aus LMBG
Brillengestelle	aus LMBG
Röntgengeräte	aus Atomrecht
Blutdruckmeßgeräte	aus Eich- und Meßrecht
Informationstechnik f. Med. Prod. (Hardware und Software)	aus Kommunikationsrecht
Kondome	aus Seuchenrecht

Für die sogenannten fiktiven Arzneimittel nach AMG und für die Verbandstoffe, die bisher teilweise unter die Regelungen des Lebensmittel- und Bedarfsgegenständegesetz (LMBG) fielen, ergeben sich u. a. folgende Änderungen.

Tabelle 16.3 Regelungen für fiktive Arzneimittel und Verbandstoffe

ehemalige Regelungen	neue Regelungen
Arzneibuch	→ Europäische Produktnormen (EN-Normen)
Betriebsverordnung	→ Normen aus der Serie EN 29000 und EN 46000
Zulassung	→ Konformitätsbewertungsverfahren
Zulassungsnummer	→ CE-Zeichen
GCP	→ EN über die klinische Prüfung

CE-Kennzeichnung, Konformitätsbewertungsverfahren und Benannte Stelle

Medizinprodukte dürfen grundsätzlich nur mit der CE-Kennzeichnung in den Verkehr gebracht werden. Nur in besonders definierten Fällen darf eine nationale Behörde das Inverkehrbringen eines Medizinproduktes ohne CE-Kennzeichnung zulassen. Das CE-Zeichen als CE-Konformitätsmarke der EU für technische Geräte darf bei Medizinprodukten nur aufgebracht werden, wenn die „Grundlegenden Anforderungen" nach der jeweiligen EU-Richtlinie erfüllt sind. Die Übereinstimmung – auch Konformität genannt – der Produkte mit den Grundlegenden Anforderungen und sonstigen Bestimmungen der einschlägigen EU-Richtlinien sowie die dazugehörigen Qualitätssicherungssysteme werden nach dem Gesetz in sogenannten Konformitätsbewertungsverfahren festgestellt. Diese Konformität kann von jeder dafür zugelassenen zuständigen Stelle eines EU-Mitgliedsstaates oder eines anderen Vertragsstaates des Europäischen Wirtschaftsraumes (EWR) geprüft werden. Diese Stellen werden als „Benannte Stellen" bezeichnet, weil die Regierungen der jeweiligen Staaten ihre zuständigen Stellen gegenüber der EU-Kommission sowie gegenüber den EU-Mitgliedsstaaten und den EWR-Staaten „benennen". Im allgemeinen sind dies nichtstaatliche Institutionen. In Deutschland wird das CE-Zeichen für ein Medizinprodukt u. a. vom TÜV und der DEKRA als Benannte Stellen vergeben. Das CE-Zeichen kann aber für in Deutschland hergestellte Produkte auch von allen anderen in Europa zugelassenen „Benannten Stellen" (engl. „notified bodies") vergeben werden.

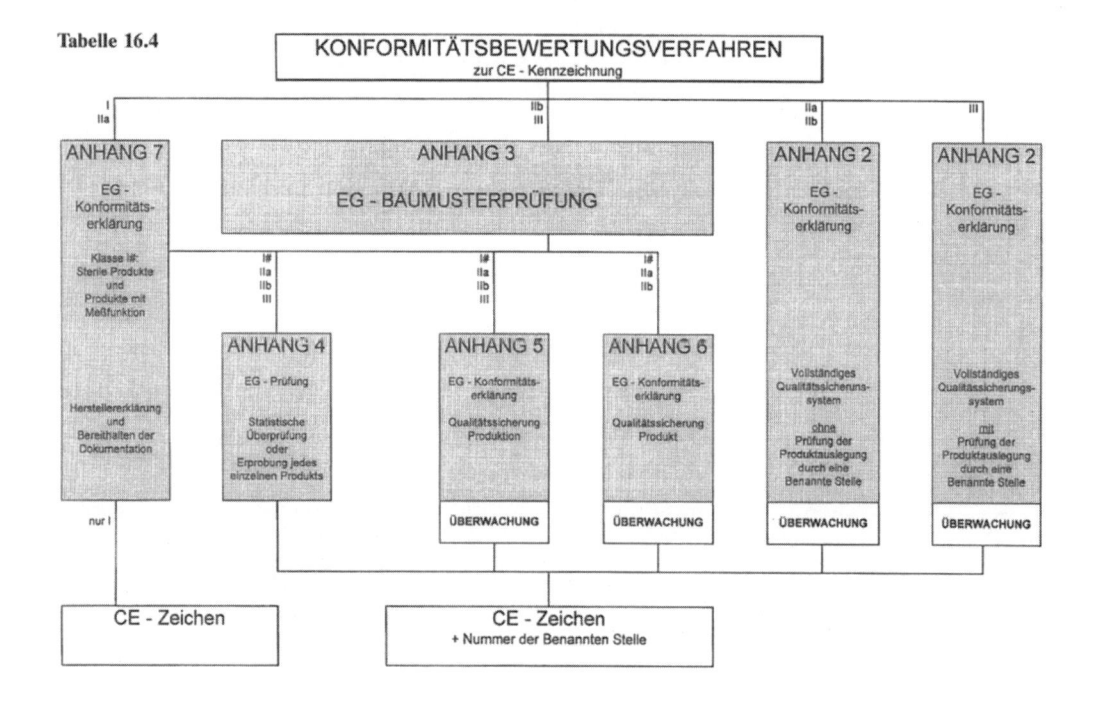

Tabelle 16.4

KONFORMITÄTSBEWERTUNGSVERFAHREN zur CE-Kennzeichnung

ANHANG 7 – EG-Konformitätserklärung (Klasse I: Sterile Produkte und Produkte mit Meßfunktion; Herstellererklärung und Bereithalten der Dokumentation; nur I; CE-Zeichen)

ANHANG 3 – EG-BAUMUSTERPRÜFUNG (IIa, IIb, III)
- ANHANG 4 – EG-Prüfung (Statistische Überprüfung oder Erprobung jedes einzelnen Produkts)
- ANHANG 5 – EG-Konformitätserklärung (Qualitätssicherung Produktion)
- ANHANG 6 – EG-Konformitätserklärung (Qualitätssicherung Produkt)

ANHANG 2 – EG-Konformitätserklärung (IIa, IIb; Vollständiges Qualitätssicherungssystem ohne Prüfung der Produktauslegung durch eine Benannte Stelle)

ANHANG 2 – EG-Konformitätserklärung (III; Vollständiges Qualitätssicherungssystem mit Prüfung der Produktauslegung durch eine Benannte Stelle)

ÜBERWACHUNG → CE-Zeichen + Nummer der Benannten Stelle

Tabelle 16.5 Übergangsregelungen für Medizinprodukte nach dem Inkrafttreten der EG-Richtlinie über Medizinprodukte am 1. Januar 1995 (nach G. Schorn)

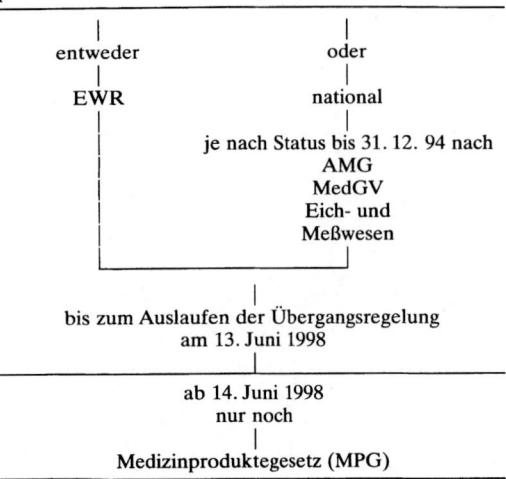

```
     entweder                    oder
        |                          |
       EWR                      national
        |                          |
        |              je nach Status bis 31.12.94 nach
        |                         AMG
        |                        MedGV
        |                      Eich- und
        |                       Meßwesen
        |_____|
                     |
          bis zum Auslaufen der Übergangsregelung
                  am 13. Juni 1998
                        |
                   ab 14. Juni 1998
                       nur noch
                         |
               Medizinproduktegesetz (MPG)
```

Grundsätzlich gilt, daß bei der Anwendung der Rechtsnormen eine Vermischung der jeweiligen Rechtsmaterien nicht möglich ist. Wenn in der Übergangszeit die Regelungen z. B. des AMG vom Hersteller zugrundegelegt werden, dann können Teile des Medizinproduktegesetzes nicht gleichzeitig genutzt werden, d. h. entweder sind die Bestimmungen des AMG oder die des MPG rechtsverbindlich anzuwenden. Hierbei sind die jeweils in den EU-Bestimmungen festgelegten Termine strikt einzuhalten. Es kann auch nicht davon ausgegangen werden, daß es sogenannte Kulanzregelungen geben wird. Das bedeutet, nur solange noch Optionen für nationalstaatliche Regelungen bestehen, können diese genutzt werden. Das AMG i. d. F. der 5. AMG-Novelle enthält allerdings die bisher gültigen Regelungen für die künftig dem MPG unterliegenden Produkte nicht mehr, so daß bis 1998 auf die Bestimmungen des bis 31.12.1994 gültigen AMG zurückgegriffen werden muß.

Dies ist von besonderer Bedeutung bei der Überwachung der in Verkehr befindlichen Medizinprodukte z. B. in den Krankenhäusern. Beispielsweise müssen neue Herzschrittmacher das CE-Zeichen tragen.

Das CE-Zeichen stellt in sich noch kein Qualitätsmerkmal dar, es besagt eigentlich nur, daß ein Produkt stets mit gleicher Qualität in Verkehr gebracht wird, wobei das Herstellungsverfahren und Qualitätssicherungssystem beim Hersteller für jedes Produkt von der zuständigen Stelle überwacht wird. Das CE-Zeichen bedeutet auch, daß ein Produkt in allen Ländern der Europäischen Union und des Europäischen Wirtschaftsraumes in Verkehr gebracht werden kann, ohne daß eine nochmalige Überprüfung oder Zulassung in den jeweiligen Ländern erfolgt.

Neben dem CE-Zeichen haben andere Qualitätsmerkmale, insbesondere das bisher verwendete GS-Kennzeichen (= geprüfte Sicherheit!) keinen Platz mehr. Auch ein weiteres Zeichen wie „GM" (= geprüftes Medizinprodukt) erscheint nicht sinnvoll zu sein.

Sicherheitsüberwachung

Außer den Begriffsdefinitionen und den harmonisierten europäischen Normen werden im Medizinproduktegesetz der Anwendungsbereich der gesetzlichen Bestimmungen und die Überwachung der grundlegenden Anforderungen festgelegt. Dazu gehören Ausführungen über die Durchführung von sicherheitstechnischen Kontrollen der Herstellerbetriebe und der entsprechenden Betreiber. Insbesondere für energetisch betriebene Medizingeräte, werden bestimmte zu beachtende Schutzmaßnahmen vom Gesetz vorgeschrieben und schließlich enthält das Gesetz auch die notwendigen Straf- und Bußgeldvorschriften bei Mißachtung der gesetzlichen Bestimmungen.

Die einzelnen Vorschriften werden insbesondere hinsichtlich des Konformitätsbewertungsverfahren jeweils auf die besonderen Bereiche der Medizinprodukte entsprechend deren Klassifizierung (Klassen I, IIa und IIb, III) bezogen. Die nach der EU-Richtlinie vorgesehene Klassifizierung und das dazugehörige Verfahren wird noch in einer Rechtsverordnung festgelegt. Die Klassifizierung ergibt sich im wesentlichen aus Artikel 9 der EU-Richtlinie über Medizinprodukte und deren Anhang IX.[5] Bis 1998 gelten noch die Bestimmungen der Medizingeräteverordnung (MedGV).

1.2 Klassifizierung nach der Medizingeräteverordnung und der EU-Richtlinie

In der Medizingeräteverordnung (MedGV)[6] sind die medizinisch-technischen Geräte in folgende vier Gruppen eingeteilt:

– *Gruppe 1.* Energetisch betriebene medizinisch-technische Geräte, die in der Anlage aufgeführt sind (z. B. intracardiale Blutdruckmesser, Defibrillatoren, nichtmanuelle Beatmungsgeräte, volumetrische Infusionspumpen, tropfengeregelte Infusionspumpen, Infusionsspritzenpumpen)
– *Gruppe 2.* Implantierbare Herzschrittmacher und sonstige energetisch betriebene medizinisch-technische Implantate (z. B. Blasenstimulatoren, Medikamentenpumpen)
– *Gruppe 3.* Energetisch betriebene medizinisch-technische Geräte, die nicht in der Anlage aufgeführt sind und nicht der Gruppe 2 zuzuordnen sind (z. B. Elektrocardiographen, Endoskopiegeräte, Infusionsregler)
– *Gruppe 4.* Alle sonstigen medizinisch-technischen Geräte (z. B. Katheter, Thermometer, Intubationsbestecke, Pinzetten, Scheren, medizinische Mikroskope)

Die EU-Richtlinie über Medizinprodukte[5] bestimmt in Artikel 9 Abs. 1:
Die Produkte werden in die Klassen I, IIa, IIb und II eingestuft. Die Klassifizierung erfolgt nach den Regeln gemäß Anhang IX.
Im Anhang IX der Richtlinie über Medizinprodukte werden für die Klassifizierung 18 Regeln aufgestellt. Zunächst wird zwischen invasiven und nicht invasiven Produkten unterschieden, wobei als invasives Produkt ein Produkt, das durch die Körperoberfläche oder über eine Körperöffnung ganz oder teilweise in den Körper eindringt, definiert ist. Es ist davon auszugehen, daß das Bundesministerium für Gesundheit (BMG) als Verordnungsgeber beim Erlaß der Rechtsverordnung über die Klassifizierung von Medizinprodukten nach dem MPG sich im wesentlichen an den wörtlichen Text dieses Anhangs IX halten wird. Insoweit kann bis zum Erlaß der entsprechenden Rechtsverordnung auf den Text der Richtlinie verwiesen werden.

1.3 Rechtsverordnungen

Neben dem MPG selbst, werden auch die in Vorbereitung befindlichen Rechtsverordnungen zum MPG wesentliche Änderungen gegenüber den bisher geltenden Bestimmungen bringen. Einige der nach dem MPG zu erlassenden Rechtsverordnungen befinden sich bereits in Vorbereitung. Eine Rechtsverordnung über Medizinprodukte wird die Anhänge der RL betreffen, in denen auch die „Grundlegenden Anforderungen" und die Klassifizierungen festgelegt sind. Dann ist eine Verordnung über das Errichten, Betreiben und Anwenden von Medizinprodukten vorgesehen, die aber bereits im Vorfeld der Verordnungsgebung auf erhebliche Widersprüche aus den Reihen der interessierten Kreise stößt. Eine Rechtsverordnung über die Vertriebswege von Medizinprodukten wird erlassen. Hierin wird angestrebt, alle Medizinprodukte auch als apothekenübliche Waren i. S. des jetzigen § 25 ApoBetrO einzubringen und alle Medizinprodukte, die aufgrund des AMG bisher apothekenpflichtig waren, auch künftig der Apothekenpflicht zuzuordnen. Ob es künftig auch verschreibungspflichtige Medizinprodukte geben wird, ist nach heutigem Stand fraglich. Für die Ermächtigung zum Erlaß einer Betriebsverordnung wird angestrebt, die Regelung der Verantwortlichkeiten des medizintechnischen Dienstes und der Krankenhausapotheke dem Träger zu überlassen, wobei jedoch beide Bereiche je nach Schwerpunkt in der Organisationsstruktur auf Zusammenarbeit festgelegt werden. Da eine Verordnung über Sachverständige nach § 20 Abs. 7 MPG noch auf sich warten lassen wird, sollte die Zeit genutzt werden, die Ausbildungsinhalte der betroffenen Berufsgruppen im Hinblick auf die notwendige Sachkunde darauf abzustellen. Eine sehr wichtige Rechtsverordnung hat inzwischen eine gewisse Eilbedürftigkeit erlangt, nämlich eine VO nach § 30 MPG über den Sicherheitsplan für Medizinprodukte, denn die sicherheitstechnischen Prüfungen gemäß MedGV haben zum Teil bereits ihre Gültigkeit verloren, weil es die Zulassungsverfahren nach altem Recht nicht mehr gibt und somit die Zulassungsfristen nicht mehr gelten. Der Verordnungsgeber strebt im Augenblick diesbezüglich eine Interimslösung an. Um hier bei der Überprüfung der Medizinprodukte keine Sicherheitslücken entstehen zu lassen, ist bei Stationsbegehungen wegen der Haftungsfrage sehr zu empfehlen, zumindest die bisher geltenden Rechtsgrundlagen zu berücksichtigen und gegebenenfalls auch Auskünfte beim Hersteller einzuholen. Durch eine Änderung der MedGV, die sich ja auf das Gerätesicherheitsgesetz bezieht, wird künftig in einer neuen Rechtsverordnung auf das neue MPG umgestellt, wobei allerdings weite Teile der jetzigen MedGV bestehen bleiben werden.

1.4 Übergangsregelungen nach dem Arzneimittelgesetz

Die Bestimmungen des neuen Medizinproduktegesetzes greifen insbesondere in den Bereich der sogenannten Geltungsarzneimittel nach dem Arzneimittelgesetz ein. Das Arzneimittelgesetz (i. d. F. bis 31. 12. 1994) unterscheidet bekanntlich zwischen Produkten, die Arzneimittel sind und Produkten die als Arzneimittel gelten. Es gelten als Arzneimittel

nach § 2 Abs. 2 Nr. 1 Gegenstände, die ein Arzneimittel nach Abs. 1 enthalten oder auf die ein Arzneimittel nach Abs. 1 aufgebracht ist und die dazu bestimmt sind, dauernd oder vorübergehend mit dem menschlichen oder tierischen Körper in Berührung gebracht zu werden,
nach § 2 Abs. 2 Nr. 1a ärztliche, zahn- oder tierärztliche Instrumente, soweit sie zur einmaligen Anwendung bestimmt sind und aus der Kennzeichnung hervorgeht, daß sie einem Verfahren zur Verminderung der Keimzahl unterzogen worden sind,
nach § 2 Abs. 2 Nr. 2 Gegenstände, die ohne Gegenstände nach Nummer 1 oder 1a zu sein, dazu bestimmt sind, zu den in Abs. 1 Nr. 2 oder 5 bezeichneten Zwecken in den menschlichen oder tierischen Körper dauernd oder vorübergehend eingebracht zu werden, ausgenommen ärztliche, zahn- oder tierärztliche Instrumente,
nach § 2 Abs. 2 Nr. 3 Verbandstoffe und chirurgisches Nahtmaterial, soweit sie nicht Gegenstände der Nummer 1, 1a oder 2 sind,
nach § 2 Abs. 2 Nr. 4 Stoffe und Zubereitungen aus Stoffen, die, auch im Zusammenwirken mit anderen Stoffen oder Zubereitungen aus Stoffen, dazu bestimmt sind, ohne am oder im menschlichen oder tierischen Körper angewendet zu werden,
a) die Beschaffenheit, den Zustand oder die Funktionen des Körpers erkennen zu lassen oder der Erkennung von Krankheitserregern zu dienen,
b) Krankheitserreger oder Parasiten zu bekämpfen, ausgenommen solche, die dazu bestimmt sind, der Bekämpfung von Mikroorganismen einschließlich Viren bei Bedarfsgegenständen im Sinne des § 5 Abs. 1 Nr. 1 des Lebensmittel- und Bedarfsgegenständegesetzes zu dienen.

Nach den neuen Bestimmungen des Arzneimittelgesetzes aufgrund der Änderungen durch das Medizinproduktegesetz hat sich der oben dargelegte § 2 Abs. 2 jedoch entscheidend verändert. Die Nr. 1 hat die bisherige Fassung behalten. Die Nr. 1a betrifft nunmehr nur noch die tierärztlichen Instrumente, da die Medizinprodukte zur und für die Anwendung am Tier keinen Eingang in das neue Medizinprodukterecht gefunden haben. Auch die Nr. 2 betrifft in gleicher Weise nur noch Gegenstände, die am Tier zur Anwendung gelangen. Die Nr. 3 ist vollkommen aufgehoben worden. In der Nr. 4, die In-vitro-Diagnostika und die Desinfektionsmittel betreffend, sind nur geringfügige Änderungen vorgenommen worden. Die Invitro-Diagnostika bleiben zunächst bis zur Verabschiedung der diesbezüglichen EU-Richtlinie Geltungsarzneimittel i. S. des AMG und bei den Desinfektionsmitteln sind wie bei den Bedarfsgegenständen auch diejenigen ausgenommen worden, die dazu bestimmt sind, der Bekämpfung von Mikroorganismen einschließlich Viren bei Medizinprodukten im Sinne des § 3 Nr. 1, 2, 6, 7 und 8 des MPG zu dienen. Im § 4 ist durch die Aufhebung des Absatzes 9 die Begriffsbestimmung über Verbandstoffe nach dem Arzneimittelgesetz nicht mehr zutreffend.

Für die Dauer der Übergangsregelungen nach dem Medizinproduktegesetz können die Hersteller von Medizinprodukten ihre Produkte jedoch noch bis 1998 nach den alten rechtlichen Regelungen erstmals in Verkehr bringen. Aus diesem Grunde können also auch alte rechtliche Regelungen von Bedeutung sein. Dies gilt insbesondere auch für die Bestimmungen der Zulassung oder der Einfuhr von Medizinprodukten, soweit sie nach den alten Regelungen des Arzneimittelgesetzes in den Verkehr gebracht werden. Dies ist bei der Überwachung der in Verkehr befindlichen Medizinprodukte z. B. in den Krankenhäusern von besonderer Bedeutung. Beispielsweise müssen neue implantierbare Herzschrittmacher bereits jetzt mit dem CE-Zeichen versehen sein. Verbandstoffe hingegen müssen noch nicht mit dem CE-Zeichen versehen sein, aber solche, die bereits mit einem CE-Zeichen auf den Markt kommen, müssen auch den neuen Regelungen entsprechen. Blutdruckmeßgeräte müssen nach dem Eichgesetz nach bestimmten Zeitabläufen nachgeeicht werden. Nach dem MPG wird es künftig zwar eine entsprechende, aber nicht mehr als „Eichung" bezeichnete Regelung geben, die in einer Rechtsverordnung über Medizinprodukte verankert sein wird.

1.4.1 Abgrenzung Arzneimittel – Medizinprodukte

Größere Schwierigkeiten können sich bei der Abgrenzung der verschiedenen Produktgruppen im Bereich der Grauzonen ergeben. Beim Bundesministerium für Gesundheit (BMG) wurde inzwischen eine Arbeitsgruppe eingesetzt, die eine Abgrenzung der verschiedenen Produkte hinsichtlich ihrer Zugehörigkeit zu den Arzneimitteln oder zu den Medizinprodukten vornimmt. Hierbei ist entscheidend, welche überwiegende Zweckbestimmung ein Produkt letztlich hat. Einige Beispiele nach heutigem Stand sollen dies verdeutlichen. Den Medizinprodukten sind zugeordnet:

– Resorbierbares Knochensynthesematerial
– Intrauterinpessare
– Blutbeutel
– Konzentrate für die Haemodialyse
– Knochenzement
– Zahnfüllungswerkstoffe

Als Zubehör zu Medizinprodukten sind eingestuft:

– Gleitmittel für Medizinprodukte
– Desinfektionsmittel für Medizinprodukte
– Kontaktlinsenpflegemittel

Zu den Arzneimitteln gehören weiterhin

– Wasser zur Injektion
– Plasmaexpander
– Transdermale therapeutische Systeme
– Lösungen für die Peritonealdialyse
– topische Desinfektionsmittel
– künstliche Tränen
– Agenzien zur Aufbewahrung von Organen und Transplantaten
– In-vivo-Diagnostika wie Röntgenkontrastmittel, Medien für NMR und Ultraschall, Radiopharmazeutika, Generatoren

Die Zuordnung von Arzneimittelverabreichungssystemen ist unterschiedlich zu bewerten. Einerseits sind die Trägerprodukte eindeutig Medizinprodukte, die zu applizierenden Stoffe und Zubereitungen hingegen eindeutig Arzneimittel. In ihrer Bewertung werden sie daher auch unterschiedlich behandelt. Dennoch wird es hier auch Überschneidungen geben, die erst im Laufe der Zeit zu einer endgültigen Zuordnung führen sollen. Anhand einiger Beispiele soll die Problematik nochmals erläutert werden. Medikamentenpumpen und implantierbare Infusionspumpen sind Medizinprodukte. Vernebler sind selbständig den Medizinprodukten zuzuordnen, mit einem Arzneimittel werden sie nach den Bestimmungen des AMG bewertet, sind sie jedoch zur Wiederverwendung vorgesehen, dann sind sie wiederum ein Medizinprodukt. Bei einer Fertigspritze wird der Spritzenkörper und das Arzneimittel nach dem AMG behandelt, wenn der Spritzenkörper nicht mehr verwendet werden kann. Für den Spritzenkörper muß die Arzneimittelzulassungsbehörde jedoch die grundlegenden Anforderungen nach dem MPG beachten. Ein Insulin-Pen ist aber nicht ein Medizinprodukt i. S. der obigen Fertigspritze, weil ein Teil des Pen wiederverwendet wird. Der Pen wird somit eindeutig als Medizinprodukt nach dem MPG und die Kartusche mit dem Insulin nach dem AMG behandelt.

Auch einige weitere Beispiele aus anderen Bereichen kann die Zuordnung nach dem Hauptzweck verdeutlichen. Ein Krankenstuhl ist entsprechend dem Hauptzweck ein Medizinprodukt, ein ähnlicher Krankenstuhl mit integrierter Waage, dessen Hauptzweck jetzt das Wägen eines immobilen Patienten ist, wird aber nach den Bestimmungen des Eich- und Meßwesenrechtes zu bewerten sein. Hingegen ist ein Inkubator mit integrierter Waage aufgrund des Hauptzweckes, nämlich die Funktion eines Inkubators zu gewährleisten, einem Medizinprodukt zuzuordnen und wird daher nach den Bestimmungen des MPG bewertet. Ein Schlauch aus Polyethylen ist ein normales Produkt, der gleiche Schlauch jedoch als Schlauch zur Beatmung eines Erkrankten oder Verletzten wird zum Medizinprodukt.

Die Hersteller derartiger Produkte haben also stets zu prüfen, welchen Hauptzweck sie einem Produkt beimessen. Liegt dieser dann fest und sind bei Kombinationsprodukten andere Rechtsbereiche betroffen, so müssen die jeweils rechtlichen Regelungen beachtet werden. Arzneimittelverabreichungssysteme werden als Medizinprodukte einerseits nach dem Konformitätsbewertungsverfahren mit CE-Kennzeichnung versehen, andererseits müssen bei der für Arzneimittel zuständigen Zulassungsbehörde die für das Arzneimittel notwendige Zulassung beantragt und die entsprechende Zulassungsunterlagen ausgefertigt werden. Beides zusammen wird dann je nach Schwerpunkt und Hauptfunktion des Produktes der jeweiligen Stelle zur endgültigen Erlaubis für das Inverkehrbringen des Produktes zugeleitet, ehe das Produkt auf den Markt kommen darf.

1.5 Medizinprodukte in der Apotheke

In den Apotheken werden aufgrund der neuen rechtlichen Regelungen über die Medizinprodukte neue Aufgabenbereiche entstehen. In den Kliniken ergeben sich neue Betätigungsfelder für den zuständigen Apotheker, denn die entsprechenden Kontrollmaßnahmen sollten bei der großen Palette der jetzt als Medizinprodukt deklarierten Produkte von den dafür fachlich kompetenten Personen durchgeführt werden. Neben der vorgeschriebenen Arzneimittelüberprüfung auf den Stationen und in den Teilbereichen der Kliniken sollte auch diese neue Aufgabe übernommen werden. Daneben wäre es sinnvoll, wenn sich der zuständige Apotheker als Berater im klinischen Bereich für den jeweiligen Betreiber von Medizinprodukten sehen würde und generell über die Bestimmungen des Medizinproduktegesetzes sowie über die Erfassung und die Abwehr von Risiken durch Medizinprodukte informiert. Von ihm muß die entsprechende Sachkunde gefordert werden, um Patienten und medizinisches Personal beraten zu können.

Neben den Änderungen des Arzneimittelrechtes ergeben sich auch Änderungen im Apothekenrecht, die sich auf den Apothekenbetrieb auswirken. Zunächst ist hier einmal die Apothekenbetriebsordnung (ApoBetrO) zu nennen.

Die ApoBetrO muß im Hinblick auf Medizinprodukte künftig auch Regelungen enthalten, die das pharmazeutische Personal, die pharmazeutische Tätigkeit, die Abgabe von Medizinprodukten, die Information und Beratung über Medizinprodukte, die Überprüfung der Vorräte an Medizinprodukten im klinischen Bereich, die Einrichtung und Prüfgeräte, den Import und die Kennzeichnung von Medizinprodukten betreffen. Ein Qualitätssicherungssystem verlangt zur Abwehr von Risiken den Aufbau eines Meldewesens.

Gerade beim Einkauf von Medizinprodukten ergeben sich vielfältige Prüfaufgaben, bis hin zu Fragen an den Hersteller, ob und wie die Grundlegenden Anforderungen erfüllt sind, welche Risikoanalysen durchgeführt wurden oder auch warum eine verfügbare EN-Norm bei seinem Produkt nicht genutzt wird. Bei Importen von Medizinprodukten ist zu prüfen, ob ein Produkt aus dem EWR-Raum mit entsprechender CE-Kennzeichnung, mit einer Kennzeichnung und einer Gebrauchsanweisung in deutscher Sprache geliefert wird, ob der Import aus Drittstaaten wie der Schweiz oder den USA nur für Produkte mit CE-Kennzeichnung in Frage kommt oder ob darauf gegebenenfalls auch verzichtet werden kann.

Medizinprodukte wie beispielsweise Gleitmittel, Kontaktgel, Dialysekonzentrate, beschichtete Katheter usw. dürfen nach Auslaufen der Übergangsbestimmungen in der Apotheke nur noch nach den Bestimmungen des MPG hergestellt werden, d. h. sie dürfen nur noch auf Einzelverordnung als Sonderanfertigung i. S. des MPG hergestellt werden oder sie müssen die Regelungen nach § 8 MPG für den Marktzugang durchlaufen. Eine Regelung für die Rezeptur von Medizinprodukten ist also gegeben, für die Defektur hingegen nicht. Eine „100er Regelung" wie im AMG sieht das MPG nicht vor.

Tabelle 16.6 Voraussetzungen für das Inverkehrbringen und die Inbetriebnahme von Medizinprodukten (nach § 8 MPG) nach G. Schorn

Medizinprodukt
→ Zweckbestimmung
→ Grundlegende Anforderung (einschließlich medizinischer Bewertung)
→ Risikoanalyse
→ Klassifizierung
→ Konformitätsbewertungsverfahren
→ CE-Kennzeichnung

Die Zweckbestimmung entscheidet über die Klassifizierung. Ein Pflaster, nur als Wundverschluß bestimmt, unterliegt einer anderen Klassifizierung als ein Pflaster, welches zugleich als Gefäßverschluß Verwendung finden soll. Über einen Fragebogen aus dem Anhang der Richtlinie ergibt sich die Eingruppierung in die jeweiligen Klassen der Medizinprodukte. Die CE-Kennzeichnung ist sowohl auf dem Produkt selbst aufzubringen als auch in die Gebrauchsanweisung aufzunehmen. Außerdem ist die Anmeldepflicht nach § 25 MPG zu beachten.

Die Haftung für Medizinprodukte ergibt sich aus den Bestimmungen des BGB, des Produkthaftungsgesetzes und bei der klinischen Prüfung als Probandenhaftung aus dem MPG.

1.6 Normen

In Zukunft werden anstelle der DIN-Normen die überarbeiteten Europäischen Normen – EN-Normen – die Grundlage für Medizinprodukte darstellen. Es werden Horizontale Normen und Vertikale Normen unterschieden. Horizontale Normen legen beispielsweise Sterilisationsverfahren, allgemeine Qualitätssicherungsverfahren, Symbole oder Bioverträglichkeitsregelungen fest. Vertikale Normen regeln produktspezifische Anforderungen oder auch spezielle Qualitätssicherungsverfahren. Die Normen ergänzen produktspezifisch die „Grundlegenden Anforderungen". Hierzu hat die EU-Kommission Normungsaufträge erteilt. Sie werden von den Europäischen Normungsinstitutionen CEN/CENELEC (Comité Européen de Normalisation und Comité Européen de Normalisation Electrotechnique) in Zusammenarbeit mit den nationalen Normungsgremien erarbeitet. Die Fundstellen der Europäischen Normen werden im Amtsblatt der Europäischen Union bekanntgemacht. Sie sind dann im gesamten EU-Bereich sowie in EWR-Bereich als „Stand der Technik" anzusehen. Als harmonisierte Normen werden sie nach Übertragung in deutsche Normen im Bundesanzeiger veröffentlicht. Allen Medizinprodukten dürfen nach MPG künftig nur noch harmonisierte EN-Normen zugrunde liegen, wenn auf Normen zurückgegriffen wird. Nach wie vor werden aber auch die Europäischen Normen keinen bindenden Charakter besitzen, vielmehr hat jeder Hersteller die Wahl, ob er seine Produkte auf der Basis der Normen fertigen wird oder ob er eigenen Spezifikationen zugrundelegt.

Von Interesse dürften im Zusammenhang mit den Normen Überlegungen sein, Arzneibuch-Monographien als harmonisierte europäische Normen gelten zu lassen.

1.7 Beispielhafte Auflistung der Medizinprodukte

Nachfolgend werden Beispiele von Medizinprodukten[3] aufgeführt, die nunmehr diesem Begriff zuzurechnen sind:

Stoffe
wie Zahnwerkstoffe, Knochenzemente, Pflegemittel, Gewebekleider, Elektrodencreme, Kontaktgel, Knochennägel und sonstige resorbierbare Produkte,

Aktive Implantate (energetisch betrieben)
wie Herzschrittmacher, Biostimulatoren, Medikamentenpumpen, künstliche Organe, Impulsgeneratoren, aktive Implantate mit Arzneimitteln,

Nicht aktive Implantate
wie künstliche Knochen, Gelenke, Herzklappen, Ohren, Augen, Linsen, Zähne und Busen,
wie künstlicher Darmausgang,
wie künstliche Bänder und Sehnen,
wie Arterien- und Venenprothesen,
wie Knochenschienen, Nägel, Schrauben, Linsen, Pessare und
wie neurochirurgische Implantate

Ärztliche Instrumente
wie Spritzen, Kanülen, Klemmen, Katheter, Sonden, Endoskope, Blutdruck- und Temperaturmeßgeräte sowie Skalpelle

Chirurgische Instrumente
wie Bohrgeräte, Fräsen, Venenpunktionszubehör, Biopsie- und Kardiologiebestecke

Infusions-, Transfusions-, Beatmungs-, Inhalations-, Narkose- und Sauerstoffgeräte

Ableitungssysteme

Seh- und Hörhilfen

Rehabilitationsprodukte, Hilfsmittel für Behinderte, Prothesen, orthopädische Erzeugnisse

Dentalmedizinische und dentaltechnische Instrumente und Geräte

Verbandmittel
wie Mullbinden und Verbandmull, Kompressions- und Fixierbinden, Pflaster, Bauchtücher, Verbandmull und Pflaster mit Arzneimitteln

Chirurgisches Nahtmaterial,
resorbierbares und auch nicht resorbierbares

Physiotherapie-Apparaturen
wie Ergometer, Gelenk- und Muskeltrainer, Spirometer, Massagehilfsmittel

Strahlen oder Elektrizität abgebende Medizinprodukte
wie Röntgengeräte zur Diagnostik oder zur Therapie, Tomographen

Medizinische Textilien
wie med. Kompressionsstrümpfe, Operationskleidung, Operationsabdeckung, Untersuchungshandschuhe, Gesichtsmasken

Medizinprodukte zur Empfängnisregelung und zum Schutz vor Infektionen
wie Diaphragma, Spirale, Kondome, Pessare

Medizinprodukte zur einmaligen Anwendung
wie Einmalspritzen

Labordiagnostika

Aktive Medizingeräte für die Diagnostik
wie Kardiographen, elektrisch betriebene Blutdruckmesser, Spirometriegeräte, Endoskopiegeräte, Saug- und Spülanlagen, Geräte zur Ultraschalldiagnostik, Geräte zur Diagnostik in der Ophthalmologie und Oto-Laryngologie, Geräte zur Diagnostik von Blutbestandteilen, Geräte zur Herz-, Kreislauf- und Gefäßdiagnostik

Nichtaktive Medizingeräte für die Diagnostik
wie Manometer-Blutdruckmeßgeräte, Thermometer, Otoskope, Mikroskope, Operations- und Untersuchungstische, Untersuchungsstühle, Staumanschetten

Erste-Hilfe-Geräte und Notfallausrüstung
wie Wiederbelebungsgeräte, Notfallkoffer, Verbandkästen, Krankentransportgeräte

Informationstechnik
im Bereich der Medizinprodukte (Hard- und Software)

Desinfektionsmittel, Reinigungsmittel, Pflegemittel, Sterilisationsgeräte, Zubehör
wie Sterilisationsgeräte für Kliniken oder Arztpraxen, Kontaktlinsen-Pflegemittel, Desinfektionsmittel für Medizinprodukte

Packmittel für Medizinprodukte
(als Zubehör)

Mit arzneilich wirksamen Stoffen kombinierte Medizinprodukte
wie mit Heparin oder Antibiotica beschichtete Katheter, mit Antibiotica kombinierte Knochenzemente, Antikoagulanzien enthaltende Blutbeutel, mit Spermiciden beschichtete Kondome, mit Steroiden beschichtete Elektroden, mit antimikrobiellen Agenzien versetzte Verbandstoffe

2 Geräte zur parenteralen Applikation

H. HAINDL, H. MÜLLER, A. OBERMAYER

2.1 Physikalische Grundlagen der Infusionstechnik

Im Rahmen der Medizingeräteverordnung werden vom Geräteanwender die Gewähr für eine sachgerechte Handhabung, der bestimmungsgemäße Gebrauch und Nichteinsatz von fehlerhaften Geräten und deren Zubehör erwartet[8]. Die sichere Anwendung von Infusionsapparaten setzt gewisse Mindestkenntnisse der physikalisch-technischen Zusammenhänge, der Funktionsprinzipien der verwendeten Geräte, insbesondere aber der Möglichkeiten und Grenzen der Alarmsysteme und Sicherheitseinrichtungen für die Erkennung bzw. Vermeidung von Patientengefährdungen voraus.
Die Infusionstherapie – Abb. 16.1 – wird ganz allgemein als die Zufuhr von Flüssigkeiten aus einem Vorratsgefäß über ein Leitungssystem in das Gefäßsystem definiert. Somit ergibt sich, daß die Strömungslehre den Zugang zum richtigen Verständnis der Infusionstechnik bietet. Wie die

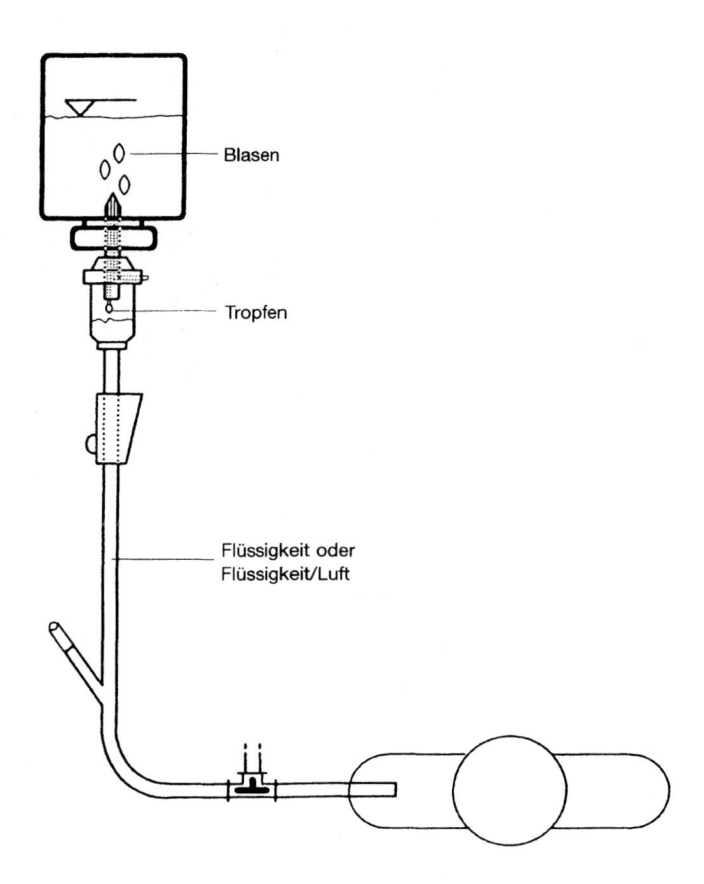

Abb. 16.1 Strömungsvorgänge im Infusionssystem

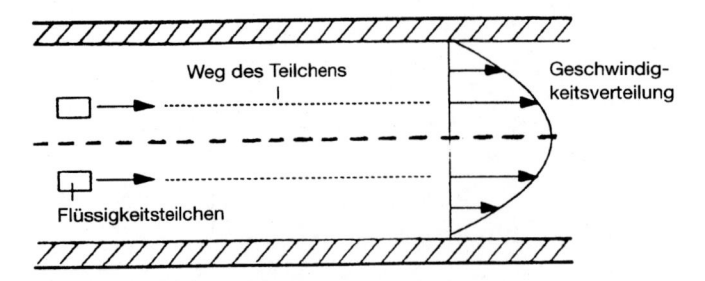

Abb. 16.2 Laminare Strömung

Abb. 16.1 verdeutlicht, findet man, außer der einfachen Flüssigkeitsströmung in geraden Abschnitten des Überleitgerätes, bei unvollständiger Entlüftung oder im Fehlerfall eine kombinierte Gas- und Flüssigkeitsströmung, in den y-Stücken, Dreiwegehähnen, Luerlock-Verbindungen und Einwegventilen nichtlineare Durchströmungs- und Umströmungsverhältnisse. Die Belüftung des Vorratsbehälters bewirkt die Bildung von Blasen am Ende des Belüftungskanales im Einstechdorn und das Aufsteigen von Einzelblasen oder Blasenketten durch die Infusionsflüssigkeit im Vorratsbehälter. Nicht nur physikalisch-technisch gesehen, sondern auch wegen der Relevanz in der täglichen Praxis verdient die Tropfbildung in der Tropfkammer besondere Aufmerksamkeit. Beide Vorgänge – die Blasen- und Tropfenbildung – lassen sich durch eigenständige theoretische Gesetzmäßigkeiten beschreiben[9,10,11].

2.1.1 Laminare Strömung

Abhängig von der Bewegung eines beliebigen durch ein gerades Rohr strömenden Flüssigkeitselementes – Abb. 16.2 – werden in der Strömungstechnik zwei Grundformen, nämlich die laminare und turbulente Rohrströmung unterschieden. In einem gewissen Geschwindigkeitsbereich bleibt ein Volumenelement auf einer zur Rohrachse parallelen Bahn, wobei die Strömungsgeschwindigkeit eines Teilchens oder Volumenelementes konstant bleibt. Aufgrund der Reibung zwischen den benachbarten Flüssigkeitsteilchen bzw. zwischen den Flüssigkeitsteilchen und der Wand ist die Geschwindigkeit an jedem Punkt des Rohrquerschnitts unterschiedlich, wobei die maximale Strömungsgeschwindigkeit in der Rohrmitte auftritt und diese zur Rohrwand hin auf Null abfällt.

Das Hagen-Poiseuille'sche Gesetz

$$\Delta p = \frac{8 \cdot \eta \cdot L}{\pi \cdot R^4} \cdot \dot{V} \qquad (1)$$

belegt, daß der für eine bestimmte Flüssigkeitsströmung durch ein Rohr notwendige Differenzdruck Δp proportional der Viskosität η der Rohrlänge L und dem Flüssigkeitsstrom $\dot{V}$ und umgekehrt proportional der vierten Potenz des Rohrradius ist. Der mathematische Ausdruck $\frac{8 \cdot \eta \cdot L}{\pi \cdot R^4}$ wird in der Technik als Strömungswiderstand R bezeichnet, womit sich für die weiteren Betrachtungen eine besonders einfache Schreibweise ergibt.

$$\Delta p = R \cdot \dot{V} \qquad (2)$$

2.1.2 Turbulente Strömung

Bei höheren Infusionsraten wird die Bewegungsenergie eines einzelnen Teilchens bzw. eines Flüssigkeitselementes so groß, daß es nicht mehr in einer geradlinigen, zur Rohrachse parallelen Strömungsbahn verläuft (Abb. 16.3). Es ändert fortlaufend die Bewegungsrichtung und die Strömungsgeschwindigkeit. Da diese Bewegung rein zufälliger Natur ist, läßt sich die turbulente Strömung mathematisch nicht mehr exakt beschreiben, sondern muß von Fall zu Fall experimentell bestimmt werden. Der gemessene Zusammenhang zwischen dem notwendigen Druck p und dem Flüssigkeitsstrom $\dot{V}$ läßt sich im allgemeinen durch ein quadratisches Strömungsgesetz annähern.

$$\Delta p = R \cdot \dot{V}^2 \qquad (3)$$

Die obige Gleichung wird auch für die laminare Strömung in Bögen, Verengungen und Verzweigungen genutzt.

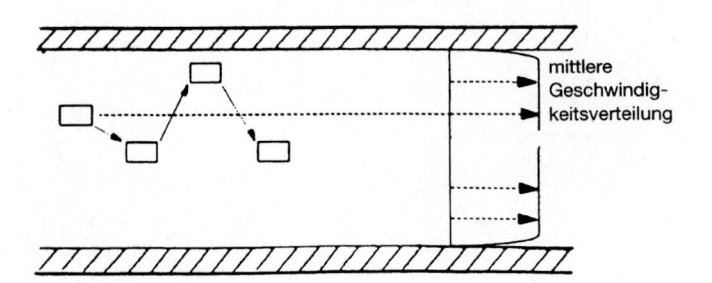

Abb. 16.3 Turbulente Strömung

2.1.3 Druck- und Strömungsverhältnisse der Schwerkraftinfusion

Eine vollständige mathematische Beschreibung der Druck- und Strömungsverhältnisse in einem zunächst beliebigen Infusionssystem gelingt durch eine über die vorher beschriebene reine Strömungscharakteristik hinausgehende Betrachtung der Energien eines einzelnen, aus dem Infusionssystem an beliebiger Stelle herausgeschnittenen Volumenelements. Ein Volumenelement, das sich oberhalb eines willkürlich festgelegten Nullniveaus befindet, weist aufgrund der örtlichen Lage eine bestimmte Lageenergie auf. Diese entspricht dem Produkt aus der Masse m, der Erdbeschleunigung g und der Höhe h über dem Nullniveau. Ein sich bewegender Körper verfügt über eine Bewegungsenergie, die der Masse m und dem Quadrat der Geschwindigkeit w proportional ist, d. h. auch ein sich in der Infusionsleitung bewegendes Volumenelement aus Infusionsflüssigkeit verfügt über eine aus der Infusionsrate (= Strömungsgeschwindigkeit) resultierende Bewegungsenergie. Bei dem hier betrachteten Volumenelement kommt als dritte Energie die Druckenergie dazu, die durch den Schweredruck der über dem betrachteten Volumenelement befindlichen Flüssigkeitssäule bewirkt wird.

Die Anwendung des Energieerhaltungssatzes auf beliebige Infusionssysteme angefangen von der einfachen Schwerkraftinfusion bis hin zu Mehrfachinfusionssystemen mit zusammengeschalteten Schwerkraftinfusionen, Infusionsspritzenpumpen und Infusionspumpen liefert Aussagen und Erläuterungsmöglichkeiten für die Druckverhältnisse und die Infusionsrate an jeder gewünschten Stelle des Überleitsystems und wird deshalb an einfachen Beispielen näher erläutert. Nach dem Energieerhaltungssatz ist die Summe der Energien an jeder Stelle des betrachteten Systems konstant, d. h. die Gesamtenergie eines Volumenelements im Infusionsbehälter ist genauso groß wie die Gesamtenergie eines strömenden Volumenelementes irgendwo in der Infusionsleitung. Das Volumenelement im Vorratsbehälter sinkt bei niedriger Infusionsrate mit vernachlässigbarer Geschwindigkeit nach unten, so daß die Gesamtenergie dieses Volumenelementes nur aus der Lageenergie und der durch den Umgebungsdruck verursachten Druckenergie besteht.

Volumenelement im Vorratsbehälter:
Gesamtenergie $= p_o + \varrho \cdot g \cdot h = $ const. \hfill (4)

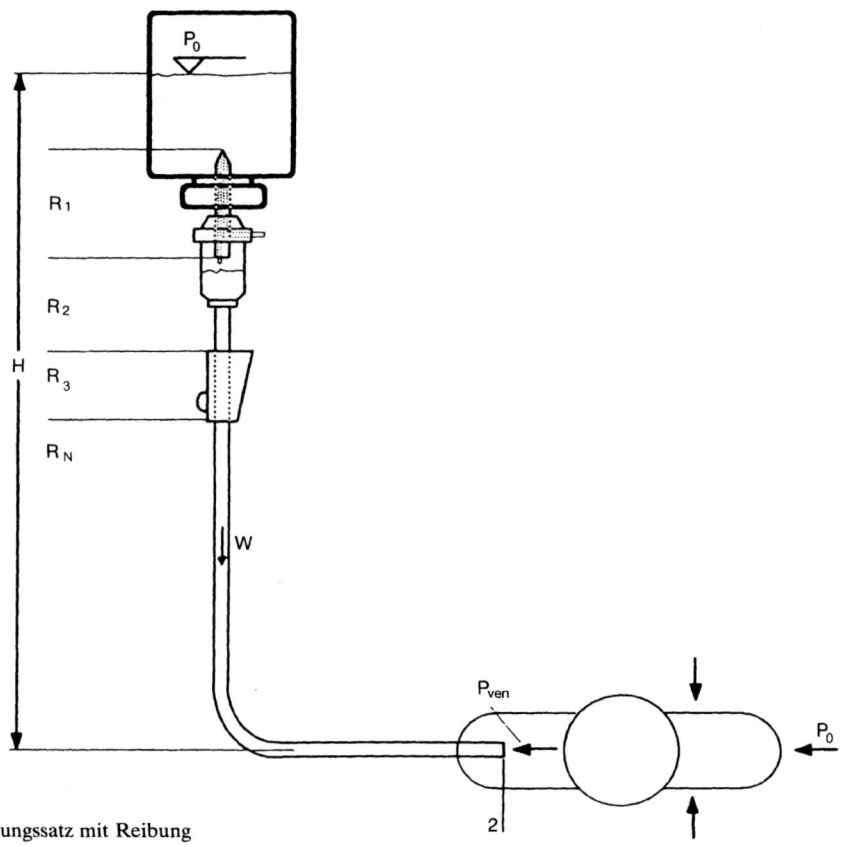

Abb. 16.4 Energieerhaltungssatz mit Reibung

p_o = Umgebungsdruck; ϱ = Dichte; g = Erdbeschleunigung; h = Höhe

Ein Volumenelement, das z. B. bei einem freihängenden Infusionssystem gerade das Schlauchsystem verläßt, hat dagegen keine Lageenergie mehr, wenn das Schlauchende als Bezugspunkt (Bezugshöhe) gewählt wird. Die Gesamtenergie des Volumenelementes am Schlauchende setzt sich daher aus der Druckenergie, bedingt durch den Umgebungsdruck und der Geschwindigkeitsenergie zusammen:

Volumenelement am Schlauchende:
Gesamtenergie = $p_o + 0,5 \cdot \varrho \cdot g \cdot w^2$ = const. (5)
w = Geschwindigkeit

Da die Gesamtenergie eines Systems an jeder Stelle gleich ist und auch erhalten bleibt (= Energieerhaltungssatz), kann die Gesamtenergie des Volumenelementes im Vorratsbehälter gleich der Gesamtenergie am Schlauchende

$$p_o + \varrho \cdot g \cdot h = p_o + 0,5 \cdot \varrho \cdot w^2 \quad (6)$$

gesetzt werden. Nach Umstellung der Gleichung und Umrechnung der Flüssigkeitsgeschwindigkeit in die Volumengeschwindigkeit resultiert die Torricelli-Gleichung für die maximale Infusionsrate ohne venösen Gegendruck und ohne Flüssigkeitsreibung (= ideale Strömung)

$$\dot{V} = 0,25 \cdot \pi \cdot d^2 \cdot \sqrt{2 \cdot g \cdot h} \quad (7)$$

d = Schlauchdurchmesser

Das Torricelli'sche Ausflußgesetz liefert wegen der Vernachlässigung der Flüssigkeitsreibung eine wegen der real vorhandenen Strömungswiderstände zu hohe Infusionsrate. Nach Abb. 16.4 muß für jeden einzelnen Abschnitt des Infusionssystems ein Verlustdruck Δp eingeführt werden. Dieser ist entsprechend den Erläuterungen zu den verschiedenen Strömungsformen für die laminare Strömung im geraden glatten Rohr durch den Ansatz

$$\Delta p = R_L \cdot \dot{V} \quad (8)$$

R_L = Strömungsgeschwindigkeit bei laminarer Strömung

und für die turbulente Strömung bzw. für die Umströmung von Ecken und Kanten durch den quadratischen Ansatz

$$\Delta p = R_T \cdot \dot{V}^2 \quad (9)$$

R_T = Strömungsgeschwindigkeit bei turbulenter Strömung

erfaßbar. Der Energieerhaltungssatz bzw. das Bernoulli'sche Gesetz für ein Schwerkraftinfusionssystem mit reibungsbehafteter Strömung und venösem Gegendruck lautet dann mit den Bezeichnungen nach Abb. 16.4

$$\varrho \cdot g \cdot h = p_{ven} + 0,5 \cdot \varrho \cdot w^2 + \Delta p \quad (10)$$

p_{ven} = venöser Gegendruck

oder

$$\varrho \cdot g \cdot h = p_{ven} + 0,5 \cdot \varrho \cdot w^2 + (R_1 + R_2 + \ldots + R_N) \cdot w^2 \quad (11)$$

R_1, R_2, R_N = Strömungswiderstände von Leitungsteilen

oder nach der hier interessierenden Infusionsrate aufgelöst

$$w = \sqrt{\frac{\varrho \cdot g \cdot h - p_{ven}}{0,5 \cdot \varrho - (R_1 + R_2 + \ldots + R_N)}} \quad (12)$$

Die Bernoulli'sche Beziehung für die Infusionsrate bei der Schwerkraftinfusion besagt, daß die sich einstellende Infusionsrate eine Funktion

- der Höhendifferenz zwischen Vorratsbehälter und Patient
- der Widerstände der einzelnen Schlauchabschnitte der Infusionsleitung
- des venösen Gegendruckes und
- der Viskosität der Infusionsflüssigkeit

ist.

Anwendungsbeispiele. Die Änderung der Höhendifferenz zwischen dem Infusionsbehälter und dem Patienten ist eine in der Praxis häufig vorkommende Ursache für Abweichungen zwischen der eingestellten und der insgesamt resultierenden Tropfenzahl bzw. der erwarteten Infusionszeit (Abb. 16.5). Wird beispielsweise die Infusion beim liegenden Patienten angelegt und die Tropfrate eingestellt, so führt jede Änderung der Körper-

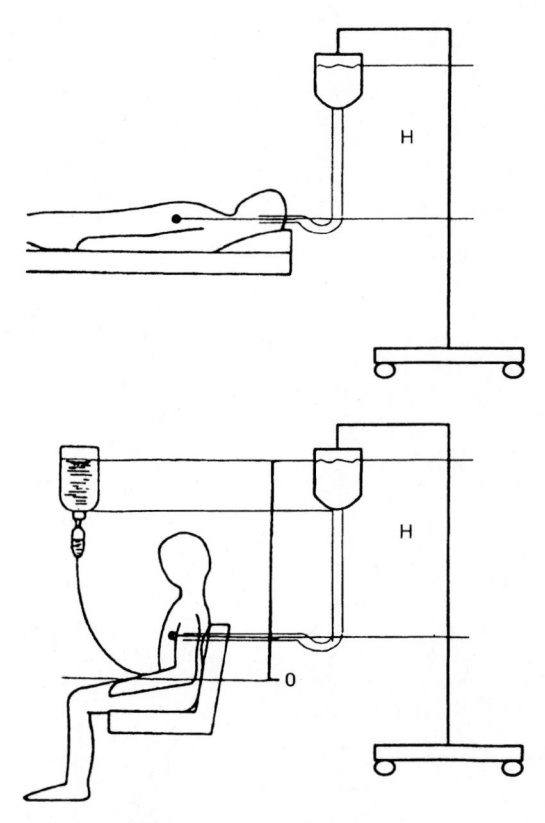

Abb. 16.5 Einfluß der Höhendifferenz

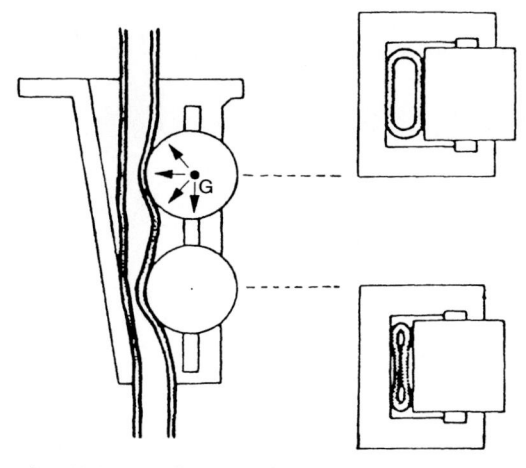

Abb. 16.6 Einfluß der Rollenklemme

position, etwa das Aufrichten des Oberkörpers oder das Aufstehen des Patienten zu einer Änderung der Höhendifferenz zwischen Patient und Infusionsbehälter und damit aufgrund des Bernoulli'schen Gesetzes auch zu einer Änderung der Infusionsrate. Diese beträgt pro Zentimeter Höhenabweichung etwa 0,3 %. Eine weitere Ursache für die Abnahme der Infusionsrate bei der Schwerkraftinfusion stellen unbemerkte Widerstandsänderungen in den Infusionsleitungen dar. Die häufig vorkommenden Abknickungen, Quetschungen sowie das Zugehen der Kanüle sind den Anwendern im allgemeinen bekannt (Abb. 16.6). Eine weitgehend unbekannte und unbemerkte Fehlerquelle ist die sehr langsam ablaufende Widerstandszunahme durch die Rollenklemme. Zur Einstellung einer gewünschten Tropfrate wird die Rolle in eine bestimmte Position gedrückt, was zu einem definierten Schlauchquerschnitt und damit zu einem definierten Strömungswiderstand führt. Die Rollenklemme ist strömungstechnisch gesehen ein regelbarer Widerstand, mit dem ein Teil der anstehenden Lageenergie abgebaut wird, die verbleibende wird zur Aufrechterhaltung der Infusionsrate benötigt. Zur unerwünschten Widerstandserhöhung in der Rollenklemme kommt es dadurch, daß das Schlauchmaterial dem Anpreßpunkt der Rolle seitlich ausweicht und das Gewicht der Rolle diese langsam nach unten sacken läßt. Das Ausweichen des elastischen Schlauchmaterials wird als „Fließen" bezeichnet und kann – wie in Abb. 16.6 gezeigt – bis zum völligen Verschluß führen. Neben der auftretenden Gefährdung des Patienten durch Unterdosierung muß in diesem Fall auch noch damit gerechnet werden, daß wegen mangelnder Durchspülung die Kanüle durch Thrombusbildung teilweise oder ganz verschlossen wird.

Der Energieerhaltungssatz bzw. die Bernoulli'sche Gleichung dient der Erläuterung der Wirkungsweise eines sogenannten Syphons, wie er von Seiten der Länderbehörden zur Vermeidung der Luftinfusion vorgeschrieben wird[12,13]. Zur versehentlichen Luftinfusion kommt es bei der Anwendung einer einzelnen Schwerkraftinfusion nur dann, wenn

– das Infusionsbesteck mangelhaft entlüftet wurde oder
– die Schwerkraftinfusion in Verbindung mit einem negativen venösen Druck leerläuft

In diesem Fall läßt sich die Luftinfusion durch einen Syphon im Infusionsbesteck verhindern (Abb. 16.7). Betrachtet man die Gesamtenergie eines Volumenelements im linken und rechten Schenkel des Syphons, so gilt für das Volumenelement im linken Schenkel

$$\text{Gesamtenergie} = \varrho \cdot g \cdot h_1 + \frac{\varrho}{2} w^2 \quad (13)$$

h_1 = Höhe des Flüssigkeitsspiegels im linken Schenkel des Syphons

und für das Volumenelement im rechten Schenkel

$$\text{Gesamtenergie} = \varrho \cdot g \cdot h_2 + \frac{\varrho}{2} w^2 - p_{ven} + \Delta p \quad (14)$$

h_2 = Höhe des Flüssigkeitsspiegels im rechten Schenkel des Syphons (Syphonhöhe)

Faßt man die Gleichungen nun wiederum zusammen, dann erhält man die vom venösen Druck abhängige Mindesthöhe eines Syphons

$$p_{ven} = \varrho \cdot g \cdot h_2 - \varrho \cdot g \cdot h_1 \quad (15)$$

oder

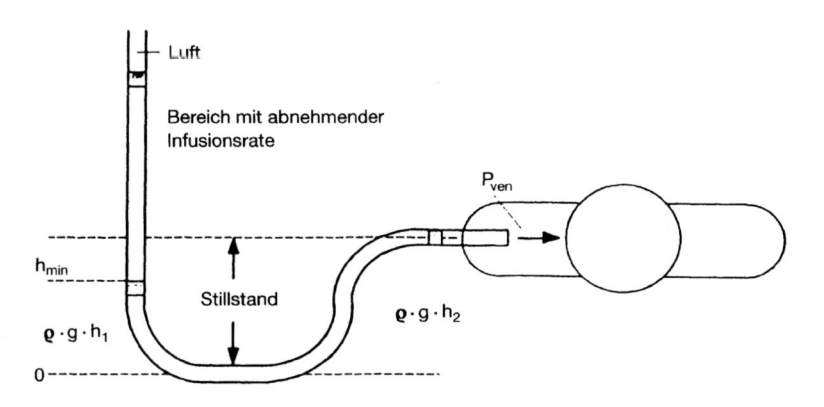

Abb. 16.7 Wirkungsweise eines Syphons

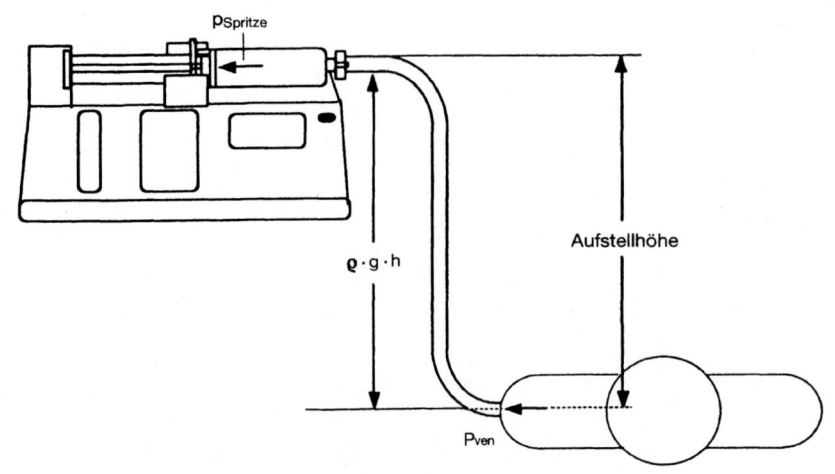

Abb. 16.8 Druckverhältnisse bei Infusionsspritzenpumpen

$$h_{min} = \frac{p_{ven}}{\varrho \cdot g} \quad (16)$$

Die obige Formel sagt aus, daß das Einsaugen von Luft durch den negativen venösen Druck dann vermieden wird, wenn dem venösen Unterdruck der Schwerkraftdruck einer Flüssigkeitssäule entgegengerichtet ist. Geht man von den maximalen venösen Unterdrücken aus, so ergibt sich mit Gleichung (16) h_{min} zu

$h_{min} \cong 20$ cm

h_{min} Mindesthöhe des Syphons

Als letztes Beispiel wird die Bernoulli'sche Gleichung noch auf die Druckverhältnisse beim Einsatz von Infusionsspritzenpumpen angewendet (Abb. 16.8). Die Aufstellung des Energieerhaltungssatzes bzw. des Bernoulli'schen Gesetzes liefert für das Volumenelement am Spritzenkolben

Gesamtenergie = $p_{Spritze} + \varrho \cdot g \cdot h$ (17)

$p_{Spritze}$ = Druck in der eingelegten Spritze

und für ein Volumenelement am Patienten

Gesamtenergie = $p_{ven} + \Delta p + \frac{\varrho}{2} w^2$ (18)

Die Zusammenfassung der Gleichungen (17) und (18) ermöglicht die Berechnung des Druckes in der Spritze und damit die Kraft, die durch die Spritzenpumpe zur Aufrechterhaltung der Infusionsrate geleistet werden muß.

$$p_{Spritze} = -\varrho \cdot g \cdot h + p_{ven} + \Delta p + \frac{\varrho}{2} w^2 \quad (19)$$

Bei den üblichen, sehr kleinen Förderraten darf der Verlustdruck Δp und die Geschwindigkeitsenergie $0,5 \cdot p \cdot w^2$ vernachlässigt werden, so daß sich die Berechnungsgleichung (19) weiter vereinfachen läßt:

$$p_{Spritze} = -\varrho \cdot g \cdot h + p_{ven} \quad (20)$$

Wird die Infusionsspritzenpumpe über dem Bett des Patienten angebracht, so sagt die Gleichung 20 aus, daß

- bei negativem venösen Druck in der Spritze immer ein Unterdruck herrscht und
- bei positivem venösen Druck der Druck in der Spritze ebenfalls negativ sein kann

Das bedeutet, daß bei Spritzenpumpen der Kolbenantrieb den Spritzenkolben entgegen der wirksamen Schwerkraft festhalten muß. Es handelt sich daher im strengen Sinne nicht um eine Druckinfusion. Der in der Spritze herrschende Unterdruck kann für die Patienten in zweierlei Hinsicht gefährlich werden (Abb. 16.9):

1. Ist der Spritzenkolben nicht in die Kolbenhalterung der Spritzenpumpe eingelegt, dann kommt es ab einer Aufstellhöhe von ca. 50 cm über dem Patienten zu einer vollständigen, unkontrollierten Entleerung der Spritze.
2. Beim Einlegen der Spritze bleibt zwischen dem Spritzenkolben und der Kolbenhalterung ein durch die Fertigungstoleranzen bedingtes Spiel zurück. Direkt nach dem Einlegen wird dann der Spritzenkolben durch den schwerkraftbedingten Unterdruck angezogen, bis der Kolben durch die Kolbenhalterung aufgefangen wird. Der Spielausgleich durch den Unterdruck liefert einen kurzzeitigen Bolus von etwa einem Milliliter und kann wegen Überförderung zu einer Patientengefährdung führen[14].
3. Eine unter 2. beschriebene Fehldosierung durch das mechanische Spiel in Verbindung mit den Druckverhältnissen in der Spritze tritt selbstverständlich auch auf, wenn die Aufstellhöhe der Spritze geändert wird. Eine Reduzierung der Aufstellhöhe kann die Saugwirkung der Schwerkraft aufheben, so daß die Spritzenpumpe aus dem Haltebetrieb in den Druckbetrieb übergeht. Der dann erforderliche Spielausgleich führt zu einer vorübergehenden Un-

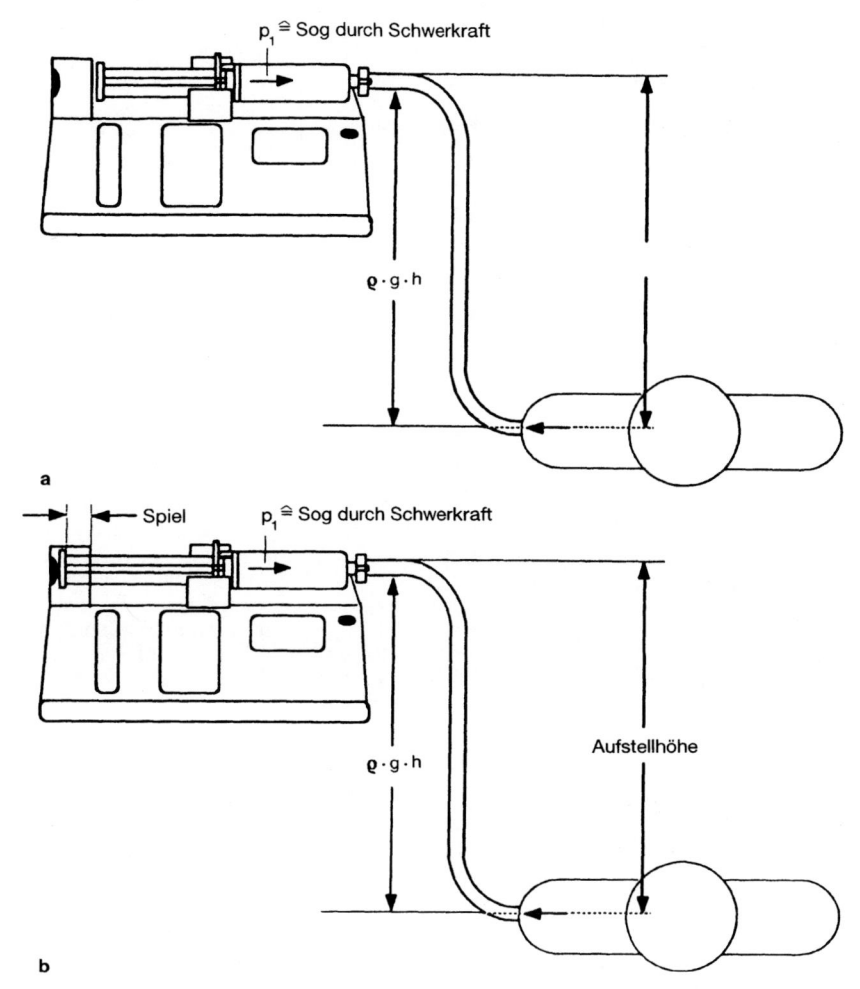

Abb. 16.9 *a* Leersaugen der Spritze *b* Bolusgabe durch mechanisches Spiel

terdosierung. Wird in umgekehrter Weise verfahren, also eine Vergrößerung der Aufstellhöhe vorgenommen, so geht die Spritzenpumpe in den Haltebetrieb über und der Ausgleich des Spiels durch den Schwerkraftsog bewirkt die unter 2. beschriebene Bolusgabe.

Bildung und Bewegung von Tropfen und Blasen.
Eine weitere Anwendung der Strömungslehre im Bereich der Infusionstechnik betrifft die Bildung und Bewegung von Tropfen und Blasen. Klinisch wichtig und damit anwenderrelevant sind die physikalisch-technischen Vorgänge, die bei der Bildung von Tropfen in der Tropfkammer des Infusionsbesteckes ablaufen (Abb. 16.10). Zur theoretischen Beschreibung der Tropfenbildung und damit auch zur Bestimmung der auftretenden Einflußgrößen wird aus der Oberfläche des Tropfens ein kleines Teilstück gedanklich herausgeschnitten und daran das Kräftegleichgewicht gebildet. Wirksam sind, wie die Abb. 16.10 zeigt, der Binnendruck im Tropfen selbst, die Oberflächenspannung die an der Grenzfläche zwischen der Flüssigkeit des Tropfens und der umgebenden Luftatmosphäre auftritt und die Gewichtskraft des Tropfens.
Danach hängt die Tropfengröße ab von

– der Oberflächenspannung
– der Dichte und von
– der eingestellten Tropfrate.

Die Abhängigkeit der Tropfengröße von der Oberflächenspannung und der Dichte ist im klinischen Alltag immer wieder die Ursache für eine fehlerhafte Anwendung bzw. Einstellung der erforderlichen Tropfraten. So muß beispielsweise bei der Schwerkraftinfusion die einzustellende Tropfrate aus der vorgegebenen Infusionszeit und der Größe des Infusionsbehälters berechnet werden. Bei Infusionsregeln und sogenannten volumenrechnenden Infusionspumpen (Einstellung der Infusionsrate jeweils in ml/h) werden durch den Apparat die fallenden Tropfen gezählt und in ml/h umgerechnet. Wegen der Abhängigkeit der Trop-

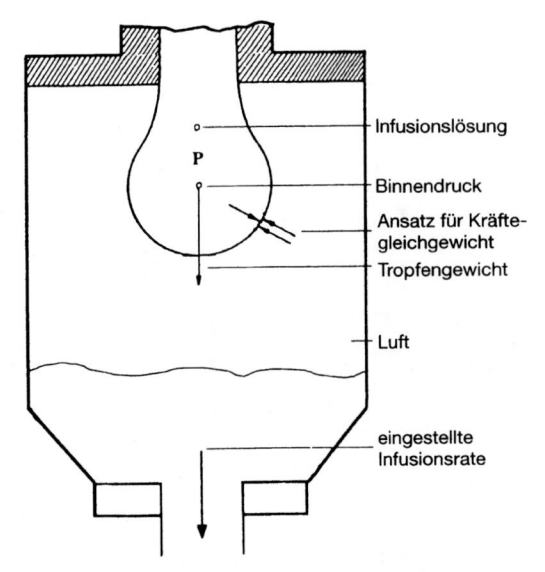

Abb. 16.10 Bewegung von Tropfen und Blasen

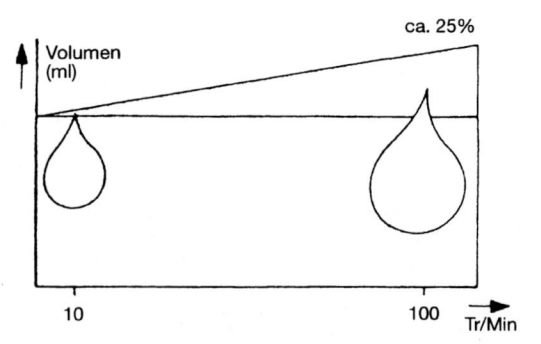

Abb. 16.11 Einfluß der Tropfenrate auf die Tropfengröße

fengröße muß bei den genannten Gerätesystemen ein Umrechnungsfaktor, der die Tropfenzahl/ml für die jeweilige Infusionslösung angibt, oder ein Viskositätsfaktor eingegeben werden. Werden die Korrekturwerte nicht berücksichtigt oder falsch eingestellt, so treten erhebliche Fehlförderungen (Über- oder Unterdosierungen) auf. Häufig wird die Fehleinstellung der Umrechnungsfaktoren nicht als Anwendungsfehler erkannt, sondern als Fehlfunktion des Infusionsreglers bzw. der Infusionspumpe interpretiert. Weitgehend unbekannt ist den Anwendern die Zunahme der Tropfengröße mit zunehmender Tropfenrate (Abb. 16.11). Da die Schwerkraftinfusionen und Infusionsregler meist im mittleren Bereich der Infusionsraten betrieben und wenig variiert werden, macht sich dieser Fehler in der täglichen Routine wenig bemerkbar, bzw. geht im Gesamtfehler unter.

Elastizität der Infusionsleitung. Im Gegensatz zu Festkörpern kommt es bei langen Hohlkörpern, z. B. Infusionsleitungen, die unter Innendruck stehen, nicht zu einer Längenausdehnung, sondern zu einer Querschnittsvergrößerung bzw. zu einer Volumenvergrößerung. Die Vergrößerung des Schlauchquerschnitts führt gleichzeitig zu einer Abnahme der Wandstärke, so daß eine Druckerhöhung im Schlauch nicht nur das gespeicherte Volumen, sondern auch die Gefahr einer Schlauchruptur erhöht. Das im Vergleich zum unbelasteten Schlauch bei Druckbeaufschlagung erhöhte Speichervolumen wird als Bolusvolumen bezeichnet (Abb. 16.12). Es kann immer dann entstehen, wenn beim Einsatz von Druckinfusionssystemen (Infusionspumpen und Infusionsspritzenpumpen)

– Dreiwegehähne versehentlich geschlossen,
– Infusionsleitungen abgeknickt oder eingeklemmt werden oder
– der Patientenzugang verstopft.

Der angeschlossene Druckinfusionsapparat versucht den Verschluß durch Erhöhung des Förderdruckes zu überwinden und die eingestellte Förderrate aufrecht zu erhalten. Je größer das Bolusvolumen des Überleitgerätes ist, um so langsamer

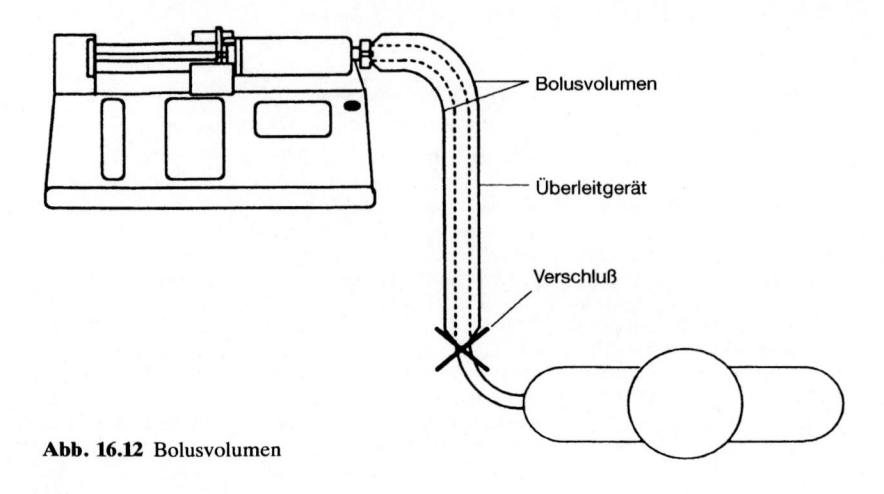

Abb. 16.12 Bolusvolumen

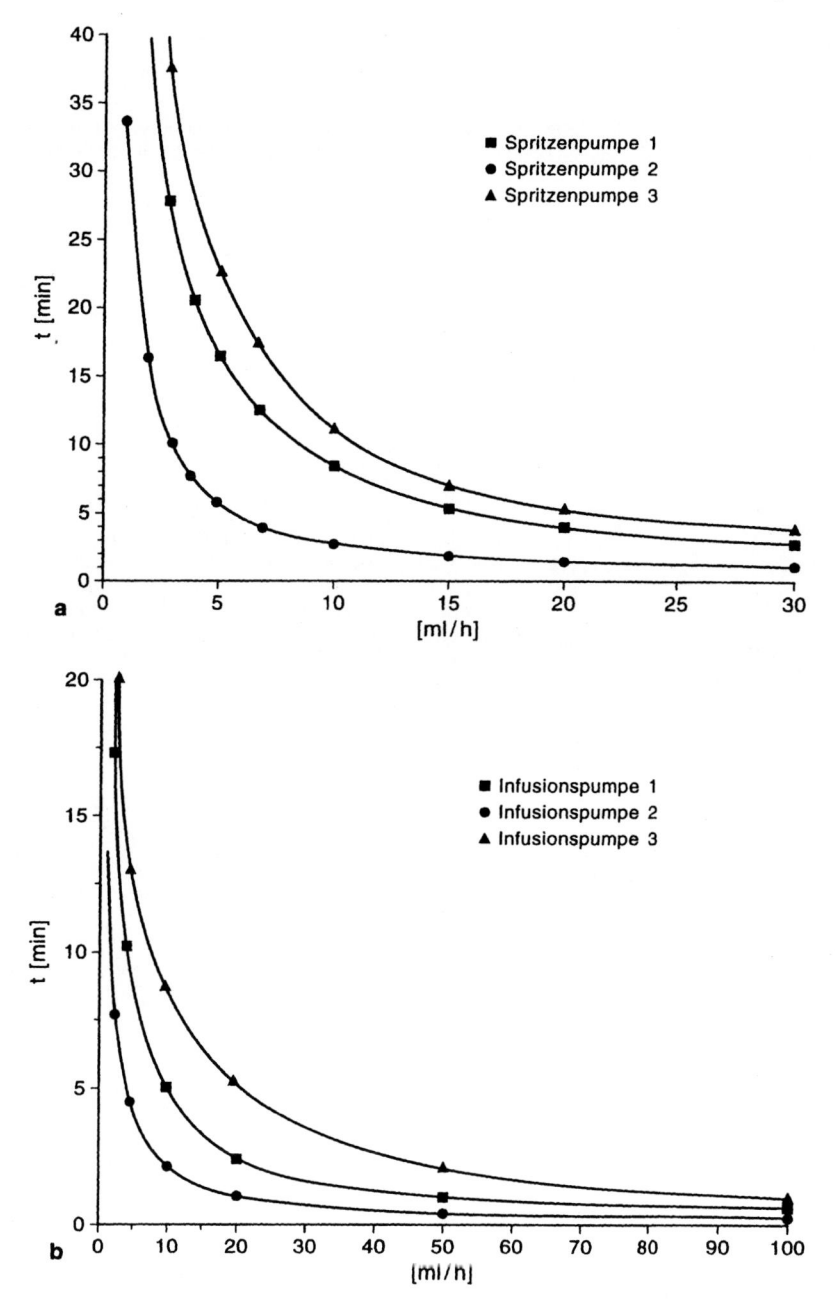

Abb. 16.13 Alarmverzögerungszeit bei *a* Infusionsspritzenpumpen und *b* Infusionspumpen

wird der Maximaldruck der Pumpe erreicht und die Alarmierung verzögert. Die Alarmverzögerungszeit läßt sich aus dem Bolusvolumen der Infusionsleitungen und der eingestellten Förderrate berechnen:

$$\text{Alarmverzögerungszeit} = \frac{\text{Bolusvolumen}}{\text{Infusionsrate}}$$

Wie Abb. 16.13 zeigt, muß gerade bei Infusionsspritzenpumpen und sehr kleinen Förderraten mit erheblichen Alarmverzögerungszeiten gerechnet werden. Die Patientengefährdung bei Okklusion besteht nun darin, daß es während der Alarmverzögerungszeit zu einer Medikamentenunterdosierung, bei fehlerhafter Druckentlastung nach Alarmauslösung zu einer Überdosierung kommt, wenn das gespeicherte Bolusvolumen in das Gefäßsystem des Patienten gelangt.

2.2 Produkte der Infusionstechnik

2.2.1 Infusionsgeräte und Zubehör

Der Begriff „Infusionsgerät" führt häufig zu Verwirrung, da er teilweise auch für elektronische Infusionsapparate benutzt wird. Die Begriffe sind aber normativ festgelegt, und der Begriff Infusionsgerät ist für die Schlauchleitung zwischen Infusionsbehälter und Patientenzugang reserviert. Infusionsgeräte sind in der DIN 58362[15] in ihren verschiedenen Ausführungsformen genormt. Wichtig ist die Unterscheidung zwischen Schwerkraftinfusionsgeräten (Kennfarbe Weiß/Beige) und druckgeprüften Infusionsgeräten (Kennfarbe Orange). Sobald im Verbund der Infusionstherapie auch nur eine Pumpe eingesetzt ist, müssen sämtliche Infusionsleitungen druckfest sein (Abb. 16.14).

Das Infusionsgerät besteht aus einer Tropfkammer und Einstichdorn, der aus Kunststoff oder aus einem kunststoffumspritzten Stahldorn besteht. Unter dem Einstichdorn liegt die eigentliche Tropfkammer, in die ein kalibrierter Tropfdorn ragt. Dieser ist so gestaltet, daß beim normalen Infusionsgerät bei wäßriger Lösung 20 Tropfen gerade 1 ml ergeben. Für die Anwendung in der Pädiatrie gibt es spezielle Infusionsgeräte, bei denen 50 Tropfen 1 ml entsprechen. Alle starren Infusionsbehälter müssen belüftet werden. Andernfalls bildet sich über dem Flüssigkeitsspiegel ein Unterdruck, der die Infusion zum Stillstand bringt. Die meisten Infusionsgeräte weisen einen Belüftungskanal im Einstichdorn auf. Lediglich bei Verwendung vollständig kollabierender Behälter kann auf den Belüftungskanal verzichtet werden. Damit durch den Belüftungskanal keine kontaminierte Raumluft in die Infusion eindringen kann, ist am Eingang des Belüftungskanals ein Bakterienfilter angeordnet. Dennoch werden die Infusionsbehältnisse unzulässigerweise häufig mit Kanülen angestochen, weil sie offensichtlich trotz Belüftung nicht laufen. Der Grund hierfür ist üblicherweise eine Fehlbedienung beim Einstechen des Infusionsgerätes in den Infusionsbehälter. Im Inneren des Infusionsbehälters besteht häufig ein Überdruck, der auch durch das Anfassen eines flexiblen Infusionsbehälters mechanisch erzeugt werden kann. Wenn beim Einstechen die Rollenklemme geschlossen ist, kommt es zum Einschießen von Flüssigkeit in den Belüftungskanal und damit zur Benetzung des Filterelementes. Dadurch wird dieses luftundurchlässig, und die Infusion läuft nicht (Abb. 16.15). Wenn der Infusionsbehälter angestochen wird, ist die Sterilität des Inhaltes nicht mehr gewährleistet. Bei den neueren Infusionsgeräten mit Rückflußsperre vor dem Filter kann es konstruktiv nicht mehr zur Benetzung des Filters kommen.

Am unteren Ende der Tropfkammer erfolgt in der Regel eine Grobfiltration der Infusionslösung mit einem 15 µ Filter. Von der Infusionskammer führt ein Schlauch, in der Regel aus PVC, zu dem patientenseitigen Anschlußkegel nach DIN 13090[16]. Von der Verwendung von Infusionsgeräten mit einfachem, nicht verriegelbarem Luerkegel ist abzuraten. Die Verwendung derartiger Geräte an zentralvenösen Kathetern ist ein Kunstfehler (Abb. 16.16).

Auf dem Schlauch ist bei der Mehrzahl der Infusionsgeräte eine Rollenklemme angebracht, mit der sich der Schlauch in unterschiedlichem Maße zuklemmen läßt. Diese Rollenklemmen sind in ihrem Einstellverhalten sehr ungenau, da der Schlauch nach dem teilweisen Zuklemmen seine Form verändert. Man spricht hier von dem „Kriechen" des Schlauchmaterials. Innerhalb einer Stunde nach Einstellung der Tropfenrate muß mit Veränderungen bis zu 50 % nach oben oder unten gerechnet werden. Für eine genaue Dosierung ist die Rollenklemme kein geeignetes Einstellelement. Die Schwerkraftinfusionsgeräte besitzen darüber hinaus noch ein Latex-Zwischenteil zwischen Schlauch und patientenseitigem Konnektor über das mit einer Kanüle Medikamente zur laufenden Infusion zugespitzt werden können. Das Einstechen der Kanüle führt meistens zum Herausstanzen von Partikeln aus dem Latexzwischenstück, so daß diese Zuspritztechnik nur im Ausnahmefall angewendet werden sollte. Häufige Zusatzinjektionen sollten über Kanülen mit Zuspritzpforte erfolgen. Das „Freipumpen" von verschlossenen Patientenzugängen durch Ausquetschen des Latexstückes ist ebenfalls nicht zu empfehlen. Dabei können erhebliche Drücke auftre-

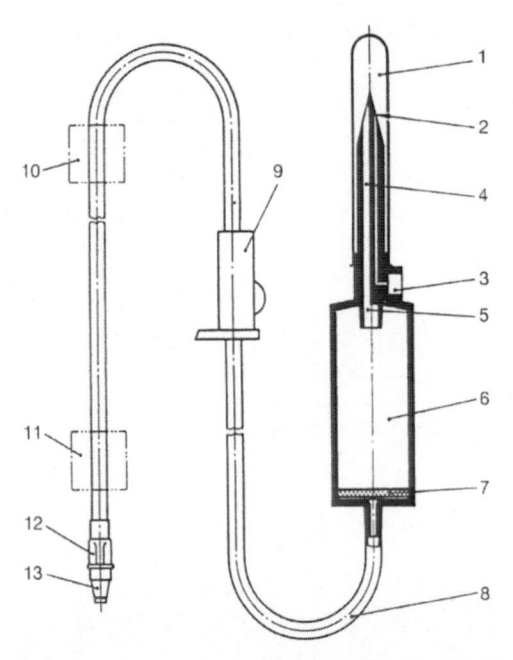

Abb. 16.14 Infusionsgerät nach DIN 58362 *1* Schutzkappe *2* Einstechteil *3* Belüftungsteil mit Luftfilter *4* Flüssigkeitskanal *5* Tropfrohr *6* Tropfkammer *7* Flüssigkeitsfilter *8* Schlauch *9* Durchflußregler *10* Förderelement *11* Zuspritzteil *12* Anschlußstück mit Außenkegel *13* Schutzkappe

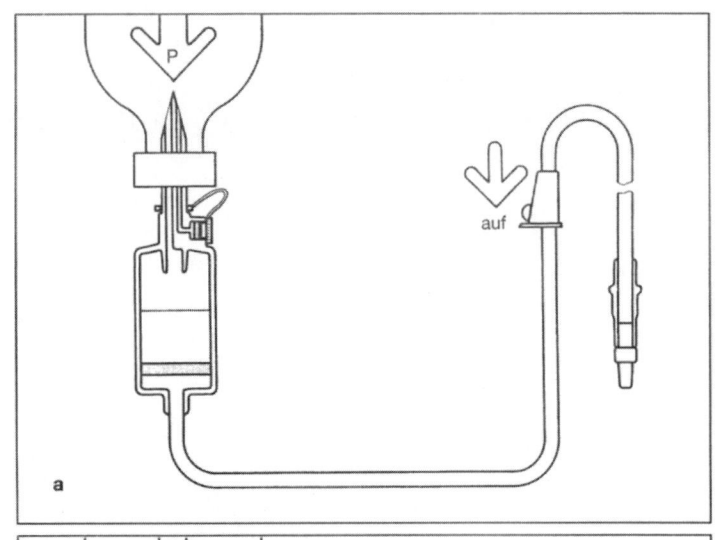

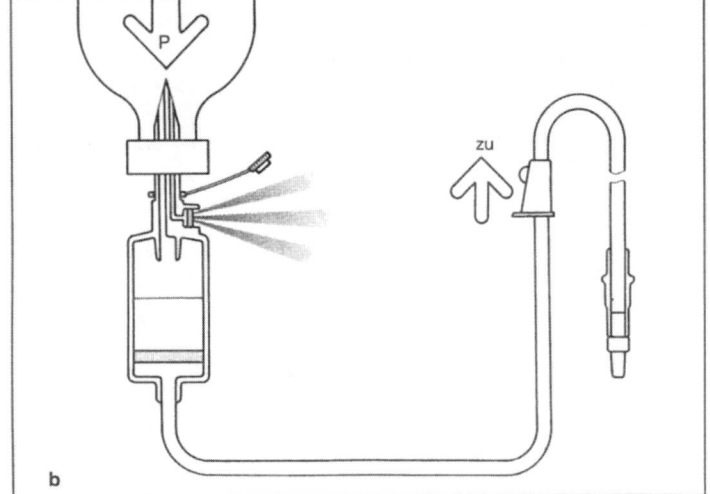

Abb. 16.15 Einstechen des Infusionsgerätes in den Infusionsbehälter *a* richtig: Belüftungsklappe auf Infusionsgerät geschlossen, Rollenklemme offen *b* falsch: Belüftungsklappe offen, Rollenklemme geschlossen

ten, die das Blutgefäß bei ungünstiger Lage der Kanülenspitze schädigen.

Infusionsgeräte mit Dosierbehälter. Sie werden bevorzugt in der Pädiatrie eingesetzt, da die gewünschte Gesamtinfusionsmenge vor Infusionsbeginn in einer Bürette exakt bestimmt werden kann.

Infusionsgeräte mit schlauchunabhängiger Flußeinstellung (Präzionsregler). Diese Geräte sind erheblich genauer als Schlauchklemmen, da der genauigkeitsschädliche Einfluß des Schlauches in der Rollenklemme, das „Kriechen", bei diesen Produkten nicht zum Tragen kommt. In der Regel handelt es sich um Kükenhähne, die statt eines Durchflußloches eine schmale Durchflußrinne haben, deren wirksame Breite sich durch Drehen an einem Knopf verstellen läßt. Bei ansonsten gleichbleibenden Bedingungen halten diese die eingestellte Tropfrate relativ genau ein. Änderungen der hydrostatischen Höhe, des zentralen Venendruckes und der Viskosität der Flüssigkeit gehen jedoch in die Flußrate ein.

Infusionsgeräte für lichtempfindliche Medikamente. PVC-Schlauchsysteme sind für praktisch alle Wellenlängen des sichtbaren Lichtes gut durchlässig, einschließlich UV-Licht. Bei geringen Flußraten und entsprechend langer Expositionszeit im Licht kann es bei Medikamenten zu Wirksamkeitsabnahmen hin bis zur Bildung toxischer Reaktionsprodukte kommen. Lichtgeschützte Infusionssysteme haben überwiegend einen schwarzen Schlauch der für den gesamten Bereich des sichtbaren Lichtes undurchsichtig ist und für alle lichtempfindlichen Medikamente geeignet ist. Für einzelne Medikamente läßt sich bereits mit einem gering eingefärbten Schlauch, z. B. orange, ein hinreichender Lichtschutz erreichen, ohne daß

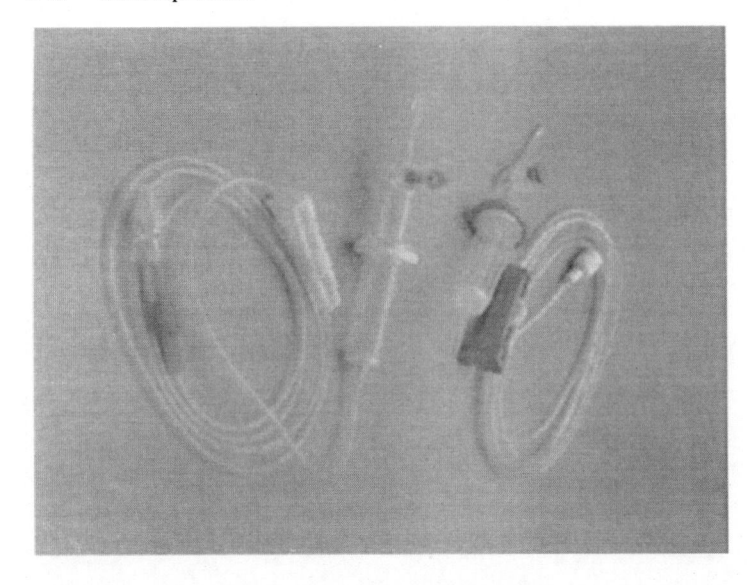

Abb. 16.16 Handelsübliche Infusionsgeräte, links Schwerkraftausführung, rechts druckfeste Ausführung

die Durchsichtigkeit des Infusionsgerätes aufgehoben ist. Wenn die Lichtempfindlichkeit des Medikamentes sich auf eine spezielle Wellenlänge bezieht kann es im Einzelfall ausreichen, nur diese herauszufiltern. Diese speziellen Infusionsgeräte können für andere lichtempfindliche Medikamente jedoch ungeeignet sein.

Material. Fast alle Infusionsgeräte werden heute aus PVC hergestellt. Viele Verbraucher würden aus ökologischen Überlegungen PVC-freie Materialien bevorzugen. Sie sind jedoch i. a. nicht bereit, für ein PVC-freies Infusionsgerät nennenswert höhere Preise zu zahlen. Abgesehen von den primär bei der Verbrennung auftretenden ökologischen Problemen des PVC gibt es medizinische Gründe, nach Alternativen zum PVC zu suchen. Der im Weich-PVC teilweise mit über 40 % Anteil enthaltene Weichmacher DEHP ist eine seit langem bekannte und gut untersuchte Substanz. Behauptungen, DEHP wirke kanzerogen und allergisierend, konnten bislang noch nicht vollständig ausgeräumt werden. Neuerdings werden PVC-Materialien angeboten, die weniger leicht migrierende Weichmacher enthalten. Diese Substanzen sind jedoch weit weniger untersucht als DEHP. Der Auswaschungsgrad des DEHP ist bei wäßrigen Lösungen gering. Er nimmt allerdings bei fetthaltigen Lösungen und auch etwas bei proteinhaltigen Lösungen, sowie bei Blut, zu. Ein weiterer Nachteil des weichgemachten PVC ist die ausgeprägte Absorption zahlreicher Medikamente[17]. Alternativen zum PVC sind nur schwer zu finden. Die Eigenschaften des Weich-PVC sind für die Einstellung in der Rollenklemme ideal und nur von wenigen Materialien annähernd zu erreichen. Als Alternativen stehen Polyurethane zur Verfügung, die wegen ihres hohen Preises, etwa Faktor 5, aber kaum in Frage kommen. Das EVA, ein entfernter, nicht chlorierter Verwandter des PVC, kommt diesem hinsichtlich seines Elastizitätsverhaltens relativ nahe, neigt aber bei längerem Verschluß der Rollenklemme zum Verkleben. Außerdem ist das Material, obwohl es zum Verkleben neigt, schlecht klebbar.

Infusionsgeräte aus Synthese-Kautschukmaterialien sind etwas kostengünstiger als Polyurethan und kleben weniger als EVA. Die Materialien, die unter dem Namen Synthese-Kautschuk angeboten werden, sind zumeist Blends aus Polyolefinen und thermoplastischen Elastomeren (synthetischer Kautschuk). Sie weisen ausgesprochen geringe Interaktionen mit zu infundierenden Substanzen auf und absorbieren kaum Arzneistoffe. Da sie aber auch schlecht zu verkleben sind, werden diese Infusionsgeräte immer teurer bleiben als PVC-Infusionsgeräte.

Hähne und Verbinder. Mit zunehmender Komplexität der Infusionstherapie müssen mehrere Infusionslinien, häufig 10 und mehr, auf einem Patientenzugang zusammengefaßt werden. Zum Zusammenführen dieser Infusionsleitungen werden Verbinder, Hähne, Hahnbänke und andere Konnektoren angeboten. Der *Dreiwegehahn* ist ein gängiges Absperrelement in der Infusionstechnik. Er weist gegenüber anderen Absperrelementen wie Rollenklemmen und Schiebeklemmen den entscheidenden Vorteil auf, daß die Flüssigkeitssäule beim Schließen und Öffnen des Dreiwegehahnes nicht verschoben wird. Durch das Lösen der Schiebeklemme kann es unter Umständen zu einer Volumenausdehnung des Schlauches an der Stelle der Klemme kommen, die dann zu einem Rückwärtsfluß im Schlauch führt. Durch diesen Rückfluß kann in den Patientenkatheter Blut eingesogen werden, das dort gerinnt und den Katheter verschließt. Dies ist bei Dreiwegehähnen ausgeschlossen. Normale Dreiwegehähne halten in der Regel etwas mehr als die bei üblicher Infusionstherapie auftretenden Drücke aus. Für höhere Ansprüche gibt es druckfeste Dreiwege-

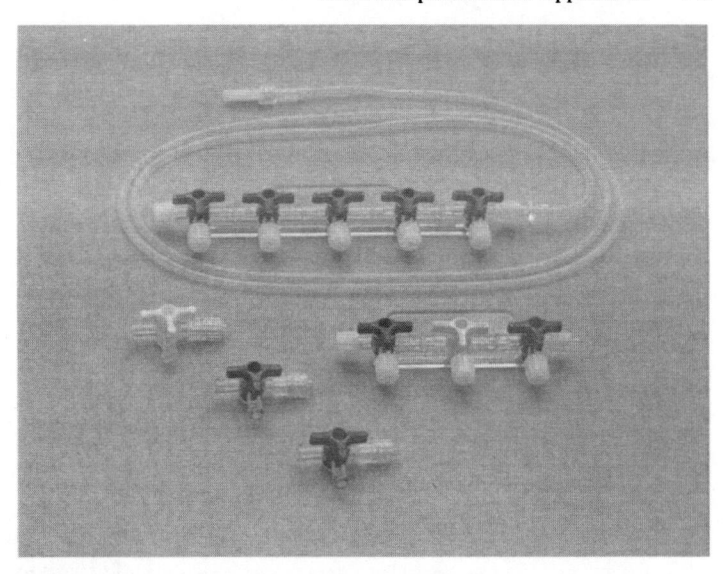

Abb. 16.17 Handelsübliche Dreiwegehähne und Hahnbänke

hähne. Durch die Spannungen im Gehäuse ist der Dreiwegehahn spannungsrißempfindlich. Dies kann sich in dem Moment auswirken, wenn er mit alkoholischen Desinfektionsmitteln in Berührung kommt. Deshalb sollten Dreiwegehähne nicht mit alkoholhaltigen Desinfektionsmitteln desinfiziert werden. Für höhere Sicherheit hinsichtlich Spannungsrisse sind Dreiwegehähne und Hahnbänke aus Polysulfon anstelle des sonst üblichen Polycarbonat erhältlich. Polysulfon bietet aber keine hundertprozentige Sicherheit gegen Spannungsrisse. Undichte Dreiwegehähne können Ursache für Luftembolien des Patienten sein. Es ist daher empfehlenswert, Dreiwegehähne unterhalb des Niveaus der zentralvenösen Gefäße des Patienten anzubringen (Abb. 16.17).

Hahnbänke sind Kombinationen von mehreren Dreiwegehähnen auf oder in einer gemeinsamen Grundplatte. Sie sind leicht Gegenstand irrtümlicher Bedienungen, wenn einzelne Infusionslösungen abgeschaltet werden sollen und andere durch den Dreiwegehahn gleich mitabgeschaltet werden. Die Zusammenschaltung vieler Infusionsleitungen ist unübersichtlich. Für diesen Fall gibt es Hahnbanksysteme mit farbigen Kodierstopfen. Auch für Hahnbänke gilt, daß sie nicht mit alkoholischen Desinfektionsmitteln behandelt werden sollten und, da sie zusätzlich noch das Risiko einer versehentlichen Öffnung eines nicht benutzten Anschlusses beinhalten, das sie grundsätzlich unter dem zentralvenösen Niveau des Patienten angeordnet werden sollten. In diesem Fall kann es bei Undichtigkeit nur zum Austreten von Infusionslösung und unter Umständen von Blut kommen, nicht aber zum Eintritt von Luft.

Die üblichen starren oder flexiblen *Schlauchverbinder* sind zum Zusammenführen einer kleineren Zahl von Infusionsleitungen, die zwischenzeitlich nicht einzeln abgestellt werden müssen, gut geeignet. Als Absperrelement dient die Rollenklemme auf dem Infusionsbesteck mit der Folge, daß nach jedem Abstellen einer Infusion die Tropfrate neu eingeregelt werden muß.

Infusionsfilter. Eine Grobfilterung der Infusionslösungen in den Tropfkammern ist in der Norm festgeschrieben. Darüber hinaus hat es in den vergangenen Jahren verschiedene Ansätze gegeben, einen höheren Standard der Filtration durchzusetzen. Dabei stehen zwei unterschiedliche Filtrationskonzepte zur Verfügung. Ein großer Teil der in den Infusionslösungen vorhandenen Partikel läßt sich mit einer *Filtergröße von 5 μ* zurückhalten. Bei dieser Filtergröße sind die Flußeinschränkungen gering und damit die erforderlichen Filterflächen klein. Derartige Filter können in die Ansätze der Infusionsleitungen integriert werden, ohne diese erheblich zu vergrößern und sie sind billig, praktisch und komplikationslos. Neben den preisgünstigen 5 μ-Filtern gibt es *bakteriendichte Filter* mit einer Porengröße von 0,2 μ. Diese Filter haben gegenüber der reinen Partikelfiltration den Vorteil, daß pathogene Bakterien zurückgehalten und auch über geraume Zeit ihr Durchwachsen durch die Membran verhindert wird. Sie werden angeboten in selbstentlüftenden Ausführungen, das heißt in den Filter hineinlaufende Luft wird nach außen abgeschieden und nicht infundiert. Sie sind hierbei leistungsfähiger als alle Luftblasenüberwachungssysteme, da sie auch die Mikroluftblasen eliminieren, die sich durch die Entgasung der Infusionsflüssigkeiten bilden. Dieses Phänomen sollte im venösen Bereich aber nicht überschätzt werden. Die pathogene Bedeutung derartig kleiner Luftmengen ist eher gering. Darüber hinaus sollen diese Filter durch die Oberflächenladung ihrer Membran auch Endotoxine zurückhalten. Die klinische Relevanz dieser Eigenschaft ist noch umstritten. Der relativ hohe Preis dieser bakteriendichten Filter wird teilweise dadurch aufgewogen, daß die Infusionsgeräte unter diesen Bedingungen länger benutzt werden können. Es liegen Untersuchungen vor, die nachweisen, daß eine Nutzung dieser Filter bis zu 92 Stunden das Infektionsrisiko nicht erhöht. Inzwischen werden derartige Filter auch schon für Liegezeiten bis zu 120 Stunden angeboten[18]. Den Vorteilen der Filter stehen als Probleme gegenüber, daß Emulsionen und andere korpuskuläre Lösungen diese Filter nicht passieren. Sie müssen im Bypass zum Filter injiziert werden, so daß das hygienische Konzept hierdurch wieder lückenhaft wird. Weiterhin verstopfen die Filter durch Mikroaggregate inkompatibler Infusionslösungen. Hierbei muß aber beachtet werden, daß das Problem in diesem Fall nicht der Filter ist, sondern die Kombination der Infusionslösungen, von denen ansonsten schwerlösliche Bestandteile infundiert würden. Der Filter läßt lediglich ein Problem sichtbar werden, das ansonsten im klinischen Alltag leicht übersehen wird.

2.2.2 Katheter und Kanülen

Zentralvenöse Katheter. Die Grundlagen für die Katheterisierung der zentralen Venen wurden 1929 durch Forsmann gelegt. Seine Selbstversuche wurden jedoch lange Zeit nicht wieder aufgegriffen. Erst nach dem Ende des II. Weltkrieges setzte sich der Cava-Katheter langsam durch. Inzwischen sind die folgenden Indikationen unbestritten:

- Unmöglichkeit der Venenpunktion an anderer Stelle (Gefäßkollaps im Schock, Verbrennung, Polytrauma, Thrombose)
- Intensivüberwachung mit Messung des zentralen Venendruckes
- Applikation hochosmolarer Lösungen
- Langdauernde Infusionstherapie und parenterale Ernährung (TPE)
- Kontinuierliche Blutentnahme zur Labordiagnostik

Häufig wird auch die rasche Infusion großer Flüssigkeitsmengen als Indikation für den zentralvenösen Katheter genannt. Diese ist eher skeptisch zu sehen, da die Durchflußraten in der Regel schlechter sind als bei Kurzkathetern. Spezielle Anwendungen wie Schrittmachertherapie, Pulmonalis-Druckmessung und Dialyse sollen hier unberücksichtigt bleiben.

Durch-die-Nadel oder Seldinger-Technik? Unter „durch die Nadel" versteht man heute das Vorschieben des Katheters durch ein Kunststoffkapillar. Die ursprünglichen Durch-die-Nadel-Katheter (Bard-I-Cath) sind wegen der erheblichen Rate an Katheter-Abscherungen und Embolisationen in Verruf gekommen. Ihre Verwendung sollte heute unterbleiben, obwohl sie hinsichtlich der Einfachheit der Anwendung und der Sicherheit vor Luftembolien auch gewisse Vorteile aufweisen. Diese Vorteile bieten mehrteilige Systeme mit Kunststoffkapillar heute teilweise auch, da es diese Katheter mit Sicherheitsventilen (Abb. 16.18) gibt, die eine Luftembolie zuverlässig verhindern. Im deutschsprachigen Raum werden überwiegend Durch-die-Nadel-Kathetersysteme eingesetzt. Im englischsprachigen Raum überwiegt die Seldinger-Technik, bei der zunächst ein Führungsdraht durch eine Stahl- oder Kunststoffkanüle verlegt wird, über den man dann den Katheter schiebt. Dabei sind die schleusenlosen Systeme von den Schleusensystemen zu unterscheiden. Erstere sind meist dünne Katheter, die sich mit ihrer angespitzten Spitze durch die Haut schieben lassen. Wenn die Katheter dicker werden oder aus schlecht schiebbaren Materialien bestehen, z. B. Silikonkautschuk, werden vorzugsweise Schleusensysteme eingesetzt.

Es bestehen oft sehr konträre Ansichten darüber, welche Technik besser ist. Beide Techniken haben bei bestimmten Indikationen und insbesondere bei bestimmten Zugangswegen ihre typischen Vorteile. Die periphere Katheterisierung beispiels-

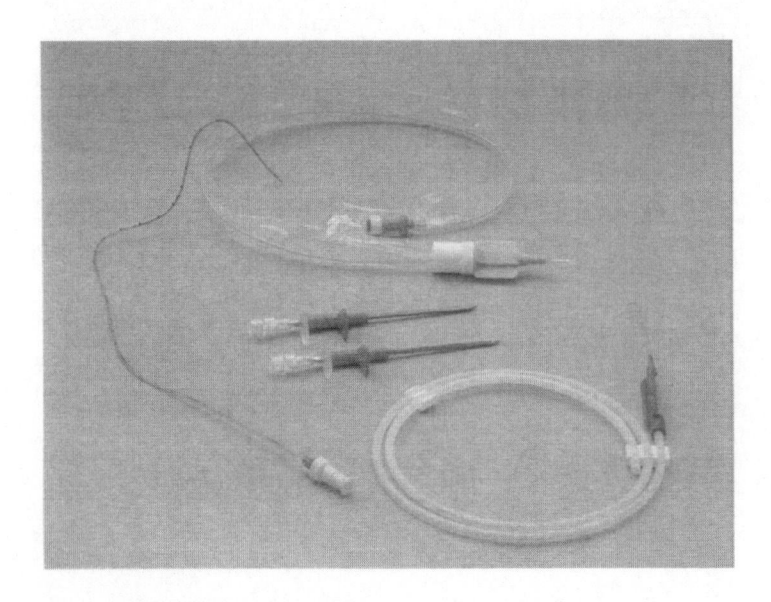

Abb. 16.18 Zentralvenöse Katheter. Durch-die-Nadel-Technik und Seldinger-Technik (Hersteller: Fresenius AG)

weise über die Vena basilica ist sicherlich die Domäne der Durch-die-Nadel-Technik, während die Vena jugularis interna und ganz besonders die Vena jugularis externa die klassischen Einsatzgebiete der Seldinger-Technik sind. Bei der Vena subclavia und der Vena anonyma sind beide Techniken einsetzbar, dabei jedoch mit ihren typischen Vor- und Nachteilen. Diese sind bei der Durch-die-Nadel-Technik: Einfache Handhabung, notfalls auch ohne sterile Abdeckung und bei Verwendung von Sicherheitsventil-Kathetern geringe Luftemboliegefahr sowie geringes Kontaminationsrisiko für den Arzt. Als Nachteil steht dem ein großes Punktionstrauma, ein erhöhtes Nachblutungs- und Komplikationsrisiko bei Fehlpunktionen sowie eine erhöhte Fehllagenrate gegenüber. Für die Seldinger-Technik gilt: Relative atraumatische Punktion auch bei großkalibrigen Kathetern, hohe Fehllagensicherheit, Katheterisierung schwieriger Gefäße möglich (V. jugularis externa). Aber: umständliche Einführtechnik, erheblicher Hygieneaufwand, teures Besteck. Neben indikationsbedingten Faktoren (z. B. Einsatz im Rettungsdienst) und der Abhängigkeit vom gewählten Zugangsweg spielt für die Auswahl des Kathetersystems auch die persönliche Präferenz eine Rolle. Nach den bekannten Komplikationsraten sollte bei der Katheterisierung der zentralen Venen mit Katheterdurchmessern über 2 mm zur Seldinger-Technik geraten werden.

Einlumig oder mehrlumig? Die Verlegung des zentralvenösen Katheters gehört häufig zu den ersten Maßnahmen der Patientenversorgung. Zu dieser Zeit ist häufig noch unklar, wie sich das Krankheitsbild entwickeln wird. Da man jedoch nicht nach kurzer Zeit den Katheter wechselt, nur um ihn durch einen Multilumenkatheter zu ersetzen, sollte bereits am Anfang entschieden werden, ob man den Patienten mit einem Single-Lumen- oder Multilumen-Katheter (Abb. 16.19) versorgt. Indikationen für Multilumen-Katheter sind:

– Infusion inkompatibler Substanzen
– Keine Manipulationen an der infektionsgefährdeten TPE-Leitung bei Blutabnahme und ZVD-Messung
– Separater Zugangsweg für hochwirksame Medikamente

Nachteile: für gleichen Durchfluß größerer Durchmesser, höheres Komplikationsrisiko, insbesondere bei Durch-die-Nadel-Katheter. Umstritten ist die Frage, ob ein Multilumen-Katheter das Risiko mikrobieller Komplikationen erhöht. Es liegen sowohl Studien vor, die dieses zu belegen scheinen[19,20], wie auch Studien, die keine Erhöhung des Risikos zeigen. Sicherlich nimmt das Risiko mikrobieller Komplikationen durch Multilumen-Katheter nicht ab. Waren die ersten Multilumen-Katheter noch relativ hart, so gibt es heute Katheter aus weichen Materialien, teilweise auch mit besonders weicher Spitze.

Das *Material der Wahl* ist heutzutage Polyurethan, vorzugsweise aliphatische Typen mit den vorteilhaften Eigenschaften unter Temperatur und Feuchtigkeit deutlich weicher zu werden. Diese Eigenschaft ist jedoch damit verknüpft, daß die Knickfestigkeit des Katheters etwas abnimmt. Für die Langzeiternährung, insbesondere bei operativer Katheterplazierung, werden nach wie vor Silikonkatheter benutzt. Es gibt keinen Anhalt dafür, daß Silikon besser ist als Polyurethan. Es wirkt in der Hand des Anwenders weicher, da Silikon-Katheter aus weicheren Materialien machbar sind. Dieser Unterschied hebt sich nach dem Legen der Polyurethan-Katheter auf. Gute Polyurethan-Katheter werden dann ebenso weich wie Silikon-Katheter, die im Körpermilieu keinerlei weitere Erweichung zeigen. Hinsichtlich der mechanischen Eigenschaften, sowohl der Zugfestigkeit als auch der Druckfestigkeit im Falle des Verstopfens, ist der Polyurethan-Katheter dem Silikon-Katheter weit überlegen. Hinsichtlich ihrer Thrombogenität

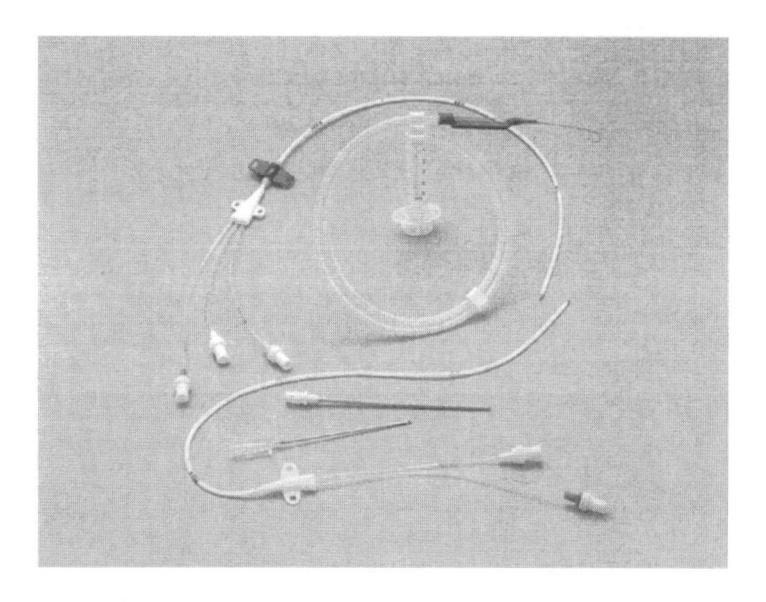

Abb. 16.19 Multilumen-Katheter zur Verlegung in Seldinger-Technik (Hersteller: Fresenius AG)

besteht zwischen den beiden Materialien wohl wenig Unterschied. Bedeutsam ist, daß sich Polyurethan-Katheter relativ gut über Seldinger-Drähte schieben lassen, während dies mit Silikon-Kathetern sehr schwierig ist.
Komplikationen und ihre Vermeidung. Beim Legen eines zentralvenösen Katheters muß immer mit einem Pneumothorax, Hämatothorax oder Infusionsthorax gerechnet werden. Eine wesentliche Rolle für die Komplikationsvorsorge spielt die korrekte Katheterlagekontrolle und die gute Katheterfixierung. Als Methode der Wahl zur Lagekontrolle kann heute die Ableitung des EKGs über die Flüssigkeitssäule oder einen leitenden Mandrin gelten. Hiermit wird neben der korrekten Position im Verhältnis zum rechten Vorhof auch gleichzeitig die intravasale Lage verifiziert. Die korrekte Position der Katheterspitze ist immer noch leicht umstritten. Man sagt normalerweise ca. 3 cm vor dem rechten Vorhof, wobei jedoch zu berücksichtigen ist, daß periphere Katheter bei Armbewegungen erhebliche Verschiebungen der Spitze erfahren können[21], so daß diese etwas mehr Sicherheitsabstand vom Vorhof haben sollten.
Die Röntgenaufnahme unmittelbar nach dem Verlegen des Katheters zur Lagekontrolle hat in der Regel nur einen geringen Aussagewert, da die gängigen Komplikationen eine gewisse Zeit brauchen, um sich auszubilden und die Röntgenaufnahme allein zwar die Höhe der Katheterspitze im Verhältnis zum Herzen zeigen kann, nicht aber die intravasale Lage. Diese sollte im Regelfall nicht mit Kontrastmittel nachgewiesen werden, sondern eher durch eine Blutrückflußprobe. Katheterembolisationen treten meistens noch durch versehentliches Abschneiden des Katheters beim Verbandwechsel auf. Besonders emboliegefährdet sind Silikonkatheter, ganz besonders, wenn sie über die Vena subclavia verlegt sind. Es kommt hierbei häufig zum Abscheren des Katheters zwischen der Clavicula und der ersten Rippe. Infektiöse Komplikationen sind durch eine regelmäßige Katheterpflege zu verhindern, wobei aber keine lokalen Antibiotika zum Einsatz kommen sollten.

Verweilkanülen-Kurzkatheter. Im deutschen Sprachraum wird nach wie vor die Regel aufrechterhalten, daß eine Venenverweilkanüle maximal 48 Stunden liegen sollte. In der klinischen Praxis wird hiervon jedoch häufig abgewichen und diese Kanülen liegen erheblich länger. In anderen Ländern hat man für diesen Fall als Zwischenlösung zwischen der Venenverweilkanüle und dem zentralvenösen Katheter den Kurzkatheter. Dieser ist etwa 15–25 cm lang, wird über die Vena basilica oder cephalica eingeführt und hat den Vorteil, daß er flexibel ist und im Gelenkbereich keine Venenwandreizungen setzt. In Deutschland hat er sich nicht durchsetzen können. In der Bundesrepublik werden überwiegend Verweilkanülen mit Zuspritzpforte verwendet. In den USA sind diese Kanülen verrufen, da man der Meinung ist, daß die Zuspritzpforte eine Verkeimungspforte ist. Zu dieser Frage gibt es aussagekräftige Studien in beiden Richtungen. Andere Gründe scheinen über mikrobielle Komplikationen zu entscheiden als die Frage Zuspritzpforte oder Zuspritzstopfen.
Die Kapillaren der Kanülen werden im wesentlichen aus *zwei Materialgruppen* hergestellt, die beide ihre Vor- und Nachteile haben. Die Kapillaren aus Fluorpolymeren, PTFE oder FEP, haben hervorragende Gleiteigenschaften beim Durchtritt durch die Haut. Das PTFE bleibt aber im Gefäß sehr steif, auch das FEP ist nicht so weich, wie man es wünscht. In diesem Punkt eindeutig besser sind Kanülen aus Polyurethan, die sich aber schlecht schieben lassen[22]. Der Anwender hat die Wahl zwischen der einfachen Punktion und eingeschränkte Langzeiteigenschaften einerseits und den besseren Langzeiteigenschaften mit der schwierigeren Punktion andererseits. Die Unterschiede bei den Einstichkräften sind offensichtlich so erheblich, daß die Polyurethan-Verweilkanülen noch keine nennenswerten Marktanteile erreichen konnten. Die Kapillaren sollten in jedem Fall röntgendicht sein, um im Fall einer Embolisation lokalisiert werden zu können.

Stahlkanülen. Die einfache Stahlkanüle hat zur Infusion keine medizinische Indikation, bestenfalls noch eine wirtschaftliche. Das Risiko der Gefäßwandverletzung ist groß. Wenn die Kanüle tatsächlich zur Infusion verwendet wird, sollte sie mit größter Sorgfalt fixiert und der Arm eventuell geschient werden. Etwas weniger problematisch ist die sogenannte Butterfly-Kanüle, die sich aufgrund ihrer Flügel sicherer fixieren läßt als eine Injektionskanüle. Der Einsatz der Butterfly-Kanüle ist bei kurzfristigen Infusionen, insbesondere wenn es sich um reine Elektrolyt-Infusionen handelt, ohne weiteres ein preisgünstiger Weg. In der Pädiatrie stellen die Butterfly-Kanülen häufig das einzig mögliche Punktionsinstrument dar.

Implantierbare Kathetersysteme (Portkatheter). Seit 1982 stehen neben den oben erwähnten bekannten Zugangssystemen auch Kathetersysteme zur Verfügung, die komplett unter die Haut implantiert werden können (Abb. 16.20). Auf diese Art und Weise kann ein zentralvenöser Zugang problemlos über längere Zeit liegen bleiben, ohne daß der Patient mit den typischen Risiken eines zentralvenösen Zugangs belastet ist. Der implantierbare Katheter kann auch Medikamente in andere Körperbereiche transportieren. Derartige Systeme sind insbesondere deshalb interessant, weil sie die ambulante Durchführung vieler Therapieformen ermöglichen, die mit herkömmlichen Mitteln nur stationär durchzuführen wären. Die Indikation erweitert sich langsam, da man für viele Bereiche die Vorteile derartiger Systeme erkennt. In vieler Hinsicht können Ports und Pumpen (extern tragbare oder implantierbare Pumpen alternativ eingesetzt werden. Zwischen beiden besteht eine gewisse Konkurrenz um ähnliche Indikationen. Die durch diese Implantate mögliche neue Form der Pharmakotherapie ist durch folgende Besonderheiten charakterisiert: percutane, parenterale oder lokale in vielen Fällen kontinu-

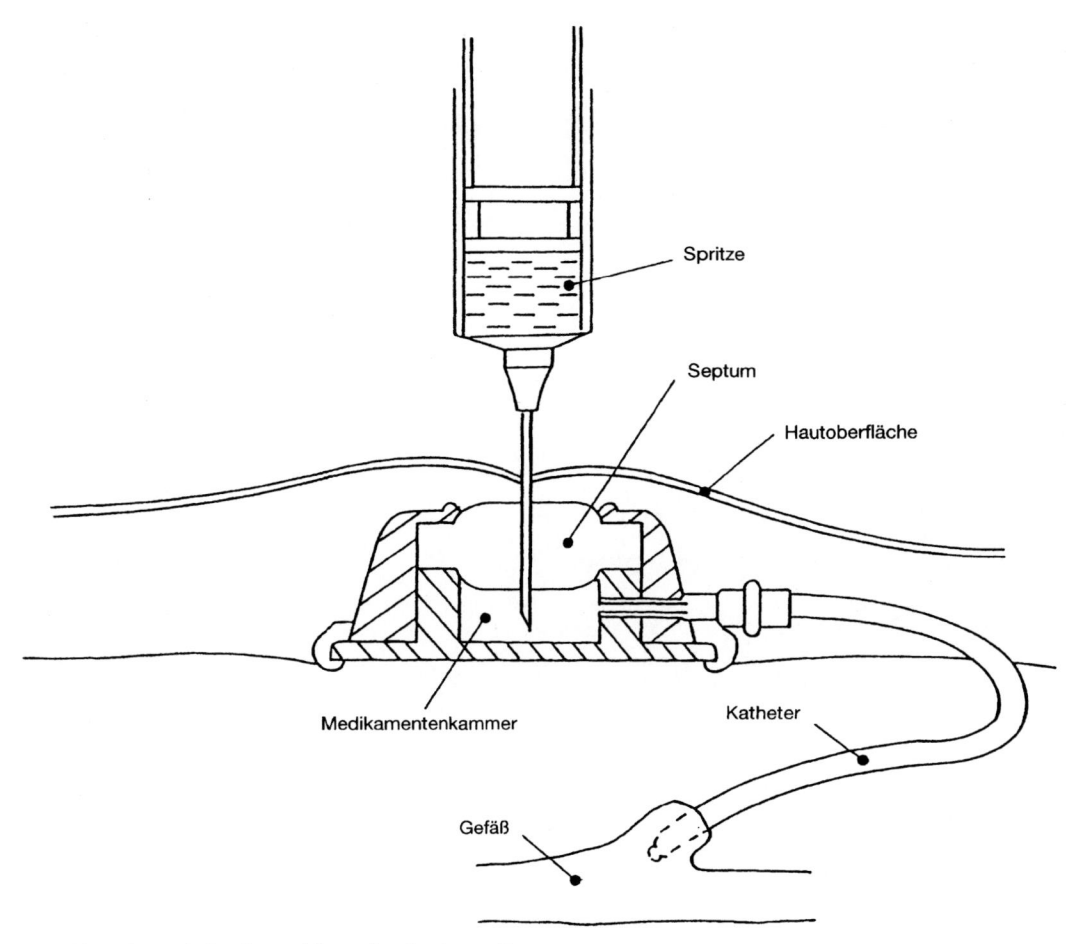

Abb. 16.20 Querschnitt eines subkutan implantierten Ports

ierliche, zumindest aber längerfristige Medikation, die durch diese Hilfsmittel trotz ihrer Invasivität im Sinne des „home care" auch außerhalb der Klinik und vom Patienten selbst gesteuert durchgeführt wird. Die zahlreichen Indikationen der Porttherapie und die Applikationsformen sind in Tabelle 16.7 aufgeführt.

Der Portkatheter und die Kanüle zum Punktieren sind als ein System zu betrachten, so daß zu einem guten Portkatheter *spezielle Kanülen* gehören. Viele der früheren Komplikationen dieser System waren verursacht durch das Ausstanzen von Partikeln, die die Funktion der Portkatheter beeinträchtigen. Spezialkanülen mit sehr geringen Stanzeffekten senken die Komplikationsrate erheblich. Nur solche Kanülen sollten zur Punktion verwendet werden. Vor dem Einspritzen eines Medikamentes ist stets die Durchgängigkeit des Ports zu testen. Da die Spritze in der Regel gewechselt werden muß bietet es sich an, auf die Portkanüle einen Dreiwegehahn aufzusetzen oder aber eine Kanüle mit automatischem Ventil zu verwenden. Nach Aufsetzen einer Kochsalzspritze läßt sich in der Regel sehr einfach durch den freien Abfluß bestätigen, daß das Portsystem intakt ist. Beim Spritzen sollten niemals Spritzen unter 10 ml Inhalt verwendet werden, da mit kleinen Spritzen Drücke erzeugt werden können, die für Portkathetersysteme zu hoch sind. Nach dem Vorspülen wird das gewünschte Medikament injiziert oder infundiert. Dabei kann die Infusion durchaus über Stunden und Tage laufen. Die Kanüle ist sicher zu fixieren, da eine herausrutschende Kanüle zu erheblichen Paravasationen führen kann. Nach Abschluß der Injektion oder Infusion sollte bei liegender Kanüle nochmals gespült und dann die Kanüle möglichst unter langsamem Injizieren kleiner Flüssigkeitsmengen aus dem Port herausgezogen werden, um ein Rückfließen von Blut in den Portkatheter zu verhindern.

Umstritten ist die Frage, ob man über Portkatheter Blut abnehmen sollte. Ältere Untersuchungen von Müller[23] und Klem et al.[24] weisen nach, daß unabhängig vom Portmaterial und seiner Konstruktion zumeist auch nach sorgfältigem Spülen Blutreste im Portgehäuse verbleiben. Neuere Untersuchungen an Portkathetern aus keramischem

Tabelle 16.7 Indikationen der Porttherapie

Substanz	Applikationsform	Behandlung von
Insulin Glukagon Somatostatin Gonadotropine Wachstumshormon Vasopressin Kortikoide Calcitonin Thyroxin Gonadotropin-Releasing-Hormon (Gn RH) „Growth releasing factor" (GRF)	intravenös, subkutan, intraperitoneal, lokal	endokrinen Erkrankungen, Hormonmangelzuständen
Zytostatika	systemisch = intravenös lokal = intraarteriell (A. hepatica, A. pulmonalis, A. carotis, A. iliaca, Extremitätenarterien) intrathekal, intraventrikulär intrapleural intraperitoneal	malignen Tumoren (Primärtumor oder Metastasen)
Microspheres, Microcapsules von Zytostatika	lokal = z. B. intraarteriell (Chemo-)Embolisation	
Interferon	lokal = z. B. subperiostal, intrathekal	malignen Tumoren, virale Infektionen
Opioide	epidural, intrathekal, intraventrikulär, subkutan, intravenös, intramuskulär	chronischem Schmerzen: maligne Ursachen – benigne Ursachen
Endorphine, Encephaline	intrathekal	
Clonidin	intrathekal, epidural	
Midazolam	epidural (intrathekal?)	
Calcitonin	intrathekal, epidural	
Baclofen	intrathekal	
Somatostatin	intrathekal, epidural	
Lithium und Psychotropika Cholinergika Dopaminergika GABA-Uptake-Hemmer Cholezystokinin	intrathekal/ intraventrikulär/ stereotaktisch lokal	Psychosen Morbus Alzheimer Morbus Parkinson Epilepsie krankhafter Fettsucht
Opioide (Morphin) Benzodiazepine (Midazolam) Baclofen	intrathekal, epidural	chronischer Spastizität unterschiedlicher Ursachen (spinal, zerebral), Tetanus
Thyreotropin-Releasing-Hormon (TRH)	intrathekal	ALS (amyotrophe Lateralsklerose)
Antiarrhythmika Nitroglyzerin Blutdrucksenkende Substanzen Heparin	intravenös	kardiovaskulären Erkrankungen Thrombose, Embolie, Infarkt
Prostaglandine Fibrinolytika Ozon	intraarteriell, lokal	Thrombose, Atherosklerose, peripheren Durchblutungsstörungen
Antithalassämika Tokolytika	intravenös	Thalassämie gestörte Schwangerschaft
Antibiotika	lokal (fokal)	chronischer Osteomyelitis
Aids-Medikamente	intravenös	Aids

Tabelle 16.7 Fortsetzung

Substanz	Applikationsform	Behandlung von
Aminosäure, Kohlenhydrate, Fette, Spurenelemente	intravenös	parenterale Ernährung
Notfallmedikamente aller Art, z. B. Bronchodilatatoren, Kortikoide, Herz-Kreislauf-Mittel, Antiepileptika, Sedativa	bei Bedarf intravenös	Erkrankungen mit einer akut einsetzenden pharmakologisch behebbaren vitalen Bedrohung

Material zeigen[25], daß sich nach mehrmonatiger Liegezeit mit Blutentnahmen noch keine Ablagerungen bilden. Blutablagerungen im Portinneren sind immer als potentieller Nährboden für Keime zu sehen. Sie können sich möglicherweise auch ablösen und zu Verschlüssen führen.

Die früher zahlreichen *Komplikationen der Portanwendung* sind heute durch verbesserte Materialien selten geworden. Das frühzeitige Versagen der Membran läßt sich in der Regel durch die Auswahl geeigneter Kanülen sicher verhindern. Dabei sollte die Kanülenstärke nicht größer als unbedingt nötig sein. Die früher häufige Diskonnektion des Katheters vom Port ist durch zuverlässige Kupplungssysteme heute selten geworden. Silikon-Katheter haben eine geringere Druckfestigkeit aus Polyurethan-Katheter, so daß sie beim Katheterverschluß nicht mit hohem Druck freigespült werden sollten. Partikelprobleme sind bei Portkathetern aus zu weichen Kunststoffen bekannt, ebenso Lochfraß bei Portkathetern aus nicht säurebeständigen Materialien (z. B. POM). Die metallischen Systeme wirken bei der Schnittbilddiagnostik in erheblichem Maße als Störstrahler. Die zur Zeit insgesamt besten Systeme scheinen Portkatheter aus Keramik zu sein (Abb. 16.21). Aber auch neuere Kunststoff-Katheter aus extrem harten mineralisch gefüllten Materialien vermeiden viele der typischen Kunststoff-Portkatheter Probleme.

2.2.3 Geräte zur Schwerkraft- und druckgestützten Infusion

Nachteile der Schwerkraftinfusion sind das zeitraubende Einstellen der Rollenklemme und die Notwendigkeit der ständigen Überwachung wegen der geringen Konstanz der eingestellten Flußrate.

Tropfenzähler. Sie sind nur zum vereinfachten Einstellen der Schwerkraftinfusion vorgesehen. Auf die Tropfkammer aufgesetzt zeigen sie die eingestellte Tropfrate an. Da sie bereits nach wenigen, einigermaßen konstant fallenden Tropfen die Rate zählen, läßt sich mit diesen Tropfenzählern die Einstellung wesentlich schneller vornehmen. Sie sind aber keine Hilfe gegen die spontane Verstellung der Tropfrate durch das Kriechen des Schlauches.

Überwachungsgeräte. Einige Überwachungsgeräte ähneln im Aussehen weitgehend den Tropfenzählern mit dem Unterschied, daß sie auf der Tropf-

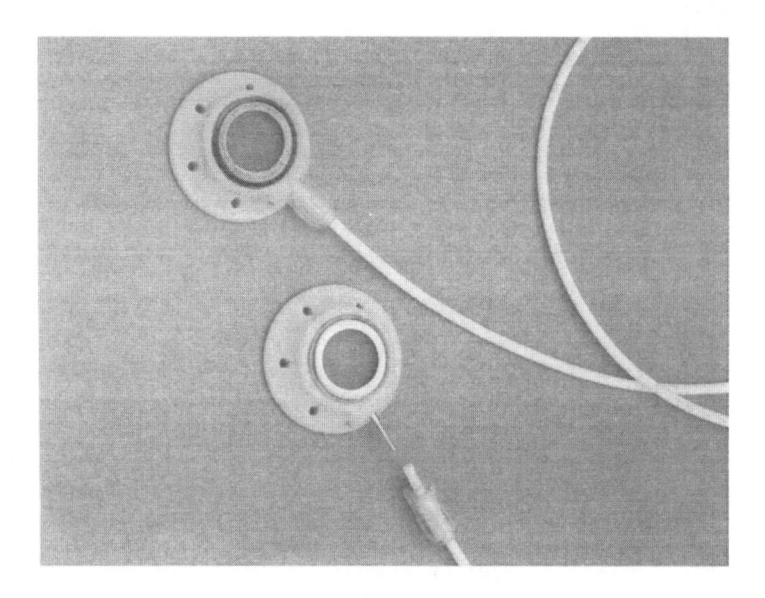

Abb. 16.21 Implantierbares Portkathetersystem aus Keramik (Bioport, Fresenius AG)

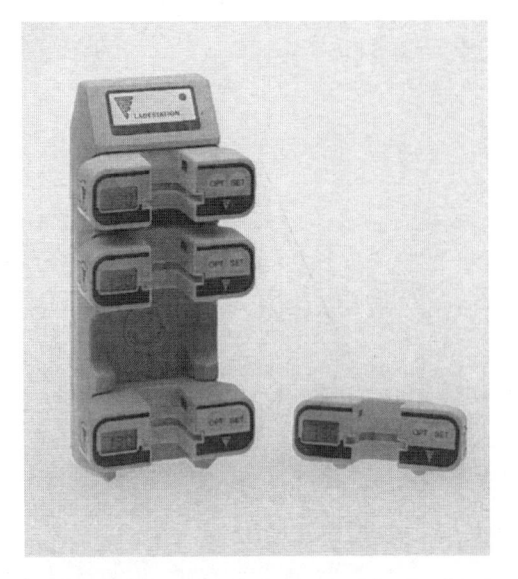

Abb. 16.22 Überwachungsgeräte für die Tropfkammerüberwachung (Hersteller: Fresenius AG)

kammer verbleiben und auch während des Infusionsbetriebes ständig die aktuelle Tropfrate mit der Solltropfrate vergleichen. Wenn die tatsächliche Tropfrate eine gewisse Abweichung überschreitet, geben diese Geräte Alarm. Sie greifen jedoch nicht in die Regelung der Infusion ein. Liegt die Interventionsschwelle des Gerätes zu eng am Soll-Wert, treten wegen der geringen Konstanz der Schwerkraftinfusion häufig Fehlalarme auf. Ähnliche Geräte sind auch zur gleichzeitigen Überwachung mehrerer Schwerkraftinfusionen erhältlich (Abb. 16.22). Teilweise sind die dabei angebotenen Geräte gleichzeitig auch zur simultanen Überwachung und Steuerung von Pumpeninfusionen geeignet.

Regler. Ein Regler greift in die Infusion ein, regelt den Ist-Wert nach einem vorgegebenen Soll-Wert und kann damit physikalisch auftretende Schwankungen, etwa durch Lageänderungen des Patienten, weitgehend ausgleichen. Die damit erreichte Genauigkeit ist relativ hoch, bezogen auf die Tropfenrate liegen die Abweichungen bei unter ± 10 %. Höhere Abweichungen entstehen, wenn sich die Infusionsflüssigkeit in ihren Eigenschaften wesentlich von denen einer wäßrigen Lösung unterscheidet. Insbesondere spielen hier Dichte und Oberflächenspannung eine Rolle. Dadurch kann es in extremen Fällen, etwa bei hochkonzentrierten Zuckerlösungen oder Fettemulsionen, zu größeren Fehlerquoten kommen. Für die große Mehrzahl der Lösungen, die über Schwerkraftinfusion gegeben werden, gewährleistet der Regler eine hohe Zuverlässigkeit und Genauigkeit. Die hohe Alarmsensibilität ist hervorzuheben, da er den Alarm nicht über eine sekundär vermittelte Größe, wie etwa den Druck, auslöst. Der Alarm tritt in der Regel wenige Augenblicke nach dem Ausbleiben des erwarteten Tropfens auf. Dies kann in Einzelfällen sogar zu früh sein und zu einer unerwünschten Anzahl von Fehlalarmen führen. Deshalb besitzen Infusionsregler normalerweise ein Dämpfungsglied oder ein zeitliches Verzögerungsglied, um Fehlalarme zu vermeiden. Auch mit der Verzögerung liegen die Alarmverzögerungszeiten noch weit unter denen der Pumpen.

2.2.4 Infusionspumpen

Die Infusionspumpe arbeitet in der Regel nicht als Pumpe, sondern lediglich als Dosiereinrichtung. Ursache ist, daß die Pumpe in der Regel über dem zentralvenösen Niveau des Patienten angeordnet ist und sich dadurch im patientennahen Schenkel des Infusionsgerätes ein Unterdruck entwickelt. Eine aktive Pumpfunktion tritt erst im Störfall auf, etwa durch Einengung des Fließquerschnittes. Dementsprechend ist die Bezeichnung „Druckinfusionsapparat" unpräzise. Der Regelarbeitszustand des sogenannten Druckinfusionsapparates ist ein druckloser. Im Sinne größerer Präzision bezeichnet man sie eher als druckgestützte oder druckassistierte Infusion. Allen druckgestützten Infusionsapparaten ist gemeinsam, daß sie das selbsttätige Hineinfließen einer Infusionslösung in den Patienten durch geeignete Mechanismen steuern und bei Auftreten eines Fließwiderstandes patientennah diesen durch Aufbau eines in der Regel limitierten Druckes aktiv überwinden können.

Tropfengeregelte Infusionspumpen. Diese Pumpen haben in der Regel einen peristaltischen Antrieb in Form einer sogenannten Rollenperistaltik (Abb. 16.23) oder einer Schieber- oder auch Linearperistaltik (Abb. 16.24). Ein Schlauchsegment wird abgeklemmt und über die Fortbewegung der Rollen oder den fortlaufenden Eingriff der Schieber in Richtung auf den Patienten bewegt. Die Förderstrecke wird aber nicht zum Messen des Volumens benutzt. Tropfengeregelte Infusionspumpen erfordern in der Regel keine aufwendigen Infusionsbestecke mit speziellem Pumpsegment, sondern kommen mit einem normalen druckfesten PVC-Schlauch-Infusionsgerät aus. Die Steuerung der Fördermenge erfolgt über die Tropfenzahl, die durch einen Tropfendetektor beobachtet und der voreingestellten Menge angeglichen wird. Nachteilig ist, daß die Standard-PVC-Schläuche in der Regel keine sensible Druckerkennung zulassen. Bis zur Alarmauslösung bedarf es normalerweise deutlicher Drucksteigerungen im patientenseitigen Schenkel. Die sich daraus ergebenden sehr langen Alarmverzögerungszeiten sind unerwünscht und der relativ hohe Druck kann in Einzelfällen zu Schäden beim Patienten führen. Die Genauigkeit der tropfengeregelten Pumpen beträgt bei den gängigen Infusionslösungen ± 10 %. Die tropfengeregelte Infusionspumpe wird teilweise nicht mehr als Stand der Technik akzeptiert[26]. Anstelle dessen wird die volumetrische Infusionspumpe gefordert.

Geräte zur parenteralen Applikation 955

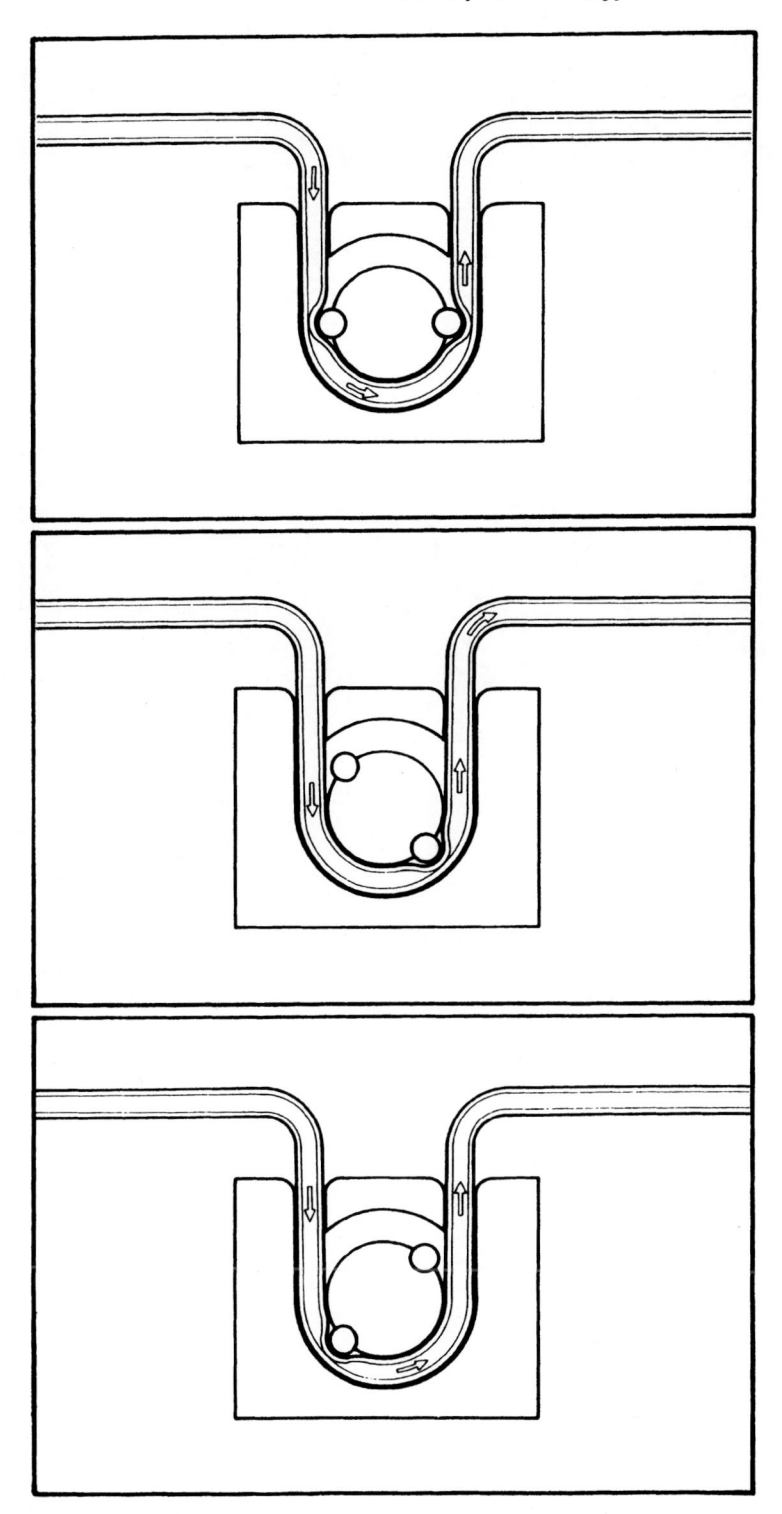

Abb. 16.23 Rollenperistaltik

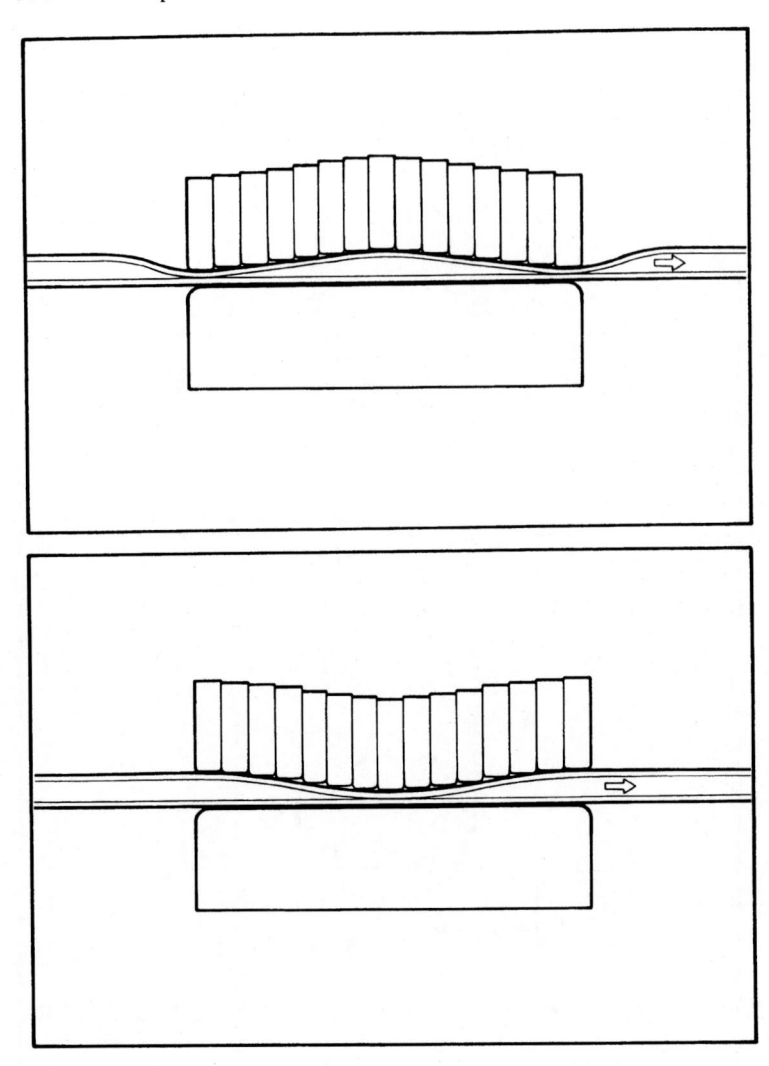

Abb. 16.24 Schieberperistaltik

Volumetrische Infusionspumpen. Im Unterschied zu den tropfengeregelten Pumpen bestimmen sie die Fördermenge über die Zahl und Geschwindigkeit der transportierten Schlauchsegmentfüllungen. Voraussetzung ist, daß das Schlauchsegment innerhalb relativ enger Fertigungstoleranzen liegt. Bei Verwendung eines ungeeigneten Schlauchsegments sind die angezeigten Fördermengen nicht korrekt. Zur sensiblen Druckerkennung haben die Standard-Schlauchbestecke in der Regel eine Förderstrecke aus Silikonkautschuk. Einige Hersteller bieten Bestecke aus weicherem PVC an, die aber zumeist zu einer Verschlechterung der Druckerkennung führen. Der Einsatz von Infusionsgeräten mit Silikonpumpelement sollte bevorzugt werden (Abb. 16.25). Die volumetrischen Infusionspumpen erreichen Genauigkeiten von ± 5 %, spezielle Konstruktionsvarianten, wie Kolbenpumpen, auch höhere.

Infusionsspritzenpumpen. Die genaueste Medikamentenapplikation erfolgt mit der Infusionsspritzenpumpe. Eine Spritze, in der Regel mit 50 ml Inhalt, wird mit ihrem Zylinder und dem Spritzenkolben eingespannt und der Spritzenkolben linear vorgeschoben, so daß sich bestimmte einstellbare Förderraten ergeben. Die Genauigkeit der Infusionsspritzenpumpen liegt bei etwa ± 2 %. Sie sind in der Lage, extrem kleine Fördermengen bis hinunter zu 0,1 ml pro Stunde zu verabreichen. Vor dem Einsatz derartig geringer Förderraten in der Erwachsenenmedizin ist eindringlich zu warnen. Mit der geringen Förderrate nehmen die Risiken der Infusionstechnik drastisch zu, denn die Alarmverzögerungen liegen im Bereich vieler Stunden, und Interaktionen zwischen Medikament und Schlauchsystemen, die bei normalen Fließgeschwindigkeiten kaum Bedeutung haben, können bei niedrigen Förderraten erhebliche Ausmaße annehmen. Die Infusionsspritzenpumpen

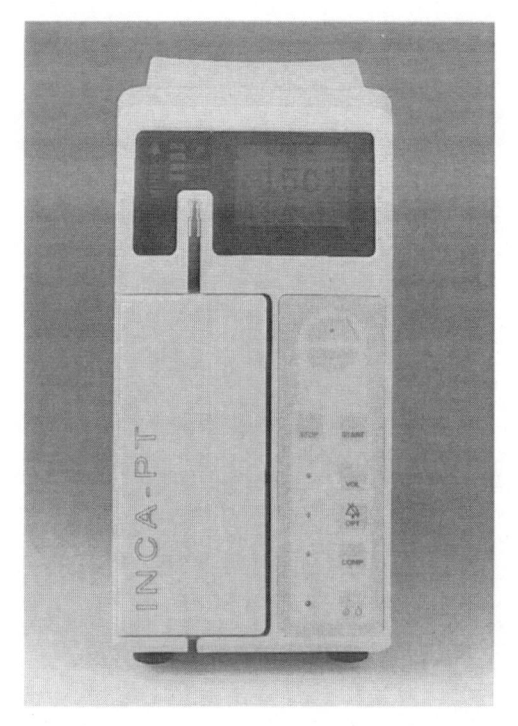

Abb. 16.25 Volumetrische Infusionspumpe (Inca. Fresenius AG)

haben ein System zur Erkennung des Leitungsverschlusses und des damit verbundenen Druckaufbaus. Diese Systeme können sehr unterschiedlich sein. Es gibt sowohl Spritzen, die über einen Sensor im Vorschub der Kolbenhalterung eine Druckerhöhung messen, als auch Spritzen, die Änderungen der Motordrehzahl oder des aufgenommenen Motorstromes registrieren. Diese Meßprinzipien kommen ohne spezielles Einmalprodukt aus, sind in ihrer Leistungsfähigkeit aber sehr begrenzt. Eine genauere Drucküberwachung, d. h. eine Drucküberwachung schon bei niedrigen Verschlußdrücken, ist nur möglich mit speziellen Einmalprodukten, an denen eine direkte Druckmessung durch eine geeignete Meßzelle vorgenommen wird. Die Infusionsspritzenpumpen (Abb. 16.26) bieten sich durch ihre hohe Genauigkeit und ihre relativ kleinen möglichen Förderraten zur Dosierung hochwirksamer Medikamente an. Sie bringen den Nachteil langer Alarmverzögerungszeiten mit sich. Dieses muß beim Einsatz wohl abgewogen werden. Vor dem unkritischen Einsatz von Infusionsspritzenpumpen ist zu warnen. Ganz besondere Schwierigkeiten beinhaltet die Kombination von Infusionsspritzenpumpen mit Schwerkraftinfusionen, auf deren Gefahren im Abschnitt 2.3 eingegangen wird.

Pumpen zur patientengesteuerten Analgesie (PCA). Hierbei kann der Patient über einen Druckknopf sich selbst Dosen eines Schmerzmittels verabreichen. Die Pumpe kann so programmiert werden, daß der Patient keine Überdosierung vornehmen kann, das heißt er kann in bestimmten Zeitabständen nur bestimmte Mengen des Medikaments abrufen. Ebenso ist eine sogenannte Basalinfusionsrate einstellbar, die einen konstanten Blutspiegel des Analgeticums gewährleistet. Zusätzlich sind die Pumpen manipulationsgesichert gegen unerwünschte Eingriffe des Patienten. In der Regel sind auch Spritzenhalterungen oder Infusionsbesteckhalterungen abschließbar (Abb. 16.27).

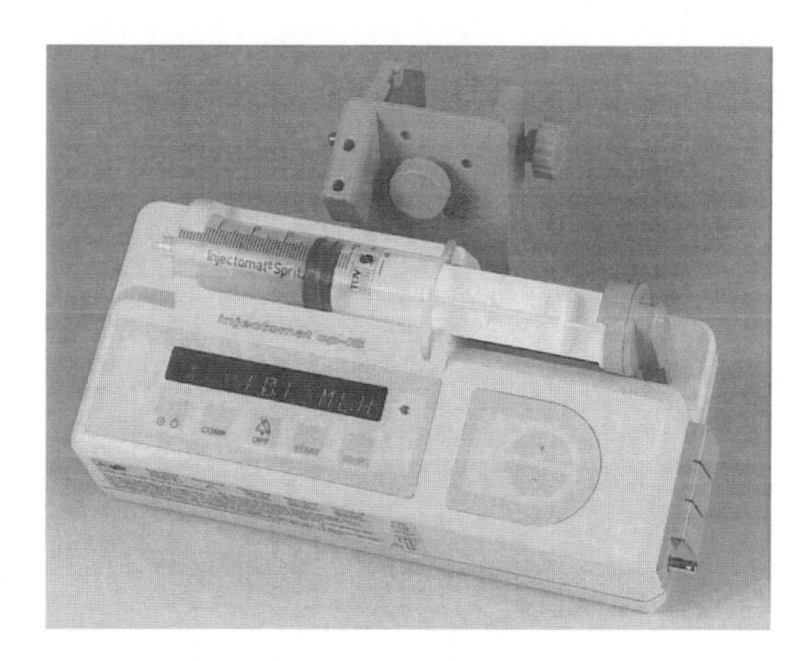

Abb. 16.26 Infusionsspritzpumpe (Injectomat, Fresenius AG)

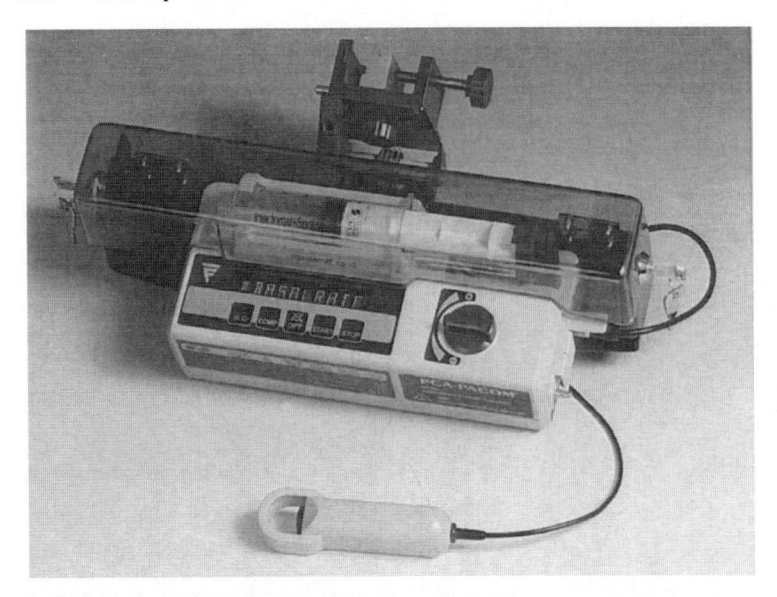

Abb. 16.27 PCA-Pumpe mit manipulationssicherer Spritzenhalterung (Fresenius-AG)

Ein rein mechanisches Hilfsmittel zur patientengesteuerten Analgesie ist das Baxter *PCA-On-Demand-System* mit angeschlossenem *Basal-Bolus-System* (Abb. 16.28, 16.29).
Das On-Demand System besteht aus einer Schmerz-watch und einem Infusor. Das gelöste Analgetikum wird mit Hilfe einer Spritze in das dehnbare Ballonreservoir des Infusors eingefüllt. Die Lösung fließt durch einen fest angeschlossenen, ca. 90 cm langen, knicksicheren Katheter durch eine Präzisionskapillare und den Luer-Anschluß in das 0,5 ml Reservoir der Watch[31,32]. Die Watch ist ein Zubehörteil zum Infusor. Durch Drücken des Arzneimittelknopfes wird jeweils die Menge von 0,5 ml verabreicht. Danach beginnt sich das Reservoir wieder zu füllen. Die zur Füllung des Reservoirs erforderliche Zeit (Refraktärzeit) hängt dabei vom gewählten Infusormodel ab und stellt einen Schutz vor Überdosierung dar. Neben dem Arzneimittelknopf befinden sich zwei weiße Markierungspunkte, die während des Füllvorganges vertieft in der Oberfläche der Watch liegen. Wenn die Füllung abgeschlossen ist, schließen sie mit der Watchoberfläche ab und eine vollständige Dosis steht wieder bereit. Beim Basal-Bolus-System ermöglicht eine Y-Verbindung, daß

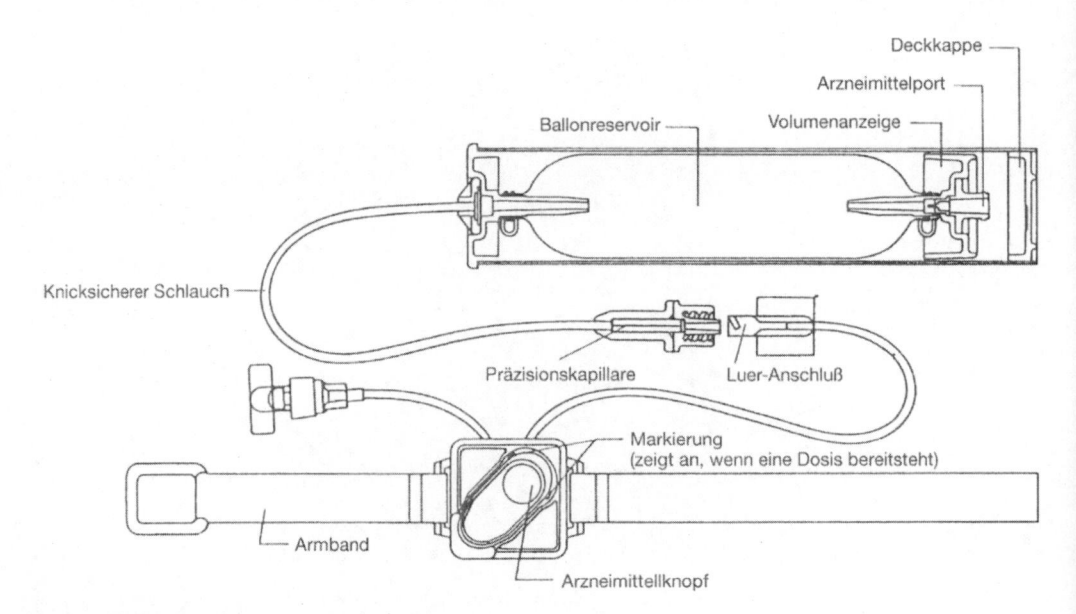

Abb. 16.28 Baxter PCA-On-Demand System. Aus[31]

Geräte zur parenteralen Applikation 959

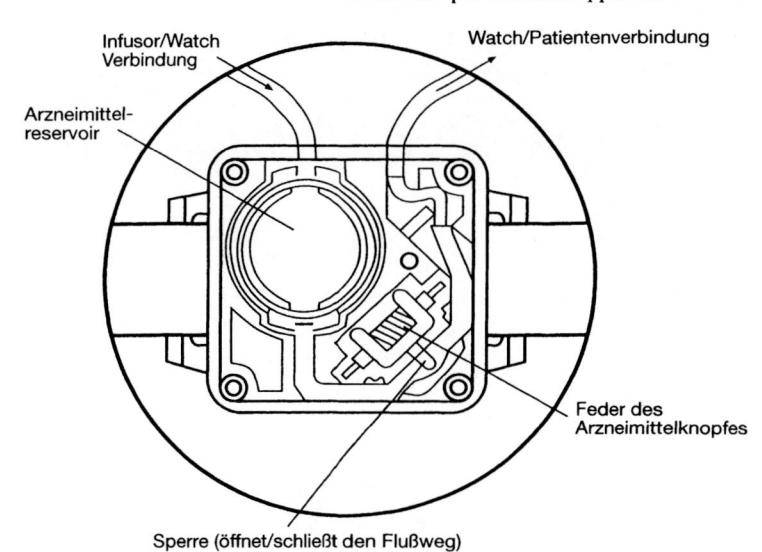

Abb. 16.29 Rückansicht der Watch. Aus[31]

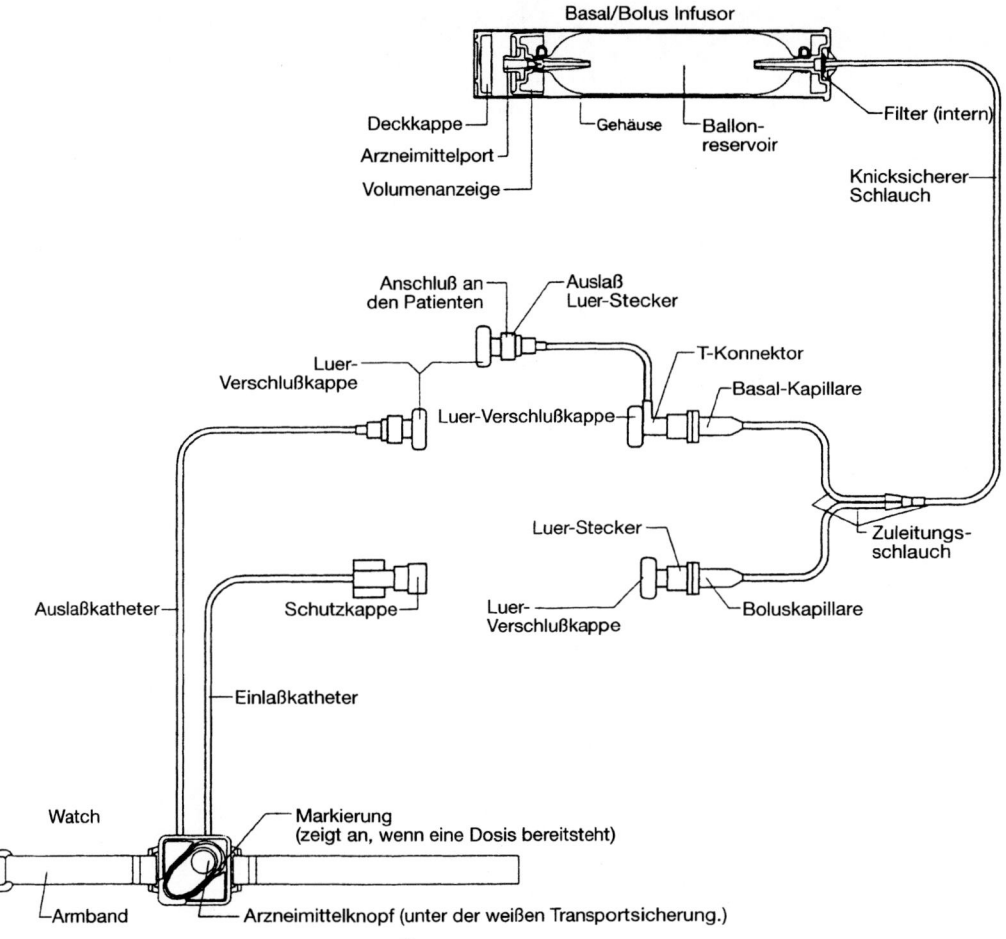

Abb. 16.30 Aufbau des Basal-Bolus-Infusors. Aus[31]

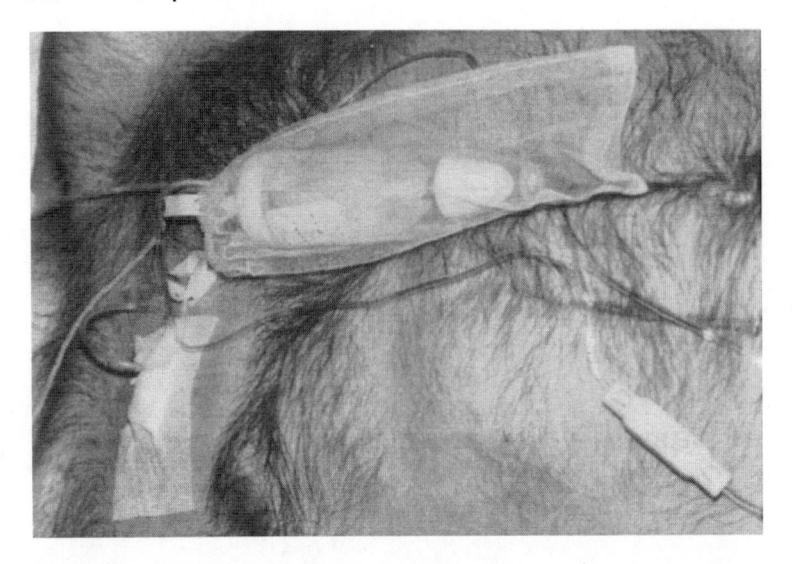

Abb. 16.31 Patient mit angeschlossenem Surfuser medac. Aus[33]

der Patient eine kontinuierliche Arzneimittelapplikation bekommt (0,5 ml/Std., Basalkapillare) und sich zusätzlich per Knopfdruck auf die Watch einen Bolus verabreichen kann (Abb. 16.30).

Die *totale intravenöse Anästhesie (TIVA)* stellt spezielle Forderungen an eine Pumpe. Neben der normalen Förderrate muß sie kurzfristig Bolusinjektionen mit erheblichen Flußraten geben können. Weiterhin ist die Protokollfähigkeit der TIVA-Pumpen wünschenswert, damit der Anästhesist einen Überblick behält, wann welche Mengen des Medikamentes gegeben worden sind.

Für Medikamente die günstig in zirkadianen Zyklen verabreicht werden, wie beispielsweise in der Fertilitätstherapie oder speziellen Chemotherapien, stehen Pumpen zur Verfügung, in die sich ein *Tagesprofil einprogrammieren* läßt und die dies dann automatisch verabreichen.

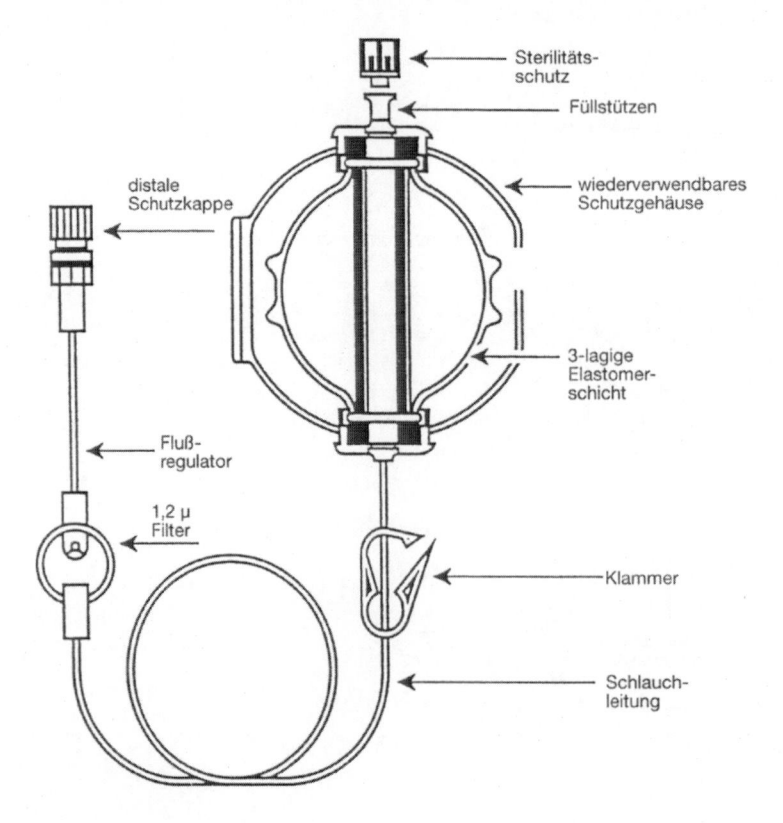

Abb. 16.32 Homepump Eclipse. Aus[34]

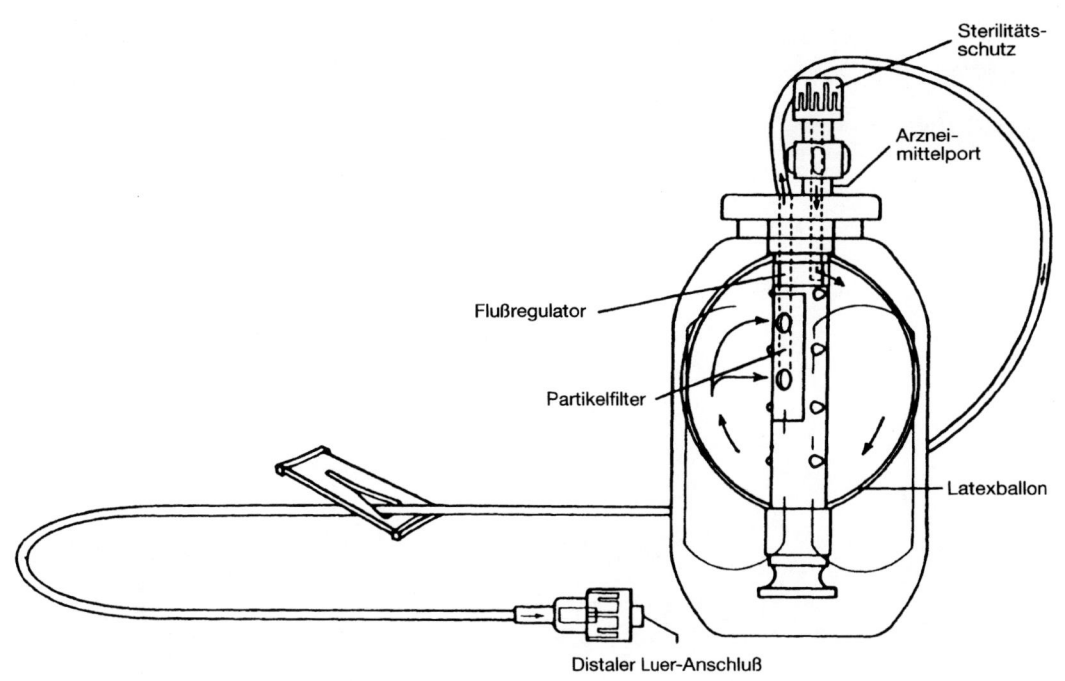

Abb. 16.33 Tragbare Infusionspumpe Intermate. Aus[35]

Für die ambulante Infusionstherapie stehen tragbare elektronische Pumpen zur Verfügung, die relativ teuer und daher nicht in allen Fällen wirtschaftlich sind. Einfache Infusionspumpen stehen in unterschiedlichen Versionen zur Verfügung.

Federgetriebene Systeme. Uhrwerksysteme, z. B. als Infusionsspritzenpumpen, fassen nur relativ kleine Spritzen und sind lediglich für die Infusion kleiner Flüssigkeitsmengen geeignet. In anderen federgetriebenen Systemen wird ein Infusionsbeutel oder eine Spritze unter Federdruck gebracht, wobei Federaufsätze für Spritzen den Spritzenkolben unter Druck setzen. Bei beiden wird die Infusionsgeschwindigkeit über eine Kapillare gesteuert. Beiden System ist gemeinsam, daß sie mit zunehmendem Federweg unter einer geringeren Federspannung stehen. Daher kann die Infusionsrate nicht wirklich konstant sein und sie nimmt gegen Ende der Infusion ab.

Elastomersysteme. Bei diesen Systemen wird ebenfalls die Infusion unter einen Federdruck gestellt und über eine Kapillare entleert. Dabei macht man sich die Eigenart des Latex zunutze, daß es sich in seinen Federeigenschaften nicht linear verhält. Dies führt dazu, daß über einen großen Teil der Ausdehnung der Druck im Latexreservoir gleichbleibt wie bei einem Luftballon, der nach einer initialen Phase hohen Widerstands für längere Zeit praktisch mit konstanter Kraft aufzublasen ist, bis eine zweite Phase höheren Widerstandes auftritt. Durch diese Eigenschaft kann in gewissem Maße der durch das Hookesche Gesetz auftretende Fehler vermieden werden. Dennoch unterliegt die Fördergenauigkeit derartiger System relativ großen Schwankungen, weil die Reproduzierbarkeit konstanter Latexeigenschaften nicht einfach ist und sich zu den dadurch auftretenden Schwankungen im Druckverlauf auch häufig noch kleine Schwankungen im Durchmesser der Kapillare addieren.

Der *Surefuser der Medac GmbH*, Hamburg (Abb. 16.31) besteht aus einem Silikon-Ballonkörper und einem Infusionsschlauch einschließlich Durchflußregulator. Die Durchflußraten liegen je nach Typ zwischen 0,3 und 4,2 ml/Std. mit einer Infusionsgenauigkeit von ± 10 %. Das maximale Hauptvolumen beträgt 55 ml.

Die *Homepump Eclipse* (Abb. 16.32) hat eine Flußrate von 100 bzw. 200 ml/Std. mit einer Infusionsgenauigkeit von ± 15 %. Ihr Füllvermögen beträgt jeweils 125 ml.

Der *Intermate* (Abb. 16.33) besteht ebenfalls aus einem Kunststoffbehälter mit einem Latex-Ballonreservoir, dessen Fassungsvermögen 100 ml bzw. 250 ml beträgt[35]. Die Infusionsdauer variiert je nach Typ zwischen 30 Minuten und 5 Tagen. Zum Befüllen wird eine Spritze mit Luer-Konus aseptische mit dem Arzneimittelport konnektiert und das Arzneimittel injiziert. Zu den im Intermate anwendbaren Arzneimitteln liegen umfangreiche Stabilitätsdaten vor[35] (Tab. 16.8)

Gas- und Luftdrucksysteme. Ein altes System zur schnellen Infusion ist die Luftdruckmanschette, in die ein Infusionsbeutel gesteckt und durch das Aufblasen der Manschette ausgequetscht wird.

Tabelle 16.8 Stabilitätsdaten für im Intermate applizierbare Arzneimittel. Aus[35]

Arzneimittel	Gelöst in	Endkonzentration (mg/ml)	Stabilität
Intermate HPC			
Acyclovir	5 % Dextrose oder 0,9 % NaCl	1–10	4 Tage, RT
Ampicillin	5 % Dextrose	20–30	8 Stunden, RT 2 Tage, (4 °C)
AZT (Zidovudin)	5 % Dextrose	1–4	10 Tage, (4 °C) 24 Stunden, RT
Deferoxamin	5 % Dextrose oder 0,9 % NaCl	5	12 Tage, RT
Erythromycin	0,9 % NaCl	2,5–10	10 Tage, (4 °C) 24 Stunden, RT
	5 % Dextrose		10 Tage, (4 °C)
Fluconazol	0,9 % NaCl	2	15 Tage, (4 °C)
Ganciclovir	5 % Dextrose oder 0,9 % NaCl	1–6	15 Tage, (4 °C) 24 Stunden, RT
Methicillin	5 % Dextrose oder 0,9 % NaCl	10–100	24 Stunden, RT 8 Tage, (4 °C)
Metronidazol	0,9 % NaCl	5–8	5 Tage, RT
Intermate			
Amikacin (Amikin)	5 % Dextrose 0,9 % NaCl Aqua dest	0,25–20 0,25–20 10	24 Stunden, RT 10 Tage, (4 °C) 10 Tage (4 °C)
Amphotericin B (Fungizone)	5 % Dextrose	0,2–0,5	10 Tage, (4 °C)
Aztreonam (Azactam)	5 % Dextrose oder 0,9 % NaCl	5; 20	30 Tage, (–20 °C) + 24 Stunden, RT 14 Tage, (4 °C) 24 Stunden, RT
Carbenicillin (Geopen)	5 % Dextrose oder 0,9 % NaCl	5; 50	10 Tage, (4 °C) 24 Stunden, RT
Cefamandol (Mandol)	5 % Dextrose oder 0,9 % NaCl	5–40	30 Tage, (–20 °C) + 24 Stunden, RT 10 Tage, (4 °C) 24 Stunden, RT
	Aqua dest.	20	10 Tage, (4 °C)
Cefazolin (Kefzol)	5 % Dextrose oder 0,9 % NaCl	5–40	30 Tage, (–20 °C) + 24 Stunden, RT 10 Tage, (4 °C) 24 Stunden, RT
	Aqua dest.	20	10 Tage, (4 °C)
Cefonicid (Monocid)	5 % Dextrose oder 0,9 % NaCl	2–50	30 Tage, (–20 °C) + 24 Stunden, RT 24 Stunden, RT
Cefoperazon (Cefobid)	5 % Dextrose	2–50	30 Tage, (–20 °C) + 24 Stunden, RT 10 Tage, (4 °C) 24 Stunden, RT
	0,9 % NaCl	2–50	10 Tage (4 °C) 24 Stunden, RT
	Aqua dest.	125	10 Tage, (4 °C)
Cefotaxim (Claforan)	5 % Dextrose oder 0,9 % NaCl	5–40	30 Tage, (–20 °C) + 24 Stunden, RT 24 Stunden, RT
	Aqua dest.	20	10 Tage, (4 °C)

Tabelle 16.8 Fortsetzung

Arzneimittel	Gelöst in	Endkonzentration (mg/ml)	Stabilität
Cefotetan (Cefotan)	5 % Dextrose	5–60	10 Tage, (4 °C)
			24 Stunden, RT
	0,9 % NaCl		10 Tage, (4 °C)
	Aqua dest.	30	10 Tage, (4 °C)
Cefoxitin (Mefoxin)	5 % Dextrose	5–60	30 Tage, (–20 °C)
			+ 24 Stunden, RT
			10 Tage, (4 °C)
	Aqua dest.	30	10 Tage, (4 °C)
Ceftazidim (Fortaz)	5 % Dextrose oder 0,9 % NaCl	5–40	10 Tage, (4 °C)
			24 Stunden, RT
Ceftizoxim (Cefizox)	5 % Dextrose oder 0,9 % NaCl	5–80	30 Tage, (–20 °C)
			+ 24 Stunden, RT
			10 Tage, (4 °C)
			24 Stunden, RT
	Aqua dest.	40	10 Tage, (4 °C)
Ceftriaxon (Rocephin)	5 % Dextrose	5–40	30 Tage, (–20 °C)
			+ 24 Stunden, RT
			10 Tage, (4 °C)
			24 Stunden, RT
	0,9 % NaCl		30 Tage, (–20 °C)
			+ 24 Stunden, RT
			10 Tage, (4 °C)
	Aqua dest.	20	10 Tage, (4 °C)
Ceruroxim (Kefurox)	5 % Dextrose oder 0,9 % NaCl	5–30	30 Tage, (–20 °C)
			+ 24 Stunden, RT
			10 Tage, (4 °C)
	Aqua dest.	15	10 Tage, (4 °C)
Cephalotin (Kefin)	5 % Dextrose	5–80	10 Tage, (4 °C)
	Aqua dest.	40	10 Tage, (4 °C)
Clindamycin (Cleocin)	0,9 % NaCl	2–12	30 Tage, (–20 °C)
			+ 24 Stunden, RT
			10 Tage, (4 °C)
			24 Stunden, RT
	5 % Dextrose	2–12	10 Tage, (4 °C)
Foscarnet (Foscavir)	5 % Dextrose	2–20	14 Tage, (4 °C)
			+ 4 Tage, RT
			4 Tage, RT
	Aqua dest.	24	14 Tage, (4 °C)
			+ 2 Tage, RT
			2 Tage, RT
Gentamycin	5 % Dextrose oder 0,9 % NaCl	0,5; 5,0	10 Tage, (4 °C)
			24 Stunden, RT
Imipenem/Cilastin (Primaxin)	5 % Dextrose	5	24 Stunden, RT
Mezlocillin (Mezlin)	5 % Dextrose	10–80	30 Tage, (–20 °C)
			+ 24 Stunden, RT
			10 Tage, (4 °C)
			24 Stunden, RT
	0,9 % NaCl		10 Tage, (4 °C)
			24 Stunden, RT
Morphin	Aqua dest.	2; 15	15 Tage
			15 Tage, (4 °C)
Moxalactam (Moxam)	5 % Dextrose	5–80	30 Tage, (–20 °C)
			+ 24 Stunden, RT
			10 Tage, (4 °C)
			24 Stunden, RT
	0,9 % NaCl		10 Tage, (4 °C)
			24 Stunden, RT

Tabelle 16.8 Fortsetzung

Arzneimittel	Gelöst in	Endkonzentration (mg/ml)	Stabilität
Nafcillin (Nafcil)	5 % Dextrose oder 0,0 % NaCl	5–40	30 Tage, (–20 °C) + 24 Stunden, RT 24 Stunden, RT
Oxacillin (Prostaphlin)	5 % Dextrose oder 0,9 % NaCl	10–80	30 Tage, (–20 °C) + 24 Stunden, RT 10 Tage, (4 °C) 24 Stunden, RT
Penicillin G	0,9 % NaCl	20 000 Units/ml –100 000 U/ml	30 Tage, (–20 °C) + 24 Stunden, RT 24 Stunden, RT
	5 % Dextrose		24 Stunden, RT
Pentamidin (Pentam)	5 % Dextrose	2–6	30 Tage, (–20 °C) + 24 Stunden, RT 10 Tage, (4 °C) 24 Stunden, RT
	Aqua dest.	3	10 Tage, (–4 °C)
Piperacillin (Pipracil)	5 % Dextrose oder 0,9 % NaCl	10–80	30 Tage, (–20 °C) + 24 Stunden, RT 14 Tage, (4 °C) 24 Stunden, RT
Ticarcillin (Ticar)	5 % Dextrose oder 0,9 % NaCl	5–50	10 Tage, (4 °C) 24 Stunden, RT
Tobramycin (Nebcin)	5 % Dextrose oder 0,9 % NaCl	0,5–4,8	10 Tage, (4 °C) 24 Stunden, RT
Vancomycin (Vancocin)	5 % Dextrose oder 0,9 % NaCl	10–20	30 Tage, (–20 °C) + 24 Stunden, RT 10 Tage, (4 °C) 24 Stunden, RT
	Aqua dest.	15	10 Tage, (4 °C)

Referenz: Rebello, T. Compatibility of 30 pharmaceutical drugs with Intermate dispensing devices. University of California, Irvine. Sept. 1989.

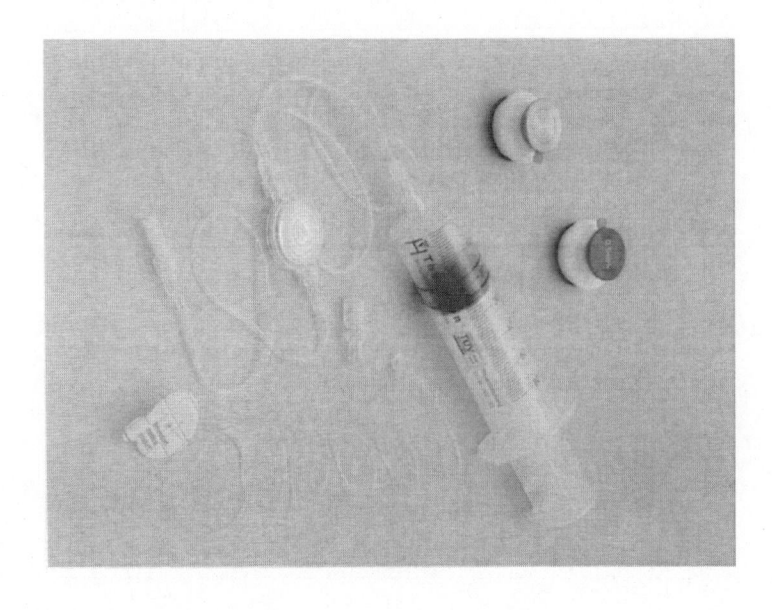

Abb. 16.34 Gaszellenbetriebene Einmalpumpe (Theratron, Fresenius AG)

Dieses Prinzip ist für eine konstante Infusion nicht geeignet, da der Luftdruck und damit auch die Flußrate relativ schnell abnehmen. Nach diesem Prinzip sind aufwendige Infusionssysteme konstruiert worden, die die Luft jeweils aus einem elastomeren Luftreservoir nachfüllen. Sie haben sich nicht durchsetzen können. In einem neu vermarkteten System wird die Infusion durch eine Gaszelle angetrieben. Sie wird aktiviert und produziert eine über die Zeit konstante Gasmenge. Mit dieser Gasmenge läßt sich z. B. ein Spritzenkolben vortreiben und dadurch eine Infusion betreiben (Abb. 16.34).

2.2.5 Vernetzung der Infusionstechnik

Die Anordnung zahlreicher separat arbeitender Pumpen am Krankenbett ergibt solch eine unübersichtliche Vielfalt verschiedener Zuleitungen und Schlauchleitungen, daß die Situation eine Integration der Einzelgeräte verlangt. Sie gibt es in unterschiedlichen Ausführungen mit der Gemeinsamkeit, daß sie praktisch ausschließlich auf der elektrischen Seite und nicht auf der Schlauchseite erfolgt. In einem *Mehrfachpumpensystem* werden mehrere Pumpen in ein Gehäuse integriert und über ein gemeinsames Display angesteuert. Ein Display für drei bis sechs Pumpen wird häufig mit erweiterten Funktionen ausgestattet, wie beispielsweise einer Medikamentenbibliothek, in der die gängigen Dosierungen gespeichert sind. Diese Systeme geben dem Anwender einen Hinweis, wenn er eine Dosierung einstellt, die nach der Medikamentenbibliothek nicht plausibel ist. Hierdurch können grobe Fehler möglicherweise verhindert werden. Die Bedienung dieser Pumpen ist i. a. schwierig und unübersichtlich. Pumpen verschiedener Typen, die prinzipiell autonom sind, können an einen speziellen Ständer, d. h. eine *elektrische Versorgungskonsole* montiert werden, wobei mit dem Einrasten der Pumpe automatisch die Stromversorgung hergestellt wird. Bei einigen Systemen ist zusätzlich eine Alarmfunktion integriert. Dies ist sinnvoll, denn der Neustart eines Infusionssystems mit beispielsweise 12 Pumpen ist aufwendig. Moderne Infusionspumpen verfügen über eine Schnittstelle zur *PC-Vernetzung* und zur zeitgerechten Protokollierung der Pumpeneinstellung. Mit der Vernetzung ergeben sich zusätzliche Steuerungsmöglichkeiten wie die Eingabe der jeweiligen Medikamentennamen und die Plausibilitätskontrolle über die Medikamentenbibliothek. Zur Überwachung von Mehrfachinfusionen dienen *Alarmvernetzungen*, die die Alarmierung dort auslösen, wie sie mit der geringsten Zeitverzögerung zu erfassen ist. Dies sind häufig parallel zu Pumpen geschaltete Tropfkammerüberwachungen. Mit dem Auslösen der Alarmierung erfolgt gleichzeitig der zentralgesteuerte Stop aller beteiligten Infusionspumpen. Nach Beheben der Alarmursache werden sie zentral über einen Knopfdruck neu gestartet. Als separate Systeme führen diese Überwachungssysteme zunächst nicht zu einer Verringerung der Verkabelung, sondern vergrößern den Aufwand eher. Integriert in Halterungssysteme führen sie zu einer sinnvollen Bedienungsvereinfachung. Der zum Standardangebot einer Infusionspumpe gehörende *Personalruf* wird wenig genutzt. Ursache hierfür ist üblicherweise, daß die Personalrufanschlüsse räumlich nicht günstig zum Aufstellort der Pumpen angeordnet sind, die Anschlußkabel nicht zu finden sind und daß Kabelwirrwarr noch vergrößert wird. Dabei ist gerade auf Normalstationen die Aktivierung des Personalrufs bei Störungen an der Pumpe dringend zu fordern. Die drahtlose Einspeisung des Pumpenalarmsignals in die Personalrufanlage ist technisch kein Problem, bislang ist sie noch nicht verwirklicht.

2.3 Risiken der Infusionstechnik

In Auszügen aus einer Med-GV-Information des Bundesministeriums für Gesundheit vom 17.2. 1993, Hinweise zur Anwendung von Parallelinfusionen; mit freundlicher Genehmigung des Bundesministeriums für Gesundheit.

Begriff der Parallelinfusion. Parallelinfusion ist die gleichzeitige, d. h. parallele Gabe mehrerer Infusionen unter Verwendung (Kombination) gleicher oder verschiedener Infusionsverfahren (Schwerkraft-, Pumpen- oder Überdruckinfusionen), die durch ein Verbindungsstück (z. B. Y-Stück, Dreiwegehahn, Hahnbank) zusammengeführt und über *einen* Zugang in das Gefäßsystem des Patienten geleitet werden. Von diesem einheitlichen Begriff wird im folgenden ausgegangen. In Veröffentlichungen zu diesem Thema werden auch die Begriffe Mehrfachinfusion und Mischinfusion verwendet.

Typische Gefahren. Die Patientensicherheit nimmt durch die Verwendung von Infusionspumpen und Infusionsspritzenpumpen (Druckinfusionsapparate, im folgenden kurz als Pumpen bezeichnet, soweit beide Pumpenarten gemeint sind) nicht zwangsläufig zu. Diese können trotz aller Überwachungs- und Alarmfunktionen Grund für Komplikationen sein, die bei der Schwerkraftinfusion nicht oder nicht so schwerwiegend eintreten können. Dennoch sind Pumpen ein unverzichtbares Hilfsmittel bei der Dosierung bestimmter Medikamente, die mit der Schwerkraftinfusion nicht hinreichend genau oder nicht in hinreichender Menge verabreichbar sind. Die Überwachungsfunktionen der Pumpen werden häufig überschätzt. So kann schon bei alleiniger Anwendung einer Infusionsspritzenpumpe mit eingestellter kleiner Förderrate (gerade diese wird gerne für Medikamente mit extrem kurzer Halbwertzeit verwendet) die Alarmverzögerungszeit bei Unterbrechung des Infusionsflusses über eine Stunde dauern. Nutzen und Gefahren des Pumpeneinsatzes müssen zueinander in einem vernünftigen Verhältnis stehen, d. h. der Einsatz einer Pumpe bedarf einer Indikation. Allein die Tatsache, daß die Pumpe vorhan-

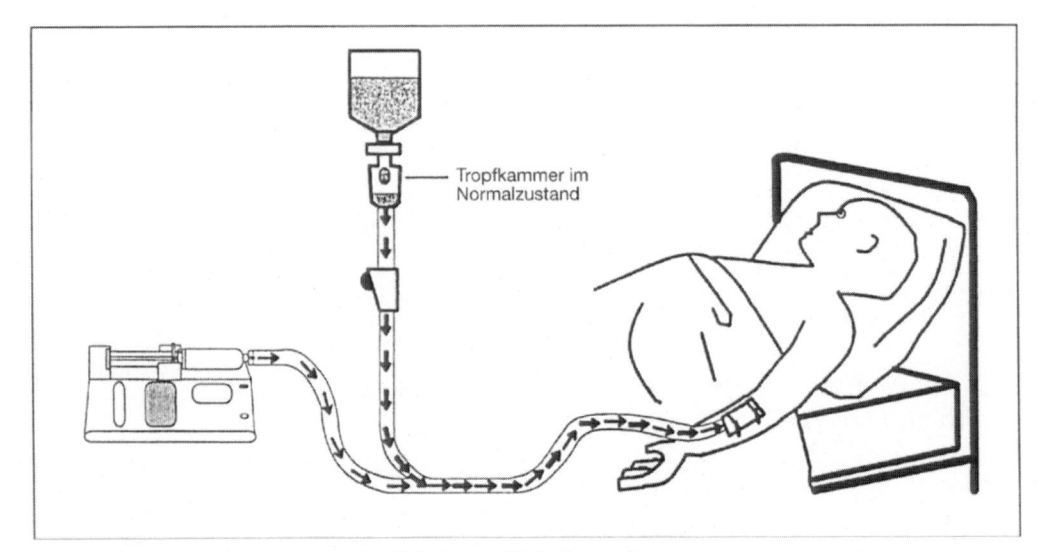

Abb. 16.35 Parallelinfusion von Schwerkraftinfusion und Infusionsspritzpumpe

den ist, ist kein hinreichender Grund, sie zu benutzen. Stichprobenuntersuchungen in den U.S.A. haben gezeigt, daß in nahezu 50 % der Fälle Pumpen für Infusionen verwendet wurden, die durchaus als Schwerkraftinfusion hätten gegeben werden können[28]. Arbeitserleichterungen durch den Einsatz von Pumpen anstelle von Schwerkraftinfusionen (mit dem notwendigen Kontrollieren und Nachregeln der Rollenklemme von Hand) dürfen nicht zu Lasten der Patientensicherheit gehen.

Bei Parallelinfusionen bestehen folgende physikalisch-technisch bedingte typische Gefahren:

- *Unterförderung* (Mindestförderung) zum Patienten und Rückförderung in den Infusionsbehälter der Schwerkraftinfusion infolge unerkannter Unterbrechung des Infusionsflusses,
- *Überförderung* (Mehrförderung) zum Patienten unmittelbar nach Beendigung der Unterbrechung des Infusionsflusses (Medikamentenbolus),
- *Luftinfusion* durch unerkanntes Einschleppen von Luft in den Patientenzugang,
- *Ruptur*, d. h. Diskonnektion oder/und Aufplatzen/Zerlegung eines Teiles des Überleitsystems von den Infusionsbehältern zum Patienten als Folge einer unzulässigen Druckbelastung,
- *Verzögerung* des druckgesteuerten Alarms aufgrund der Rückförderung,
- *Fehlförderung* als Veränderung des Verhältnisses der einzelnen Infusionsraten untereinander durch gegenseitige Beeinflussung der Infusionszweige bei Änderung der Druckverhältnisse, z. B. nach dem Leerlaufen einer angeschlossenen Schwerkraftinfusion.

Einige dieser Gefahren bestehen auch, wenn Pumpen und sogar, wenn Geräte zur Schwerkraftinfusion allein verwendet werden. Parallelinfusionen führen jedoch zu einer Häufung von Fehlermöglichkeiten, wobei die genannten Gefahren mit der Zahl der für einen Patienten parallel geschalteten Infusionen überproportional zunehmen. Nachfolgend wird auf häufige physikalisch-technisch bedingte Gefahren bei der Kombination von Pumpen und Geräten zur Schwerkraftinfusion näher eingegangen. Medizinisch-pharmakologische Risiken, z. B. durch mögliche Wechselwirkungen verschiedener Medikamente untereinander oder mit dem Überleitsystem, werden nicht behandelt.

Unterförderung. Wenn, z. B. bei bestimmten Bewegungen des Patienten, die Infusionsleitung abgeklemmt oder geknickt wird oder die Spitze des Katheters an oder sogar durch die Gefäßwand gedrückt wird, kann es zur Unterbrechung des Infusionsflusses durch *Verschluß* kommen. Bei einer Kombination von Pumpen kommt es dadurch zum Druckanstieg im Überleitsystem und zur Alarmauslösung oder nach Überwindung der Widerstandserhöhung mit aktivem Druckaufbau zur Weiterförderung, was z. B. bei einer paravasalen Lage der Kanüle schwerwiegende Folgen haben kann. Bei der Kombination von Pumpen und Geräten zur Schwerkraftinfusion dagegen werden die Pumpen bei einem nach dem Verbindungsstück eintretenden Verschluß zunächst entlang dem Weg des kleinsten Widerstandes rückwärts in den Infusionsbehälter der Schwerkraftinfusion pumpen. Ein Alarm wird dadurch nicht ausgelöst. Wenn ein Medikament infundiert wird, das der Patient lebensnotwendig braucht, kann innerhalb kürzester Zeit unbemerkt eine kritische Situation entstehen. Dies kann z.B. bei Katecholaminen bereits nach wenigen Minuten der Fall sein (Abb. 16.35, Abb. 16.36).

Überförderung (Medikamentenbolus). Der Verschluß dauert oft nicht lange. Wird z. B. zur

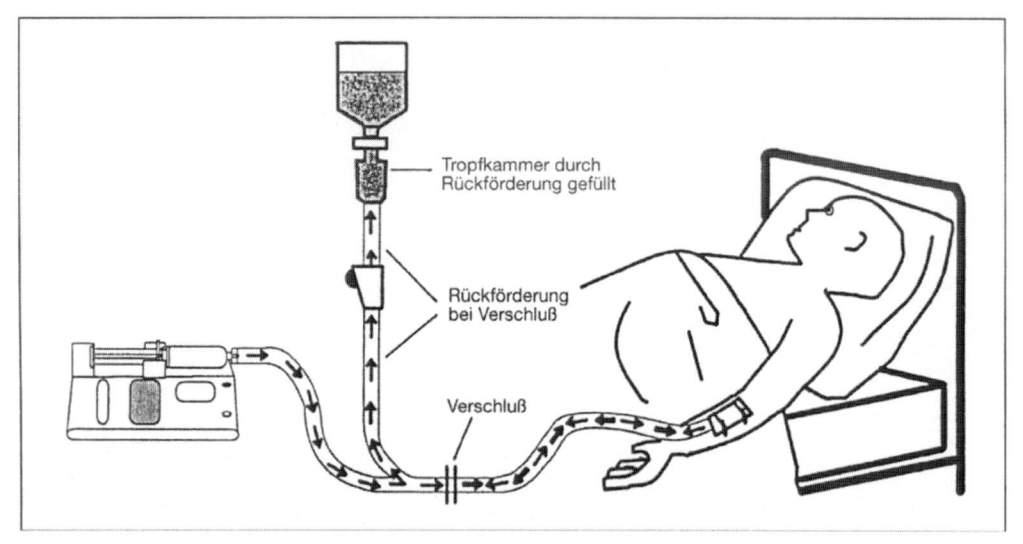

Abb. 16.36 Situation bei patientennahem Verschluß: Rückförderung des Medikamentes aus der Infusionsspritzenpumpe in die Infusionsleitung der Schwerkraftinfusion

Schwerkraftinfusion einer Elektrolyt-Lösung, die mit 50 ml je Stunde läuft, über eine Infusionsspritzenpumpe noch ein Katecholamin mit 2 ml je Stunde gegeben und dauert der Verschluß 15 Minuten, wird der Patient für mindestens 10 Minuten vollständig ohne das lebenserhaltende Katecholamin sein. Wird die Leitung wieder frei, erhält der Patient 0,5 ml Katecholamin (die Dosis für 15 Minuten, die sich in der Infusionsleitung der Schwerkraftinfusion angesammelt hat) bei einer Gesamtflußrate von 52 ml je Stunde in weniger als 35 Sekunden (Abb. 16.37). Dies kann für den Patienten im Einzelfall lebensgefährlich sein. Als Ursache einer lebensbedrohlichen Krise oder gar des Todes wird dieser Mechanismus dennoch selten erkannt, da die Ursache oft beim Erkennen der Komplikation schon wieder behoben ist. Das einzige Zeichen, das diese Störung hinterläßt, ist ein Anstieg des Flüssigkeitsspiegels in der Tropfkammer der Schwerkraftinfusion.

Ein weiteres Fehlförderungsrisiko besteht bei unsachgemäßer Bedienung von Infusionsspritzenpumpen durch nicht richtiges Einlegen und Verriegeln der Spritze. Sofern die Infusionsspritzenpumpe über dem zentralvenösen Niveau des Patienten angeordnet ist, kommt es oftmals inner-

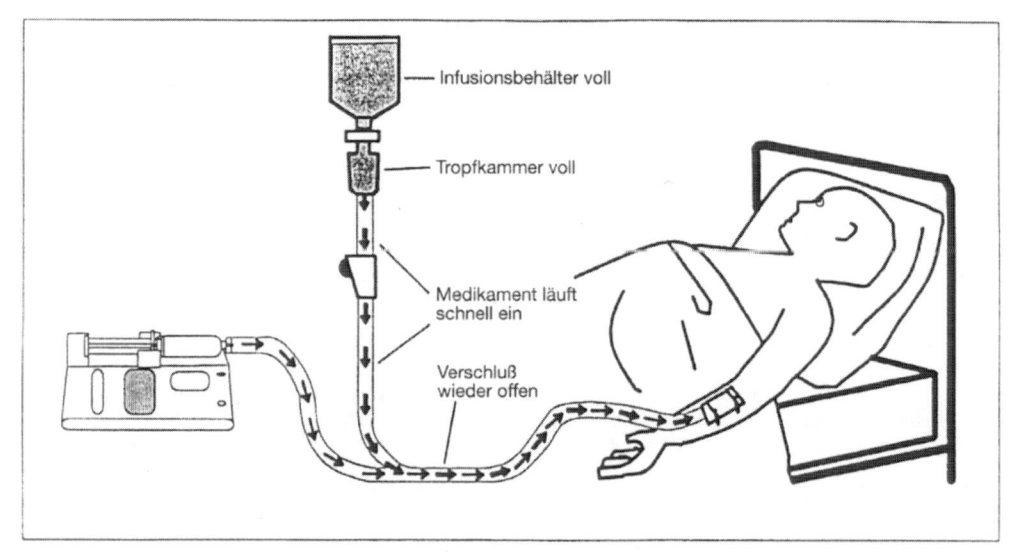

Abb. 16.37 Situation nach Aufhebung des Verschlusses. Das kumulierte Arzneimittel läuft schnell ein.

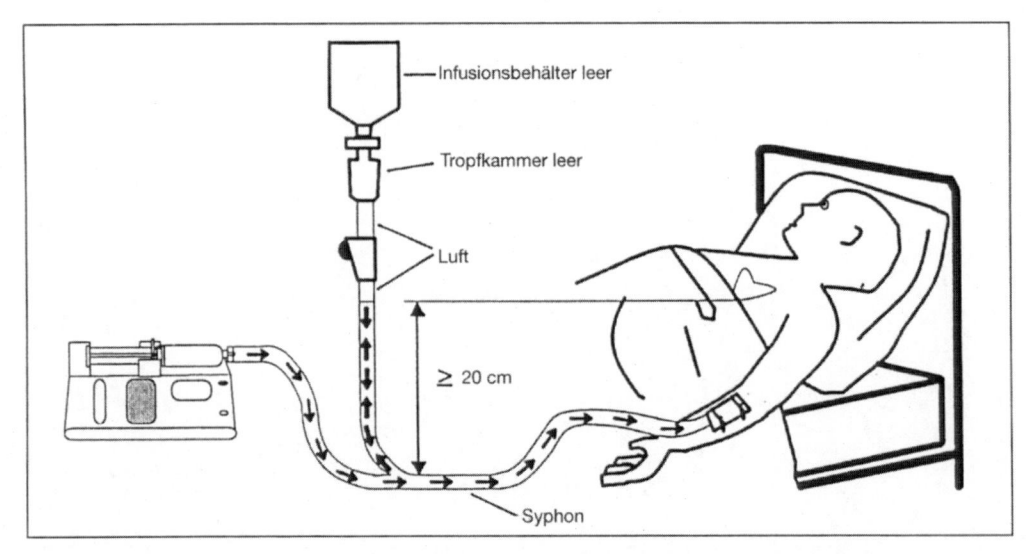

Abb. 16.38 Luftembolie-Sicherung bei Schwerkraftinfusion durch hängende Schlaufe (Syphon)

halb weniger Minuten zu einem spontanen Entleeren der Spritze mit der Folge erheblicher Überdosierungen.

Luftinfusion. Das Risiko der Luftinfusion wird bei Schwerkraftinfusionen, wissentlich oder unwissentlich, in der Regel dadurch ausgeschaltet, daß die Infusionsleitung in einem Bogen (Syphon) bis deutlich unterhalb des Zentralvenenniveaus des Patienten hängt. Sofern diese Schlaufe der Infusionsleitung mindestens 20 cm tiefer liegt als das Herz des Patienten, kann mit großer Sicherheit davon ausgegangen werden, daß eine Luftinfusion bei Leerläufen des Infusionsbehälters nicht möglich ist (Abb. 16.38).
Bei Infusionspumpen wird die Luftförderung durch die Überwachung des Tropfenfalls und häufig noch zusätzlich durch einen Luftdetektor sicher verhindert. Bei Infusionsspritzenpumpen kann die Luftförderung nur bei grober Fehlbedienung auftreten. Werden aber Pumpen- und Schwerkraftinfusionen zusammengeschaltet, besteht die Gefahr einer Luftinfusion. Die Bezeichnung der Pumpeninfusion als Druckinfusion vermittelt die Vorstellung, daß in der Infusionsleitung hinter der Pumpe ein positiver Druck besteht. Tatsache ist aber, daß an der Zusammenflußstelle zwischen Pumpen- und Schwerkraftleitung häufig ein Unterdruck besteht, z. B. dann, wenn die Infusionsleitungen über eine Hahnbank zusammengeführt werden, die deutlich über dem Niveau des Patienten am Infusionsständer angebracht ist. Läuft nun der Infusionsbehälter der Schwerkraftinfusion leer, kann in die Infusionsleitung zwischen Pumpe(n) und Patient Luft eingeschleppt werden, wenn der Abfluß in den Patienten schneller erfolgt als die Nachförderung durch die Pumpe(n). Das Ergebnis ist ein sogenanntes Perlschnur-Phänomen, bei dem sich Luft und Flüssigkeit in konstanten Abständen in der Infusionsleitung nach dem Verbindungsstück aneinanderreihen. Bei entsprechender Anordnung des Zusammenflusses, passenden Förderraten der Pumpe(n) und guten Abflußverhältnissen zum Patienten hin kann innerhalb weniger Minuten eine tödliche Luftdosis infundiert werden (Abb. 16.39).

Ruptur. Bei der Kombination von Pumpen- mit Schwerkraftinfusionen besteht die Gefahr einer Ruptur durch den pumpenseitig aufgebauten Verschlußdruck, wenn z. B. die Rollenklemme des Überleitsystems verschlossen oder ein nicht belüfteter Infusionsbehälter durch Rückförderung gefüllt ist.

Fehlförderung. Es ist bekannt, daß es bei einer Änderung der Druckverhältnisse in der Parallelinfusion zur Verschiebung der Förderraten der einzelnen Infusionen kommen kann. Dies trifft jedoch nur selten in sicherheitserheblichem Umfang ein.

2.3.1 Technische Sicherheitsvorkehrungen

Es gibt keine technische Überwachungsmöglichkeit, die die personelle Überwachung vollständig ersetzen kann. Je nach dem Maß der technischen Sicherheitsvorkehrungen kann aber mehr oder weniger Sicherheit in personell nicht überwachten Zeiträumen erreicht werden.
Um der Gefahr des *ausbleibenden oder zur späten Alarms* bei Leerläufen der Schwerkraftinfusion oder bei einem Verschluß zu begegnen, sollte die Verwendung nicht angemessen überwachter Schwerkraftinfusionen in Kombination mit Pumpeninfusionen grundsätzlich ausgeschlossen werden. Die durch die Kombination mehrerer Pum-

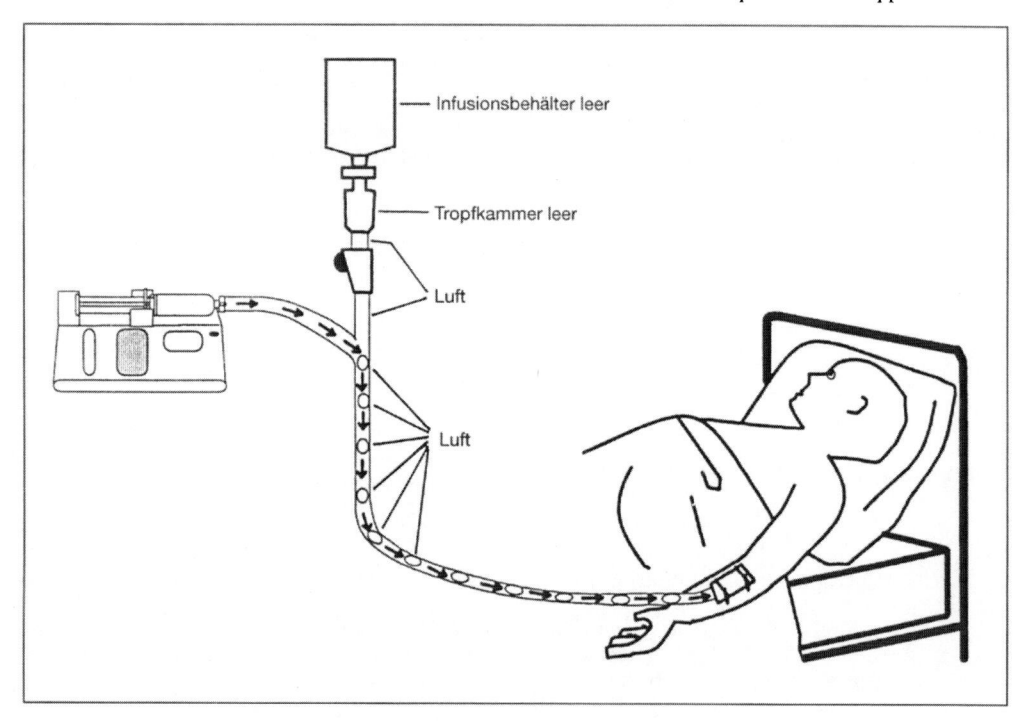

Abb. 16.39 Einschleppung von Luft am Zusammenfluß von Schwerkraftinfusion und Pumpeninfusion, wenn die Flußrate zum Patienten höher ist als die Förderrate der Pumpe (Perlschnur-Phänomen)

peninfusionen entstehende Alarmverzögerung verringert sich, wenn der Abschaltdruck mit Alarmgabe eines Gerätes der Kombination so niedrig wie möglich gewählt wird, da dieses Gerät bei einem nach dem Verbindungsstück eintretenden Verschluß dann am frühesten Alarm auslösen wird. Zur Vermeidung einer *Luftinfusion* bei Schwerkraftinfusionen ist die Infusionsleitung in einem Bogen (Syphon), bei Parallelinfusionen das Verbindungsstück der Infusionsleitungen, mindestens 20 cm tiefer zu legen als das Herz des Patienten. Gegen die Gefahr einer *Ruptur* hilft bereits die Auswahl geeigneter Überleitsysteme. Alle Überleitsysteme in einer Gerätekombination, bei der Pumpen verwendet werden, müssen druckfeste sogenannte P-Geräte mit orangefarbener Kodierung sein, auch die Überleitsysteme dabei verwendeter Schwerkraftinfusionen. Besondere Aufmerksamkeit und Überwachung ist geboten, wenn noch Pumpen eingesetzt werden, die höhere Drücke aufbauen als das P-Gerät vertragen kann. Hierzu ist unbedingt die Angabe der Druckfestigkeit auf der Verpackung des Überleitsystems mit dem in der Gebrauchsanweisung für die Pumpe(n) angegebenen Abschaltdruck zu vergleichen. Eine zur Unterstützung der personellen Überwachung notwendige gerätetechnische Überwachung kann durch in die Geräte integrierte Überwachungsfunktionen oder/und durch Verbindung von technischen Überwachungssystemen und -mitteln mit den Geräten bei ihrer Anwendung erreicht werden.

Hohes gerätetechnisches Überwachungsniveau

Elektrisch gesteuerte Infusionsregler. Diese Geräte zählen die Tropfen der Schwerkraftinfusion und regeln aktiv die Schlauchklemme nach, wenn die eingestellt Infusionsrate über- oder unterschritten wird. Kommt die Infusion zum Stillstand oder ist die eingestellte Rate auch durch Nachregeln nicht mehr erreichbar, geben diese Überwachungssysteme kurzfristig Alarm und stellen selbsttätig den sicheren Zustand her, d. h. sie klemmen den Infusionsschlauch ab. Die einschlägigen technischen Regeln fördern diese Funktion für Infusionsregler nicht. Der Anwender muß sich daher davon überzeugen, daß sein Infusionsregler diese Funktion hat.

Überwachungsgeräte. Diese Geräte zählen die Tropfen und vergleichen sie mit einer Sollrate mit relativ breitem Fehlintervall, das den naturgemäßen Ungenauigkeiten der Rollenklemme angepaßt ist. Wenn durch Stillstand, Über- oder Unterförderung die tatsächliche Infusionsrate die eingestellte Sollrate verläßt, geben diese Überwachungssysteme Alarm, stellen aber *nicht* selbsttätig den sicheren Zustand her.

Infusions-Steuergerät. Dieses Gerät überwacht in gleicher Weise wie die vorgenannten die Schwerkraftinfusion. Es kann außerdem im Fall einer Störung z. B. Pumpen selbsttätig abschalten, wenn dies vom Anwender gewünscht wird. Dieses

Überwachungssystem muß jedoch mit den Pumpen kompatibel sein. Es darf daher nur verwendet werden, soweit dies in seiner Gebrauchsanweisung oder in der Gebrauchsanweisung für eine Pumpe desselben Herstellers angegeben ist oder soweit seine sicherheitstechnisch unbedenklich Verwendungsfähigkeit mit der jeweiligen Pumpe durch eine für die Bauartprüfung dieser Pumpe zugelassene Prüfstelle geprüft und bescheinigt ist. Diese drei Typen von technischem Überwachungssystemen haben ein unterschiedliches Leistungsvermögen, unterscheiden sich aber auch im Preis. Unter dem Gesichtspunkt der Wirtschaftlichkeit sind sie trotzdem als gleichwertig einzustufen. Sie verhindern zuverlässig durch Alarm oder/und aktiven Eingriff die Unterförderung, die Überförderung, die Einschleppung von Luft und die Ruptur.

Mittleres gerätetechnisches Überwachungsniveau

Patientennahe Flußüberwachung. Dies ist ein Gerät, das nahe am Patienten über einen Sensor, der durch den Infusionsschlauch hindurch die Bewegung der Flüssigkeitssäule beobachtet, feststellen kann, wenn es zum Stillstand der Infusion kommt. Es erfolgt dann ein Alarm in ca. 10 Minuten. Dabei ist zu beachten, daß dies für einige Infusionen bereits ein verhältnismäßig langer Alarmzeitraum ist. Nach Angabe des Herstellers erkennt dieses Überwachungssystem außerdem größere Luftblasen.

Patientennahe Drucküberwachung. Ein Gerät mißt den Druck in der Infusionsleitung am Patientenzugang. Dieser Druck liegt normalerweise unter dem hydrostatischen Druck. Bei einem Verschluß baut sich Druck auf, und das Gerät gibt Alarm. Es hat eine in gewissen Druckgrenzen einstellbare Alarmempfindlichkeit. Die Alarmschwelle darf dabei allerdings nicht so hoch eingestellt werden, daß kein Alarm mehr erfolgt. Dieses Überwachungssystem erkennt nur den Druckaufbau im Überleitsystem, der aufgrund eines Verschlusses zwischen Patient und Drucksensor entsteht; es erkennt nicht den Druckaufbau aufgrund eines Verschlusses oberhalb des Drucksensors. Das Überwachungssystem erkennt keine Luftblasen. Es gibt auch Pumpen, in die die beschriebene direkte Drucküberwachung mit einstellbarem Alarm- und Abschaltdruck als Funktion integriert ist. Für diese Pumpen wird ein spezielles Überleitsystem desselben Herstellers benötigt.

Einfaches gerätetechnisches Überwachungsniveau

Rückschlagventile für Überleitsysteme. Die Mindestanforderung, wenn Pumpen in einer Kombination mit Geräten zur Schwerkraftinfusion überhaupt eine Alarmfunktion erfüllen sollen, ist die Verwendung von Rückschlagventilen als Überwachungsmittel in der Infusionsleitung jeder Schwerkraftinfusion der Kombination. Diese verhindern eine Rückförderung in die Schwerkraftleitung und erhalten dadurch die druckgesteuerte Alarmfunktion der Pumpen (Abb. 16.40). Der durch Druckaufbau ausgelöste Alarm tritt bei Pumpen je nach eingestellter Förderrate allerdings oft mit einer Verzögerung ein, die weit über der Halbwertszeit der verwendeten Medikamente liegt. Die auf dem Markt erhältlichen Rückschlagventile sind von unterschiedlicher Qualität. Die kritische Größe ist dabei der minimale Gegenstrom, den das Rückschlagventil zum zuverlässigen Schließen benötigt. Dieser sollte vom Hersteller angegeben sein. Wenn z. B. eine Infusionsspritzenpumpe mit nied-

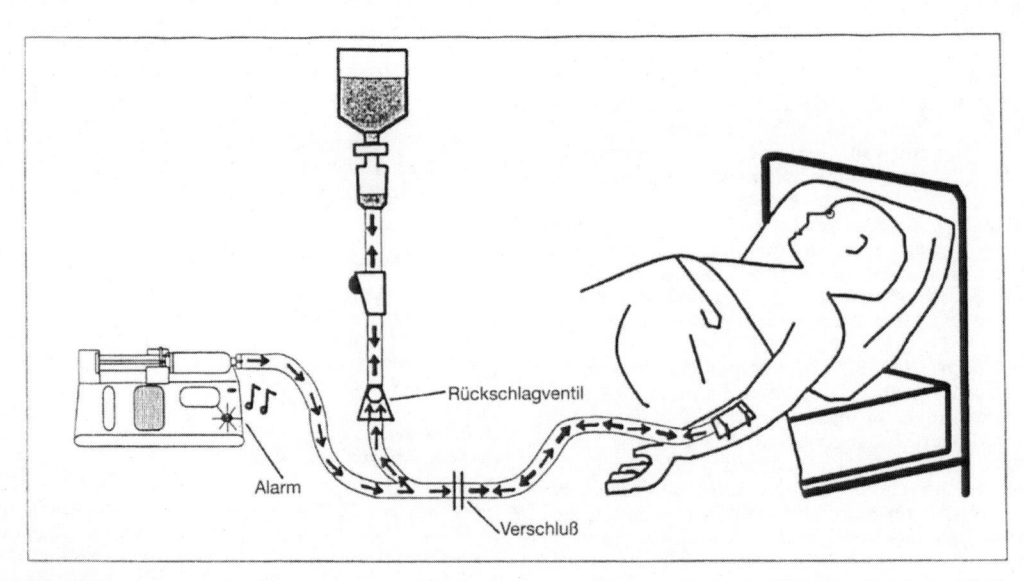

Abb. 16.40 Einsatz eines Rückschlagventils in der Schwerkraftleitung: Bei Verschluß erfolgt Druckaufbau und Alarm der Pumpe

riger Förderrate parallel zu mehreren Schwerkraftinfusionen läuft, kann es durchaus sein, daß der durch einen patientennahen Verschluß bewirkte Gegenstrom nicht ausreicht, um die Rückschlagventile zu schließen.
Weiterhin ist bekannt, daß Rückschlagventile leicht durch Partikel in der Infusionslösung oder auch durch Auskristallisierungen oder Verklebungen, z. B. bei Zuckerlösungen, außer Funktion gesetzt werden können. Zu diesen Problemen fehlen nach wie vor die erforderlichen Einzelangaben der Hersteller.
Die Einschleppung von Luft kann durch Rückschlagventile nicht verhindert werden.

Mehrlumenkatheter

Mehrlumige Katheter, die bei besonderer medizinischer Indikation eingesetzt werden, können die physikalisch-technischen Probleme der Parallelinfusion lösen, indem die Pumpeninfusionen auf ein Lumen und die Schwerkraftinfusionen auf ein anderes Lumen gelegt werden. Ihre Verwendung allein aus diesem sicherheitstechnischen Grund kann jedoch nach heutigem Kenntnisstand nicht empfohlen werden. Nach bisherigen Erfahrungen ist die Rate der Komplikationen (z. B. Infektionen, Gefäßperforationen, Blutungen, Thrombosen) bei mehrlumigen Kathetern gegenüber einlumigen Kathetern deutlich erhöht. Das katheterbedingte Risiko, dem der Patient damit ausgesetzt würde, liegt möglicherweise über dem physikalisch-technisch bedingten Risiko der Parallelinfusion.

Allgemeine sicherheitserhöhende Maßnahmen

Infusionen, insbesondere von lebenswichtigen Medikamenten und Infusionen, die mit Druck verabreicht werden, bedürfen der engmaschigen Überwachung. Diese muß grundsätzlich personell erfolgen; ein Teil der Überwachung läßt sich gerätetechnisch unterstützen. Dabei sind folgende allgemeine Grundsätze zu beachten:

- Je geringer die personelle Überwachungsdichte ist, desto hochwertiger muß die gerätetechnische Überwachung sein. Entgegen einer weit verbreiteten Meinung sind Parallelinfusionen in physikalisch-technischer Hinsicht nicht dort am gefährlichsten, wo viel infundiert wird, sondern dort, wo personelle und gerätetechnische Überwachung zusammen lückenhaft sind.
- Das Überwachungsintervall oder die Alarmverzögerung des technischen Überwachungssystems sollte, wenn möglich, kürzer sein als die Halbwertszeit des infundierten Medikaments mit der kürzesten Halbwertszeit.
- Je kleiner bei Parallelinfusionen die Gesamtförderrate der Pumpen ist, desto länger wird deren Alarmverzögerung.

2.3.2 Infektionsrisiko und Paravasat

Die Infusionstherapie bietet zahlreiche Eintrittspforten für Luftkeime sowie Hautkeime des Patienten und des Personals. Zur Infektionsprophylaxe sind folgende Regeln zu beachten. Die Belüftung von Infusionssystemen hat nur über die eingebauten Belüftungsfilter zu erfolgen. Wenn bei Verwendung eines belüfteten Infusionsgerätes die Infusion trotzdem nicht läuft, dann liegt dies in der Regel an einer Fehlbedienung des Infusionsgerätes beim Anstechen der Flasche. Zu diesem Zeitpunkt sollte der Verschluß der Belüftung noch geschlossen sein, damit es nicht durch Überdruck in der Flasche zum Benetzen des Filterpapiers kommt. Wenn dies einmal benetzt ist, kann es für Luft schwer durchlässig sein, so daß die Infusion mangels Belüftung nicht fließt. Neuere Infusionsgeräte schließen diese Fehlbildung durch kleine Rückflußsperren aus, die vor den Filtern sitzen und eine Benetzung der Filterplättchen zuverlässig verhindert.
Eine weitere Verkeimungsmöglichkeit besteht beim Wechseln der Flaschen und/oder der Infusionsbestecke. Das Infusionsregime sollte möglichst so abgestimmt werden, daß die Zahl der Wechselprozeduren so gering wie möglich ist. Die Ansicht, daß allein durch häufigen Wechsel der Infusionsbestecke das Infektionsrisiko zu senken ist, wird zunehmend bezweifelt. Es ist zu vermuten, daß durch das häufige Wechseln und die damit verbundenen Manipulationen an den Verbindern gerade eine erhöhte Gefahr der Keimeinschleppung besteht. Insbesondere das Wechseln jener Leitungen, die normalerweise nicht gelöst werden müssen, wie die Verlängerung zwischen Hahnbank und Patientenkatheter, ist kritisch zu betrachten. Hier ist vermutlich das Infektionsrisiko geringer wenn sie länger liegenbleibt, als wenn alle 24 Stunden an ihr manipuliert wird. Weitere Keimeintrittspforten sind zeitweilig nicht benutzte Konnektoren, z. B. an den Eingängen von Hahnbänken. Sie sind nach Abnahme des Schlauches sofort mit einer sterilen Kappe zu verschließen. Das Absprühen von Konnektoren, Hahnbänken und ähnlichem vor dem Leitungswechsel muß mehr als Ritual denn als echte Infektionsprophylaxe gesehen werden. Die entscheidenden Flächen, über die der Keimeintritt erfolgt, werden im angeschlossenen Zustand der Systeme häufig nicht erreicht.
Besonderer Aufmerksamkeit bedarf die Kathetereintrittsstelle. Bereits die Lage der Eintrittsstelle hat, verbunden mit dem speziellen Zustand des Patienten, eine große Bedeutung für das Infektionsrisiko. Behaarte Bereiche sind grundsätzlich schwer zu desinfizieren, so daß die Infektionsrate sicher erhöht ist, ebenso wie bei Patienten mit Tracheostoma. Die Kathetereintrittsstelle sollte trockengehalten und möglichst abgedeckt werden, daß eine Rötung der Umgebung früh erkannt werden kann. Hierzu haben sich spezielle Folienverbände gut bewährt. Der Einsatz von Desinfektionsmitteln sollte sparsam erfolgen und möglichst nicht zur Ausbildung von feuchten Kammern füh-

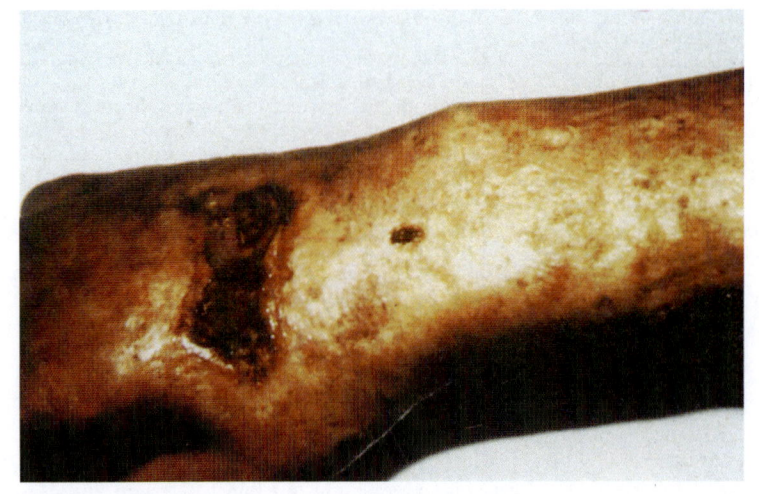

Abb. 16.41 Tiefe Nekrose des Haut- und Subkutan-Bereiches nach Paravasat (überlassen durch Schmoll, E., Medizinische Hochschule Hannover)

ren. Lokale Antibiotika zur Infektionsprophylaxe von percutanen Kathetern sind nach heutigem Wissensstand abzulehnen.

Paravasat. Die versehentliche Infusion außerhalb der Vene kann, je nach den Umständen eine harmlose Nebenwirkung oder eine lebensbedrohliche Komplikation sein. Niederosmolare Lösungen wie Elektrolytlösungen in mehr oder weniger physiologischen Konzentrationen werden normalerweise problemlos resorbiert. Bei den subcutanen Infusionen nutzt man diesen Resorptionsweg. Zytostatika (s. Kap. 2), Barbiturate und andere gewebetoxische Substanzen wie auch 10 %ige Glucoselösung können bei Paravasation erhebliche Gewebsnekrosen auslösen (Abb. 16.41). Bereits Ernährungslösungen zur peripheren Applikation können als Paravasat katastrophale Schäden verursachen. Vergleichende Untersuchungen haben ergeben, daß die Paravasaterkennungsrate verschiedener Pumpentypen gleich Null ist. Selbst Schwerkraftinfusionsregler, die wesentlich sensibler ansprechen als Pumpen, zeigten in diesen Versuchen eine Paravasaterkennungsrate von nur 30 %[27]. Letztlich lassen sich Paravasate nur durch sorgfältige engmaschige personelle Überwachung, sorgfältigste Kanülenanlage und -fixierung und nach Möglichkeit Verwendung von zentralvenösen Kathetern oder implantierbaren Kathetersystemen verhindern.

Literatur

1. Goerke H: Medizin und Technik, München (1988) S. 131.-133
2. Verordnung über die Sicherheit medizinisch-technischer Geräte, 4. überarbeitete und erweiterte Auflage, Melsungen (1987)
3. Kloesel A, Cyran W: Arzneimittelrechtkommentar, 3. Auflage, Stuttgart (1992)
4. Gesetz über Medizinprodukte (Medizinproduktegesetz-MPG vom 2. 8. 94, Bundesgesetzblatt Jahrgang 1994 Teil 1, Nr. 52)
5. Richtlinie 93/42 EWG des Rates vom 14. 6. 1993 über Medizinprodukte, Amtsblatt der Europäischen Gemeinschaften Nr. L 169/1 vom 12. 7. 1993, und Richtlinie des Rates vom 20. Juni 1990 zur Angleichung der Rechtsvorschriften der Mitgliedsstaaten über aktive implantierbare medizinische Geräte 90/385/EWG, Amtsblatt der Europäischen Gemeinschaften Nr. L 189/17 vom 20. 7. 1990
6. Empfehlungen der Kommission für Krankenhaus und Praxishygiene der Sektion Hygiene und Gesundheitswesen (III) der Deutschen Gesellschaft für Hygiene und Mikrobiologie (DGHM) über den Einkauf von Medical-Produkten, Hygiene und Medizin 1/88
7. Qualitätssicherungssysteme, Modelle zur Darlegung der Qualitätssicherung, DIN ISO 9001, 9002, 9003 Deutsches Institut für Normung Mai (1990)
8. Obermayer A: Die von der MedGV vorgeschriebenen Lernzielen in Obermayer A: Geräteschulung in Anästhesie und Intensivmedizin Verlag TÜV Rheinland, Köln (1993)
9. Hering E: Physik für Ingenieure, VDI-Verlag, Düsseldorf 1989
10. Prandtl L: Führer durch die Strömungslehre Verlag Vieweg u. Sohn, Braunschweig (1984)
11. Brauer H: Grundlagen der Einphasen- und Mehrphasenströmungen Verlag Sauerländer, Aarau und Frankfurt/Main (1971)
12. MedGV-Information der Bundesländer Hinweise zur Anwendung von Parallelinfusionen z. B. Medizingeräte Informationsdienst des Bayerischen Staatsministerium für Arbeit, Familie und Sozialordnung Nr. 1/93
13. MedGV-Information der Bundesländer: Merkblatt zur Parallelinfusion z. B. Medizingeräte Informationsdienst des Bayerischen Staatsministeriums für Arbeit, Familie und Sozialordnung Nr. 3/93
14. MedGV-Information der Bundesländer: Gefahren für Patienten durch einen technischen Mangel an Infusionsspritzenpumpen, Ministerium für Arbeit, Gesundheit, Familie und Sozialordnung MedGV-Information Nr. 1/91

15. Infusionsgeräte und Zubehör DIN 58362 Teil 1 und Teil 2, Deutsches Institut für Normung April (1994)
16. Kegel und Kegelverbindungen für medizinische Geräte DIN 13090, Deutsches Institut für Normung August (1994)
17. Lemm W, Kühlein G: Adsorption pharmazeutischer Wirkstoffe an Infusionsschlauchoberflächen – ein hohes Patientenrisiko, Medizintechnik 5/94 S. 168–170
18. Untersuchungsbericht der Gesellschaft für mikrobiologische Nährmedien mbH vom 21. 3. 1994 (unveröffentlicht)
19. Henriques HF et al: Avoiding complications of longterm venous access, Am Surg (1993) September 59 (9) 555-8
20. Kemp L et al: The effect of catheter type and site on infection rates in total parenteral nutrition patients, Parenter J Enteral Nutr. (1994) 18 (1)
21. Loeweneck H, Schäfer K, Pfeifer KJ: Anatomische Hinweise zur Anlage von zentralen Venenkathetern, Chirurg 49 (1978), S. 615–619
22. Eriksson E et al: Penetration forces in cannulation of the dorsal veins of the hand: A comparison between polyurethene and polytetrafluorethylene cannula, Acta Anesthesiol Scand (1991) 35 S. 306–314
23. Müller H: Das Problem der Blutentnahme in Haindl, Müller, Schmoll: Portkathetersysteme Berlin (1993)
24. Klem W et al: Effects of different rinsing regimen on totally implantable vascular access after 70 days infusion of total parenteral nutrition in vitro JPEN 11: 566–568
25. Haindl H: Der Einsatz von keramischen Materialien in drug delivery systems, Biomedizinische Technik Bd. 39, (1994) S. 399–400
26. Auty B: Controlled Intravenous Infusion – Gravity Feed or Pumped Systems? Intensive Care World Nr. 3, 9/1989, S. 149–152
27. Schmoll E, Haindl H: Können Paravasate unter periphervenösen Infusionen durch elektronische Infusionsgeräte verhindert werden? mt-Medizintechnik 5/1992, S. 168–174
28. Alexander MR, Kirking DM, Baron KA: Utilization of Electronic Infusion Devices in a University Hospital. Drug Intelligence and Clinical Nutrition 3/1983, S. 630–633
29. E DIN VDE 0753 Teil 5 Anwendungsregeln für Parallelinfusion. Vorstellbare Anwendungsverfahren. Entwurf September 1992. vde-Verlag, GmbH, Berlin, und Beuth Verlag GmbH, Berlin
30. Bleyer S: Medizinisch-technische Zwischenfälle in Krankenhäusern und ihre Verhinderung, Mitteilungen des Institutes für Biomedizinische Technik und Krankenhaustechnik der Medizinischen Hochschule Hannover, (1992)
31. Fachbroschüre: Das Baxter PCA-On-Demand-System und Basal-Bolus-System (1993). Baxter Deutschland GmbH, 85716 Unterschleißheim
32. Wermeling DP, Foster Th, Rapp RP: Evaluation of a disposable, nonelectronic, patient-controlled analgesia device for postoperative pain. Clin. Pharm. 6 (1987) S. 307–13
33. Mutard D, Baumann W: Surefuser medac Krankenhauspharmazie 15, 657–658 (1994)
34. The remarkable compact homepump eclipse. Block Medical Inc. Landau Court, Carlsbadf, CA 92008. Import: Logomed GmbH, 61350 Bad Homburg (1993)
35. Fachbroschüre: Freiheit bei der Infusion. Der Intermate – eine tragbare Infusionspumpe (1993). Baxter Deutschland GmbH, 85716 Unterschleißheim

3 Fertigprodukte des Verbandstoffmarktes

A. QUILLING

3.1 Grundlagen

Nach K. Feiden und H. Pabel[6] stellt der Begriff Verbandmaterial einen Oberbegriff für Mittel dar, die dazu bestimmt sind, geschädigte Körperteile zu bedecken, zu stützen oder deren Körperflüssigkeiten aufzusaugen wie Verbandmull, Verbandwatte, Verbandzellstoff, Binden und Pflaster. Der Begriff Verbandstoff war demgegenüber bisher nach dem Arzneimittelgesetz sehr viel eingeschränkter definiert. Verbandstoffe waren danach nur Gegenstände, die dazu bestimmt sind, oberflächengeschädigte Körperteile zu bedecken oder deren Körperflüssigkeit aufzusaugen. Daraus resultierte bisher auch eine unterschiedliche Zuordnung zu den rechtlichen Grundlagen (s. o.).
In Band 1 von Hagers Handbuch[1] wird in dem von W. Triebsch erarbeiteten Kapitel über die Verbandstoffe zunächst auf die rechtlichen Grundlagen im Arzneimittelgesetz verwiesen. Diese haben durch die Übernahme der Verbandmittel und der Verbandstoffe im obigen Sinne in das Medizinproduktegesetz in dieser Form ihre Grundlagen verloren, wenngleich aufgrund der Übergangsbestimmungen noch bis zum Auslaufen dieser Übergangsregelungen nach den bisher gültigen Bestimmungen Verbandmittel in den Verkehr gebracht werden können und daher beachtet werden müssen.
Mit dem Medizinproduktegesetz wurde das Arzneimittelgesetz geändert. Ab 1. Januar 1995 wurden im § 2 Abs. 2 die Nr. 3 und im § 4 der Abs. 9 aufgehoben und damit die Verbandstoffe und das chirurgische Nahtmaterial aus dem Begriff der Geltungsarzneimittel herausgenommen.
Auf die Grundlagen der Herstellung von Verbandstoffen und chirurgischen Nahtmaterial muß im Hinblick auf den ergänzenden Charakter dieses Kapitel und der hier abzuhandelnden Produkte nicht näher eingegangen werden. Bei den einzelnen Produkten wird auf Abweichungen und Neuerungen hingewiesen.

Normen. Wie oben ausgeführt, werden künftig die, die Grundlegenden Anforderungen ergänzenden Anforderungen an Medizinprodukte in den neuen Europäischen Normen beschrieben. Anstelle der bisher gebräuchlichen DIN-Normen treten also in Zukunft die überarbeiteten Europäischen Normen als die Grundlage für Medizinprodukte und damit auch für die Verbandstoffe. Sie ergänzen produktspezifisch die „Grundlegenden Anforderungen", wie sie im Medizinproduktegesetz und auch in den EU-Richtlinien festgelegt sind. Hierzu hat die EU-Kommission Normungsaufträge erteilt. Bis die von den Europäischen Normungsinstitutionen in Zusammenarbeit mit den nationalen Normungsgremien entsprechen-

3.2 Wundversorgung

„Unter einer Wunde versteht man eine Trennung des Zusammenhangs von Geweben der Körperhülle, die meist mit einem Verlust an Substanz verbunden ist. Tiefergehende Schädigungen, die das Muskelgewebe, das Skelettsystem oder innere Organ betreffen, werden dagegen definitionsgemäß als komplizierte Wunden bezeichnet.
Bei der Wundheilung wird grundsätzlich zwischen primärer und sekundärer Wundheilung unterschieden, wobei diese Einteilung vorrangig quantitative Bedeutung hat, da die eigentlichen Reparationsprozesse immer ähnlich ablaufen."[7]
Wundheilung ist grundsätzlich eine normale Gegebenheit, denn menschliches Gewebe besitzt die natürliche Fähigkeit, durch körpereigene Reparations- und Regenerationsvorgänge lokale Verletzungen auszuheilen. Nach Grad der Verletzung, nach der allgemeinen körperlichen Verfassung und nach der spezifischen Widerstandskraft des Organismus sind den Mechanismen und physiologischen Vorgängen jedoch Grenzen gesetzt. Die Heilungsprozesse können in Abhängigkeit von der Ursache einer Verletzung und von eingetretenen Infektionen erheblichen Schwankungen ausgesetzt sein.
Deswegen sind stets individuelle Verfahren bei der Wundversorgung anzuwenden, die sich aus der Erfahrung in der Therapie ergeben. Eine schematisierte Behandlungsweise führt meist nicht zum gewünschten Erfolg, da selbst Wunden gleicher Genese können bei unterschiedlichen Betroffenen einen völlig anderen Verlauf nehmen. Bei der Therapie wird es stets darauf ankommen, die Wundgegebenheiten zu beurteilen und deren Heilungsverlauf einzuschätzen. Für den erfolgreichen Verlauf einer Wundheilung kommt es darauf an, die ablaufenden Phasen zu beobachten und durch entsprechende Maßnahmen zu unterstützen. Je größer der Gewebeverlust und je schlechter der Allgemeinzustand des Patienten ist, desto größer werden die Schwierigkeiten bei der Wundheilung. Schwer heilende Problemwunden stellen oftmals große Belastungen für den Patienten selbst, aber auch für das medizinische Personal dar.
Bei der Wundheilung können drei Phasen unterschieden werden, die zeitlich aufeinanderfolgen. Jede dieser Phasen ist durch spezifische zelluläre Aktivitäten gekennzeichnet, die den Reparationsprozeß bestimmen. Man spricht von der Reinigungs-, Granulations- und Epithelisierungsphase (Abb. 16.42).
Bei einer guten Wundversorgung wird daher darauf abgestellt, regulierend auf die einzelnen Wundheilungsphasen einzuwirken. Um dieses Ziel zu erreichen, können unterschiedliche Wundauflagen angewendet werden, die dem jeweiligen Heilungsverlauf entsprechen und die ein günstiges Wundheilungsklima schaffen. Der Verband übernimmt während des Heilungsprozesses wesentliche Aufgaben der intakten Haut. So stellt er zunächst einmal einen mechanischen Wundschutz dar, er reguliert den Wärmehaushalt, soll als Keimbarriere wirken, den Verlust an Körperflüssigkeit und Elektrolyten eindämmen und einem Austrocknen der offenen Wunde entgegenwirken. Das Saugvermögen einer Wundauflage führt zu weitreichenden Beeinflussungen der Wundverhältnisse. Durch das Absaugen überschüssiger Sekrete wird die Wunde gereinigt und einer Infektion vorgebeugt, eine weitere physiologische Sekretion angeregt und damit die Voraussetzung für eine Gewebsneubildung erreicht. Der plane Druck auf die Wunde durch eine flache Wundauflage und einen geeigneten Fixierverband verhin-

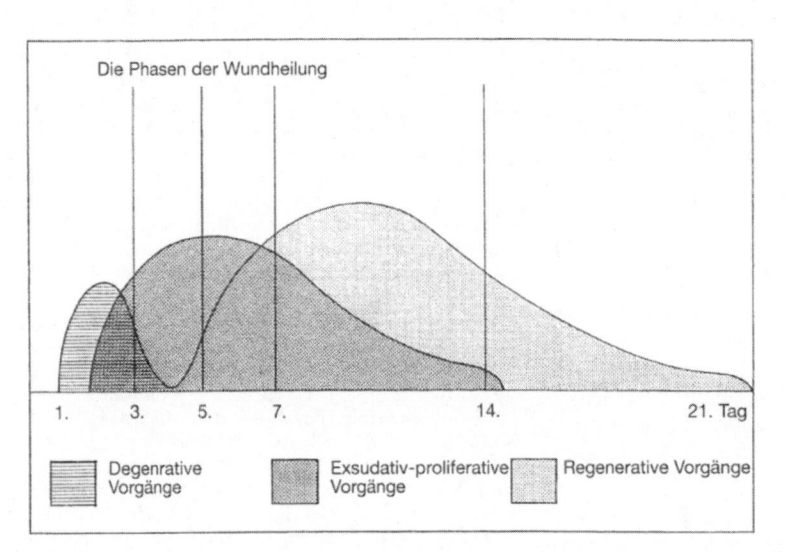

Abb. 16.42 Phasen der Wundheilung – Wundreinigung, Granulation, Epithelisierung[9] (Werkfoto Hartmann A. G.)

dert weitgehend das Entstehen von Wundrandödemen. Darüber hinaus trägt ein sachgemäß angelegter Verband auch zur Schmerzlinderung bei.[7]

3.3 Produkte zur Wundreinigung

Zur schnellen Aufnahme von Blut und Sekreten bei operativen Eingriffen, zur Wundreinigung bei starker Wundsekretion und zur Hautdesinfektion kommen Gazetupfer und Präpariertupfer sowie für spezielle Bereiche auch Zellstofftupfer zum Einsatz. Präpariertupfer werden zum Präparieren von Gewebsschichten und von anatomischen Strukturen bei operativen Eingriffen genutzt.

Gazetupfer. Sie werden nach DIN aus Verbandmull (Ph. Eur.), also aus 100 % Baumwolle, maschinell gefertigt. Durch ein besonderes Aufbereitungsverfahren während des Herstellungsprozesses wird der für Tupfer verwendete Verbandmull besonders weich. Dadurch wird das Saugverhalten der Tupfer beeinflußt, der Wundbereich kann gewebeschonend behandelt werden. Material und Herstellungsverfahren garantieren Tupfer gleichbleibender Qualität und Größe, denn Sie werden durch Verwendung von Verbandmull mit Schlingkante, wodurch die Schnittkanten reduziert werden und zwar aus einem Verbandmull-Zuschnitt mit gleichmäßiger Mullverteilung hergestellt. Dabei wird ein Mullquadrat zu einem Dreieck gefaltet und dessen Zipfel so verschlungen, daß alle Schnittkanten sicher im Inneren des Tupfers liegen. So wird verhindert, daß Randfäden nach außen treten können und im Wundbereich zu Irritationen führen. Ein Gummiring, der ein Öffnen des Tupfers verhindert, wird eingearbeitet. Schling-Gazetupfer und Präpariertupfer werden mit und ohne Röntgenkontrastmittel hergestellt. Als Röntgenkontrastmittel wird ein Bariumsulfatfaden in den Verbandmull eingewebt (Abb. 16.43). Die Tupfer sind bei 121 °C im Autoklaven sterilisierbar.
Schling-Gazetupfer mit und ohne Röntgenkontrastmittel sowie Präpariertupfer mit Röntgenkontrastmittel werden im Polyethylenbeutel in verschiedenen Größen von haselnußgroß über pflaumengroß bis extragroß geliefert.
Handelsware: Gazin® Schlinggasetupfer und Gazin® Präpariertupfer Lohmann; Pagasling® und Pagalong® (speziell für Eingriffe im HNO-Bereich) Hartmann; Telasling® und Telaprep® Hartmann; Gazomull® Beiersdorf

Sicherungsmaßnahmen im Op-Bereich. Um das Verbleiben von Verbandstoffen in Mund- und Körperhöhlen auszuschließen, wurden von der Verbandstoffindustrie Sicherheitsmaßnahmen getroffen, die heute zum Standard im OP geworden sind. Hierzu gehört zunächst eine Zählkontrolle der verwendeten Tupfer, Kompressen und Bauchtücher, deren Ergebnis abschließend im Operationsprotokoll dokumentiert wird. Als weitere Sicherungsmaßnahme werden diese Verbandstoffe ausschließlich mit röntgenkontrastfähigen Fäden

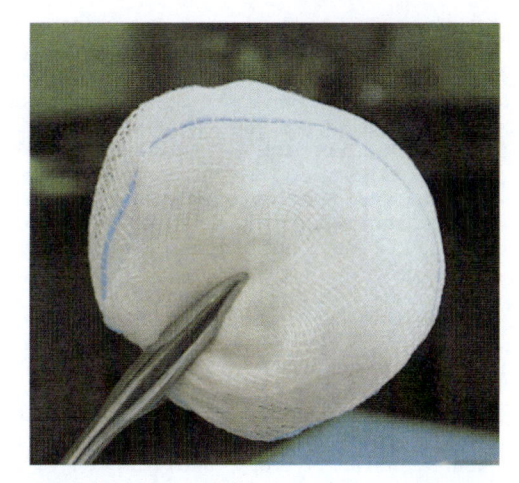

Abb. 16.43 Tupfer mit Röntgenkontraststreifen[28] (Werkfoto Lohmann GmbH)

versehen, um gegebenenfalls eine sichere und problemlose Verifizierung zurückgelassener Verbandstücke zu ermöglichen.
Speziell die Firma Paul Hartmann A. G. Heidenheim hat hier ein gezieltes Modulsystem für den OP-Bereich entwickelt. Dieses System kombiniert beide Sicherheitsmaßnahmen. Ein fest eingeweber Telatrast®-Röntgenkontrastfarben bei Tupfern und Kompressen bzw. ein fest eingenähter Telatrast®-Röntgenkontrastchip bei Bauchtüchern, jeweils mit 60 % Bariumsulfatgehalt, gewährleistet eine sichere Nachkontrolle. Das doppelte Zählsystem mit farb- und zifferncodierten Doppelkarten und das OP-Journal erleichtern und unterstützen die notwendige Kontrolle. Durch die fest in die Kompressen und Tupfer eingewebten Telatrastfäden ist gewährleistet, daß auch bei starker Beanspruchung des Kontrastmulls durch die Peristaltik mit an Sicherheit grenzender Wahrscheinlichkeit keine Gefahr besteht, daß sich der Faden als Ganzes oder in Bruchstücken herauslöst. Zur zusätzlichen Sicherheit werden alle Kompressen und Tupfer nur aus einem Stück gefertigt. Selbst wenn sich der zurückgelassene Verbandstoff unter extremen Bedingungen im Körper öffnen würde, ist eine einfache radiologische Lokalisation durch den festen Verbund von Kontrastfaden und Mullgewebe sichergestellt.
Die großflächigen Bauchtücher haben aus ökonomischen Gründen als Röntgenkontrastmedium einen weichen, fest eingenähten Chip mit identischem Röntgenkontrastgehalt.
In steriler Aufmachung sind Telatrastverbandstoffe Bestandteil des Telatrastmodulsystems. Für die Zusammenstellung hauseigener Sets in der Zentralsterilisation stehen alle Telatrastverbandstoffe auch unsteril zur Verfügung.
In das Modulsystem der Firma Hartmann sind Produkte wie Telacomp®, Telaprep®, Telasling®, Telasorp® und Telatex® eingebunden.
Bei Telacomp® handelt es sich um Mullkompressen aus Verbandmull nach DIN, bei Telaprep®

handelt es sich um Präpariertupfer aus Verbandmull nach DIN, Telasling® sind Schling-Gazetupfer aus Verbandmull nach DIN, bei Telasorp® handelt es sich um vorgewaschene vier- bzw. sechsfach gelegte Bauchtücher und bei Telatex® ebenfalls um Bauchtücher nach DIN zur Einmalverwendung. All diese Produkte werden mit eingewebtem Telatrast-Röntgenkontrastfaden bzw. mit Röntgenkontrastchip gefertigt und mit farb- und zifferncodierter Kontrolldoppelkarte geliefert.

Für die Behandlung stehen verschiedene große Kompressen bzw. Tupfer zur Verfügung, die in verschiedenen Stärken gefertigt sind. Bauchtücher werden darüber hinaus in weiß oder grün gefertigt. Alle Produkte stehen entweder steril oder unsteril zur Verfügung.

Die nachfolgend beschriebenen Mull-, Vliesstoff- und die kombinierten Saugkompressen sowie die Kompressen auf Hydrogel- und Hydrokolloidbasis haben ebenfalls sehr gute Wundreinigungseigenschaften und werden daher auch zu diesem Zweck in der Behandlung von Wunden eingesetzt.

3.4 Wundauflagen

Die Anwendung von Wundtextilien zur Wundabdeckung erfolgt sowohl in trockenem als auch in feuchtem Zustand, wobei der trockene, luftdurchlässige Verband eindeutig im Vordergrund steht. Neben Verbandmull nach DIN, der nach wie vor zur Standardausrüstung in der Wundversorgung gehört, sind heute die verschiedensten Kompressen als Wundauflagen in Gebrauch. Neben reinen Verbandmullauflagen sind verbesserte Wundauflagen durch das Einbringen hydrophober Schichten entwickelt worden, die selbst keine Flüssigkeit aufnehmen, die Durchlässigkeit für Sekrete aber nicht nachteilig beeinflussen. Auf diese Weise soll das Verkleben der Wunde mit der Wundauflage vermieden werden. Eine Möglichkeit ist hierbei das Bedampfen von Vliesstoffen mit Aluminium im Hochvakuum oder aber es werden bei der Vliesstoffherstellung bereits synthetische, hydrophobe Fasern wie Polyamid, Polyester oder Polypropylen eingesetzt. Des weiteren haben moderne Wundauflagen auf Hydrogel- und Hydrokolloidbasis für spezielle Wundbehandlungen mehr und mehr in der Therapie Eingang gefunden. Für die Wundversorgung von Bagatellverletzungen werden sehr häufig Wundschnellverbände in den verschiedenen Variationen und die Sprühverbände eingesetzt.

3.4.1 Mull- und Vliesstoffkompressen

Kompressen aus Verbandmull. Sie haben auch in der modernen Wundversorgung nichts von ihrer Bedeutung verloren. Sie verfügen über eine hohe Saugfähigkeit, sind luftdurchlässig und reißfest, dennoch auch besonders weich und geschmeidig. Kompressen als direkte Wundauflage neigen allerdings zu Verklebungen. Sie zerstören so die Wundheilung. Bei Dauerverbänden sollten sie daher möglichst nur in Verbindung mit entsprechend wundfreundlichen Zwischenlagen verwendet werden. Verschmutzte, infizierte und stark sezernierende Wunden müssen mehrmals täglich mit neuen Verbänden versehen werden. Hier besteht die Gefahr des Verklebens nicht so sehr und daher können Mullkompressen eingesetzt werden. Gleiches gilt für die Anwendung von Mullkompressen bei allen trockenen und genähten Wunden.

Zur Wundversorgung stehen verschiedene Wundkompressen aus Verbandmull zur Verfügung. Reinheit, Saugfähigkeit und Beschaffenheit dieses Verbandstoffes sind nach den Vorschriften des Arzneibuches und nach DIN festgelegt. Hierzu gehören Standardkompressen aus Verbandmull mit verdeckten Schnittkanten, Schlitzkompressen und ES-Kompressen aus Verbandmull mit eingeschlagenen Schnittkanten (= ES).

Standardkompressen aus Verbandmull nach DIN mit verdeckten Schnittkanten werden zur allgemeinen Wundversorgung als Tupfer und als Kompressen bei kleinen operativen Eingriffen genutzt. Schlitzkompressen aus Verbandmull, Y-Schnitt, werden zur Wundversorgung bei Drainagen, Tracheotomien und Extensionen eingesetzt.

Mullkompressen werden entweder steril oder unsteril bzw. in sterilisierbaren Papierbeuteln in verschiedenen Größen und Stärken und mit oder ohne Röntgenkontrastfaden hergestellt.

Handelsware: Standardkompressen, ES-Kompressen, Peha® Schlitzkompressen Hartmann; Gazin® Steril-Kompressen und Gazin® OP-Kompressen bzw. OP-Kompressen RK Lohmann; Gazomull® Mullkompressen Beiersdorf

Kompressen aus Vliesstoff. Sie bestehen aus 67 % Viskose und 33 % Polyester, weisen aufgrund ihrer Struktur und ihrer Oberfläche ein verbessertes Saugverhalten auf und sind in der Lage, eine wesentlich höhere Sekretmenge aufzunehmen als Mullkompressen. Eine vierfach gelegte Vliesstoffkompresse ist diesbezüglich vergleichbar mit einer 12fach gelegten Kompresse aus 17fädigem Mull nach DIN 61 630. Sie stellen daher eine wirtschaftliche Alternative dar. Vliesstoffkompressen besitzen eine glatte Oberfläche, fusseln nicht, verkleben weniger stark, sind weich und anschmiegsam und können bei 121 °C im Autoklaven sterilisiert werden.

Handelsware: Dispomed® L-Kompresse Lohmann; Cutisoft® Vlieskompressen Beiersdorf; Medicomp® Hartmann

3.4.2 Kombinierte Saugkompressen

Die Wundheilung wird durch Wundauflagen, die eine dreidimensionale Saugwirkung haben, wesentlich verbessert. Dadurch werden Wundsekrete nicht nur flächig verteilt, sondern von der Wunde weggezogen und in der Tiefe des Saugkörpers gehalten. Bei der Wundversorgung kommen daher Mullverbandstoffe mit höherer Lagenzahl in Betracht. Die direkte Wundabdeckung kann aber

auch mit speziellen Saugmaterialien hinterlegt werden.
Für diese Art von Verbänden wurden daher speziell kombinierte Saugkompressen entwickelt, die nicht nur über die gewünschte Saugkapazität verfügen, sondern auch eine besonders gute Polsterwirkung zum Schutz der Wunde aufweisen.
Die Hersteller solcher Wundauflagen haben verschiedene Verbandstoffe kombiniert, um eine entsprechend gute Versorgung der Wunden zu gewährleisten. So werden Verbandwatte, Verbandzellstoff und wundfreundliches Polyamid-Zellwoll-Vlies miteinander kombiniert. Die Hüllschicht besteht meist aus hydrophoben Materialien, um ein Verkleben der Wundauflage mit der Wunde weitgehend zu vermeiden.
Kombinierte Saugkompressen werden in verschiedenen Größen als sterile oder auch als unsterile Kompressen auf dem Markt angeboten.

Kombinierte Augenkompressen. Speziell für den Augenbereich ist eine besonders weiche und saugfähige, kombinierte Kompresse entwickelt worden, die aus Watte DIN 61 640-A, Ph. Eur., hergestellt wird und mit einer Mullumhüllung aus reiner Baumwolle versehen ist. Durch diese Struktur wird darüber hinaus eine sehr gute Polsterwirkung erzielt.
Handelsware: Fil-Zellin®, Eycopad® Augenkompresse Hartmann; Zemuko®, V-Kompresse und V-Kompresse D Lohmann;

Geschlossene Saugkompressen. Eine weitere Optimierung in der Wundversorgung stellen kombinierte, rundum geschlossene Saugkompressen mit mehrschichtigem Aufbau dar, die im klinischen Bereich nach operativen Eingriffen, in der chirurgischen Ambulanz, auf Station und im pflegerischen Bereich zur Anwendung kommen. Die Kompressen sind weich und anpassungsfähig, haben eine gute Polsterwirkung und erhöhen durch eine Sekretbarriere den Kontaminationsschutz sowohl des Patienten als auch des Anwenders. Der Aufbau einer solchen Kompresse ist auf der Abbildung dargestellt (Abb. 16.44).
Die Indikationsgebiete dieser Kompressen stellen stark sezernierende Wunden und die längerfristige Versorgung mäßig sezernierender Wunden dar.

Hierbei sind weniger Kompressenwechsel notwendig. Die Sekretbarriere verhindert überdies ein Durchdringen von Blut und Sekret nach außen, die Bettwäsche bleibt länger sauber, die hygienischen Ansprüche des Patienten werden erfüllt.
Geschlossene Saugkompressen werden in verschiedenen Größen von 10 × 10 cm bis 20 × 40 cm entsprechend der Maße von Standardkompressen, steril und unsteril angeboten.
Handelsware: Oprasorb® Kompresse Lohmann; Cutisorb® Saugkompresse Beiersdorf; Zetovit® Hartmann

Kompressen mit Gelbschichtung. Zu den kombinierten Kompressen rechnen auch spezielle Zubereitungen aus Saugkörpern, die aus hochsaugfähiger Watte mit Vliesstoffumhüllung und zusätzlich wundseitig mit einer Hydrogel-Wundauflage gefertigt werden. Die sekret- und luftdurchlässige Gelbeschichtung verhindert das Verkleben mit der Wunde. Durch die leichte Adhäsionswirkung des Gels ist die Kompresse einfach zu applizieren.
Diese Kompressen werden in Größen von 5 × 7,5 cm bis 10 × 20 cm hergestellt und einzeln steril eingesiegelt.
Handelsware: Comprigel® Hartmann

3.4.3 Aluminisierte Wundauflagen

Spezifische Wundauflagen stellen die verschiedenen Metalline®-Produkte der Firma Lohmann GmbH, Neuwied, dar. Hierbei handelt es sich um kombinierte aluminisierte Wundauflagen. Die Fasern des weichen Vliesstoffschleiers werden hauchfein aluminiumbedampft. Die sehr glatte Oberfläche ist gegen Blut und Wundsekrete indifferent, sie verklebt nicht mit der Wunde, Wundsekrete diffundieren sofort in den sehr gut saugenden Teil des Verbandstoffs, wodurch die Wundreinigung intensiviert wird. Die aluminiumbedampfte Oberfläche ist ebenso wie die Saugschicht, mit der sie fest verbunden ist, gut luft- und wasserdampfdurchlässig.
Metalline wird mit der glänzenden Seite auf die Wunde gelegt und unter leichter Kompression fixiert. Puder oder Fettsalben behindern die Sekret-

Zetuvit- wundfreundliche Saugkompresse aus vier speziellen Materialschichten

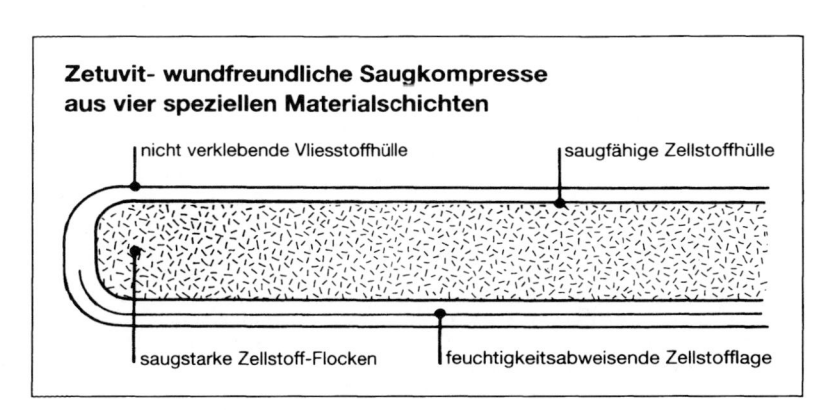

- nicht verklebende Vliesstoffhülle
- saugfähige Zellstoffhülle
- saugstarke Zellstoff-Flocken
- feuchtigkeitsabweisende Zellstofflage

Abb. 16.44 Kombinierte Saugkompresse Zetovit® Hartmann[11] (Werkfoto Hartmann A. G.)

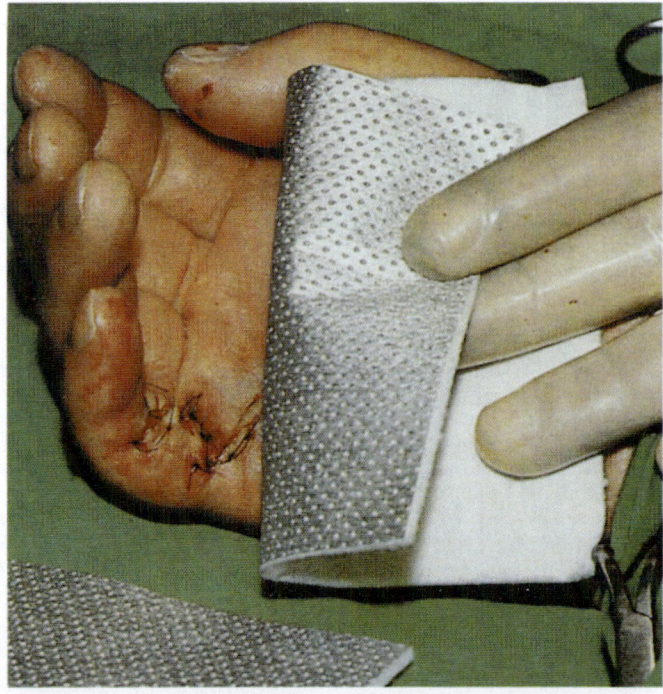

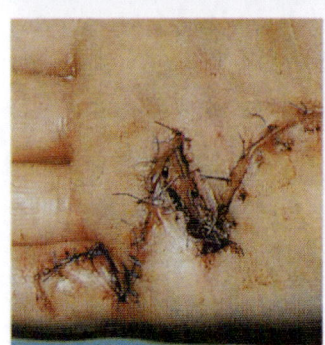

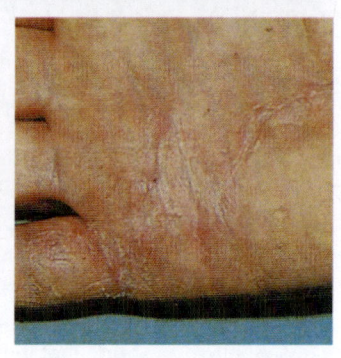

Abb. 16.45 Metalline® Kompresse[28] (Werkfoto Lohmann GmbH)

aufnahme und sollten daher bei der Anwendung vermieden werden. Da Metalline-Verbandstoffe nicht mit der Wunde verkleben, ist ein Verbandwechsel schmerzlos und schonend, der Heilungsprozeß wird positiv beeinflußt.

Metalline-Kompressen. Sie bestehen aus 82 % Viskose und 18 % Baumwolle, dienen zum Abdecken von Wunden aller Art in der Traumatologie, Chirurgie, Dermatologie und Phlebologie. Metalline-Kompressen können im Autoklaven bei 121 °C sterilisiert werden (Abb. 16.45).
Metalline-Kompressen werden steril, einzeln in Spezialbeuteln mit Sterilisationsindikator oder im Spenderkarton mit 50 Stück in Größen, von 8 × 10 cm, 10 × 12 cm und 10 × 20 cm hergestellt. Darüber hinaus sind sie – nicht sterilisiert – in Rollenform in der Größe 10 cm × 5 m im Handel.

Metalline-Drain-Kompressen. Sie ermöglichen mit sternförmig um eine Lochstanzung gesetzten Schlitzen eine engumschließende Applikation und sind zugeschnitten auf die Wundabdeckung bei kleinkalibrigen Drainagen oder Infusionskathetern und bei Draht- oder Nagelextensionen. Sie halten die Wunde trocken und mindern die Infektionsgefahr.
Metalline-Drain-Kompressen sind sterilisiert und einzeln in Spezialbeuteln mit Sterilisationsindikator verpackt. Sie werden mit Lochdurchmessern von 4,5 mm bis 11 mm für Charrière 9–30 hergestellt und im Spenderkarton mit 50 Stück à 6 × 7 cm angeboten. Als Metalline-Tracheo-Kompresse sind auch Kompressen mit einer Lochstanzung von 12 mm bis 19 mm für Charrière 31–50 auf dem Markt.

Metalline-Verbandtücher und Päckchen. Metalline-Verbandtuch aus 63% Viskose und 37% Baumwolle nach DIN 13 152 und Metalline-Verbandpäckchen aus 70% Viskose und 30% Baumwolle nach DIN 13 151 sind einzeln verpackt, staub-, luft- und wasserdicht in Folienbeutel eingeschweißt und im Autoklaven bei 121 °C sterilisiert.
Das Verbandtuch wird bei großflächigen Verletzungen, Verbrennungen, Verätzungen und Schürfwunden sowie im Notfalleinsatz und zur ersten Hilfe eingesetzt. Es eignet sich auch in der Dermatologie bei großflächigen Hautschäden. Vier Bänder, fest mit der Metalline-Auflage verbunden, erleichtern die Handhabung beim Fixieren. Metalline-Verbandtuch wird in drei verschiedene Größen – klein 40 × 60 cm, mittel 60 × 80 cm und groß 80 × 120 cm – hergestellt.
Das Verbandpäckchen ist eine Kombination von Metalline-Kompresse und Mullbinde, kompakt und gebrauchsfertig und ist daher besonders für die Notfallversorgung und Erste Hilfe gedacht.

Metalline-Bettuch. Es besteht aus 55% Viskose und 45% Baumwolle und dient als Unterlage zur schonenden Lagerung des Patienten bei offener Behandlung großflächiger Verbrennungen, Verätzungen und Schürfwunden. Auch bei Notfalleinsätzen und in der Ersten Hilfe sowie in der Dermatologie kommt dieses Bettuch zum Einsatz.
Metalline-Bettücher sind einzeln verpackt, staub-, luft- und wasserdicht in Folien eingeschweißt. Sie werden im Autoklaven bei 121 °C sterilisiert und sind 73 cm × 2,5 m groß.
Daneben wird auch nicht sterilisiertes Metalline-Tuch, aus 70% Viskose und 30% Baumwolle bestehend, in Rollenform in der Größe 73 cm × 10 m angeboten, das zum Unterlegen oder Abdecken genutzt wird. Individuell zugeschnitten und beliebig mit anderen Saugmaterial kombiniert kann es auch bei der offenen Behandlung großflächiger Wunden und Hauterkrankungen angewandt werden. Metalline-Tuch und Saugmaterial müssen bei dieser Anwendung vorher im Autoklaven bei 121 °C sterilisiert werden.
Handelsware: Metalline® Kompresse, Metalline® Drain-Kompresse, Metalline® Verbandtuch, Metalline® Verbandpäckchen, Metalline® Bettuch, Metalline® Tuch Lohmann

3.4.4 Salbenkompressen

Als wundfreundliche Verbandstoffe werden im allgemeinen solche Wundauflagen bezeichnet, die nicht mit der Wunde verkleben. Jedes selbst saugende Material, das mit der Wunde direkt in Berührung kommt, neigt zum Verkleben, einerseits durch das Eintrocknen von Sekreten und andererseits auch dadurch, daß Fibrin bei der Bildung des frischen Granulationsgewebes in die Kompresse hineinwächst. Diese nachteiligen Erscheinungen werden durch eine hydrophobe Materialschicht ausgeschlossen, die zwischen Wunde und Saugauflage eingebracht wird. Dennoch muß dabei ein

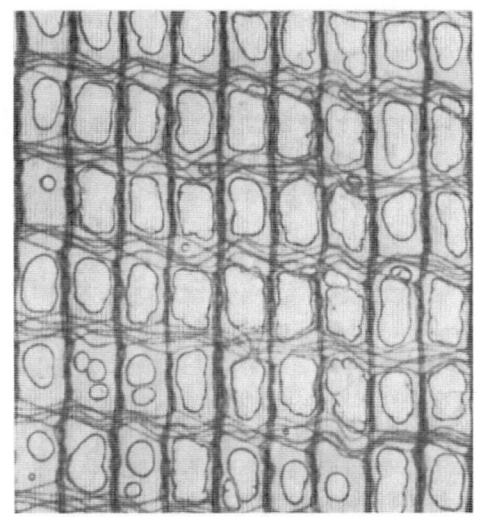

Abb. 16.46 Salbenkompressen 2½fach vergrößert[10] (Werkfoto Hartmann A. G.)

ausreichender und schneller Sekretabfluß in das darüberliegende Saugmaterial gewährleistet sein. Früher wurden zu diesem Zweck Mullkompressen mit Salben bestrichen. Der Drainageeffekt der saugenden Baumwolle wird hierbei aber zunichte gemacht und der Luftzutritt zur Wunde wird verhindert. Unter der Salbenschicht kommt es zu einem Sekret- und Wärmestau, der wiederum das Wachstum von Mikroorganismen fördert und so zu einer Wundinfektion führen kann. Nunmehr stehen gefettete Gazen und Tülle für spezielle Anwendungen zur Verfügung, die auch Salbenkompressen bezeichnet werden. Bei der industriellen Fertigung werden weitmaschige Mull- oder Tüllgewebe mit heißer, flüssiger Salbe so getränkt, daß sich nur das Garn der Kompresse mit der Salbenmasse vollsaugt. Durch diese Imprägnierung verliert die Kompresse selbst ihre Saugfähigkeit, behält aber aufgrund der salbenfreien Zwischenräume ihre gute Sekret- und Luftdurchlässigkeit und die Sekrete können in aufgelegte Saugkörper abfließen (Abb. 16.46). Zusätzlich hält die Salbe die Wundränder geschmeidig und beugt Narbenkontrakturen vor. Für bestimmte Indikationen sind gebrauchsfertige Salbenkompressen auch mit Wirkstoffzusatz im Handel.
Das Trägermaterial besteht aus gewirktem, weitmaschigem Gittertüll aus 100% Baumwolle oder aus Polyestertüll bzw. aus Acetatgewebe, welche mit einer hydrophoben Salbengrundlage wie Vaselin bzw. dickflüssigem Paraffin imprägniert werden. Daneben werden Salbenkompressen angeboten, deren Salbenmasse auch andere Fette oder Fettalkohole enthält und die zusätzlich mit 1% Perubalsam versetzt sind, der die Granulation fördern und die Epithelisierung der Wunde beschleunigen soll. Auch Kompressen mit Zusatz von Lokalanästhetika und vaselinfreie Salbenkompressen, deren Salbenmasse sich aus Fettsäure-Triglyceriden und Neutralfetten zusammensetzt, werden angeboten.

Die Anwendungsgebiete von Salbenkompressen sind großflächige Schürfwunden, Rißwunden, Verbrennungen, Strahlenschäden und Ulcus cruris sowie das Abdecken der Entnahmestellen bei Hauttransplantationen und das Fixieren von Spalthauttransplantaten. Vaselinfreie Salbenkompressen sind insbesondere für die Behandlung von sezernierenden Wunden bei hautempfindlichen Patienten gedacht.

Salbenkompressen sind in Größen von 5 × 5 cm bis 10 × 30 cm einzeln steril verpackt lieferbar.
Handelsware: Lomatuell® H. Lohmann; Grassolind® neutral, Branolind® N, Branolind® L, Atrauman® Hartmann; Cuticerin® Beiersdorf

3.4.5 Spezialkompressen

Die Basis für den pharmakologischen Wert einer Wundauflage ist ihre Saugfähigkeit. Durch das Absaugen der überschüssigen Sekrete wird die Wunde gereinigt und saubergehalten. Verhinderung des Austrocknens einer Wunde und des Verlustes von Körperflüssigkeit sowie eine geeignete Keimbarriere sind weitere wesentliche Forderungen an Wundauflagen für eine bedarfsgerechte Wundversorgung. Für die spezifische Versorgung von Problemwunden stehen Spezialkompressen zur Verfügung, die diese Eigenschaften in besonderem Maße besitzen und gezielte therapeutische Wirkungen entfalten. Sie wurden für Wunden entwickelt, die ein effizienteres Wundmanagement erfordern, als es traditionelle Wundauflagen ermöglichen.

Kompressen auf Hydrokolloid- und Hydrogel-Basis. Für die feuchte Wundbehandlung, die sich insbesondere bei chronischen Wunden mit schlechter Heilungstendenz bewährt hat sowie für mäßig bis stark sezernierende Wunden stehen heute spezifische Wundauflagen auf Hydrokolloid- und Hydrogel-Basis, aus Polyurethan-Schaumstoff und aus Calciumalginatfasern zur Verfügung, die besonders granulationsanregend und heilungsfördernd wirken. Aufgrund ihrer Zusammensetzung, ihrer Struktur und ihrer Eigenschaften erfüllen Wundauflagen aus Hydrokolloiden und Hydrogelen in besonderem Maße die Voraussetzungen, alle drei Phasen der Wundheilung – Reinigungs-, Granulations- und Epithelisierungsphase – gleichermaßen positiv zu beeinflussen.

Weichschaum-Kompressen. Zur Reinigung und Konditionierung von Wunden und Ulzerationen, zur temporären Deckung großflächiger Hautdefekte und zur Vorbereitung von Hauttransplantationen werden therapeutisch wirksame Weichschaum-Kompressen aus zweischichtigem Polyurethan-Schaumstoff eingesetzt. Hierbei sorgt die offenporige, auf der Wundfläche haftende Unterseite für eine rasche Wundreinigung. Sie dient auch als Matrix für die Gewebsneubildung. Die verdichtete feinporige Deckschicht wirkt als Barriere gegen Sekundärinfektionen.

Diese Schaumstoff-Kompressen werden in zwei Größen von 7,5 × 10 cm und von 10 × 20 cm hergestellt und einzeln in Beuteln steril verpackt.
Handelsware: SYSpur-derm® Hartmann

Hydrokolloid-Verbände. Klassische Hydrokolloid-Verbände bestehen aus Hydrocoll®, einem selbsthaftenden Elastomer, in das quellfähige Hydrokolloide eingelagert sind. Als Deckschicht dient eine keim- und wasserdichte, semipermeable Polyurethanschicht. Durch Aufnahme von Wundsekreten quellen die Hydrokolloid-Anteile auf (Abb. 16.47) und gehen in ein Gel über, das in die Wunde expandiert und sie feucht hält. Das Gel ist solange saugfähig, bis die Hydrokolloide gesättigt sind. Die verwendeten, besonders hydroaktiven Kolloide besitzen ein gutes Ansaugvermögen, überschüssiges, keimbelastetes Sekret wird mit dem Quellvorgang rasch aufgenommen und sicher eingeschlossen. Wenn bei tiefen, zerklüfteten Wunden die Adaption mit Hydrocoll nicht mehr gegeben ist, können die schwer zugänglichen Wundbereiche mit Calciumalginat-Kompressen austamponiert werden. Die Sättigung der Hydrokolloide zeigen durch blasenähnliche Ausformungen den Zeitpunkt des Verbandwechsels selbst an. Nachteilig ist, daß nach der Verbandabnahme in der Wunde eine feine, zwar schützende Gelschicht verbleibt, die mit physiologischer Kochsalzlösung ausgespült werden muß, ehe eine Wundinspektion erfolgen kann.

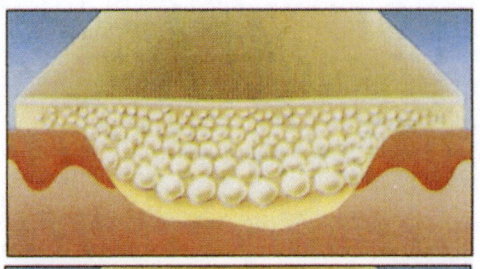

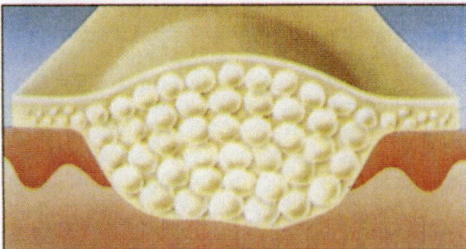

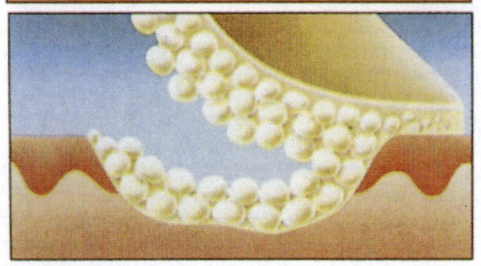

Abb. 16.47 Wundbehandlung mit Hydrokolloid – Schematische Darstellung[16] – (Werkfoto Hartmann A. G.)

Mit der Gelbildung läßt die Haftkraft im Bereich der Wundfläche nach, das Hydrocoll ist nur noch auf dem intakten Wundrand fixiert. Hydrocoll schmiegt sich den Körperformen an und haftet sicher, eine zusätzliche Fixierung ist nicht erforderlich.
Die Kompressen werden in drei Größen von 10 × 10 cm bis 20 × 20 cm gefertigt und sind einzeln in Beuteln steril verpackt.
Handelsware: Hydrocoll® Hartmann

Calciumalginat-Kompressen. Tiefe, zerklüftete Wunden können – auch in Kombination mit allen anderen Wundauflagen – mit Kompressen aus Calciumalginat behandelt werden. Hierbei handelt es sich um wirkstofffreie Kompressen aus Calciumalginatfasern, die sich im Austausch mit den Natriumsalzen von Blut oder Sekreten in ein hydrophiles, nicht verklebendes Gel umwandeln und die Wunde ausfüllen.
Grundsätzlich können Calciumalginat-Kompressen bei allen äußerlichen Wunden angewandt werden, insbesondere aber bei blutenden und sezernierenden Wunden, weil hier die Gelbildung die Wundheilung fördert. Indikationsgebiete sind Ulcus cruris, Abszesse, Furunkel, Verbrennungen und schwierig zu versorgende Wunden in der Unfall- und Tumorchirurgie.
Calciumalginat-Kompressen werden in zwei Größen von 5 × 5 cm und 10 × 10 cm hergestellt und einzeln in Beuteln steril verpackt.
Handelsware: Sorbalgon® Hartmann

Hydrogel-Wundauflagen. Besondere Eigenschaften sind:

– Absorption großer Mengen Wundsekret unter Aufrechterhaltung eines feuchten Milieus in der Wunde
– Schutz gegen partikuläre und mikrobielle Kontamination
– Kühleffekt aufgrund des hohen Wassergehaltes
– gute Haftung auf der gesunden Haut
– gute Anpassung auch bei schwierigen Körperkonturen
– kein Verkleben mit der Wunde
– nach Erreichen der Körpertemperatur ist die Beobachtung der Wunde ohne Verbandwechsel möglich
– in Abhängigkeit von den Wundverhältnissen kann der Verband bis zu mehreren Tagen auf der Haut verbleiben
– schmerzfrei und ohne Rückstände zu entfernen

Die Anwendung der Hydrogel-Wundauflage sorgt für eine feuchte Wundumgebung und stimuliert die physiologischen Heilungsprozesse. Sowohl Mazeration als auch Austrocknung der Wunde werden vermieden, es entsteht ein heilungsförderndes Wundmilieu. Die anfängliche Vergrößerung einer in der Selbstreinigungsphase befindlichen chronischen Wunde entspricht einer Demarkierung nekrotischen Gewebes und ist für eine rasche Wundheilung nicht von Nachteil.
Eingesetzt werden Hydrogel-Wundauflagen zur Behandlung von mäßig bis stark sezernierenden, sekundär heilenden Wunden wie Ulcera cruris, oberflächlichen Dekubital-Ulcera und oberflächlichen Wunden bei Hautabschürfungen, Brandwunden ersten und zweiten Grades und Spalthautentnahmestellen.
Hydrogel-Wundauflagen können beispielsweise aus einem flexiblen transparenten Verbund aus natürlichen Eiweißen, aus Poly- und Disacchariden, synthetischen Wasserabsorber, Feuchthalte- und Konservierungsmitteln und aus Wasser bestehen, die ein filmförmiges Hydrogel-Wundkissen ausbilden und einer wasserdampfdurchlässigen, bakteriendichten Folie auf der Rückseite. Geschützt wird die Wundauflage durch eine Abdeckung mit Abziehhilfe, die vor der Applikation entfernt wird.
Diese Hydrogel-Wundauflage darf nicht sterilisiert werden, da sie empfindliche Substanzen enthält, die bei einer Sterilisation zerstört würden. Bereits durch das Herstellungsverfahren ist eine einwandfreie mikrobiologische Qualität gewährleistet und so eine Rekontamination ausgeschlossen.
Diese Hydrogel-Wundauflagen werden in drei verschiedenen Größen von 5 × 5 cm bis 10 × 10 cm hergestellt und sind einzeln in Peelbeuteln verpackt.
Handelsware: Opragel® Lohmann;
Weitere Hydrogel-Wundauflagen bestehen aus hydrophilen Polyurethan-Polymeren. In die bereits fertige Gelstruktur ist ein hoher Wasseranteil von etwa 60% eingelagert, so daß diese Hydrogele von Anfang an eine feuchte Kompresse darstellen und damit sofort voll funktionsfähig sind. Stabilität wird durch eine eingearbeitete Gittertüllschicht erreicht. Als Barriere gegen Keimeinwanderung, Schmutz und Feuchtigkeit dient eine semipermeable Deckschicht aus einer keim- und wasserdichten Polyurethan-Folie. Diese Art der Hydrogel-Wundauflagen besitzen gute Saugkraft und ein langandauerndes Vermögen, Feuchtigkeit zu halten (Abb. 16.48). Keimbelastetes Sekret wird sicher in die Gelstruktur eingeschlossen, die Gefahr einer Rekontamination wird reduziert. Sie eignen sich daher besonders zum Aufweichen und zum Ablösen von trockenen Nekrosen und Belägen bei stagnierenden Wundreinigungsprozessen. Auch störende Gerüche werden zuverlässig absorbiert. Die Deckschicht aus Polyurethan wird mit zunehmender Sättigung des Gels immer durchlässiger für Wasserdampf, ein Zuviel an Feuchtigkeit wird durch Abgabe von Wasserdampf ausgeglichen. Dieser Effekt bewirkt eine rasche Re-Epithelisierung bei oberflächlichen Epithelverletzungen. Der hohe Feuchtigkeitsgehalt, die weich-elastischen, polsternden Eigenschaften des Gels sowie die sichere Keimbarriere machen diese Hydrogel-Wundauflagen fast zu einer perfekten zweiten Haut. Ein gewisser Selbsthafteffekt erleichtert die Applikation, reicht aber als dauerhafte Fixierung nicht aus. Die Gelstruktur löst sich durch aufgenommenes Wundsekret nicht auf, der Verband kann vollständig ohne Rückstände abgenommen werden, wodurch die Wunde ohne zeitraubende Spülung unmittelbar zu beurteilen ist.

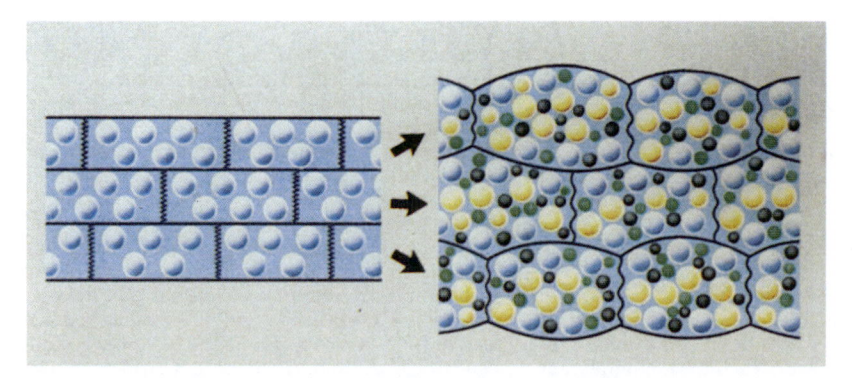

Abb. 16.48 Wirkungsweise von Hydrogel-Wundauflagen – Schematische Darstellung[16] – (Werkfoto Hartmann A. G.)

Diese Hydrogel-Wundauflagen werden in drei Größen von 5 × 7,5 cm bis 20 × 20 cm hergestellt und einzeln in Beuteln steril verpackt.
Handelsware: Hydrosorb® Hartmann;
Eine größere Dicke der Gelschicht bewirkt bei anderen Produkten eine größere Stabilität, so daß auf eine zusätzliche Tüllschicht verzichtet werden kann. Die Wundauflagen sind daher glasklar und bleiben es auch während des Gebrauchs. Der Wundzustand läßt sich jederzeit problemlos beurteilen. Ein aufgedruckter blauer Raster ermöglicht zusätzlich eine exakte Wunddokumentation und macht den Heilungsfortschritt deutlich sichtbar. Die Stabilität wird zusätzlich durch einen umlaufenden, selbsthaftenden Kleberand erreicht, der auch für eine sichere Fixierung sorgt (Abb. 16.49).
Diese Wundauflagen werden in drei Größen von 7,5 × 10 cm bis 19 × 24 cm hergestellt und einzeln in Beuteln steril verpackt.
Handelsware: Hydrosorb® plus Hartmann;

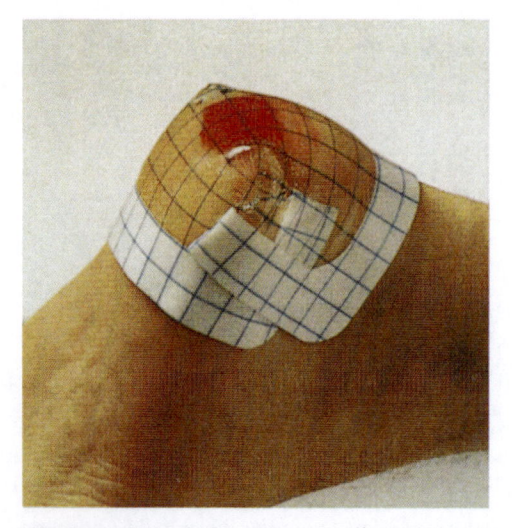

Abb. 16.49 Hydrogel-Wundkompresse[16] (Werkfoto Hartmann A. G.)

PVA-Hydrogele auf Polyurethanschaum. Zur Abdeckung stark sezernierender Brand-, Schürf- oder Defektwunden werden spezielle Abdeckungen benötigt. Diese sollen zeitweilig die Schutzfunktion sowie die Feuchtigkeits- und Temperaturregelung der Haut übernehmen. Außerdem soll die Re-Epithelisierung der Haut gefördert werden.
Jüngste Innovationen auf dem Gebiet der Polyurethan-Wundauflagen für schwer heilende, stark sezernierende Wunden sind verschiedene Produkte aus dem Cutinova-System-Programm der Fa. Beiersdorf, Hamburg. Cutinova® plus ist zweischichtig aufgebaut, eine spezielle Kombination aus leistungsfähiger Gelfolie mit einem weichen offenporigen Polyurethanschaum. Die obere Schicht besteht aus Polyvinylalkohol-Hydrogel, das durch ein feinmaschiges Polyesternetz stabilisiert wird. Die untere Schicht besteht aus einem thermisch komprimierten Polyurethanschaum. Beide Schichten sind fest miteinander verbunden. Die Gelfolie ist für Keime undurchlässig und bietet so einen wirkungsvollen Schutz gegen mikrobielle Invasion. Für Wasserdampf ist sie durchlässig. Sie kann unter Quellung das Mehrfache ihres Eigengewichts an Flüssigkeit aufnehmen. Die besondere Struktur des Materials verhindert jedoch den Durchtritt von Sekret und trägt damit zur örtlichen Feuchtigkeits- und Temperaturregulation bei. Auf diese Weise wird die Re-Epithelisierung im Wundgebiet wirksam unterstützt. Der Polyurethan-Schaumstoff haftet gut auf der Wundfläche, paßt sich flexibel der Wundtopographie an und ist gut gewebeverträglich. Durch seine offenporige Struktur nimmt er Sekret, Gewebetrümmer und Verunreinigungen auf, die mit dem Verbandwechsel entfernt werden. Dadurch wird eine gründliche Wundreinigung erzielt, die Epithelisierung und Granulation beschleunigt und der Wundgrund für eine Hauttransplantation vorbereitet.
Zu den Anwendungsgebieten dieser Wundabdeckung gehören temporärer Hautersatz zur infektionsabschirmenden Wundabdeckung, zur Wundreinigung und zur Wundkonditionierung. Daneben wird das Material zum Abdecken von Defektwunden wie Hautentnahmestellen, wie offene Frakturen und wie Compartment-Syndrom einge-

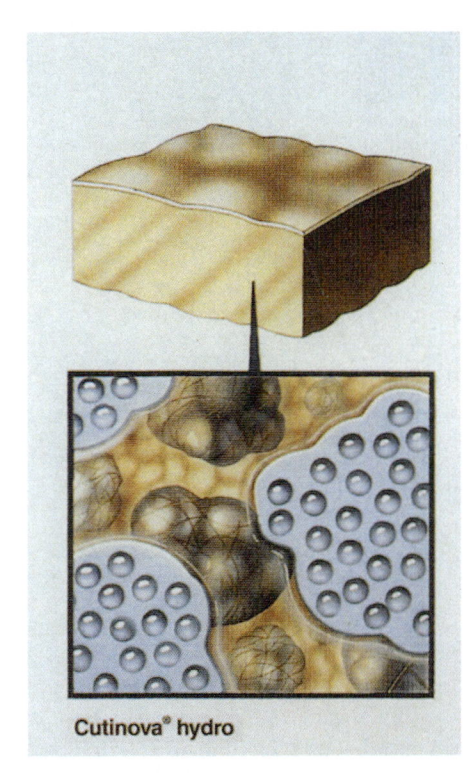

Abb. 16.50 Spezialkompresse aus Polyurethan[30] Der Querschnitt zeigt: Durch die besondere Materialstruktur kann das Polyurethan Sekret vollständig aufnehmen (Werkfoto Beiersdorf A. G.)

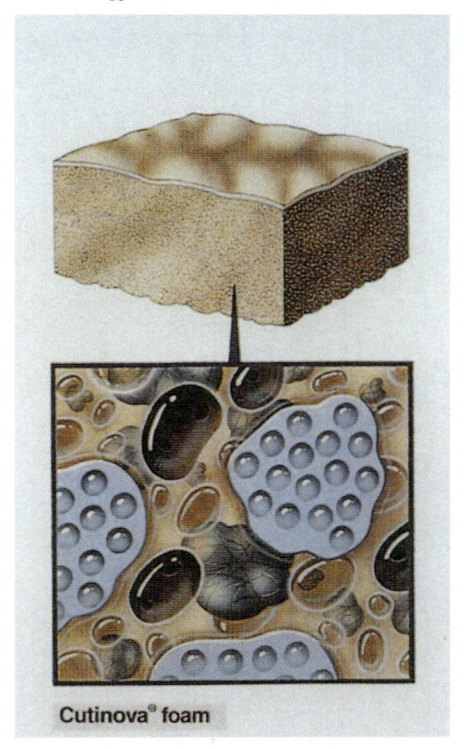

Abb. 16.51 Spezialkompresse aus Polyurethan[30] Der Querschnitt zeigt: Durch die Schaumstruktur kann das Polyurethan Sekret vollständig aufnehmen. (Werkfoto Beiersdorf A. G.)

setzt. Es eignet sich auch zur Konditionierung von Wundflächen vor Hauttransplantationen, zur Abdeckung und Konditionierung von Verbrennungswunden nach Nekroseentfernung, zur Wundreinigung bei infizierten Defektwunden wie Ulcera cruris, Dekubital-Ulcera und zur Abdeckung sekundär heilender Wunden.

Das Material ist mit Gamma-Strahlen sterilisiert und gebrauchsfertig einzeln in Peelbeuteln eingesiegelt. Es wird in vier Größen von 10×5 cm bis 30×15 cm hergestellt.

Handelsware: Cutinova® plus Beiersdorf

Transparente, Wasserfeste Polyurethan-Hydrogele. Eine Weiterentwicklung in dieser Palette moderner Wundabdeckungen stellt Cutinova® hydro dar. Stark sezernierende Wunden heilen am besten in einem geschützten Wundmilieu. Bei verletzter Haut oder fehlenden Hautpartien kann ein geeigneter Wundverband den Heilungsprozeß deutlich fördern und beschleunigen.

Cutinova hydro besteht aus einem Polyurethan-Hydrogel, das mit einem transparenten Polyurethan-Film abgedeckt ist (Abb. 16.50). Es besitzt ähnliche Eigenschaften wie das oben beschriebene Produkt Hydrosorb der Fa. Hartmann und hat auch die gleichen Indikationsgebiete. Cutinova hydro haftet jedoch sicher, ist äußerst flexibel, der Patient kann sich ungehindert bewegen. Durch die Transparenz des Materials läßt sich der Wundbereich optisch beurteilen. Bei Ulcus cruris kann zugleich mit Kompressionsbinden, bei anderen Ulcera mit elastischen Mullbinden fixiert werden. Der Hydrogel-Verband ist wasserdicht, der Patient kann problemlos duschen.

Diese Wundauflagen werden in drei Größen von 5×6 cm bis 15×20 cm hergestellt und einzeln in Beuteln verpackt.

Handelsware: Cutinova® hydro Beiersdorf

Für schwer heilende, stark sezernierende Wunden bei vorgeschädigter Haut ist das neue Produkt aus der Cutinova-Palette, Cutinova foam, gedacht. Es handelt sich hierbei um eine Wundauflage aus hochsaugfähigem, geschäumten Polyurethan (Abb. 16.51). Die Haftung ist einerseits stark genug für eine leichte Fixierung, andererseits aber leicht genug, um Hautirritationen zu vermeiden. Die Häufigkeit eines Verbandwechsels kann reduziert werden. Indikationsgebiete sind Ulcus cruris, diabetisches Ulcus (Gangrän) und Verbrennungen 2. Grades. Bei Ulcus cruris kann zusätzlich mit Kompressionsbinden, bei Gangrän mit elastischen Mullbinden fixiert werden.

Diese Wundauflagen werden in zwei Größen von 5×6 cm und 10×10 cm hergestellt und einzeln in Beuteln verpackt.

Handelsware: Cutinova® foam Beiersdorf
Als selbsthaftender, flexibler Wundverband zur Folgeversorgung schwer heilender, aber bereits granulierender Wunden bei mäßiger Sekretion, wurde jüngst Cutinova® thin entwickelt. Wie die übrigen Produkte des Cutinova-Systems handelt es sich auch hier um eine Polyurethan-Zubereitung (Abb. 15.52). Das Material paßt sich besonders gut der Wundtopographie an. Indikationsgebiete sind Ulcus cruris mit schwacher Sekretion, plastische Chirurgie (Hand-, Kiefer- und Gesichtschirurgie), Folgeversorgung von Schürfwunden und Verbrennungen mit mäßiger Sekretion. Die Fixierung erfolgt bei Ulcus cruris mit Kompressionsbinden, in der plastischen Chirurgie mit Fixierbinden oder mit vollflächigen Fixierungen. Diese Wundauflagen werden in zwei Größen von 5 × 6 cm und 10 × 10 cm hergestellt und einzeln in Beuteln verpackt.
Handelsware: Cutinova® thin Beiersdorf

Formbare Polyurethane für Kavitäten. Ebenfalls ganz neu entwickelt wurde Cutinova® cavity für tiefe, schwer heilende Wunden, gleichermaßen eine Polyurethan-Zubereitung. Das Material weist eine besondere Flexibilität und gute Formbarkeit auf. Hohes Absorptionsvermögen sorgt für die Aufnahme großer Sekretmengen (Abb. 16.53). Beim Verbandwechsel läßt sich Cutinova cavity vollständig und schmerzfrei aus der Wunde entfernen. Indikationsgebiete sind Dekubitus 3. und 4. Grades, Abszesse und sekundär heilende, tiefe Wunden. Eine Fixierung kann beispielsweise mit Cutinova® hydro, mit Cutifilm® oder mit Fixomull® Stretch erfolgen. Diese Wundauflagen werden in zwei Größen von 5 × 6 cm und 10 × 10 cm hergestellt und einzeln in Beuteln verpackt.
Handelsware: Cutinova® cavity Beiersdorf

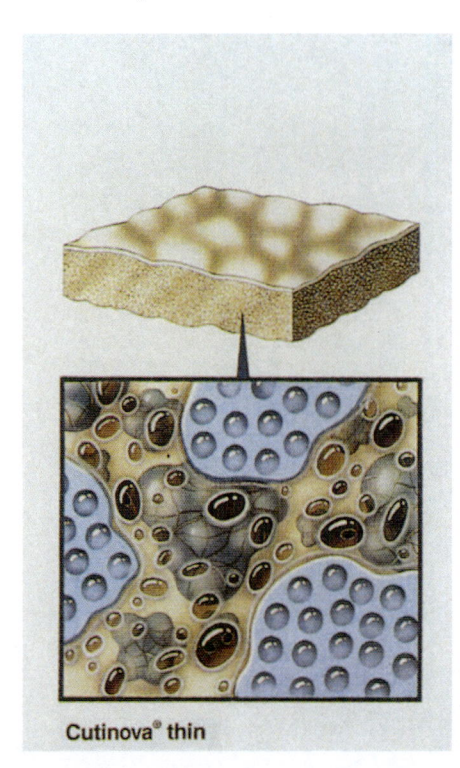

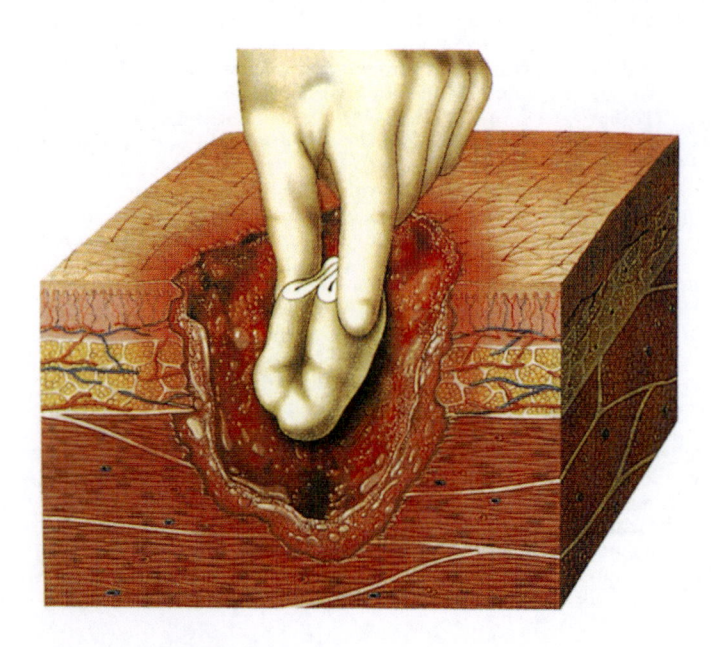

Abb. 16.52 Spezialkompresse aus Polyurethan für bereits heilende Wunden[30] (Werkfoto Beiersdorf A. G.)

Abb. 16.53 Spezialkompresse aus Polyurethan zur Wundeinlage (Werkfoto Beiersdorf A. G.)

3.4.6 Wundpflaster

Neben Kompressen zur Wundversorgung, die größtenteils einer weiteren Fixierung bedürfen, werden im Bereich kleinerer Wunden sehr häufig Wundpflaster eingesetzt, die aus einem Wundkissen, das mit einem Pflastergewebe kombiniert wird, bestehen. Zu nennen sind hier zunächst die bekannten Wundschnellverbände wie Hansaplast® und ähnliche Produkte anderer Hersteller. Jedoch wurden in der Vergangenheit auch diese Wundpflaster weiterentwickelt und den gestiegenen Bedürfnissen einer gezielten Wundversorgung angepaßt.

Wundschnellverband-Formen wie Standard, Elastisch, Robust oder Wasserfest stellen die Grundformen dar und geben bereits Hinweise auf eine gezielte Verwendung. Sie bestehen meist aus einem Zellwollgewebe oder einem Polyamid-Vliesstoff als Trägermaterial für die synthetischen Kautschuk- oder Polyacrylat-Klebemassen und aus verschiedenen Geweben als Wundkissen. Daneben werden spezielle Formen wie Strips, Fingerverbände, Fingerkuppenverbände und Injektionspflaster hergestellt, die meist mit einem umlaufenden Kleberand versehen sind, um einer Verschmutzung der Wunde vorzubeugen. Luft- und Wasserdampfdurchlässigkeit wird oftmals durch Lochstanzungen und porös aufgetragener Klebemasse erreicht.

Wundschnellverbände werden in verschiedenen Längen und Breiten hergestellt.

Handelsware: verschiedene Hansaplast® Produkte Beiersdorf; verschiedene Curaplast® Produkte Lohmann; verschiedene Cosmoplast® Produkte Hartmann

Daneben werden für empfindliche Haut hypoallergene Wundpflaster aus verschiedenen Trägermaterialien und aus besonders hautfreundlichen Klebemassen hergestellt, um sortenspezifische Eigenschaften wie Elastizität, Wasserfestigkeit und Schmutzunempfindlichkeit zu erreichen.

Handelsware: Hansamed® SOFT, Hansamed® UNIVERSAL, Hansamed® PLUS und Hansamed® Wundstrips Beiersdorf; Cosmomed® soft Hartmann

Ein weiterer Wundverband zur Folgeversorgung sezernierender Wunden, der nicht mit der Wunde verklebt, besteht aus einem Polyestervlies-Material als Trägermaterial, das mit einer Polyacrylat-Klebemasse porös beschichtet ist und einer Wundauflage aus einem Zellwoll-Polyestervlies, das Copolyester-beschichtet ist. Der Wundverband ist luft- und wasserdampfdurchlässig, seine Klebemasse ist hypoallergen und damit sehr hautfreundlich. Da sich der Wundverband individuell zuschneiden läßt, ist die Wundversorgung mit diesem Produkt sehr wirtschaftlich. Daneben gibt es auch eine sterile Form dieses Wundverbands gleicher Qualität, die jedoch als Fertigprodukt angeboten wird. Beide Wundverbände sind strahlenindifferent.

Dieser Wundverband wird in Rollenform und in Breiten von 4 cm bis 8 cm bzw. in verschiedenen Größen von 5 cm × 7,2 cm bis 10 cm × 35 cm und mit unterschiedlich großen Wundauflagen hergestellt und einzeln in Beuteln steril verpackt.

Handelsware: Cutiplast® und Cutiplast® steril Beiersdorf

Die Versorgung sezernierender Wunden erfordert einen Verband, der nicht mit der Wunde verklebt, um Heilungsstörungen zu verhindern. Gebrauchsfertige Wundverbände für die postoperative Primär- oder die Folgeversorgung sezernierender Wunden mit hoch saugfähigen Wundkissen und guter Polsterwirkung wurden speziell für diese Indikationsgebiete entwickelt. Das Trägermaterial besteht aus einem weichen Polyamidvlies, welches mit einem hautfreundlichen, hypoallergenen, synthetischen Polyacrylat-Kleber porös beschichtet ist. Die Wundkissen werden unterschiedlich ausgestattet, um ein Verkleben zu verhindern. Zu diesem Zweck werden Metalline-Wundkissen oder Wundkissen aus 100 % Baumwollwatte mit nicht verklebendem Micro-Netz als wundnahe Abdeckung oder aber ein Spezial-Zellwollgewirk, welches sich bei Kontakt mit Sekret entspannt, von den verschiedenen Herstellern eingesetzt. Die Oberfläche des Trägervlieses ist teilweise keimabweisend und wasserabstoßend imprägniert oder aber auch perforiert. Eine umlaufende Klebefläche schützt die Wunde von allen Seiten vor Verunreinigung.

Wundverbände dieser Art werden in verschiedenen Größen von 5 cm × 7,2 cm bis 10 cm × 35 cm und mit unterschiedlich großen Wundauflagen hergestellt und einzeln in Beuteln steril verpackt.

Handelsware: Hansapor® steril Beiersdorf; Curapor® Wundverband Lohmann; Cosmopor® steril Hartmann

3.4.7 Folien-Wundverbände

Eine weitere Art von Wundverbänden stellen die transparenten und sterilen Folien-Wundverbände dar, die eine Wunde schützen und dennoch eine sehr gute Sichtkontrolle ohne Verbandwechsel erlauben. Das Material besteht aus einem hautverwandten, elastischen, membranartigen Polyurethan und ist mit einem Polyacrylatkleber beschichtet. Obwohl das Material wasser- und keimdicht ist, wird die Wasserdampfabgabe der Haut dank der hohen Wasserdampfdurchlässigkeit der Membran nicht behindert. Die hauchdünne elastische Folie ermöglicht Bewegungen, Bewegungsbäder, Baden oder Duschen. Folien-Wundverbände sind aufgrund ihrer guten Hautverträglichkeit auch für empfindliche Haut geeignet und daher für die lange Applikation gedacht. Schnelle und sichere Handhabung werden durch ein speziell für diesen Verband entwickeltes Applikationssystem gewährleistet (Abb. 16.54).

Der sterile Folien-Wundverband eignet sich besonders zur postoperativen Wundabdeckung, für aseptische, oberflächliche Wunden, zur Abdeckung von Spalthautentnahmestellen nach sorgfältiger Blutstillung und zur Abdeckung von leichten Verbrennungen I. und II. Grades. Kontraindiziert ist der Folien-Wundverband bei blutenden und

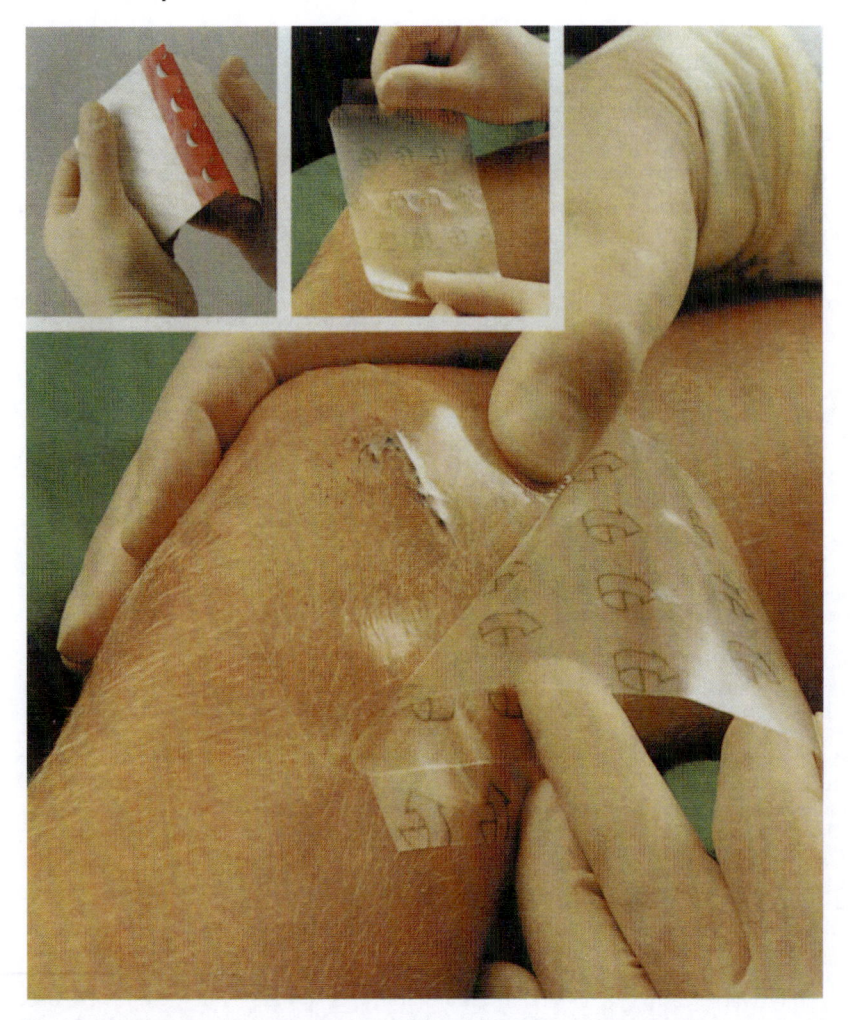

Abb. 16.54 Fixierpflaster aus Polyurethanfilm[28] (Werkfoto Lohmann GmbH)

stark sezernierenden Wunden. Der Verband wird auf trockener Haut aufgebracht.
Folien-Wundverband wird zusätzlich auch mit einer Wundauflage aus Zellwoll-Polyester-Vlies als Fertigverband angeboten.
Folien-Wundverband wird einzeln und steril verpackt in Größen von 5 × 7 cm bis 10 cm × 30 cm hergestellt.
Handelsware: Opraflex® Folien-Wundverband Lohmann; Cutifilm® und Cutifilm® plus Beiersdorf

3.5 Wundverschluß

Die Übergänge von der Wundabdeckung zum Wundverschluß sind sicherlich fließend. Viele Produkte zur Wundversorgung und zur Fixierung dienen gleichermaßen auch zum Wundverschluß. Hier werden jedoch nur Fertigprodukte des Verbandstoffmarktes angesprochen, die unmittelbar für den Wundverschluß entwickelt wurden. Neben Wundklammern und Nahtmaterial werden heute auch spezielle Pflasterstreifen zum Wundverschluß eingesetzt. In der Chirurgie, die zunehmend mit kleineren Inzisionen auskommt, werden einwandfreie Narbenergebnisse gefordert. Auf diese Forderungen sind auch die Hersteller von Produkten zur Wundversorgung bei der Entwicklung neuer Produkte eingegangen.

Wundverschlußstreifen. Diese Wundverschlußstreifen ersetzen oder ergänzen Hautnähte bzw. Klammern je nach Wundverschlußtechnik. Durch saubere, breitflächige Adaption der Wundränder wird eine kosmetisch einwandfreie Narbe erzielt. Auf den Einsatz von Lokalanästhetika kann verzichtet werden, Stichkanalinfektionen, Durchblutungsstörungen im Nahtbereich oder auch typische Nahtmarkierungen werden vermieden.
Zum direkten Wundverschluß bei oberflächlichen Wunden sowie zur Unterstützung einer Naht kann

Fertigprodukte des Verbandstoffmarktes   987

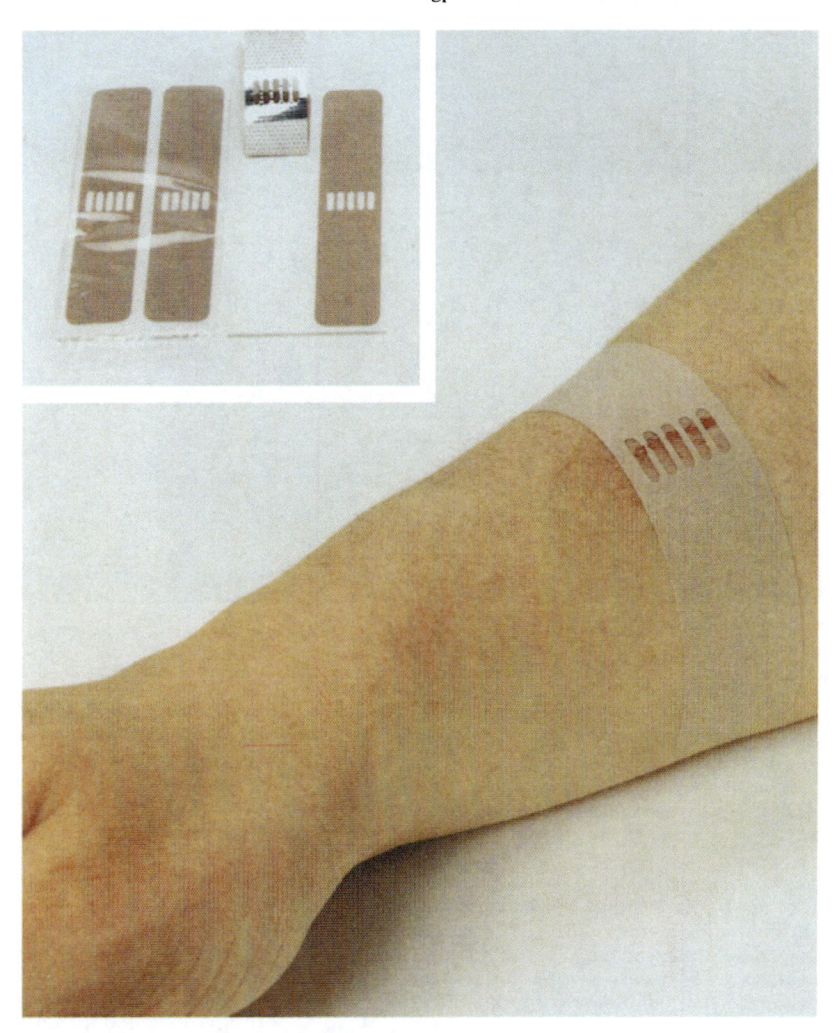

Abb. 16.55 Gefenstertes Pflaster für den Wundverschluß[28] (Werkfoto Lohmann GmbH)

ein hautfarbenes, nicht dehnbares Pflaster aus Viskosegewebe mit einem gefensterten Bereich eingesetzt werden. Durch den porös aufgetragenen Synthesekautschuk-Kleber wird das Pflaster auf der Haut gut vertragen. Wundseitig ist der gefensterte Bereich mit einer aluminiumbedampften Folie hinterlegt, die ein Verkleben mit der Wunde verhindert. Sekretabfluß und Sichtkontrolle werden durch die Fensterung ermöglicht (Abb. 16.55).
Handelsware: Porofix® Klammerpflaster Lohmann
Für den nahtlosen Wundverschluß wurden Pflasterstreifen aus vliesverstärktem Polyurethan entwickelt. Diese Pflasterstreifen aus nicht dehnbarem, reißfestem Polyurethan sind mit einem hautfreundlichen Polyacrylatkleber beschichtet. Der Pflasterstreifen paßt sich der Haut bzw. den Körperkonturen gut an. Dadurch wird eine zuverlässige und dauerhafte Adaption der Wundränder gewährleistet.

Wundverschlußstreifen sind für den schnellen und sicheren Zugriff gebrauchsfertig zugeschnitten und strahlensterilisiert.
Wundverschlußstreifen werden in verschiedenen Längen und Breiten von 3 mm × 75 mm bis 12 mm × 140 mm hergestellt und in Spezialverpackungen auf dem Markt angeboten.
Handelsware: Curapont® Wundverschluß Lohmann
Andere Wundnahtstreifen bestehen zu 100 % aus einem Polyamid-Trägermaterial, das mit hypoallergener Klebemasse ausgerüstet ist. Das Polyamidgewebe ist elastisch, es kann sich daher mit einem entstehenden Wundrandödem ausdehnen und stellt sich nach dem Abklingen des Ödems wieder exakt auf seine Ursprungslänge ein. Diese Mechanik gewährleistet zu jeder Zeit eine spannungsfreie Wundrandadaption (Abb. 16.56).
Diese Wundnahtstreifen sind luft- und sekretdurchlässig. Sekretstatus in der Wunde können

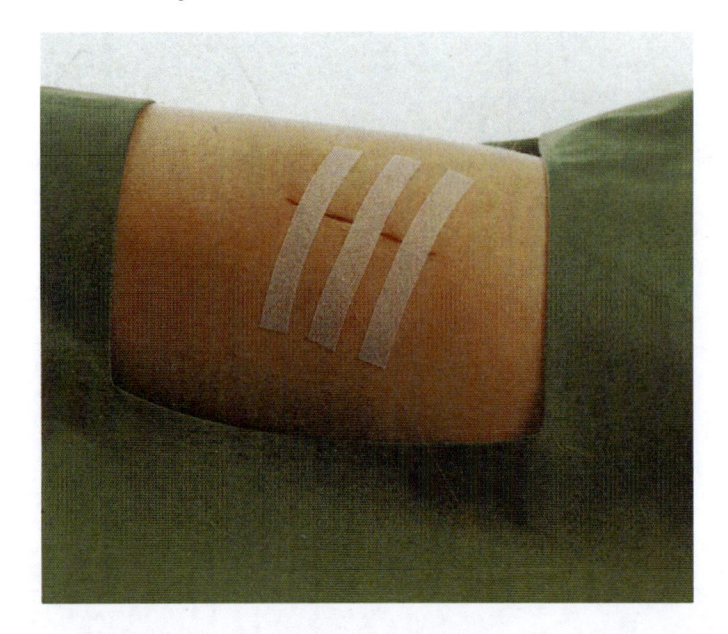

Abb. 16.56 Wundnahtstreifen für den Wundverschluß[29] (Werkfoto Beiersdorf A. G.)

nicht entstehen, ebensowenig wie Hautmazerationen durch Aufquellen der Haut. Die hypoallergene Klebemasse besitzt sowohl eine hohe Initial- als auch eine hohe Dauerklebekraft. Die Wundränder werden sofort zuverlässig und sicher adaptiert. Allergische Reaktionen werden vermieden. Das Ergebnis atraumatischer Wundverschlüsse sind kosmetisch einwandfreie, fast unsichtbare Narben.
Anwendungsgebiete von Wundnahtstreifen dieser Art sind Primär- und Sekundärverschluß in der großen und kleinen Chirurgie, daneben auch Ersatz der Hautnaht nach Subcutannaht. Sie unterstützen und entlasten eine Intracutannaht, eine Klammernaht oder eine Einzelkopfnaht. Auch zur Fixierung von Hauttransplantaten werden Wundnahtstreifen angewendet.
Diese Wundnahtstreifen werden in Breiten 4 mm bis 26 mm und in verschiedenen Längen steril verpackt hergestellt.
Handelsware: Leukostrip® Beiersdorf

3.6 Produkte zur Fixierung

Die Fixierung von Wundauflagen wird seit alters her mittels Binden und Pflaster vorgenommen. Inzwischen sind neuere Produkte wie Schlauch- und Netzverbände hinzugekommen. Fixierprodukte müssen vielfältigsten Ansprüchen genügen. Sie sollen sicher, rutschfest und faltenfrei sitzen und den Patienten so wenig wie möglich einschränken. Wenn das Befestigen einer Wundauflage durch Pflaster oder Kleber nicht ausreicht, werden Fixierverbände angelegt.

3.6.1 Fixierbinden

Bindenverbände werden aus verschiedenen Gründen angelegt. Bei der Wundbehandlung sollen sie zunächst das Lockern und Verrutschen einer Wundauflage verhindern. Daneben sollen sie eine Wunde vor dem Eindringen äußerer Noxen schützen.
In die Produktgruppe Verbandmittel zur Fixierung gehören natürlich die verschiedenen Formen von Mullbinden und Gazebinden, die in unterschiedlichen Breiten gefertigt werden. Mullbinden nach DIN bestehen aus 60 % Viskose und 40 % Baumwolle. Sie dienen hauptsächlich zum Fixieren von Wundauflagen, zur Ruhigstellung verletzter oder erkrankter Gliedmaßen in Verbindung mit Schienen, aber auch zum Schließen gespaltener Gipsverbände und zum Überwickeln von Zinkleimverbänden.
Durch spezielle Fertigungsverfahren werden elastische Gewebe aus 58 % Polyamid und 42 % Baumwolle hergestellt. Binden aus diesem Material haben einen spürbar kräftigeren Zug. Hochelastische Fixierbinden mit gekräuselten Kettfäden aus Polyamid und mit gekreppten Spezialgewebe eignen sich besonders zur Fixation von Wundauflagen an Gelenken und konischen Körperteilen.
Fixierbinden werden in verschiedenen Breiten von 4 cm bis 12 cm hergestellt.
Handelsware: Mullbinden, Gazebinden; Pehalast® und Lastotel® Hartmann; Peha® crepp Hartmann; Mollelast® und Transelast® Lohmann; Elastomull® und Gazemull® Beiersdorf
Für eine zuverlässige und dauerhafte Fixation besonders an Gelenken und konischen Körperteilen wurden spezielle kohäsive elastische Fixierbinden entwickelt. Das elastische Gewebe besteht aus Polyamid und Baumwolle und ist mit einer feinen

Latexbeschichtung versehen, die nicht auf der Haut klebt. Durch den mikropunktuellen Latexauftrag haften die einzelnen Wundentouren besonders sicher aufeinander. Das Material eignet sich deshalb besonders für Verbände an vielbewegten Körperteilen. Es haftet zwar auf sich selbst, nicht jedoch auf Haaren, Haut oder Kleidung. Die kohäsive Ausrüstung erspart eine zusätzliche Endfixierung.
Kohäsive elastische Fixierbinden werden in verschiedenen Breiten von 4 cm bis 12 cm und in Längen von 4 m und 20 m hergestellt.
Handelsware: Peha®-haft Hartmann; Haftelast® Lohmann; Elastomull® haft und Gazofix® Beiersdorf

3.6.2 Netz- und Schlauchverbände

Neben den zuletzt beschriebenen Fixierbinden und den nachfolgend beschriebenen Fixierpflastern haben Netz- und Schlauchverbände zur Fixierung von Wundauflagen in die Therapie Eingang gehalten.

Schlauchverbände. Durch die besonderen Materialeigenschaften und die Technik des Anlegens können rutschfeste Verbände zeitsparend angelegt werden. Die Produkte werden aus feinen Garnen, die aus 67 % Baumwolle und 33 % Viskose bestehen, nahtlos in Form eines Schlauches gewirkt oder gestrickt (Abb. 16.57). Das Material läßt sich durch Dehnen in Querrichtung auf das Mehrfache weiten und wird durch Zug in Längsrichtung wieder enger. Durch den Wechsel von Dehnen und Strecken lassen sich die unterschiedlichsten Verbände ohne Hilfsmittel und mit wenigen Handgriffen anlegen. Bei richtigem Anlegen führt dies auch zu einem faltenlosen und rutschfesten Verband. Das Material läßt sich aufgrund der besonderen Herstellungsverfahren an jeder beliebigen Stelle durchtrennen, ohne daß es weiter einreißt oder ausfranzt und ohne daß störende Laufmaschen entstehen. Schlauchverbände rutschen nicht, sie liegen fest an, ohne einzuschnüren. Auch über konisch geformten Körperpartien und Gelenkbeugen bleibt der Verband angenehm glatt.

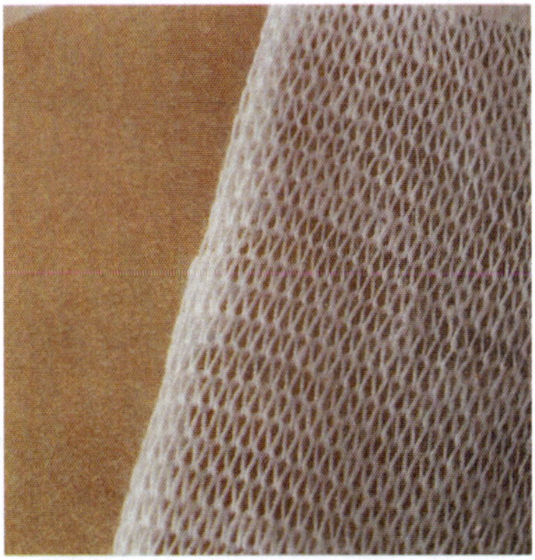

Je nach Verbandart können Applikatoren die Verbandtechnik erleichtern und beschleunigen. Für häufig wiederkehrende Verbandformen an Rumpf und Extremitäten werden Fertigverbände angeboten, die die Arbeitsabläufe auf ein Minimum reduzieren. Das Material kann gewaschen bzw. im Autoklaven bei 121 °C sterilisiert werden.

Schlauchverbände werden nicht nur als Fixierverbände genutzt, sie lassen auch Kompression, Suspension und Extension zu und dienen darüber hinaus als hautschonender Unterzug bei Gipsverbänden, bei Zinkleim- und Zinkgelverbänden.

Schlauchverbände werden für verschiedene Anwendungsbereiche an Extremitäten, an Kopf oder an Rumpf in verschiedenen Größen, in verschiedenen Breiten und Längen oder als Fertigverbände angeboten.
Handelsware: Stülpa®-Rollen, Stülpa®-Fertigverbände Hartmann; tg-Schlauchverband und tg-Fingerverband Lohmann; Tricofix® Beiersdorf;

Netzschlauchverband. Die herkömmlichen Methoden zur Fixierung von Wundauflagen ermöglichen nicht immer eine schnelle und unkomplizierte Anwendung. Für schwierige Verbände an Kopf, Rumpf und Extremitäten wurden hochelastische Netzschlauchverbände mit hohem Baumwollanteil entwickelt, die teilweise noch mit Polyamid- und Gummifäden kombiniert werden. Die Verbände passen sich der Körperfläche optimal an, ohne Stauungen und Abschnürungen zu verursachen, sie sind daher für den Patienten angenehm zu tragen. Durch das weitmaschige Gewebe kommt es auch nicht zu einem Wärmestau, der Feuchtigkeitsaustausch der Haut bleibt fast uneingeschränkt erhalten. Neben der sicheren und dauerhaften Fixierung von Wundauflagen ist von Vorteil, daß das Auswechseln von Wundauflagen auch ohne Entfernen des Fixierverbandes problemlos möglich ist.
Handelsware: Stülpa®-fix Hartmann; Elastofix Beiersdorf,

Netzverband. Eine weitere Art eines Netzschlauchverbandes besteht aus polymidumsponnenen Gummifäden und gekräuselten Polyamidgarnen (66 % Polyamid und 34 % Elastodien), die netzartig gewirkt und geknüpft sind. Durch das besondere Material und die spezielle Verarbeitung läßt sich der bi-elastische Netzschlauch in Querrichtung auf das 15fache weiten und paßt sich daher den Körperformen sehr gut an (Abb. 16.58). Das Material verhält sich gegenüber Blut, Wundsekret und Salben indifferent. Es ist waschfest und läßt sich im Autoklaven bei 121 °C sterilisieren. Dieser Netzschlauchverband wird für die verschiedenen Anwendungsbereiche in unterschiedlichen Größen hergestellt.
Handelsware: tg-fix Netzverband Lohmann

Abb. 16.57 Struktur eines Schlauchverbandes – gestrickt[29] (Werkfoto Beiersdorf A. G.)

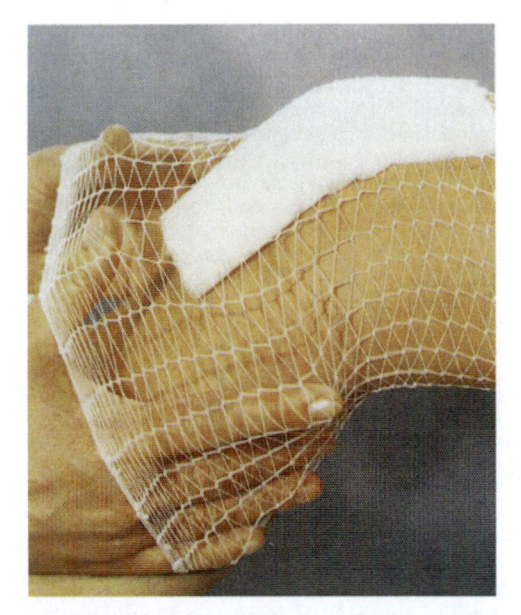

Abb. 16.58 Fixierung einer Wundauflage mit einem Netzschlauchverband[28] (Werkfoto Lohmann GmbH)

Dauerelastische Schlauchbandagen. Für stärker komprimierende Fixierverbände werden dauerelastische Schlauchbandagen mit gleichmäßiger mittelkräftiger Kompression angeboten, die ohne Hilfsmittel schnell und einfach anzulegen sind. Sie gewährleisten einen faltenlosen und straffen Sitz, können beliebig oft entfernt und wieder angelegt werden und sind wasch- und sterilisierfest. Sie bestehen aus 85 % Baumwolle, 11 % Zellwolle und 4 % Polyamid oder aus 80 % Baumwolle, Elastidien und Polyamid und sind durch den hohen Baumwollanteil hautfreundlich. Sie werden insbesondere zum Anlegen von Fixierverbänden in der Thorax- und Abdominalchirurgie, für Verbände nach Mamma-OP, bei großflächigen Schürfwunden zur Verhütung von Wundrandödemen und zur Wundentlastung genutzt. Sie dienen auch als Stütz- und Entlastungsverbände bei Schädigungen des Haltungs- und Bewegungsapparates sowie als stützender Wärmeverband bei Arthrose.
Schlauchbandagen werden für die vorgesehenen Anwendungsbereiche in Rollenform in verschiedenen Breiten von 4,2 cm bis 37,5 cm hergestellt und sowohl weiß als auch hautfarben auf dem Markt angeboten.
Handelsware: Lastogripp® Hartmann; tg-gripp Lohmann; Tricodur® Beiersdorf

3.6.3 Fixierpflaster und Pflasterbinden

Rollenpflaster zur sicheren Verbandfixierung sind aus der Versorgung kaum noch wegzudenken. Neben den klassischen Pflasterstoffen zur Fixierung von Wundauflagen haben auch moderne Pflasterstoffe in die Therapie Eingang gefunden. Um den Patienten zu schonen, sollte daher das zu verwendende Pflaster möglichst gezielt und individuell auf den jeweiligen Hauttyp und das Anwendungsgebiet abgestimmt werden.

Heftpflaster. Aus der Reihe der klassischen Fixierpflaster sind hier zunächst die starren hautfarbenen Verbandpflaster zu nennen, deren Klebemasse auf Zinkoxid-Kautschuk-Basis hohe Sofort- und Dauerklebekraft gewährleistet. Die Klebemasse wird heute nach Spezialverfahren luft- und wasserdampfdurchlässig gemacht, um Mazerationen und andere luftabschlußverursachte Hautschäden zu vermeiden. Heftpflaster eignet sich zur Fixierung von Verbänden jeder Art und jeder Größe, zur Fixation von Kompressen und Binden sowie zur Fixierung von Kathetern, Kanülen, Drainagen und Sonden.
Heftpflaster wird in verschiedenen Breiten von 1,25 cm bis 5 cm und in Längen von 5 m bis 9,2 m für den ambulanten und klinischen Bereich angeboten.
Handelsware: Leukoplast® und Leukoplast® hospital Beiersdorf; Omniplast® Hartmann; Porofix® Lohmann
Daneben wird zerrfestes Heftpflaster angeboten, bei dem die Oberseite des Zellwollträgermaterials imprägniert und lackiert ist. Dadurch haftet das Pflaster auch unter Wassereinwirkung, ist abwaschbar und bleibt auch nach längerem Tragen noch sauber.
Handelsware: Leukoplast® wasserfest Beiersdorf

Heftpflaster aus Kunstseide. Für Patienten mit empfindlicher Haut sind spezielle Heftpflaster entwickelt worden. Hierbei handelt es sich um sehr gut hautverträgliche Verbandpflaster aus weißer reißbarer Acetatseide. Die hypoallergene Polyacrylat-Klebemasse zeigt auch bei hautempfindlichen Patienten keine Hautreizungen und verhält sich gegenüber Gummi- und Kunststoffen neutral. Diese Pflaster sind auch von behaarter Haut leicht, schmerzlos und rückstandsfrei abziehbar. Die Klebekraft bleibt bei extremen Temperaturen

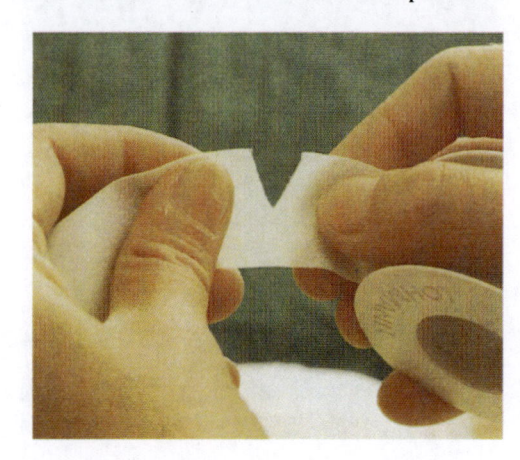

Abb. 16.59 Fixierpflaster auf Acetatseidenbasis[28] (Werkfoto Lohmann GmbH)

voll erhalten. Das Material enthält keine strahlenabsorbierenden Substanzen, so daß es bei Röntgenuntersuchungen und Strahlentherapien nicht entfernt werden muß (Abb. 16.59).
Verbandpflaster auf Acetatseidenbasis eignen sich zum Fixieren von Wundauflagen jeder Art und Größe, darüber hinaus auch zur Sicherung und Befestigung von Tuben, Kathetern, Sonden und Kanülen. Sie werden beim Anlegen von ersten Notverbänden genutzt und gehören zur Ausrüstung von Notfallkoffern und Erste-Hilfe-Sets. Auch zum Anlegen von Kompressionsverbänden bei Peritonealdialysen werden Verbandpflaster auf Acetatseidenbasis verwendet.
Acetatseidenpflaster werden in Rollenform in verschiedenen Breiten von 1,25 cm bis 5 cm und in Längen von 5 m bis 9,2 m hergestellt.
Handelsware: Leukosilk® Beiersdorf; Omnisilk® Hartmann; Silkafix® Lohmann.

Pflaster aus Vliesstoff. Besonders hautfreundliche Rollenpflaster aus weichem anschmiegsamen Vlies eignen sich hervorragend für Patienten mit sehr sensibler Haut. Diese Pflaster lassen sich auch an konturierten Körperpartien gut anmodellieren. Die Fixierung sitzt ohne Spannung und damit sehr sicher.
Fixierpflaster aus weißem Vliesstoff mit Polyacrylat-Kleber gewährleisten eine hervorragende Luft- und Wasserdampfdurchlässigkeit und verhindern feuchte Kammern auf der Haut. Sie können auch problemlos für Säuglinge im Inkubator verwendet werden. Die Art des Materials verursacht selbst bei Dauerverbänden keine Mazerationen oder ähnliche durch Luftabschluß verursachte Hautschäden. Selbst extrem hautempfindliche Patienten vertragen die hypoallergene Klebemasse ohne Reaktionen. Diese Pflaster lassen sich selbst von stark behaarter Haut schmerzlos, rückstandsfrei und ohne Epilation abziehen. Sie sind strahlenindifferent, temperatur- und alterungsbeständig und lassen sich leicht reißen. Mit diesen Pflastern werden auch Meßinstrumente und Sonden an besonders empfindlichen Körperpartien befestigt.
Verbandpflaster aus Vliesstoff werden in Rollen in Breiten von 1,25 cm bis 5 cm und in Längen von 5 m und 9,2 m angeboten.
Handelsware: Leukopor® Beiersdorf; Omnimed® Hartmann

Folienpflaster. Wenn es darauf ankommt, feuchtigkeitsundurchlässige Fixierungen vornehmen zu müssen, werden wasserdichte Verbandpflaster aus leicht dehnbarer Polyethylenfolie eingesetzt. Neben luft- und wasserdichten werden auch luft- und wasserdampfdurchlässige Zubereitungen zur Vermeidung von Mazerationen hergestellt. Das transparente Material paßt sich der Haut- und Körperoberfläche gut an und ermöglicht eine gute Sicht auf die Haut und den Fixierungsgegenstand. Die Oberfläche ist schmutzabweisend und leicht abwaschbar. Diese Pflasterstoffe haften auch in Wasser sicher und dauerhaft. Die hypoallergene Polyacrylat-Klebemasse wird von empfindlicher Haut gut vertragen.

Anwendungsgebiete für Pflasterstoffe auf Folienbasis sind wasserfeste Verbandabdeckungen und Verbandfixierungen jeder Art und Größe. Sie werden insbesondere bei Badeanwendungen und zum Anlegen von Okklusivverbänden genutzt. Auch zur transparenten Fixierung von Kanülen sowie zur Befestigung und Sicherung von Sonden und Kathetern bei Patienten mit empfindlicher Haut werden sie angewendet.
Verbandpflaster auf Folienbasis werden in Rollenform in Breiten von 1,25 cm bis 5 cm angeboten.
Handelsware: Leukoflex® Beiersdorf; Omniflex® Hartmann;
Ein poröses, transparentes Folienpflaster mit Polyacrylat-Kleber, das luft- und wasserdampfdurchlässig und dennoch schmutzabweisend und wasserfest ist, wird ebenfalls zur Verbandabdeckung und Verbandfixierung genutzt, wenn entsprechende Anwendungsvorgaben bestehen. Diese Pflaster haften sicher, sie sind schmerzlos und rückstandsfrei zu entfernen. Sie werden auch, da sie sich leicht reißen lassen zur Fixierung von Kanülen, Sonden und Kathetern bei empfindlicher Haut genutzt.
Handelsware: Omnipor® Hartmann

Elastische Breitfixierpflaster oder Vollflächenpflaster. Schnelle und sichere Verbandfixierungen sind in der modernen klinischen oder ambulanten Versorgung von großer Bedeutung. Hierbei kommen vollflächig klebende Verbandfixierungen häufig zur Anwendung. Die vollflächig klebenden Verbandfixierungsmittel bestechen nicht nur durch ihre Vielseitigkeit in der Anwendung, sondern auch durch ihren schnellen und wirtschaftlichen Einsatz.
Das Trägermaterial von elastischen Fixierpflastern besteht aus Zellstoffmull oder aus weißem Vliesstoff (100 % Polyamid), das mit hautfreundlichem, hypoallergenem Polyacrylat-Kleber be-

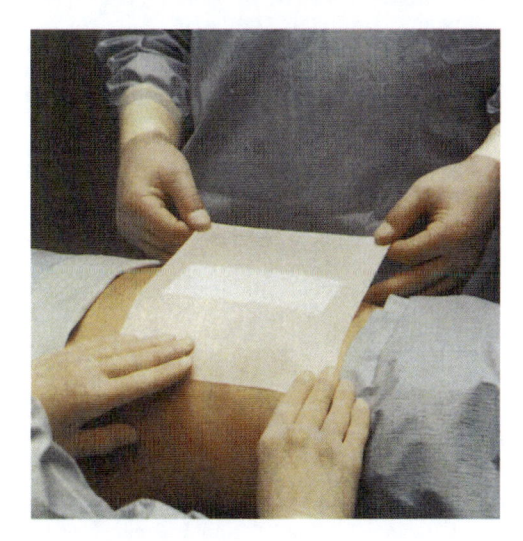

Abb. 16.60 Anwendung eines elastischen Breitfixierpflasters[29] (Werkfoto Beiersdorf A. G.)

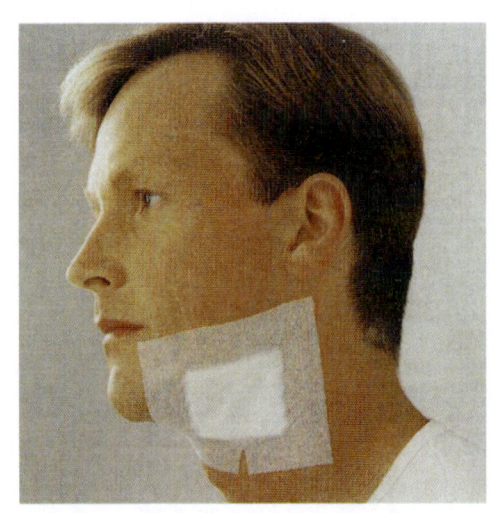

Abb. 16.61 Anwendung eines hochelastischen Breitfixierpflasters[29] (Werkfoto Beiersdorf A. G.)

schichtet ist. Die Pflaster sind in Querrichtung dehnbar. Durch eine Perforation, die vor allem den feinen Klebefilm öffnet, wird eine hohe Luft- und Wasserdampfdurchlässigkeit erreicht. Die Hautfunktionen werden kaum behindert, Mazeration und Irritation der Haut werden vermieden, der natürliche Heilungsprozeß wird nicht beeinträchtigt. Die vollflächige Fixierung verhindert Abschnürungen, Stauungen und Durchblutungsstörungen. Die Perforation macht den leicht elastischen Vliesstoff noch elastischer und zu einem schmiegsamen Fixierband (Abb. 16.60).

Elastische Breitfixierpflaster eignen sich besonders für die Fixierung großflächiger Wundauflagen in der postoperativen Wundversorgung, hochelastische Breitfixierpflaster darüber hinaus für verbandtechnisch schwierige Lokalisationen, z. B. an Gelenken, am Hals und auf faltiger Haut (Abb. 16.61). Je nach Art des Trägermaterials ist die Elastizität stärker ausgeprägt. Der Vliesstoff ist elastischer als der Zellstoffmull. Daher wird dieses Fixierpflaster häufig zum Fixieren von Wundauflagen an bewegten und konturierten Körperpartien angewendet.

Im Bedarfsfalle sind elastische Fixierpflaster bzw. bedarfsgerechte Zuschnitte von der Rolle gas- oder strahlensterilisierbar, manche können auch im Autoklaven bei 121 °C sterilisiert werden. Da diese Fixierpflaster strahlenindifferent sind, müssen sie bei Röntgenuntersuchungen oder bei Strahlentherapie nicht entfernt werden.

Dieses Fixierpflaster kann auch zur Fixation von Kanülen, Drainagen und Kathetern genutzt werden. Elastische Fixierpflaster werden in verschiedenen Größen von 5 cm bis 30 cm hergestellt. Das Material ist in seiner Handhabung denkbar einfach und durch entsprechende Kennzeichnung auf der Rückseite besonders wirtschaftlich anwendbar.

Handelsware: Fixomull® und Fixomull® Stretch Beiersdorf; Omnifix® elastic Hartmann; Curafix® und Curafix H® Lohmann

Fixierpflaster für Instrumente und Kanülen. Neben den oben bereits beschriebenen Pflastern werden für die Fixierung von Kanülen auch spezielle Heftpflaster mit Loch- bzw. Schlitzstanzung genutzt. Hierbei handelt es sich um hautfarbenes nicht dehnbares Viskosegewebe mit porös aufgetragenem Synthese-Kautschuk-Kleber. Der Kleber ist auch bei längerer Applikationsdauer hautverträglich. Das spezielle Kanülenpflaster ist in der Mitte geschlitzt und hat eine kreisförmige Ausstanzung zur problemlosen Fixierung von Kanülen, auch von Ventilkanülen, sowie für deren Zuführungsschläuche. Bei Bedarf kann das Material mittels Ethylenoxid sterilisiert werden.

Das Pflaster wird in vorgefertigter Größe angeboten.

Handelsware: Porofix® Kanülenpflaster Lohmann

Ein spezielles Rollenpflaster auf der Basis einer Polyethylenfolie wurde für die Fixierung von Instrumenten, von Sonden und Kanülen entwickelt. Das Material läßt sich durch seine Struktur selbst mit Gummihandschuhen leicht reißen, und zwar sowohl in Längs- als auch in Querrichtung (Abb. 16.62). Die hypoallergene Polyacrylat-Klebemasse haftet fest und wird von empfindlicher Haut gut vertragen. Das Material ist perforiert und beugt so durch seine Luft- und Wasserdampfdurchlässigkeit Mazerationen und Hautschädigungen vor. Durch seine dünne und anschmiegsame Beschaffenheit läßt sich das Material faltenfrei an allen Körperteilen anbringen. Es läßt sich schmerzlos und rückstandsfrei auch von behaarten Hautpartien entfernen. Verbandfixierungen lassen sich mit diesem Pflaster ebenfalls durchführen.

Wie alle Rollenpflaster wird das Produkt in verschiedenen Breiten von 1,25 cm bis 5 cm und in Längen von 5 m bis 9,2 m geliefert.

Handelsware: Leukofix® Beiersdorf

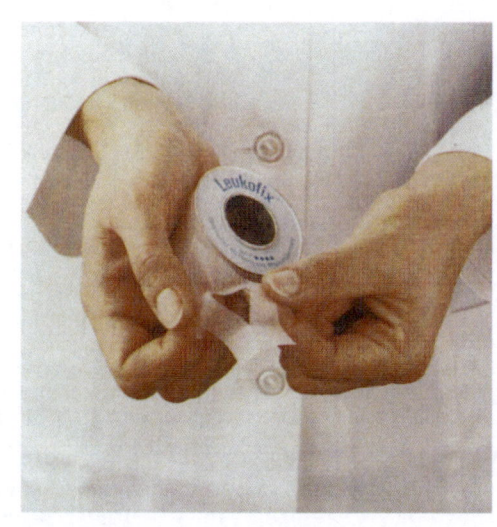

Abb. 16.62 Struktur eines Fixierpflasters für Kanülen u. a.[29] (Werkfoto Beiersdorf A. G.)

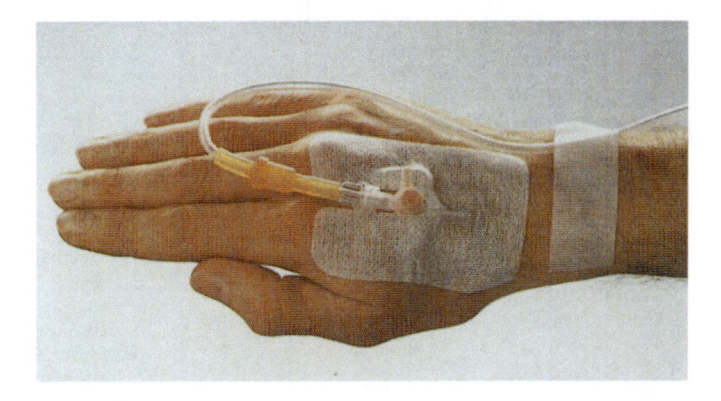

Abb. 16.63 Spezial-Kanülen-Pflaster[29] (Werkfoto Beiersdorf A. G.)

Daneben werden insbesondere für den Bereich der Anästhesie und Intensivmedizin für die Fixierung von periphervenösen Verweilkanülen besondere Pflaster hergestellt. Es handelt sich hierbei um sterile Spezialpflaster für die Fixierung von Kanülen am Unterarm oder auf dem Handrücken (Abb. 16.63). Das elastische Trägervlies ist flauschig und anschmiegsam und kann auch am Handrücken so anmodelliert werden, daß Spannungsgefühl nicht entsteht. Da das Material wasserdampf- und luftdurchlässig ist, wird der Bildung von feuchten Kammern vorgebeugt. Die Septikämie ist entsprechend gering. Durch die Verwendung einer hypoallergenen Klebemasse ist das Pflaster auch für empfindliche Haut geeignet.

Dieses Spezialpflaster wird in zwei Versionen angeboten. Das Trägermaterial besteht aus Polyestervlies bzw. Polyestervlies mit integrierter absor-

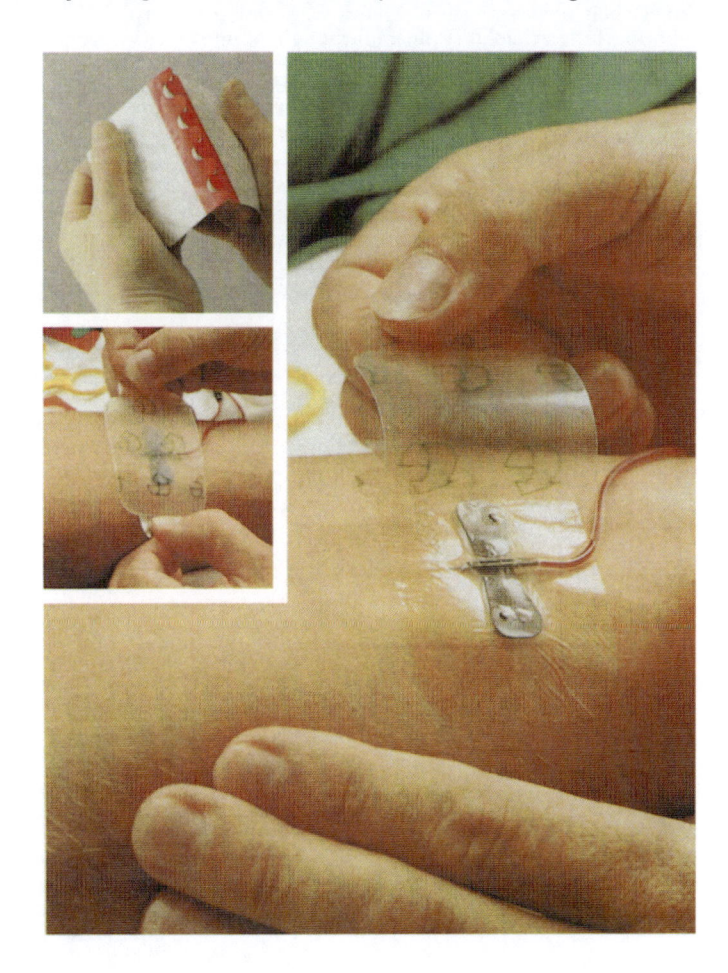

Abb. 16.64 Spezial-Kanülen-Pflaster aus Polyurethanfilm[28] (Werkfoto Lohmann GmbH)

bierender Wundauflage. Beigefügt ist ein separates Polsterkissen, daß als Tupfer, als Saugpolster oder zur Polsterung des Kanülenschaftes bzw. des Kanülenflügels verwendet werden kann.
Spezialpflaster werden gebrauchsfertig in Sterilverpackungen geliefert.
Handelsware: Applica® I. V. und Applica® I. V. 100 Beiersdorf

Daneben werden auch Spezialpflaster zur sicheren und vollflächigen Fixierung von Kanülen sowie den Infusionskathetern und Drainagen als transparente Folienpflaster eingesetzt. Die elastische, membranartige Folie besteht aus Polyurethan (Abb. 16.64). Das Material ist keim- und wasserdicht, gleichzeitig jedoch auch atmungsaktiv. Durch seine Elastizität paßt sich das Pflaster auch an konturierten Hautflächen gut an. Die Wasserdampfdurchlässigkeit macht diese Spezialpflaster sehr gut hautverträglich, auch bei längerer Verweildauer werden Hautmazerationen zuverlässig verhindert. Sie fixieren Kanülen, Infusionskatheter oder Drainagen. Der besondere Vorteil dieser Spezialfixierpflaster besteht darin, daß die Einstichstelle jederzeit optisch kontrolliert werden kann.

Die Fixierpflaster sind einzeln in Spezialbeuteln eingesiegelt und sterilisiert. Eine integrierte Applikationshilfe erleichtert die einfache, glatte und sichere Fixierung. Sie werden als fertiges Fixierpflaster für Kanülen in der Größe von 6 cm × 6 cm bzw. in verschiedenen Größen von 5 cm × 7 cm bis 10 cm × 25 cm hergestellt.

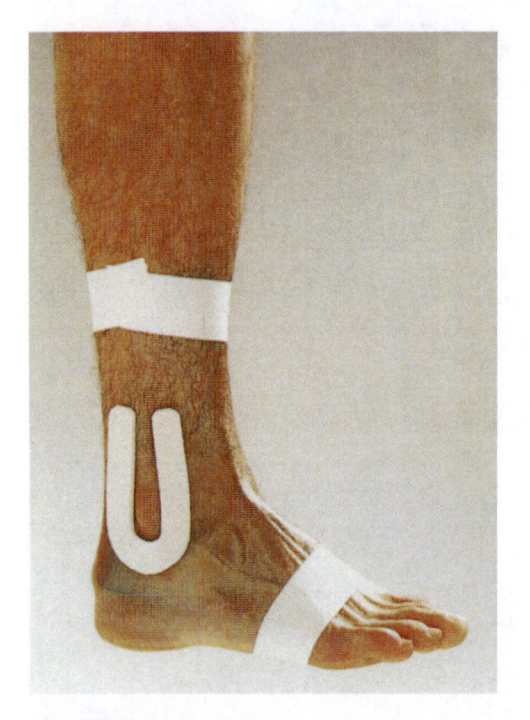

Abb. 16.65 Anwendung eines Sprühpflasters – Fixierung von Spezialpolstermaterial und von Tapebinden[29] (Werkfoto Beiersdorf A. G.)

Handelsware: Applica® I. V. 200 Kanülenpflaster Beiersdorf; Opraflex® Folien-Fixierverband Lohmann

3.6.4 Sprühpflaster

Überall dort, wo nichtklebende Materialien wie Kompressen oder Polstermaterial zum Einsatz kommen, kann eine zusätzliche Fixierung notwendig werden (Abb. 16.65). Zu diesem Zweck wurde ein spezieller Sprühkleber entwickelt, der fest und sicher haftet und eine homogene, dauerelastische Klebefläche bildet. Die Luftdurchlässigkeit von Mullkompressen und Polstermaterial bleibt voll erhalten, die Saugfähigkeit vermindert sich kaum. Sprühpflaster ist gut hautverträglich und läßt sich schmerzfrei wieder entfernen. Eine leichte Blautönung dient als Indikator dafür, welche Flächen bereits besprüht sind. Da strahlenabsorbierende Substanzen nicht enthalten sind, braucht der Sprühkleber bei Strahlentherapien oder Röntgenuntersuchungen nicht entfernt zu werden. Er läßt sich leicht mit Benzin, Methylenchlorid, Waschäther oder Aceton entfernen. Der Sprühkleber der Fa. Beiersdorf setzt sich wie folgt zusammen:

Propan/Butan	40,92 %
Ethylacetat	33,00 %
Pentan	17,63 %
Fumarsäureester-Copolymerisat	8,45 %

Anwendungsgebiete für Sprühpflaster sind Fixierungen von Mullkompressen, von OP-Tüchern, von Polstermaterialien und Tapeverbände.
Handelsware: Leukospray® Beiersdorf

3.6.5 Funktionelle Tapeverbände

Das Anlegen von Funktionellen Verbänden in der Orthopädie setzt geeignetes Material voraus, aber auch Übung in der Anwendung muß gegeben sein. Die Klebebinde muß sich gut verarbeiten lassen und absolut rutschfest sitzen. Für solche Funktionellen Verbände wird Pflasterband aus weißem, nicht elastischem Baumwoll- oder Viskosegewebe eingesetzt, das mit Zinkoxid-Kautschuk-Klebemasse oder Polyacrylat-Kleber beschichtet ist. Zur einfachen Handhabung kann das Pflasterband sowohl quer als auch längs gerissen werden. Das Tape-Pflasterband wird überwiegend direkt auf die Haut und in Kombination mit Pflasterbinden appliziert.

Den Anwendungsbereich dieser Tape-Verbände stellen partielle Immobilisationen mit Stütz- und Entlastungsfunktionen an Gelenken, Sehnen, Muskeln und Bändern bei Kontusionen, Distorsionen, Luxationen und bestimmten Frakturen dar. Auch zur Vermeidung von Überbelastungen werden Tape-Verbände prophylaktisch in der Sportmedizin angewendet. Sie werden darüber hinaus zur Verstärkung von Kompressionsverbänden eingesetzt. Das Pflasterband wird in Breiten von 2 cm bis 5 cm hergestellt.
Handelsware: Leukotape® Beiersdorf; Omnitape® Hartmann; Porotape® Lohmann

3.7 Binden und Bandagen

Während Fixierbinden primär der Befestigung von Wundauflagen und damit dem Wundschutz dienen, sollen Kompressionsbinden und Bandagen unmittelbar therapeutische Aufgaben erfüllen. Zwei große Anwendungsbereiche sind hier zu nennen, der Kompressionsverband bei der Behandlung venöser Beinleiden und der funktionelle Verband bei Schädigungen des Haltungs- und Bewegungsapparates. Die therapeutische Wirkung wird durch physikalische Beeinflussung der pathologischen Verhältnisse des erkrankten Körperteils erzielt.

3.7.1 Kompressionsbinden

Komprimierende Maßnahmen sind bei allen Krankheitzuständen mit Ödemneigung, bei Thrombophlebitis, tiefer Thrombose, postthrombotischen Syndrom, primärer Varikose, Hypodermitis und bei Ulcus cruris venosum jeder Genese angezeigt. Hierbei kommt es sowohl auf die Anlegetechnik als auch auf die definierten physikalischen Eigenschaften der angewandten Binden an. Differenziertes Bindenmaterial trägt somit wesentlich zu Nutzen und Erfolg einer Verbandbehandlung bei. Beim Anlegen von Verbänden haben der zu erzielende Arbeitsdruck und er sich einstellende Ruhedruck wesentliche Bedeutung (Abb. 16.66). Die Verbandmittelindustrie hat über Jahre hinweg eine Vielzahl von modernen Bindentypen entwickelt, um den therapeutischen Ansprüchen zu genügen. Die Vielfalt hat aber auch zu gewissen Unsicherheiten bei der indikationsbezogenen Auswahl und Anwendung des Materials geführt. Die für eine Verbandbehandlung zur Verfügung stehenden Materialien können in vier Gruppen eingeteilt werden:

– unnachgiebige Verbände aus „Null-Zug"-Binden wie Zinkleimbinden mit dem höchsten Arbeitsdruck und dem niedrigsten Ruhedruck
– wenig dehnbare Verbände aus Kurzzugbinden mit hohen Arbeitsdruck und niedrigem Ruhedruck
– mittelmäßig dehnbare Verbände aus Mittelzugbinden mit mäßigem Arbeitsdruck und mäßigem Ruhedruck und

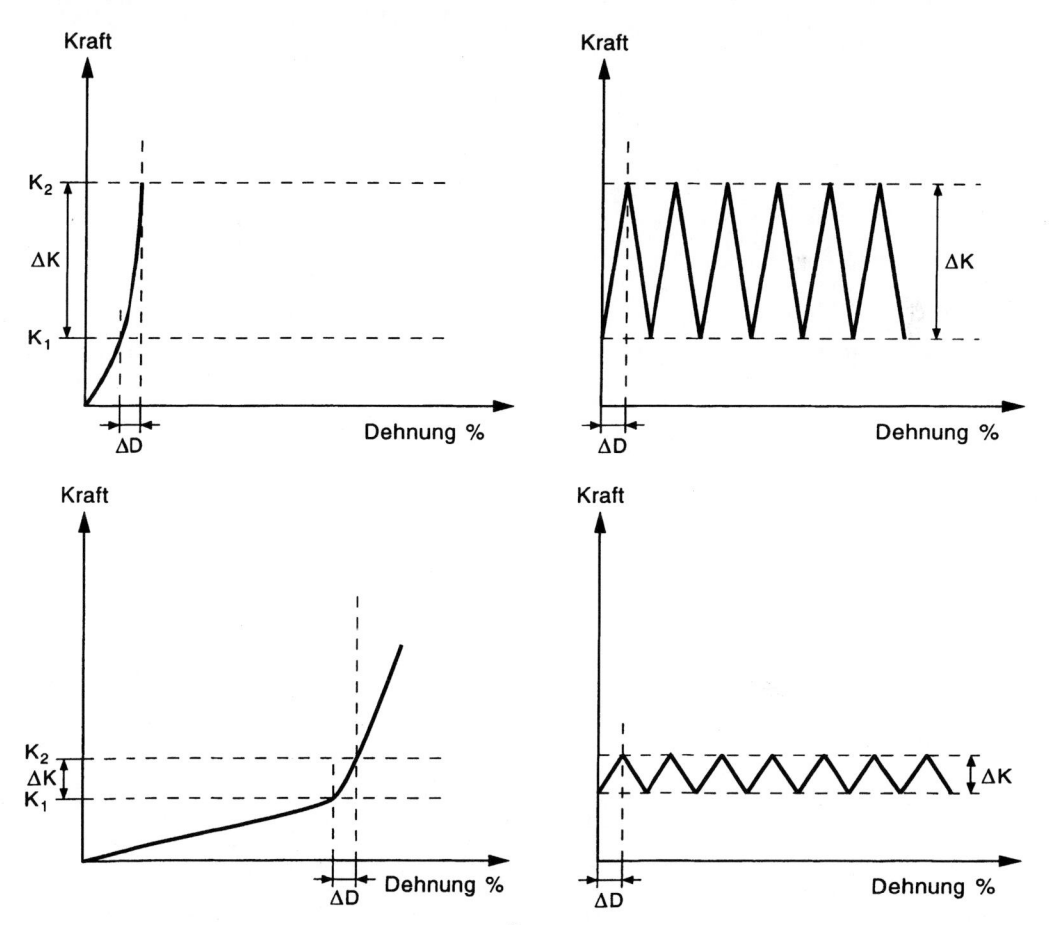

Abb. 16.66 Diagramme von Kurz- und Langzugbinden[13] (Werkfoto Hartmann)

Medizinprodukte

Tabelle 16.9 Übersicht der Wirkungsweisen von Zug-Binden

	Ruhedruck	Arbeitsdruck	Wirkungsweise
Unelastische bzw. „Null-Zug"-Binden	sehr gering	sehr hoch	Entstauung auch bei schweren Beinleiden
Kurzzugbinden	gering	hoch	Entstauung, Wirkung auf die tiefen Venen
Mittelzugbinden	mäßig	mäßig	Entstauung bei leichten und mittleren Beinleiden
Langzugbinden	hoch	mäßig	Erhaltungstherapie, Wirkung auf die oberflächlichen Venen

– gut dehnbare Verbände aus Langzugbinden mit relativ niedrigem Arbeitsdruck und hohem Ruhedruck.

Die Wirkungsweise der verschiedenen Typen gibt eine schematische Darstellung wieder (Tab. 16.9).

Idealbinden und andere Kurzzugbinden. Bei den verschiedenen Kompressionsbinden sind zunächst die textilelastischen Binden für Stütz- und Entlastungsverbände zu beschreiben. Nach wie vor befinden sich Idealbinden nach DIN 61 632 in breitem Einsatz. Das elastische Gewebe besteht aus 85 % Baumwolle und 15 % Viskose mit gezwirnten Baumwollkettfäden, das bis zu 90 % dehnbar ist. Die Binden sind teilweise mit gewebter Kante ausgestattet. Sie gehören zu den Kurzzugbinden. Durch den hohen Anteil an Baumwollfasern wird die Binde selbst von extrem hauptempfindlichen Patienten sehr gut vertragen. Die poröse Webart sorgt darüber hinaus für eine sehr gute Ventilation der Haut. Idealbinden sind alterungsbeständig sowie widerstandsfähig gegen Wundsekrete, Salben und Schweiß. Idealbinden lassen sich unter kliniküblichen Bedingungen waschen, ohne ihre Eigenschaften zu verlieren. Bei Bedarf sind sie im Autoklaven bei 121 °C sterilisierbar.
Idealbinden sind breit verwendbar, sie eignen sich zur kräftigen Kompression der Extremitäten in der Phlebologie, zur prä-, intra- und postoperativen Thromboseprophylaxe. Darüber hinaus werden Idealbinden zum Stützen und Entlasten bei Distorsionen und Kontusionen sowie zur Behandlung von Sehnenscheidenentzündungen eingesetzt. Auch zum Anwickeln von Schienen, aufgeschnittenen Gipsen, sowie zur Fixation von Kompressen werden Idealbinden eingesetzt.
Idealbinden werden in Breiten von 4 cm bis 30 cm angeboten.
Handelsware: Idealbinden Hartmann und Idealbinden Lohmann; Idealbinde bmp Beiersdorf; Elasticon® Hartmann
Neben den Binden nach DIN sind auch Binden mit abweichender Zusammensetzung entwickelt worden. Die Gewebe setzen sich aus Baumwollanteilen von 64 % bis 97 % und von Polyamidanteilen bis 30 % zusammen und enthalten einen Anteil von 6 % Elasthan bzw. 1 % Polyurethan. Die Dehnbarkeit wird bis auf 130 % erhöht. Aufgrund des Dehnungsverhaltens werden diese elastischen Universalbinden zum Fixieren, zum Schienen, zum Stützen und Entlasten sowie auch zu einer leichten bis mittleren Kompression verwendet.
Diese Binden werden in Breiten von 6 cm bis 20 cm hergestellt.
Handelsware: Lenkelast® Lohmann; Uniflex® Universalbinde Beiersdorf; Eloflex® Lycra Beiersdorf
Besonders kräftig komprimierende, textilelastische Binden bestehen aus 100 % Baumwolle mit gezwirnten Kettfäden. Das Material kann bis zu 90 % gedehnt werden, ist angenehm luftdurchlässig und besonders hautsympathisch. Die griffige Gewebestruktur sichert den Bindentouren rutschfesten Halt. Die Binden sind gegen Wundsekret, Salben und Schweiß widerstandsfähig. Sie können gewaschen und gekocht werden und lassen sich bei 121 °C im Autoklaven sterilisiert.
Die Binden werden in Breiten von 6 cm bis 12 cm hergestellt, sie sind teilweise hautfarben eingefärbt. Sie stehen auch für den Kompressionsverband in Doppelbindentechnik zur Verfügung.
Handelsware: Rosidal®-Binde K Lohmann und Elko® Lohmann; Pütterbinde Hartmann und Pütterverbände® Hartmann

Dauerelastische Idealbinden. Der DIN-Idealbinde sehr ähnlich sind dauerelastische Idealbinden. Das Material enthält einen Kunstfaseranteil, der die Materialermüdung, wie sie bei textilelastischen Binden auftreten kann, verhindert. Ihre häufige Wiederverwendbarkeit macht sie zu einer wirtschaftlichen Alternative.
Das Material besteht aus 59 % bis 80 % aus Baumwolle und zu 20 % bis 41 % aus Polyamid. Es ist bis zu 80 % dehnbar. Die im Gewebe sehr flach gehaltenen Binden tragen wenig auf, sie sind angenehm luftdurchlässig und hautsympathisch. Dauerelastische Idealbinden lassen sich ähnlich wie die Idealbinden nach DIN verwenden. Durch den eingewebten Polyamidfaden bleiben diese Idealbinden dauerhaft elastisch und sind besonders für Verbände geeignet, die stark beansprucht werden oder im Wechsel zu tragen sind. Selbst Verbände an bewegten Gelenken bleiben durch die dauerhafte Elastizität in Form, sie behalten ihre stützende und entlastende Funktion. Diese Binden sind alterungsbeständig und widerstandsfähig gegen Wundsekrete, Salben und Schweiß. Im Bedarfsfalle sind sie wasch- und kochbar und darüber hinaus bei 121 °C im Autoklaven sterilisierbar. Dauerelastische Idealbinden werden in Breiten von 6 cm bis 20 cm angeboten.

Handelsware: Lenkideal® Lohmann; Idealast® Hartmann; Lastobind® und Lastobind® – Duo Hartmann; Uniflex® Ideal Beiersdorf;
Eine besondere dauerelastische Binde, die aus 62 % Baumwolle, 38 % Polyamid mit texturierten Polyamid Kettfäden besteht, weist einen sehr kurzen Zug auf. Sie läßt sich nur zu 40 % bis 50 % dehnen. Das Material ist griffig und luftdurchlässig, es ist alterungsbeständig und kann gewaschen und gekocht werden. Es kann auch bei 121 °C im Autoklaven sterilisiert werden. Gegen Wundsekrete, Salben und Schweiß ist das Material widerstandsfähig.
Diese elastische Binde wird in Breiten von 6 cm bis 12 cm hergestellt.
Handelsware: Durelast® Lohmann

Kohäsive dauerelastische Idealbinden. Inzwischen wurden herkömmliche Idealbinden durch Veränderung der Materialzusammensetzung erheblich verändert und den gestiegenen medizinischen Ansprüchen angepaßt. Die kohäsiven dauerelastischen Idealbinden sind mit einem mikroporösen Latexauftrag beschichtet, wodurch das Bindenmaterial auf sich selbst, nicht jedoch auf der Haut und auf Haaren haftet. Diese Binden sitzen sicher und rutschfest über einen langen Zeitraum. Nur wenige Wickeltouren genügen, um einen rutschfesten Verband anzulegen. Das spart Material und ist auch unter dem Kostenaspekt ein erheblicher Vorteil. Trotz der Latexbeschichtung bleiben diese Binden durch den hohen Baumwollanteil tragefreundlich und hautverträglich, der Baumwollanteil sorgt auch für gute Ventilation der Hautoberfläche.
Die Binden aus 81 % Baumwolle, 12 % Viskose, 5 % Polyamid und 2 % Elasthan werden für mittelkräftige Kompression zur Nachbehandlung von Venenerkrankungen, die Binden aus 100 % Baumwolle für starke Kompressionen bei chronischen venösen Stauungsödemen, bei abgeheilten Ulcera cruris, bei Thrombophlebitis, zur Nachbehandlung von Venenerkrankungen und bei Phleboarthrosis des Knies eingesetzt. Außerdem eignen sie sich als Stütz- und Belastungsverband bei Schädigungen des Haltungs- und Bewegungsapparates sowie als Sportbandagen und zum Anwickeln von Schienen.
Nachteilig bei dieser Art von Binden ist die Tatsache, daß sie nicht gewaschen werden können, da sonst die Latexschicht zerstört wird und damit die Kohäsivität des Materials nicht mehr gegeben ist.
Kohäsive dauerelastische Idealbinden werden in verschiedenen Breiten von 6 cm bis 20 cm und in Längen von 5 m und die breite Binden in einer Länge von 7 m angeboten.
Handelsware: Idealhaft® und Idealast®-haft Hartmann
In anderer Zusammensetzung, bestehend aus 82 % Baumwolle, 17 % Polyamid und 1 % Polyurethan, eignen sich kohäsive dauerelastische Idealbinden für strapazierfähige stützende und entlastende Verbände an viel bewegten Körperteilen und für feste Fixierverbände. In dieser Zusammensetzung handelt es sich um eine Kurzzugbinde. Waschen und Kochen zerstört die Latexschicht und damit die Kohäsivität. Allerdings kann die Binde ohne Qualitätsverlust unter kliniküblichen Bedingungen mit Gas oder Strahlen sterilisiert werden.
Diese Binden werden in Breiten von 6 cm bis 12 cm und in Längen von 4 m und 10 m hergestellt.
Handelsware: Unihaft® Beiersdorf

Langzugbinden. Neben elastischen Binden mit kurzem oder mittleren Zug werden für die Behandlung und für die Nachbehandlung von Verletzungen und Erkrankungen der Muskeln, der Bänder, Sehnen und Gelenke dauerelastische Langzugbinden mit kräftiger Kompression als Stütz- und Entlastungsverband angeboten. Diese Binden haben darüber hinaus eine hohe Massagewirkung. Das Gewebe dieser dauerelastischen Binden ist je nach Hersteller unterschiedlich zusammengesetzt, es läßt sich bis zu 200 % dehnen. Die Kompressionsstärke kann daher indikationsspezifisch dosiert werden. Wegen des hohen Ruhedrucks empfiehlt es sich jedoch, die Binden nachts abzunehmen. Die Binden sind unempfindlich gegen Schweiß und Salben. Sie lassen sich unter kliniküblichen Bedingungen waschen, ohne ihre ausgezeichneten Gebrauchseigenschaften zu verlieren. Auch mehrfache Gas- oder Strahlensterilisation ist möglich. Kohäsive, also mit Latexbeschichtung versehene Binden dürfen nicht gewaschen werden, weil sie sonst ihre kohäsive Wirkung verlieren.
Das Einsatzgebiet dieser dauerelastischen Langzugbinden sind Stütz- und Entlastungsverbände bei Verletzungen des Band- und Halteapparates sowie Distorsionen und Kontusionen. Insbesondere kommen sie bei ausgeprägten Hämatomen und Muskelfaserrissen zum Einsatz. Auch zur Kompression der Extremitäten bei Beinleiden sowie zur Thromboseprophylaxe werden sie verwendet.
Diese Langzeitbinden werden in verschiedenen Breiten von 6 cm bis 12 cm und in Längen von 3,5 m und 7 m angeboten.
Handelsware: Lastodur® (in verschiedenen Variationen) und Lastohaft® Hartmann; Dauerbinden® Lohmann; Elodur® und Elohaft® Beiersdorf; Eloflex® Beiersdorf

Pflasterbinden. Für verschiedene Kompressionsverbände werden Pflasterbinden aus längselastischem Baumwollgewebe eingesetzt. Diese hautfarbenen Pflasterbinden – 70 % bis 80 % dehnbar – werden entweder mit kräftig haftendem, allgemein gut hautverträglichem Synthese-Kautschuk-Kleber oder mit einem hypoallergenen Polyacrylat-Kleber, der besonders hautverträglich ist, hergestellt. Das porös kleberbeschichtete Gewebe ist auch bei übergreifenden Bindentouren luft- und wasserdampfdurchlässig, so daß gute Ventilation gegeben ist. Beide Kleber sind röntgenstrahldurchlässig, der Polyacrylat-Kleber darüber hinaus thermostabil.
Die längselastischen Pflasterbinden eignen sich für Kompressionsverbände in der Phlebologie und

in der Traumatologie, für funktionelle Verbände in der Sportmedizin sowie für redressierende Verbände z. B. bei Fußfehlstellungen.
Die mit Polyacrylat-Kleber versehenen Pflasterbinden ermöglichen auch eine gleichzeitige Wärmetherapie bei angelegtem Verband mittels Kurz- oder Mikrowelle.
Zu den Indikationen der Pflasterbinden zählen Kontusionen, Distorsionen, Luxation, Muskel-, Bänder- und Sehnenschädigungen sowie Entlastungsverbände bei Schädigungen des Haltungs- und Bewegungsapparates. Die acrylatkleber-beschichteten Binden eignen sich besonders als Dauerverband bei venöser oder lymphatischer Insuffizienz wie oberflächlicher Thrombophlebitis, zur Unterstützung und Ergänzung der medikamentösen Thrombosetherapie, bei Varizenverödungen, bei Ulcera cruris und bei Lymphödemen. Pflasterverbände erlauben die funktionelle Belastung im freien Bewegungsraum, sie vermeiden aber extreme Bewegungen und beugen damit einer Traumatisierung vor.
Pflasterbinden werden in verschiedenen Breiten zwischen 6 cm und 10 cm angeboten.
Handelsware: Elastoplast® und Acrylast® Beiersdorf; Porelast® und Porelast® Acryl Lohmann; Idealplast® und Hypolastic® Hartmann.
Neben diesen längselastischen Pflasterbinden werden auch sogenannte bi-elastische Pflasterbinden eingesetzt, die sowohl in Längs- als auch in Querrichtung Elastizität aufweisen. Auch diese Pflasterbinden werden mit zwei unterschiedlichen Klebertypen angeboten. Das Indikationsgebiet dieser Binden deckt sich im wesentlichen mit den übrigen Pflasterbinden.
Handelsware: Tricoplast® Beiersdorf; Panelast® und Panelast® Acryl Lohmann.
Eine in Längsrichtung unnachgiebige Pflasterbinde aus querelastischem Gewebe, bestehend aus 58 % Baumwolle und 42 % Viskose, wird hauptsächlich bei Kapsel-Band-Läsionen, bei Muskel- und Sehnenverletzungen sowie zur Extension und zur Redression benutzt.
Der allgemein gut hautverträgliche Synthesekautschuk-Kleber ist porös aufgetragen, dadurch ist eine gute Luft- und Wasserdampfdurchlässigkeit auch bei übergreifenden Bindentouren gegeben.
Querelastische Pflasterbinden werden in Breiten von 6 bis 10 cm angeboten.
Handelsware: Porodress® Lohmann.

Zinkleimbinden

Für phlebologische und orthopädische Versorgungen werden auch heute noch Zinkleimverbände angelegt. Zinkleimbinden werden gebrauchsfertig auf Mullbindenbasis hergestellt. Um eine höhere Elastizität zu erreichen, werden als Trägermaterial auch Kreppbinden oder Idealbinden genutzt. Diese elastischen Zinkleimbinden vereinfachen das Anlegen. Eine Fortentwicklung des herkömmlichen Zinkleimverbandes stellen die Zink-Gel-Verbände auf Zellulosebasis dar. Diese Masse läßt sich gut modellieren, trocknet schnell, und hat den besonderen Vorteil, bei der Verarbeitung nicht an den Händen zu kleben. So läßt sich ein Zinkleimverband schnell und sauber anlegen. Der ausgetrocknete Verband behält lange sein gutes Aussehen und zeigt kaum Alterungserscheinungen.
Zinkleim- und Zink-Gel-Verbände stellen hocheffiziente Stütz- und Kompressionsverbände zur Versorgung traumatisierter oder venös erkrankter Beine dar. Der halbstarre Verband hat einen extrem niedrigen Ruhedruck. Bei Bewegung jedoch setzt der unelastische Verband der Muskulatur den größtmöglichen Widerstand entgegen und entfaltet so einen maximalen Arbeitsdruck, der den venösen Rückstrom auch in den tiefen Leitvenen fördert. Geschwollene Beine werden so wirkungsvoll entstaut und selbst hartnäckige Ödeme können schnell beseitigt werden.
Indikationsgebiete für Zinkleim- bzw. Zink-Gel-Verbände sind Phlebitiden der tiefen und oberflächlichen Venen, postthrombotische Zustände, Ulcera cruris im nicht-nässenden Stadium und die Behandlung hartnäckiger Ödeme. Darüber hinaus werden Zinkleimverbände als Stützverband in der Allgemein-Orthopädie und in der orthopädischen Nachsorge z. B. bei Distorsionen und Luxationen sowie zur Weiterbehandlung nach Gipsversorgung eingesetzt.
Zinkleimbinden werden in Breiten von 8 cm und 10 cm und in Längen von 5 m bis 10 m gefertigt.
Handelsware: Varix® und Ideal-Varix® Hartmann; Gelocast® Beiersdorf.
Neben diesen längselastischen Zinkleimbinden werden auch längs- und querdehnbare Zinkleimbinden für spezielle Anwendungsbereiche hergestellt. Das Trägermaterial besteht aus natürlichen Fasern, nämlich aus Baumwolle und Viskose. Die Verformbarkeit durch Dehnmöglichkeiten sowohl in Längs- als auch in Querrichtung läßt Verbände auch an schwierigen anatomischen Übergängen zu, ohne daß Einschnürungen entstehen.
Auch von ungeübten Anwendern können mit diesen elastischen Zinkleimbinden schnell und einfach korrekt sitzende, halbstarre Stütz- und Kompressionsverbände angelegt werden. Das Material erfordert kein Ein- oder Abschneiden beim Anwickeln.
Die Anwendungsgebiete dieser längs- und querdehnbaren Zinkleimbinden entsprechen denen der starren bzw. der teilelastischen Binden.
Elastische Zinkleimbinden und Zink-Gel-Binden werden in verschiedenen Längen von 5 m bis 10 m hergestellt.
Handelsware: Varolast® Hartmann; Gelostretch Beiersdorf.

Stützbandagen

Neben den bereits beschriebenen Schlauchbandagen, die auch als Stützbandagen eingesetzt werden können, werden auch spezifische Stützbandagen zur Behandlung und Nachbehandlung hergestellt.
Zum Stützen der Halswirbelsäule wurde ein Halskrawatte entwickelt, eine Halskrawatte nach Schanz, die inzwischen auch in verschiedenen

Modifikationen angeboten wird. Ein solches Produkt wird aus kräftigen, breitenstabilen Vliesstoffstreifen hergestellt, welche mit einem nahtlos gestrickten Schlauch aus 67 % Baumwolle und 33 % Viskose umhüllt und mit Bändern versehen wird. Die Binde stabilisiert den HWS-Bereich, entlastet die Nackenmuskulatur, fördert die Restitution und ergänzt durch Immobilisation und Wärmeeffekt die medikamentöse und physikalische Therapie bei HWS-Syndrom, Schleudertrauma, Plexusneuralgie und Schiefhals.
Zur korrekten Abstützung zwischen Kinn bzw. Hinterhaupt und Schultern stehen verschiedene Breiten von 6 cm bis 10 cm zur Verfügung.
Handelsware: Cervidur® Lohmann
Anstelle eines herkömmlichen Bindenverbands können zur Entlastung der Wunde nach Thorax- oder Abdomenoperationen auch speziell hierfür entwickelte Stützbandagen eingesetzt werden. Solche 25 cm breiten, dauerelastischen, gebrauchsfertigen Bandagen mit einem breiten Klettverschluß sorgen für eine bessere Druckverteilung als Bindenverbände. Sie sind darüber hinaus zeitsparend und ohne Belastung für Patienten und Pflegepersonal anzulegen. Das verwendete Material setzt sich aus 46 % Baumwolle, 45 % Polyamid und 9 % Viskose/Elasthan zusammen. Es ist längselastisch und schnürt nicht ein. Durch seine hohe Querstabilität werden Wulst- und Faltenbildung verhindert. In die Gewebestruktur eingearbeitete Querrillen sorgen für guten Luftaustausch. Durch den Baumwollanteil wird eine gute Hautverträglichkeit erreicht. Der Verband ist unempfindlich gegen Wundsekrete, gegen Salben und gegen Schweiß. Das Material ist pflegeleicht, es läßt sich unter kliniküblichen Bedingungen bei Temperaturen bis 95 °C mehrfach waschen, ohne seine Elastizität einzubüßen. Der Verband kann auch mit Gas oder Strahlen sterilisiert werden.
Der Anwendungsbereich solcher Bandagen wird mit postoperativen und posttraumatischen Stütz- und Entlastungsverbänden für Abdomen und Thorax angegeben. Die Wundränder werden entlastet. Narbenbrüche werden verhindert. Die Bandage ist auch bei Brustprellungen und Rippenbrüchen, zur Korrektur der Statik der Wirbelsäule bei Wurzelischias und Bandscheibenvorfällen indiziert.
Die Bandagen werden in fünf verschiedenen Größen angeboten.
Handelsware: Tricodur® Beiersdorf; Verba® Hartmann

Gilchristverbände. Thomas G. Gilchrist, ein amerikanischer Dermatologe, entwickelte eine gebrauchsfertige Bandage für eine stabile Fixation der Körperteile bei Schulter- und Oberarmverletzungen. Sie heißt Gilchristverband. Ein zeitaufwendiges Ablängen und Zuschneiden des Schlauchmaterials nach herkömmlicher Art kann mit dieser Bandage entfallen. Auch die Polsterungen sind bereits an der richtigen Stelle. Durch entsprechende Aufbereitung kann die Bandage sowohl am linken als auch am rechten Arm verwendet werden. Die Bandage ist mit einem Klettverschluß versehen, der das Öffnen und Schließen wesentlich erleichtert. Durch den hohen Baumwollanteil ist die Bandage besonders luftdurchlässig und hautfreundlich. Die Bandage kann mehrfach verwendet werden, sie ist bei einer Temperatur bis 30 °C waschbar.
Die Bandage eignet sich für die Behandlung von postoperativen und posttraumatischen Indikationen an der Schulter und am Oberarm, wie Distorsion, Kontusion, Rotatorenverletzung, Luxation, Gelenksprengung, Frakturen im Oberarmbereich und nach operativen Eingriffen.
Die Bandage wird in vier Größen angeboten.
Handelsware: Tricodur® Gilchrist Beiersdorf; tg-Schulterbandage Lohmann
Bei der posttraumatischen Therapie einer Schlüsselbein-Fraktur kommt es auf eine sichere Fixation des Schultergürtels und auf eine Extension der Clavicula in Längsrichtung an. Für diese Zwecke wird eine Fertigbandage angeboten mit bereits integriertem Polstermaterial. Sie wird über Klettverschlüsse maßgerecht fixiert. Durch einen luftdurchlässigen Baumwollbezug wird im empfindlichen Achselbereich für gute Ventilation und Hautfreundlichkeit gesorgt. Die Bandage kann bei einer Temperatur bis 30 °C gewaschen werden und ist so mehrfach verwendbar. Besonders geeignet ist die Bandage zur konservativen Frakturbehandlung, aber auch nach einem in Ausnahmefällen notwendigen operativen Eingriff.
Die Bandage wird in fünf verschiedenen Größen je nach Thoraxumfang angeboten.
Handelsware: Tricodur® Clavicula Beiersdorf
Spezialbandagen zur Schmerzlinderung und Funktionsverbesserung sind für das Ellenbogen-, das Sprung- und das Schultergelenk entwickelt worden, die durch eine Massagewirkung der Zwei-Komponenten-Pelotten die Durchblutung und damit den Stoffwechsel verbessern. Zu den Anwendungsbereichen zählen Reizzustände und Überlastungserscheinungen der betroffenen Gelenke, dazu Gelenkergüsse und Schwellungen bei Arthrose und Arthritis sowie Ruhigstellung nach Verletzungen. Die Bandagen können bei einer Temperatur bis 30 °C gewaschen werden.
Die Bandagen werden in verschiedenen Größe je nach Umfang der betroffenen Bereiche angeboten.
Handelsware: Bi-Aktiv epi, Bi-Aktiv talus und Bi-Aktiv omos Beiersdorf

3.8 Steifverbände

3.8.1 Steifverbände aus Gips

Nach wie vor werden Steifverbände nach altem Verfahren mittels Gipsbinden angelegt. Neueren Datums sind die wesentlich größeren Longuetten, die für größere Gipsverbände von Vorteil sind. Für die Praxis haben sich beim Eingipsen Verbesserungen bei der Qualität des Gipses und durch die Fähigkeit der Durchlässigkeit für Röntgenstrahlen. Die Longuetten wurden aus Wirtschaft-

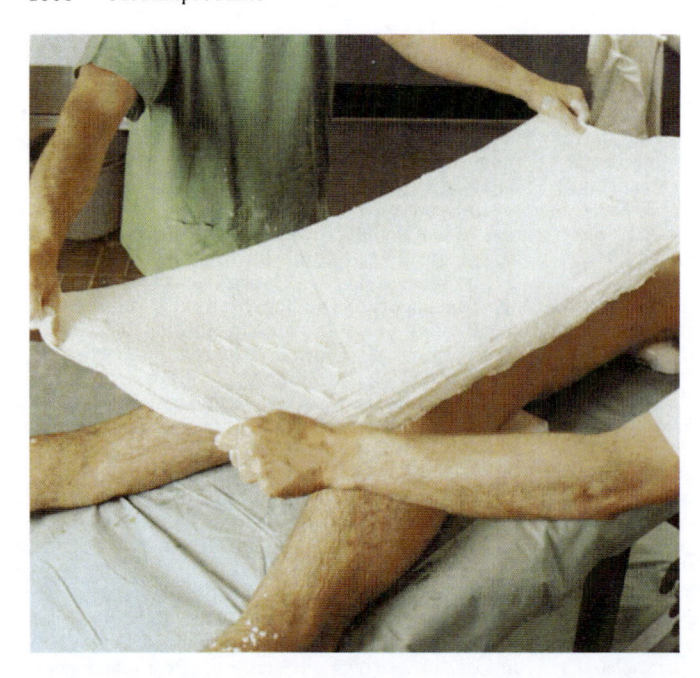

Abb. 16.67 Anwendungsbeispiel einer Breitlonguette[27] (Werkfoto Lohmann GmbH)

lichkeitsgründen entwickelt und ersparen erhebliche Zeit beim Anlegen von Gipsverbänden (Abb. 16.67). Beim Anlegen von Steifverbänden besteht die Notwendigkeit, vorher Polstermaterial und Unterzüge anzulegen.

Gipsbinden werden in Längen 2 m bis 4 m und in Breiten von 6 cm bis 20 cm angeboten. Auch die Longuetten sind in unterschiedlichen Breiten von 10 cm bis 20 cm und Längen von 1 m und 20 m marktüblich, auch als sogenannte Breitlonguetten in Breiten von 40 cm bis 80 cm.

Handelsware: Cellona® Gipsbinde, Cellona® Longuetten, und Cellona® Breitlonguette Lohmann, Plastrona®, Plastrona® Longetten und Plastrona® Breitlongetten Hartmann, Platrix® und Biplatrix® Beiersdorf

3.8.2 Thermoplastisches Schienenmaterial

Bei den thermoplastischen Systemen handelt es sich um die ersten Formen von Kunststoffsteifverbänden. Das Material wird aus Kunstharzen mit einseitig integrierten, textilen Gewirk als Rollenware gefertigt. Durch Tauchen in 71 °C warmes Wasser wird das Material zum Anlegen transparent, es ist dann gebrauchsfertig. Während der Modellierphase können Problemzonen wie Knochenvorsprünge erkannt und das Entstehen von Druckstellen dadurch vermieden werden. Das Material läßt sich leicht anlegen, es paßt sich den Körperformen optimal an. Unmittelbar nach dem Tauchen wird das Material appliziert, da es keine Hitze speichert. Die Verarbeitungszeit beträgt 4 bis 5 Minuten. Notwendig werdende Korrekturen können durch erneutes Tauchen und Nacharbeiten durchgeführt werden. Das Material haftet auf sich selbst, kann daher auch mehrlagig und mit Zubehör, wie Scharnieren oder Klettbändern, verarbeitet werden. Das Material ist individuell zu dimensionieren, es wird in zwei verschiedenen Stärken angeboten.

Nachteilig bei der Verarbeitung ist die relativ hohe notwendige Tauchtemperatur. Sie erfordert Schutzmaßnahmen für das Personal um ein Verbrühen zu vermeiden. Das erschwert das Anlegen solcher Steifverbände. Die Haut des Patienten sollte vor dem Anlegen des Verbandes mit Schutzcreme vorbehandelt werden, um ein Verkleben der Hauthaare mit der Innenseite des Verbandes zu vermeiden. Bei längerer Tragedauer eignen sich Schlauchverbände als Unterzug. Die fertige Schiene wird mit elastischen Binden fixiert. Das Material läßt sich mit anderem Material für Kunststoffsteifverbände kombinieren.

Thermoplastisches Schienenmaterial dient der Ruhigstellung, der Stützung und der Korrektur für statische Orthesen unterschiedlicher Dimensionierung wie Fingerschienen, Unterschenkelschienen, Nackenstützen und für eine, auch postoperative Rumpforthese. Es eignet sich besonders für das Anlegen von dorso-radial umfassenden Unterarmschienen und von Daumenschienen. Außerdem wird das Material für dynamische Orthesen zur funktionellen Therapie in der Traumatologie, in der Rheumatologie und in der Neurologie z. B. für dynamische Fingerschienen Braces zur funktionellen Frakturbehandlung sowie für Oberarm-Braces, Ankle-Braces und Unterschenkel-Braces eingesetzt (Abb. 16.68). Es dient auch als Gesichtsmaske zur Kompression nach Verbrennungen.

Dieses thermoplastische Steifverbandmaterial wird in zwei Größen von 17,5 cm × 6 m und einer

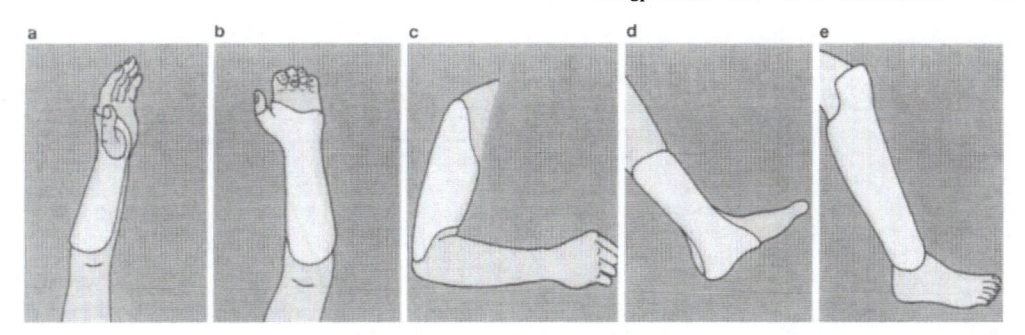

Abb. 16.68 Beispiele von Steifverbänden mit Thermoplastischem Schienenmaterial[27] a Dorso-radial umfassende Unterarmschiene b Daumenschiene c Oberarm-Brace d Ankle-Brace e Unterschenkel-Brace (Werkfoto Lohmann GmbH)

Stärke von 1,2 mm sowie in der Größe von 30,5 cm × 6 m und einer Stärke von 2,4 mm angeboten.
Handelsware: Cellaform Lohmann

3.8.3 Kunststoffsteifverbände

Zunehmend haben anstelle von Gipsverbänden und thermoplastischen Schienenmaterial Steifverbände aus neueren Kunststoffen in der Therapie Eingang gefunden, die zwar teurer, aber aufgrund des Gewichtes wesentlich weniger belastend für den Patienten sind. Die Produkte werden aus engmaschigem Glasfasergewirk gefertigt, mit Polyurethanharz getränkt und schließlich zu Binden verarbeitet.

Das weitgehend klebfreie, in der Breite dehnbare Material vereinfacht das Anwickeln und erleichtert das Modellieren. Bei in der Zirkulärtechnik angelegten Verbänden genügen bereits wenige La-

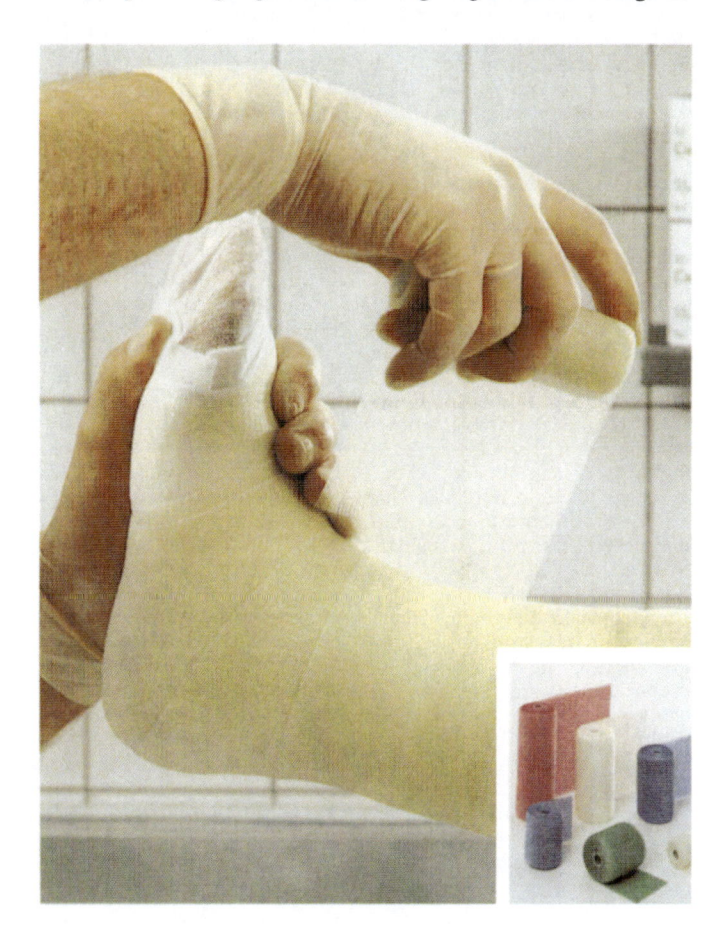

Abb. 16.69 Anlegen eines synthetischen Steifverbandes[27] (Werkfoto Lohmann GmbH)

gen, um eine hohe Stabilität bei äußerst geringem Gewicht zu erreichen. Je nach Indikation treten Gewichtsreduzierungen bis 60 % gegenüber Gipsverbänden ein. Das Material ist röntgentransparent, in ausgehärtetem Zustand wasserfest und hautfreundlich. Das feine und offenmaschige Gewirk behindert nicht die Hautatmung (Abb. 16.69). So werden Mazerationen vermieden. Alles in allem also wesentliche Vorteile für den Patienten, die den höheren Preis durchaus rechtfertigen.

Leichtverbände aus mit Kunstharzen getränktem Glasfasergewirk dienen der Ruhigstellung nach Frakturen sowie nach Knochen- und Gelenkoperationen, bei orthopädischen Korrekturen, zur Behandlung von Knochen- und Gelenkerkrankungen.

Die synthetischen Steifverbände werden in verschiedenen Breiten zwischen 2,5 cm und 12,5 cm sowie in verschiedenen Farben auf dem Markt angeboten.

Handelsware: Cellacast Xtra® Lohmann; Articast® und Articast® Beiersdorf

Neben der Bindenware gibt es synthetische Steifverbände auch als Longuette-Ware. Diese Produkte sind in der Anwendung noch wirtschaftlicher und zeitsparender als die Bindentechnik durch das bereits eingearbeitete Polstermaterial und durch die Möglichkeit einer individuellen Dimensionierung. Darüber hinaus werden Handschuhe beim Anlegen nicht benötigt und eine Verschmutzung des Gipsraumes ist weitgehend ausgeschlossen.

Den modellierbaren Kern der Longuette bilden 7 Lagen eines Polyurethanharz-getränkten Glasfasergewirks, der in der Mitte zusammengeheftet ist. Dieser Lagenverbund wird rundherum in eine aus 100 % Polypropylen bestehenden Polsterhülle eingebracht. Das Polstermaterial ist wasserabweisend und gibt Restfeuchte rasch wieder ab. Es kann bei Bedarf abgewaschen werden. Der Steifverband wird in einem Folienschlauch eingesiegelt. Die erforderliche Menge wird einfach von der Rolle abgeschnitten. Beim Anlegen wird das Polstermaterial durch leichtes Strecken über die rauhen Fiberglas-Schnittkanten gezogen, um Verletzungen vorzubeugen. Das formbare Material wird mit einer elastischen Binde fixiert und mit der flachen Hand anmodelliert, bis das Material nach etwa 4 bis 5 Min. abgebunden hat.

Synthetische Longuette-Verbände werden Dank der praktischen Handhabung in Facharztpraxen für Orthopädie und Chirurgie, in Unfallstationen sowie in den Ambulanzen der Kliniken bevorzugt angewandt. Sie eignen sich vorzüglich für Daumenschienen, dorsale Oberarmschienen, Unterarmschienen, Unterarm-U-Schienen mit Einschluß des Ellenbogengelenkes, dorsale Unterschenkelschienen und Unterschenkel-U-Schienen unter Einschluß des Sprunggelenkes.

Longuette-Verbände sind in Breiten von 7,5 cm bis 15 cm Breite im Handel.

Handelsware: Cellacast®-Longuetten Lohmann.

3.9 Saug- und Polstermaterial

Die Gefahr der Druckstellenbildung erfordert den Einsatz von Polstermaterial. Dies gilt insbesondere beim Anlegen von Steifverbänden. Zum Teil dienen Schlauchverbände und gebrauchsfertige Unterzüge aus Schlauchverband gleichzeitig als Polstermaterial. Darüber hinaus wird Polstermaterial beim Anlegen von Stütz- und Kompressionsverbänden zur lokalen Druckerhöhung verwendet. Polstermaterial kann mit Kreppapierbinden, mit Fixierbinden oder auch mit Sprühpflaster befestigt werden.

Verbandmull, Verbandwatte und Verbandzellstoff stellen nach wie vor klassisches Saugmaterial dar. Polster- und Saugmaterialien sind hinsichtlich Herstellung und Zusammensetzung von W. Triebsch in HAGERS Handbuch der Pharmazeutischen Praxis[1] beschrieben worden, worauf hier ergänzend hingewiesen wird.

Verbandmull. Verbandmull nach Ph. Eur. besteht aus reiner Baumwolle und entspricht DIN 61 630-VM20. Mullgewebe von 80 cm Breite wird 8fach zu einem 10 cm breiten Verbandmullstreifen zusammengelegt. Er wird als Zickzackware oder in Rollenform, auch in entsprechenden Spenderboxen angeboten. Bevorzugt wird Verbandmull auch heute noch wegen seiner vielfältigen Einsatzmöglichkeiten beim Selbstanfertigen individueller Verbandstücke und Wundauflagen und wegen des hohen Saugvermögens zur Wundreinigung und Wundabdeckung. Der elastische Verbandmull eignet sich zum Anlegen saugender und leicht komprimierender Verbände bei der Erstversorgung von Wunden.

Handelsware: Hartmann Verbandmull ZZ, Mullro® und Mullro®-Box Hartmann, Mullix® und Mullix®-Box Hartmann; Gazin® Lohmann

Verbandwatte. Die verschiedenen Arten von Verbandwatten dienen gleichzeitig als Saugmaterial und als Polstermaterial. Sie werden als Zickzackware und in Rollenform angeboten. Im allgemeinen wird heute Verbandwatte aus gleichen Teilen Baumwolle und Zellwolle gefertigt, weil diese Mischung die Bedürfnisse am besten erfüllt. Zellwolle saugt Flüssigkeit schnell auf, während Baumwolle das größere Wasserhaltevermögen, die bessere Polsterwirkung und den besseren Zusammenhalt besitzt. Neben DAB- bzw. DIN-Ware wird auch reine Polsterwatte aus ca. 80 % nicht entfetteter Baumwolle und ca. 20 % Viskose hergestellt.

Handelsware: Hartmann Verbandwatte; Polsterwatte und Polsterbinde Lohmann

Verbandzellstoff. Verbandzellstoff ist wegen seines hohen Absorptionsvermögens als preisgünstiges Saugmaterial in der Krankenpflege unentbehrlich. Verbandzellstoff wird hochgebleicht als DAB-Standardware, daneben als Zellstoff gebleicht, halbgebleicht und ungebleicht als Polstermaterial angeboten. Darüber hinaus wird auch eine Kom-

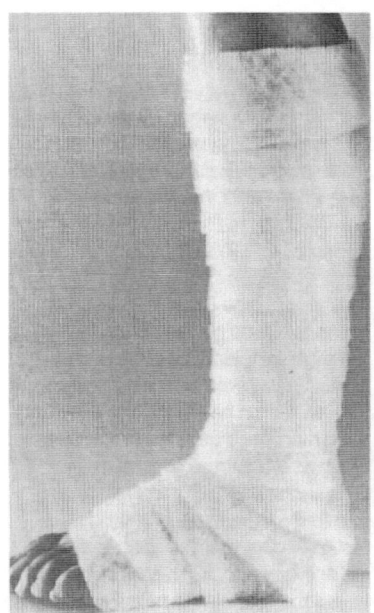

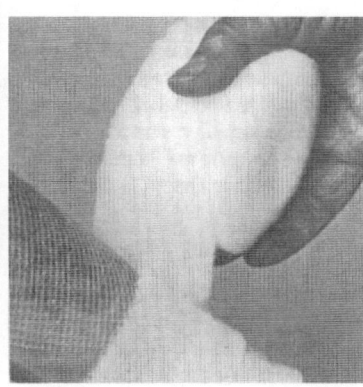

Abb. 16.70 Polstermaterial aus Polyester[2] (Werkfoto Hartmann)

bination aus Zellstoff und Vliesstoff hergestellt, die besonders zum Polstern und als zusätzliche Sauglage zum Hinterlegen benutzt wird.
Handelsware: Pehazell® Hartmann; Zemuko® Lohmann

Vliesstoffe. Moderne Polstertechnik stellt differenzierte Anforderungen an das Material. Polsterwatten bestehen aus hydrophoben Fasern, die Feuchtigkeit und Sekrete durch das Vlies ohne Aufsaugen hindurchleiten. W. Triebsch bezeichnet als Vliesstoffe textile Flächengebilde, die nicht nach den klassischen Methoden des Spinnens, Webens oder Wirkens erzeugt werden. Sie lassen sich im allgemeinen direkt aus synthetischen Polyesterfasern herstellen und sind daher, weil Fertigungsschritte entfallen, kostengünstiger. Bei dem als Polstermaterial benutzten Vlies handelt es sich um bauschig-elastische Zubereitungen, deren Elastizität auch bei mechanischer Dauerbelastung und bei Feuchtigkeit erhalten bleibt (Abb. 16.70). Das Material kann im Bedarfsfalle im Autoklaven sterilisiert werden.
Anwendungsbereiche sind Polsterungen an exponierten Knochenpartien und Nerven beim Anlegen von Gips- und Kunststoffsteifverbänden, von Zinkleim und Pflasterverbänden. Bei der Wundbehandlung in Kombination mit textilen Wundauflagen und Salbentüll wirkt Synthetikwatte als luftdurchlässiges Polster. Auch zum Polstern von Schienen und als Einziehmaterial bei Schlauchverbänden kommt das Material zum Einsatz. Synthetikwatte wird in Rollenform in Breiten von 4 cm bis 40 cm angeboten.
Handelsware: Cellona® Synthetikwatte Lohmann; Rolta® und Rolta® soft Hartmann; Artiflex® und Artiflex® soft Beiersdorf

Spezialpolstermaterial. Neben den genannten, stehen heute auch spezielle Polstermaterialien zur Verfügung, die für besondere Polsterungsbedürfnisse entwickelt wurden. Sie werden in Platten angeboten und dann gezielt zugeschnitten (Abb. 16.71).

Polsterfilz. Es handelt sich um griffige Filzware, die aus 67 % Viskose und 33 % Wolle hergestellt und als Meterware in einer Dicke von 5 mm und einer Breite von 180 cm angeboten wird. Der Filz läßt sich leicht zuschneiden und gut anpassen. Bevorzugt wird diese Ware zur flächigen Polsterung von Abstützzonen und exponierten Knochenpartien bei Gips und Kunststoffsteifverbänden. Der Filz eignet sich auch zum Auspolstern von Liegeschalen.
Handelsware: Polsterfilz® Lohmann

Klebendes Spezialvlies. Bei diesem Polstermaterial handelt es sich einmal um einen selbstklebenden Vliesstoff aus 50 % Polyester, 30 % Polypropylen und Viskose, der durch eine spezielle Fertigungsart der Nadelung zu einer reißfesten, anschmiegsamen Polsterfläche verarbeitet ist. Das Polstermaterial wird in zwei Versionen als normales Polster oder als Randpolster und in zwei verschiedenen Stärken angeboten. Der hautverträgliche Polyacrylat-Kleber ist beim normalen Polster streifenförmig aufgebracht. Dadurch ergibt sich eine gute Luft- und Wasserdampfdurchlässigkeit. Dagegen erfolgt der Auftrag des Polyacrylat-Klebers bei den Randpolstern vollflächig, was eine hohe Klebkraft bewirkt. Das normale Polster wird für individuelle Zuschnitte bevorzugt. Das selbstklebende Material erleichtert die Handhabung beim Anlegen von partiell gepolsterten Gips- und

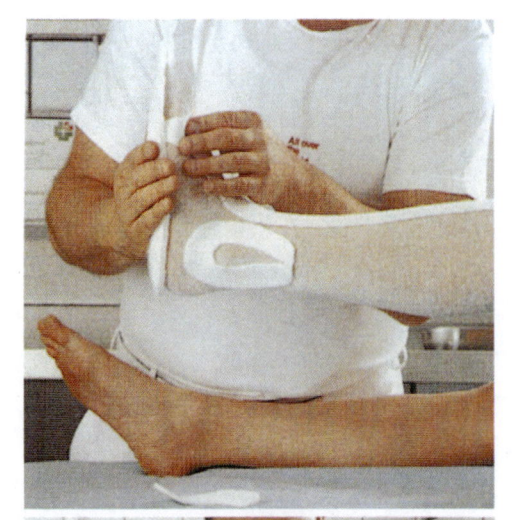

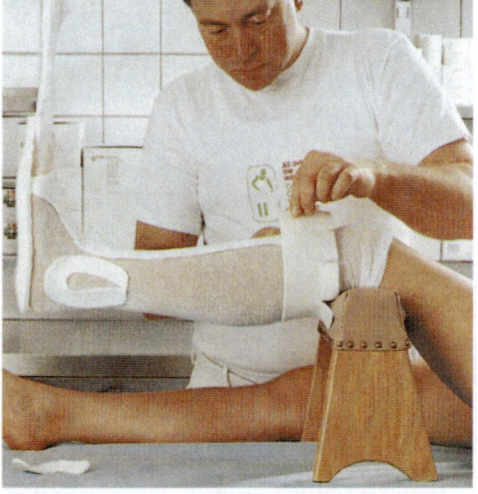

Abb. 16.71 Anbringen verschiedener, vorgeschnittener Polstermaterialien – selbstklebende Vliesstoffe und Synthetik-Watte[25] (Werkfoto Lohmann GmbH)

Kunststoffsteifverbänden erheblich. Es eignet sich vorzüglich für exponierte Abstützzonen bei Rumpf-, Becken- und Beinverbänden sowie zum vollflächigen Auskleben von Gipsschalen. Gipsverbände, speziell Kunststoffsteifverbände, erfordern aufgrund ihrer Materialhärte häufig eine zusätzliche Polsterung im Bereich der Verbandränder. Hierfür ist speziell das Randpolster entwickelt worden, bevorzugt für Unterarm-, Oberarm- und Tutorverbänden sowie für alle druckgefährdeten Stellen.
Das Polster-Produkt wird in der Stärke von 5 mm und in der Größe von 19 cm × 38 cm und in der Stärke von 2 mm und der Größe 58 cm × 100 cm, das Randpolster wird gerollt in der Stärke 2 mm und der Größe 8 cm × 5 m hergestellt.
Handelsware: Cellona® Polster und Cellona® Randpolster Lohmann

Ein anderes, in seiner Anwendung aber ähnliches Produkt, besteht aus 4 mm dickem Latex-Schaum, der einseitig mit Viskose-Gewebe kaschiert, aber nicht mit haftender Klebemasse versehen ist. Das Material ist äußerst flexibel und läßt sich auch an konturierten Körperteilen sehr gut auf die gewünschten Formen zu schneiden und anlegen. Durch seine geschlossenzellige Schaumoberfläche kann es auch als Träger von Salben, Gelen und Flüssigkeiten fungieren. Durch Einsprühen mit Pflasterspray auf der unkaschierten Seite klebt es auf der Haut.
Anwendungsgebiete sind Kompressions-, Stütz- und Entlastungsverbände, bei denen es auf Unterpolsterungen besonders druckgefährdeter Körperpartien, wie Kniescheibe, Knöchel und Oberarmknochen oder auf Auffüllen von Vertiefungen ankommt. Mehrlagiges Anlegen kann zu einer lokalen Druckerhöhung führen, die gegebenenfalls bei Ulcus cruris und bei bestimmten Gelenkverletzungen z. B. der Gelenkkapsel am Schultergelenk angezeigt ist. Auch als Druckschutz über flächigen Hautnarben und Wunden sowie als polsternde Zwischenlage bei Finger- und Zehenverbänden eignet sich dieses Material.
Diese Schaumgummiplatte wird in einer Größe von 30 cm × 20 cm in Einzelverpackung angeboten.
Handelsware: Artifoam® Beiersdorf
Zur partiellen Polsterung beim Anlegen von Verbänden und Schienen und für eine gezielte Kompression eignet sich auch ein anderer Schaumstoff. Er wird ebenfalls auf der Basis von Syntheselatex gefertigt, ist rein porös, leicht und elastisch und besitzt eine samtweiche Oberfläche, dazu ist er luft- und wasserdampfdurchlässig. Dieses Schaumstoffmaterial steht als gebrauchsfertige Kompressen, als Schaumstoffbinden und als Schaumstoffplatten für einen individuellen Zuschnitt zur Verfügung.
Unterpolsternde Schaumgummikompressen dienen der gezielten Kompression bei Ödembehandlung in der Phlebologie. Sie fördern die Pumpwirkung von Kompressionsverbänden. Die Schaumgummibinden sind bei Ödemen, bei Thrombophlebitis, sowie nach ausgedehnter Varizenverödung indiziert. Schaumstoffbinden werden ohne Zug in Spiraltouren ohne Tourendeckung also auf Stoß gewickelt. Der zuverlässige Sitz des Kompressenverbandes und die gesteigerte Kompressionswirkung wird durch den darüber angelegten Kompressionsverband erreicht. Bei individuellen Zuschnitten aus Schaumstoffplatten sollten die Kanten zur Vermeidung von Druckstellen abgeschrägt werden. Bei einer bestehenden Gummiallergie können Hautreaktionen auftreten.
Das Material soll kühl und trocken und vor UV-Licht geschützt gelagert werden. Kompressen und Binden aus Schaumgummi sind bei Bedarf im Autoklaven bei 121 °C sterilisierbar.
Die Kompressen werden in verschiedenen Formaten und in unterschiedlichen Größen und in Stärken von 0,5 cm bis 1,5 cm hergestellt, die Binden werden in Breiten von 8 cm und 10 cm und in Längen von 1 m und von 2 m in Stärken von

0,5 cm und 1 cm und die Platten in einer Größe von 0,5 m × 1 m und in einer Stärke von 1 cm angeboten.
Handelsware: Komprex® Schaumgummi Lohmann.
Aus Polyurethan-Schaumstoff besteht eine dünne und offenporige Schaumstoffbinde, als Unterzug und als Polstermaterial gleichfalls zu nutzen. Das Material ist anschmiegsam und trägt aufgrund seiner extremen Dünne von 0,4 mm nicht auf. Es hat den Vorteil, daß es aufgrund seiner Struktur sowohl auf der Haut als auch bei einzelnen Bindentouren gut aufeinander haftet und daher nicht verrutschen kann. Es eignet sich aus diesem Grund zur wulstfreien Fixation von Polstermaterial, bevorzugt in Verbindung mit Kunststoffsteifverbänden. Der Polyurethan-Schaum erschwert das Durchschlagen von Feuchtigkeit beim Anwickeln von Gipsbinden oder synthetischem Material für Steifverbände. Polyurethan-Schaumstoff-Binden lassen sich in der Sportmedizin für gelenkstützende Verbände in Kombination mit Pflasterbinden und mit Tape anwenden. Das Material ist widerstandsfähig gegen Fette, Öle, Salben, Körperschweiß und Reinigungsmittel.
Die Binden werden in Breiten von 7 cm und 10 cm und einer Länge von 27,5 m hergestellt.
Handelsware: Pretape® Lohmann

3.10 Spezielle Verbandmittel

3.10.1 Verbandmittel mit Schutzfunktion

Neben dem Polstern und Ruhigstellen beim Anlegen von Steifverbänden kommt dem Schützen Bedeutung zu. Insbesondere beim Anlegen großer Steifverbände werden häufig vorgefertigte Unterzüge als Schutz genutzt. Hierfür entstanden verschiedene Fertigprodukte für die betroffenen Körperteile. Teilweise wurden die Produkte bereits im Abschnitt Fixieren angesprochen und auf die zusätzliche Verwendung als Unterzüge hingewiesen. Doch gibt es einige spezielle Fertigprodukte wie beispielsweise Hemden und Hosen aus Schlauchverband-Material. Sie werden in der Orthopädie, aber auch in der Traumatologie angewandt. Die Produkte werden aus 100 %iger Baumwolle gestrickt, die weder entfettet, noch optisch aufgehellt ist. Das Material ist besonders hautverträglich und hat keine aufsaugende Wirkung. Durch die Art der Verarbeitung sind die Produkte querdehnbar, können ohne auszufransen eingeschnitten werden und weisen glatte Ränder auf, um Druckstellen zu vermeiden. Auch in der Dermatologie werden diese Fertigprodukte zum Abdecken ausgedehnter Hauterkrankungen eingesetzt. Die Produkte können gekocht und bei 121 °C im Autoklaven sterilisiert werden.
Die Fertigprodukte werden jeweils in zwei Größen für Erwachsene und für Kinder hergestellt.
Handelsware: tg-Hemd und tg-Hose Lohmann
Vorgefertigte und gebrauchsfertige Hand- und Fingerverbände werden aus dem gleichen Material gefertigt. Sie werden im wesentlichen in der Dermatologie angewandt und zum Abdecken bei dermatologischen Erkrankungen wie Kontaktekzemen und Photodermatosen sowie bei medikamentös behandelter Haut benutzt. Die Produkte lassen sich auch zur Prophylaxe von Superinfektionen einsetzen. Der Fäustling – für Säuglinge und Kleinkinder gedacht – dient als Kratzschutz bei juckenden Hauterkrankungen und darüber hinaus zur Fixierung von Wundauflagen bei Bagatellverletzungen sowie in der kleinen Chirurgie und der Handchirurgie.
Beide Produkte werden aus 100 % Baumwolle gefertigt, sind von ihrer Qualität weich und anschmiegsam und besitzen gute Paßform. Sie können gewaschen und bei 121 °C im Autoklaven sterilisiert werden, wobei allerdings eine gewisse Schrumpfung eintreten kann. Dies ist sicherlich ein Nachteil, der sich durch entsprechende Größenwahl ausgleichen läßt, was wiederum die gute Paßform beeinträchtigt.
Die Handschuhe werden in drei Größen für Erwachsene und in einer Größe für Kinder, der Fäustling wird in zwei Größen für Säuglinge und für Kleinkinder angeboten.
Handelsware: tg-Handschuhe und tg-Fäustling Lohmann

3.10.2 Verbandmittel zur Anwendung am Auge

Für die Versorgung von Verletzungen und nach operativen Eingriffen sowie zur Applikation von Arzneimitteln am Auge sind spezielle Augenkompressen entwickelt worden. Sie bestehen aus Augenwatte nach DIN 61 640-A und Mullgewebe aus 100 % Baumwolle und sind in einer, dem Augenhöhlenbereich entsprechenden ovalen Form gestanzt. Eine spezielle Faserlänge der Watte macht die Augenkompressen sehr bauschig und anschmiegsam.
Sie sind luftdurchlässig und hautfreundlich. Sie können bei 121 °C im Autoklaven sterilisiert werden.
Augenkompressen werden in zwei Größen von 5,5 cm × 7 cm bis 7 cm × 9 cm steril oder auch unsteril angeboten.
Handelsware: Pro-ophta® Lohmann, Eycopad® Augenkompresse Hartmann
Eine andere Augenkompresse wird aus einer anschmiegsamen, glatten Vliesstoffhülle aus 100 % Polypropylen mit einer weichen, saugfähigen Wattefüllung 60 % Polypropylen und 40 % Baumwolle hergestellt. Die Kompresse ist rundherum geschlossen, ein Verschieben der Lagen und ein Fuseln wird verhindert. Sie ist frei von Bindemitteln und von optischen Aufhellern. Sie können bei 121 °C im Autoklaven sterilisiert werden.
Diese Augenkompressen werden in einer Größe von 6,2 cm × 7,2 cm gefertigt und werden steril oder auch unsteril angeboten.
Handelsware: Pro-ophta®-Kissen Lohmann
Zur Therapie und zur Prophylaxe des Strabismus und der Amblyopie bei Kindern kommen licht-

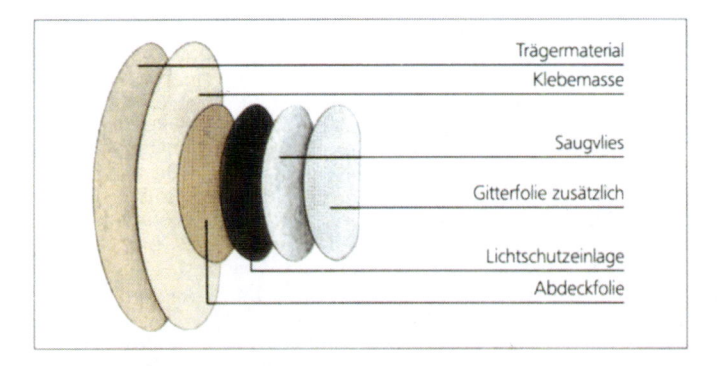

Abb. 16.72 Spezialpflaster für die Augenheilkunde – Schematischer Aufbau[29] (Werkfoto Beiersdorf A. G.)

Labels: Trägermaterial, Klebemasse, Saugvlies, Gitterfolie zusätzlich, Lichtschutzeinlage, Abdeckfolie

dichte, gebrauchsfertige Augenocclusionspflaster zur Anwendung. Hierbei kommt es darauf an, daß eine solche Behandlung konsequent und ohne Unterbrechungen in dem vom Arzt verordneten Zeitraum durchgeführt wird. Diese Verbandmittel müssen also hohen Ansprüchen genügen und eine gute Verträglichkeit am Auge und auf der Haut aufweisen. Hinzu kommen zuverlässiger Lichtschutz und ein perfekter, dauerhafter Sitz. Außerdem sollten sie möglichst unauffällig sein und sich leicht und schmerzfrei entfernen lassen.

Die notwendige und absolute Lichtundurchlässigkeit wird durch eine eingearbeitete, lichtdichte, schwarze Einlage gewährleistet (Abb. 16.72). Das Baumwoll-Gewirk ist längs- und querelastisch und paßt sich daher der Form der Augenhöhle und den Bewegungen der Gesichtsmuskeln individuell an. Es trägt kaum auf und stört auch nicht beim Tragen einer Brille. Die Kautschuk-Acrylat-Klebemasse ist porös aufgetragen, haftet aber dennoch fest. Auch bei Langzeitanwendung auf empfindlicher Haut treten in der Regel keine Hautreaktionen oder Mazerationen auf. Die Luft- und Wasserundurchlässigkeit des Materials verhindert einen Hitzestau im Augenbereich. Die dem Auge zugewandte Seite des Saugvlieses ist oberflächenbehandelt, um ein Lösen von Faserpartikelchen zu verhindern, die zu Hautreizungen führen könnten.

Für besonders empfindliche Haut, z. B. bei Kleinkindern, wird ein Occlusionspflaster genutzt, das aus einem vertikal dehnbaren Polyamidvlies besteht und mit einer hypoallergenen Klebemasse beschichtet ist. Es ist selbst bei extremer Sensibilität gut verträglich und dabei sicher haftend. Pflaster dieser Art können bereits bei Kleinkindern ab dem 7. Monat appliziert werden. Die Augenseite polstert ein weiches Saugvlies ab, das gleichzeitig Tränenflüssigkeit aufnimmt. Eine zusätzliche feine Gitterfolie sorgt dafür, daß keine Faserpartikel ins Auge gelangen können. (Abb. 16.72) Die Occlusionspflaster können auf dem rechten oder dem linken Auge angelegt werden. Die gerade geschnittene Kante soll nach oben zeigen.

Die Augenocclusions-Pflaster weisen eine Größe von 7,5 cm × 5,5 cm auf, die für Kleinkinder eine Größe von 6,7 cm × 4,8 cm.
Handelsware: Elastopad®, Elastopad® lite und Elastopad® lite junior Beiersdorf

Als spezielles Verbandmittel zum gewebeschonenden Präparieren und Tupfen in der Ophthalmologie sind Augenstäbchen entwickelt worden. Sie werden inzwischen wegen der günstigen Handhabung auch in der Mikro-, Hand- und Neurochirurgie erfolgreich eingesetzt. Augenstäbchen nach Prof. Dr. Dardenne bestehen aus einem weichen, saugfähigen Vliesstoff, der auf Stäbchenstärke gerollt wird und zur Stabilisierung außen mit einem Hüllvlies versehen ist. Beide Vliesstoffe bestehen aus 100 % bindemittelfreier Viskose. Sie sind zum Präparieren an beiden Seiten schräg zugeschnitten. Beim Benutzen behalten die Stäbchen bei guter Kapillarwirkung die zum Präparieren notwendige Festigkeit. Sie können bei 121 °C im Autoklaven sterilisiert werden.

Augenstäbchen haben einen Durchmesser von 5 mm und eine Länge von 6,6 c. Sie werden sowohl steril in Spezialbeuteln mit Sterilisationsindikator als auch unsteril angeboten.
Handelsware: Pro-ophta®-Stäbchen Lohmann

3.10.3 Spezialpflaster zur Epikutantestung

Bei der starken Zunahme von Allergien und Kontaktdermatiden bestand das Bedürfnis, das für eine Indikation notwendige Verfahren der Austestung zu vereinfachen und zu beschleunigen. Aus diesem Grund sind spezielle Pflaster entwickelt worden.

Der Epikutantest zur Diagnose allergischer Hautreaktionen verlangt besonders bei längerdauernder Anwendung ein Testpflaster mit hoher Klebekraft, um sichere Befunde zu gewährleisten. Der Aufbau eines Testpflasters ist in der Abbildung dargestellt. Die Testläppchen mit der Absorptionsschicht bestehen aus chemisch-reinem Baumwoll-Lint, die sich gegenüber der Testsubstanz völlig neutral verhalten. Eine indifferente Polyesterfolie als Isolationsschicht trennt das Testläppchen von der Klebemasse. Somit ist eine Reaktion von Klebemasse und Testsubstanz ausgeschlossen und die für einen erfolgreichen Test geforderten Okklusivbedingungen sind gewährleistet. Durch einen Zellglasring wird die Reaktion der Haut auf das Testzentrum lokalisiert, um eine genaue Differentialdiagnose sicherzustellen.

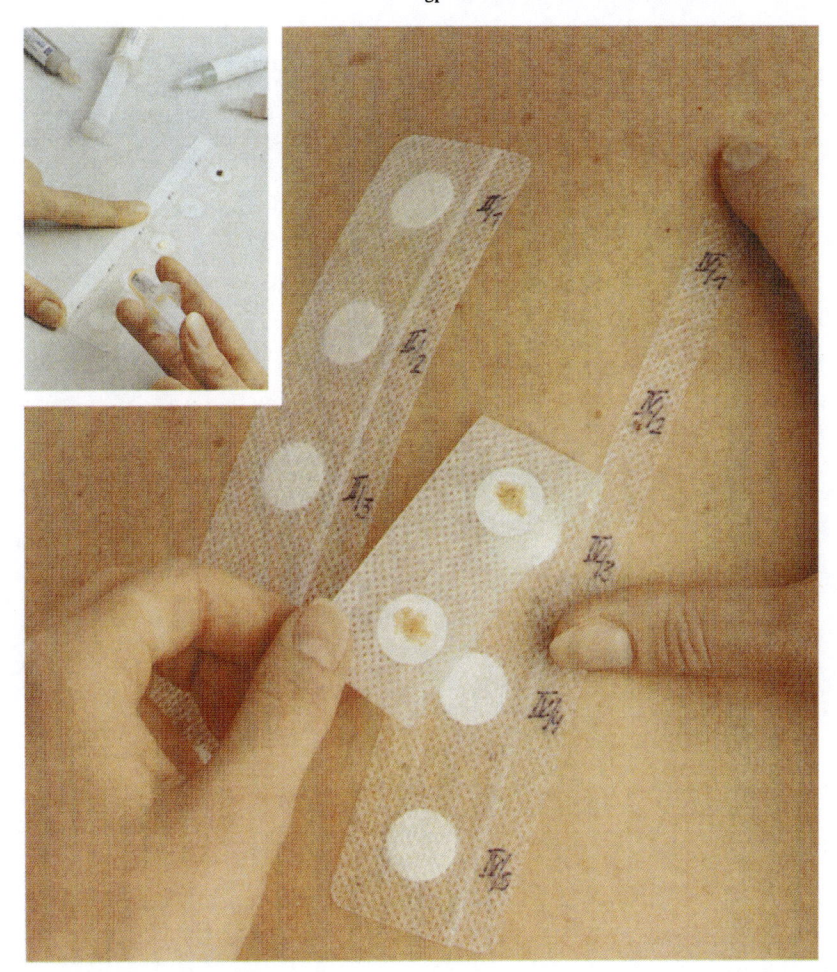

Abb. 16.73 Anwendung eines Epicutan-Testpflasters[28] (Werkfoto Lohmann GmbH)

Es stehen verschiedene Arten von Testpflastern zur Verfügung, einmal für normale Haut und dann für besonders empfindliche Haut. Das Trägermaterial besteht entweder aus hautfarbenem Zellwoll-Gewebe oder aus hautfreundlicher Acetatseide und ist mit mikroporös aufgetragenem Zinkoxid-Kautschuk-Kleber bzw. mit hypoallergenem Polyacrylat-Kleber beschichtet. Luft- und Wasserdampfdurchlässigkeit sind gegeben. Die Teststreifen lassen sich mit Kugelschreiber oder Filzstift beschriften.
Testpflaster mit fünf Testzentren stehen in Packungen mit 50 Einheiten zur Verfügung.
Handelsware: Leukoplast® Testpflaster und Leukotest® Beiersdorf
Ein anderes, gleichartig aufgebautes Testpflaster besitzt runde Testplättchen aus Vliesstoff, der aus Baumwolle und aus Zellwolle oder Viskose besteht. Das Trägermaterial besteht aus transparenter Polyurethanfolie oder aus durchsichtigem, weißen Vliesstoff aus Polypropylen und ist mit einem hypoallergenen Polyacrylat-Kleber beschichtet, der die notwendige Okkulusion garantiert.

Schutzfolie aus Polyethylen für die Testplättchen und ein flacher Ring aus Polyester sind gleichermaßen eingearbeitet. Ein besonderer Vorteil besteht bei dem transparenten Folienpflaster darin, daß sich das Hautumfeld jederzeit visuell ohne Lösen des Teststreifens kontrollieren läßt. Das Pflaster aus Vliesstoff besitzt einen überlappenden Beschriftungsrand (Abb. 16.73).
Diese Testpflaster mit fünf Testzentren stehen in Packungen mit 100 Einheiten oder mit 20 Einheiten zur Verfügung.
Handelsware: Curatest® F und Curatest® Lohmann

3.10.4 Spezielle Verbandhilfsmittel

Gehstollen und Gehsohlen. Unter das Medizinproduktegesetz fallen entsprechend der Zweckbestimmung auch Gehstollen und Gesohlen, wie sie in Steifverbände eingearbeitet oder als Zubehör vorgesehen sind und von den einschlägigen Herstellern angeboten werden. Diese aus leichten

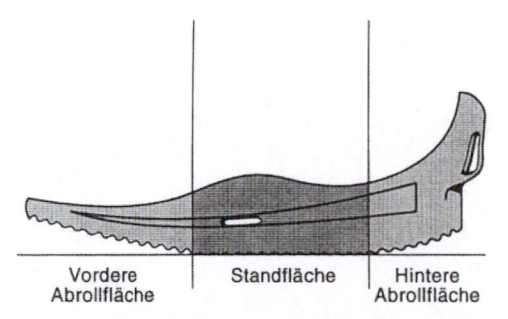

Abb. 16.74 Konstruktions-Darstellung einer modernen Gehsohle für einen Steifverband[29] (Werkfoto Beiersdorf A. G.)

Materialien hergestellten Zubehörteile sind so konstruiert, daß richtiges Gehen und Stehen mit Steifverbänden erleichtert wird. Ein Beispiel zeigt die Abbildung einer solchen Konstruktion (Abb. 16.74).
Handelsware: Cellona® Gestollen und Cellona® shoecast Lohmann; Plastrona® step mit Fixierband; bmp- Gehstollen und Artistep® comfort Beiersdorf

Moderne Schienen. Neben den diversen Cramerschienen und sonstigen Schienen findet zunehmend auch anderes Schienenmaterial Anwendung, wie sie beispielsweise für Hand und Handgelenk von der Fa. Beiersdorf AG, Hamburg entwickelt worden ist. Diese modernen Schiene gewährt eine ausreichende postoperative oder posttraumatische, funktionell richtige Ruhigstellung mit der Möglichkeit einer gleichzeitigen funktionellen Therapie bei angenehmer Fixation. Die Konstruktion gibt optimale Extension und Flexion der betroffenen Gelenke vor. Die integrierte Aluminiumschiene kann bei Bedarf herausgenommen werden, sie läßt sich bei erheblich von der Norm abweichenden anatomischen Verhältnissen oder bei spezifischen Indikationen schnell und einfach in der Winkelstellung nachformen. Bewegungseinschränkende Fingerbänder stellen Finger und Sehnenscheiden ruhig, der Spitzgriff bleibt aber möglich. Durch die offene Konstruktion wird eine unerwünschte Wärmeentwicklung vermieden. Sie erlaubt eine begleitende Lymphdrainage-Behandlung oder krankengymnastische Behandlung bei angelegter Schiene. Die Schiene kann aber auch dank der den Unterarm zirkulär umfassenden Gurte mit Klettverschlüssen zur Krankengymnastik oder zur Körperpflege schnell und einfach an- und abgelegt werden. Durch eine weiche Innenpolsterung der Schiene mit hautfreundlichem Frottebezug und die gepolsterten Verschlußbänder ergeben sich besonders angenehme Trageeigenschaften. Die Schiene verbindet hohe Therapiesicherheit mit praktischen Anwendungsvorteilen wie einfache Handhabung, ideale frühfunktionelle Behandlung und hohe Stabilität (Abb. 16.75).

Zu den Anwendungsgebieten dieser Handschiene zählen funktionelle Behandlung bei akuten Reizzuständen, schweren Formen der Tendovaginitis und Handgelenkarthrosen, massiven Distorsionen sowie Carpaltunnelsyndrom. Außerdem kann die Schiene nach Frakturen und Luxationen sowie nach Handgelenk-, Handwurzel- und Mittelhandoperationen eingesetzt werden. Sie eignet sich jedoch nicht zur Behandlung frischer, nicht stabilisierter Frakturen.

Die Schiene wird in zwei Versionen für den rechten oder den linken Arm und in drei verschiedenen Größen je nach Umfang des Handgelenkumfangs angeboten.
Handelsware: Tricodur® Carpal

3.11 Verbandstoffe mit Arzneimitteln

Nach dem Medizinproduktegesetz entscheidet die Zweckbindung eines Produktes über dessen Klasifizierung. Das ist eine Änderung zu den bisher geltenden Bestimmungen, die noch im Band 1 berücksichtigt wurden. Wenn der Verbandstoff nur der Träger einer arzneilich wirkenden Substanz, mit überwiegend pharmakologischer Wirkung darstellt, so bleibt ein solches Produkt auch weiterhin ein Arzneimittel. Stehen jedoch mehr physikalische Wirkungen im Vordergrund und sind Arzneimittel nur ergänzend aufgebracht, so sind diese Produkte den Medizinprodukten zuzurechnen, obwohl sie bisher den Arzneimitteln zugeordnet waren. Eine eindeutige Regelung wird sich erst im Laufe der Zeit und vielleicht auch erst nach entsprechender Rechtsprechung ergeben. Nach jetziger Einschätzung werden z. B. ABC-Pflaster oder Salicylsäurepflaster, desinfektionsmittelhaltige Tupfer zur Reinigung und antiseptischen Behandlung der Haut vor operativen Eingriffen oder Infektionen oder auch Wundauflagen mit hämostyptischer Wirkung, wie Clauden-Verbandstoffe, auch künftig Arzneimittel bleiben, weil der therapeutische Effekt den aufgebrachten Arzneimitteln zuzuschreiben ist, die pharmakologische Wirkungen aufweisen. Salbenkompressen oder Gel-haltige Wundauflagen hingegen werden im wesentlichen Medizinprodukte sein, weil ihre Wirkungsweise physikalischer Natur ist.

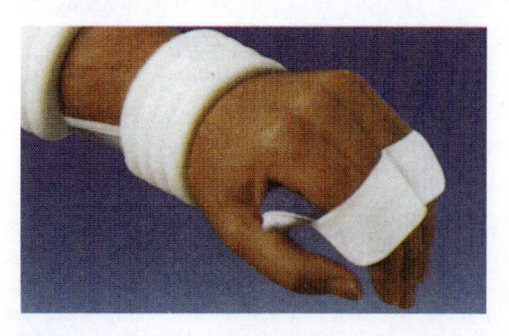

Abb. 16.75 Beispiel einer modernen Vorrichtung zur Ruhigstellung von Körperteilen[30] (Werkfoto Beiersdorf A. G.)

4 Medizinische und Medizintechnische Erzeugnisse

A. QUILLING

4.1 Medizinische Textilien und Hygieneprodukte

In dem Bereich der medizinischen Textilien sind hier insbesondere die Schutzbekleidung und die für die Anwendung am Patienten bestimmten Produkte in der Behandlung und in der Krankenpflege zu nennen.

4.1.1 Medizinische Textilien im OP

OP-Abdeckung. Inzisionsfolien sollen Infektionen verhindern, die durch Wanderung der auf der Haut befindlichen Keime in die Wunde entstehen könnten.
Inzisionsfolien sind elastische, hautverwandte und schmiegsame Polyurethanfilme. Diese membranartigen Folien sind mit einem Polyacrylatkleber beschichtet und daher gut hautverträglich. Das Material ist luft- und wasserdampfdurchlässig. Hautfeuchtigkeit kann somit diffundieren. Mikroorganismen sind jedoch nicht in der Lage, die Molekülgitter der Polymere zu passieren. Inzisionsfolien sind somit keimdicht und schützen OP-Wunden vor Kontamination durch noch auf der Haut verbliebene Keime. Durch die gute Hautverträglichkeit entstehen auch über längere Zeit keine Mazerationen. Die Klebemasse verhindert, daß Keime, die nach präoperativer Desinfektion noch in Hautnischen verblieben sind, zwischen Folie und Haut in die Wunde eindringen können. Die hypoallergene Polyacrylklebemasse schafft eine stark belastbare Verbindung zwischen OP-Folie und Haut, die auch bei langen Operationen zuverlässig hält. Bei aller Haftkraft läßt sich die Folie dennoch gut lösen, ohne daß Klebstoffreste zurückbleiben.
Durch kräftige Griffleisten an den Enden der Folie lassen sich faltenfreie Applikationen anbringen. Durch ihre Elastizität und Flexibilität paßt sich die Folie auch gewölbten und stark konturierten Körperregionen gut an. Das Material ist sehr gut schneidfähig, aber andererseits außerordentlich zäh und reißfest. Auch an den Schnittenden hält die Folie relativ sicher, auch wenn sie z. B. beim Einsatz chirurgischer Haken stark beansprucht wird. Das Material ist hauchdünn, transparent und angenehm blendfrei.
Inzisionsfolien werden in verschiedenen, auf das Einsatzgebiet bezogenen Größen, gebrauchsfertig vorbereitet, sterilisiert und einzeln verpackt auf dem Markt angeboten.
Handelsware: Applica® Beiersdorf; Opraflex® Inzisionsfolie Lohmann
Für eine problemlose Sterilabdeckung des Patienten und seines Umfeldes vor allem bei kleineren chirurgischen Eingriffen, stehen OP-Abdecktücher aus einseitig plastiziertem Vliesstoff zur Verfügung. Durch die Plastizierung der Unterseite werden diese Tücher bakterien- und flüssigkeitsundurchlässig. Das ruft eine sichere Barriere gegen Keimübertragung hervor. Die Oberseite des Materials besteht aus weichem und gut saugfähigem Vliesstoff.
OP-Abdecktücher aus plastiziertem Vliesstoff gibt es in verschiedenen Formaten mit und ohne Klebestreifen sowie als Lochtücher. Bei den zweiteiligen Lochtüchern kann der Lochdurchmesser durch Übereinanderführen der beiden Tuchhälften variiert und der Inzisionsstelle exakt angepaßt werden.
Handelsware: Folioplast® Abdecktücher und Folioplast® Lochtücher Hartmann.
Andere Arten von Sterilabdeckungen bestehen aus drei aufeinander abgestimmten Materialschichten. Sie garantieren sehr gute Gebrauchseigenschaften. Die Oberseite besteht aus saugstarkem Vliesstoff, der Blut und Sekrete rasch aufnimmt. Als Zwischenschicht ist eine aus undurchlässigem Polyethylen bestehende Folie eingearbeitet, die eine wirksame Wehre gegen Keimdurchwanderung und Durchfeuchtung darstellt. Zur Aufnahme von Schweißabsonderungen des Patienten ist die Unterseite aus einem saugfähigen Tissue gefertigt. Die Materialkombination macht das Produkt weich, ausgesprochen hautsympathisch und sehr gut drapierfähig. Die feste Faserbindung des Materials gewährleistet beim Abdecken, daß die Freisetzung von Staubpartikeln auf ein Minimum reduziert ist.
Besonders hervorzuheben ist die Ausstattung der jeweiligen Produkte und der Aufbau der Sets, die stets einwandfrei hygienisch zu handhaben sind. Sie erlauben auch eine systematische Arbeitsweise. Sicher haftende Klebestreifen an den Tüchern sorgen für eine schnelle und dicht abschließende Fixierung auf der Haut des Patienten.
Für häufig vorkommende Operationen steht eine Vielzahl von Sets sowie ein sinnvolles Sortiment an einzeln verpackten Ergänzungsprodukten zur Verfügung.
Der Einmalgebrauch aller dieser Spezialprodukte hilft, Risiken auszuschalten, wie sie durch die Wiederaufbereitung verschmutzter und infizierter Wäsche entstehen können.

Operationssets. Für die verschiedenen medizinischen Fachdisziplinen werden spezifisch zusammengesetzte Operationssets angeboten. Neben Basisset und Universalset werden spezielle Wirbelsäulensets, Gynäkologiesets, HNO-Sets, Hüft-Sets und Extremitätensets, angeboten. Als Ergänzungstücher stehen Abdecktücher, auch selbstklebend, Lochtücher, auch selbstklebend, Schlitztücher, selbstklebend, Extremitätentücher, wie Wirbelsäulentücher zur Verfügung. Auch spezielle Pädiatrietücher gehören zum Sortiment. Als weitere Ergänzungsprodukte sind Instrumententisch-Bezüge, Arm- und Beinschützer, Saugertaschen- und Kameratschen-Bezüge zu nennen. Beispielsweise besteht das Standardset zur Sterilabdeckung von Patient und Inventar im HNO-Bereich aus folgenden Bestandteilen:

- 1 Tisch-Abdeckung 150 × 200 cm
- 1 Instrumententisch-Bezug 80 × 145 cm
- 1 Abdecktuch, selbstklebend, 200 × 200 cm
- 1 Abdecktuch 75 × 90 cm
- 1 Abdecktuch, selbstklebend, 75 × 75 cm
- 1 Schlitztuch, selbstklebend, 125 × 150 cm
- 2 OP-Klebestreifen 10 × 45 cm
- 4 Zellstofftücher 33 × 34 cm

Das gesamte Set ist fünffach steril verpackt.
Handelsware: Foliodrape® Standard- und Spezial-Sets Hartmann; Foliodrape® Ergänzungstücher und Foliodrape® Ergänzungsprodukte Hartmann.

OP-Kleidung. Aus hygienischen Gründen kommen heute überwiegend die Mäntel zur Einmalverwendung im OP-Bereich zum Einsatz. Diese Einmal-OP-Mäntel aus flüssigkeitsabweisendem Vliesstoff weisen einen hohen Widerstand gegen Durchfeuchtung und Keimdurchwanderung auf. Sie sind abriebfest und fusselarm. In einer Spezialausführung werden sie auch mit einem zusätzlichen Durchfeuchtungsschutz im Front- und Unterarmbereich gefertigt.
Einmal-OP-Mäntel sind einzeln und steril verpackt. Sie stehen in weiß und grün in verschiedenen breiten Zuschnitten zur Verfügung.
Handelsware: Foliodress® und Foliodress E Hartmann

OP-Gesichtsmasken. Nasen- und Rachenraum stellen bakteriell stark besiedelte Quellen der Infektionen dar. Deshalb ist das Tragen von Gesichtsmasken in allen OP- und sonstigen Sterilbereichen eine absolut unerläßliche Maßnahme zur Infektionsprophylaxe. Gesichtsmasken dienen im OP-Saal und in der Intensiv- und Frühgeburtenstation dem Schutz von Patienten, Ärzten und Pflegepersonal von Infektionen. Dafür ist ein hohes Partikelrückhaltevermögen erforderlich. Dennoch muß die Maske ein möglichst ungehindertes Arbeiten durch hohen Atemdurchlaß ermöglichen.
Gesichtsmasken werden als Einmal-Masken eingesetzt. Gesichtsmasken werden durch entsprechende Materialkombinationen auf unterschiedliche Hautempfindlichkeiten abgestimmt. So wurden auch spezielle hypoallergene Vliesstoffe für sensible Haut entwickelt.
Gesichtsmasken werden mit einem glasfaserfreien, aus organischen Kleinstfasern bestehenden Mikrokeimfilter ausgestattet. Sie gewährleistet eine Filterleistung von über 99%. In das Abschlußband der Gesichtsmasken sind Nasenbügel integriert, die ohne zu drücken, für einen sicheren Abschluß sorgen. Die integrierten Nasenbügel und die spezielle Faltung sowie die anatomisch geführten Bänder passen die Masken jeder Gesichtsform an.
OP-Gesichtsmasken werden in verschiedenen Materialkombinationen und verschiedener Ausstattung angeboten.
Handelsware: Medimask® perfekt, Medimask® senso und Medimask® spezial Hartmann; Carpex® comfort, Carpex® carat und Carpex® ultra Beiersdorf.

OP-Hauben. Ebenso wie bei den OP-Mänteln trägt auch der Einsatz von Vliesstoff-Hauben entscheidend zur Verbesserung der Asepsis im OP bei. Gewissenhafte Hygiene ist die Grundbedingung einer effektiven Prophylaxe für Personal und Patienten. Daher wird im OP heute überwiegend OP-Bekleidung zum einmaligen Gebrauch angewandt.
OP-Hauben bestehen aus atmungsaktivem, textilem Vliesstoff. Das homogene Material und die perfekte Paßform der Hauben sorgen dafür, daß auch kleinste Haar- und Schuppenpartikel zuverlässig zurückgehalten werden. Gute Luft- und Wasserdampfdurchlässigkeit verhindern Feuchtigkeits- und Wärmestaus, sie erhöhen somit den Tragekomfort. Heutige OP-Hauben sind durch Schnitt und Größe der Anatomie des Kopfes angepaßt und daher angenehm zu tragen. Sie gewährleisten sicheren Sitz, ohne zu drücken, ohne einzuschneiden oder zu rutschen. Sie verursachen auch keinerlei Hautreizungen, auch nicht bei empfindlicher Haut oder bei lang andauernden Operationen.
OP-Hauben bieten bestmöglichen Hygieneschutz für den operierenden Arzt, für sein Operationsteam, für Personal und Patienten im OP, für Personal, Patienten und Besucher der sensiblen Bereiche wie Intensivstation oder in Abteilungen für Früh- und Neugeborene sowie im Kreissaal.
OP-Hauben werden in verschiedenen Formen unter Berücksichtigung der Haartracht angeboten.
Handelsware: Medinette® astro, Medinette® rondo, Medinette® sinus, Medinette® form, Medinette® apart und Medinette® comfort (Barettform mit Gummizug) Hartmann; Carpex® Astro, Carpex® Vario und Carpex® Barett Beiersdorf.

OP-Handschuhe. Moderne OP-Handschuhe müssen neben hochwertiger Qualität auch hervorragende Eigenschaften wie hohe Tastsensibilität und Griffsicherheit aufweisen. Sie müssen besonders dünn, reißfest und widerstandsfähig sein. Sie werden aus hochelastischem Latexmaterial gefertigt, das sich der Hautoberfläche anschmiegt. Dadurch wird die natürliche Tastsensibilität in hohem Maße erhalten. Anatomische Paßformen sorgen für ermüdungsfreien Sitz. Teilweise werden OP-Handschuhe zur Vermeidung von Lichtreflexen farbig eingefärbt.
Durch ungünstige Umstände kann es sowohl beim medizinischen Personal aber auch beim Patienten, der mit OP-Handschuhen in Berührung kommt, zu allergischen Reaktionen kommen. Aus diesem Grunde werden spezielle hypoallergene OP-Handschuhe gefertigt. Diese OP-Handschuhe werden nicht gepudert und werden am Ende des Herstellungsprozesses auf der Innen- und Außenseite von Substanzen befreit, die allergische Reaktionen auslösen können, insbesondere von Latexproteinen und Zusatzstoffen. Durch den Verzicht auf Puderung werden Gefahrenquellen wie postoperative Risiken, z. B. Peritonitiden, Granulome und Verwachsungen, weitgehend ausgeschaltet. Darüber hinaus werden die Hautporen nicht durch Puder verschlossen, was zu Hautirritationen

führen kann. Auch allergische Reaktionen durch Unverträglichkeit des Puders werden so vermieden.
Neben puderfreien OP-Handschuhen werden auch Einmal-OP-Handschuhe aus dünner Latexqualität mit einer Innenbeschichtung aus allergenneutralen Polyurethan angeboten.
OP-Handschuhe werden in verschiedenen Größen, paarweise steril verpackt, gefertigt.
Handelsware: Manex® und Manex puderfrei Beiersdorf; Peha®-microptic, Peha-taft, Peha®-taft puderfrei und Peha®-plus Hartmann.

4.1.2 Medizinische Textilien zur Hygiene und Pflege

Zellstofftupfer. Zur desinfizierenden Hautreinigung vor Injektionen oder vor Blutentnahmen, zum Entfernen von Kleberesten nach Pflasterverbänden sowie als Laborutensil werden gebrauchsfertige Tupfer aus hochgebleichtem Zellstoff gefertigt.
Diese Tupfer werden in gebrauchsfertigen Formaten in entsprechenden Spendern sterilisiert, bzw. sterilisierbar angeboten.
Handelsware: Zelletten® Lohmann; Pur-Zellin® Hartmann

Untersuchungshandschuhe. Gewissenhafte Schutz- und Hygienemaßnahmen müssen in der heutigen Medizin die erheblichen Infektionsrisiken weitestgehend ausschalten. Überall können Keimquellen aseptisches Arbeiten gefährden. Ärzte, Pflegepersonal und Patienten sind also erheblichen Infektionsrisiken ausgesetzt. Daher werden bei besonders gefährdeten Arbeiten im medizinischen Bereich Untersuchungshandschuhe als unerläßlich angesehen.
Moderne Untersuchungshandschuhe sind steril verpackte, reißfeste und hochelastische Einmal-Handschuhe aus reinem, sehr dünnem Latex.
Das weiche, dehnbare und sehr anschmiegsame Material gewährleistet ermüdungsfreies Arbeiten und eine hohe Tastsensibilität. Untersuchungshandschuhe sind in der Regel gepudert und lassen sich deshalb leicht an- und ausziehen.
Latex-Untersuchungshandschuhe benötigt das medizinische Personal vorwiegend beim Wechseln infizierter Verbände, beim Ziehen von Fäden, beim Katheterisieren, für kleinere chirurgische Eingriffe sowie aseptische OP-Vorbereitungen und Blutentnahmen.
Durch eine geeignete Verpackung ist eine einfache, sichere und sterile Einzelentnahme aus den Behältern gewährleistet. Latex-Untersuchungshandschuhe werden in drei verschiedenen Größen geliefert. Sie können sowohl rechts als auch links getragen werden.
Handelsware: Glovex® Latex Beiersdorf; Peha®-soft Hartmann
Um Infektions- und Übertragungsrisiken auszuschalten, werden von Ärzten, Pflege- und Laborpersonal beim Arbeiten im unhygienischen Bereich neben Latex-Untersuchungshandschuhen auch Handschuhe aus extra dünnem Vinyl getragen. Diese *Vinyl-Handschuhe* sind nahtlos verarbeitet und so dünn, daß die Tastsensibilität kaum beeinträchtigt wird. Vinyl-Handschuhe eignen sich daher besonders für palpatorische Inspektionen von Körperhöhlen. Durch ihre Dehnbarkeit sitzen sie paßgerecht, ohne die Handbewegungen zu behindern.
Da Vinyl-Handschuhe vorgepudert sind, lassen sie sich leicht an- und ausziehen. Anwendungsgebiete für diese Untersuchungs- und Behandlungshandschuhe sind Untersuchungen aller Art, besonders im gynäkologischen und im rektalen Bereich. Außerdem werden sie beim Wechseln infizierter Verbände zur Behandlung infektiöser Krankheiten, zur Pflege inkontinenter Patienten, zum Verabreichen von Suppositorien und Klistieren angelegt. Sie dienen auch zum Schutz bei unhygienischen Reinigungsarbeiten und beim Hantieren mit aggressiven Substanzen wie mit konzentrierten Desinfektionsmitteln.
Anstelle von Vinyl-Handschuhen sind inzwischen auch Handschuhe aus einem neuen patentierten thermoplastischen Elastomer in Gebrauch, die kein Latex, keine Latex-Proteine und keinen der Zusatzstoffe enthalten, die bei Latex-Handschuhen allergische Reaktionen auslösen. Diese Untersuchungshandschuhe erfüllen alle Anforderungen, wie sie bisher an ein Latex-Produkt gestellt werden, nämlich tastsensibel und widerstandsfähig zugleich zu sein und zuverlässigen Schutz gegen Keime und Mikroorganismen zu bieten. Die Handschuhe sind sehr elastisch, haben eine sehr gute Paßform und erhalten dadurch die volle Bewegungsfreiheit bei hohem Tragekomfort. Sie sind mit reiner Maisstärke gepudert und sind sowohl rechts als auch links zu tragen.
Untersuchungshandschuhe aus Vinyl und aus dem neuen Elastomer werden in drei verschiedenen Größen angeboten.
Handelsware: Glovex® Vinyl und Glovex® neoderm Beiersdorf

Hygiene-Handschuhe. Beim Umgang mit Desinfektions- und Reinigungsmitteln sowie beim Arbeiten im unhygienischen Bereich werden Einmal-Handschuhe aus reißfestem Polyethylen gefertigt. Den Träger schützen sie zuverlässig vor Kontamination beim Kontakt mit Patienten und infektiösem Material. Aber auch der Patient wird vor einer Verbreitung von Keimen über die Hände geschützt. Solche Hygiene-Handschuhe werden in verschiedenen Größen, steril aber auch nicht-steril verpackt. Die steril verpackten Hygiene-Handschuhe eignen sich insbesondere für pflegerische Tätigkeiten, die unter sterilen Bedingungen erfolgen sollen. Wie Verbandwechsel an unkomplizierten Wunden, Absaugen der Atemwege und Anlegen von Blasenkathetern.
Handelsware: Dispex Beiersdorf; Peha® fol Hartmann

Anti-Thrombose-Strümpfe. Bei immobilisierten Patienten könnten sich bei verminderter venöser Strömungsgeschwindigkeit Venenthrombosen bilden. Als schwerste Folge einer tiefen Venenthrombose ist die Lungenembolie zu sehen. Anti-Thrombose-Strümpfe fördern den venösen Rückstrom bei immobilisierten Patienten und bieten so eine wirkungsvolle Thromboembolie-Prophylaxe. Anti-Thrombose-Strümpfe sind nahtlos rundgestrickte, anatomisch formgestrickte Strümpfe. Sie bestehen aus 80 % bis 85 % Polyamid und Polyurethan bzw. Elasthan. Sie sind im allgemeinen gut hautverträglich. Durch die anatomische Paßform und das anschmiegsame weiche Material wird ein faltenfreier Sitz gewährleistet. Anti-Thrombose-Strümpfe sind querelastisch und so gearbeitet, daß der auf Bein und Venen einwirkende Kompressionsdruck stufenlos von distal nach proximal abfällt – etwa 18 mm Hg am Knöchel auf etwa 8 mm Hg am Oberschenkel. Durch Inspektionsöffnungen unterhalb der Zehen läßt sich die Durchblutung besonders einfach kontrollieren.

Das Gewebe ist unempfindlich gegen Fett und Schweiß sowie gegen Salben, ist kochfest und kann im Autoklaven bei 121 °C sterilisiert werden. Kompressionswerte werden selbst nach wiederholtem Waschen nicht verändert.

Anti-Thrombose-Strümpfe sind zur prä-, intra- und postoperative Thromboseprophylaxe indiziert. Sie sind bei hämodynamisch wirksamen arteriellen Gefäßerkrankungen, bei hochgradiger Herzinsuffizienz, beim Vorhandensein massiver Beinödeme, sowie bei Oberschenkelmaßen, die über die Maximalwerte der Strümpfe hinausgehen, kontraindiziert. Vorsicht ist auch bei Venenligaturen geboten. Anti-Thrombose-Strümpfe lassen sich im allgemeinen leicht anziehen und schränken die Beweglichkeit des Patienten z. B. bei krankengymnastischen Übungen nicht ein (Abb. 16.76).

Anti-Thrombose-Strümpfe werden in verschiedenen Größen für die unterschiedlichen Wadenumfänge und Beinlängen gefertigt.

Handelsware: Campren® C Hartmann; Dauerlastic® TPS Lohmann; Comprinet® S Beiersdorf; Kendall T. E. D.®

Medizinische Kompressionsstrümpfe. Hinsichtlich der medizinischen Kompressionstrümpfe wird auf HAGERS Handbuch Band 1[1] verwiesen. Sie fallen nunmehr unter das Medizinproduktegesetz und müssen daher den grundlegenden Anforderungen nach den Bestimmungen des Gesetzes und der EU-Richtlinien entsprechen.

4.2 Nichttextile Produkte zur Hygiene und Pflege

Nichttextile Medizinprodukte zur einmaligen Anwendung. Neben den bereits abgehandelten Medizinprodukten im Bereich des Operationssaales wie Op-Wäsche, sind hier auch die Einmalprodukte, des Abschnittes Krankenpflegeartikel zu nennen. Aber auch viele andere Produkte zur einmaligen Anwendung sind einzubeziehen. Eine Aufzählung von verschiedenen Beispielen verdeutlicht das: Einmalspritzen aus Polypropylen/Polyethylen, spezielle Einmalspritzen als Insulinspritzen, Feindosierungsspritzen mit spezifischen Kanülen, Feindosierungsspritzen für Heparinbehälter, Wund- und Blasenspritzen, Infusions- und Transfusionsbestecke, Injektions- und Aspirationsfilter, Injektionskanülen, Venenverweilkanülen, Bestecke zur Katheterisierung von Hohlvenen, Katheter zur kontinuierlichen Epiduralanästhesie und zur intrapleuralen Analgesie, Bestecke zur transurethalen Nierendrainage und Bestecke zur Blasendrainage, Bestecke zur intra- und postoperativen Spülung und Ableitung, Hochvakuum-Wunddrainage-Systeme, Bestecke zur Pleurapunktion, Bestecke zur retrograden Urethergraphie, transurethale Einmalkatheter, Systeme zur Urinmessung mit Wechselbeutel, Urinbeutel, Sekretbeutel, Absaug-Sammelbeutel, Magensonden, Duodenalsonden und manches mehr. Es würde den Rahmen dieses Kapitels sprengen, alle diese Einmalprodukte im einzelnen zu besprechen.

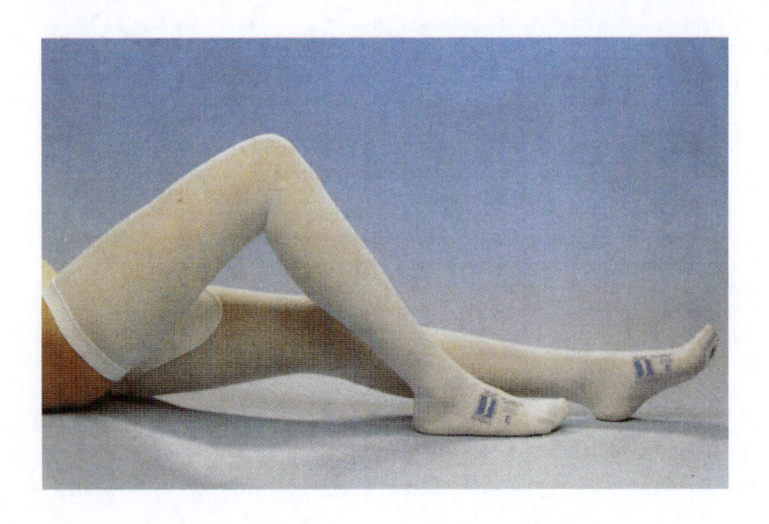

Abb. 16.76 Antithrombosestrumpf (Werkfoto Fa. Kendall, D-93333 Neustadt/Donau)

Im Krankenhaus werden heute teilweise aus Kostengründen solche Produkte resterilisiert. Dieses Verfahren sollte nur dann zugelassen werden, wenn der Hersteller dies in der Gebrauchsanweisung ausdrücklich zuläßt oder aber wenn der Hersteller solcher Produkte dies auf Rückfrage ausdrücklich und schriftlich bestätigt. In allen anderen Fällen ist eine solche Maßnahme aus Haftungsgründen von den Verantwortlichen zu unterbinden. Wenn eine Re-Sterilisation vorgenommen wird, sind die Bestimmungen des Inverkehrbringens nach dem MPG zu beachten.

Ableitungssysteme. Hinsichtlich der analen Inkontinenz und der Stomaversorgung wird auf HAGERS Handbuch für die Pharmazeutische Praxis Band 1[1], in dem von G. H. Willital über Inkontinenz und Stomaversorgung sehr ausführlich schrieb.
Jedoch haben sich im Bereich der Harninkontinenz durch die Weiterentwicklung andere Möglichkeiten einer zeitgemäßen Versorgung ergeben. Neben modernen Vorlagen zur Beherrschung der Inkontinenz, sind von einer Reihe von Herstellern komplette Ableitungssysteme entwickelt worden. Hierbei handelt es sich um unterschiedliche Systeme für Frauen und Männer. Das Incogyn-System der Fa. InCare für Frauen setzt sich zum Beispiel aus folgenden Komponenten zusammen:

– Ableitungsschlauch, der mit einem Anti-Vakuumventil versehen ist und so für eine sichere Ableitung des Urins sorgt,
– Urinauffangbeutel mit einem Fassungsvermögen von 400 ml, der über ein Druckausgleichssystem verfügt, das einen Harnrückstau vermeidet,
– Supportslip, der für sicheren Halt sorgt und in vier Größen erhältlich ist
– Beingürtel aus Baumwollstretch in drei Größen
– Reinigungstabletten für die tägliche Reinigung von Urinableiter und Ableitungsschlauch

Geschlossene externe Urinableitungs- und Auffangsysteme sind für die mobile inkontinente Frau gedacht und zeichnen sich durch manchen Vorteil aus, wie hoher Tragekomfort, weitgehende Vermeidung einer Geruchsbelästigung, Verbesserung der Lebensqualität, Verringerung des Pflegeaufwandes, deutlich reduzierte Verschmutzung von Kleidung und Bettwäsche und nicht zuletzt auch eine Kostenersparnis. Anwendbar sind solche Systeme bei mittelschwerer bis schwerer Harninkontinenz. (Abb. 16.77)
Für Männer werden anstelle des Deflektors selbsthaftende Kondome mit oder ohne Anti-Reflux-Ausstattung und mit und ohne abnehmbare Spitze in das System integriert und bieten so individuelle Problemlösungen.
Geliefert werden solche Systeme von verschiedenen Firmen, von denen auch Katheter als Ableitung eingesetzt werden. Einige sollen genannt sein: Fa. InCare Medical Products, München, Fa. Beiersdorf A. G. Hamburg, Fa. Hartmann A. G. Heidenheim, Fa. Braun, Melsungen,

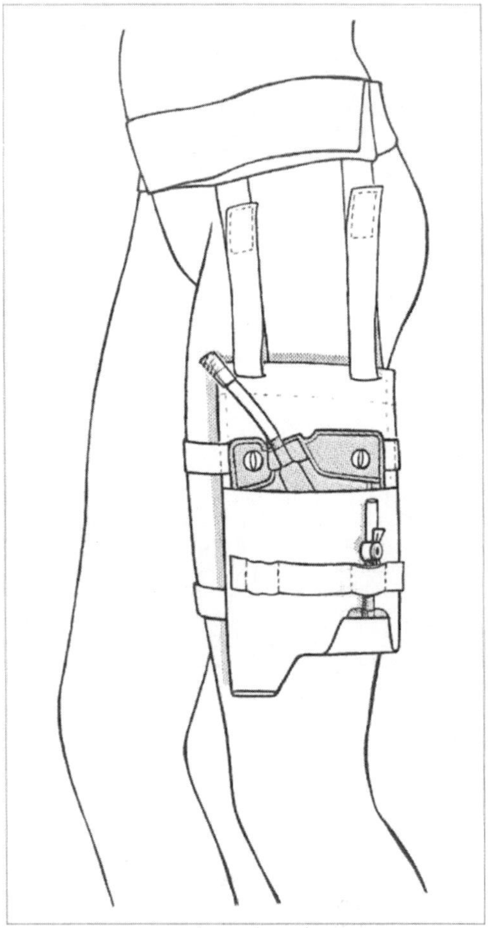

Abb. 16.77 Geschlossene Urin-Ableitungssysteme (Werkfoto Boehringer Ingelheim)

Fa. Boehringer, Ingelheim, Fa. Kendall, Neustadt/Donau

4.3 Nichttextile Stoffe und Zubereitungen zur medizinischen Anwendung

4.3.1 Pflegemittel, Gewebekleber, Knochenzemente, Zahnwerkstoffe

Pflegemittel, Elektrodencreme und Kontaktgel. Pflegemittel, die nach Lebensmittel- und Bedarfsgegenständegesetz nicht Kosmetika sind, jedoch einen medizinischen Zweck erfüllen, fallen unter das MPG. Bei Inverkehrbringen müssen sie den Bestimmungen des Gesetzes entsprechen und ein Verfahren zur Konformitätsbewertung durchlaufen. Hierbei sind die einschlägigen Verfahren zu

beachten. Im anderen Fall darf nur auf Einzelverordnung eine Sonderanfertigung unter Beachtung der dafür gültigen Bestimmungen des MPG erfolgen. Ein Fertigen auf Vorrat i. S. einer Defektur läßt das MPG nicht zu, das gilt ebenfalls für Elektroden- und Kontaktgel.
Zahlreiche medizinische Hautschutz-Pflegemittel, insbesondere für immobile Patienten, bei Amputationen oder auch beim Anlegen von Steifverbänden sowie für das ärztliche und Pflegepersonal bietet der Fachhandel an, so die Produkte aus der Reihe der pH5-Serie der Fa. Beiersdorf A. G., sowie den Cellona® Schutzfilm der Fa. Lohmann GmbH, oder die Serie Menalind der Fa. Hartmann A. G.

Gewebekleber. Ähnliche Schwierigkeiten wie bei den Knochenzementen werden sich künftig auch bei den Gewebeklebern hinsichtlich der Zuordnung zu den Arzneimitteln oder zu den Medizinprodukten ergeben. Zunächst tendierte die EU-Kommission dazu, diese Produkte künftig den Medizinprodukten zuzuordnen. Aufgrund ihrer Wirkungsweise – dies gilt in besonderem Maße für die Gewebekleber auf Fibrinbasis – ist nicht eindeutig der Unterschied zwischen „chemisch" und „physikalisch" zu definieren. Letztlich wird sich erst im Laufe der Zeit herauskristallisieren, wo die Grenzfälle einsortiert werden.
Zu nennen sind die Gewebekleber aus zwei Komponenten, erstens aus einer Fertigspritze mit Kleberproteinlösung und zweitens einer Fertigspritze mit Thrombinlösung. Daneben werden auch Kombinationen aus den Komponenten Kleberlösung und Thrombin-Trockensubstanz bzw. Kleber-Trockensubstanz und Thrombin-Trockensubstanz angeboten. Die Kleberproteinkomponente bestehen aus Humanplasmafraktionen mit Fibrinogen, Plasmafibronectin, Blutgerinnungsfaktor XIII und Plasminogen.
Mit 1 ml fertiger Gewebekleberzubereitung kann eine Fläche von mindestens 10 cm^2 abgedeckt werden, bei Verwendung eines Sprühkopfes zum Auftragen sogar 25–100 cm^2. Fertigprodukte des Handels sind die verschiedenen Zubereitungen unter dem Handelsnamen Tissucol® der Firma Immuno.

Knochenzemente. Knochenzemente kommen bei alloarthroplastischen Erstoperationen zur Verankerung aller geeigneten Gelenkprothesen und beim Austausch gelockerter Endoprothesen, zur Osteosynthese bei pathologischen Frakturen, zur Fusion von Wirbelabschnitten zur temporär belastenden Stabilisierung im Zusammenhang mit Osteosynthese sowie zur Deckung knöcherner Schädeldefekte zur Anwendung.
Sie bestehen aus einem Gemisch von unterschiedlich polymerisierten Methyl- und Methylmetacrylaten unter Zusatz von Zirkoniumoxid. Bei der Anwendung werden zwei Komponenten zusammengemischt, ein Pulver und eine Flüssigkeit. Zum zusätzlichen Schutz vor Infektionen werden Knochenzemente ggf. mit Antibiotika, z. B. mit Gentamycin versetzt. (z. B. Palacos® und Refobacin-Palacos®)

Die Zuordnung entweder zu den Medizinprodukten oder zu den Arzneimitteln ist noch nicht geklärt. Die überwiegende Zweckbestimmung wird den Ausschlag geben. Knochenzemente mit Antibiotika fallen wahrscheinlich unter die Medizinprodukte.
Hingegen werden Septopal®-Ketten, die aus einem polyfilen chirurgischen Draht bestehen, auf den Kugeln aus einem Methylmethacrylat-Methylacrylat-Copolymer mit Antibiotika aufgezogen sind, nicht den Medizinprodukten zugerechnet werden, sondern als Arzneimittel bleiben. Dieses Produkt dient primär zur Behandlung infizierter Knochen und Weichteile bzw. von potentiell infizierten offenen Frakturen. Obwohl die Ketten nur temporär im Rahmen des üblichen Operationsverfahrens eingebracht werden, ist dies kein Kriterium für die Einstufung als Arzneimittel oder Medizinprodukt, sondern ausschließlich die überwiegende Zweckbestimmung. Sie ist letztlich immer vom Hersteller zu bestimmen.

Zahnwerkstoffe. Durch das neue Medizinproduktegesetz hat sich eine klare Regelung hinsichtlich der gesetzlichen Anforderungen an die Zahnwerkstoffe sowie an die in der Zahnheilkunde genutzten dentalmedizinischen Instrumente und dentaltechnischen Geräte ergeben. Damit hat dieser für Patienten wie für das dentalmedizinische Personal wichtige Bereich notwendige Schutzbestimmungen erhalten. Sie waren in diesem Maße vorher nicht gegeben, da die rechtliche Zuordnung nicht klar geregelt war.
Der gewaltige Aufschwung der Kunststoffchemie, brachte auch der Zahnheilkunde eine Vielzahl von zahnärztlich verwendbaren Stoffen, den sogenannten synthetischen Polymeren. Sie können nur in der Zahnheilkunde Verwendung finden, wenn sie den hohen Anforderungen an die Mundbeständigkeit genügen. Der Durchbruch bei ihrer Anwendung stellte die Synthese von Methacrylsäure dar. Das polymere Methylacrylat wurde für die Zahnheilkunde zu einem unentbehrlichen Werkstoff. Vom Heißpolymerisat als Prothesenkunststoff war der Weg zu Kaltpolymerisaten der selbsthärtenden Kunststoffe als Kavitätenfüllungsmaterial nicht mehr weit. Dennoch brachten erst Werkstoffe einen entscheidenden Fortschritt, die mit einem Silan als Haftvermittler zu einem dauerhaften Verbund von Matrix und Füllstoff führten. Die Kunststoffhaftung an der Zahnhartsubstanz wird auf chemischen oder durch mechanische Mikroretention erreicht. Für diese zusammengesetzten Füllungswerkstoffe hat sich die Bezeichnung „Composites" im Sprachgebrauch durchgesetzt.
Bei den Composites brachte der Zusatz von über 50 % anorganischen, chemisch gebundenen Füllstoffen eine wesentliche Verbesserung in der Anwendung und in der Haltbarkeit gegenüber den früher entwickelten herkömmlichen Füllungskunststoffen auf der Basis von Polymer-Pulver und Monomer-Flüssigkeit. Dadurch konnte die Polymerisationsschrumpfung und der thermische Ausdehnungskoeffizient vermindert, die Zug- und

Druckfestigkeit erhöht sowie die Härte und die Abrasionsfestigkeit der Composites wesentlich verbessert werden.
In der weiteren Entwicklung der Composites werden nun Kunststoffe genutzt, die die Haftung am Zahn erhöhen und die Wasseraufnahme reduzieren, also ausgesprochen hydrophobe Eigenschaften besitzen, wodurch Randspaltenbildung vermieden werden kann. Werkstoffe dieser Art stellen die hochfluoridierten Methylacrylat-Monomere und – Präpolymere dar, mit einem 50%igen Fluoranteil.
Folgende Einteilung der Füllungswerkstoffe in die verschiedenen Typen hat Viohl[51] vorgenommen:

1. Herkömmliche Füllungskunststoffe
2. Kunststoff + chemisch gebundener Füllstoff = Composites
   a) chemisch härtende Composites
   b) durch Strahlung härtende Composites
      (UV-Strahlung oder sichtbares Licht)
3. Kunststoff + chemisch gebundener, mikrofeiner Füllstoff = Composites mit mikrofeinem Füllstoff
   a) chemisch härtendes Composites
   b) durch Strahlung härtendes Composites
      (UV-Strahlung oder sichtbares Licht)

Neben den Füllungsstoffen sind die Abformwerkstoffe von entscheidender Bedeutung in der zahnärztlichen Praxis. An diese Werkstoffe werden grundlegende Anforderungen gestellt wie die Detailwiedergabe der Oberflächen, die Dimensionstreue beim Abbinden, an das Festigkeitsverhalten beim Abnehmen des Abdrucks, an die Verarbeitbarkeit bei der Abformung, nach der Abformung und beim Ausgießen.
Abformwerkstoffe werden eingeteilt in vier Gruppen, die je nach Beschaffenheit zu starren oder elastischen Abdruckformen führen bzw. sich thermoplastisch reversibel oder chemoplastisch irreversibel verhalten. Zu den starren Abdruckformen gehören als Gruppe 1 die Kompositionsabdruckmassen z. B. Guttapercha und Stents sowie als Gruppe 3 Abdruckgips, Autopolymerisate und Abformpasten. Zu den elastischen Abdruckmassen gehören als Gruppe 2 Hydrokolloide z. B. Agar-Agar und Dubliermassen sowie als Gruppe 4 Alginate, Polysulfide, Silikone und Elastomere. Gruppe 1 und Gruppe 2 verhalten sich thermoplastisch reversibel, während Gruppe 3 und Gruppe 4 zu den chemoplastisch irreversiblen Werkstoffen zählen.
Des weiteren kommen Einbettmassen, Kunststoffe für den herausnehmbaren Zahnersatz und Metalle in verschiedenen Legierungen in der zahnärztlichen Praxis zur Anwendung, mit denen der Patient vorübergehend oder für längere Zeit und auch dauernd in Berührung kommt.

Resorbierbare Medizinprodukte. In der Wundbehandlung gehören seit vielen Jahrzehnten natürliche textile und inzwischen auch synthetisch hergestellte Produkte zum Standard. Auch Produkte tierischen Ursprungs haben in die Therapie Eingang gefunden. In diese Gruppe der Stoffe und Zubereitungen gehören die nichttextilen resorbierbaren Wundauflagen auf der Basis von Kollagen, die eine besondere Wirkung bei schwer heilenden Wunden entfalten. Ein Produkt dieser Art ist Opragen® der Fa. Lohmann GmbH, Neuwied. Die aus tierischem Material gewonnenen Kollagenprodukte liegen in pharmazeutischer Qualität mit wechselnden Anteilen von Kollagen vor. Bisher war das Produkt als Arzneimittel zugelassen. Solange es eine Zulassung besitzt, bleibt es zunächst auch dabei. Jedoch es kann auch als Medizinprodukt vermarktet werden.
Opragen hat sich in mehrjährigen klinischen Anwendungen bei unterschiedlichen Indikationen bewährt und hat günstige Einflüsse auf die Unterstützung der Blutstillung, der Stimulierung der Wundreinigung und der Beschleunigung der Wundheilung. Es wird als biologische Wundabdeckung bei der Behandlung tiefer und sekundär heilender Wunden eingesetzt. Weitere Anwendungsgebiete sind Ulcera cruris, Druckgeschwüre, Verbrennungen und operative Gewebsdefekte nach Hautentnahme. Bei stark sezernierenden Wunden sollten zunächst absorbierende Verbandstoffe eingesetzt werden.
Der Opragen®-Schwamm (Abb. 16.78) wird im allgemeinen in Form und Größe der Wunde angepaßt und mit der in der Packung nach unten liegenden Seite aufgelegt. Zur Fixierung sind alle üblichen Verfahren geeignet.

4.3.2 Implantate

Neben den Aktiven Implantierbaren Medizinprodukten sind die heute operativ eingesetzten Nichtaktiven Implantierbaren Medizinprodukte anzusprechen.

Aktive Implantate. Zu den aktiven, d. h. energetisch betriebenen Medizinprodukten zählen in erster Linie die implantierbaren Herzschrittmacher, Medikamentenpumpen und Biostimulatoren, denen die EU-Kommission eine eigene Richtlinie[4] gewidmet hat, in der im wesentlichen bereits alle grundlegenden Bestimmungen über Medizinprodukte festgelegt sind. Hier bestand erheblicher Handlungsbedarf, auch wenn im nationalen Bereich durch die Medizingeräteverordnung bereits vieles geregelt war. Doch diese Bestimmungen enthielten nicht die spezifisch medizinischen Zweckbindungen und deren Erprobung hinsichtlich dieser Zweckbindung.
Heute sind die Geräte soweit verfeinert worden, daß sie den physiologischen Gegebenheiten und dem Krankheitsbild in optimaler Weise gerecht werden. Die Hersteller haben sich die Natur zum Vorbild genommen und ihre Geräte entsprechend konstruiert und programmiert. Als Beispiel seien die Herzschrittmacher der ela-medical, München genannt.

Nichtaktive Implantate. Unter den Begriff der nichtaktiven Implantate fallen alle die Medizinprodukte, die nicht energetisch betrieben werden

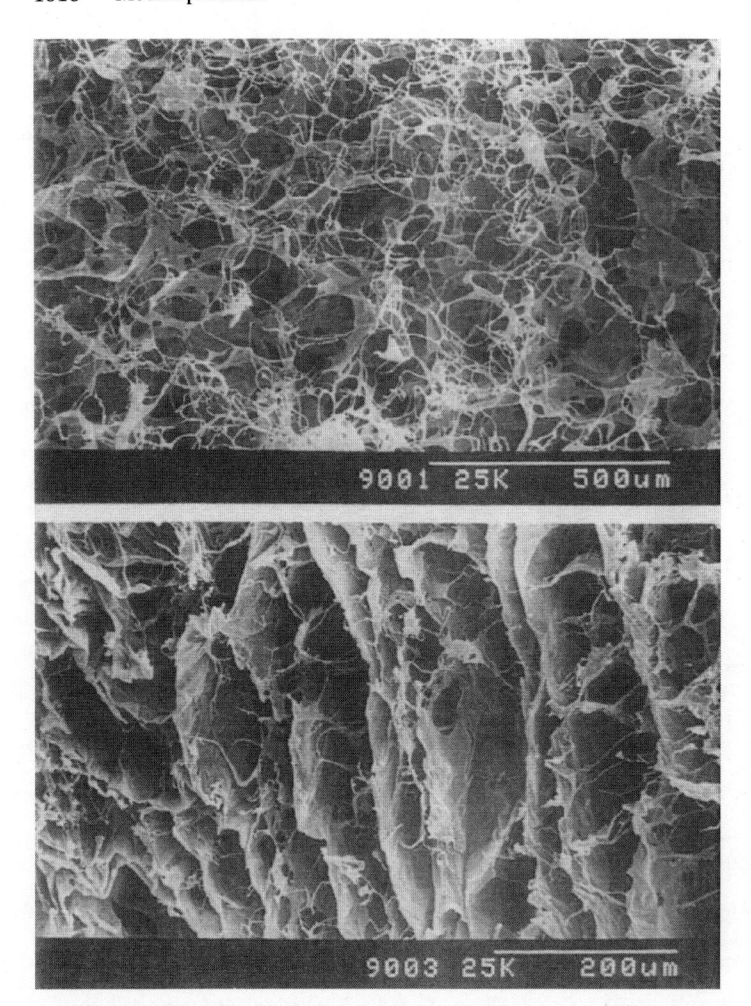

Abb. 16.78 Struktur einer resorbierbaren Kollagen-Wundauflage – Opragen®-Schwamm[27] – (Werkfoto Lohmann GmbH)

und vorübergehend, für längere Zeit oder ständig im Organismus verbleiben. Es ist die eine weite Palette von Produkten, die nicht im einzelnen beschrieben werden soll. Hierher gehören Arterien- und Venenprothesen, künstliche Herzklappen, Künstliche Linsen zur Anwendung am Auge, künstliche Gelenke und künstliche Knochen, aber auch Schienenmaterial, Nägel und Schrauben zur Fixation von Knochenbrüchen aller Art, implantierbare künstliche Gehörprodukte, künstliche Augen und Haftschalen, künstliche Zähne und Zahnprothesen. Auch die verschiedenen Pessare und Brustimplantate sind zu nennen.

4.3.3 Aktive und Nichtaktive Medizinprodukte

Aktive Medizinprodukte. Hierzu rechnen alle die Geräte, die in den ärztlichen und zahnärztlichen Praxen, in den medizinischen Laboratorien, den Kliniken, Sanatorien und Kurheimen zur Diagnose und zur Therapie eingesetzt werden. Entscheidend ist, daß diese Geräte energetisch – nicht nur elektrisch – betrieben werden und eine medizinische Zweckbestimmung haben. Knochenbohrgeräte sowie Fräsen und Sägen sind hier einzusortieren, ebenso die diagnostischen Geräte wie Röntgengeräte, Computertomographen, Kernspintomographen, Ultraschallgeräte, Sonographiegeräte oder therapeutische Geräte in der Physiotherapie sowie Zahnarztstühle. Auch Geräte zur Sterilisation zählen hierzu.
Eine Vielzahl von Laborgeräten sind zu erwähnen, auch wenn erst die neue EU-Richtlinie über Labordiagnostika endgültige Regelungen trifft.

Nichtaktive Medizinprodukte. Unter diesen Begriff fallen alle medizinischen und medizintechnischen Produkte, die nicht energetisch betrieben werden. Neben den gesondert abgehandelten Produkten sind hier die ärztlichen und chirurgischen Instrumente wie Spritzen, Kanülen, Klemmen und Scheren, Messer, Skalpelle – obwohl mit Muskelkraft „energetisch" angewendet – sowie Katheter, Sonden, Endoskope, Meßgeräte,

Biopsiebestecke und Inhalatoren – soweit nicht energetisch betrieben –, Atemmasken, Atemschläuche, Tuben und Drains, aber auch eine Gruppe von intensiv in Brüssel diskutierten Produkten wie die Kondome, die auch als latexfreie Formen auf der Basis von Polyurethanfilmen in der Entwicklung sind. Sie werden u. a. auch deshalb den Medizinprodukten zugerechnet, weil sie vor Infekten schützen sollen.

4.3.4 Mittel zur Empfängnisregelung und zum Schutz vor Infektionen

Hierunter fallen Hilfsmittel zur mechanischen Empfängnisverhütung und zum Schutz vor Infektionen, wie Kondome, Pessare, Diaphragmen und Spiralen (→ Bd. 1, 2).

Verhütungspessare, gleich ob sie vom Arzt eingesetzt oder zumindest angepaßt werden oder ob sie von der Frau selbst eingelegt werden, unterliegen künftig gleichermaßen wie Kondome den Bestimmungen des Medizinproduktegesetzes. Bisher nicht geklärt ist die Frage der Verschreibungspflicht von Intrauterinpessaren und von anderen entsprechenden Medizinprodukten mit arzneilich wirksamen Zusätzen, soweit sie nicht weiterhin dem Arzneimittelgesetz unterliegen. Die entsprechenden Ausführungsverordnungen zum Medizinproduktegesetz sind abzuwarten.

4.3.5 Informationstechnik für Medizinprodukte

Bei den Beratungen der Richtlinien der EU wurde entschieden, daß die Informationstechnik, wie sie bei vielen Medizinprodukten zur Anwendung gelangt, als Teil dieser Medizinprodukte anzusehen und so in die rechtlichen Regelungen einzubeziehen ist. Dies gilt sowohl für die Hardware als auch für die entsprechende Software und auch unabhängig davon, ob die Hardware unmittelbar in ein Medizinprodukt integriert ist. Daraus ergeben sich in der Anwendung und beim Betreiben von Medizinprodukten Konsequenzen, die sich bereits bei der erstmaligen Zulassung von derartigen Produkten auswirken. So wird also die Informationstechnik Teil des Zertifizierungsverfahrens und unterliegt der künftigen Überwachung beim Betrieb der Medizinprodukte. Dieses wiederum hat Auswirkungen auf den Träger eines Krankenhauses oder entsprechender Institute. Die Wartung derartiger Medizinprodukte wird noch komplizierter und damit noch kostenträchtiger, denn hierfür kommt nur entsprechendes Fachpersonal in Betracht. Hinzu kommt, daß in der Anwendung insbesondere von Geräten in den klinischen Labors ständige Ringversuche zur Qualitätssicherung angezeigt sind. Das wird sicherlich von Vorteil sein, um Untersuchungsbefunde zu standardisieren und unterschiedliche Ausgangsvoraussetzungen abzubauen. Ob diese Verfahren auch auf Arztpraxen Anwendung finden werden sollten, wird vom Verordnungsgeber ernsthaft erwogen.

4.3.6 Sonstige Produkte

Neben den in Klinik und Praxis genutzten Medizinprodukten werden auch die vielfältig auf dem Markt angebotenen und angepriesenen Erzeugnisse für die unmittelbare Anwendung zuhause vom neuen Medizinproduktegesetz erfaßt. Zwar bescheinigt der Hersteller mit dem CE-Zeichen für sein Produkt nur, daß sein Produkt gleichbleibend hergestellt wird, doch ist mit dem Certifizierungsverfahren auch der tatsächliche medizinische Nutzen zu erklären und nachzuweisen.

Nach einer zwar noch langen Übergangsfrist werden auch die immer noch gebräuchlichen Fieberthermometer auf Quecksilberbasis den quecksilberfreien Instrumenten auf elektronischer Basis weichen, die Voraussetzungen hierfür wurden ebenfalls bereits bei den EU-Beratungen geschaffen.

Krankenpflegeartikel. Ein großer Teil der üblichen Krankenpflegeartikel ist in Band 1 – Waren und Dienste –[1] beschrieben. Neben vielen modernen Hilfsmitteln, die von alltäglich benötigten kleineren Krankenpflegeartikeln für die häusliche Pflege, über bedarfsgerechte Gegenstände zum Ausgleich krankhafter Zustände und Beschwerden, über Gehhilfen und Rollstühle für Behinderte bis hin zu selbstfahrenden Rollstühlen und zur Einrichtung eines Krankenzimmers reichen, haben die Produkte des täglichen Bedarfs zur Versorgung von Kranken, Wöchnerinnen, Babys und pflegebedürftigen Patienten einen hohen Stellenwert. Gerade in einer Zeit, in der Pflegekräfte nicht in ausreichender Zahl zur Verfügung stehen und darüber hinaus die Pflegekosten sowohl im klinischen als auch im häuslichen Bereich erheblich an Umfang zugenommen haben, kommt Produkten, die die Arbeit erleichtern und dennoch wirtschaftlich sind, hohe Bedeutung zu. So wurden anwendungsbezogene Sets zusammengestellt, die als Set den Medizinprodukten zuzurechnen sind, wobei durchaus Einzelteile auch anderen rechtlichen Regelungen wie dem Arzneimittelrecht unterliegen können. Zu nennen sind hier natürlich die oben beschriebenen Ableitungssysteme und OP-Sets, aber auch anderweitig anzuwendende Zusammenstellungen wie Kathetersets oder Verbandstoffsets, die immer häufiger angeboten werden.

Kathetersets. Eine Blasenkatheterisierung bedeutet immer Gefahr für die Einschleppung von Keimen in den Urogenitalbereich. Eingriffe dieser Art sollten daher stets unter sterilen Bedingungen durchgeführt werden. Im klinischen Bereich lassen sich diese Gefahren weitgehend durch moderne Hygienemaßnahmen und durch die ausschließliche Anwendung steriler Katheter verhindern. In besonderem Maße helfen hier in der

praktischen Anwendung gebrauchsfertig sterilisierte Katheter-Sets, die aufgrund ihrer Zusammenstellung einfach und sicher zu handhaben sind. Der Basisinhalt der verschiedenen Sets ist gleichbleibend aufgebaut und wird mit individuellen und spezifisch anwendungsbezogenen Teilen ergänzt, die eine optimale Materialnutzung des gesamten Sets gewährleisten. Für Patienten die Selbstkatheterisierungen vornehmen müssen, wurden darüber hinaus spezielle Sets entwickelt, die in unterschiedlichen Zusammenstellungen für Frauen und Männer verfügbar sind.
Für die Einmalkatheterisierung der Harnblase mit Ableitung in einen Urinbeutel besteht ein steriler Set z. B. aus

- 1 Einschlagtuch 50 × 50 cm
- 1 Lochtuch 60 × 60 cm
- 2 ES-Kompressen 7,5 × 7,5 cm
- 4 Gaze-Tupfer, pflaumengroß
- 2 Pinzetten
- 1 Urinauffangbeutel 1500 ccm
- Außenschale zum Abwurf gebrauchten Materials

Ergänzt um weitere Teile wie Handschuhe, Instillationsgel und Desinfektionsmittel in anwendungsbezogener Menge oder durch den Austausch von Urinauffangschale gegen Auffangbeutel entstehen weitere Sets.
Neben den Sets für Einmalkatheterisierung stehen auch Sets für Dauerkatheterisierung zur Verfügung, für die Anwendung bei Männer oder bei Frauen.
Für den häuslichen Bereich zur Selbstkatheterisierung werden sogenannte Pocket-Sets angeboten, die z. B. wie folgt für Männer zusammengesetzt sind:

- 1 Einschlagtuch 35 × 35 cm
- 1 Unterlagetuch 35 × 35 cm
- 2 Kompressen 7,5 × 7,5 cm
- 3 pflaumengroße Tupfer
- 1 Pinzette
- 2 Feuchtpflegetücher
- 1 Einmalkatheter 12 Ch, mit
- Urinauffangbeutel 1000 ccm
- Betaisodona® 15 ml
- Instillagel® 6 ml

Diese Produkte sind nach bisherigem Recht apothekenpflichtig
Handelsware: Peha® Katheter-Set A, Q, DK und Peha®-Pocket F, M Hartmann

Verbandstoff-Set. Für kleinere Eingriffe und zur Wundversorgung wurden spezielle Sets aufgebaut. So hat z. B. ein steriler Fadenzieh-Set folgende Zusammensetzung:
3 ES-Kompressen, 8fach, 5 × 5 cm
1 Pinzette
1 Fadenmesser mit rundgeformter Klinge und langem Schaft, in Aluminiumfolie eingesiegelt
in Verpackungsschale zur Aufnahme von Desinfektionsmittel und zur Ablage der gezogenen Fäden

Literatur

1. HAGERS Handbuch für die Pharmazeutische Praxis, (1990) Band 1 Waren und Dienste, 5. Auflage, Springer Verlag Heidelberg
2. Gesetz über Medizinprodukte (Medizinproduktegesetz – MPG) BGBl. I 1994. S. 1963
3. Gert Schorn, MPG Medizinproduktegesetz 1994, Wissenschaftliche Verlagsgesellschaft Stuttgart
4. Richtlinie des Rates vom 20. Juni 1990 zur Angleichung der Rechtsvorschriften der Mitgliedstaaten über aktive implantierbare medizinische Geräte (90/385/EWG) (EG-Richtlinie 90/385) (ABl. EG Nr. L 189 vom 20. 7. 1990 S. 17)
5. Richtlinie des Rates vom 14. Juni 1993 über Medizinprodukte (93/92 EWG) (EG-Richtlinie 93/42) (ABl. EG L 169 vom 12. 7. 1993 S. 1)
6. Karl Feiden u. Hermann Pabel; (1985) „Wörterbuch der Pharmazie – Arzneimittel- und Apothekenrecht", Wissenschaftl. Verlagsges. Stuttgart
7. Informationsschrift der Firma Hartmann AG, Heidenheim, (1992) „Basisinformation zur phasengerechten Wundbehandlung"
8. Schriftenreihe der Paul Hartmann AG Heidenheim/Brenz, 1980 Verbandstoffe und moderne Wundversorgung, Band 2, Vom Rohmaterial zu den Grundverbandstoffen, 2. Auflage
9. Schriftenreihe der Paul Hartmann AG Heidenheim/Brenz, (1986) Verbandstoffe und moderne Wundversorgung, Band 3, Wunden und Wundheilung, 4. Auflage
10. Schriftenreihe der Paul Hartmann AG Heidenheim/Brenz, (1986) Verbandstoffe und moderne Wundversorgung, Band 4, Kompressen und Wundauflagen, 3. Auflage
11. Schriftenreihe der Paul Hartmann AG Heidenheim/Brenz, (1989) Verbandstoffe und moderne Wundversorgung, Band 5, Tupfer und Tamponaden, 1. Auflage
12. Schriftenreihe der Paul Hartmann AG Heidenheim/Brenz, (1986) Verbandstoffe und moderne Wundversorgung, Band 6, Fixierbinden und -verbände, 3. Auflage
13. Schriftenreihe der Paul Hartmann AG Heidenheim/Brenz, (1987) Verbandstoffe und moderne Wundversorgung, Band 7, Kompressionsbinden und -verbände, 2. Auflage
14. Schriftenreihe der Paul Hartmann AG Heidenheim/Brenz, (1987) Verbandstoffe und moderne Wundversorgung, Band 8, Gipsbinden und -verbände, 1. Auflage
15. Schriftenreihe der Paul Hartmann AG, Heidenheim, HARTMANN medical edition, (1993) „Die phasengerechte Wundbehandlung des Ulcus cruris venosum"
16. Schriftenreihe der Paul Hartmann AG, Heidenheim, HARTMANN medical edition, (1994) „Die phasengerechte Wundbehandlung des Dekubitalulcus"
17. Schriftenreihe der Paul Hartmann AG, Heidenheim, HARTMANN medical edition, (1993) „Tapeverbände in der Sportmedizin"
18. Schriftenreihe der Paul Hartmann AG, Heidenheim, Sortimentsliste für die Arztpraxis, Nr. 1 „Wundbehandlung"
19. Schriftenreihe der Paul Hartmann Heidenheim, Sortimentsliste für die Arztpraxis, Nr. 2 „Binden und Verbände"
20. Schriftenreihe der Paul Hartmann AG Heidenheim, Sortimentsliste für die Arztpraxis, Nr. 3 „OP-Bedarf"

21. Schriftenreihe der Paul Hartmann AG Heidenheim, Sortimentsliste für die Arztpraxis, Nr. 4 „Behandlung und Krankenpflege"
22. Schriftenreihe der Paul Hartmann AG, Heidenheim, (1989) „Der Kompressionsverband in der Therapie venöser Beinleiden"
23. Schriftenreihe der Paul Hartmann AG Heidenheim, „Mit neuer Dynamik in die hydroaktive Wundbehandlung"
24. Schriftenreihe der Lohmann GmbH & Co. KG, Neuwied 12, Beiträge zur Kompressionstherapie
25. Schriftenreihe der Lohmann GmbH & Co. KG, Neuwied 12, Beiträge zur Gipsverbandtechnik
26. Schriftenreihe der Lohmann GmbH & Co. KG, Neuwied 12, Beitrag zur Wundversorgung, „Wunden und Hauterkrankungen und ihre Behandlung mit Metalline®
27. Schriftenreihe der Lohmann GmbH & Co. KG, Neuwied 12, Ein Joker für's Wundmanagement
26. Schriftenreihe der Lohmann GmbH & Co. KG, Neuwied 12, Wirtschaftliche Therapie der Problemwunde Ulcus cruris
27. Schriftenreihe der Lohmann GmbH & Co. KG, Neuwied 12, Verbandmittel-Magazin Nr. 3, Venenleiden, (1990) „Der Kompressionsverband – aktueller denn je"
28. Schriftenreihe der Lohmann GmbH & Co. KG, Neuwied 12, (1993/1994) Verbandmittel Produktinformation
29. Beiersdorf A. G., Hamburg 20, Das medical-Sortiment (Katalog), Stand Oktober 1992
30. Beiersdorf A. G., Hamburg, 1995 Informationsschriften Cutinova® hydro, foam, thin, cavity, Tricodur® carpal 1995, Glovex® neoderm 1995
31. Viohl J, Dermann K, Quast D u. Venz S, (1986), „Die Chemie zahnärztlicher Füllungsstoffe", Carl Hanser Verlag München und Wien
32. Arnold Hohmann u. Werner Hielscher, (1987), „Lehrbuch der Zahntechnik", Band 3, Quintessenz Verlags-GmbH, Berlin u. a.
33. Rote Liste 1993, Arzneimittelverzeichnis des BPI, Herausgeber Bundesverband der Pharmazeutischen Industrie, Frankfurt/Main 1, Verlag Editio Cantor, Aulendorf/Württ.
34. Katalog Medicalprodukte, Braun Melsungen A. G. 1993, Melsungen aus
35. Katalog Medizinische Erzeugnisse, Kendall GmbH Neustadt/Donau

Printed by Books on Demand, Germany

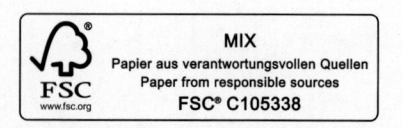